Lehrbuch der
Pharmakologie

im Rahmen einer allgemeinen Krankheitslehre

Für praktische Ärzte und Studierende

Von

Dr. med. Fritz Eichholtz

Professor der Pharmakologie
Direktor des Pharmakologischen Instituts der Universität Heidelberg

Siebente verbesserte Auflage

Mit 134 Abbildungen

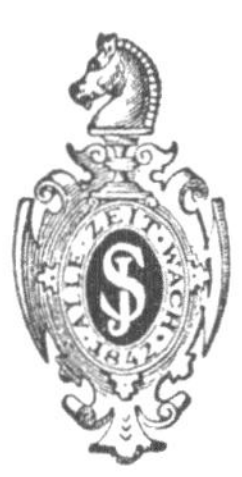

Springer-Verlag Berlin Heidelberg GmbH

1951

ISBN 978-3-662-23380-1   ISBN 978-3-662-25427-1 (eBook)
DOI 10.1007/978-3-662-25427-1

Vorwort zur fünften bis siebenten Auflage.

Pharmakologie läßt sich auffassen als eine *Naturwissenschaft*; als solche soll sie zunächst nur zu ihren eigenen Zwecken tätig sein, also „zur Auffassung des wundersamen und bunten Schauspiels der Welt, um solches nachher wiederzugeben — als Bild oder als Erklärung" (SCHOPENHAUER). Wie uns im Schauspiel zunächst große Gegenstände vor die Seele gestellt werden, um sie dann in Bewegung zu setzen, so will die Pharmakologie die statischen Kräfte der chemischen Stoffe verfolgen, wie sie sich umsetzen in die Bewegung des Lebendigen. Sie stellt sich die Aufgabe, im Experiment die Veränderungen zu erfassen, die im Organismus unter dem Einfluß solcher Stoffe — in Gesundheit und Krankheit — vor sich gehen, daneben aber auch das Verhalten dieser Stoffe im Organismus (Einnehmen, Verteilen, Umschaffen, Ausgeben) zu verfolgen. Sie ist verkettet mit den exakten Naturwissenschaften, insbesondere mit der Chemie, denen sie wichtige Erkenntnisse und Materialien entnimmt und denen sie Aufklärung verdankt, wie man der Wahrheit näherkommen kann. Die Erfahrung lehrt, daß beim Arbeiten in einer solchen *reinen, nicht zweckgebundenen* Wissenschaft gleichsam als Nebenprodukt hin und wieder auch praktisch höchst wichtige Dinge gefunden werden. Auch die rein wissenschaftliche Betätigung auf einem allerengsten Gebiete der Pharmakologie kann von ausschlaggebender Bedeutung sein für das Verständnis des gesamten Arzneischatzes und das kommt, „weil ich mich um *eine* Sache ernstlich bemüht habe; wer eines versteht, der versteht überhaupt; denn in allem sind die gleichen Gesetze" (AUGUSTE RODIN).

Pharmakologie ist aber auch eine *zweckgebundene* Wissenschaft, die bestimmte, in der Sache liegende Aufträge zu erfüllen hat; sie hat wenig Beziehungen zur alten Materia medica; sie hat sich vielmehr — wie alle übrigen theoretischen Fächer der Medizin — losgelöst aus der Klinik, weil die gewaltigen Aufgaben, die vor ihr lagen, nicht mehr durch die Beobachtung am Menschen, sondern nur durch das Tierexperiment zu lösen waren. Ihr Programm ist ein *kritisches*, nämlich die Schaffung der wissenschaftlichen Basis für die therapeutische Anwendung aller Medikamente aller Zeiten (W. STRAUB). Die Präzisierung der Wirkungen und Nebenwirkungen im Experiment ermöglichte vielfach erst eine exakte Indikation und Dosierung, häufig auch ein zweckmäßiges Verordnungsschema und machte den Weg frei für eine schärfere ärztliche Beobachtung. Ihr Programm ist aber auch ein *konstruktives*, nämlich die sachgemäße Ausschöpfung der unbegrenzten Möglichkeiten der Chemie (und Physik) zum Zwecke der Krankheitsbekämpfung; ihr Stolz ist, wenn es ihr gemeinsam mit der Chemie glückt, dem Arzt wirksame Waffen in die Hand zu geben. Ihre Interessen reichen aber weit hinaus über den Horizont der Klinik; sie erörtert Fragen, die laut werden, wenn immer chemische Stoffe auf den lebenden Körper einwirken.

Die Pharmakologie entstammt — nach vielen Vorarbeiten aus älterer Zeit — der Physiologie und die großen, insbesondere die französischen Physiologen des vergangenen Jahrhunderts — MAGENDIE, CLAUDE BERNARD — waren gleichzeitig die ersten Pharmakologen; aber die Physiologie ist nicht imstande, —

außer ihrem eigenen großen Arbeitsgebiet — auch noch die vielseitigen Möglichkeiten der modernen Chemie für den Arzt nutzbar zu machen. „Die Physiologie untersucht mit dem Nichtpharmakon den Organismus — die Pharmakologie untersucht mit dem Organismus das Pharmakon" (WALTHER STRAUB); sofern klinische Probleme erörtert werden, blickt „der Physiologe auf die Läsion und ihre Folgen, der Pharmakologe zusammen mit dem Kliniker auf die Krankheit und ihre Behandlung" (A. FLEXNER). Auch für ihn ist der wichtigste Gegenstand der Forschung der hilfsbedürftige Mensch. Daher wurde die Pharmakologie durch BUCHHEIM und SCHMIEDEBERG aus der Physiologie abgetrennt, das SCHMIEDEBERGsche Institut insbesondere wurde die Wiege der modernen Pharmakolog:e, die dann durch schöpferische Geister aus beiden Lagern, von denen PAUL EHRLICH, I. I. ABEL, E. H. STARLING, WALTHER STRAUB, R. MAGNUS, H. H. DALE genannt seien, zu der Höhe emporgeführt wurde, die sich dem Leser jetzt darbietet.

Lehre. Die Pharmakologie soll dem Studenten klarmachen die ausschlaggebende Bedeutung des Experiments, besonders auch des Tierexperiments bei der Schaffung einer gesicherten Grundlage der Arzneitherapie und bei der Auffindung neuer therapeutischer Waffen. Seine Augen sollen geöffnet werden für das Große und Kommende. Die Pharmakologie soll dem Studenten den spezifischen Angriffspunkt und damit die Hauptwirkung der wichtigsten Arzneistoffe vor Augen führen, und damit verbunden, die Frage der individuellen Variation, der Wirkungsbedingungen, der Erkennung der therapeutischen Effekte (Testphänomene), der infolge der Hauptwirkung in Gang gesetzten Korrelationen und besonders der alles andere überschattenden Bedeutung der richtigen Dosierung; denn *alle Arzneistoffe werden nach der Wirkung dosiert* (s. S. 232).

Der Student soll sich aber auch bewußt werden der Unsicherheit der Wirkung, der Nebenangriffspunkte und daher der Nebenwirkungen der Arzneistoffe, die oft in Kauf genommen werden müssen. Er soll lernen, nicht nur zielbewußt zu handeln, sondern gleichzeitig die nötige Vorsicht und kritische Haltung nicht zu vergessen. Einen Vorwurf gegen seine Lehrmethode würde der Autor dieses Buches darin erblicken, wenn übertrieben scharfe Grenzziehungen gegen die Nachbarwissenschaften darin zu erkennen wären, die in Wirklichkeit gar nicht existieren können. Sein steter Wunsch ist es, sich einzufügen in die Einheit der medizinischen Lehre.

Stellung der Pharmakologie zur Arzneitherapie. Die Pharmakologie will die redliche Helferin des Arztes sein in allen Fragen, die mit der Auswahl und Verordnung der Arzneistoffe — auch mit deren Zusammensetzung, pharmakologischer oder überhaupt biologischer Wertigkeit, zweckdienlicher Zubereitung und mit der Geschichte der Arzneistoffe — zusammenhängen; sie will ihm helfen, die Wirkungen und Nebenwirkungen dieser Arzneistoffe zu erkennen und vorauszusagen oder zu vermeiden. Die Pharmakologie blickt auf die Arzneitherapie als den Befruchter der pharmakologischen Forschung; diese stellt aber gleichzeitig ein ungeheures Feld dar, das allzulange der rohen Empirie unterworfen war. auf dem bei geschichtlicher Betrachtung die Meinungen entstehen und vergehen wie Blumen im Sommer, das ohne die fortlaufende Bearbeitung durch das Experiment von heute auf morgen wieder entarten könnte. Auch unsere gebräuchlichsten Arzneistoffe können, mit neuen pharmakologischen Methoden untersucht, ganz unerwartete Aspekte auch für die Klinik gewinnen. Die Arzneitherapie stellt letzten Endes eine angewandte Wissenschaft dar, die auf den Lehren der exakten und biologischen Wissenschaften, insbesondere der Pharmakologie fußend, ständig bemüht ist, sich gediegene therapeutische Waffen zu besorgen und diese unter steter Berücksichtigung ihrer Wirkungsweise in wohldurchdachter und zweckdienlicher Weise anzuwenden. Erst durch das Zusammenwirken von Pharmakologie und klinischer Therapie wird eine dauerhafte Grundlage für das Verständnis der Arzneiwirkungen und damit für die Anwendung beim Menschen geschaffen.

Heidelberg, den 20. Februar 1951.

FRITZ EICHHOLTZ.

Inhaltsverzeichnis.

Inhaltsverzeichnis.IX

Dritter Teil.

Desinfektion und Chemotherapie.

Erster Teil.

Pharmakologie der Grundeigenschaften des menschlichen Körpers.

I. Einleitung.

Wer hellhörig ist für große geistige Bewegungen, und wer den belebenden Hauch neuer Ideen ebenso unvoreingenommen auf sich wirken läßt wie die nackte Wirklichkeit der Tatsachen, der kann auch den *Arzneischatz* nicht mehr allein mit den alten Maßstäben messen.

Längst haben Physik und Chemie ihre besten Kräfte der *Urbeschaffenheit* der Körper zugewandt, und diese Arbeitsrichtung, der auch große Ärzte wie BERZELIUS, ROBERT MAYER, HELMHOLTZ und viele andere ihren Geist und ihre Experimentierkunst liehen, hat längst ihre besondere Fruchtbarkeit auch für den praktischen Fortschritt erwiesen.

Auch die biologischen Disziplinen haben immer wieder versucht, einen ähnlichen Schritt zu tun. Da ohne Zweifel die Gesetze der Physik und Chemie auch in der lebenden Zelle wirksam sind, so lag es nahe, das Wirken physikalischer Kräfte und die Umsetzungen chemischer Stoffe im lebenden Organismus soweit als möglich zu verfolgen, und diese Arbeitsrichtung hat viele glückliche Entdeckungen zur Folge gehabt. Um nur die größten darunter zu erwähnen, so sei daran erinnert, daß LAVOISIER das *Gesetz von der Erhaltung des Stoffes* aussprach und gleichzeitig als erster den *Verbrauch von Sauerstoff* während der Muskelarbeit gemessen hat. Von dort aus führte der Weg gradlinig zum Nachweis, daß das *Gesetz von der Erhaltung der Energie* (ROBERT MAYER) auch für den Menschen zutrifft (RUBNER), und daß bei den energieliefernden Reaktionen im Tierkörper wie im Reagensglas neben den *Oxydationen* die *Dehydrierungsvorgänge* eine überwiegende Rolle spielen (HEINRICH WIELAND).

GULDBERG und WAAGE haben die Gesetze der Massenwirkung und des chemischen Gleichgewichts, PFEFFER und VAN'T HOFF die des osmotischen Drucks in Lösungen durchforscht, ARRHENIUS prägte den Begriff der Ionen, und so sind Gesetze erkannt worden, die auch für Blut und Gewebe gelten.

Betreten wir das große Gebiet der stofflichen Umsetzungen, so haben die letzten Jahrzehnte uns weitgehend aufgeklärt über den Aufbau der Eiweißstoffe, Kohlenhydrate und Fette, über Lipoide und Purinkörper, über Fermente, Vitamine und Hormone. Das große Gebiet des Blutfarbstoffs und seiner Abkömmlinge ist in bewundernswerten Arbeiten von HANS FISCHER durchgeforscht, das der Sterine von WINDAUS. Wieweit eine solche chemische und physikalische Betrachtung führen kann, wird am besten durch den chemischen Abbau des Traubenzuckers zu Milchsäure demonstriert, der in allen Stufen, mit allen Zwischenprodukten mit den gleichen Fermentwirkungen in der lebenden Zelle genau so verläuft wie im Reagensglas (O. WARBURG).

Wo immer es möglich ist, sollen diese Grundeigenschaften der lebenden Substanz berücksichtigt werden, da wir hier durch die Arbeit von Generationen der besten Geister ein sicheres Fundament besitzen.

1. Allgemeines.
a) Einteilung und Auswahl des Stoffes.

Die Grundeigenschaften des Lebens sind notwendigerweise hineingewoben in alle krankhaften Äußerungen der Zelle oder der Gewebe; sie können eine ätiologische oder symptomatische Bedeutung besitzen. Ist eine solche Grundeigenschaft allgemein erschüttert, so wird sich diese Erschütterung an den verschiedensten Stellen des Körpers äußern können in krankhaften Vorgängen, mit völlig verschiedenen Krankheitszeichen — aber einheitlicher Ätiologie und daher auch Therapie.

Es werden daher in einem *ersten Abschnitt* die für die Therapie wichtigen *Grundeigenschaften* des lebenden Körpers zusammengefaßt: Der Ablauf der Energieumsetzungen, der Mineralstoffwechsel, das Verhalten der Hauptnährstoffe, das Spiel der Vitamine, Hormone, Gewebshormone, Fermente und der Gewebsreaktionen.

Indessen sind bis heute die meisten Arzneistoffe in ihrer Wirkung nur durch Betrachtung der *differenzierten Teilfunktionen* des menschlichen Körpers zu begreifen; das wird in einem *zweiten Abschnitt* durchgeführt werden.

Für den Autor ist die Pharmakologie naturgemäß ein Teil der Physiologie, deren wesentlichen Zügen sie zu folgen hat, *von ihr unterschieden* durch die grundsätzliche *Ausrichtung* auf pathologische Vorgänge und auf die Praxis von *Arznei- und Giftstoff* und dadurch gezwungen zur Entwicklung ihrer *besonderen Methoden.*

Die Physiologie geht von der Lehre aus, daß Mensch und Tierwelt, wie den Anatomen seit Jahrhunderten bekannt, von einem gemeinsamen Bauplan durchzogen sind. Es folgt daraus, daß auch der Ablauf der Krankheiten und die Wirkung der Arzneistoffe bei Tier und Mensch weitgehend die gleichen sind. Die Nutzbarmachung von chemischen Stoffen für Heilzwecke, die früher der reinen Empirie überlassen war, ist so zu einem naturwissenschaftlichen und sogar technischen Problem geworden. Fast alle heute zum Allgemeinbesitz des Arztes gehörenden lebensrettenden Arzneistoffe sind durch das Tierexperiment aufgedeckt worden. Auch der überkommene Arzneischatz hat durch eine eingehende naturwissenschaftliche Analyse in vieler Hinsicht bedeutend an Wert gewonnen.

Auch in den kommenden Jahrzehnten wird diese Forschungsrichtung durch Auffindung von Methoden zur Erforschung der Krankheiten sowie von neuen Arzneistoffen und durch die Aufklärung ihrer Wirkungsweise und Wirkungsbedingungen dem raschen Fortschritt der Medizin und damit dem Wohl der Kranken dienen. Viele Lücken zwischen den Erfahrungen des Tierexperiments und den Symptomen, die der Arzt am Krankenbett beobachtet, die vor wenigen Jahrzehnten noch unüberbrückbar schienen, werden sich schließen, und immer mehr Krankheiten werden dem jederzeit und an jeder Stelle der Welt nachprüfbaren, und daher in höherem Sinn glaubwürdigen Tierexperiment zugängig werden.

Wir leben in einem Zeitalter, das durch Vervollkommnung der tierexperimentellen Methoden und durch die wechselseitige Kontrolle der Forscher überall in der Welt die Grundlagen der Physiologie und der experimentellen Pathologie in großer Vervollkommnung und Klarheit vor uns ausgebreitet hat. Wo wir hinblicken mögen, fast alle Gebiete sind durch eine gemeinsame Anstrengung vorwärts getrieben. Hierbei hat in vielen Einzelfragen die Klinik selber die Führung übernommen. Es wird unsere Aufgabe sein, den *Arzneischatz hineinzustellen in den größeren Rahmen der Physiologie und experimentellen*

Pathologie. Erst dadurch gewinnt er sein volles Gewicht. Durch eine solche Gesamtschau aber werden auch viele verstreute pharmakologische Einzeldaten in ihren Zusammenhängen sichtbar.

In einem *dritten Abschnitt* des Buches werden Desinfektion und Chemotherapie zusammengefaßt.

b) Die pharmakologischen Interessen des praktischen Arztes.

Ätiologische Therapie. Für den *praktischen Arzt* aber, für den das Buch in erster Linie bestimmt ist, haben wir noch einige besondere Anordnungen getroffen. Jede Therapie ruht auf sicherem Boden, wenn sie die Krankheit in der Wurzel, d. h. in ihrer Ursache erfaßt. Glücklicherweise ist heute schon bei vielen Krankheiten eine solche *ätiologische Therapie* möglich.

Die Frage nach der *Krankheitsursache* ist das wichtigste Fundament für eine rationelle Therapie. Krankheitsursachen können darin liegen, daß die *biologischen Grundlagen der menschlichen Existenz* erschüttert sind. Hierzu gehören die Befriedigung von *Hunger und Durst* im weitesten Sinne (Ernährungskrankheiten), der Schutz gegen das *Klima* (Hitze- und Kälteschäden), der Besitz des nötigen *Lebensraumes*, insbesondere von *Wohnungsraum* (Schmutzkrankheiten), die *Erhaltung des Lebenswillens* (Selbstmorde, artifizieller Abort) und, mit der heutigen Existenz verknüpft, der *Austausch der Güter im Verkehr*. Die Berücksichtigung solcher sozialen Notstände im ärztlichen Handeln kann wichtiger sein als alle Therapie.

GALEN hat auf die *Verirrungen der Lebensführung* aufmerksam gemacht, die Krankheitsursache werden können; daher das ehrwürdige therapeutische Prinzip von *Arbeit und Erholung*, von *Schonung und Abhärtung*, vom *Schlafen und Wachen*, vom *Auffüllen und Entleeren*. Ist es nicht eindrucksvoll zu hören, daß hyperthyreoide Zustände durch Überängstlichkeit der Eltern entstehen können (MOSCHKOWITZ)?

Es sollte auch bedacht werden, daß selbst die anatomische Struktur im Laufe des Lebens immer wieder neu geformt werden muß durch die Funktion. Die Haut ist unter anderem ein Schutzorgan gegen Wärme, Kälte und Sonnenlicht, und man sollte ihr von Zeit zu Zeit Gelegenheit geben, diesen Schutz auszuüben. Knochenskelet und Muskulatur, Atemwege und Herz verkümmern bei ungenügender oder einseitiger Funktion. Alle diese anatomischen Strukturen sollten daher genügend betätigt werden.

Die Ursache kann *einheitlich* sein wie bei vielen, wenn auch nicht bei allen Infektionskrankheiten, Avitaminosen und anderen Mangelkrankheiten, und hier feiert die ätiologische oder besser gesagt *spezifische Therapie* ihre großartigen Triumphe. In den meisten Fällen indessen ist die Ursache *komplex*. Die wachsende, ihre Funktion erfüllende, sich ständig regenerierende Zelle ist ebenso wie der ganze Körper unterworfen den vielseitigsten biologischen Verknüpfungen. Ein Zerreißen solcher Zusammenhänge, die Differenzierung des sozialen und wirtschaftlichen Lebens, die Entfremdung von der Natur sowie die Belastung mit neuen, dem natürlichen Lebensgeschehen wesensfremden Kräften und Stoffen kann eine unabsehbare, in ihren Folgen aber oft gleichartige Schädigung auch der einzelnen Zelle zur Folge haben. Diese kann daher *aus verschiedenen* Ursachen mit den gleichen morphologischen und funktionellen Veränderungen, den gleichen Symptomen erkranken.

1*

Als einfaches Beispiel soll die *Ätiologie der Zahncaries* dargestellt werden. In dem obenstehenden Schema sind nur solche Kenntnisse verwertet worden, die zu dem wohlbegründeten Wissensgut zu rechnen sind, die durch kritische Tierexperimente gestützt und durch Erfahrungen am Menschen immer mehr bestätigt wurden, obwohl in Einzelheiten der endgültige Beweis noch fehlen mag (Abb. 1).

Die *Caries* gehört zusammen mit Malokklusion und Paradentose zu der Dreizahl der großen Gebißkrankheiten, bei der eine Krankheit — wie in so vielen Fällen — die andere nach sich ziehen kann. Die Ursachen der einen Krankheit können daher indirekt auch die der beiden anderen werden. Die verschiedenartige Ätiologie der Caries ist in dem Schema zusammengefaßt. Die Ursache dieser Erkrankung kann demnach eine rein örtliche sein, wie bei der Caries durch Zucker-, Mehlstaub und Teig, die sich als zirkuläre Zahnhalscaries an den typischen Retentionsstellen entwickelt, sie kann ebensogut aus allgemeinen Ursachen entstehen.

Die Caries bedarf daher einer sorgfältigen Analyse, ob der eine oder andere dieser ursächlichen Faktoren oder ein ganzer Komplex beteiligt ist. Viele dieser Faktoren üben ihre verheerenden Wirkungen schon während des fetalen Lebens aus oder in den ersten Lebensjahren, während die Zahnanlage sich weiter entwickelt, wie die Hypoplasien. Sie können Dauerschäden hinterlassen, deren weitere Ausbreitung nur noch durch die Füllung aufzuhalten ist. *Die Verhütung der Caries* wird indessen erst möglich sein durch sorgfältiges Abwägen der *ätiologischen Faktoren.*

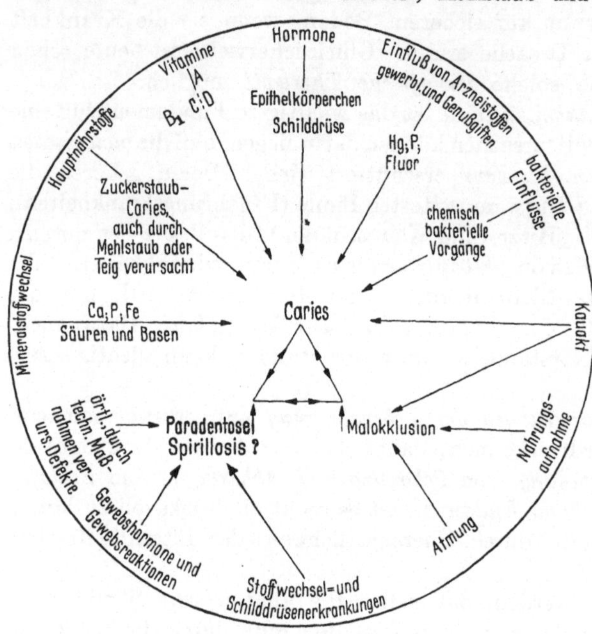

Abb. 1. Ätiologie der Zahncaries.

Was am Beispiel der Caries durch das Experiment und die Erfahrungen am Menschen besonders deutlich gemacht werden konnte, trifft aber auch für viele andere Gewebsschäden zu. Glaubt jemand im Ernst, daß die Gewebe des Körpers sich in einem Zustand höchster Gesundheit und Widerstandsfähigkeit befinden, wenn das Gewebe des Zahnes oder das Zahnfleisch schwer erkrankt ist? Dieses einfache und überzeugende Beispiel der Zahncaries, das in experimenteller Hinsicht besonders gut durchgearbeitet wurde, ist von grundsätzlicher Bedeutung für die Beurteilung anderer Krankheiten. So finden sich *ganz ähnliche Ursachenkomplexe* bei der Genese des Ulcus ventriculi, bei der Anämie, bei der BASEDOWschen Krankheit u. a. mehr.

Bei vielen Krankheiten sind weiter zu bedenken auch die durch solche Schädigung ausgelösten Regulationsvorgänge und Korrelationen, weiter Immunitätsreaktionen, darunter die Allergie, auch ererbte oder erworbene Konstitutionsschwächen, nicht zuletzt der Einfluß der Psyche und das Erlebnis der Leidenschaften und Gemütserregungen.

Durch die Klarstellung solcher komplexen Ursachen soll *nicht einer medikamentösen Polypragmasie* das Wort geredet werden, *wohl aber einer Ordnung des Stoffwechsels der Mineralsalze, Hauptnährstoffe, Vitamine und Hormone, wohl ber einem harmonischen Ausgleichen der Einzelfunktionen und einem Vermeiden der spezifischen Schädlichkeiten, einschließlich der Intoxikationen.*

Derjenige Arzt aber wird sich des Beifalls der naturwissenschaftlichen Medizin und der Zufriedenheit seiner Kranken erfreuen, der solche einfachen Grundsätze berücksichtigt, der den möglichen Ursachen entsprechend die möglichen Maßnahmen auswählt, der mit *einfachen Mitteln* arbeitet, wenn es sich um ein leichtes, rasch vorübergehendes Kranksein handelt, oder rationelle Arzneistoffe nicht zur Verfügung stehen *(expektative Behandlung)*, aber *zielbewußt mit stark wirksamen Arzneistoffen* eingreift, wenn der *lebensbedrohliche Zustand* des Patienten es erfordert.

Die Bedeutung der Symptome. Im Interesse des Praktikers ist weiter eine *stärkere Berücksichtigung der Symptomenbilder erfolgt*, die wegleitend sind für die Anwendung bestimmter Arzneistoffe. Dabei sollte nicht vergessen werden, daß Symptome nichts anderes sind als *äußere, entferntere* und daher unregelmäßige *Folgen* einer primären Funktionsänderung. Das scheint eine besonders notwendige Einsicht, damit der Arzt sich nicht in einer rein

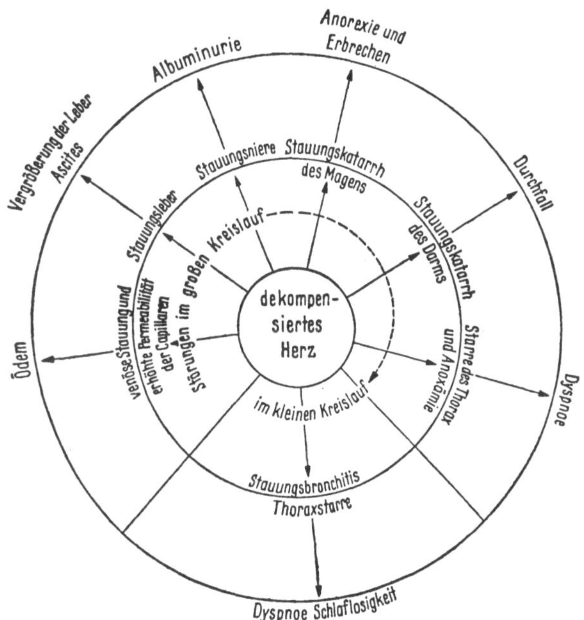

Abb. 2. Entstehung der Einzelsymptome bei Dekompensation des Herzens.

symptomatischen Therapie verliert, wenn die Möglichkeit besteht, das Leiden in seiner komplexen Erscheinungsform „aus einem Punkte zu kurieren". Als Beispiel sei das Symptomenbild der Dekompensation des Herzens angeführt (Abb. 2). Offensichtlich wäre es hier sinnlos, etwa Ödeme, Erbrechen, Diarrhöe, Stauungsbronchitis u. a. einzeln zu behandeln, ohne in allererster Linie das Grundübel zu berücksichtigen. Erst die ursächliche Bekämpfung der Symptomenbilder führt in vielen Fällen zu einer rationellen Therapie. Die Behandlung von Einzelsymptomen dagegen *(symptomatische oder funktionelle Therapie)* ist in gewissen Fällen ärztlich gerechtfertigt, in anderen nicht.

Der pharmakologische Angriffspunkt. Durch eine solche Betrachtung aber wird weiter deutlich, wie wichtig es sein muß, den *pharmakologischen Angriffspunkt der Arzneistoffe* genau zu kennen.

Schon das BUCHHEIMsche Programm der Pharmakologie gipfelte in den beiden Fragen: *Wo* wirken die Arzneistoffe und *wie* wirken sie? Der erste Teil dieses Programms ist heute weitgehend geklärt, die zweite Frage, die des Wesens und des Mechanismus der Arzneiwirkung, schwingt auch heute noch durch die pharmakologische Forschung.

Um indessen bei der Arzneianwendung keine unliebsamen Überraschungen zu erleben, begnügt sich die Pharmakologie nicht mit der Bestimmung des *Hauptangriffspunktes*, sie versucht vielmehr, den chemischen Stoff möglichst vollständig kennenzulernen, auch in seinen *Nebenangriffspunkten*, in seiner Wirkung auf Kleinlebewesen, Körperzellen und Gewebssäfte und auf die verschiedenen Organe und Organsysteme, wie Herz und Gefäße, Blut und blutbildende Organe u. a., bis schließlich alle Teilfunktionen des Körpers einschließlich des Stoffwechsels unter dem Einfluß dieses Stoffes untersucht sind, auch das Studium der Giftwirkungen nicht vergessend. Durch verschiedene Dosierung, verschiedene Arzneiform, verschiedene Art der Zufuhr können Angriffspunkte wechseln. Auch die *Intensität* der Wirkung darf nicht vergessen werden (s. S. 162). Eine solche Fachwissenschaft kann indessen nur für den engen Kreis der ihr Ergebenen bestimmt sein, deren Beruf es erfordert, nicht nur die nützlichen Dinge zu wissen, sondern auch die im Augenblick noch gänzlich unnützen, denn aus einer solchen, zunächst rein theoretischen, sammelnden Tätigkeit entspringt doch sehr häufig unerwartet auch ein Nutzen für die Praxis.

Wenn demnach das Schwergewicht der Forschung darin liegt, den pharmakologischen Angriff der Arzneistoffe festzustellen, so darf das nicht dazu führen, einen Fundamentalsatz der Lebenslehre zu vergessen, daß nämlich alle Funktionen des Körpers — auch die Stoffwechselreaktionen — in wunderbarster Weise miteinander verwebt sind, da dies den Zwecken der lebenden Natur entspricht.

Um ein Beispiel zu nennen: So ist der primäre Angriffspunkt des Schilddrüsenhormons die Organzelle selbst, die mit einer Stoffwechselsteigerung antwortet: Dadurch wird ein erhöhter Bedarf an Sauerstoff wachgerufen. Durch vermehrte Atmung, durch stärkere Herztätigkeit, durch beschleunigten Kreislauf wird dieses Defizit ausgeglichen. Gleichzeitig wird der erhöhte Bedarf an Energie wettgemacht durch eine stärkere Tätigkeit der Verdauungsorgane und der drüsigen Organe des Körpers. Um diese Mehrleistung reibungslos durchzuführen, tritt ein erhöhter Tonus des sympathischen Nervensystems ein, und, um besser für Nahrung zu sorgen, setzen eine vermehrte Reflexgeschwindigkeit ein, eine erhöhte Sinnenwachheit und andere Zeichen einer vermehrten Leistung des Zentralnervensystems. So muß man die *primäre Wirkung* eines Arzneistoffes von dessen *sekundären*, durch die physiologische Verknüpfung der Körperfunktionen bedingten Folgezuständen unterscheiden. Das obige Beispiel wird noch eindrucksvoller dadurch, daß sich nebenher auch unmittelbare Wirkungen des Schilddrüsenhormons auf die verschiedenen Teilfunktionen nachweisen lassen als Beweis für die zweckgerichtete Natur solcher Hormonwirkungen. Nur solche Arzneistoffe, die diese physiologischen Korrelationen intakt lassen, haben Anspruch auf besondere Wertschätzung. Werden diese *Korrelationen* zerrissen, wovon es in neuester Zeit einige unliebsame Beispiele gibt (s. S. 316), so wird solchen Arzneistoffen mit Recht der Vorwurf der unphysiologischen Wirkung gemacht.

Aus diesen Erwägungen geht gleichzeitig hervor, daß die Nebenwirkungen der Arzneistoffe auf zwei gänzlich verschiedenen Wegen entstehen können, nämlich entweder durch einen primären Angriff des Giftes an den zugehörigen Organen oder Organsystemen — oder aber infolge der physiologischen Verknüpfung der Körperfunktionen untereinander.

So wird, um auch hier ein Beispiel zu nennen, die Herzwirkung des *Chloroforms* in Vollnarkose genügend verständlich, wenn man seine lähmende und vielleicht sogar mit Degenerationserscheinungen einhergehende Wirkung auf den Herzmuskel in Betracht zieht. Die Herzwirkung des Adrenalins und der modernen *Ephedrinabkömmlinge* hingegen wird in keiner Weise voll verständlich durch einen primären Angriff dieser Stoffe am Herzen. Bei Untersuchung dieser Stoffe am isolierten Herzen findet sich kein genügender Anhalt für die alarmierenden Symptome, die danach beim Menschen gelegentlich beobachtet werden

(Extrasystolen, Überleitungsstörungen, Angina pectoris). Diese entstehen vielmehr infolge der physiologischen Verknüpfungen, nämlich durch starke Gefäß-Herzreflexe u. a.

So wird der Arzt auch bei der Anwendung von Arzneimitteln die Teilfunktionen des Körpers nicht nur einzeln für sich, sondern auch in ihrem Zusammenspiel betrachten müssen.

Weitere Ratschläge zur praktischen Anwendung der Arzneistoffe. *Da alle Arzneistoffe bei der praktischen Anwendung nach der Wirkung dosiert werden,* so ist im vorliegenden Buche besonders Gewicht gelegt worden auf das *Erkennen der therapeutischen Wirkung (Testphänomene) sowie auf Frühdiagnose der etwaigen Nebenwirkungen und der bisweilen unvermeidbaren, im Interesse der Behandlung in Kauf zu nehmenden Giftwirkungen.* Die Voraussage solcher unerwünschten und auffälligen Symptome, die der Patient am eigenen Leibe erlebt, wird dem Arzt ermöglicht durch besonders eingehende pharmakologische Kenntnisse und kann oft entscheidend sein für seine Autorität dem Patienten gegenüber. (Gemäß Besprechung mit KÜLZ.)

Um aber ein *Auseinanderfallen von Theorie und Praxis noch mehr als in anderen Darstellungen üblich* zu verhindern, sind vielfach in den Text erprobte Rezeptvorschriften eingestreut, die abgeleitet sind aus den pharmakologischen Eigenschaften der Stoffe. Auch sollte man beim Lesen berücksichtigen, daß vieles, was im Anfang gesagt wird, in den späteren Teilen als bekannt vorausgesetzt werden muß. Auf solche Zusammenhänge ist im Text nach Möglichkeit verwiesen worden. Wir geben uns der Hoffnung hin, daß durch die Art der Darstellung eine wissenschaftlich begründete Therapie erleichtert wird.

Bei diesem Vorgehen mußten notwendigerweise viele wichtige Dinge in den Hintergrund treten, besonders die Schilderung des *Tierexperiments* und die *Beschreibung des notwendigen chemischen Rüstzeugs.* Wir glauben, daß die Darstellung und Erörterung des Tierexperiments nach Möglichkeit der Vorlesung vorbehalten bleiben soll, daß aber *der chemische Teil der Pharmakologie* nur durch eine *eigene Kraftprobe* des Lesers zu erwerben ist, durch selbständiges Ableiten der Formelbilder und nicht aus Notizen in Kollegheften. Dann aber kann die Chemie von allerhöchster Bedeutung werden, da sie wie keine andere Hilfswissenschaft die Medizin lehren kann, was eine wissenschaftliche Methode, was ein wissenschaftlicher Beweis und eine *erwiesene Wahrheit* ist. So sollte auch die Therapie des praktischen Arztes bestimmt werden durch *reproduzierbare Tatsachen* und nicht durch wohlklingende theoretische Erklärungen.

Es ist mit den Grundsätzen der naturwissenschaftlichen Betrachtungsweise und mit der Ethik des Berufs nicht vereinbar, wenn ein Arzt unbekannte wortgeschützte Präparate und Mixturen auf die alleinige Empfehlung des Herstellers verordnet, da er so zwar von den tatsächlichen oder angeblichen Wirkungen der Medikamente, dagegen nichts oder wenig von den zusätzlichen Nebenwirkungen und von den möglichen Zwischenfällen erfährt. Er wird allzu leicht dem gewöhnlichen Irrtum verfallen und eine Wirkung von Arzneistoffen annehmen, wo nur der natürliche Vorgang der *Selbstheilung* sich abspielt. Ein solcher Arzt muß auch darauf verzichten, diese neuen, angeblich so wunderbaren Heilmittel einer universellen therapeutischen Kenntnis einzuordnen, da eine naturwissenschaftliche Diskussion über Wirkungen und Nebenwirkungen, über Vorteile und Nachteile gegenüber bekannten Arzneistoffen im allgemeinen nur auf der Grundlage der chemischen Konstitution möglich ist. *Aus diesem Grunde sollte auch der praktische Arzt darauf hinwirken, daß alle sog. Spezialitäten unverschleiert deklariert werden.*

Zwar ist auch der Weg der Naturwissenschaften besät mit Irrtümern und Widersprüchen. Je länger indessen ein Arzneistoff bekannt ist, um so klarer hat sich infolge der wechselseitigen Kontrolle der Forscher in aller Welt — von Theoretikern und Praktikern — ein einigermaßen zutreffendes Bild der pharmakologischen Wirkungen und Nebenwirkungen herausgeschält. Zudem ist der Verfasser seit Beginn seiner wissenschaftlichen Laufbahn, entsprechend dem Rate von HELMHOLTZ, besorgt gewesen, sich möglichst von allen Fragen, die er im Kolleg vorträgt, durch eigene Experimente ein selbständiges Urteil zu bilden. Der Weg der krassen Empirie aber, den derjenige Arzt beschreitet, der sich kritiklos an Spezialitäten unbekannter Zusammensetzung und unbekannter pharmakologischer Eigenschaften hält, wird von BILLROTH charakterisiert:

„Wenn Ihnen ein Arzt oder sonst jemand seine Erfahrungen und Beobachtungen auftischt, so sehen Sie zunächst zu, wes Geistes Kind der Erzähler ist."

Diese Mahnung gilt besonders für alle neueren Arzneimittel, sofern für sie noch keine überzeugend und schlagend nachgewiesene günstige Erfahrung vorliegt. Die Geschichte der Medizin lehrt nämlich an immer neuen Beispielen, daß selbst manche zu Heilzwecken empfohlenen, also von vornherein mit größerer wissenschaftlicher Strenge beurteilten Mittel erst nach jahre- und jahrzehntelangem Gebrauch in ihren Nebenwirkungen auf andere Organe als keineswegs harmlos erkannt wurden. Das gilt für Antifebrin, Sulfonal, Jodoform, Pyramidon, Phenylchinolincarbonsäure, um nur einige besonders auffällige Beispiele zu erwähnen.

Die wichtigste Ergänzung des vorliegenden Buches bilden die „Arzneiverordnungen", Ratschläge für Studenten und Ärzte, im Einvernehmen mit der Deutschen Gesellschaft für innere Medizin, herausgegeben von W. HEUBNER und Mitarbeitern, die zuletzt 1949 erschienen sind, und in denen sich auch die pharmazeutischen und medizinisch-technischen Angaben finden, die in dem vorliegenden Buch in mehr summarischer Form abgehandelt wurden[1].

Dem Arzt (und im allgemeinen auch dem Zahnarzt) *allein* steht die *Befugnis* zu, für den ihm anvertrauten Kranken *Arzneimittel*, auch differenter, stark wirkender Natur, unbeschränkt nach Art, Menge und Dauer, *zu verschreiben*. Aus hohem *Pflichtbewußtsein* und *Verantwortlichkeitsgefühl* wird der Arzt die Rezepte lege artis, sorgsam, eindeutig und leserlich nach Wahl des Mittels, Anwendungsform und Dosierung ausstellen und insbesondere genaueste, auch schriftliche Gebrauchsanweisungen geben: Keine noch so strengen medizinalpolizeilichen Bestimmungen, wie die Anweisungen an den Apotheker bezüglich *Abgabe stark wirkender Arzneimittel, Maximaldosen* für einzelne dieser rezeptpflichtigen Mittel usw., vermögen alle Einzelheiten des vielgestaltigen praktischen Lebens zu erfassen, so daß der Arzt an seinem Teil durch die Abfassung des Rezepts u. ä. alles tun muß, um die Anwendung der von ihm verordneten Arzneimittel schadlos zu gestalten. Bei stark wirkenden Arzneimitteln wie Aconitin, Strychnin und andere sollte das Rezept Hinweise wie „Unter Verschluß halten!", „Vor Kindern wegschließen!" oder ähnliches enthalten.

Das Handeln des Arztes muß in allen Fällen *ärztlich begründet* sein (s. S. 224). Es ist eine irrige Ansicht zu glauben, daß der Arzt in allem gerechtfertigt wäre, wenn er sich nur von dem „ärztlichen Gewissen" leiten läßt; er ist vielmehr wie jeder andere Staatsbürger in seinem Tun durch Gesetze gebunden und hat seine Handlungen — falls diese rechtliche Folgen nach sich ziehen — vor dem Forum der ärztlichen Wissenschaft zu verantworten.

Kein Rezept gebe der Arzt aus der Hand, *ohne es nochmals durchgelesen zu haben*; mit seiner Unterschrift auf der Verschreibung übernimmt er die *volle Haftung für etwaige Schäden*, die aus Fehlern oder Mängeln dieser Urkunde entstehen. Grundsätzlich enthalte jedes Rezept eine Gebrauchsanweisung. Vor jeder Anwendung eines Arzneimittels am Kranken,

---

[1] Die Beziehungen der Pharmakologie zu den spekulativen Richtungen der Therapie und zur Naturheilkunde, Homöopathie u. a. sind in einer vorausgehenden Veröffentlichung eingehend dargestellt. F. EICHHOLTZ: Der biologische Gedanke in der naturwissenschaftlichen Medizin. Heidelberg 1936.

insbesondere bei Injektionen usw., überblicke der Arzt nochmals Aufschrift und Inhalt des Arzneibehältnisses!

In richtiger Erkenntnis der vom Kranken, der zu diesen Stoffen greift, häufig falsch beurteilten Wirkungen und Nebenwirkungen sind eine Reihe von Arzneistoffen der *jedesmaligen Rezeptpflicht* unterworfen worden. Darüber hinaus werden für bestimmte Arzneistoffe (Barbitursäuren, Pervitin, Benzedrin, Dolantin u. a.) noch *besondere Anforderungen* gestellt (ausdrückliche Gebrauchsanweisung u. a.), ohne die der Apotheker ein solches Mittel unter keinen Umständen herausgeben darf. Verfaßt der Arzt eine Verordnung, die solche Stoffe enthält, so soll er in der ordnungsgemäßen Gebrauchsanweisung das Mittel nach Einzeldosis, Gesamtmenge und Zeitdauer der Anwendung auf das unbedingt Notwendige einschränken, und sollte dabei auch die berufsethischen und moralischen Gesichtspunkte zur Geltung kommen lassen. Besondere und weitgehende Verpflichtungen übernimmt der Arzt bei dem *Verschreiben von Betäubungsmitteln* (s. S. 224).

Das Rezept ist nicht nur eine private Urkunde, die unter Umständen gesetzliche Folgen für den Verfasser haben kann — wobei auch an den Diebstahl von Rezeptformularen zu ungesetzlichen Zwecken (Rauschgifte!) erinnert sei —; es kann gleichzeitig Zeugnis ablegen von den ärztlichen Fähigkeiten und den Charaktereigenschaften des Verfassers. Oft ist eine eingehende *mündliche Belehrung* unumgänglich; der Arzt schütze sich und die Patienten vor oft verhängnisvollen *Verwechslungen*.

Der Verfasser des Buches hat hier wie in weiteren zahlreichen Einzelheiten den Rat von Professor E. Rost gehört. Darüber hinaus hat er in vielen Einzelheiten nicht nur die Fachgenossen der benachbarten und entfernteren Universitäten um Rat gefragt, er hat vielmehr besonders auch die Unterstützung seiner früheren und jetzigen Mitarbeiter in Anspruch genommen. Ihnen allen sei herzlich gedankt.

2. Einige Grundbegriffe der Pharmakologie.

Mancherlei Umstände können für das Verständnis der Arzneiwirkungen wesentlich sein, wie die Blutversorgung der Organe und Gewebe, die Nervenverknüpfungen, die Korrelationen des Stoffwechsels, die Reaktion der Körpersäfte und Gewebe, bei oraler Zufuhr auch der Füllungszustand und der Säftestrom in Magen und Darm. Von besonderer Wichtigkeit aber für den Eintritt, die Schnelligkeit, die Intensität, die Dauer, das Abklingen der Wirkung eines als Arzneimittel verwendeten Stoffes sind drei Gruppen von Einzelbedingungen zu erwähnen, nämlich solche, die vom *Arzneimittel selbst* (Dosis, chemische und physikalische Eigenschaften und andere) abhängen, solche, die mit dem *Schicksal dieses Arzneistoffes im Organismus* zu tun haben, und solche, die durch die *Arzneiempfindlichkeit des Körpers* oder des erkrankten Organes entstehen.

a) Wirkungen, die mit dem Arzneimittel selbst zusammenhängen.

Dosierung. Die Wirkung eines Arzneistoffes ist abhängig von seiner *Dosierung*. Die Dosis entscheidet, ob ein bestimmter chemischer Stoff gar nicht, oder als Heilmittel oder als Gift wirkt. Die richtige Dosis ist so wichtig für den Erfolg eines Arzneimittels, daß der Arzt geneigt ist, die übrigen Bedingungen der Arzneiwirkung zu übersehen; das kann zu schwerwiegenden Folgen führen.

Die richtige Dosis ist diejenige, mit der man eine bestimmte therapeutische Wirkung erzielt: *alle Arzneistoffe werden nach der Wirkung dosiert*. Die Pharmakologie soll lehren, die richtigen Mittel in richtiger Dosis, in richtiger Form, am richtigen Ort, zur richtigen Zeit anzuwenden, unter Berücksichtigung des Krankheitszustandes und der individuellen Erfordernisse und nach Maßgabe der Testphänomene.

Von jedem Arzneimittel und jedem Gift gibt es im Sinne der Pharmakologie total *unwirksame Dosen*; solche können allein durch psychischen Einfluß wirken. Erst mit der *Schwellendosis* beginnt die pharmakologische Wirkung. Für den Arzt notwendig ist die Kenntnis der *mittleren therapeutischen Dosis*, auch Normdosis genannt. Für bestimmte Fälle hat sich eine sog. *Stoßdosis* eingeführt, z. B. für Vigantol (s. S. 55), weil nämlich wegen der weitgehenden Ungiftigkeit dieses Vitamins der physiologische Bedarf für viele Monate als Depot gesetzt werden kann; aber auch z. B. für Sulfonamide (s. dort); hier ist die Stoßtherapie allgemein gebräuchlich, weil bei einer Verzettelung der Dosis über längere Zeit zwar noch toxische Wirkungen sich entwickeln können, nicht aber therapeutische Wirkungen mehr zu erzielen sind. Ein weiterer großer Fortschritt besteht in der *Dauerbehandlung über Tag und Nacht* (Sulfonamide, Penicillin, Arsenikalien u. a.). Die höchst erlaubte therapeutische Dosis, die nur in bestimmten Fällen überschritten werden darf, ist behördlich für viele Arzneistoffe festgesetzt, und zwar als Einzel- (M.E.D.) und Tagesdosis (M.T.D.) (sog. *Maximaldosen*). Die M.E.D. ist oft annähernd gleich mit der niedrigsten *toxischen Dosis*, obwohl auch unterhalb der Maximaldosis die Vergiftungsgefahr berücksichtigt werden muß; sie sollte noch möglichst weit entfernt sein von der *letalen Dosis*. Für diese Sicherheit der Arzneiverordnung wesentlich ist die Kenntnis der *therapeutischen Breite*.

Therapeutische Breite. Während die Kenntnis des pharmakologischen Angriffspunktes uns lehrt, welche therapeutische Leistungen wir zu erwarten haben, will uns der Begriff der therapeutischen Breite in genereller Weise über die Gefahren dieses Stoffes aufklären, indem er uns ein Maß gibt für die Spanne zwischen therapeutischer und toxischer Dosis. Je größer die therapeutische Breite, um so größer ist im allgemeinen die Sicherheit, daß keine unerwünschten Nebenwirkungen auftreten. Doch kommen auch Ausnahmen vor, wo diese Sicherheit trotz großer therapeutischer Breite nicht gewährleistet ist. Eine kleine therapeutische Breite dagegen ist immer unerwünscht und kann uns hindern, überhaupt die volle therapeutische Wirkung zu erhalten — wegen frühzeitig auftretender Nebenwirkungen.

Sonstige Bedingungen der Arzneiwirkung. Die Arzneiwirkung ist weiter abhängig von der *Form des Arzneistoffes*.

So ist z. B. der Schwefel offizinell als Sulfur depuratum in grober Form und als Sulfur praecipitatum in fein verteilter Form; nur in der ersteren Form darf der Schwefel als Abführmittel verordnet werden, da er in der zweiten Form zu stürmisch wirken würde. Auch die *Form der pharmazeutischen Zubereitung* (als Pulver, Pille, Lösung, GALENIsche Zubereitung usw.) kann die Wirkung eines Arzneistoffes wesentlich beeinflussen. Zuletzt kann auch die *Größe der Moleküle* nicht gleichgültig sein und rasch bewegliche Teilchen wie H^+-, K^+-, Na^+-Ionen oder organische Stoffe mit kleinem Durchmesser (Äthylalkohol, Glucose) werden schneller wirken können als hochmolekulare Stoffe.

Unter den physikalischen Eigenschaften der Arzneistoffe ist für den Arzt am wichtigsten ihre *Löslichkeit*.

Weitaus die meisten Arzneistoffe werden in echten Lösungen zugeführt. In dieser Form wirken sie besonders schnell und stark. Indessen werden in der heutigen Therapie auch viele Arzneistoffe in kolloider Form (feindispers oder grobdispers) verwendet. Sogar Stoffe, die man nach dem gewöhnlichen Sprachgebrauch als unlöslich bezeichnet, entbehren nämlich durchaus nicht der Wirkung — wie man früher vielfach annahm; sogar die Paraffine, Gesteinstaub und anderes können unter Umständen gefährliche Giftwirkungen auslösen. Man bringt heute absichtlich bestimmte leichtlösliche Stoffe in schwerlösliche Form, um auf diese Weise die akuten Arzneiwirkungen zu vermeiden, um die Gegenregulationen des Körpers gegen diese akuten Wirkungen zu unterdrücken, oder um ein über längere Zeit wirkendes Depot von solchen Stoffen zu setzen (Beispiel: Insulin-Depotinsulin, Penicillin-

Depotpenicillin). Man pflanzt auch aus den gleichen Gründen z. B. die Geschlechtshormone (oder NN-Rindenpräparate) in Form von kleinen Krystallen unter die Haut.

Eine besondere Beachtung verdient die *Lipoidlöslichkeit* eines Stoffes. Diese führt zu besserem Eindringen in die Zelle und bildet bei vielen Stoffen die Vorbedingung für die Wirksamkeit (Schlafmittel und Narkotica, Alkaloide, viele Hautreizstoffe u. a.).

Die Wirkung eines Arzneistoffes ist weiter abhängig von seiner *Konzentration*.

Die starken Mineralsäuren z. B. sind nur in hoher Konzentration Ätzmittel, genügend verdünnt können sie innerlich verabreicht werden. Das gilt auch für alle übrigen Stoffe mit örtlicher Reizwirkung, die man, mit viel Flüssigkeit verdünnt, innerlich zu verordnen pflegt. Auch parenteral zugeführte Arzneistoffe können ganz verschieden wirken je nach der Konzentration der Lösung (s. S. 240).

Die Arzneiwirkung wird auch beeinflußt von dem *Vehikel*, in dem der Arzneistoff verordnet wird.

In vielen Fällen ist der gleiche Stoff in Alkohol gelöst wirksamer als in Wasser. Auch durch viele andere Lösungsmittel, die ähnlich wie Alkohol die Löslichkeit der Arzneistoffe verändern, den Lipoidschutz der Haut beseitigen, oder die wie Salicylsäure oder Seife das verhornte Epithel auflockern, auch durch sog. Schlepperwirkung kann sich die Wirkung von Arzneistoffen und Giften verstärken. Durch Lokalanästhetica, Rutin u. a., auch durch Kälte, kann andererseits das Eindringen erschwert werden.

Der eindringliche Hinweis auf „*richtiges Werkzeug*" und „*richtige Technik der Anwendung*" leitet über zum nächsten Abschnitt.

Örtliche oder allgemeine Wirkung. Unter sonst gleichen Bedingungen (richtiges Mittel, richtige Dosis, richtige Form) wird die richtige Anwendungsweise für den Erfolg entscheidend sein; es müssen also dem Arzt die Methoden der Einführung des Arzneimittels in den Körper durchaus geläufig sein, und er hat sich zunächst zu entscheiden, ob er eine örtliche oder eine Allgemeinwirkung erzielen will.

In vielen Fällen wird auch die örtliche Wirkung am sichersten über das Blut erzielt werden, d. h. durch innere Anwendung. Vielfach aber sind örtliche Maßnahmen zur Verstärkung der Allgemeinwirkung empfehlenswert, wie z. B. Ruhigstellung, Fixierung, Kompression durch Pflaster u. a. (s. S. 136), Entspannung des erkrankten Gliedes und örtliche Schmerzlinderung durch warme Kompressen, Verminderung der Blutversorgung, örtliche Sauerstoffersparnis durch kalte, auch eisgekühlte Kompressen (s. S. 213), Verstärkung der reparativen Vorgänge und stärkerer Stoffaustausch der erkrankten Stelle, auch stärkere Bespülung mit arzneihaltigem Blut durch Hyperämie (s. S. 128). Örtliche Arzneianwendung ist auch eine gute ärztliche Politik, Selbstverletzungen des Patienten werden durch örtliche Verbände verhindert. Man wende örtliche Behandlung an, wenn immer es sich ärztlich rechtfertigen läßt. Dagegen können viele der erwähnten örtlichen Maßnahmen bei schweren Hautveränderungen, besonders bei drohendem Gangrän unter Umständen katastrophal wirken.

b) Schicksal der Arzneimittel im Organismus.

Die Wirkung der Arzneistoffe wird beeinflußt durch deren *Aufnahme, Verteilung* und *Ausscheidung*. Auch mit chemischen *Veränderungen der Arzneistoffe im Organismus* ist zu rechnen.

Die Geschwindigkeit der **Aufnahme** wird beeinflußt durch die Eigenschaften des Arzneistoffes an sich, bzw. seiner Zubereitung an sich. Besonders zu berücksichtigen aber ist die *Applikationsweise*. Die ursprüngliche, natürliche und harmloseste Art der Anwendung von Heilmitteln ist die *Zufuhr per os*. Der Verdauungsschlauch in all seinen Abschnitten, beginnend mit der Mund- und Zungenschleimhaut (buccale und linguale Zufuhr), weiter der Magen (stomachale Zufuhr) und Darm (enterale Zufuhr) bis zum Rectum (rectale Zufuhr) ist durch anatomische und funktionelle Eigenart ausdrücklich von der Natur für die Resorption eingerichtet. Die vielen altehrwürdigen Medikamente sind zum Fundament unseres Arzneischatzes geworden, ohne daß man nötig gehabt hätte, auf die orale Anwendung zu verzichten. Diese erfüllt auch weiterhin das uralte Desiderium des „Cito, Certo et Jucunde". Die Angabe, nach der allgemein z. B. die subcutane Injektion rascher und sicherer wirken soll, ist unzutreffend. Zwar gibt es vor allem neuere Heilmittel, die von der enteralen Schleimhaut nicht aufgenommen werden, oder die dem Angriff durch die Verdauungssäfte oder der chemischen Veränderung durch die Leber unterliegen; demgegenüber sind viele Arzneistoffe bekannt, die, per os zugeführt, ebenso schnell oder sogar schneller wirken als nach subcutaner Injektion. Ein bekanntes Gegenbeispiel ist besonders das Nitroglycerin in alkoholischer Lösung, das von der Mundschleimhaut her beinahe augenblicklich wirkt, was zum Teil mit seiner Lipoidlöslichkeit zusammenhängt.

Bei der peroralen Anwendung der Arzneistoffe ist zu fragen, ob man damit eine *örtliche* Wirkung auf Magen- und Darmschleimhaut, oder eine *Allgemeinwirkung* erzielen will. Eine örtliche Wirkung auf die Magenschleimhaut erzielt man insbesondere mit schwer löslichen und unlöslichen Stoffen (z. B. Bismutum subnitricum), die auf den leeren Magen gegeben werden, oder mit schwer resorbierbaren Stoffen. Auch bevorzugt man in solchen Fällen bei Alkaloidzubereitungen die Extrakte, z. B. in Form von Extractum Opii und Extractum Belladonnae, da diese weniger schnell resorbiert werden als reine Alkaloide. Zufuhr in kalter Lösung verzögert die Resorption. Für die Resorptionsgeschwindigkeit ist weiter maßgebend die Löslichkeit des Arzneimittels im Magen- und Darmsaft, die Füllung des Magens, die größere oder geringere Durchblutung der Magenschleimhaut, insbesonders unter der Wirkung örtlich reizender Stoffe (Alkohol, Saponine). Bei jeder Exsikkose (Blutungen, Wasserverluste jeder Art) wird vermehrte Resorption beobachtet. Eine verminderte Resorption zeigt sich besonders in Schock und Kollaps, bei schweren Schmerzzuständen und bei vielen Erkrankungen des Magens und Darms.

Für die *rectale Zufuhr*, mit Hilfe von Suppositorien, großen, kleinen und Mikroklistieren, wird als besonders günstig angesehen, daß die resorbierten Arzneistoffe in den allgemeinen Kreislauf übergehen, ohne vorher Pfortader und Leber zu passieren. Es gibt indessen Stoffe, wie Traubenzucker in höherer Konzentration, die kaum resorbiert werden.

Auch *andere Schleimhäute* weisen eine überraschende Resorptionsfähigkeit auf. Bekannt sind die allgemeinen Vergiftungssymptome, die sich nach Einträufelung in den *Bindehautsack des Auges*, zum Teil nach den üblichen Dosen der Medikamente ereignen können (s. S. 266). Die *Nasenschleimhaut* dient der Resorption z. B. bei Tabak- und Cocainschnupfern, aber auch z. B. bei der Behandlung des Diabetes insipidus (s. S. 103). Die *Resorption in der Lunge* ist für viele Stoffe, besonders für Gase und Dämpfe, ebenso rasch wie die nach intravenöser Injektion; sie ist dann in erster Linie abhängig von der Größe der Atmung; für die Resorption wässeriger Lösungen in den Atemwegen ist die Tröpfchengröße sowie die mögliche Aspiration mit maßgebend (s. S. 343). Die Resorption durch die *Urethral-* und *Vaginalschleimhaut* führt gelegentlich zu Vergiftungen. Auch die Resorptionsfähigkeit der serösen Häute (Pleura- und Peritonealhöhle, Gelenkspalten) ist außerordentlich groß und hat oft zu Vergiftungen geführt.

Die *intakte Haut* ist ein schlechtes Resorptionsorgan, obwohl sie Gase wie CO_2, Blausäure und Schwefelwasserstoff mehr oder weniger durchläßt. Auch den Fettlösungsmitteln wie Alkohol und Chloroform, und den Fetten selber, wie z. B. in der grauen Quecksilbersalbe, setzt sie geringen Widerstand entgegen und diese werden zum Teil verwendet, um andere darin gelöste Stoffe durch die Haut resorbieren zu lassen. Das Eindringen wird auch erleichtert durch vorheriges Waschen mit Seife und Wasser, durch Wärmeapplikation und abschließende Verbände. Die *nässende* Haut hat ihren Lipoidschutz und Säureschutz verloren und verhält sich in der Resorptionsfähigkeit ähnlich wie Schleimhaut; sonst harmlose Salben können jetzt gefährlich werden. Viele Stoffe lassen sich durch *Iontophorese* in den Organismus einführen. Vergiftung durch die Haut spielt eine große Rolle bei gewerblichen Giften, wie Nitrobenzol, Anilin, Trinitrotoluol, Pikrinsäure, Phenol, auch bei Quecksilber, Schwefelkohlenstoff, Tetraäthylblei.

Die *parenterale Injektion* (intravenös, subcutan, intramuskulär, intraperitoneal usw.) ist von vornherein mit zusätzlichen Gefahren belastet (Durchbrechung des Bakterienschutzes der Haut, Einimpfung von Infektionskeimen, gelegentlich auch die Verwechslung von Venen und Arterien, paravenöse und paraneurale Injektion, Abbrechen der Nadel und anderes). Vor unbegründeter Anwendung der parenteralen Injektion ist daher dringend zu warnen, und die Chemiker der Welt sind bestrebt, peroral nicht gut resorbierbare Stoffe in bessere Lösungsform zu bringen. Die parenterale Zufuhr ist aber angezeigt, wenn die Resorption aus einem etwa pathologisch veränderten Magen und Darm, bei Erbrechen und Durchfall, bei Magenentzündung und Magengeschwüren, bei ungenügender Resorption oder aus sonstigen Gründen nicht gesichert erscheint, oder eine Reizwirkung gefürchtet wird; sie ist in gewissem Sinne ein schonendes Verfahren, insofern als Magen, Darm und Leber nicht von hohen Konzentrationen des Arzneistoffes getroffen werden.

Die *intravenöse Injektion* ist oft notwendig als lebensrettender Eingriff bei akuter Lebensgefahr oder wenn sonst Eile geboten ist; hierbei ist die Plötzlichkeit und Intensität des Reizes, seine sog. Stoßwirkung zu berücksichtigen. Sie kann auch angezeigt sein bei Störungen im großen Kreislauf (Ödeme, venöse Stauungen u. a.), wenn nämlich die subcutane Injektion keine genügende Wirkung verspricht. Sie dient besonders zum Auffüllen des Kreislaufs, zur Osmotherapie mit Salz- und Zuckerlösungen, zur unspezifischen Reiztherapie und um spezifische pharmakologische Effekte zu erhalten. Es gibt auch viele Arzneistoffe, die aus ärztlich-technischen Gründen nur nach intravenöser Injektion eine genügende Wirkung versprechen. Da die injizierten Stoffe unmittelbar in das Herz gelangen, so ist in jedem Falle *so langsam wie möglich* zu injizieren (s. S. 288), um das Gift auf eine möglichst große Blutmenge zu verteilen; es kann auch zweckmäßig sein, vor der Injektion zunächst Blut aus der Vene in die Spritze anzusaugen und damit den Inhalt zu verdünnen. Für den gleichen Zweck bedient man sich auch der Traubenzuckerlösungen. Das Eindringen von Luft in die Vene ist streng zu vermeiden, da Luftembolien auftreten können; als besonders gefährlich gilt hierbei eine Injektion in die Halsvene. Es gibt auch Ölembolien (tödl. Dosis 8—10 ccm i.v.) und Embolien durch Eiweißfällungsmittel, doch wird deren Gefahr überschätzt. Weitere Störungen, die auftreten können, sind zurückzuführen auf Hämolyse (z. B. bei Bluttransfusionen), Fieberreaktionen, anaphylaktische Reaktionen u. a. Zu berücksichtigen ist auch die Gefahr einer örtlichen Thrombose, sowie nach einigen Stoffen, wie z. B. nach Goldsalzen, eine Absceßbildung in den Lungen. Schon bei leichten Störungen: Cyanose, Dyspnoe, Husten, Kreislaufstörungen, hat die Injektion sofort aufzuhören. Läßt man größere Flüssigkeitsmengen über längere Zeit intravenös einlaufen, so spricht man von *Infusionen*.

Die *intramuskuläre Injektion* wirkt wegen der reichen Blutversorgung des Muskels nicht wesentlich langsamer als die intravenöse. Sie hat den Vorteil, daß der resorbierte Arzneistoff besser mit Blut verdünnt wird, so daß eine Herzschädigung weniger zu befürchten ist. Auch verträgt die Muskulatur örtlich reizende Stoffe besser als das subcutane Bindegewebe; die Gefahr einer Absceßbildung ist daher geringer, obwohl z. B. nach i.m. Chinininjektionen bei Kindern schwerste Nekrosen beobachtet worden sind. Bei Injektionen in den äußeren oberen Quadranten des Glutäus sind Nervenschädigungen nicht zu befürchten.

Besonders schnell, obwohl selten oder gar nicht angewandt, ist auch die Resorption aus parenchymatösen Organen. Über die *intrasternale* Injektion, die für Fälle von erschwerter Venenpunktion empfohlen wird und die viele Arzneistoffe mit der Geschwindigkeit einer intravenösen Injektion zur Wirkung bringt, ist ein endgültiges Urteil noch nicht möglich.

Die *subcutane, hypodermatische Injektion* ist unter den parenteralen Anwendungsarten mit den geringsten technischen Schwierigkeiten verknüpft; sie ermöglicht eine veränderliche und doch exakte Dosierung und bringt viele Arzneistoffe zu einer schnellen Resorption; es können unter Umständen auch große Flüssigkeitsmengen (bis zu 200 und 300 ccm) injiziert werden; sie läßt auch die Anwendung unlöslicher, daher enteral nicht resorbierbarer Stoffe zu, sofern diese in einem geeigneten Lösungsmittel — wie für einige Stoffe Olivenöl — suspendiert sind. Sie hat aber auch unter Berücksichtigung solcher Vorteile eine zu weitgehende Verbreitung gefunden. Vorbedingung für eine subcutane Injektion ist eine nicht zu starke örtliche Reizwirkung der Lösung. Hier ist zu bedenken das Auftreten von *Infiltraten*; diese sind besonders zu erwarten nach hypertonischen Lösungen, nach Schwermetallen, Arsenikalien, artfremden Proteinen, Gallensäuren und nach örtlicher Betäubung mit hohem Adrenalinzusatz. In solchen Fällen empfiehlt sich ein Absaugen der injizierten Lösung oder Injektion von physiologischer Kochsalzlösung — zweckmäßig unter Zusatz von 0,1% Novocain — zur Verdünnung des Giftes. Andernfalls können *Nekrosen* und *Abscedierungen* auftreten. Die oft notwendigen Lösungsmittel wie Alkohol, Glycerin u. a. dürfen erst in entsprechender Verdünnung injiziert werden.

Für die besonderen ärztlich-technischen Zwecke der Lokalanästhesie werden auch Injektionen in die Umgebung der Nerven oder der sympathischen und parasympathischen Ganglien, weiterhin die *intralumbale, peridurale* und *perisacrale* Injektion angewandt.

Die **Verteilung der Arzneistoffe im Organismus** kann zusammenhängen mit den *physikalischen Eigenschaften* (Dispersitätszustand, Lipoidlöslichkeit, elektrische Ladungen u. a.) oder mit den *chemischen Verwandtschaften*, die solche Stoffe äußern. Je allgemeiner die chemische Reaktionsfähigkeit ist, wie z. B. bei Mineralsäuren, um so schneller werden die Affinitäten abgesättigt und solche Stoffe haben dann hauptsächlich eine örtliche Wirkung. Je weniger reaktionsfähig ein Arzneistoff ist, um so eher werden örtliche Veränderungen ausbleiben und um so eher wird ein solcher Stoff eine spezifische Affinität zu ganz bestimmten chemischen Bestandteilen des Körpers besitzen. Daher eignen sich besonders sog. Vitalfarbstoffe zur *Demonstration* der Verteilungsgesetze. Die dann in den chemischen Bausteinen der Zelle oder im Stoffwechsel einsetzenden Reaktionen äußern sich ähnlich wie im Reagensglase in Oxydationen oder Reduktionen, in Salzbildung, Ausfällung, organischer Komplexbindung usw., gelegentlich auch in einer Verdrängung lebenswichtiger Stoffe (s. S. 21).

Die chemischen **Veränderungen der Arzneistoffe im Organismus** sind oft verbunden mit einer Abschwächung oder gar einem Verschwinden der pharmakologischen Wirksamkeit. Doch kommen auch Wirkungsverstärkungen vor.

Schon in der *Mundhöhle* können Veränderungen der Arzneistoffe auftreten: in der wässerigen Lösung des Speichels können wasserunlösliche Stoffe, z. B. Alkaloide, die in alkoholischer Lösung angewendet wurden, ausfallen; in der alkalischen Reaktion können aus den Salzen dieser Alkaloide die Basen frei gemacht werden; die Speichelfermente können auf bestimmte Arzneistoffe einwirken. Auch der gelegentlich aus Fäulnisvorgängen entstehende Schwefelwasserstoff und die aus Gärungsvorgängen sich bildenden organischen Säuren können Veränderungen herbeiführen.

Im *Magen* ist besonders der Salzsäuregehalt des Magensaftes zu berücksichtigen: z. B. aus Carbonaten wird Kohlensäure ausgetrieben, Metalle wie Eisen gehen unter Entwicklung von Wasserstoff in Lösung, Alkaloide werden zu den entsprechenden Salzen umgesetzt. Der Gehalt des Magensaftes an Verdauungsfermenten (s. S. 351) ist hierbei zu berücksichtigen.

Im *Dünndarm* gehen oft wichtige chemische Veränderungen der Arzneistoffe vor sich. Viele Stoffe, die in der sauren Reaktion des Magens unlöslich oder unzersetzlich waren, werden in der alkalischen Reaktion des Dünndarms gelöst oder aufgespalten (s. S. 220). Der Gehalt des Gallensaftes an Gallensäuren führt zu einer erhöhten Löslichkeit vieler Stoffe; nicht nur die Fette und Öle, wie z. B. Ricinusöl, kommen so zur Wirkung, auch z. B. die fettlöslichen Vitamine und andere wasserunlösliche Stoffe werden erst unter Mitwirkung der Gallensäuren resorbiert. Beim Fehlen des Gallensaftes können daher viele Arzneistoffe nicht wirken; auch der Pankreassaft und seine Fermente sind von Bedeutung.

Im ganzen Darmkanal spielen sich *Gärungs- und Fäulnisprozesse* ab. Die dabei freiwerdende Kohlensäure führt z. B. zum Ausfallen von Calciumsalzen. Die eintretenden Reduktionen können unter Umständen außerordentlich stark sein, so daß z. B. nicht nur aus Schwefel, sogar aus Sulfaten Schwefelwasserstoff sich bilden kann; dadurch können Nebenwirkungen entstehen, z. B. bei den Sulfonamiden (s. dort).

Auch im *Blut* gehen viele Veränderungen vor sich. Auffällig ist, daß viele Arzneistoffe mit dem Blutfarbstoff reagieren (s. S. 465), und zwar in verschiedener Weise.

Die stärksten Veränderungen der Arzneistoffe erfolgen in den *Geweben und Organen.* Die *Leber* spielt eine große Rolle beim mehr oder weniger vollständigen Abbau der Arzneistoffe, bei deren Oxydation und Reduktion, bei den Sulfurierungen z. B. der Phenole, bei der Glucuronsäurebindung z. B. der ätherischen Öle. Aber auch die *Muskulatur* (Abbau der Ketosäuren), die *Nieren* (Glykokollkuppelung), die *Schilddrüse* (Methylierung z. B. von Selen und Tellur) sind nicht unbeteiligt. Bedeutsam ist auch die Entgiftung in den *Nebennieren.*

Die **Ausscheidung** der Arzneistoffe ist von großer Wichtigkeit. Die gewöhnlichen Ausscheidungsorgane sind die *Niere* bei wasserlöslichen Stoffen, der *Darm* bei nichtwasserlöslichen Stoffen, der *Dickdarm* bei Schwermetallen. Hier können

Schädigungen auftreten. Daneben ist aber auch die etwaige Ausscheidung mit der Atemluft, durch die Bronchialschleimhaut, die Speicheldrüsen, die Magenschleimhaut oder mit der Milch zu berücksichtigen. Die meisten Stoffe, die schnell ausgeschieden werden, sind damit auch verhältnismäßig harmlos. Je länger ein Arzneistoff infolge langsamer Ausscheidung im Körper bleibt, um so gefährlicher wird er und um so mehr neigt er zur *Kumulation*. Bei mangelnder Tätigkeit der Exkretionsorgane wird man öfters mit Kumulationserscheinungen rechnen müssen. Das wirkt sich besonders bei Schlafmitteln aus.

c) Arzneiempfindlichkeit.

Innere Faktoren. In der *Tierreihe* z. B. finden sich ganz erstaunliche Unterschiede in der Reaktion auf Arzneistoffe und Gifte. Es sei daran erinnert, daß Wiederkäuer, ohne Schaden zu nehmen, Digitalisblätter fressen, daß Ziegen große Mengen von Colchicum, Tabak und Schierling vertragen, und daß der Igel Canthariden frißt. Bei Menschen weisen die verschiedenen *Rassen* allerdings nicht sehr auffällige Unterschiede auf; es sei hingewiesen auf die verschiedene Reaktion der farbigen Völker gegen bestimmte Genußgifte. Das *Lebensalter* ist ebenfalls zu berücksichtigen. Als besonders empfindlich gilt das Kindes- und das Greisenalter. Die hohe Empfindlichkeit der Kinder gegen Opiate, andererseits ihre beträchtliche Unempfindlichkeit z. B. gegen Chloralhydrat, Abführmittel, Jodide, Belladonna, Digitalis u. a. ist auffallend. Alte Leute sind besonders empfindlich gegen Purgativa und Emetica. Die *Lebensweise* und der *Beruf* des Betroffenen können verständlicherweise die Arzneiempfindlichkeit tiefgreifend verändern. Auch das *Geschlecht* ist von Bedeutung für die Wirksamkeit der Arzneistoffe; im allgemeinen braucht die Frau geringere Dosen, auch wegen des geringeren Durchschnittsgewichtes.

Auch bei gleichem Alter, Geschlecht usw. kann die Arzneiempfindlichkeit indessen großen Schwankungen unterliegen, und zwar aus Gründen, die angeboren oder erworben sind. Bei gesteigerter Arzneiwirkung spricht man auch von *Idiosynkrasie*, hinter welchem Worte sich sehr verschiedene Dinge verbergen: diese ist häufig nichts anderes als das Sichtbarwerden der *individuellen Variation*, jenes für viele Arzneistoffe statistisch erfaßten Wertes, der besagt, daß der Schwellenwert solcher Stoffe und damit verbunden die toxische und letale Dosis schon bei gesunden Tieren und Menschen gleichen Geschlechts, Alters, Rasse usw. außerordentlich verschieden sein kann (s. S. 206). Auch die angeborenen *Konstitutionsschwächen*, die sich im allgemeinen Gesundheitszustand oder an bestimmten Organen äußern, sind bei der Arzneiwirkung durchaus zu berücksichtigen; sofern etwa eine Neigung zu Kreislaufstörungen, Bluterkrankungen, Leber- oder Nierenkrankheiten besteht, sind alle Arzneistoffe, die einen entsprechenden pharmakologischen Angriffspunkt haben, mit größerer Vorsicht anzuwenden.

Eine Überempfindlichkeit gegen Arzneistoffe kann auch *erworben* sein. Für den Arzt wichtig ist die *Überempfindlichkeit des erkrankten Organs* gegen Arzneistoffe.

Hier sei hingewiesen auf die Digitalisüberempfindlichkeit des dekompensierten Herzens, die Atropinüberempfindlichkeit des spastischen Darmes, die Nitritüberempfindlichkeit der spastisch kontrahierten Blutgefäße, die Jodkaliüberempfindlichkeit des Tuberkulösen. Antipyretica erniedrigen nur im Fieber die Körpertemperatur. Besonders endokrine Störungen und Stoffwechselerkrankungen können die Arzneiempfindlichkeit erheblich verstärken oder abschwächen. Während der Menstruation vermehren alle Abführmittel die

Blutung, und auch andere Arzneimittel sollte man bei Menstruation und Schwangerschaft besonders vorsichtig anwenden (s. S. 107). Falls ein Reizzustand des Magens vorliegt, sind örtlich reizende Stoffe, wie Bittermittel, Eisensalze, Lebertran u. a. durchaus fehl am Platze. Bei Vagotonikern sind schon kleinste Dosen von Vagusmitteln, bei Sympathotonikern kleinste Dosen von Sympathicusmitteln u. U. wirksam. Betreff Paradoxe O_2-Wirkung s. S. 470.

Jede Arzneianwendung ist mehr oder weniger stark *zeitlich gebunden*. Die Arzneiempfindlichkeit wechselt erheblich mit dem Krankheitsverlauf, so daß die gute Gelegenheit einer wirkungsvollen Arzneianwendung oft ungenützt vorübergeht, wie z. B. bei der Anwendung von Diphtherieantitoxin (s. S. 155): Occasio autem praeceps. Oft ist es geraten, die Arzneianwendung abhängig zu machen von den Mahlzeiten. In den leeren Magen gegeben, erzeugen viele Arzneistoffe prompte und stoßartige, daneben unter Umständen auch Reizwirkungen und auch die Bittermittel werden bekanntlich vor dem Essen verabreicht. Arzneimittel, die auf den vollen Magen gegeben werden, haben eine verzögerte Wirkung; Salzsäurepepsinlösungen werden zweckmäßigerweise während des Essens verordnet.

Auf der anderen Seite gibt es viele Krankheiten, die mit *steigender Intensität der Symptome steigende Dosen* der Medikamente erfordern. Je stärker der Schmerz, um so größer ist die notwendige Opiatdosis, so daß z. B., während die Normdosis von Morphin 0,01 g beträgt, bei Coronarerkrankungen u. U. 0,02 bis 0,04 g, bei schwersten Schmerzzuständen bis zu 0,06 g notwendig sind; nach Abklingen des Schmerzes kann dann eine Morphinvergiftung eintreten. — Je tiefer die Bewußtlosigkeit, um so höher ist die notwendige Dosis des Weckmittels; während bei gesunden Menschen etwa 20 mg Pikrotoxin toxisch wirken, waren 671 mg Pikrotoxin, also die vielfache tödliche Dosis erforderlich, um einen Fall von schwerer Barbitursäurevergiftung zu retten. Je stärker der Erregungszustand oder gar die Konvulsion, um so höher ist die notwendige Dosis von Schlafmitteln oder antikonvulsiven Stoffen.

Die erworbene Überempfindlichkeit ist aber auch oft der Ausdruck einer *allergischen Reaktionsbereitschaft* des Organismus. Unsere meisten Arzneistoffe entfalten nämlich nicht nur ihre *pharmakologische Regelwirkung*; sie können vielmehr außerdem als *Antigene* wirken und eine Sensibilisierung zur Folge haben (s. S. 148). Die dann vorauszusehenden, zunächst leichteren allergischen Symptome (sog. Schockfragmente) können sich bei vielen Arzneistoffen sogar bis zum anaphylaktischen Schock steigern (s. S. 151).

Oft tritt auch eine mehr oder weniger große *Unempfindlichkeit gegen Arzneistoffe* zutage; diese kann ebenfalls angeboren oder erworben sein. Im letzteren Fall ist die wichtigste Ursache die **Gewöhnung,** die ja bei jeder länger anhaltenden Arzneiverordnung zu berücksichtigen wäre.

Es gibt Stoffe, bei denen die Gewöhnung sehr rasch eintritt, vielleicht schon infolge der ersten oder zweiten Gabe, und auch rasch wieder vorübergeht *(Tachyphylaxie)*. Die meisten Arzneistoffe führen erst dann zur Gewöhnung, wenn sie längere Zeit und regelmäßig eingenommen werden. Die *Ursache einer solchen Gewöhnung* kann durchaus verschieden sein. (Verminderte Resorption, schnellere Entgiftung oder Ausscheidung, verminderte Empfindlichkeit der betroffenen Gewebszellen, zum *Auftreten von Antikörpern,* zur *Bildung arzneifester Bakterienstämme* und anderes.) Dieser Wirkungsverlust nach kürzerer oder längerer Zufuhr gibt oft Anlaß zum Wechseln der Medikamente. Die Frage der *Succedanea* sowie die Bekämpfung der Gewöhnungserscheinungen (s. S. 146) ist für die Praxis sehr wichtig. Gegenüber einzelnen chemischen Stoffen kann z. B. durch Antitoxinbildung eine fast vollständige *Giftfestigkeit* eintreten. Von der Gewöhnung aus kann nur ein kleiner Schritt sein bis zur *Giftsucht*. Dabei spielen die bedingten Reflexe eine oft ausschlaggebende Rolle (s. S. 185).

Unter *Giftsucht* versteht man einen krankhaften Zustand, der mit Verlust der Selbstkontrolle gegenüber einem bestimmten Suchtgift und mit Gefahr für den Giftsüchtigen oder die menschliche Gesellschaft verbunden ist. Die Symptome der Giftsucht entwickeln sich oft aus harmlosen Gewohnheiten. Der durchaus physiologische — wenn auch vom Arzt zu bekämpfende — Wunsch nach Wiederholung des Gifterlebnisses geht fließend über in die pathologische *Giftgier*. Die durchaus physiologische Unruhe bei Entziehung tatsächlicher oder eingebildeter Werte ist nicht sicher zu trennen von den pathologischen *Abstinenzsymptomen*. Die natürliche Abhängigkeit des Menschen von den eingewurzelten Bedürfnissen geht fließend über in die psychische oder gar wie bei Opiaten physische *Giftversklavung*. Die physiologische Gewöhnung an größere Giftdosen ist nahe verwandt der *pathologischen Toleranz*. Es ist Aufgabe des Arztes, es zu solchen gefährlichen Symptomen gar nicht kommen zu lassen, ihnen vielmehr nach Kräften entgegenzuwirken, besonders bei Verordnung von Opiaten, Schlafmitteln, Dolantin und Pervitin, sowie bei allen übrigen Rauschgiften. Den Gefahren der Gewöhnung ist durch Abwechslung und durch richtige Wahl der Mittel, durch Einschaltung von Pausen und kurzfristige Verordnung, sowie durch allgemeine ärztliche Vorschriften zielbewußt zu begegnen.

Äußere Faktoren. Schon *äußere Faktoren* können die Wirkung der Arzneistoffe wesentlich verändern. *Wärme und Kälte* äußern sich am auffälligsten bei allen Stoffen, die auf die Haut einwirken. Bei schwüler Witterung können auch die allgemeinen Nebenwirkungen der Arzneistoffe sich stärker ausprägen; besonders beschrieben wurde das für den Speichelfluß nach Calomel. Das *Licht* führt bei vielen fluorescierenden Stoffen zur Sensibilisierung, was sich in Hautsymptomen äußert (s. S. 56). *Beruf und Lebensweise* finden zwar ihren besonderen Widerhall in den gewerblichen Vergiftungen, sind aber auch gelegentlich bei der Verordnung und Anwendung von Arzneistoffen zu berücksichtigen. Besonders tiefgreifend kann die beabsichtigte Arzneiwirkung durch die *Ernährung* beeinflußt werden.

Hier ist zunächst der *allgemeine Ernährungszustand* zu berücksichtigen; ein gut ernährter Körper wird besonders resistent gegen Lebergifte. *Hunger und Durst*, sowie die *allgemeine Inanition* erhöhen die Ansprechbarkeit für die meisten Arzneistoffe. Ein dekrepiter Körper verlangt eine besonders vorsichtige Dosierung (Beispiel Avertin).

Auch die *diätetische Ernährung* steht oft im engsten Zusammenhang mit der Arzneiwirkung. Je mehr man zu strengen Diätformen übergeht — zu Rohkost, zu fettfreier Diät, zu Fett-Fleischdiät, sofern sie bis zum Auftreten von Ketokörpern im Harn durchgeführt wird, zu Entfettungskuren —, um so tiefgreifender ist die Veränderung in der Arzneiempfindlichkeit, die man zu erwarten hat. Bei kochsalzarmer Ernährung wird eine Überempfindlichkeit gegen Calcium beschrieben, so daß man bei gebotener Calciumzufuhr mit einem Drittel der sonst üblichen therapeutischen Dosis beginnen sollte.

Ebenso wichtig ist das mögliche Zusammentreffen von Medikamenten mit *Genußmitteln*. Bei gleichzeitiger *Alkoholgabe* kann die Giftigkeit des Anilins im Tierexperiment auf das 20fache des Normalen ansteigen. Als katastrophal erwiesen hat sich in vielen Fällen der Genuß alkoholischer Getränke bei der Verabreichung von Wurmmitteln. Der erhöhten Gefahr der wichtigsten Gewerbegifte (Anilinderivate, Cyanamid, Schwefelkohlenstoff, Blei, Quecksilber, Arsen) bei gleichzeitiger Alkoholzufuhr wird in den besonderen Anweisungen der Gewerbepolizei Rechnung getragen. An das Zusammenwirken der Arzneistoffe mit *coffeinhaltigen* Getränken oder mit *Tabak* wird der Arzt denken müssen. Von den *Gewürzen* darf man gelegentlich erwarten, daß sie zu einer rascheren Aufnahme des Medikamentes im Darm führen.

d) Kombination von Arzneistoffen.

Die praktisch so viel geübte **Kombination von Arzneistoffen** ist seit langem ein vielbearbeitetes Feld der Forschung (Bürgi, Fühner u. a.). Chemische Unverträglichkeiten (Inkompatibilitäten) sind zu vermeiden.

In der früheren *symptomatischen* Therapie war der Wunsch nach Kombinationen dringender als heute. Zwei oder mehr Symptome gleichzeitig zu behandeln, war nur selten mit einer einzigen Substanz möglich; Kombination des Cardinale mit Adjuvantien war das übliche. Auch tritt das gleiche Symptom, wie etwa Kopfschmerz, bei den verschiedensten

Funktionsstörungen auf, verlangt daher bald dieses, bald das andere Medikament, so daß es sich mittels einer Kombination mit größerer Sicherheit beeinflussen läßt.

In der heutigen *funktionellen Therapie* sollte man an sich alle Arzneimittel ungemischt geben, da man auf ein eindeutiges Wirkungsbild angewiesen ist, um nach der Wirkung dosieren zu können. Indessen lassen sich bei genügender ärztlicher Erfahrung auch Kombinationen rechtfertigen, und zwar aus verschiedenen Motiven und oft mit großem Vorteil.

1. Man kann die erwünschte Hauptwirkung auf mehrere Stoffe verteilen *(Synergismus)*, deren Nebenwirkungen verschieden sind, so daß bei erhaltener Hauptwirkung die Nebenwirkung halbiert oder gedrittelt werden kann, wie etwa in der Kombination: Äther—Chloroform—Alkohol.

2. Besonders wichtig wird eine derartige Kombination sein, wenn auffallende Nebenwirkungen des Cardinale unterdrückt werden, z. B. die nach Opiaten auftretenden Spasmen der Sphincteren durch Atropin (s. S. 228) oder wenn bei gleicher Hauptwirkung der Partner die Nebenwirkungen durch wechselseitigen Antagonismus sich aufheben, wie in der Kombination von Folia Sennae mit Bittersalz (s. S. 384).

3. Bei der gegenseitigen Verstärkung der Hauptwirkung kann es sich um eine einfache Summation handeln *(Additiver Synergismus)* wie in der Kombination von Narkosemitteln und Schlafmitteln der Fettreihe. Dieser additive Synergismus kann eintreten, gleichviel, ob der Angriffspunkt der Partner der nämliche ist (Homotoper Synergismus) oder ob verschiedene Stellen des Funktionsgebildes davon betroffen werden (Heterotoper Synergismus), wie etwa bei der Pupillenwirkung durch Cocain und Atropin (s. S. 266). Im letzten Falle kann indessen nach der Bürgischen Regel auch eine mehr als additive Wirkung auftreten *(Potenzierung)*. Bei der Kombination von Acetylcholin und Physostigmin sind am Blutegel millionenfache Verstärkungen gesehen worden (Fühner).

Auch in der *Ätiologischen Therapie* bleibt aus vielen Gründen genügend Raum für Kombinationen. Ein wichtiger Nachteil der alleinigen Therapie mit Sulfonamiden ist z. B. das Auftreten von arzneifesten Bakterienstämmen; diese gewöhnen sich unter Umständen rasch an ein einziges Gift, sehr viel schwerer an zwei Gifte, die gleichzeitig verabreicht werden. Daher wird z. B. in letzter Zeit eine Kombination von Sulfonamiden und Penicillin oder von Streptomycin mit p-Aminosalicylsäure empfohlen, bei der eine Arzneifestigkeit der Bakterien nur äußerst selten eintritt.

Als **Antagonismus** bezeichnet man die Abschwächung oder gar die Aufhebung der Wirkung eines chemischen Stoffes durch einen anderen. Dieser Antagonismus kann die *therapeutische* Wirkung der Stoffe betreffen, was unerwünscht wäre, oder die verminderte *toxische* Wirkung dieser Stoffe, womit leider zu viele Arzneikombinationen des Handels begründet werden.

Es kann dabei ein *chemischer Antagonismus* vorliegen, wie z. B. bei Neutralisation von Säuren durch Basen; häufiger wird ein *physiologischer Antagonismus* beobachtet. Zweckmäßigerweise unterscheidet man hier einen *echten Antagonismus*, wobei die Stoffe am gleichen pharmakologischen Angriffspunkt entgegengesetzte Wirkungen entfalten, z. B. Atropin-Physostigmin an den parasympathischen Nervenendigungen der Pupille, und einen *funktionellen Antagonismus*, wobei trotz verschiedenen pharmakologischen Angriffspunktes die Wirkung des einen Antagonisten aufgehoben wird, z. B. Adrenalin-Acetylcholin oder Adrenalin-Nitrite am Kreislauf. Die Kenntnis der Antagonisten ist bedeutsam bei der Behandlung von Vergiftungen.

Synergistische Wirkungen sind oft nur bei ganz bestimmten Dosen und bei einem ganz bestimmten Mischungsverhältnis nachweisbar. Unter anderen Bedingungen können sie vollständig fehlen oder gar in Antagonismus übergehen. Für den wissenschaftlich denkenden Arzt, der seine Arzneistoffe nach der Wirkung dosiert, ist wichtig, daß das bekannte Wirkungsbild in derartigen Kombinationen völlig entstellt sein kann (z. B. Morphin-Scopolamin). Daher stehen Pharmakologie und Klinik heute auf dem Standpunkt, daß eine Kombination von Arzneistoffen auf gut Glück oder aus Bequemlichkeit abzulehnen ist; solche Kombinationen sollten vielmehr nur verordnet werden, sofern sie sich in der Praxis bewährt haben oder vor dem Forum der Wissenschaft vertretbar sind.

Schrifttum.

Allgemeines.

AXMACHER, F.: Allgemeine Pharmakologie. Berlin 1938. — BAYLISS, W. M.: Principles of General Physiology, 4. Bd. London 1924. — BEST and TAYLOR: The Physiological Basis of Medical Practice, 1937. — BETHE, A., G. v. BERGMANN, G. EMDEN u. A. ELLINGER: Handbuch der normalen und pathologischen Physiologie, Bd. 1—18. Berlin 1927—1932. — BÜRGER, M.: Einführung in die pathologische Physiologie, 2. Aufl. Berlin 1936. — BURN, J. H.: Biologische Auswertungsmethoden. Berlin 1937. — CLARK, A. J.: Applied Pharmacology. London 1935. — General Pharmacology. Handbuch der experimentellen Pharmakologie, Erg.-Bd. 4. Berlin 1937. — CLOETTA, M.: Vergiftungen durch Alkaloide und Pflanzenstoffe. FLURY u. ZANGGERs Lehrbuch der Toxikologie. Berlin 1928. — EDMUNDS and J. A. GUNN: CUSHNY's text-book of pharmacology and therapeutics, 11. Ed. 1936. — EICHHOLTZ, F.: Fiat-Berichte für Pharmakologie und Toxikologie, Teil I—III, Wiesbaden 1948. — EICHHOLTZ, F.: Die wichtigsten Vergiftungen, ihre Symptome und Behandlung, in Medizinal-Kalender. Stuttgart 1950. — FLURY, F. u. H. ZANGGER: Lehrbuch der Toxikologie. Berlin 1928. — FLURY, F. u. F. ZERNIK: Schädliche Gase, Dämpfe usw. Berlin 1931.— FÜHNER, H.: Nachweis und Bestimmung von Giften auf pharmakologischem Wege. ABDERHALDENs Handbuch der biologischen Arbeitsmethoden, Abt. IV, Teil 7. 1922. — GESSNER, O.: Die Gift- und Arzneipflanzen von Mitteleuropa, 1. Aufl. Heidelberg 1931. — GOODMAN, L., and A. GILMAN: The Pharmacological Basis of Therapeutics. New York 1947. — GUNN, J. A.: An introduction to pharmacology and therapeutics, 4. Ed. London 1934. — HAFFNER, F. u. O.-E. SCHULTZ: Normdosen der gebräuchlichen Arzneimittel. 2. Aufl. Stuttgart 1946. — HEFFTER, A., W. HEUBNER u. J. SCHÜLLER: Handbuch der experimentellen Pharmakologie, Bd. 1—3, Erg.-Werk, Bd. 1—10. Berlin 1920—1950. — HILDEBRANDT, F.: Leitfaden der Pharmakologie. Berlin 1949. — KLEMPERER, G. u. E. ROST: Handbuch der Arzneiverordnungslehre. Berlin 1929. — KOLL, W.: Grundriß der Pharmakologie und Toxikologie, Teil A: Organische Substanzen. Hamburg 1948. — LEHNARTZ, E.: Einführung in die chemische Physiologie, 8. Aufl. Berlin 1948. — MARTINDALE: The Extra Pharmacopoeia, 22. Aufl. London 1941/43. — MEYER, H. H.: Wesen und Sinn der experimentellen Pharmakologie. Handbuch der experimentellen Pharmakologie. Erg.-Bd. 1, S. 1. Berlin 1935. — MEYER, H. u. R. GOTTLIEB: Die experimentelle Pharmakologie als Grundlage der Arzneibehandlung, 9. Aufl. Berlin u. Wien 1936. Mit Nachtrag von H. H. MEYER u. E. P. PICK. — MØLLER, KNUD O.: Lehrbuch der Pharmakologie für Zahnärzte. München 1934. — MØLLER, KNUD O.: Pharmakologie als theoretische Grundlage einer rationellen Pharmakotherapie, übersetzt von O. WALKER. Basel 1947. — New and Nonofficial Remedies. Philadelphia 1948. — POULSSON, E. u. G. LILJESTRAND: Lehrbuch der Pharmakologie, 13. Aufl. Leipzig 1944. — REIN, H.: Einführung in die Physiologie des Menschen, 7. Aufl. Berlin 1943. — SCHMIEDEBERG, O.: Grundriß der Pharmakologie in Bezug auf Arzneimittellehre und Toxikologie, 8. Aufl. Leipzig 1921. — SOLLMANN, T.: A manual of pharmacology, 7. Ed. Philadelphia and London 1948. — STARKENSTEIN, E., E. ROST u. J. POHL: Toxikologie. Berlin u. Wien 1929. — STARLING, E. H. and EVANS C. LOVATT: Principles of Human Physiology, 7. Aufl. 1936. — WIGGERS, C. J.: Physiology in health and disease. 2. Aufl. Philadelphia 1937. — ZANGGER, H.: Aufgaben der kausalen Forschung. Basel 1936. — Deutsches Arzneibuch VI 1926 (DAB. 6) mit Nachträgen bis 1940. — Ergänzungsbuch zum Deutschen Arzneibuch 1941 (Erg.-B. 6). — Deutsche Arzneitaxe 1936 (DAT.) mit Nachträgen.

Besondere Fragen grundsätzlicher Natur.

BÜRGI, E.: Die Durchlässigkeit der Haut für Arzneien und Gifte. Berlin 1942. — Die Arzneikombinationen. Berlin 1938. — FOURNEAU, E.: Heilmittel der organischen Chemie und ihre Herstellung. Braunschweig 1927. — FÜHNER, H.: Medizinische Toxikologie. 2. Aufl. Leipzig: Blume 1947. — ROST, E.: Beziehungen zwischen chemischer Konstitution und physiologischer Wirkung. Berlin 1926. — SCHÜLLER, J.: Studien über Entgiftungsvorgänge im Organismus. Naunyn-Schmiedebergs Arch. **96**, 2 (1923). — WILBRANDT, W.: Die Permeabilität der tierischen Zelle. Tabulae biologicae **19**, 334 (1941).

Verteilungsfragen.

BEHRENS, B.: Zur Pharmakologie des Bleies. (Probleme der Verteilung und Ausscheidung.) I.—X. Mitt. (Lit.) Z. exper. Med. 92, 25 (1933). — FISCHER, H.: Spektrographische Pharmakologie und Toxikologie. Naunyn-Schmiedebergs Archiv 170, 610 (1933). — KEESER, E.: Die Bedeutung der Sublimation für die Erforschung pharmakologischer Fragen. Naunyn-Schmiedebergs Arch. 147, 360 (1930). — TIMM, F.: Zellmikrochemie der Schwermetallgifte. Leipzig 1932. — Virchows Arch. 297, 502 (1936).

II. Stoffwechsel.

Jeder Arzneistoff und jedes Gift greift letzten Endes ein in das Ganzheitsgeschehen des lebenden Körpers, in dem jeder Teil mit jedem anderen Teil zusammenhängt, alles mit allem in Verbindung steht. Daraus erklärt sich die so häufige *Vielfältigkeit der Symptome* auch bei Anwendung einfacher Stoffe.

Es hat sich aber herausgestellt, daß diese Störung der funktionellen Harmonie durch Arzneistoffe und Gifte oft von bestimmten Stellen des Körpers ausgeht, die man als deren *pharmakologischen Angriffspunkt* bezeichnet und den man sich entweder *grob anatomisch* vorstellt — man spricht dann kurz von Herzmitteln, Gefäßmitteln u. a. — oder aber als eine *bestimmte chemische Reaktion im Stoffwechselgeschehen.*

Es erscheint daher zweckmäßig, der eigentlichen Pharmakologie eine Darstellung des Stoffwechsels vorauszuschicken, und dies um so mehr, als der wahre Wert der Arzneistoffe sich nur ermessen läßt durch den gewissenhaften Vergleich mit anderen therapeutischen Verfahren, besonders mit Diätverfahren, die in vielen Fällen ungleich wirksamer sein können als eine Verabfolgung von Medikamenten.

Die Anordnung des Wissensstoffes in diesem ersten Abschnitt unseres Buches ergibt sich zwangsläufig aus unseren allgemeinen Ansichten über den Aufbau der lebenden Substanz.

Der Gedanke, daß die lebende Natur von einem einheitlichen Bauplan durchzogen ist, entspringt der vergleichenden Zoologie (BUFFON, 1748). Kein Geringerer als GOETHE hat die frühere Geschichte dieses Gedankens dargestellt. Wir wissen heute, daß dieser urtümliche und allgemeine Bauplan sich sehr viel weiter zurückverfolgen läßt, als die Zoologen damals geträumt haben. Er tritt schon in wunderbarer Klarheit zutage, wenn wir die Lebensbedürfnisse des Menschen zusammenstellen mit denen einer bestimmten Art von Milchsäurebakterien (Streptobacterium Acetylcholini KEIL s. Tabelle 1).

Schon diese einfachen lebenden Modelle sind somit nach dem gleichen Muster gearbeitet wie die Gewebszellen des Menschen. Wie geringfügig müssen demgegenüber die chemischen und funktionellen Unterschiede in der Reihe der Säugetiere selbst sein. Dieses Beispiel macht uns verständlich, warum die Versuche an unseren Laboratoriumstieren uns so viele wichtige Aufschlüsse über den Mechanismus der Arzneistoffe gebracht haben, darunter Entdeckungen von welt- und wirtschaftsbewegender Bedeutung.

Durch solche Tatsachen wird auch deutlicher, warum die Pharmakologie gut daran tut, neben der Wirkung der chemischen Stoffe auf höhere Tiere auch diejenige auf niedrige Tiere und auf Einzeller nicht außer acht zu lassen, weil nämlich in diesem einheitlichen Bauplan der lebenden Natur ein wichtiger Schlüssel zur Naturerkenntnis liegt. Das aufgeführte System aber besitzt nicht nur Bedeutung für die Milchsäurebakterien, sondern auch für bestimmte pathogene Bakterien. So kann z. B. die Entwicklung der *Streptokokken*

Tabelle 1. Lebensnotwendige Bestandteile der Nahrung (nach E. F. Möller).

Mensch	Streptobacterium Acetylcholini		
	Lebensnotwendig:	Nicht lebensnotwendig:	Noch unbekannt:
Lebensnotwendige Elemente: Na, K, Ca, Mg, C, O, H, N, S, P, Fe, Mn, Cu, Zn, Co, Cl, J	Na, K, Mg, C, O, H, N, S, P, Fe, Mn, Cl		Ca Cu, Zn, Co
Lebensnotwendige Kohlehydrate: Traubenzucker Ribose Thyminose	Traubenzucker		Ribose Thyminose
Lebensnotwendige Aminosäuren: Valin Leucin Isoleucin Methionin Lysin Threonin Tryptophan Histidin Phenylalanin Arginin	Valin Leucin Isoleucin Methionin Arginin Glutaminsäure Asparaginsäure	Lysin Threonin Tryptophan Histidin Phenylalanin	
Lebensnotwendige Vitamine bzw. Wuchsstoffe: A B_1 B_2 B_6 Nicotinsäureamid Pantothensäure? Biotin C D E F? K	B_1 B_2 B_6 Nicotinsäureamid? Pantothensäure Biotin p-Aminobenzoesäure	C D E F K	

beeinflußt werden durch chemische Stoffe, die mit einem ganz bestimmten bakteriellen Wuchsstoff, der *p-Aminobenzoesäure*, in Rivalität treten, durch welchen Vorgang mit größter Wahrscheinlichkeit die chemotherapeutische Wirkung der *Sulfonamide* letzten Endes zustande kommt (R. KUHN u. a.). Diese für das Verständnis vieler Arzneiwirkungen grundlegende *Verdrängungsreaktion* lautet folgendermaßen:

$$NH_2\!\!-\!\!\bigcirc\!\!-\!\!COOH \;\rightleftarrows\; NH_2\!\!-\!\!\bigcirc\!\!-\!\!SO_2NH_2.$$

Wie die p-Aminobenzoesäure verhält sich auch deren basischer Ester Novocain (s. S. 226), doch ist dieser Antagonismus in der menschlichen Therapie zu vernachlässigen. Neben der p-Aminobenzoesäure bilden auch das l-Methionin sowie bestimmte bakterieneigene Fermente nebenher einen Angriffspunkt der Sulfonamide. Solche *Antivitamine* sind von R. KUHN und Mitarbeitern auch für Pantothensäure, und zwar durch Ersatz der COOH-Gruppe durch SO_3H, und ebenso z. B. für Lactoflavin und Nicotinsäure synthetisch dargestellt worden. Hier sei nebenbei auf einige einfache *Verdrängungsreaktionen* hingewiesen: $Br \rightleftarrows Cl$ (s. S. 187) $CH_3OH \rightleftarrows C_2H_5OH$ (s. S. 208).

Der Wuchsstoffbedarf der Kleinlebewesen gibt uns auch den Schlüssel für die Wirkungsweise vieler Desinfektionsmittel, die nach der bisherigen Lehre hauptsächlich als Protoplasmagifte wirken. Dagegen wurde festgestellt, daß die *Schweflige Säure* spezifisch zerstörend auf Vitamin B_1 wirkt und auf diese Weise das Bakterienwachstum hemmt. Die *Salicylsäure* verhindert die Bildung der Pantothensäure und entfaltet dadurch ihre antiseptische Wirkung. Die *Quecksilbersalze* führen zu Inaktivierung der SH-Gruppen von Thiolacetat, Cystein, Glutathion; *Borsäure* bildet hauptsächlich einen Komplex mit Vitamin B_6.

Hier zeigt sich auch der Übergang zu den *Fermentgiften*, denn die Wuchsstoffe werden im Bakterienkörper zum Aufbau von Fermenten verwendet.

1. Energetische Betrachtung des Stoffwechsels.

Man kann den Stoffwechsel von zwei Seiten her betrachten, entweder vom Standpunkt der Energieumsetzungen oder von dem der chemischen Umsetzungen. Physikalisch gesehen wird der Stoffwechsel unterhalten durch die Verbrennung der Hauptnährstoffe und die hierbei freiwerdende Spannkraft (Energie).

Der tägliche Bedarf eines gesunden Mannes mittleren Gewichts, der eine mäßige Arbeit leistet, an Energie wird berechnet mit ungefähr 2700—3000 Cal., der der Frau mit 2500 Cal. Dieser Wert setzt sich zusammen aus *Grundumsatz* und *Arbeitsstoffwechsel*.

Der **Grundumsatz** berechnet sich aus der Körperoberfläche. Der entsprechende Energieverbrauch beträgt 40 Cal. je m^2 je Stunde. Bei einer mittleren Oberfläche von 1,8 m^2 für Männer zwischen 20 und 50 Jahren ergibt das rund 70 Cal. je Stunde $= 1680$ Cal. in 24 Stunden. Der Grundumsatz wird unter anderem gesteuert durch Nebennierenmark, Schilddrüse, Hypophysenvorderlappen; bei Erkrankung dieser Organe kann er erheblich verändert sein. Die Steigerung bei Basedowkrankheit kann bis zu 100%, bei Akromegalie bis zu 60% betragen. Er wird auch erhöht gefunden bei Leukämie, perniziöser Anämie, bei schwerem Diabetes und bei anderen Krankheiten, ohne daß eine Erkrankung der Schilddrüse vorliegen muß. Eine *Verminderung des Grundumsatzes* findet sich im Hungerzustande (bis auf 70%), bei Myxödem (bis auf 60%), auch nach Ovarektomie.

Auch durch viele andere Faktoren wird der Grundumsatz verändert:

Veränderungen des Grundumsatzes.

Schlaf	bis — 10%
Schmerzen, Unbehagen jeder Art	bis + 30%
Kalte Luft	bis + 30 und 40%
Kaltes Bad	bis +180%
Fieber	bis + 40 und 50%
Spezifisch-dynamische Wirkung der Nahrung	bis + 40 und 50%.

Vom Grundumsatz entfallen auf die Herzarbeit etwa 10—15%, auf die Atmungsarbeit 15%, die Nierenarbeit 5—8%, die Leberarbeit 12%. Der Anteil der einzelnen Organe wechselt aber beträchtlich, so z. B. kann die Herzarbeit durch Adrenalin auf das 2—3fache gesteigert werden (EVANS). Auch die Wirkungsstärke aller anderen Arzneistoffe, die auf den Grundumsatz einwirken (Thyroxin, u. a. Thioharnstoffpräparate), kann für die bestimmte Tierart und für den Menschen als Mehrverbrauch oder Verminderung an Calorien angegeben werden, bzw. als prozentuale Steigerung oder Verminderung des Sauerstoffverbrauchs. Mit einem verminderten Grundumsatz gehen parallel ein erniedrigter Blutdruck, ein verlangsamter Herzschlag, eine verminderte Atmung, verminderte zentrale Erregbarkeit u. a.

Als *Betriebsstoffwechsel* bezeichnen einige Forscher diejenige Vergrößerung des Grundumsatzes, die durch den Wachzustand der Versuchsperson, die spezifisch-dynamische Nahrungswirkung oder durch zusätzliche chemische und physikalische Wärmeregulierung hervorgerufen wird. Diese Steigerung soll im Durchschnitt etwa 30% des Grundumsatzes betragen.

Der **Arbeitsstoffwechsel** läßt sich berechnen aus der mechanischen Arbeitsleistung. Man hat festgestellt, daß bei 8 stündigem Treppensteigen durch Hebung des eigenen Gewichts — als Maß einer mittleren Arbeitsleistung — eine Arbeit von 100000 Meterkilogramm oder 240 Cal. geleistet wird. Da der Nutzeffekt der Muskelmaschine etwa 25% beträgt, so ist mit dieser mittleren Arbeitsleistung

eine Verbrennung von 960 Cal. verbunden. Das entspricht der täglichen Arbeitsleistung etwa eines Metallarbeiters.

Man kann nunmehr die tägliche Gesamtausgabe wie folgt berechnen:

1. 8 Stunden Schlaf . . . . . . (pro Stunde 70 Cal.) $=$ 560
2. 8 Stunden Wachsein . . . . $(+30\%)$ $=$ 720
3. 8 Stunden mittlere Arbeit $=$ Grundumsatz $+\,240\times$
   4 Cal. $=$ 1520
4. Zusatz für Bewegungen u. a. . . . . $=$ 200

                      3000 Cal.

Der Energiebedarf für die einzelnen Berufsgruppen ist sehr verschieden.
Während ein Schneider mit 2100 Cal. täglich auskommen kann, sind bei Holz-
fällern bei langer täglicher Arbeitszeit Werte von über 8000 Cal. bestimmt
worden. Die Ernährungskommission des Völkerbundes hat im Jahre 1936 eine
Grundzahl von 2400 Cal. angenommen und berechnet für leichte Arbeit einen
Zuschuß von 75 Cal. pro Stunde, für schwere von 150 Cal. und für sehr schwere
von 300 Cal.

In Krankheitsfällen kann als wichtigste Folge einer starken Stoffwechselsteigerung — gleichgültig, ob diese durch hohes Fieber, durch körperliche Arbeit,
durch psychische Erregung, durch tiefe Außentemperatur oder anderes herbeigeführt wurde — ein *Sauerstoffmangel* auftreten.

Das Auftreten einer solchen Asphyxie kann mit einem ungenügenden Sauerstofftransport
zusammenhängen, worüber in erster Linie der Kreislauf, erst in zweiter Linie die Atmung
entscheidet, die letztere nur bei bestimmten Erkrankungen. Die im Gewebe auftretenden
degenerativen Vorgänge können aber auch mit einem gesteigerten Sauerstoffbedarf des
Gewebes selber zusammenhängen (s. S. 115), den der örtliche Kreislauf nicht mehr bewältigen kann.

Sauerstoffmangel allgemeiner oder örtlicher Natur entscheidet oft über den
glücklichen oder unglücklichen Ausgang vieler Krankheiten, und das Ziel jeder
Therapie — wenigstens in schweren Krankheiten — sollte mit darin bestehen,
die Gesamtleistung des Körpers und die Einzelleistungen der Organe möglichst
ökonomisch zu gestalten.

Im Dienste der *inneren Sauerstoffersparnis* stehen einfache, aber in höchstem Maße
wirksame Verfahren, wie z. B. Ruhigstellen des erkrankten Gliedes, die Kältebehandlung
(s. S. 213), die wohltätige Bettruhe; stärker wirkt unter Umständen die Einleitung einer
mit Schlafmitteln, Beruhigungsmitteln oder sogar mit Opiaten chemisch erzwungenen Ruhe.

Zu einer beträchtlichen Erhöhung des Stoffwechsels kann auch der *Transport
von Kranken* führen. So sind bei einer langen Eisenbahnfahrt in der Holzklasse
liegend 3839 Calorien in 24 Stunden gemessen worden, bei 5stündiger Fahrt in
Lastkraftwagen sogar 4125 Calorien (UGLOW). Ein solcher Transport bedeutet
demnach eine schwere Arbeitsleistung mit der Gefahr des örtlichen oder allgemeinen Sauerstoffmangels. Diese schwere Gefährdung des Patienten kann
sich äußern in hypoglykämischen Symptomen, es können aber z. B. auch Delirien und andere cerebrale Erscheinungen einsetzen als Symptome einer akuten
Hirnschwellung, oder Herz- und Kreislaufkollaps, schwere Atemstörungen u. a.
So bedrohte Patienten sollte man nicht ohne Morphium und geschützt gegen
allgemeine Abkühlung transportieren, um den Sauerstoffbedarf klein zu halten.

Im einzelnen — außer bei der Pneumonie — ist wohl nicht bekannt, bei welchen Krankheiten ein Transport besonders verhängnisvolle Folgen nach sich zieht. Es gibt auch Schwer-
kranke, die ohne besondere Gefahr befördert werden können: Auf der anderen Seite sei

auf die unmittelbare Lebensbedrohung bei einem Transport von Kranken mit toxischem Lungenödem hingewiesen. Viele chirurgisch Kranke soll man erst befördern, wenn die akute Lebensgefahr beseitigt ist.

Die Kenntnis der Energiebilanz des menschlichen Körpers bildet die Grundlage, auf der eine Verständigung der Kulturvölker in Ernährungsfragen möglich wurde. Sie ist nicht nur wichtig für die Volksernährung und richtige Verteilung der Nahrungsstoffe an die einzelnen Berufsschichten. Sie ist wesentlich für die Diagnose und Behandlung innersekretorischer Störungen. Sie ist bei den meisten Diätverfahren unerläßlich, besonders bei der Behandlung von lang anhaltenden Fieberzuständen, bei Mast- und bei Entfettungskuren.

2. Chemie des Stoffwechsels.

Man kann den Stoffwechsel aber auch als die Gesamtheit chemischer Umsetzungen auffassen.

Der Mensch ist in seiner Umwelt, extrem gesprochen, umgeben von allen Elementen, die im mineralischen Untergrund der Erdrinde schlafen, und von dort — zum Teil durch Vermittlung der Luft — in Pflanzen und Tiere und mit der Nahrung in den Körper des Menschen übergehen. Man spricht von der Allgegenwart der Elemente. Kaum ein einziges Element wird bei genauerer Analyse in den Geweben und Organen des Menschen vermißt. Sogar seltenere Stoffe wie Fluor, Bor, Kobalt, Nickel, Mangan, Arsen, Antimon, Blei, Quecksilber, Gold und Radium werden regelmäßig gefunden.

Für einzelne dieser Elemente ist nachgewiesen, daß sie lebensnotwendig sind (s. S. 21). Aber auch für die übrigen im Körper vorkommenden Elemente ist sehr schwer der Nachweis zu führen, daß sie völlig entbehrt werden können. So z. B. wissen wir nicht, ob das im Knochensystem des Menschen abgelagerte Radium, das einem Strahlungswert von 40 Mache-Einheiten entspricht, physiologisch bedeutsam ist, oder ob man es als zufällige Verunreinigung ansehen soll.

Da die Ernährung weiter Volksschichten sehr einseitig ist, und da zudem einige unserer wichtigsten Nahrungsstoffe tiefgreifende technische und chemische Prozeduren durchmachen, bevor sie handelsfähig sind, so sollte man oft an Mangelkrankheiten durch Unterangebot bestimmter Mineralsalze denken. Praktisch gesehen sind es allerdings nur 6 Elemente, deren Mangel zu schweren Störungen führen kann, und zwar im allgemeinen nur unter erschwerenden Bedingungen: *Natrium* und *Chlor* als Natriumchlorid, *Calcium* in Kalkverbindungen vieler Art, *Phosphor* als Phosphate, *Eisen* und *Jod*.

Die durch Mangel an *Kupfer* (Anämie), *Zink* (Wachstumsstörungen, besonders vermindertes Pelzwachstum), *Mangan* (Störung der Geschlechtsentwicklung), *Magnesium* (Magnesiummangeltetanie mit Herzarrhythmien, Hämorrhagien, Skeletveränderungen) und *Kobalt* (Buschkrankheit) beim Säugetier entstehenden Mangelkrankheiten scheinen nach unseren heutigen Kenntnissen beim Menschen in ähnlicher Form nicht vorzukommen, da der Tagesbedarf von etwa 2,5 mg Cu, 20,0 mg Zn, 3,0 mg Mn auch unter ungünstigen Bedingungen befriedigt wird. Die besondere Rolle von Kobalt im Komplex von Vitamin B_{12} ist S. 455 dargestellt.

Hier sei auf einige seltene Vergiftungen der Haustiere hingewiesen, so auf die in anderen Ländern verbreitete *Selen*- und *Molybdän*vergiftung infolge Anreicherung dieser kumulativ wirkenden Gifte in bestimmten Futterpflanzen. Amanita muscaria ist eine Speicherpflanze für *Vanadiumsalze*. In der Pflanzenzucht spielen solche *Spurenelemente* eine wichtige Rolle.

3. Mangelkrankheiten.

a) Anorganische Stoffe.

Der tägliche Bedarf an **Kochsalz** beträgt im **allgemeinen** ungefähr 2 g, über längere Zeit sogar weniger als 1 g für den Erwachsenen. Bei sog. kochsalzfreier Ernährung wird oft ein Mehrfaches dieser notwendigen Menge, in Hungerzeiten wie während der Weltkriegsblockade wurden bis über 40 g aufgenommen (E. Rost). Trotzdem sind auch bei der üblichen Ernährung Symptome des Kochsalzmangels nicht allzu selten, und die zur Zeit verbreitete Kochsalzfurcht ist nicht ganz zu verstehen, da Chlornatrium das wichtigste Mittel zur *Aufrechterhaltung der Isotonie des Körpers* darstellt.

Die obigen Werte des minimalen Kochsalzbedarfes werden zur Zeit noch lebhaft diskutiert, da nämlich eine völlig kochsalzfreie Ernährung sich nicht durchführen läßt, und da andererseits der Organismus im gesunden Zustande und ohne stärkere Schweißverluste sehr gut gegen eine zu weitgehende Abgabe aus seinen Kochsalzbeständen geschützt ist. Öffnen sich aber diese Barrieren gegen die *Kochsalzabgabe*, die hauptsächlich in der Wand des Magen-Darmes und in der Niere liegen, so gerät der Organismus um so eher in eine Gefahrenzone, je niedriger die zur Verfügung stehenden Kochsalzmengen sind.

Im *Tierexperiment* sieht man bei starkem Kochsalzhunger *Appetitlosigkeit* und bei wachsenden Tieren eine *ungenügende* Gewichtszunahme; bei Kochsalzhunger höheren Grades treten Schwächezustände, Muskelzittern, letzten Endes eine aufsteigende Lähmung auf.

Die Symptome erklären sich dadurch, daß die extracelluläre Flüssigkeit hypotonisch wird, so daß Wasser in die Körperzellen abströmt bei gleichzeitiger extracellulärer Wasserverarmung. — Als *Folgeerscheinung* dieser Entwässerung zeigt sich eine Eindickung des Blutes (erhöhter Hämoglobingehalt, Vermehrung von Erythrocyten und Plasmaeiweiß). Dies führt zu Diuresehemmung und Vermehrung des Blutharnstoffs, letzten Endes zu schwersten Kreislaufstörungen. Auch können soporöse, urämieartige, durch Hirnschwellung verursachte Zustände auftreten.

Leichte Formen der Kochsalzverarmung sind bei Bergarbeitern und Heizern und in anderen sog. *Schwitzberufen* häufig, werden auch in heißen Gegenden beobachtet. Da man unter solchen Umständen bis zu 15 l Schweiß täglich abgeben kann, so gehen damit auch entsprechende Kochsalzmengen (10—20 g und mehr) verloren. Das kann Anlaß geben zu schmerzhaften Spasmen besonders in der arbeitenden Muskulatur und in den Rumpfmuskeln, die gewöhnlich nach einigen Minuten vorübergehen, aber auch 48 Stunden anhalten können. Auch beobachtet man z. B. Darmkoliken, schwere Wadenkrämpfe sowie Zeichen, die an die Frühsymptome der Addisonschen Krankheit erinnern (s. S. 84).

Die Erscheinungen werden günstig beeinflußt, wenn man statt des Trinkwassers 0,1-bis 0,5%ige Kochsalzlösung trinken läßt, reichlich gesalzene Kost verordnet oder in schweren Fällen große Kochsalzmengen infundiert.

Schwerste Symptome des Kochsalzmangels treten nur unter extremen Bedingungen auf. So werden z. B. bei *andauerndem Erbrechen* große Mengen von Salzsäure abgegeben, die in den Belegzellen des Magens aus dem Kochsalz des Blutes gebildet, und die im physiologischen Geschehen im Darmkanal rückresorbiert werden. Man kann solche Verluste bei Versuchstieren näher untersuchen, wenn man ihnen einen hochsitzenden Dünndarmverschluß anlegt, oder bei kochsalzarmer Ernährung den Magen aushebert. Das Leben solcher Versuchstiere kann durch entsprechende Kochsalzgaben über Wochen verlängert, bzw. ganz erhalten werden.

Beim Menschen entstehen durch anhaltendes Erbrechen neben *Alkalosis* und *Tetanie* (s. S. 79) die obigen Zustände von *Hypochlorämie*, bei denen der normale *Natriumchloridgehalt des Blutes* von 580—600 mg-% auf 500—400 mg-% und darunter abfallen kann. Diese reagieren sofort auf 1—2 Liter und mehr einer 0,9%igen Kochsalzlösung i.v. bei reichlichen peroralen Kochsalzgaben gleichzeitig.

Kochsalzverluste treten auch bei *lang anhaltenden Diarrhöen* ein. So hat die *Cholera* für den Arzt viel von ihrem Schrecken verloren, seitdem man gelernt hat, dem völlig ausgetrockneten Patienten einige Liter isotonischer oder entsprechende Mengen hypertonischer oder auch hypotonischer (s. S. 407) Kochsalzlösung zu infundieren. Ähnliches gilt für *Ruhrerkrankungen*. Hierbei ist u. U. *Zusatz von Alkalien* (s. S. 405) erforderlich, da mit den Darmsekreten große Mengen von Bicarbonat in Verlust geraten, daher Acidosis auftritt; ähnliches gilt für Fälle von *Cholorrhoe*. Bei kindlicher Diarrhoe können auch gefährliche *Kaliumverluste* auftreten (s. S. 433).

Gefährliche Kochsalzverluste entstehen unter Umständen auch infolge einer abnormen Durchlässigkeit der Niere für Kochsalz, z. B. im Gefolge von Quecksilberpräparaten (s. S. 489) oder infolge von *Polyurie*. So führte Kochsalzmangel bei Versuchstieren zu schweren Vergiftungssymptomen, wenn die Diurese durch Diuretica stark gesteigert wurde. Auch durch *Magendarmatonie,* durch *Blutungen* oder durch ausgedehnte, stark sezernierende *Brandwunden* können gefährliche Kochsalzverluste entstehen. Kochsalzmangel bis zur *Salzurämie* entsteht auch bei *Störungen der Nebennierenrinde* (s. S. 84). *Innere Kochsalzverluste* an die Gewebe oder an Ödeme finden sich z. B. bei Pneumonie, Flecktyphus und besonders im *Schockzustand* (s. S. 307).

Man schätzt den Tagesbedarf des Erwachsenen an **Calcium** auf ungefähr $^2/_3$ g, von Kindern auf 1,0 g, von Schwangeren auf 1,6 g. In einer Nahrung, in der *Milch* (1 l Vollmilch = 1 g Ca), Käse, Gemüse, Früchte und Eier fehlen, ist leicht zu wenig Calcium enthalten. Für einige Zeit kann der Körper das Defizit ausgleichen, indem er die großen Kalkreserven der Knochentrabekel, dann auch die der Knochenrinde mobilisiert. Infolgedessen kann der Kalkphosphatspiegel trotz Kalkmangels lange unverändert bleiben, auch wenn die Calciumreserven rascher als gewöhnlich erschöpft werden, wie bei *saurer Ernährung* und bei *Überfunktion von Schilddrüse* und *Hypophyse* sowie bei *Diarrhoe.* Trotz normalen Blutkalkes muß hier für besonders hohe Kalkzufuhr gesorgt werden. Wichtig ist, daß durch die Kalkphosphatzufuhr gleichzeitig die Darmflora in Richtung der acidophilen Bakterien umgestellt werden kann.

Eine besonders starke Mobilisierung der Kalkreserven findet während der *Schwangerschaft* und *Lactation* statt (Abb. 3). Daher muß besonders in der zweiten Hälfte der Schwangerschaft das Knochensystem gut mit Calcium aufgefüllt werden, was am besten diätetisch erfolgt, nicht durch übertriebene Darreichung von Kalktabletten, da durch eine physiologische Erweichung der Beckenknochen die Geburt erleichtert wird (POULSSON; Abb. 4).

Folgen des Kalkmangels, Verhütung und Therapie. Längst bevor die grob anatomischen Auswirkungen des Kalkmangels sich bemerkbar machen, kann eine Reihe wenig auffälliger Symptome aller Art auftreten. Kalkmangel kann sich äußern in Neigung zu vegetativen Störungen, besonders der Schleimhäute, wie Erkältung und Schnupfen. Auch Neigung zu Lidrandeiterungen, zu Bläschenausschlägen der Lippen, sowie das Auftreten von Fluor albus und Atonie des Uterus bei der Geburt sowie mangelnde Reaktion auf Wehenmittel können Zeichen eines Kalkmangels sein. Solche Erscheinungen können prompt auf Kalktherapie reagieren. Ebenso werden frische Schübe von Tuberkulose mit Kalkmangel in Beziehung gebracht.

Von hier bis zu den schweren Erscheinungen des Kalkmangels (abnorme Knochenbrüchigkeit, schlecht heilende Knochenbrüche, Zahnkrankheiten in der Kindheit und der Schwangerschaft, Rachitis, Osteomalacie und Tetanie) kann ein kurzer Schritt sein. Wenn das Defizit an Kalk nicht durch entsprechende Diät, sondern durch Zufuhr von Kalksalzen gutgemacht werden soll, so ist zu bedenken, daß 1 g Calcium in 2,6 g Calciumphosphat (tertiär),

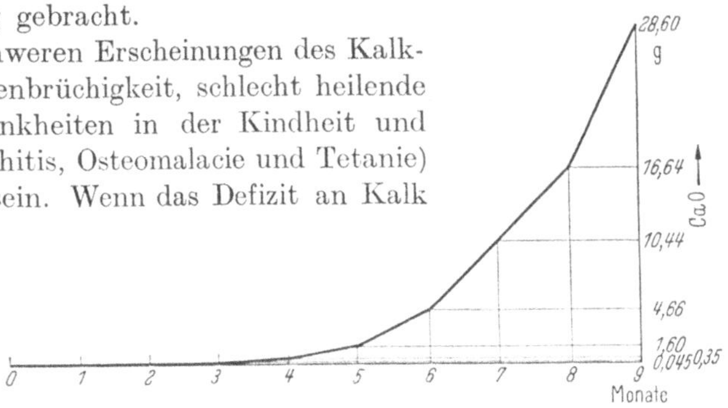

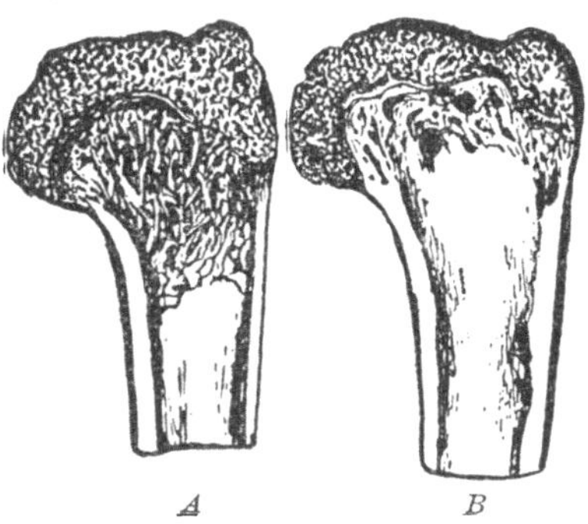

Abb. 3. Zunahme des Calciumgehalts im menschlichen Fetus. (Nach SCHMITZ.)

in 2,5 g Calciumcarbonat, in 7,7 g Calciumlactat, in 2,5 g Calciumchlorid (wasserfrei) und in 11,1 g Calciumgluconat enthalten ist, wobei gewisse Schwankungen in der Zusammensetzung der Handelspräparate zu berücksichtigen wären. Calciumchlorid, das im übrigen leistungsfähigste der Calciumsalze (s. S. 435), ist für diesen Zweck weniger zu gebrauchen, da es eine säuernde Wirkung entfaltet; bei der Tetanie (Erhaltungsdosis 15—30 g Calciumchlorid per os täglich) kann das erwünscht sein. Es sollte aber bedacht werden, daß für die Resorption dieser Kalkmengen ultraviolettes Licht, eine bestimmte Zusammensetzung des Darminhalts (Milchzucker, Phosphate) oder Vitamin D erforderlich ist, für die Ablagerung des Kalks in den Knochentrabekeln und Epiphysen aber Vitamin C. Als besonders günstig für die Resorption von Calcium ist

Abb. 4. Humerus der Katze bei calciumreicher (A) und calciumarmer (B) Diät. (Nach BAUER, AUB u. a.)

nach den Experimenten von SHOHL ein Zusatz von Citronensäure anzusehen (s. S. 424). Das wird im folgenden Rezept berücksichtigt.

> **Rp.** Calcii carbon. praecipit. 20,0
> Acidi citric. 40,0
> M.D. ad scat.
> S. 1 Teelöffel auf ein Glas Wasser. — NB. Gemäß Besprechung mit O. EICHLER.

Von großer Bedeutung ist weiterhin ein richtiges Verhältnis der Kalksalze zu den Phosphaten der Nahrung. Ein Quotient Ca : P = 1 : 1 wird als optimal für Kinder angesehen, er beträgt im Calcium phosphoricum DAB 1 : 0,8. Dieser Quotient kann indessen in weitesten Grenzen schwanken, ohne daß eine besondere Gefahr entsteht.

Nebenwirkungen. Hier sei auf die *stopfende Wirkung* der Kalkverbindungen aufmerksam gemacht. Die mögliche *Versteifung des Knochensystems* (Abb. 4) ist in Rechnung zu stellen. Zuletzt können infolge sehr hoher und andauernder Kalkzufuhr *Nierensteine* auftreten, besonders bei sonst aktiven Menschen, die bettlägerig werden; Ansäuerung des Harns (s. S. 420) kann notwendig sein.

Der Kalkstoffwechsel steht unter dem übergeordneten Einfluß der *Epithelkörperchen* (s. S. 79).

Nach Versuchen mit radioaktivem Phosphor gehen nicht nur im Knochen, sondern sogar in den Zähnen dauernd lebhafte Umsetzungen vor sich. So ist z. B. gezeigt worden, daß die einzelnen Phosphoratome im Knochen bereits nach 20 Tagen durch neue ersetzt sind. Auch das histologische Bild zeigt ununterbrochene Resorptions- und Appositionsvorgänge. Die leichte Beeinflussung dieser früher als leblos angesehenen Gebilde durch humorale Vorgänge wird so begreiflich.

Im Knochensystem verfügt der Körper auch über große Reserven von **Phosphaten.** Zudem wird der tägliche Gesamtbedarf von 1—2 g Phosphor als Phosphate (SHERMAN) auch bei sonst unzureichender Nahrung noch gedeckt, besonders bei Fleischzulagen. Auch *Milch*, Vollkornbrot[1], Gemüse, Kartoffel haben reichlichen Phosphatgehalt. Bei einseitiger Ernährung, z. B. Haferflocken (MELLANBY), kann indessen Phosphatmangel eintreten, so daß bei gleichzeitigem Mangel an Vitamin D die Rachitis begünstigt wird. Es hat sich herausgestellt, daß die im Hafer enthaltenen Phosphatester im Darm nicht gespalten und daher nicht verwertet werden, auch die Calciumresorption hemmen. Bei Kindern sind sogar Fälle bekanntgeworden, in denen trotz genügendem Vitamin D Rachitis eintrat, und zwar allein durch Mangel an Phosphaten, besonders beim Überangebot von Kalksalzen. Wichtig ist eine zusätzliche Kalkphosphatzufuhr in der Heilungsphase von *schwerer Rachitis.* Hier kann andererseits unter Vitaminbehandlung das Blutphosphat so rasch ansteigen, das daraus sich bildende nichtionisierte Calciumphosphat so rasch im Knochen abgelagert werden, daß Tetanie entsteht, die mit der üblichen Calciumzufuhr (s. obiges Rezept) behandelt wird. Auch bei der Lactation ist Vorsicht am Platz; treten doch bei Milchkühen durch Phosphatmangel gelegentlich schwere Knochenerkrankungen ein mit gleichzeitigem Versiegen der Milchsekretion.

Der tägliche Bedarf des erwachsenen Menschen an **Eisen** wird auf 15 mg Fe geschätzt. Er ist notwendig, um den Bestand an Eisen aufrechtzuerhalten, der beim Erwachsenen etwa 5,5 g beträgt, davon etwa 3 g Hämoglobin-, daneben Serum- und Fermenteisen. Erkrankungen durch Eisenmangel sind auch heute noch häufig: Wichtig ist, daß die Muttermilch (1—2 mg je Liter) und die Kuhmilch (0,36—1,0 mg je Liter) sehr wenig Eisen enthalten. Der Säugling erhält während der Embryonalzeit ein Eisendepot (in Form einer Eiseneiweißverbindung) mit auf den Weg, das bei Ernährung an der Mutterbrust für 4 bis 6 Monate reicht. Die *Säuglingsanämie* ist in Großstädten häufig. Während der *Schwangerschaft und Lactation* wird den Frauen in manchen Gegenden eine unsinnige Ernährung zugemutet, die oft zu extremen Formen von Anämie führt. Im Gegensatz dazu ist die *Chlorose* erheblich seltener geworden. Sie wurde besonders beobachtet bei berufstätigen jungen Mädchen, die sich vorwiegend mit Mehl und Mehlerzeugnissen, Milch und Milchkonserven, Reis, Eiereiweiß, Butter, Kuchen und Zuckerwerk ernährten, was alles äußerst eisenarm ist. Demgegenüber ist ein Hämoglobinverlust durch das Menstrualblut von 6 g, entsprechend

---

[1] D. h. feinstgemahlenes Vollkorn, nicht schlecht zerkleinertes Korn, das im Darmkanal weniger ausgenützt wird.

30 mg ($= \frac{1}{2}\%$) Eisen, durchaus nicht ungewöhnlich. Allgemein wird angenommen, daß gewöhnlich eine *Eisenmangelanämie* bei Erwachsenen nur entsteht, wenn eine Blutung hinzutritt (s. S. 447).

Lange Zeit hat man die Anämie als das einzige Zeichen des Eisenmangels angesehen. Indessen hat jede Zelle zum Aufbau bestimmter Fermente Eisen nötig. Besonders empfindlich sind die epithelialen Organe. Dort können Veränderungen einsetzen, lange bevor die Verminderung des roten Blutfarbstoffes beginnt: Welke und trockene Haut, schlecht heilende Rhagaden an den Mundwinkeln, Störungen der Zahnentwicklung, Bildung von Hohlnägeln, glanzloses, stark ausfallendes Haar, Blutungen aus der Mund- oder Rectalschleimhaut.

Zur Anämie gesellt sich oft eine Glossitis oder eine Unterfunktion der Magendrüsen, auch Spasmen des Ösophagus. Auch ist Blutarmut manchmal besser an der Gelbfärbung der Haut als im Blut zu erkennen. Eine eigentümliche Kraftlosigkeit der Muskulatur und sogar hochgradige Schwächezustände können hinzutreten; bei Kindern zeigt sich eine ausgesprochene Neigung zu Krankheiten der Atemwege. Solche Erscheinungen reagieren prompt auf Eisenzufuhr.

Ein ähnliches Krankheitsbild entwickelt sich, wenn das genügend angebotene Nahrungseisen nicht resorbiert wird, besonders infolge ungenügender Sekretion von Magensalzsäure bei *Achylie*, und bei anderen Krankheiten mit gestörter Magensekretion, auch bei starkem Abwandern des Serumeisens in die Gewebe (s. S. 457, *Infektanämie*, *Tumoranämie*). Es tritt auch auf infolge Erschöpfung der Eisenvorräte *(Blutungs-* und *Blutgiftanämien)*.

Anämien beobachtet man im Tierexperiment auch bei Mangel an Kupfer, Zink, Mangan, Kobalt, sowie an Vitaminen, so daß offensichtlich die Gesamtheit der Fermentsysteme des Körpers intakt sein muß, um eine normale Blutbildung zu gewährleisten. Es wird angegeben, daß auch bestimmte Anämieformen bei Kindern besser auf eine Kombination von Eisen und Kupfer ansprechen als auf Eisen allein.

Jod hat bekanntlich die allernächsten Beziehungen zur Schilddrüse und zu deren wirksamem Hormon, dem Thyroxin. Der tägliche Bedarf wird auf 40 γ, sogar bis 300 γ geschätzt; ein Mangel ist im Wachstumsalter sowie in der Schwangerschaft besonders zu befürchten. Auch bei einer sonst ausreichenden Nahrung kann in gewissen Gegenden ein Jodmangel vorhanden sein.

Das Jod entstammt dem Meere. Bestimmte Meerespflanzen, wie Tange, auch die Schwämme, enthalten es in großen Mengen. Auch Seefische sind besonders jodreich. Es wird aus marinen Formationen ausgelaugt und gelangt so ins Grundwasser und von dort in die Pflanzen, von denen einige, wie Spinat und Sellerie, es zu speichern vermögen. Jod wird auch mit der Meeresluft übers Land getragen und mit dem Regen niedergeschlagen, so daß die Pflanzenwelt in der Nähe des Meeres jodreicher ist. Eine wichtige Jodquelle für die Jodversorgung des nördlichen Kontinents durch die Luft soll die Jodindustrie in der Bretagne darstellen (CAUER).

Im *Urgestein* ist Jod seltener, dort enthält auch das Trinkwasser weniger Jod. Es hat sich herausgestellt, daß in solchen Gegenden der hypoaktive Kropf häufiger ist. Auch im *Kochsalz,* das aus bestimmten Lagern oder durch Eindampfen von Meereswasser gewonnen wird, ist Jod vorhanden. In Steinsalzlagern, auch in raffinierten Tafelsalzen fehlt es; so gab es in West-Virginia bis 1900 keinen Kropf, weil das damalige grobe, braune Kochsalz einen Gehalt von 0,01 % Kaliumjodid enthielt; nachdem statt dessen raffiniertes Tafelsalz in den Handel gekommen war, ergab die Statistik einige Jahre später, daß z. B. 60 % der jungen Mädchen an Kropf erkrankt waren (KIMBALL).

Der hypoaktive Kropf entsteht durch eine übermäßige Proliferation des Thyroidepithels, vielleicht als Versuch, den Jodmangel zu kompensieren. Man spricht dann vom ersten Stadium des endemischen Kropfes. Sobald der Jodbedarf geringer wird, oder Jod zugeführt wird, hört die Proliferation auf, die Acini füllen sich mit Kolloid und der Kropf geht in den nicht proliferierenden, harmlosen, aber entstellenden Kolloidkropf über. Bei erneutem Jodmangel setzen die Proliferationsvorgänge wieder ein und der Vorgang beginnt von neuem (MARINE).

Man treibt in den gefährdeten Gebieten bei den Schulkindern *Kropfprophylaxe* durch sog. Vollsalz; dieses enthält pro kg Salz in Deutschland 5 mg KJ, in der Schweiz 10 mg, in den USA. 100—200 mg. Es werden auch Einzeldosen von 0,5—1 mg Jod einmal wöchentlich empfohlen. Die Kumulationsgefahr bei einer geringen Jodzufuhr ist offensichtlich unbedeutend. Im Gegenteil wiesen in einer größeren Statistik (1929) diejenigen Erwachsenen mit altem Kropf, die kein jodiertes Speisesalz zu sich nahmen, zu 55,5% toxische Kropfsymptome auf, bei Jodzusatz zum Speisesalz waren es nur 4,1%, was ebenfalls für eine therapeutische Wirksamkeit kleiner Joddosen, nicht aber für besondere Giftwirkungen spricht (KIMBALL).

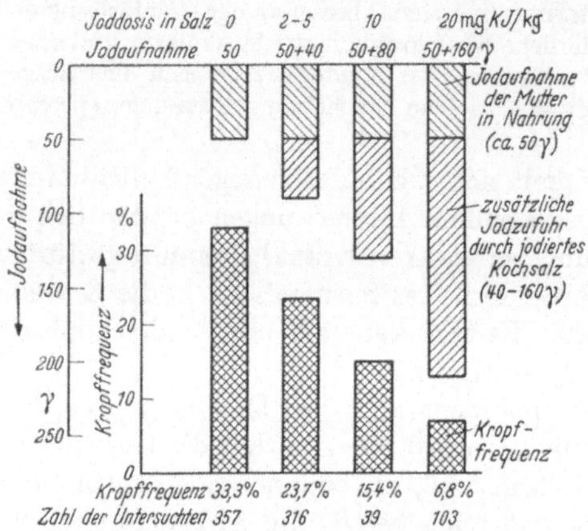

Abb. 5. Neugeborenenkropf und Jodaufnahme nach Untersuchungen an der Züricher Frauenklinik. Man beobachte, daß bei einem Gehalt von 20 mg KJ/kg noch wesentlich bessere therapeutische Wirkungen erzielt werden als nach 10 mg/kg. (Nach WESPI.)

Fluor. Im Tierexperiment ist nachgewiesen worden, daß Entstehung von Zahncaries durch kleine Dosen von Fluorid im Futter verhindert wird. Weiterhin ist gezeigt worden, daß Kinder, die fluorfreies Trinkwasser erhalten, mehr von Caries befallen werden. Zur Zeit laufen in den USA. große Versuche über Zumischung von Fluor (1:1000000) im Trinkwasser, die einen gewissen prophylaktischen Wert für kindliche Caries, nicht für Erwachsene, bereits ergeben haben. Wegen der hohen Toxicität (s. S. 483) sind schärfste Sicherungsmaßnahmen erforderlich.

b) Hauptnährstoffe.

Mangelkrankheiten entstehen auch durch ein Zuwenig an bestimmten organischen Verbindungen. Von diesen sind zunächst Eiweiß, Kohlenhydrate und Fette zu betrachten.

Diese drei Hauptnährstoffe haben

spezielle Aufgaben, in denen sie sich untereinander nicht vertreten können. Sie werden also, wenn nicht Störungen eintreten sollen, alle drei in einer bestimmten Minimalmenge benötigt. Die drei sind aber gleichzeitig

energieliefernde Stoffe und sind daher bei der üblichen Ernährung in weitestem Maße untereinander isocalorisch vertretbar und austauschbar.

Grundsätzlich ist man sich darüber einig, daß das Minimum eines Nahrungsstoffes, bei dem Stoffwechselgleichgewicht eintritt, z. B. 40 g Eiweiß, nicht gleichzeitig das Optimum bildet. Im Gegenteil arbeitet der Körper unter solchen Verhältnissen oft unökonomisch. Tritt z. B. eine leichte Erkrankung auf, vielleicht nur ein Schnupfen oder ein anderer Infekt, wobei Eiweiß toxisch eingeschmolzen wird, so geht der Eiweißbedarf in die Höhe, und der Körper ist gezwungen, Protoplasma einzuschmelzen.

Man unterscheidet daher das *physiologische Minimum* eines Nährstoffes wie Eiweiß, das theoretisch wichtig ist. Dieses ist nur zu erreichen durch reichliche, den Energiebedarf stark deckende Beikost von Kohlenhydrat und Fett, so daß das Eiweiß nicht zu energetischen Zwecken herangezogen wird. Das physiologische Minimum stellt den Anteil des stets zwangsläufig im Bau- und Ersatzstoffwechsel zu Verlust gehenden Körpereiweißes dar (Abnutzungsquote Rubners); es zeigt den ständigen lebhaften Ab- und Neubau auch des erwachsenen Organismus an, worunter auch der ständige Blutzerfall (zur Gallenfarbstoffbildung z. B.) und die ständige Blutneubildung (gemäß der beschränkten Lebensdauer des einzelnen Erythrocyten) fällt. Das praktisch wichtige sog. *hygienische Eiweißminimum* liegt wesentlich höher, schließt eine Sicherungsquote ein.

Lehrmäßig rechnet man mit einem täglichen Bedarf von 70—100 g Eiweiß (davon die Hälfte animalischer Herkunft), 60—100 g Fett und 400—500 g Kohlenhydrate für einen Menschen von mittlerem Gewicht, der eine mäßige Arbeit leistet. Das entspricht ungefähr dem Gesamtbedarf an Energie von 2700 bis 3000 Cal. täglich. Während der Noternährung im ersten Weltkrieg sind untere Werte bis zu 1500 und sogar 1100 Cal. beschrieben worden; diese wurden neuerdings noch weit unterschritten.

Maßgebend für die Berechnung ist die dem Organismus nutzbare Verbrennungswärme (1 g Eiweiß = 4,1 Cal., 1 g Kohlenhydrat = 4,1 Cal., 1 g Fett = 9,3 Cal. (Rubner). Dagegen enthalten 100 g aus dem Handel entnommenes Fleisch nur etwa 25% Eiweiß, entsprechend einem Energiewerte von 100 Cal., im Gegensatz zu 100 g Brot = 250 Cal. und 100 g Fett = 800 Cal. Es gibt große Kulturvölker, wie die Chinesen, die ihren Eiweißbedarf nahezu völlig mit Pflanzeneiweiß, besonders mit der hochwertigen Sojabohne, decken; dem schließen sich unsere Vegetarier an.

Die Erkenntnis, daß die Stoffwechselvorgänge rechnerisch zu erfassen sind, ist als ein durchaus modernes Wissenschaftsgut der Medizin anzusehen. Zwar äußert schon Hippokrates die merkwürdige Ansicht, daß die Lebenswärme durch die Nahrungsmittel entstände, die im Magen gekocht werden. Aber die Unkenntnis der rechnerisch notwendigen Energiemengen führte auch in ärztlichen Kreisen zu verhängnisvollen Ansichten über die Ernährung. So vertrat ehemals ein hervorragender und einflußreicher Schiffsarzt die Ansicht, daß 2 Pfund Salep genügend Nahrung für einen Matrosen für einen Monat darstellen, und daß in einer Unze (= 30 g) Bouillonwürfel der Nährwert von $^3/_4$ Pfund Rindfleisch stecke. Nach dieser Theorie wurden zeitweilig die Rettungsboote ausgerüstet.

Die Calorienlehre bildet eine wichtige und unentbehrliche Grundlage der Ernährung. Es gibt indessen auch andere ebenso wichtige Faktoren. So sind durch eine übertriebene, sogenannte Calorienlehre einige der wichtigsten und der Gesundheit besonders zuträglichen Nahrungsstoffe wie Gemüse und Früchte mit dem Makel der calorischen Unterwertigkeit, und, da man den Lebensmittelpreis in Calorien ausrechnete, sogar mit dem Vorwurf der Unwirtschaftlichkeit bedacht worden. Auf der anderen Seite wurde z. B. der Zucker in jeder Form wegen seines hohen Energiegehaltes als besonders zweckentsprechend bezeichnet. Vom Standpunkt der Calorienlehre ist das richtig. Von der heutigen Ernährungslehre aus gesehen ist unter der alleinigen Herrschaft jener Lehre viel Unheil angerichtet worden, besonders in Zeiten der Knappheit und in der Krankenernährung.

Es sei bemerkt, daß auch für Rubner selber die Calorienlehre in ihrer schematischen Form unzureichend erschien. Dafür spricht der von Rubner aufgestellte Begriff vom Eiweißminimum und von der biologischen Ungleichwertigkeit der Eiweißkörper.

Eiweiß wird in konzentrierter Form als Fleisch der Schlachttiere, als Fisch, Milch und Eier und in sonstigen animalischen Produkten zugeführt. Unzweifelhaft sind dadurch bestimmte therapeutische Wirkungen zu erzielen. Die älteste Nachricht darüber findet sich bei Hippokrates, der zur Behandlung der Nachtblindheit die folgende Verordnung empfiehlt: „Gib in Honig tauchend eine Ochsenleber, roh zu verschlingen, die größte, die er nur irgend vermag, ein oder zwei" (BIER, s. S. 43).

Etwas geringere Dosen von roher Leber, z. B. 250 g täglich, in resistenten Fällen bis zu 1000 g, sofern der Kranke diese Mengen bewältigen kann, sind bekanntlich wirksam bei der perniziösen Anämie (MINOT und MURPHY 1926). Auch hier handelt es sich nicht um eine eigentliche Eiweißwirkung (s. S. 455).

Biologisch hochwertiges Eiweiß. Eiweiß besteht bekanntlich aus einer großen Reihe der verschiedenen Aminosäuren, die säureamidartig aneinander gebunden sind. Man nimmt an, daß die volle *Wachstumswirkung* nur bei biologisch hochwertigen Eiweißkörpern bzw. deren Hydrolysaten auftritt, die alle notwendigen Aminosäuren enthalten und die im Darmkanal in die Aminosäuren zerlegt und jenseits der Darmschleimhaut z. T. wieder aufgebaut werden. Ein Zuwenig an Eiweiß bedeutet Stillstand des Wachstums und Verbrauch von körpereigenem Protoplasma. Mit einem Gemisch der heute bekannten 22 Aminosäuren bzw. der 10 unentbehrlichen Aminosäuren, die im Casein vorkommen, läßt sich die volle Wachstumswirkung von Casein, auch Stickstoffgleichgewicht bei Mensch und Tier erreichen (s. S. 21). Im Wachstumsalter ist ein sehr hoher Bedarf an Eiweißstoffen vorhanden, den die Kinder am besten in Form von Vollmilch erhalten. Schwerste .Folgen können auftreten bei Eiweißverlusten des Körpers, die sich an einer *Hypoproteinämie* erkennen lassen (s. S. 485). Hypoproteinämie findet sich unter anderem auch bei vielen schwereren Krankheiten, nach hohem Fieber, bei starker Wundsekretion, besonders bei Brandwunden und nach eingreifenden Operationen. Nach einer Magen- und Darmresektion verlor ein Patient in den ersten 10 Tagen Stickstoff entsprechend mehr als 12 Pfund Fleisch (BRUNSCHWIG). Auch nach Narkose, in der Rekonvaleszenz kann Hypoproteinämie vorhanden sein. — Es findet sich dann u. U. mangelnde Bildung von Hämoglobin und z. B. Immunkörpern, Neigung zu Ödemen, Störung der Wundheilung und Blutregeneration, herabgesetzte Resistenz gegen Infektionen und Intoxikationen.

Ein proteinreiches Getränk wird hergestellt, indem man z. B. 135 g Magermilchpulver, 70 g reines Casein, 20 g Zucker, 20 g Kakao und 1 Liter Vollmilch durch Aufkochen löst. Etwa $^1/_4$ Liter enthält 25 g Protein und 25 g Kohlenhydrat; 4 Gläser täglich.

Solche Zustände werden anch durch parenterale Zufuhr von Plasmaeiweiß (s. S. 307) oder von Proteinhydrolysaten in Form einer Dauertropfinfusion bekämpft. Hierzu eignet sich eine 10%ige Lösung von fermentativ verdautem Casein (ELMAN), die Antigennatur nicht mehr besitzt. Auch Aminosäuregemische, die durch Säurehydrolyse von biologisch hochwertigem Eiweiß hergestellt werden, sind vollwertig, sofern das hierbei zerstörte Tryptophan und eventuell Cystein künstlich wieder zugesetzt wird. In Gemischen aus reinen, z. T. synthetisch gewonnenen Aminosäuren vermeidet man den Zusatz der toxischen Glutamin- und Asparaginsäure.

Zum Zwecke der *parenteralen Ernährung* werden folgende tägliche Mengen angegeben: 500—1000 ccm einer 5—10 %igen Proteinhydrolysat- oder Aminosäurelösung, 100—150 g Glucose, 8—16 g Kochsalz sowie der tägliche Bedarf an Vitaminen und insgesamt 2500 bis 3500 g Flüssigkeit; hierbei soll die tägliche Harnmenge mindestens 800 ccm betragen.

Neuerdings wird menschliches Blutplasma — nach Abtrennung der roten Blutkörperchen als Mittel zur Wundheilung — in verschiedene Proteinfraktionen zerlegt (COHN); man erzeugt so ein Fibrinogen, das für sich allein oder mit Thrombin (s. S. 449) von den Chirurgen zu plastischen Massen (für Wundverschlüsse) und zur Blutstillung (Fibrinfilme, Fibrin-

schaum) verwendet wird, man gewinnt weiter das Immunglobulin (Gammaglobulin), das
z. B. zur Prophylaxe der Masern und der infektiösen Hepatitis dient. Als letzte Fraktion
werden die Serumalbumine heute salzarm gewonnen, um ihre besonders starken osmotischen
Wirkungen auszunutzen (s. S. 408).

Biologisch minderwertiges Eiweiß. Einen Teil der Aminosäuren kann der
Körper selbst herstellen, andere dagegen, wie Leucin, Isoleucin, Threonin,
Histidin, Tryptophan, Phenylalanin, Methionin, Valin, Lysin, Arginin müssen
mit der Nahrung zugeführt werden.

Dementsprechend gibt es Mangelsymptome, die auf der Abwesenheit ganz bestimmter
Aminosäuren beruhen, wie etwa Lebernekrose bei Methioninmangel, der Tryptophan-
katarakt der Ratte, die Lysinsterilität des Huhnes, Azoospermie bei Argininmangel. Von
besonderer Bedeutung ist die versagende Plasmaeiweißbildung bei Mangel an Cystin (nicht
an Methionin). Auch die besonderen Entgiftungsvorgänge durch Eiweißhydrolysate gehören
hierher; sie sind vornehmlich an die SH-Gruppen gebunden (Detoxin).

Fehlen diese lebensnotwendigen Aminosäuren im pflanzlichen Eiweiß, so ist
es auch für Wachstum und Regenerationszwecke unterwertig, obwohl es als
Energieträger seinem Energiegehalt entsprechend ausgenützt wird. Es besitzt
im Gegensatz zu den *Eiweißträgern I. Ordnung einen geringeren biologischen Wert*
(KARL THOMAS).

Zu solchem unterwertigen Nahrungseiweiß gehört z. B. auch der Leim, der bei der
Belagerung von Paris 1871 zum Strecken der Vorräte benutzt wurde. Die Eiweißträger
I. Ordnung haben hierbei einen hohen *Ergänzungswert*. Während Gelatine selbst nur
$^1/_4$—$^2/_3$ der Gesamtproteine ersetzen kann (MURLIN), genügt ein Zusatz von Cystin und
Tyrosin bzw. Tryptophan, daher auch eine Zulage von Milch, Fleisch, Fisch, Käse oder
sogar von Kartoffeln, um solches Eiweiß biologisch hoch- oder sogar vollwertig zu machen,
sofern es nicht in allzu großen Mengen zugeführt wird. Man sorge nur für Abwechslung,
dann werden die Aminosäuren für sich selber sorgen. Auch können gewisse Personen bei
strengem Verzicht auf tierisches Eiweiß, ja bei Befriedigung des gesamten Eiweißbedarfs
mit Hilfe von Kartoffeln, über kürzere Zeit durchaus vollwertige Arbeit leisten, wie die
Selbstversuche von RÖSE nachdrücklich erwiesen haben. Schwerste gesundheitliche Folgen
können indessen auftreten, wenn eine für kürzere Zeit harmlose Eiweißunterernährung im
chronischen Versuch über Jahre durchgeführt werden sollte.

Andere Eiweißwirkungen werden ziemlich gleichmäßig von vollwertigen und
unterwertigen Eiweißarten ausgelöst. Immer findet sich nach hohen Eiweißmengen ein erhöhtes Wärmegefühl, veranlaßt durch die spezifisch-dynamische
Stoffwechselwirkung und verstärkt durch die gefäßerweiternde Wirkung des
Fleischgenusses. Das ist besonders bei klimatischen Einflüssen und bei pathologischen Störungen des Wärmegefühls wichtig. Damit einher geht ein för-
dernder Einfluß auf die Willensvorgänge und eine erhöhte Eignung für kurzdauernde Kraftleistungen, die noch gesteigert wird durch gleichzeitige Zufuhr
von Zucker.

Die praktischen Gründe für die gewaltige Zunahme des Fleischkonsums im letzten
Jahrhundert liegen auf ganz anderen Gebieten: Die gute Handelsfähigkeit, die bequeme und
gleichzeitig abwechslungsreiche Zubereitung der Fleischspeisen, der für viele Menschen
verführerische Geschmack, das hohe Sättigungsgefühl, die Tendenz zu kompakter, wenig
voluminöser Nahrung, besonders bei sitzender Lebensweise und bei anstrengender geistiger
Arbeit, und der Mangel an Gärungen und Blähungen. Es sind also weniger biologische als
soziale Gründe, die den höheren Fleischkonsum trotz der im allgemeinen hohen Preise
herbeiführen.

Demgegenüber sollte man die *toxische Wirkung übertriebenen Eiweißkonsums*
berücksichtigen. Während Kohlenhydrate und Fette schlackenlos zu CO_2 und
H_2O verbrennen oder, besser gesagt, dehydriert werden, gehen die Eiweißkörper zum Teil in stickstoffhaltige Endprodukte über (Harnstoff, Ammoniak,

Harnsäure, Guanidinabkömmlinge usw.), und geben zur Entstehung von Mineralsäuren Anlaß (H_2SO_4, H_3PO_4), die dem Körper Alkali entziehen. Diese bürden aber auch dem Stoffwechsel und besonders der Leber und Niere eine erhebliche Mehrarbeit auf. Eiweißzufuhr *hat daher einen erhöhten Tagesbedarf an Energie, gemessen in Calorien,* zur Folge.

Spaltprodukte der Eiweißkörper können eine *seröse Hepatitis* mit anschließender Cirrhose zur Folge haben (EPPINGER). Die *Niere* von Allesfressern, wie den weißen Ratten, zeigt bei eiweißreichem Futter Hypertrophie und Blutüberfüllung. Auch treten hyaline Cylinder im Urin auf (MCCOLLUM). Beim Hunde zeigt sich Hemmung von Diurese und Kochsalzausscheidung; bei gesunden Kindern kann durch Eiweißüberfütterung sogar ein allgemeines Ödem auftreten (NOEGGERATH). Die experimentelle chronische Nephritis, herbeigeführt durch organspezifisches nephrotoxisches Serum, heilt bei eiweißarmer Ernährung aus, während bei Eiweißbelastung die Versuchstiere unter den Symptomen der progressiven Nephritis zugrunde gehen. Pflanzenfresser, wie Kaninchen, erkranken an schwerer Osteoporose, da sie die durch den Eiweißabbau entstehenden Säuren nicht neutralisieren können.

Nach den *klinischen Erfahrungen* ist der Genuß von Fleisch und von anderen hochkonzentrierten eiweißhaltigen Nahrungsmitteln bei Herz- und Gefäßkrankheiten, bei allergischer Reaktionsbereitschaft, bei Gicht und Rheumatismus und Lebererkrankungen oft unzuträglich. Fälle von Basedow und Tetanie können sich auf eiweißreiche Ernährung akut verschlimmern, der eklamptische Anfall kann dadurch ausgelöst werden. Die Eiweißzufuhr wird häufig bei bestimmten Nierenkrankheiten — nicht dagegen bei der exzessiven Eiweißausscheidung der Nephrosen (s. S. 485) — eingeschränkt, da man eine Verminderung der Albuminurie und sogar der entzündlichen Nierensymptome sehen kann.

Aus bestimmten Aminosäuren entstehen im Stoffwechsel wirksame *Abkömmlinge,* wie Histamin, Adrenalin, Thyroxin. Aminosäuren, wie Histidin, Phenylalanin, Tyrosin, Lysin können beim Diabetiker ähnlich wie die Fettsäuren in Ketosäuren übergehen und damit die Acidosis verstärken. Auch entstehen durch Eiweißfäulnis Fäulnisgifte von bestimmtem Wirkungscharakter, und zwar aus dem Tryptophan — Indol und Skatol, aus dem Tyrosin — die Phenolkörper, aus Histidin — das Histamin; bei der Entstehung der sog. Autointoxikation ist indessen neben diesen Fäulnisgiften die Bakterienflora des Darmes wesentlich beteiligt (s. S. 486). Auch die *Stoffwechselendprodukte* der Eiweißkörper, wie Harnstoff und Ammoniak, sind in pharmakologischer Hinsicht nicht inaktiv. Harnstoff z. B. wird als Regulator der Zellpermeabilität betrachtet (BAUR).

Eine besondere Bedeutung besitzt der *Kreatinstoffwechsel.* Diese Substanz liegt im Körper hauptsächlich vor als Kreatinphosphorsäure und steht in nächster Beziehung zur Muskelkontraktion. Der Kreatingehalt des Harns gibt uns einen Anhalt für den Zustand der quergestreiften Muskulatur, genauer gesagt für den Glykogengehalt. Bei bestimmten Muskelerkrankungen wie der progressiven Muskeldystrophie findet sich eine vermehrte Kreatinausscheidung. In den Kreatinstoffwechsel greift das Glykokoll ein (s. S. 256).

Kreatinin ist das Umwandlungsprodukt des endogenen Kreatins; da es restlos durch den Glomerulus abfiltriert wird, auch in den Tubuli der Nieren nicht wieder rückresorbiert wird, so kann man sich durch Injektion von Kreatinin in die Blutbahn und Bestimmung des Kreatinins im Harn ein Bild von der Glomerulusfiltration verschaffen. Von der Eiweißzufuhr sind sowohl Kreatin wie Kreatinin weitgehend unabhängig.

Von den Eiweißkörpern bzw. von den Aminosäuren der Pflanzen leiten sich auch die Alkaloide ab.

Unter **Alkaloiden** versteht man stickstoffhaltige, oft ungemein komplizierte Verbindungen von meist basischem Charakter. Sie finden sich gehäuft in bestimmten Pflanzen und Pflanzenfamilien, seltener — wie z. B. Adrenalin — auch im Tierkörper. In der Natur sind sie meistenteils gebunden an organische Säuren (Essigsäure, Milchsäure, Äpfelsäure und andere) und werden erst durch alkalische Reaktion in Freiheit gesetzt. Viele von ihnen sind durch starke Giftwirkung ausgezeichnet.

Die Grundkörper der Alkaloide sind gewöhnlich stickstoffhaltige Ringsysteme, die man auch zur Einteilung der Alkaloide verwendet.

Hierzu zählen das *Phenyläthylamin* (s. S. 313) als Baustein von Adrenalin, Ephedrin, Mescalin und anderen; das *Pyridin* ist enthalten im *Nicotin*. Der *Piperidinkern* liegt zugrunde dem Coniin, Arecolin und Lobelin (s. S. 333) und zwei dieser Kerne kondensiert bilden den Grundkörper der Pelletierine.

Der *Pyrrolkern* findet sich ebenfalls im Nicotin (s. S. 267). Wichtige Alkaloide entstehen durch die *Kondensierung von Pyrrolidin und Piperidinringen*; dadurch entsteht das *Tropin* mit den Tropinabkömmlingen Atropin und Scopolamin (s. S. 262) und das nahe verwandte *Ekgonin* mit seinen Abkömmlingen Cocain und Tropacocain (s. S. 236). Der *Chinolinring* ist der Baustein der Chinaalkaloide, darunter besonders Chinin und Chinidin (s. dort). Das *Isochinolin* liegt dem Papaverin (s. S. 224), Narcotin, Hydrastin, Emetin zugrunde. Ein *Imidazol*abkömmling ist das Pilocarpin. Die *Phenanthren*gruppe umfaßt Morphin, Codein und andere (s. S. 223) sowie Colchicin. Zu den *Purin*körpern zählen Coffein und seine Verwandten (s. S. 323).

Die **Kohlenhydrate** sind in einer biologisch ausgeglichenen Nahrung die wichtigsten Energieträger. In dieser Form ist Stoffwechselenergie am billigsten.

Kohlenhydrate sind aber auch physiologisch gesehen besonders zweckmäßig, um Höchstleistungen zu ermöglichen. Sie werden vor allem leicht und ohne Verlust zu Glykogen aufgebaut und werden aus den Glykogenspeichern auffallend rasch wieder zur Verfügung gestellt. Die Muskelarbeit wird bei kohlenhydratreicher Ernährung besonders wirtschaftlich (KROGH). Durch die schlackenlose Verbrennung erfolgt die geringste Belastung der Ausscheidungsorgane. Kohlenhydrate wirken eiweißsparend (VOIT); durch große Kohlenhydratmengen konnte das Eiweißminimum bis auf 27 g vermindert werden (HINDHEDE). Sie ermöglichen die Verbrennung der Fette und wirken zwar nicht ketolytisch, wie man früher annahm, wohl aber antiketogen.

Die obere Grenze für die Kohlenhydratzufuhr ist für die niedrigmolekularen Zucker leicht nachzuweisen. Gibt man einer gesunden Versuchsperson mehr als 150 g *Traubenzucker* (Glucose oder Dextrose), so tritt dieser z. T. unverändert in den Urin über. Die Leber kann die Menge auf einmal nicht bewältigen. Von *Galaktose*, dem Spaltprodukt des Milchzuckers, kann der Körper noch viel weniger umsetzen (s. S. 365). Der Diabetiker ist bekanntlich nicht in der Lage, die in der üblichen Nahrung enthaltenen Kohlenhydratmengen zu verarbeiten. Dagegen wird Sorbit bzw. Sionon von solchen Patienten besser verwertet (s. S. 93). Ähnlich wie Sorbit verhält sich das Inulin, eine Stärkeart, die bei der Hydrolyse Fructose liefert und die z. B. in der Erdartischocke, Topinambur, vorkommt.

Führt man übergroße Mengen höhermolekularer Kohlenhydrate zu, so werden beim Menschen mit sitzender Lebensweise oder bei Mangel an körperlicher Betätigung ein Gefühl von Völle im Magen und andere dyspeptische Beschwerden erzeugt (s. S. 61). In dieser Hinsicht bildet der Milchzucker eine wichtige Ausnahme. Ein Übermaß von Kohlenhydraten führt, auf dem Wege über eine Mobilisierung von Insulin, zu starkem Hungergefühl. Es läßt sich so eine Mästung erzielen mit Ansatz von Fett und Retention von *Wasser und Salz* in den Geweben. Besonders auffällig ist die Wasserretention beim Mehlnährschaden des Kindes. Auch bei Zuckerkranken, die mit Hafer ernährt werden, treten gelegentlich Ödeme auf.

Eine Ausscheidung von Zucker im Harn findet sich nicht nur beim Diabetiker, sondern auch nach vielen Vergiftungen und gelegentlich nach Arzneistoffen, wie

Nitroglycerin, Amylnitrit u. a. Öfters wird fälschlicherweise Harnzucker angenommen, wenn nur eine Ausscheidung von Glucuronsäure vorliegt.

Zuckerarten. Unter den in der Therapie gebräuchlichen Zuckerarten unterscheidet man die *Monosaccharide* wie Dextrose, Lävulose, Galaktose, *Disaccharide* wie Rohrzucker, Maltose und Milchzucker, die *Polysaccharide* wie pflanzliche und tierische Stärke (Glykogen). Zuckerähnlich sind auch z. B. die durch Reduktion von Hexosen und Pentosen entstehenden höheren Alkohole wie Mannit (s. S. 380) und Sorbit. Die verschiedene Wirkung der Zuckerarten hängt zum Teil mit der verschiedenen Resorptionsgeschwindigkeit zusammen. Während die Monosaccharide als solche zur Resorption kommen, müssen Disaccharide erst im Magen-Darm zerlegt werden. Bei guter Verdauungstätigkeit werden sie nahezu ebenso rasch wirken wie die Monosaccharide; bei dyspeptischen Zuständen dagegen ist mit schlechter Spaltung und Verlangsamung der Resorption zu rechnen. Besonders langsam werden resorbiert der Milchzucker, der daher auch in Dosen von 10—15 g eine, wenn auch unsichere Abführwirkung entfaltet, sowie Mannit, der nach 30—50 g sicher abführend wirkt. Aber auch bei allen anderen Zuckerarten wird nach höheren Dosen Durchfall beobachtet.

Traubenzucker (Dextrose oder Glucose) wird hergestellt durch Hydrolyse von Rohrzucker oder Stärke der verschiedensten Herkunft. Er ist ausgezeichnet — ähnlich wie Mannose und Galaktose — durch *nutritive Wirkungen*. Er bildet nämlich das gewöhnliche Brennmaterial für die Tätigkeit der Organe. Der Zuckerverbrauch des Hundeherzens beträgt z. B. 4 mg Traubenzucker pro Min. pro g Herzmasse (STARLING). Schon am anscheinend gesunden Herzen, aber auch an anderen Organen wird im Tierversuch sehr häufig eine Verbesserung der Tätigkeit durch Traubenzucker beobachtet. Dramatische Kreislaufwirkungen sieht man nach Traubenzucker im Zustand der Inanition und Azidosis, z. B. auch nach langwierigen Eingriffen. In klinischen Fällen von Ernährungsstörungen des Herzmuskels ist sehr häufig eine verbesserte Herztätigkeit und ein gesteigerter Blutdruck beschrieben worden. Geringe Mengen einer 50%igen Lösung sind bei gleichem Zuckergehalt für das Herz unschädlicher als große Mengen einer isotonischen Lösung, wodurch ein vermehrtes Minutenvolumen und eine schwere Belastung des Herzens erfolgen kann. Infusion von Traubenzuckerlösung ist oft bei Kindern wichtig, um die Nierenfunktion in Gang zu halten. Traubenzucker führt zur Ausschüttung von Insulin und ist weiter das wichtigste Mittel zum Leberschutz (s. S. 365). Er gilt allgemein z. B. bei sportlichen Leistungen als Tonicum (Dextropur); an sonstige häufige Ursachen der *Hypoglykämie* (erhöhter Stoffwechsel, Schockzustände, Blutverluste, Epilepsie, Schwangerschaftserbrechen, Seekrankheit u. a.) sei erinnert. Er ist halb so süß wie Rohrzucker, kann daher in Fällen von Inanition in größeren Mengen als Rohrzucker zugeführt werden (bis zu 250 g entsprechend etwa 1000 Cal. täglich mit Grapefruit- oder Citronensaft).

Die 5%ige Lösung ist isotonisch, daher gewebsfreundlich und eignet sich zur subcutanen Infusion (nutritive Wirkungen!). Wie alle anderen Zuckerarten entfaltet auch der Traubenzucker in hypertonischen Lösungen starke osmotische Wirkungen (s. S. 407). 50%ige Dextroselösung dient auch zur Verödung von Varicen (5—20 ccm).

Für die intravenöse Injektion bestimmte Traubenzuckerlösungen enthalten nach ausländischen Nachrichten oft große Mengen von Bakterientoxinen, die mit den üblichen Methoden der Reinigung und Sterilisation nicht zu entfernen sind und die schwere Zwischenfälle verursachen können. Daher sollte man die Handelspackungen bekannter pharmazeutischer Firmen benutzen. — Bei Glucoseinfusion kann unter Umständen der Kochsalzspiegel in gefährlicher Weise gesenkt werden, so daß man nach Möglichkeit gleichzeitig Kochsalz infundieren sollte.

Fruchtzucker wird schneller als Traubenzucker zu Glykogen aufgebaut. Er wirkt auch unmittelbar auf die Adrenalin-Insulinregulation. Eine Steigerung der Blutglucose tritt erst nach höheren Dosen auf, ausgenommen bei Leberschaden. Seine Süßkraft ist nahezu doppelt so stark als die von Rohrzucker. Er ist wichtig für die Ernährung des Diabetikers und zum Leberschutz; aus dem letzteren Grunde wird er neuerdings in Form von *Lävosan* zur Unterstützung der Conteben-Therapie verwendet.

Rohrzucker (Saccharose) wird bei uns hauptsächlich aus Zuckerrüben (Beta vulgaris) gewonnen; er liefert bei der Hydrolyse Traubenzucker und Fruchtzucker und bildet unser meist gebräuchliches Süßmittel und eines unserer wichtigsten Nährmittel. Verglichen mit dem Traubenzucker besitzt er geringere örtliche Reizwirkung; bei dyspeptischen Zuständen dagegen kann er weniger gut vertragen werden. Rohrzucker ist in allen offizinellen Sirupen enthalten; Sirupus simplex ist nichts anderes als eine 40% ige wäßrige Lösung von Rohrzucker. Dieser ist in früherer Zeit auch zur Herstellung pharmazeutischer Zuckerkonserven verwandt worden und ist hier zu empfehlen, da viele chemische Stoffe durch den Zusatz von Zucker stabilisiert werden. Nach intravenöser Injektion wird er nicht abgebaut, überschreitet nicht die Liquorschranke und besitzt starke osmotische Wirkungen, ist indessen ein Nierenschädling.

Die offizinellen *Sirupe* bilden eine zweckmäßige Arzneiform für das Kindesalter. Es seien aufgeführt: Sirupus Ipecacuanhae, — Liquiritiae, — Mannae, — Menthae piperitae, — Rhamni catharticae, — Rhei, — Senegae, — Sennae, — Thymi compositus. Sie werden ausnahmslos je Kinderlöffel verordnet.

Milchzucker (Lactose) ist ein Disaccharid, das bei der fermentativen Spaltung in Traubenzucker und Galaktose zerfällt. Diese Spaltung geht im Kindesalter besonders rasch, später langsamer vor sich. In Substanz dient Milchzucker als Abführmittel. Er besitzt auch eine leichte diuretische Wirkung. Seine Verwendung als Constituens und Corrigens von Pulvern ist weit verbreitet, da er verglichen mit anderen Zuckerarten besonders wenig hygroskopisch ist. Er schmeckt kaum noch süß.

Malzzucker (Maltose) zerfällt bei der Hydrolyse in zwei Moleküle Traubenzucker. Er ist besonders in Malz enthalten, einem durch Keimung von Gerste technisch gewonnenen beliebten Nährmittel. In Malz und in Malzextrakt sind indessen neben dem Zucker noch Vitamine, Mineralsalze und anderes enthalten.

In vielen therapeutisch verwendeten Pflanzenstoffen sind Zuckerreste enthalten, durch die die Wirksamkeit der Grundkörper gewöhnlich gesteigert wird. Man spricht von *Glykosiden* und unterscheidet Blausäure-, Senföl-, Digitalis-, Saponin-, Anthrachinon-, Bitterstoffglykoside. Diese zerfallen bei der Einwirkung von Säuren oder von spezifischen Fermenten wieder in ihre Bestandteile unter Auftreten von Aglykonen und freiem Zucker.

Fette. Nächst den Kohlenhydraten sind die Fette die wichtigsten Energieträger. Zudem ist eine gewisse Menge an Fetten wohl lebensnotwendig (s. S. 58), wie auch die verheerenden Folgen der Hungerblockade gezeigt haben.

Die Fette befriedigen, wie kein anderer Nährstoff, das *Hungergefühl*. Während Kohlenhydrate größtenteils innerhalb von 3 Stunden aufgesaugt werden, geht die stärkste Resorption der Fette erst in der 3.—6. Stunde nach der Mahlzeit vor sich; daher z. T. der *hohe Sättigungswert der Fette* und die Verbesserung der *körperlichen Leistungsfähigkeit* des Schwerarbeiters, die durch Hungergefühl beeinträchtigt wird. Fette sind *Träger und Resorptionsvermittler von wichtigen Vitaminen*. Sie führen zur *geringsten Belastung des Darms*, da sie im kleinsten Volumen das Höchstmaß an Energie enthalten (9,3 Cal. je Gramm) und so gut wie vollständig resorbiert werden; auch werden sie in nahezu reiner Form verzehrt, während das Volumen von Eiweiß und Kohlenhydraten durch den natürlichen Wassergehalt der Lebensmittel, auch durch Unverdauliches oder das Einströmen der Verdauungssäfte um das Vielfache vergrößert wird. Fette sind *keine Überträger von Infektionskrankheiten*; im Vergleich zu Eiweiß und Kohlenhydraten führen sie *äußerst selten zu abnormen Zersetzungsvorgängen* im Darm und kaum zur Bildung von Darmgasen. Man kann Fette bekanntlich nur in Mischung mit Kohlenhydraten und Eiweißträgern genießen; zudem bietet die Natur selbst uns diese lebensnotwendigen Nahrungsmittel mit einem mehr oder weniger großen Gehalt an Fett, darunter Nüsse, Hafer, Hering, selbst mageres Fleisch der Schlachttiere. Bei hohem Energiegehalt der Nahrung kann zwar der einzelne Mensch für kurze Zeit sich annähernd fettfrei ernähren und körperlich leistungsfähig bleiben, da sich die lebensnotwendigen Fette zum Teil aus Kohlenhydraten bilden können; ob dies bei niedrigem Energiegehalt der Nahrung in Zeiten knapper Ernährung allgemein für den Menschen zutrifft, ist äußerst zweifelhaft; bei extremem Fettmangel beobachtet man vielmehr einen erhöhten Zerfall von Protoplasmaeiweiß. Fette sind zudem *küchentechnisch* nahezu unentbehrlich; Mangel an Fett ist eine Quelle des Mißvergnügens.

Man unterscheidet Fette mit mehr *gesättigten* und mit mehr *ungesättigten* Fettsäuren. Die ersteren finden sich z. B. in den Fettdepots des Unterhautzellgewebes. In der Leber treten mehr ungesättigte Fettsäuren und Lecithin auf; das Gewebsfett besteht hauptsächlich aus ungesättigten Fettsäuren. In derselben Reihenfolge nimmt die Oxydationsgeschwindigkeit der Fettsäuren zu. Die gute Ausnutzbarkeit der Fette im Darm verdankt man teilweise dem Gehalt an Ölsäure, wobei die bessere Schmelzbarkeit und Emulgierfähigkeit der Fette mit ungesättigten Fettsäuren zu bedenken ist.

In größerer Menge zugeführt sind die Fette schwer verdaulich und wirken, besonders aber die Pflanzenöle, wie Olivenöl und Sesamöl, *abführend*. Die wichtigste Störung der Fettverbrennung aber ist das Auftreten von *Ketonkörper*, die nach dem KNOOPschen Schema der *β-Oxydation* aus den Fettsäuren, aber auch aus bestimmten Aminosäuren gebildet werden.

In den Anfangsstadien dieser Stoffwechselstörung tritt zunächst nur Aceton im Harn auf. Erst bei fortschreitender Störung werden neben wenig Acetessigsäure mehr oder weniger große Mengen von β-Oxybuttersäure (bis 200 g und mehr) abgegeben. Sogar beim Gesunden kann nach vorausgegangener reiner Kohlenhydratnahrung und bei minimaler Eiweißzufuhr durch Fettdiät ein acidotisches Koma experimentell erzeugt werden. Praktisch wichtig ist auch die *Hungeracidosis* sowie das *acetonämische Erbrechen* (s. S. 201), die notfalls auch mit intravenösen Traubenzuckerinjektionen zu behandeln sind. Bei Diabetikern sind weniger die Fette an sich gefährlich als vielmehr der gleichzeitig starke Fleischgenuß (s. S. 66). Der normale oder erhöhte Glykogengehalt der Leber bildet eine Voraussetzung für die Fettverbrennung. Auch Insulin und z. B. Äthylalkohol besitzen antiketogene Eigenschaften, und von Nahrungsmitteln ist besonders der Hafer erwähnenswert. Im *arbeitenden* Muskel findet eine lebhafte Ketonkörperverbrennung statt. Im Experiment am Säugetiermuskel kann dadurch bis zu 75% des Energiebedarfs gedeckt werden, der im Normalgeschehen von den Kohlenhydraten allein bestritten wird (BLIXENKRONE-MÖLLER).

Die Überfütterung mit Fetten führt besonders bei Anwesenheit freier Fettsäuren infolge von Ranzigkeit gelegentlich zu Magenbeschwerden. In zweifelhaften Fällen läßt sich die Reizwirkung durch Einträufeln des Fettes oder Öls in das Tier- und Menschenauge leicht feststellen. Durch vorherige starke Erhitzung der Fette kann das noch verschlimmert werden, da hierbei unter Umständen erhebliche Mengen von *Acrolein* auftreten, das ebenfalls stark örtlich reizt. Zudem treten bekannte und unbekannte Schlacken auf, die der Körper nicht umsetzen kann. Erfahrungen darüber hat man bei Diabetikern gesammelt, deren Diät einen exzessiv hohen Fett-Cholesteringehalt besaß. Sogar bei Kindern sah man hier Cholesterin-Arteriosklerose auftreten.

Die *Fettsucht* kann ätiologische Bedeutung bei vielen Krankheiten erhalten, so bei Diabetes mellitus, Hypertension, Myokardinsuffizienz, Cholelithiasis, Skeletveränderung, kann auch zu Störungen der Geschlechtsfunktionen führen.

Die Fette des Unterhautzellgewebes bilden eine *Isolation* gegen *Kälte* und einen Schutz gegen mechanische Stöße. Sie dienen der *Fixierung der Organe*, so daß beim Schwund der Fette Neigung zu Hernien, zur sog. Wanderniere und Uterussenkung einsetzen kann.

Zu den Fettsäuren zählen auch solche cyclischer Natur, die im Chaulmoograöl (s. S. 552) vorkommen, sowie die neuen von LEHNARTZ dargestellten ungesättigten Fettsäuren, welche beim Meerschweinchen eine Immunität gegen Infektion mit virulenter Tuberkulose herbeiführen. Andere verzweigte Fettsäuren sind wesentlich beteiligt an der anfänglich beobachteten Giftigkeit synthetischer Speisefette, die bekanntlich durch Oxydation von Erdölparaffinen mit anschließender Glycerinveresterung gewonnen werden (W. KEIL).

Zusammen mit den Fetten und Fettsäuren gehören **Cholesterin** und **Lecithin** zur Gruppe der *Lipoide*. Die beiden Stoffe sind in physikalisch-chemischer Beziehung Antagonisten. Cholesterin führt mit Fetten zu „Wasser in Öl“-Emulsionen, Lecithin zu „Öl in Wasser“-Emulsionen. Sie entfalten auch entgegengesetzte Wirkung auf die Permeabilität der Zellmembranen: Lecithin bewirkt eine erhöhte Durchlässigkeit, Cholesterin eine Abdichtung. Cholesterin führt zur Verfettung der Leber, Lecithin verhindert dies.

Cholesterin gehört wie das nahe verwandte Ergosterin (s. S. 52) zu den *Sterinen.* Es wird größtenteils im Körper synthetisiert, sogar aus ganz einfachen Verbindungen wie aus Essigsäure. Bei fettreicher Ernährung können bis zu 1,4 g Cholesterin täglich zusätzlich eingeführt werden. Es ist besonders im Depotfett enthalten, bildet gleichzeitig auch einen Hauptbestandteil der Hautfette. Wollfett besteht hauptsächlich aus Cholesterinestern (s. S. 120). Im Körper geht Cholesterin teilweise in Cholesterinester über und entsteht auch wieder aus diesen. Die Fähigkeit der Cholesterinzerstörung und Ausscheidung ist sehr beschränkt. In Tierversuchen kumuliert es daher und führt zur *Verfettung der Leber* und zu *arteriosklerotischen* Veränderungen. Die Ausscheidung erfolgt durch die Galle.

Beim Eindicken der Galle in der Gallenblase infolge Wasserresorption fällt Cholesterin leicht aus, da es als sehr schwer wasserlöslicher Stoff nur durch die Anwesenheit der hydrophilen Gallensäuren und durch andere komplizierte Löslichkeitsbedingungen in kolloider Lösung erhalten wird, und kann dann — unter Mitwirken organischer Krystallisationskerne und beim Vorliegen einer steinbildenden „Diathese" — zur Bildung von *Cholesterinsteinen* Anlaß geben.

Der Cholesterinspiegel im Blut wird auch bei Überangebot von Cholesterin in sehr genauer Weise einreguliert (0,11—0,24%). Er wird indessen verändert durch viele *innersekretorische Einflüsse* (Schilddrüse, Sexualdrüsen, Hypophyse u. a.). Besondere Beziehungen bestehen zur *Nebennierenrinde,* die als Speicherorgan der Lipoide betrachtet wird und die bei Hypercholesterinämie jeder Art hypertrophiert (z. B. auch bei chronischer Nephritis, Diabetes u. a.). Weiter bestehen Beziehungen zwischen Hypercholesterinämie und Arteriosklerose; eine entscheidende Rolle spielt hier die *Cholesterinolyse* (KEESER), d. h. eine erhöhte Löslichkeit von Cholesterin z. B. in Gegenwart von Fettsäuren bzw. Seifen, sowie das *Cholin* (s. S. 48).

Praktisch wichtige Umsetzungen gehen zwischen dem Cholesterin und den Saponinen vor sich.

Saponine sind Stoffe glykosidischer Natur, deren Grundskelet dem des Cholesterins sehr ähnlich ist, nur unter Hinzutreten von Zuckerresten. Sie kommen in der Natur in vielen Pflanzen, auch in Nahrungsmitteln wie Mangold, Spinat u. a. vor. Mit Wasser geschüttelt, schäumen sie ähnlich wie Seife (Seifenkraut, Seifenwurzel). Sie vermögen Fett und fettartige Stoffe zu emulgieren und deren Resorption im Darmkanal zu beschleunigen; hier ist eine Auflockerung der Schleimhäute nachzuweisen, die z. B. auch zur verstärkten Resorption von Calciumsalzen führt (Calcium-Resorpta). Zu ihnen zählen unter anderem das Digitonin aus Folia Digitalis, die wirksamen Stoffe aus Radix Senegae und Cortex Quillajae und von Giftstoffen, besonders Githagin aus dem Samen der Kornrade (Agrostemma Githago) sowie das *Fagin* aus den Bucheckern.

Saponine sind als *allgemeine Zellgifte* anzusehen. Sie haben im Magen örtlich reizende Eigenschaften und entfalten — als Fernwirkung damit zusammenhängend — expektorierende Eigenschaften (s. S. 342). Sie führen zur *Hämolyse* der roten Blutkörperchen, auch im isotonischen Medium, und zwar wegen ihrer chemischen Affinität zu den Lipoiden der Zelloberfläche. Diese Giftwirkungen werden *durch Cholesterin aufgehoben*, das sich chemisch mit den Saponinen verbindet (WINDAUS). Auch andere hämolytische Gifte, z. B. die Lysine im Kobragift oder in hämolytischen Bakteriengiften, sowie Natriumoleat werden durch Cholesterin oder cholesterinhaltiges Serum entgiftet. Githagin soll mit der Leprainfektion zu tun haben.

Wichtige andere **Sterine** sind das Ergosterin sowie die männlichen und weiblichen Geschlechtshormone, auch die Hormone der Nebennierenrinde. Weiter bestehen nahe chemische Beziehungen zu den Digitalisglykosiden, ferner zu den Gallensäuren und zu bestimmten carcinogenen Stoffen.

Auch die **Lecithine** bilden einen wichtigen Baustein jeder Zelle. Unter Lecithinen versteht man bekanntlich die verschiedenen Fettsäure-Phosphorsäureester des Cholins, eines Stoffes, der in engster Beziehung zum Leberfett steht (BEST; s. S. 368). Von anderer Seite werden wichtige Beziehungen des Lecithins zum Zellstoffwechsel angenommen, da die Lecithine mit großer Avidität die leicht oxydierbaren ungesättigten Fettsäuren an sich ziehen. Auch mögen sie Zwischenprodukte des Fettsäureabbaus darstellen. Zuletzt bestehen Beziehungen zum *Wasserstoffwechsel*. Bei der Säuglingstoxikose finden sich niedrige Blutlecithinwerte (KRAINICK), was Anlaß war, Lipoidpräparate wie Lipoidsol für solche Erkrankungen zu empfehlen.

Bei der peroralen Verordnung von Lecithinpräparaten ist zu bedenken, daß es — außer bei Cholinmangel — im Körper synthetisiert werden kann, wie durch Versuche mit radioaktivem Phosphor nachgewiesen, daß weiterhin bei der gewöhnlichen gemischten Ernährung mindestens 5,0 g Lecithin zugeführt werden, wobei z. B. das Eigelb 6,8 % Lecithin enthält, und daß verglichen damit die therapeutisch zugeführten Lecithinmengen unbedeutend sind. Zudem wird das Lecithin im Magen-Darmkanal in seine Bestandteile gespalten.

Mit der Nahrung werden auch erhebliche Mengen von **Purinkörpern** (Adenin und Guanin) und der nahe verwandten **Pyrimidine** (Thymin, Cytosin, Uracil) eingeführt. Diese werden aber bei purinfreier Ernährung (Milchdiät) auch im Körper selber gebildet. Das Endprodukt des Purinabbaus ist die Harnsäure.

Purinkörper sind in großen Mengen enthalten in den Nucleoproteiden des Zellkernes (MIESCHER). Aus diesen bilden sich durch Abspaltung einfacher Eiweißkörper die Nucleinsäuren, die im weiteren Abbau Phosphorsäure, Ribose und Purinkörper liefern. Es ist fraglich, ob durch zu geringes Purinangebot eine Mangelkrankheit entstehen kann. Betr. therapeutische Anwendung s. S. 477.

Gut bekannt ist seit einiger Zeit die Rolle gewisser Purinkörper im Kohlenhydratstoffwechsel. Sie sind zusammen mit der Kreatinphosphorsäure bei den Phosphorilierungsvorgängen tätig (LOHMANN u. a.). Hierher gehören auch die *Co-Zymase* von EULER und das *Co-Enzym* des gelben Atemferments von WARBURG, die nicht nur in die Phosphorilierung, sondern besonders in die Oxydoreduktionen eingreifen.

Bei der *Gicht* kommt es bekanntlich zur Ablagerung von Harnsäurekrystallen in der Knorpelsubstanz der Gelenke in Form von Gichtknoten (Tophi). Gleichzeitig erfolgt eine Erhöhung des Harnsäuregehalts des Blutes (10 mg statt etwa 3 mg je 100 ccm) und besonders vor den Anfällen eine Abnahme der Harnsäureausscheidung. Es sind eine Reihe von Krankheiten bekannt, in denen ebenfalls der Harnsäuregehalt des Blutes erhöht ist (Leukämie, Nephritis, Pneumonie, Toxämie u. a.) und bei denen es nicht zur Ablagerung von Harnsäurekrystallen kommt. Daher ist die Ursache dieser Ablagerungen unklar. Indessen wird die Gicht durch Harnsäureausschwemmung mittels Salicylsäure (Salicylate, Aspirin) und durch Phenylchinolincarbonsäure (s. S. 221) weitgehend beeinflußt.

c) Vitamine.

Als *Vitamine* bezeichnet man eine Gruppe von lebensnotwendigen organischen Stoffen, die in jeder gut ausbalancierten Nahrung zur Genüge enthalten sind, deren Fehlen indessen bestimmte *Avitaminosen* zur Folge hat. Sie stehen in engster Beziehung zu Hormonen und Fermenten.

In der früheren Ernährungslehre, die von LIEBIG begründet wurde, und deren letzte Entwicklung wir RUBNER verdanken, war für diese Vitamine kein Platz. Die calorimetrischen Methoden mußten hier vielmehr versagen, da Vitamine *nicht durch ihren Energiegehalt*, sondern durch ihre *katalytischen Eigenschaften* wirken. Auch waren alle pathologischen und bakteriologischen Methoden für die Aufklärung der Avitaminosen ungeeignet.

Der Umschwung erfolgte gegen das Jahr 1910 auf Grund der Arbeiten von EIJKMAN, STEPP, HOPKINS. Er war nur durch das Tierexperiment möglich. Seitdem hat auf diesen Gebieten, und besonders durch die Mitarbeit der Chemiker, eine ungeheure Entwicklung stattgefunden; eine große Reihe von Avitaminosen ist erkannt worden, die durch die Auffindung der betreffenden Vitamine und durch ihre Gewinnung im großen heute ihren Schrecken verloren haben.

Der Wert chemischer Forschung. An sich sollte man glauben, daß es genügen würde, den Gehalt der Lebensmittel an diesen Stoffen zu kennen, um Mangelkrankheiten zu vermeiden und zu heilen, und daß es unnötig wäre, sie in reiner Form zu besitzen. Demgegenüber muß betont werden, daß die chemische Aufklärung dieser Stoffe den ersten Schritt zu einer Weiterarbeit in den verschiedensten Richtungen bildete. Dabei hat sich in *wissenschaftlicher Hinsicht* z. B. ergeben, daß auch unter den chemischen Verwandten wirksame und manchmal recht einfache Stoffe zu finden sind, wobei unter anderem auch die Beziehungen zwischen chemischer Konstitution und pharmakologischer Wirkung weitgehend aufgeklärt wurden. Von ganz besonderer Wichtigkeit ist die chemische Vitaminforschung für die Aufklärung der *Fermentreaktionen,* die im Körper ablaufen; viele, vielleicht alle Vitamine werden nämlich als prosthetische Gruppe in bestimmte Fermente eingebaut. Auch sind die Vitamine zum größten Teil identisch mit den *Bakterien- und Hefewuchsstoffen,* und der Besitz der reinen Vitamine erlaubt uns daher eine vertiefte Einsicht in das Bakterien- und Hefeleben, eine Arbeitsrichtung, die von · dem Pharmakologen IDE begründet worden ist. Sie hat dazu geführt, daß eine ganze Reihe von Vitaminen (Pantothensäure, p-Aminobenzoesäure, Folinsäure, Biotin, B_{12}) zunächst im Bakterien- oder Hefetest aufgefunden, erst nachträglich als Vitamine entlarvt wurden.

Die rein dargestellten Stoffe ermöglichten in *praktischer Hinsicht* eine *exakte Dosierung,* und erst dadurch wurden die Vitamine zu *Arzneistoffen,* die nach den Grundsätzen der Arznei⁻ therapie angewandt werden können. Weiterhin wurde die *Bestimmung des Vitamingehaltes in Blut und Geweben* möglich, wodurch sichere Indikationen der Anwendung geschaffen wurden. Die Vitamine greifen mehr oder weniger tief in den Kohlenhydrat-, Fett- und Eiweißstoffwechsel jeder Zelle ein, daher man z. B. alle Vitamine unterschiedslos im *Wachstumstest* untersuchen kann; bei den meisten Funktionen des Körpers sind alle Vitamine mehr oder weniger beteiligt und dienen dann z. B. dem *Epithelschutz* (Vitamin A, B_1, B_2, B_6, Nicotinsäure, Biotin u. a.), dem *Leberschutz* (Vitamin B_1, B_2, Nicotinsäure), zur Behandlung von *Blutkrankheiten* (Vitamine A, B_1, B_2, B_6, Folinsäure, B_{12}, C, K u. a.), der *Zahncaries* (Vitamin A, B_1, C, D u. a.), um nur wenige Beispiele zu nennen. Wegen der großen Schwierigkeit, im Einzelfall das wirklich fehlende Vitamin sicher zu erkennen, verlangt die Praxis nach *künstlichen Vitaminmischungen* in exakter Dosierung, die aus den 3, 4 oder 6 Hauptvitaminen bestehen und die heute von der chemischen Industrie angeboten werden können. Die Herstellung der Vitamine im großen hat indessen vielfach auch zu *mißbräuchlicher Anwendung* geführt.

In *praktischer Hinsicht* hat sich herausgestellt, daß viele *wichtige Anwendungsgebiete* der Vitamine erst entdeckt wurden, nachdem die chemische Substanz zur Verfügung stand, zum Teil damit zusammenhängend, daß bei Zufuhr hoher Vitamindosen eine *stoßartige,* besser erkennbare Wirkung auftritt. Mit der Auffindung reiner Substanzen wurde weiter die *Injektionsbehandlung* möglich, was besonders wichtig ist bei Störungen der Darmresorption. Auch war ohne Kenntnis der chemischen Natur nicht vorauszusehen, daß bei Zufuhr hoher Dosen der Vitamine zum Teil unvorhergesehene, *neue pharmakologische Wirkungen* auftreten.

Zuletzt hat die künstliche Herstellung solcher Vitamine dazu geführt, daß diese heute breitesten Volksschichten zur Verfügung stehen, und zwar auch unter Lebensbedingungen, in denen man von den natürlichen Vitaminquellen abgeschnitten ist.

Allgemeines über Avitaminosen. Dieses Gebiet wurde eröffnet mit dem Studium der *klassischen Vitaminmangelkrankheiten* (Xerophthalmie, Beri-Beri, Pellagra, Skorbut und MÖLLER-BARLOWsche Krankheit, Rachitis, Melaena neonatorum). Diese können auch als *Polyavitaminosen* auftreten; so wird der Fall eines Säuglings beschrieben, der gleichzeitig an MÖLLER-BARLOWscher Krankheit, an Pachymeningosis haemorrhagica interna und an Rachitis erkrankt war und durch die Vitamine C, P und D geheilt wurde. Unter den derzeitigen Lebensbedingungen muß man aber besonders mit *Hypovitaminosen* rechnen.

Bevor die klassischen Mangelsymptome auftreten, können Erscheinungen mehr allgemeiner Natur auftreten, wie Gewichtsverlust, Muskelschwäche, von seiten des Zentralnervensystems Kopfschmerz, Schwindel, Schlaflosigkeit, Nervosität, leichte psychische Störungen, von seiten des Magendarmtractus Glossitis, Geschwürsbildung in der Mundhöhle, Speichelfluß, Magenbrennen und Magenkrämpfe, Diarrhoe, von seiten des Auges Brennen, Tränenfluß, Lichtscheu, Nachtblindheit, Sehstörungen, weiterhin Hautbrennen und rauhe, trockene Haut, schlechte Callusbildung und andere Störungen der Wundheilung. Caries und Paradentose, auch erhöhte Anfälligkeit des Körpers gegenüber Infektionskrankheiten, sind mit Vitaminmangel in Beziehung gebracht worden.

Ist in der täglichen Nahrung ein genügendes Angebot von *Schutzstoffen*, besonders in Form von grünem Gemüse, Früchten und vollwertiger Milch enthalten, und ist für genügende Zufuhr von *Sonnenenergie* gesorgt, so ist keine Avitaminose zu befürchten. Unter bestimmten Umständen indessen ist der *physiologische Bedarf an Vitaminen* erheblich gesteigert: so im *Wachstumsalter*, bei *Schwangerschaft* und *Lactation*, bei starken sportlichen Leistungen, weiterhin bei vielen Krankheiten, die mit *erhöhtem Stoffwechsel* (Hyperthyreosen) oder allgemeinem *körperlichen Verfall* einhergehen (Typhus, Tuberkulose, andere chronische Infektionen) sowie bei *gewerblichen Vergiftungen*. Bei den heutigen Lebensbedingungen unseres Volkes ist in erster Linie mit einem Mangel an A, B_1, D, weniger an C zu rechnen. Zuletzt gibt es klar umschriebene Krankheitsbilder, wie Pellagra, Sprue, Hungerödeme, die nicht dem Fehlen einzelner Vitamine, sondern einer mehr *komplexen Ernährungsstörung*, insbesondere einem gleichzeitigen Mangel an Eiweiß bzw. an bestimmten Aminosäuren zuzuschreiben sind.

Die Avitaminosen sind größtenteils *Zivilisationskrankheiten*. Ein hochempfindlicher Anzeiger für solche Zivilisationsschäden ist der Zahn. Bei den primitivsten Eskimos betrug die Cariesfrequenz 0,09%. Bei drei primitiv lebenden Indianergruppen (zusammen 76 Personen) wurde nicht ein einziger Zahn mit Caries gefunden. Bei Eskimos in der Berührungszone mit moderner Zivilisation stieg die Cariesfrequenz auf 13%, bei noch innigerer Berührung auf 30—50% aller untersuchten Zähne (PRICE).

Allgemeine Eigenschaften und Wirkungen der Vitamine. Die Vitamine A, D, E, F und K sind *fettlöslich* und werden daher in Fetten und Ölen angereichert. Es ist fraglich, ob Fette und Öle zu ihrer Resorption erforderlich sind; diese bedarf indessen des Eingreifens der Gallensäuren. Die Vitamine der B-Gruppe, weiterhin Vitamin C, sind *wasserlöslich*, gehen daher z. B. ins Kochwasser über und sind in Fetten und Ölen nicht enthalten. Synergismen und Antagonismen der Vitamine sind nicht mit Sicherheit nachgewiesen. Ein Teil der Vitamine kann von der normalen Darmflora synthetisiert werden, so z. B. Vitamin K,

Biotin, Folinsäure, p-Aminobenzoesäure; alle übrigen muß der Organismus mit der Nahrung zu sich nehmen.

Vitamin A ist chemisch gesehen ein Spaltprodukt des Carotins, des bekannten gelben Farbstoffes, der — neben dem physiologisch unwichtigen, ebenfalls gelben Farbstoff Xanthophyll — nicht nur in Karotten, sondern auch in grünen Blättern vorkommt, der wegen seiner Fettlöslichkeit in Milch und Butter übergeht, aber auch in großen Mengen in Schafsleber, im Lebertran (Oleum Jecoris Aselli) neben Vitamin D enthalten ist. In Gegenwart von Fetten und Ölen, aber auch durch Kochen und feinstes Zerkleinern des Gemüses wird Vitamin A besser resorbiert. Der Margarine wird es heute künstlich zugesetzt. In anderen Ländern muß der Gehalt des Lebertrans an Vitamin A besonders testiert werden. Bei Störung der Fettresorption kann Vitaminmangel auftreten.

Lebertran wird gewonnen aus dem Hochseedorsch, Gadus morrhua, oder aus anderen Seefischen und stellt das flüssige, durch Erwärmen der frischen Leber mit Wasserdampf gewonnene Leberfett dieser Fische dar.

Als Heilmittel ist Lebertran in erster Linie bedeutsam durch seinen *Vitamingehalt*, der im Tierversuch bestimmt werden kann, und zwar entspricht eine I.E. (Internationale Einheit) für Vitamin A dem Wirkungswert von $0{,}6\,\gamma$ Carotin; dieses ist die kleinste Tagesdosis, die bei der Ratte Wachstumsstörungen und Xerophthalmie verhindert. Eine I.E. Vitamin D entspricht der Wirkung von $0{,}025\,\gamma$ bestrahlten Ergosterins, der kleinsten Tagesdosis nämlich, die bei der Ratte Rachitis verhindert. Da der Vitamingehalt des Lebertrans je nach der Herkunft sehr verschieden ist, so sollte der Arzt auch hier bei uns in schweren Fällen nur Lebertran verwenden, dessen Wirkungswert bekannt ist. In gutem Lebertran sollen wenigstens 750 I.E. Vitamin A und 80 I.E. D_3 je Kubikzentimeter enthalten sein. In Deutschland sind zudem eingehende Anweisungen an die Apotheker zur Sicherung der Erhaltung des ursprünglichen Vitamingehaltes des Ol. jec. as. ergangen. Mittlere E.D. für Kinder und Erwachsene 8 ccm.

Die Gesamtwirkung des Lebertrans erschöpft sich keineswegs in seinem Vitamingehalt. Die in solchen Tranen enthaltenen *Fettsäuren* sind vielmehr außerordentlich mannigfaltig, wie die chemische Analyse des ganz ähnlich zusammengesetzten Waltrans gezeigt hat. Die pharmakologische Wirkung dieser einzelnen, meistens ungesättigten Fettsäuren ist noch weitgehend unbekannt (s. S. 58).

Im ganzen gesehen sind diese Fettsäuren sehr leicht emulgierbar und assimilierbar. Sie besitzen einen hohen Brennwert, und zwar entspricht 1 Eßlöffel Tran etwa 130 Calorien (POULSSON); auch dem *Jodgehalt* wird eine Bedeutung zugeschrieben. So wird erklärlich, daß der Lebertran bei der menschlichen Rachitis stärker wirkt, als seinem Gehalt an antirachitischem Vitamin entsprechen würde. Daher werden vielfach auch die reinen Vitamine in Lebertranlösung in den Handel gebracht. Lebertran wird, wie alle Fette, im Winter besser vertragen als im Sommer. Der schlechte Geschmack muß bei empfindlichen Patienten öfters überdeckt werden. Auf die Schleimhäute oder auf Wunden gebracht, besitzt er eine leicht gerbende Wirkung. Über die sonstigen *Nebenwirkungen* s. S. 45.

Den ersten Nachweis der A-Wirkung verdanken wir STEPP und HOPKINS (1909). Die Konstitution wurde durch RICHARD KUHN und KARRER aufgeklärt. Der tägliche Bedarf des Menschen beträgt optimal 1—2 mg Vitamin A bzw. 3—6 mg Carotin. Das Vitamin wird besonders in der Leber aufgespeichert. Dort werden auch Carotin und viele Carotinoide in Vitamin umgelagert.

$$\begin{array}{c}
H_3C \quad CH_3 \\
\diagdown \; C \; \diagup \\
H_2C \diagup \quad \diagdown C{-}CH{=}CH{-}C{=}CH{-}CH{=}CH{-}C{=}CH{-}CH_2OH \\
| \qquad \qquad \| \qquad\qquad\quad | \qquad\qquad\qquad | \\
H_2C \qquad C{-}CH_3 \qquad CH_3 \qquad\qquad CH_3 \\
\diagdown C \diagup \\
H_2
\end{array}$$

Vitamin A

Vitamin A ist unbedingt erforderlich für das *Wachstum*, besonders in den ersten Lebensjahren. Daher pflegt man frühzeitig mit Zulagen A-reicher Nahrungsmittel wie Eigelb, Karotten und anderen Gemüsen zu beginnen. Ein Stillstand des Wachstums beim Säugling, der durch A-Mangel bedingt ist, wird sofort behoben, wenn man der Mutter A-haltigen Lebertran verabreicht (POULSSON).

Typisch für den A-Mangel sind außerdem Veränderungen am Auge, dessen Hornhaut geschwürig zerfallen kann *(Xerophthalmie)*. Solche schweren Erkrankungen, die z. B. während des Weltkrieges in Dänemark infolge Abrahmens der Milch auftraten, zeichnen sich durch eine erschreckende Mortalität aus: Der Tod erfolgt an interkurrenten Erkrankungen, besonders an Bronchopneumonie.

Chemisch steht das Vitamin A in Beziehung zum *Sehpurpur*: Die Dämmerungs- oder Nachtblindheit *(Hemeralopie)* ist ein typisches Frühsymptom des A-Mangels. Es gibt Gegenden, wo die Hemeralopie auch unter Schulkindern sehr häufig ist. In Hungerzeiten ist die Gefahr besonders groß. Leichtere Formen der Hemeralopie, die durch Prüfung der Hell-Dunkeladaptation feststellbar sind und die durch eine Vitamin A-Gabe in wenigen Stunden ausgeglichen werden, sind auch in Friedenszeiten häufig. Dadurch können unter anderem schwere Verkehrsstörungen herbeigeführt werden. Auch viele Fälle von Farbenblindheit stehen mit A-Mangel in Zusammenhang und werden durch tägliche Dosen von 25000—50000 I.E. in 3—8 Wochen geheilt. Von Müttern, die an Hemeralopie litten, wurden Kinder mit Anophthalmus und Mikrophthalmus geboren.

Außer der Hemeralopie ermöglichen bestimmte Epithelveränderungen die Frühdiagnose des A-Mangels. Es fehlt das „*Epithelschutzvitamin*". An der *Haut* sieht man Xeroderma und follikuläre Hyperkeratosen, besonders häufig bei alten Personen; an allen *Schleimhäuten* kann Keratinisierung erfolgen mit Anfälligkeit gegen Infektionen — so an der Conjunctiva (Präxerose und Xerose), an den Atemwegen (Ozaena, Abnahme des Riechvermögens, Heiserkeit, Bronchitis), am Epithel des Magen-Darmkanals (schleimige Durchfälle und sogar Blutungen), an den Harnwegen (Nieren- und Blasensteine), am Vaginalepithel (Kolpokeratosetest), am Zahnfleischepithel und an den Odontoblasten, bei älteren Frauen auch an der Serosa der Gelenke (Polyarthritis chronica). Bei A-Mangel ist frühzeitig auch mit Blutveränderungen (verminderter Hämoglobingehalt) zu rechnen (SCHEUNERT). Viele dieser Veränderungen können schlagartig in wenigen Tagen nach Zufuhr von Lebertran ausheilen, andere Fälle wie die Alterskeratosen brauchen u. U. Monate.

Merkwürdige Beziehungen bestehen auch zur *Schilddrüse*. Vitamin A wirkt gegen die Abmagerung und kann auch bestimmte andere Partialsymptome der BASEDOWschen Krankheit beeinflussen. Möglicherweise erklärt sich das durch den gesteigerten Vitamin A-Bedarf, indessen lassen sich im Tierexperiment deutliche antagonistische Wirkungen hoher A-Dosen gegen alle Thyroxinwirkungen nachweisen. Von anderer Seite wird gleichzeitig Vitamin C empfohlen, das auch die thyreotoxische Kreatinurie verhindert (OEHME), oder ein Gesamtgemisch von Vitaminen. Das Vitamin A hängt auch mit dem *Leberstoffwechsel* zusammen. Die Umwandlung von Carotin in Vitamin A geht nämlich nur in der Leberzelle vor sich, so daß bei Parenchymerkrankungen der Leber Hemeralopie beobachtet wird. Vitamin A eignet sich auch zu *Mastkuren*, da die Resorption der Fette irgendwie damit verknüpft ist. Unvorhergesehene Auswirkungen des Vitamin A-Mangels haben sich aus den Erfahrungen mit der Kriegsernährung ergeben. Bei Vitamin A-Mangel tritt nämlich auch im Tierexperiment ein stärkerer Befall mit Ascariden auf. Daher sind wohl auch die rohen Karotten gelegentlich ein so gutes Ascaridenmittel. Auch hat das Vitamin A zu tun mit der konvulsiven Form des Ergotismus (s. S. 104).

Dosierung. Neben dem *standardisierten Lebertran* (s. o.) steht das *Vogan* als gutes Vitaminpräparat zur Verfügung. 1 ccm der Öllösung enthält 120 000 I.E. Dosierung: 5—10 Tropfen in Milch täglich. Vitamin A wird neuerdings auch i.m. gegeben (Arovil).

Bei einem chinesischen Soldaten, der sogar an Keratomalacie litt, reichte ein einziger Löffel Lebertran hin, um in 8 Tagen trotz ununterbrochener Mehlnahrung den Hornhautprozeß zur Heilung zu bringen (PILLAT).

Toxische Nebenwirkungen. Diese sind zuerst nach hohen Dosen von chemisch gereinigten Carotin- bzw. Vitamin A-Präparaten im Tierexperiment gesehen worden; es treten entzündliche Veränderungen an Haut und Schleimhäuten sowie Verfettungen im Bereich des reticuloendothelialen Systems auf. Weiter wird Hypoprothrombinämie mit Blutungen beschrieben. Die Leber des Polarbären enthält bis zu 18 000 I.E. pro Gramm und kann auch beim Menschen zu Vitamin A-Vergiftung führen. Harmlos ist die nach reichlicher Zufuhr von Carotinoiden bei Kindern auftretende Gelbfärbung der Haut (Xanthosis).

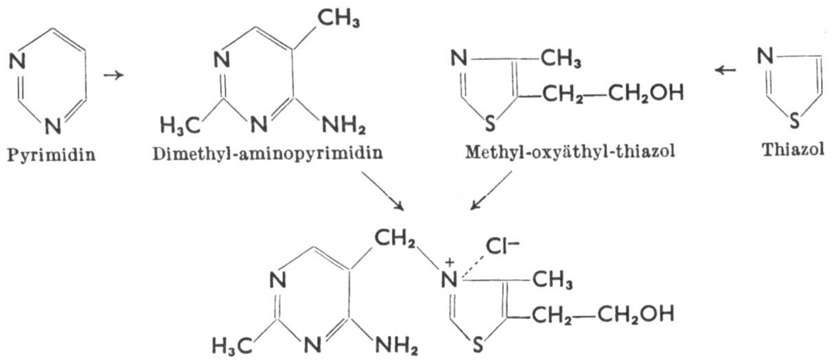

Die **B-Vitamine** kommen in der Natur häufig gemeinsam vor, so in Milch, Eigelb und Hefe, im Fleisch, in der Hülle des Getreidekorns u. a. In dieser Gruppe werden heute 16 verschiedene wasserlösliche Vitamine zusammengefaßt. Diese besitzen pharmakologisch gesehen bestimmte gemeinsame Wirkungen, z. B. im Gebiet des Magen-Darmtractus, so daß häufig bei Autointoxikation (Acne und Furunkulose) der gesamte Komplex verordnet wird (Hefe, Faex medicinalis DAB. und Hefeextrakte, wie Extractum Faecis DAB., Cenovis, Marmite u. a.). Sorgfältig präparierte Faex medicinalis, die lebende Hefezellen enthält, kann den 2—3fachen Vitaminwert einer schlechtpräparierten haben.

Die wirksame Einzeldosis, um die besonders auffälligen Pellagrasymptome zum Abheilen zu bringen, beträgt 1—2 Eßlöffel Trockenhefe oder 4—5 Teelöffel Bierhefe täglich (MOLLOW). Diese Hefedosis wird auch für andere Zwecke, z. B. bei Furunkulose und Acne vulgaris empfohlen, z. B. 1—2 Teelöffel Bierhefe oder Bäckerhefe, aufgekocht und mit Eigelb gebunden, mehrmals täglich in Milch zu nehmen. Ein fester Gehalt von 5 B-Vitaminen findet sich im *Polybion.*

Vitamin B₁. Am Beispiel von Vitamin B₁ sei kurz dargestellt, wie eine solche Forschung vor sich geht. Die Vorarbeit muß naturgemäß vom Biologen geleistet werden, der das notwendige Testverfahren, in diesem Fall an Reisfinken und Tauben, ausarbeitet (EIJKMAN 1896). Der Biologe ist häufig auch in der Lage, aus dem wirksamen Ausgangsprodukt, in diesem Falle aus Reiskleie, wirksame Extrakte und Konzentrate herzustellen. Der nächste

Schritt ist die Isolierung der reinen Substanz in krystallisierter Form (Jansen und Donath 1926). $1,0\,\gamma$ ihres Stoffes war bei wachsenden Ratten wirksam. Jansen stellte mittels Elementaranalyse fest, daß der Stoff aus C, H, N und O zusammengesetzt wäre, und gab die erste Bruttoformel ($C_8H_{10}N_2O$). Windaus und Laquer (1931) wiesen nach, daß das nunmehr aus Hefe dargestellte Vitamin, das an Tauben mit $2,4\,\gamma$ wirksam war, auch Schwefel enthielt. Sie gaben 1932 die richtige Bruttoformel $C_{12}H_{18}ON_4S$ an. 1935 erhielt Williams durch Abbau des Vitamins Pyrimidin und Thiazol, Windaus oxydierte das Vitamin im gleichen Jahre zu einem Diamin. Weitere wichtige Aufschlüsse ergaben sich aus einem Nebenweg. Barger war nämlich 1935 durch Oxydation des Vitamins zu einem Stoff mit der Bruttoformel $C_{12}H_{14}ON_4S$ gelangt. Derselbe Stoff wurde im gleichen Jahre von Richard Kuhn synthetisch aufgebaut und als Thiochrom bezeichnet. Nun waren alle Vorarbeiten für den Schlußstein der Untersuchung, nämlich für die Synthese, durchgeführt (Andersag und Westphal, Williams 1932—1936). $3\,\gamma$ dieses Stoffes enthalten 1 I.E. B_1. Erst aus der Synthese ergab sich die endgültige obenstehende Formel. Der ursprüngliche Anstoß zu diesen Untersuchungen war die Erforschung der *Beri-Beri*.

Diese Massenerkrankung, die seinerzeit eine erschreckende Mortalität besaß, entstand durch die Einführung einer Maschine zum Schleifen von Reis, durch die das sog. Silberhäutchen entfernt wurde. Der Reis gewann dadurch an Aussehen und Haltbarkeit. Damals war in gewissen Reisgegenden eine Gefängnisstrafe von mehr als 6 Monaten infolge vorwiegender Reisernährung gleichbedeutend mit dem sicheren Tode.

In nördlichen Ländern wurden Beri-Beri-Symptome nach Einführung von Weißmehl beobachtet; dabei muß mit einem *täglichen Bedarf von 1,5—2,0 mg B_1* gerechnet werden, erhöht bei *kohlenhydratreicher Ernährung*, z. B. auch nach Zuckerinfusionen.

Vitamin B_1 steht physiologisch in Zusammenhang mit dem *Kohlenhydratstoffwechsel*. Seine biologisch aktive Form ist die Cocarboxylase (Thiamin-diphosphorsäureester). B_1-Mangel führt zu Störungen im Abbau des Traubenzuckers mit Ansammlung von Milchsäure und Brenztraubensäure in Blut und Gewebe; Zufuhr von Vitamin B_1 wirkt dem entgegen und führt außerdem zu *Glykogensynthese*. Hier bestehen Beziehungen unter anderem zu *Leberschutz* und zur *Muskeltätigkeit*. Vitamin B_1 wirkt bei gewissen Formen der Muskelschwäche (H. Molitor). Auch der Harnsäuregehalt des Blutes, z. B. bei Gicht, wird beeinflußt (Kühnau).

B_1 ist wie A ein *Epithelschutzvitamin* (s. S. 44); es steht in Beziehungen zur *Organentwicklung* (Nebennierenrinde, Pankreasdrüse) sowie zu den *restitutiven* und *regenerativen Vorgängen*, z. B. Nervenschädigung traumatischer Art, Poliomyelitis oder bei Herzschäden, da die Ernährung der Zelle durch B_1 verbessert wird.

Klinisch äußert sich der B_1-Mangel in frühzeitiger *Appetitlosigkeit* und Abmagerung. Das klassische Symptom ist die *Polyneuritis*, die man auch an Tieren (Tauben, Reisfinken, Hunden u. a.) beobachtet und die bei der menschlichen *Beri-Beri* besonders ins Auge fällt.

Auch die Polyneuritis bei Gravidität und Lactation sowie toxische Polyneuritiden nach Alkohol, Blei, Arsen, Quecksilber beruhen gewöhnlich auf Vitamin B_1-Mangel. Neuritiden nach Infektionskrankheiten bedürfen oft einer sehr hohen Dosierung (10 mg tägl. wochenlang). Ähnliches gilt für Herpes zoster. Bei rheumatischer Neuritis (Ischias) ist B_1 fast immer wertlos. — Ein Frühsymptom des Vitamin B_1-Mangels ist die *Verlangsamung des Pulses* (Bradykardietest) eventuell übergehend in schwere Herzstörungen (Dilatation des Herzens bis zur Dekompensation). Von seiten des Zentralnervensystems sieht man Neurasthenie; indessen sind nach heutiger Kenntnis sogar die alkoholischen Delirien sowie die Korsakowsche Erkrankung u. U. auf B_1-Mangel zurückzuführen. — Besonders bei älteren Personen zeigt sich eine Atonie des Magen-Darmkanals mit gleichzeitigen Sekretionsstörungen; auch bei der künstlichen Ernährung von Säuglingen ist das zu berücksichtigen. Hier dient B_1 auch zur *Anregung des Appetits*. Bei gleichzeitigem Mangel an anderen B-Faktoren kann man Sprue-ähnliche Krankheitsbilder mit Atrophie der Schleimhäute beobachten.

Die *Behandlung* alarmierender Symptome kann durch i.m. oder i.v. Injektion von synthetischem Vitamin B_1 erfolgen. Bekannte Handelspräparate sind Betaxin und Betabion (1 Amp. zu 25 mg bzw. 100 mg tägl.). Für gewöhnlich genügen die Handelstabletten zu 3 mg; Fortetabletten zu 50 mg.

Bei Zufuhr unmäßig hoher Dosen von B_1 ist im Tierexperiment auch eine Hypervitaminose nachzuweisen: es entstehen „Riesenratten", die unfruchtbar sind. Beim Menschen sind pellagröse Veränderungen vorgekommen.

Vitamin B_2 (Mitchell 1919) ist physikalisch durch intensive Fluorescenz ausgezeichnet, und darauf beruhen die üblichen Bestimmungsmethoden. Chemisch gesehen ist es ein Alloxanabkömmling, den R. Kuhn und Th. Wagner-Jauregg als Lactoflavin bzw. Lactoflavinphosphorsäure aus der Milch isolierten und später synthetisch darstellten. Nur in der letzteren Form ist die Resorption möglich, wobei die etwaige Phosphorylierung im Darm mit der Nebennierenrinde zusammenhängt (Verzár). Physiologisch gesehen ist es die prosthetische Gruppe des gelben Atmungsfermentes (Warburg) und anderer Fermente. Als solches ist es u. a. verknüpft mit dem *Kohlenhydratstoffwechsel.*

Lactoflavinphosphorsäure

Beim Abbau von Kohlenhydraten u. a. (Glucose, Phosphorsäureestern, Glycerinaldehyd, Äthylalkohol, Milch-, Apfel- und Citronensäure) erfolgt zunächst eine Aktivierung dieser Stoffe mit Hilfe der nicotinsäurehaltigen Nucleotide, Co-Hydrase I und II. Das gelbe Atmungsferment dient dann als Wasserstoffüberträger und wird anschließend seinerseits wieder oxydiert durch Cytochrom C oder Fumarsäure.

Der tägliche Bedarf wird mit 2—3 mg Lactoflavin angegeben. Mangelerscheinungen sind häufiger als bisher angenommen worden. Lactoflavinmangel findet sich besonders häufig als Resorptionsstörung.

Es ist ein *Wachstumsvitamin,* das an der wachsenden Ratte testiert wird. Theoretisch wichtig ist auch seine Beziehung zur *Blutbildung* und zum *Leberschutz* (s. S. 40). Beim *Menschen* zeigen sich die auffallendsten Mangelerscheinungen von seiten des *Auges* (Brennen, Lidödem, Hornhautrötung, leichte Ermüdbarkeit, Lichtscheu, Kopfschmerz, auch *Keratitis interstitialis*), der *Haut* (Rhagaden an den Mundwinkeln, auch als Cheilosis bezeichnet, seborrhoische Keratosen an der Nasolabialfalte), der *Schleimhäute* (rote und rissige Zunge, Glossitis, Stomatitis, Achylie).

Hierbei ist auch ein Zusammenhang zwischen der *Magenfunktion* und bestimmten Veränderungen der Cornea aufgedeckt worden: bei Anacidität des Magens wird nämlich Lactoflavin zerstört. In letzter Zeit ist auf die *diuretische Wirkung* des Lactoflavins hingewiesen worden.

Sonstige B-Vitamine.

Vitamin B_6 (auch als Pyridoxin oder Adermin bezeichnet) wurde von Richard Kuhn rein dargestellt; es ist ein α-Methylpyridin-Abkömmling. B_6-Mangel macht bei Ratten eine Dermatitis, bei Hunden die sog. „Schwarzzunge" und löst letzten Endes bei vielen Tierarten zentrale Krämpfe aus. B_6 besitzt beim Menschen in hoher Dosierung *sedative* Wirkungen, was für die Behandlung von Muskeldystrophien, Chorea, Parkinsonscher Krankheit sowie bei Schwangerschaftserbrechen und Röntgenkater therapeutisch ausgenutzt worden ist (tägl. Bedarf etwa 1—5 mg). Es ist im Handel z. B. als *Hexabion* (Tabletten zu 20 mg, Ampullen zu 50 mg).

Pantothensäure, chemisch ein Dioxyvalerianyl-β-Alanin, zeichnet sich durch sehr vielseitige Wirkungen aus; sein Fehlen macht bei Kücken Dermatitis, bei anderen Tieren Veränderungen an der Schleimhaut der Atemwege, weiter Nierenblutungen, Atonie des Darmkanals, hypochrome Anämie, und letzten Endes ebenfalls zentrale Krampfzustände. Seine Bedeutung für den Menschen ist wenig geklärt (tägl. Bedarf etwa 11 mg).

P-Aminobenzoesäure gehört zu den Stoffen, die bei Tieren mit *Grauwerden der Haare* zu tun haben. Wichtig ist ihre chemotherapeutische Wirkung bei Rickettsien-Erkrankungen, z. B. bei *Fleckfieber*. Erforderlich ist eine sehr hohe Dosierung über Tag und Nacht (1. Dosis 4—8 g, dann 2 g alle 2 Stunden entsprechend einem Blutspiegel von 10—20 mg-%). Eindrucksvoller ist seine Wirkung bei der Tsutsugamushi-Krankheit (s. S. 21).

Biotin, von Kögl isoliert und als Harnstoffabkömmling aufgeklärt, ruft ebenso durch seine Abwesenheit vielseitige Krankheitserscheinungen beim Tier und in seltensten Fällen beim Menschen hervor. Es steht möglicherweise in Zusammenhang mit der Seborrhoe. Durch Anwesenheit von rohem Eiereiweiß in der Nahrung, bzw. durch das darin enthaltene „Avidin" wird Biotin inaktiviert; es zeigen sich dann Biotinmangelerscheinungen. So wird ein Patient beschrieben, der infolge reichlichen Genusses von rohem Eiereiweiß schwerste Krankheitserscheinungen von seiten fast sämtlicher Organsysteme aufwies, die auf Biotin rasch zurückgingen (tägl. Bedarf etwa 0,14 mg).

Cholin. Der tägliche Bedarf beträgt für den Menschen etwa 60 mg. Seine Funktion ist die eines Methyldonators; es besitzt lipotrope Wirkung (s. S. 368). In dieser Eigenschaft kann es durch Methionin ersetzt werden. Neuerdings wird es zur Prophylaxe der Coronarthrombose empfohlen (Morrison), in einer Dosis von 6—32 g Cholinbicarbonat täglich 1—3 Jahre lang. Es verhindert nämlich die Ablagerung von Cholesterin in der Gefäßwand.

In die Gruppe der B-Vitamine gehören weiter die *Folinsäure* sowie das Vitamin B_{12}, die beiden wirksamen Prinzipien der Leberpräparate (s. S. 455).

Nicotinsäure und Nicotinsäureamid.

Die *Pellagra* ist in allen Maisländern heimisch. Für Rumänien sind für einen Zeitraum von 20 Jahren eine halbe Million Fälle mit einer Mortalität von 10% berechnet worden. Große Epidemien pflegen auch bei der Mississippi-Überschwemmung aufzutreten. Es gibt indessen Fälle, für die nicht der Maisgenuß, sondern andere Ernährungssitten verantwortlich sind. Pellagrafälle kommen gelegentlich auch bei uns vor; die Betroffenen weisen dann u. U. — neben den *typischen Hauterscheinungen* an den lichtbestrahlten Stellen — *Schleimhautveränderungen* auf (Stomatitis, Glossitis, chronische Diarrhoen, Urethritis u. a.). Frühzeitig können auch *schwere zentrale Erscheinungen* auftreten; besonders auffällig sind solche psychischer Natur, wie Wahnvorstellungen, Excitation, unter Umständen übergehend in schwere Geisteskrankheiten bis zur völligen Demenz. Auch zentral oder peripher entstehende Parästhesien und motorische Ausfallserscheinungen werden beobachtet. In schweren Fällen zeigen sich typische Degenerationserscheinungen an den Ganglienzellen des Zentralnervensystems. Es gibt auch akute Formen der Pellagra mit typhusähnlichen Bildern und mit schweren Bewußtseinsstörungen.

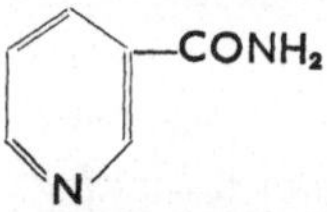

Nicotinsäureamid

Nicotinsäureamid ist die eigentlich wirksame Substanz. Nicotinsäure, Nicotinsäurediamid (Coramin) u. a. müssen im Körper erst in das wirksame Amid übergehen. Nicotinsäureamid wird eingebaut in die vielen Pyridinfermentsysteme (Cozymase, Coenzym u. a.), die ähnlich den Lactoflavin-haltigen Fermenten in die Oxydationsvorgänge der Zelle eingreifen. Der tägliche Bedarf beträgt etwa 15 mg Nicotinsäureamid; bei Pellagra muß das Vielfache dieser Dosis, z. B. 1 g täglich per os bzw. 3mal täglich 0,1 g subcutan, verordnet werden; dann zeigen sich innerhalb von 24 Stunden auffällige Veränderungen an den erkrankten Schleimhäuten.

Nicotinsäure, nicht das Amid, zeigt als Nebenwirkung eine starke *örtliche Reizwirkung*; es wird daher als Natriumsalz verwendet. Weiterhin zeigt sich eine *Erweiterung der Gefäße*, besonders auffällig im Bereich von Kopf und Hals

(Hautjucken, Hautbrennen, Wärmegefühl u. a.); damit einher geht gelegentlich eine *Senkung des Blutdrucks* und vorübergehend ein Anstieg des Venendrucks, was als unangenehm empfunden wird. Nausea, Erbrechen, Schwindelgefühl sind nicht selten. Nicotinsäure kann an Stelle der Nitrite zur Lösung von Gefäß-spasmen verwendet werden (s. S. 297), unter anderem bei MENIÉRESCHEM Schwin-del, auch bei Angina Plaut Vincenti; es ist auch bei Delirium tremens verordnet worden. — Örtlich gefäßerweiternd wirken auch gewisse Nicotinsäurealkylester.

Es ist nicht ganz geklärt, ob bei der Entstehung der Pellagra noch weitere Faktoren eine Rolle spielen. Man hat besonders auf den geringen biologischen Wert der im Mais vorkommen-den Eiweißkörper hingewiesen. Auch ein fluorescierender Farbstoff, der im Mais vorkommt, soll für die Hauterscheinungen mit verantwortlich sein, wie man bisher glaubte. Diese treten nämlich nur dort auf, wo das Sonnenlicht einwirkt, ähnlich wie nach Eosin, Buchweizen, Johanniskraut usw. Dies ist indessen ein Irrtum, da bei Mangel an Nicotinsäureamid der *Porphyrinstoffwechsel* in Unordnung gerät, und auf diesem Wege entstehen endogene fluores-cierende Stoffwechselgifte, die auf Zufuhr von Nicotinsäureamid verschwinden. Auch die Porphyrinurie nach Blei und Barbitursäuren und bei Lebercirrhose wird dadurch günstig beeinflußt. Vitamin B_1-, B_2- sowie Eiweißmangel bei Pellagra ist häufig.

Sprue ist eine chronische Erkrankung des Verdauungstractus, die zum Teil an die perniziöse Anämie, zum Teil an Pellagra erinnert und in tropischen und subtropischen Ländern vorkommt. Sie ist durch Glossitis, Fettdiarrhoe, perniciosaähnliche Blutbilder und schwere nervöse Störungen charakterisiert. Ursache der Sprue ist Mangel an *Folinsäure* (s. S. 455), dementsprechend wirken auch Leberpräparate, weniger gut Hefe. Eine Krank-heit, die früher in bestimmten Gegenden innerhalb von 2 Jahren zum Tode führte, wurde dadurch beherrschbar. Ähnlich verhält sich die *Cöliakie* der Kinder; doch tritt gleichzeitig infolge anhaltender Diarrhoe auch ein Defizit an anderen Vitaminen auf (D, K u. a.).

Vitamin C. *Historisches.* Der *Skorbut* ist seit alters her die gefürchtete Krank-heit der Seefahrer und Polarforscher. Er entwickelt sich bei vitaminarmer Ernährung nach etwa 120 Tagen. Der wichtigste Schutz gegen diese Krankheit ist ein hochentwickelter *Instinkt*, der den Betroffenen zu vitaminreichen Nahrungsstoffen hintreibt und der auch dem modernen Menschen nicht ver-lorengegangen ist. JOHANN DIETZ, Schiffsarzt der Walfänger, berichtet 1685 folgendes: „Wir warfen die Anker und setzten die Schaluppen in's Meer. Das Erste war, daß wir die Scharbockkranken an's Land brachten, welche wie das Vieh, zum Teil mit dem Maul das Schlath, welches eine Art Kraut fast wie Löffelkraut, von der Erde fraßen und in 3 Tagen gesund wurden" (zitiert nach VENZMER).

So ist unter anderem die antiskorbutische Wirkung von Cochlearia (Löffelkraut), von Beccabunga (Bachbunge), von Archangelica (Engelwurz) schon im Mittelalter den Grön-landfahrern bekannt gewesen. Französische Seeleute sahen bei den Eingeborenen Neu-fundlands, wie man die Krankheit mit Abkochungen aus Fichtensprossen heilte (CARTIER 1545). Später haben besonders schwedische Ärzte mit solchen Abkochungen gearbeitet, und Kapitän COOK pflegte unter Zusatz von Malz ein Fichtennadelbier zu brauen. Hollän-dische Seeleute haben wohl schon im 16. Jahrhundert die antiskorbutische Wirkung von Apfelsinen und Citronen entdeckt, und diese erwiesen sich derart wirksam, daß der Schiffs-arzt GILBERT BLANE 1790 schreiben konnte, daß „je 50 Citronen einen Mann mehr auf der Flotte bedeuten". 1739 erschien die „Medicina castrensis" von JOHANN GEORG HEINRICH KRAMER, einem hohen Militärarzt im ungarischen Lager des Prinzen Eugen, in der zuerst vom Sauerkraut als einem Heilmittel gegen Skorbut die Rede ist. In der Zwischenzeit sind diese Erkenntnisse immer wieder verlorengegangen.

Die *wissenschaftliche Erforschung* des Vitamins C beginnt mit der Ent-deckung des Meerschweinchenskorbuts durch HOLST und FRÖHLICH (1912). Seine Isolierung und Konstitutionsermittlung als l-Ascorbinsäure erfolgte durch SZENT-GYÖRGYI 1928 sowie durch MICHEEL, die erste Synthese durch REICHSTEIN

Die starke Säure zeichnet sich durch intensive Reduktionswirkung aus; dadurch führt sie z. B. zur Stabilisierung von Adrenalin (s. S. 80) und von 2wertigem Eisen (s. S. 457).

Der *tägliche Bedarf an Vitamin C* ist überraschend hoch und wird auf 30—150 mg, bei Infektionskrankheiten, wie Typhus, Tuberkulose, Diphtherie, Pneumonie und bei Magenulcus sogar auf 200—300 mg geschätzt. Bei starker Arbeitsleistung erfolgt im Experiment am Meerschweinchen ein Absinken des C-Gehalts der NN-Rinde. Auch nach bestimmten Arzneistoffen tritt ein größerer Vitamin-C-Bedarf auf, so nach Chinin- und Quecksilbersalzen, nach Alkohol und nach vielen Giften. Hierher gehört die Vitamin-C-Behandlung der toxischen Katarakt. Der Vitamin-C-Bedarf wird beurteilt danach, ob meßbare Mengen des Vitamins in den Harn übergehen. Für solche Bestimmungen sind besondere kleine Tabletten von Dichlorphenol-indophenol im Handel, die durch die anwesende Ascorbinsäure reduziert werden.

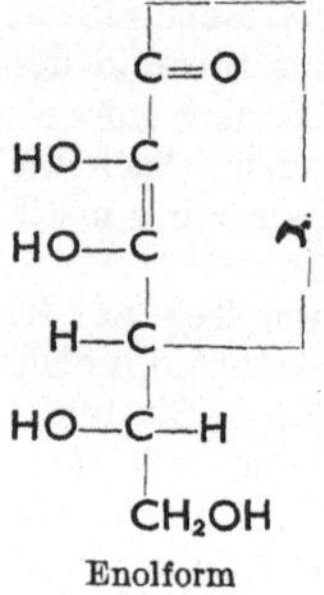

Enolform
l-Ascorbinsäure

Frühsymptome von Vitamin C-Mangel sind verminderte körperliche Leistungsfähigkeit, Neigung zu Erkältungen, schlecht heilende Wunden und Knochenbrüche. Eines der sichersten Symptome sind Blutungen in der Umgebung der Haarfollikel, auch mit vorübergehender *Hyperkeratose*. Man hat versucht, den normalen Ascorbinsäuregehalt des Blutes mit 1,2 mg-%, bei präskorbutischen Erscheinungen mit 0,8 mg-%, bei Skorbut mit weniger als 0,5 mg-% festzulegen; Ascorbinsäure kann indessen im Serum völlig fehlen, ohne daß Skorbuterscheinungen auftreten.

Mit dem *Skorbut* verbunden ist eine *Capillarschädigung*, die zu einer abnormen Gefäßbrüchigkeit und zu Blutungen an Gaumen und Zahnfleisch sowie am Periost führt. Bei Kleinkindern besonders auffällig sind Veränderungen an den *Knochen* (Knochenschmerzen, Osteoporose, sogar Knochenzerstörungen), die sich noch lange im Röntgenbild nachweisen lassen. Das Gerinnungssystem des Blutes ist dabei intakt. Der *Säugling* erkrankt früher als die Mutter, wenn diese sich unvernünftig ernährt; aber auch pasteurisierte Milch kann verhängnisvoll sein: Es entsteht die MÖLLER-BARLOWsche Krankheit. — In Zweifelsfällen gibt man 300—500 mg Ascorbinsäure per os; die Wirkung bei infantilem Skorbut tritt in 24—48 Stunden ein.

Auch die Capillaren der Zahnpulpa werden pathologisch verändert. Die krystallinische Struktur des Zahngefüges wird unregelmäßig, gleichzeitig treten eigentümliche Dentinwucherungen und mikroskopisch feine Schmelzdefekte auf, von denen die spätere Caries ausgehen kann. Das ist besonders auch in der Schwangerschaft zu berücksichtigen. Ebenso tritt bei Tier und Mensch eine Zerstörung des Paradentiums ein (HÖJER und WESTIN u. a.; Abb. 6).

Neben diesem C-Mangel, der nach heutiger Ansicht eine *Hauptursache* der Zahnzerstörungen ist, kann auch ein D-Mangel (s. S. 53) und ein A-Mangel (Degeneration der Odontoblasten und Pulpanerven), ein B_1-Mangel (Kinder von GOMS) hineinspielen, daneben viele andere Faktoren (s. S. 4).

Vitamin C ist angebracht bei allen Erscheinungen von Skorbut und Präskorbut. Seine auffallendste Wirkung ist die rasche Regeneration der Gefäßschäden. Eine *Wirkung hoher Dosen* hat sich auch bei einigen nichtavitaminotischen Zuständen gezeigt, so z. B. eine Beschleunigung der Blutgerinnung. Man macht davon Gebrauch bei jeder Form profuser Blutungen, wie bei thrombopenischer Purpura und bei Hämophilie, z. B. in Form von Cebion forte (0,1—0,5 g täglich i.v., auch peroral). In gleicher Richtung liegt die Knochenmarkswirkung; es setzt eine Vermehrung der Retikulocyten ein. Auch bei gewissen myeloischen Leukämien hat sich eine günstige Wirkung von Vitamin C herausgestellt; letzthin ist es auch als *Diureticum*, z. B. bei kardialen Ödemen, angewandt worden. Große praktische Bedeutung hat die Kombination hoher

Dosen Vitamin C (1 g parenteral) mit 5 mg DOCA (s. S. 85) i.m. bei Arthritis erlangt.

Bei intravenöser Injektion höchster Dosen treten Nebenwirkungen auf, die als anaphylaxieähnlich gewertet werden. Eigentliche toxische Eigenschaften scheint das Vitamin C sogar nach 6 g i.v. (CECIL) nicht zu besitzen.

Im Hinblick auf *Vitamin-C-Präparate* enthält das DAB. 6 eine fühlbare Lücke. Andere Länder sind bereits zu den zeitweise vergessenen frischen Pflanzensäften zurückgekehrt.

So enthält die Schweizer Pharmakopoe von 1933 — das DAB. 6 stammt von 1926 — einen Sirup aus frischer Brunnenkresse und Meerrettich als „Sirupus antiscorbuticus". Es würde sich empfehlen, die Hagebutten-Zuckerkonserven der alten Ärzte wieder einzuführen.

Vitamin C ist im Handel als *Cebion, Cantan* oder *Redoxon*. Man verordnet bis zu 6 Tabletten zu 0,05 g oder bis zu 0,5 g i.v. bzw. bis zum Auftreten von Ascorbinsäure im Harn.

Nach SZENT GYÖRGYI ist in der Citrone noch ein zweites Vitamin enthalten, dessen Mangel gleichfalls zu einer abnormen Brüchigkeit der Capillaren führt *(Vitamin P = Citrin)*. Es handelt sich um Flavanonglykoside.

Rutin, ein Ramnoseabkömmling des Quercetins, ist etwa 4—8mal wirksamer als Vitamin P. Es wurde ursprünglich aus

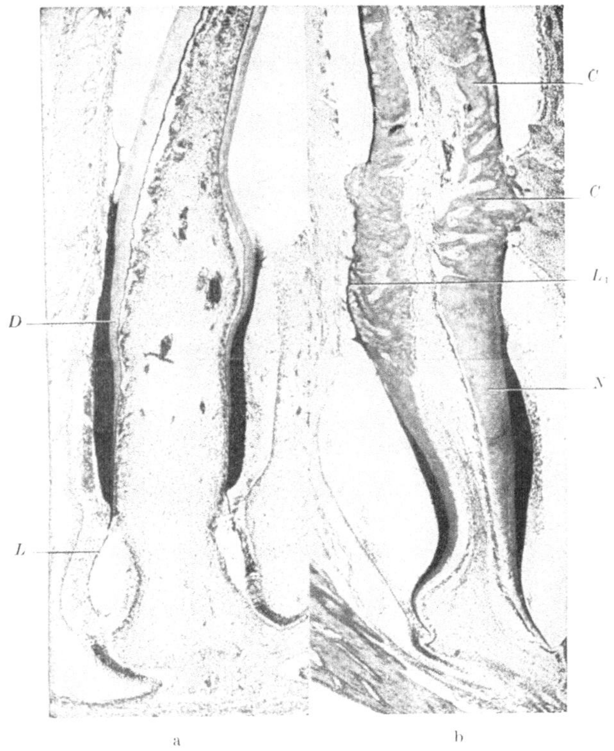

Abb. 6 a u. b. Zähne eines Meerschweinchens nach Vitamin-C-freier Diät. a 14tägige vitaminfreie Ernährung, b anschließend 8tägige Vollnahrung. D Dentin. L Lineare Ablagerung von Calciumsalzen an Stelle von Dentin während des Skorbutanfalls. N Normales Dentin, gebildet in der Nachperiode bei Vollnahrung. C Verkalkte Narbe des avitaminotischen Herdes. L₁ Lineare Ablagerung von Kalksalzen an Stelle von Dentin während des Skorbutanfalls. (Nach E. W. FISH.)

Ruta graveolens gewonnen. Es entfaltet im Tierexperiment mannigfache Wirkungen, die auf eine *Permeabilitätsverminderung* der Zellmembranen sowie auf *verminderte Fragilität der Capillaren* hindeuten. (Verhinderung lokaler Blutungen und Ödeme infolge Anwendung von örtlichem Unterdruck, Unterdrückung des anaphylaktischen Schocks beim Meerschweinchen, Antagonismus gegen Krampfgifte.)

Beim Menschen wird erhöhte Capillarfragilität bei den mannigfachsten Krankheiten nachgewiesen, so bei Hypertonie und Diabetes mellitus und bei sonstiger Blutungsbereitschaft. Auch bestimmte Arzneimittel (Sulfonamide, Salicylsäurederivate, Arsenpräparate, Schwermetalle u. a.) können zu Ödemen und hämorrhagischen Diathesen und zu Blutungen der verschiedensten Art führen. Weiterhin wird ein Vitamin-P-Mangel in der Nahrung debattiert, z. B.

bei der Pachymeningitis haemorrhagica interna des Säuglings. Rutin ist ein Antagonist von Dicumarol.

Rutin wird auch peroral rasch und vollständig resorbiert. Die tägliche Dosis beträgt 100 mg (—400 mg), auch über Wochen. Die Wirkung ist unter anderem

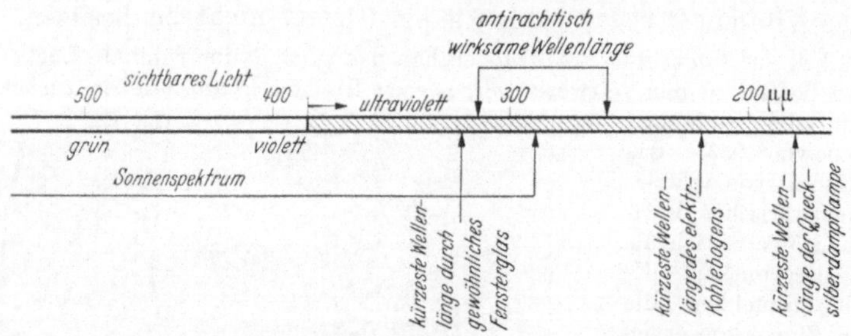

Abb. 7. Abhängigkeit der antirachitischen Wirkung von der Wellenlänge des Spektrums. (Nach BEST und TAYLOR.)

sichtbar am Aufhören der Spontanblutungen sowie an der Normalisierung des GOTHLINschen Index. Nebenwirkungen werden nicht beobachtet.

Vitamin D. Seit Ende des vorigen Jahrhunderts häufen sich die Beweise, daß die kindliche Rachitis durch *mangelnde Sonnenbestrahlung* entsteht. Seitdem ist bekannt geworden, daß eine ganz bestimmte Zone des ultravioletten Lichts, nämlich die Wellenlängen zwischen 250 und 313 $\mu\mu$, antirachitisch vorbeugend und heilend wirksam ist. Derartiges Licht ist in der gemäßigten Zone nur zu bestimmten Jahreszeiten vorhanden. Bei einer Sonnenhöhe von weniger als 35° werden nicht mehr genügend ultraviolette Strahlen die Erdoberfläche erreichen. Im Dunst der Großstädte und Industriezentren wird das Ultraviolett auch in den Sommermonaten absorbiert. Ebenso ist hinter gewöhnlichen Fensterscheiben kein Ultraviolett mehr vorhanden (Abb. 7).

Dagegen ist das indirekte Sonnenlicht, das von den Wolken ausgestrahlt wird, bei genügend hohem Stand der Sonne reich an Ultraviolett und ist damit antirachitisch wirksam.

Nachdem es möglich wurde, die Rachitis im Tierexperiment zu studieren (MELLANBY, McCOLLUM u. a.), ist diese Wirkung des ultravioletten Lichtes rasch aufgeklärt worden. Fette und Öle, aber auch Rattenhaut und Menschenhaut, die verfüttert werden, besitzen nach Bestrahlung mit ultraviolettem Licht antirachitische Eigenschaften. Der nächste Schritt war die Entdeckung, daß nicht Cholesterin, sondern eine Verunreinigung des Cholesterins und sein häufiger Begleiter, nämlich das verwandte Ergosterin, durch Bestrahlung wirksam wird. Das *bestrahlte Ergosterin* (Vitamin D_2) ist unter dem wortgeschützten Namen Vigantol in $0,5^0/_{00}$ iger öliger Lösung im Handel. 1 ccm dieser Lösung enthält 0,5 mg krystallisiertes D-Vitamin, was einem Gehalt von 20000 I.E. (s. S. 43)

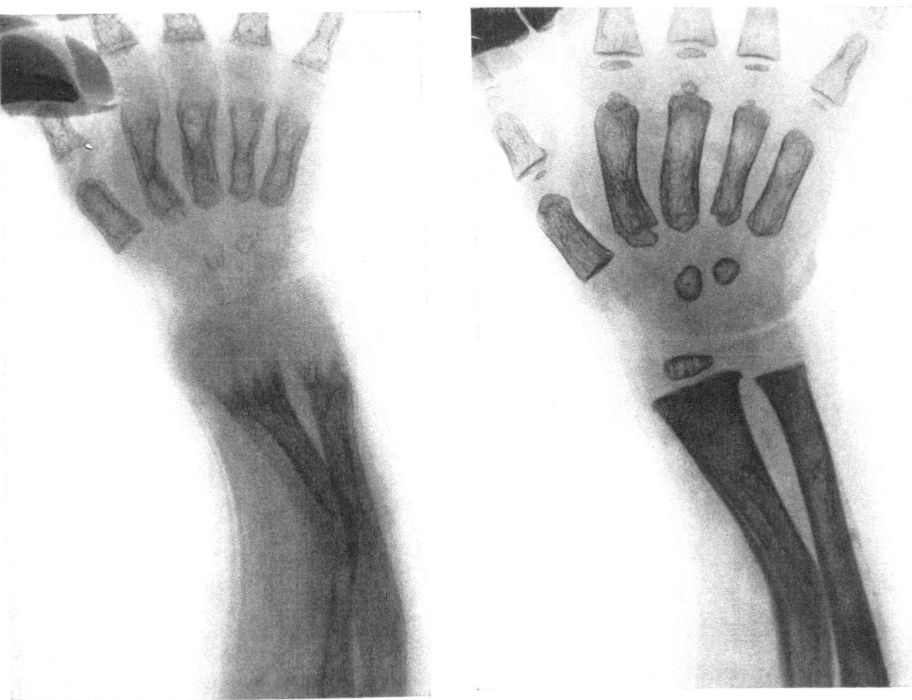

a   b

Abb. 8a u. b. Vigantolbehandlung einer kindlichen Rachitis. a Vor Behandlung. Man sieht nur angedeutete, zum Teil fehlende Knochenkerne und unregelmäßige, wie ausgefranste Epiphysenlinien. b Nach 10wöchiger Behandlung. Die Schatten sind schärfer, die Knochenkerne scharf ausgeprägt, gut verkalkt, die Epiphysenlinien scharf. Zwischen den Knochenkernen sind die Zwischenräume enger.

entspricht. Vigantol (D_2) kann das natürliche Vitamin D_3, das z. B. in großen Mengen im Lebertran vorkommt, bei Säugetieren ersetzen. Die Muttersubstanz von D_3 ist das 7-Dihydrocholesterin der Zelle (WINDAUS u. a.).

Auch durch Bestrahlung anderer Sterinkörper entstehen Stoffe mit antirachitischer Wirkung: Das Vitamin D_1 ist später aufgeklärt worden als Molekülverbindung von D_2 mit dem unwirksamen Lumisterin. D_4 bildet sich bei der Bestrahlung von Dehydro-ergosterin. Auch andere pflanzliche Sterine, wie Stigmasterin und Sitosterin, gehen so in antirachitisch wirksame Stoffe über.

Bei der Bestrahlung von sterinhaltigen Nahrungsmitteln (Milch u. a.) ist zu bedenken, daß gleichzeitig eine gefährliche *Denaturierung* anderer Vitamine und Nährstoffe erfolgen kann.

Das fettlösliche Vitamin D ist reichlich enthalten im Lebertran, in geringem Maße in Milch, Butter und Eigelb und in bestimmten grünen Pflanzen. Die pflanzlichen Fette und Öle sind frei davon. Der tägliche Bedarf an Vitamin D wird für den Säugling und das Kleinkind auf 0,01 mg D_2 geschätzt. Bei Mangel an Ultraviolett sowie bei rasch wachsenden Kindern ist der Bedarf erhöht. Die *Resorption* erfolgt nur bei Gegenwart der Gallensäuren (s. S. 370). Die *Speicherung* erfolgt, wie bei den meisten anderen Vitaminen, in der Leber.

Vitamin D ist bei *Rachitis,* bei der damit vergesellschafteten *Spasmophilie* und bei *Osteomalacie* ätiologisch wirksam (Abb. 8), indessen muß man bei diesen Krankheiten gleichzeitig für genügende Zufuhr von Kalk und Phosphaten sorgen, bei der Rachitis auch eine Überernährung vermeiden.

Rachitis ist eine Knochenerkrankung mit Störung des Calcium-Phosphatstoffwechsels. Es findet sich u. a. eine Resorptionsstörung des Kalks (Kalk-Fettstühle), ein verminderter Phosphatgehalt des Blutes, ein zu geringer Aschegehalt des Knochens. Histologisch ist sie charakterisiert durch pathologische Veränderungen an der Knochenknorpelgrenze, und zwar tritt an Stelle der Knochentrabekel, die sich zwischen die Knorpelsäulen einschieben, osteoides kalkarmes Gewebe. Der Knorpel wird infolgedessen stärker belastet, und es erfolgt eine kompensatorische Hypertrophie besonders der Epiphysenknorpel (rachitischer Rosenkranz u. a.).

Besonders gefährdet ist auch der wachsende Zahn (Abb. 9), dessen krystallinisches Gefüge schwer verändert wird. Es treten mikroskopisch feine Risse und Sprünge ein, die später als Eingangspforte für cariöse Vorgänge dienen. Bei extremem D-Mangel treten die bekannten sichtbaren Zahnveränderungen auf. Setzt die Avitaminose erst nach Abschluß des Verkalkungsvorganges ein, so kommt es zu osteoporotischen Veränderungen: Man sieht lokale Aufhellungen im Röntgenbild, abnorme Knochenbrüchigkeit, Lockerung der Zähne, Osteomalacie. *Tetanie* und *Pneumonie* sind die ernsten Komplikationen der Rachitis, *Deformitäten des Beckens* die schwerste Folgeerscheinung.

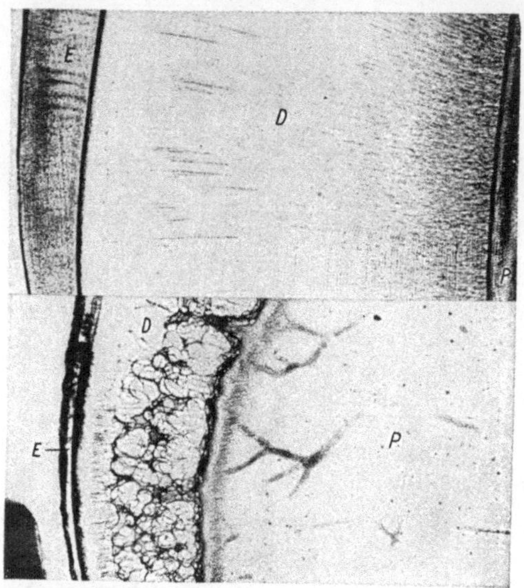

Abb. 9. Wirkung von Lebertran auf die Schneidezähne von rachitischen Hunden. Oben: mit Lebertran; unten: ohne Lebertran. *E* Schmelz, *D* Dentin, *P* Pulpa. Man sieht die Risse und Sprünge in dem schlecht verkalkten, schlecht krystallisierten und dünnen Schmelz und Dentin bei Vitamin-D-armer Ernährung. (Nach MELLANBY.)

Alle diese Veränderungen werden durch Vitaminzufuhr oder durch Ultraviolettbestrahlung beeinflußt. Die Resorption des Kalkes wird verbessert, der Kalkphosphatgehalt des Blutes steigt, der Verknöcherungsvorgang wird normal. Bei rachitischen Kindern lassen sich bei den üblichen Dosen von Lebertran schon nach 8—14 Tagen deutliche Veränderungen im Röntgenbild und in den klinischen Erscheinungen erkennen. Die Zunahme der Caries im Spätwinter und Frühling ist hauptsächlich auf D-Mangel zurückzuführen, da sie weitgehend verhindert werden kann durch genügend hohe Gaben von Vitamin D (MACBEATH und ZUCKER). Weiter ist das Längenwachstum des Kindes, und zwar während der gesamten Wachstumsperiode von 2—14 Jahren von der genügenden Versorgung mit D-Vitamin abhängig.

Zur *Rachitisprophylaxe* erhalten Säuglinge im dritten Lebensmonat täglich 5 Tropfen Vigantolöl bis zum Verbrauch von 2 Fläschchen zu je 10 ccm = insgesamt 10 mg krystallisiertes Vitamin. Aus äußeren Gründen, weil den Müttern nämlich öfters die chronische

Prophylaxe lästig ist, wird heute der Vigantolstoß vorgezogen (ein Röhrchen Vigantol „forte" [= 10 mg krystallisiertes Vitamin D_2] als einmalige Gabe); der Schutz dauert 4—6 Monate.

Zur *Rachitistherapie* erhalten Säuglinge und Kleinkinder täglich für 3—4 Wochen bzw. bis zur Heilung 2—3 Teelöffel Lebertran oder 15 (bis 18 bei größeren Kindern) Tropfen Vigantolöl. Bei Anwendung der *Stoßtherapie* werden im allgemeinen 15 mg krystallisiertes Vitamin D auf einmal gegeben. Vitamin D_2 wird neuerdings auch parenteral zur Stoßtherapie gegeben; mehr und mehr wird es durch das verläßlichere D_3 (Trivitan) ersetzt. Erwachsene erhalten bei Osteomalacie etwas höhere Dosen D_2, bzw. 2—3 Eßlöffel Lebertran von bekanntem A- und D-Gehalt (s. S. 43). Bei *Frühgeburten* sind tägliche Dosen bis zu 20000 E entsprechend 0,5 mg Vigantol verordnet worden (MØLLER); sehr hohe Dosen müssen auch bei *Lupus vulgaris* und bei BOECKschem *Sarkoid* verordnet werden (wöchentlich 15 mg Vigantol). Betreffs Citronensäurebehandlung der Rachitis s. S. 424.

Nebenwirkungen. Bei der Bestrahlung von chemisch reinen Sterinen durch ultraviolettes Licht wird nicht nur der nützliche antirachitische Stoff gebildet, sondern gleichzeitig auch andere Stoffe mit sehr hoher Giftwirkung. Schon das *natürliche D-Vitamin* kann bei Überschreitung der obigen Dosen zur Erhöhung des Kalkspiegels „*Calcinosewirkung*" führen, sowie zu *arteriosklerotischen Veränderungen*, besonders der Nierengefäße, die irreparabel sind. Gleichzeitig treten Appetitlosigkeit, Verdauungsstörungen, Müdigkeit und Gewichtsabnahme und im Blut *eine Erhöhung des Reststickstoffs* ein. Besonders gefährdet scheinen debile Frühgeburten, Fälle mit bereits erhöhtem Reststickstoff sowie tuberkulöse Kinder zu sein.

Man hat solche Zustände in einigen seltenen Fällen sogar nach im ganzen 2 l Lebertran beobachtet. Bei der sehr umstrittenen Behandlung der Arthritis mit höchsten Dosen bestrahlten Ergosterins (150000—500000 E täglich über Monate) sind Fälle von Netzhautblutung, schwerer Niereninsuffizienz und allgemeiner Gewebsverkalkung beschrieben worden. Bei der Lupusbehandlung wurden Vergiftungen nach insgesamt 45 mg, ein Todesfall nach insgesamt 150 mg beobachtet. Gegenmittel gegen die Verkalkung sind grüne Salate und Gemüse. Sofern der Lebertran bei Kindern mit Zwang eingeführt wird, kann es zur „Lipoidpneumonie" kommen.

Phosphorlebertran. In der früheren Medizin, die weder das Vitamin D noch seine Wirkung kannte, ist der Lebertran häufig als *Phosphorlebertran* verordnet worden. In der Tat führte der *gelbe Phosphor* — im Gegensatz zum ungiftigen roten oder amorphen Phosphor — in kleinen Dosen im Tierexperiment zu einer verstärkten Anlagerung von Knochensubstanz. Seine Verordnung entspricht indessen nicht mehr der wissenschaftlich-ärztlichen Anschauung (s. S. 349).

A.T. 10. Einzelne Nebenprodukte der Ergosterinbestrahlung führen zu ganz besonders starken Verkalkungen. Unter ihnen ist das Dihydrotachysterin *A.T. 10* (HOLTZ 1931) therapeutisch wichtig, da es in *schwersten Tetaniefällen* wirksam ist, wenn alle anderen Maßnahmen versagen. Die Wirkung, die in 48 Stunden einsetzt und lange anhält, beruht auf Anreicherung von Calciumionen. A.T. 10 löst daher auch andere Calciumwirkungen aus (s. S. 434). Dieser wichtige Arzneistoff gehört in die Hand von Ärzten, die durch Blutkalkanalysen die wirksame Dosierung und die Gefahr der allgemeinen Verkalkung zu beherrschen vermögen. Er wird testiert durch Bestimmung des Gewichtsverlustes der weißen Maus, ausgedrückt in toxischen Grenzdosen (T.Gr.) (1 ccm A.T. 10 = 150 T.Gr.). Die orale Gesamtdosis, die öfters zur vollen Wirkung genügt, ohne daß die allgemeine Verkalkungsgefahr zu groß wäre, beträgt 5—8—15 ccm, auch in täglichen Einzeldosen von 1 ccm. Gelegentlich muß diese Dosis weit überschritten, oder Jahre lang, sogar lebenslänglich weitergegeben werden. Auch die Nebenschilddrüsenepilepsie reagiert auf A.T. 10. Vitamin D_2 hat gemäß neueren Angaben bei entsprechender Dosierung annähernd gleiche Wirkungen.

Anhang zu Vitamin D.

Weitere Wirkungen des ultravioletten Lichts. Wie schon GROTTHUS 1817 erkannt hat, sind nur diejenigen Wellenlängen biologisch aktiv, die beim photochemischen Vorgang absorbiert werden. Strahlen, die durch ein bestimmtes Medium hindurchgehen oder die reflektiert werden, sind immer wirkungslos.

Nun hat das Sonnenlicht neben der *Aktivierung des Ergosterins* weitere Eigenschaften, wie Desinfektionswirkung, *Erythemerzeugung* und *Hautbräunung*. Die dabei wirksamen Wellenlängen sind ganz verschieden. Die chemische Natur der dabei beteiligten lichtabsorbierenden Stoffe ist, abgesehen vom Ergosterin, noch unbekannt. Die *Desinfektionswirkung*, die bei Bestrahlung der Haut $1^1/_2$ mm tief dringt, während in 4 mm noch eine Wachstumshemmung erfolgt, liegt bei einer Wellenlänge von 250 $\mu\mu$, das Hauterythem (Sonnenbrand) ist am stärksten bei 300 $\mu\mu$, die Hautbräunung bei 380 $\mu\mu$, während die Ergosterinaktivierung zwischen 250—300 $\mu\mu$ erfolgt.

Die Allgemeinwirkungen der Sonnenbestrahlung hängen zum Teil mit der Ergosterinaktivierung zusammen (Wirkung auf Calcium-Phosphatstoffwechsel, Knochenwachstum u. a.), zum Teil mit der Erythembildung (Steigerung des Gesamtstoffwechsels, des Eiweißumsatzes, der Antikörperbildung). Weitere Lichtwirkungen, wie die raschere Blutneubildung bei anämischen Tieren, der schnellere Abbau der Nucleinsäuren, die vermehrte Toleranz für Toxine und für Alkohol, die Steigerung der Arbeitsleistung, die gelegentlich verbesserte Wundheilung sind nicht näher analysiert. Oft gute Wirkung bei Alopecie und anderen Hautleiden.

Praktisch wichtig ist auch die *Lichtaktivierung fluorescierender Stoffe*, die z. B. in Steinkohlenteer vorkommen, wo sie zum Teil identisch sind mit den carcinogenen Stoffen. Auch bei Trypaflavin, u. a. Acridinderivaten, bei Chinin, Sulfonamiden und bei Porphyrinen muß man mit Lichtaktivierung rechnen. Andererseits wird durch *Lichtschutzsalben* das besonders aktive Ultraviolett abgefangen. Solche Salben enthalten gewöhnlich Aesculinabkömmlinge (Zeozon und Ultrazeozon).

Trimethylhydrochinon + Phytylbromid → α-Tocopherol = Vitamin E

An dieser Stelle sei auch die kurzwellige Ultrastrahlung mit Wellenlängen von 1400—800 $\mu\mu$ erwähnt; diese hat unter Umständen — allerdings erst nach jahrelanger Einwirkung — eine Trübung der Linse zur Folge (Feuer-, Schmelzer-, Glasmacherstar). Gegen die Strahlung schützt z. B. das grüne Eisenoxydglas (Rotonglas).

Vitamin E (EVANS und BISHOP 1923) wird besonders aus Weizenkeimöl gewonnen, aus dem es sich mit Hilfe von Fettlösungsmitteln extrahieren läßt. Chemisch ist es ein Tocopherol (H. M. EVANS). Es wurde von KARRER aufgeklärt und synthetisch dargestellt. Es ist im Handel z. B. als *Evion*.

Vitamin E gehört zu den Antioxydantien, verhindert z. B. die Oxydation von Vitamin A, so daß dieses in Gegenwart von Vitamin E stärker wirkt. Bei männlichen Ratten führt Vitamin-E-Mangel zu einer typischen Hodenatrophie mit Azoospermie, schließlich Aspermie. Vitamin E führt demgegenüber zur Ausreifung der Spermatiden zu Spermien. Die Ovarien werden nicht verändert, es tritt auch keine Unfruchtbarkeit der Weibchen auf; indessen gehen die Feten intrauterin zugrunde und werden resorbiert (Resorptionssterilität). Bei anderen Tieren tritt unter Vitamin-E-Mangel Verwerfen ein. Die Schutzdosis für α-Tocopherol beträgt bei der Ratte etwa 1—3 mg (= 1 R E.). Der Tagesbedarf des Menschen wird auf 15 mg geschätzt.

Neuerdings wird angenommen, daß Vitamin E auf den Hypophysenvorderlappen einwirkt; nach anderen Angaben wird die Progesteronwirkung durch Vitamin E erheblich gesteigert, doch ist dieses nicht unbestritten. Vitamin E hat für die Tierzucht einige Bedeutung. Auf Grund der Tiererfahrungen ist bei der Frau der *habituelle Abortus* mit Vitamin E behandelt worden; seine Wirkung ist weiter umstritten, jedenfalls nur bei Vitamin-E-Mangel (Bestimmung von Tocopherol im Blut!) zu erwarten. Bei Unfruchtbarkeit des Menschen ist es wirkungslos.

Kommen die Jungen eines durch Vitamin-E-Mangel geschädigten Muttertieres lebend zur Welt, so zeigt sich gewöhnlich zwischen dem 16. und 25. Lebenstage eine neuromuskuläre Schädigung, hauptsächlich beruhend auf einer Degeneration, später Zerstörung der Vorderhornzellen. Diese tritt nicht auf, wenn die Jungtiere vor dem 15. Tage nach der Geburt Weizenkeimöl erhalten. Nach dieser Zeit läßt sich die Lähmung nicht mehr verhindern. Das histologische Bild erinnert weitgehend an die Veränderungen, die sich bei der *amyotrophischen Lateralsklerose* des Menschen abspielen; jedoch sind die klinischen Kontrollen unbefriedigend. Man hat das Vitamin E auch bei der *Muskeldystrophie* versucht; in der Tat zeigen sich unter E-Mangel typische Degenerationen in der quergestreiften Muskulatur; dementsprechend zeigt sich auch *Kreatinurie*. Die Bedeutung von Vitamin E als Leberschutzstoff sowie bei Gefäßkrankheiten und Bindegewebsdegenerationen wird erwogen.

2-Methylnaphthochinon

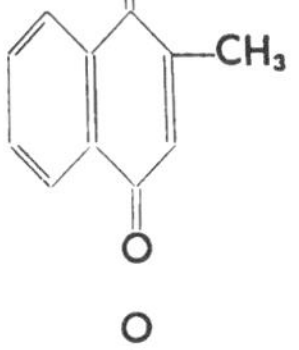

Phytol

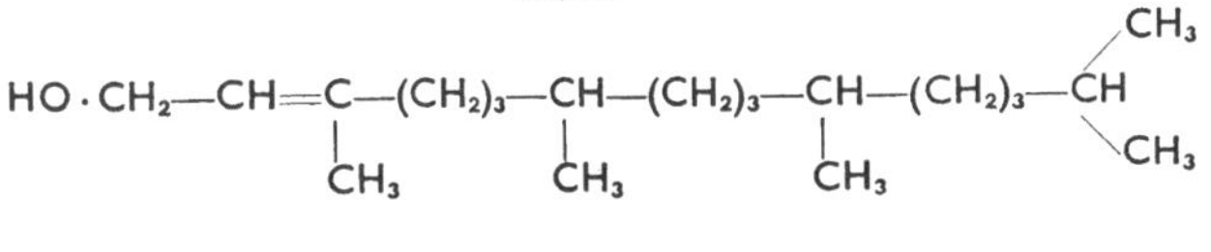

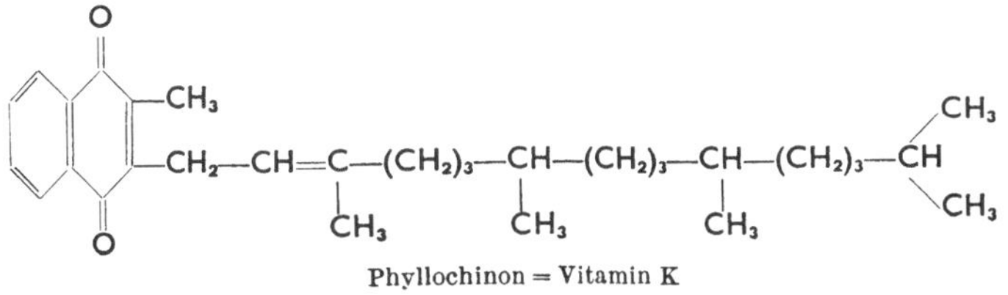

$HO \cdot CH_2—CH=C—(CH_2)_3—CH—(CH_2)_3—CH—(CH_2)_3—CH \begin{smallmatrix} CH_3 \\ CH_3 \end{smallmatrix}$

Phyllochinon = Vitamin K

Vitamin F (natur) besitzt eine große Reihe von höheren ungesättigten Fettsäuren, wie die Linol- und Linolensäure, sowie (am stärksten wirksam) eine Oktodekadiensäure. F-Mangel führt unter anderem an der Ratte zu Hauterscheinungen (Trockenheit, Rauheit, Schuppigkeit des Schwanzes [Schachtelhalmschwanz]); durch örtliches Auftragen auf die kranke Haut der Ratte wird die Heilwirkung der Vitamin F-Stoffe testiert. Die Wirksamkeit der Linolsäure ist an die Gegenwart anderer Vitamine gebunden.

Für den Menschen ist wahrscheinlich gemacht worden, daß eine Synthese der wirksamen ungesättigten Fettsäuren im Körper nicht möglich ist; der Milchschorf der Kinder sowie möglicherweise gewisse Formen der Psoriasis (wirksame Dosis 2—5 g täglich) sind als F-Mangelerkrankung anzusehen.

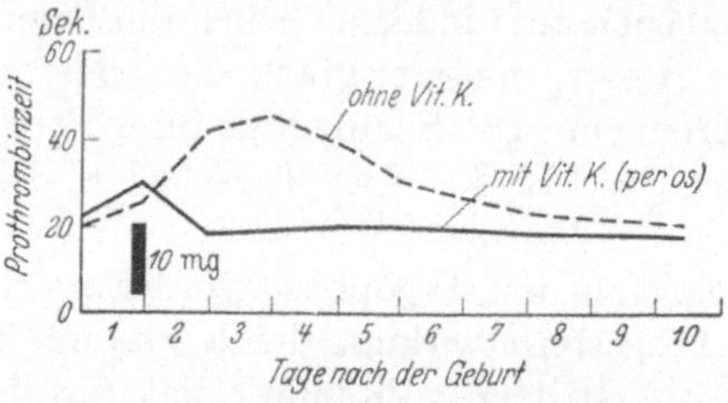

Abb. 10. Verlauf der Prothrombinzeit während der ersten Lebenswoche. Beispiele zweier gesunder Neugeborener. *Ohne Vitamin K:* Anstieg der Prothrombinzeit bis Beginn des 4. Lebenstages: physiologische, vorübergehende Hypoprothrombinämie. *Mit Vitamin K* (oral verabreicht): Anstieg der Prothrombinzeit bleibt größtenteils aus. Die Prothrombinzeit wurde nach der Mikromethode von FIECHTER bestimmt. (Nach F. KOLLER.)

Vitamin K. Bei Neigung zu Blutungen ist auch das von DAM und SCHØNHEYDER 1934 entdeckte *„Koagulationsvitamin"* zu berücksichtigen. Die Wirkung dieses Stoffes wird an Kücken testiert, die besonders empfindlich sind gegen einen Vitamin K-Mangel. Sie erkranken an einer *hämorrhagischen Diathese,* die mit einer charakteristischen Gerinnungsstörung des Blutes, nämlich einem *Mangel an Prothrombin,* zusammenhängt. Der tägliche Bedarf pro Gramm Hühnchen, täglich an drei aufeinander folgenden Tagen zugeführt, soll eine Hypoprothrombinämie beseitigen und wird als Dam-Einheit bezeichnet. Der Bedarf des Menschen an Vitamin K wird auf 1 mg täglich geschätzt.

Vitamin K ist besonders reichlich enthalten in grünen Blättern, und zwar annähernd entsprechend dem Chlorophyllgehalt. Chemisch handelt es sich um einen Phytolester des an sich bereits stärkstwirksamen 2-Methyl-1,4-Naphthochinons, das auch als solches im Handel ist. Vitamin K wird physiologisch z. B. von den Colibakterien der Darmflora synthetisiert. Die Lösung des öllöslichen Vitamins erfolgt physiologisch durch Vermittlung der Gallensäuren; bei Störungen des Gallenflusses kann Vitamin K daher nicht resorbiert werden. Für solche Zwecke stehen wasserlöslich gemachte Derivate, z. B. der 1,4-Dibernsteinsäureester des 2-Methyl-Naphthohydrochinons (Synkavit) zur Verfügung; dieses ist zudem örtlich reizlos und weitgehend ungiftig, eignet sich daher auch zu parenteraler Zufuhr.

Auch beim *Erwachsenen* führt Vitamin K zur Bildung von Prothrombin. Die hierbei notwendigen Vitaminmengen werden von der Darmflora geliefert und nur bei Veränderung dieser Flora oder bei Gallengangsverschlüssen treten die entsprechenden Mangelerscheinungen auf. Auch die leicht geschädigte Leber, z. B. bei Ikterus, spricht noch auf Vitamin K an, die schwer geschädigte Leber, z. B. bei Leberatrophie oder Lebercirrhose, nicht mehr. Das Blut von Blutspendern, die vorher Vitamin K erhalten hatten, wirkt dagegen in solchen Fällen stark blutungsstillend. — Blutungen durch Mangel an Prothrombin zeigen sich besonders beim *Stauungsikterus* sowie nach Gallenoperationen (Synkavit 30—40 mg oral, evtl. unter Zusatz von 2—4 g Gallensäure oder intramuskulär täglich, 4 Tage vor der Operation beginnend, eventuell noch nachher). Auch Blutungen bei *Sprue* und HERTERschem Infantilismus können auf Vitamin K ansprechen. Eine dritte Form von Prothrombinmangel entsteht bei *Leberatrophie* und *-cirrhose* (s. S. 365) sowie bei Zufuhr von *Dicumarol* (s. S. 453) und gelegentlich nach Salicylsäure (s. S. 220). — Nach 0,18 g wurden Erbrechen, Porphyrin- und Albuminurie beobachtet.

Mangel an Prothrombin findet sich besonders beim *Neugeborenen* mit Tiefstand am 3. Lebenstage. Er äußert sich in hämorrhagischen Diathesen der verschiedensten Art (*Melaena neonatorum* u. a.). Bei solchen Säuglingsblutungen soll Vitamin K unter gleichzeitigem Anstieg des Prothrombins in Dosen von 5—10 mg eine wunderbare Wirkung entfalten (in schweren Fällen 2 Ampullen Synkavit zu 0,01 intramuskulär 2—4 Tage lang, besonders bei den gefürchteten intrakraniellen Blutungen). — Neuerdings zieht man es vor, prophylaktisch über die Mutter einzuwirken und dieser einige Tage vor der Geburt Vitamin K oder Methylnaphthochinon zuzuführen (20 mg pro Tag peroral).

Die Ausarbeitung einer auch klinisch verhältnismäßig leicht und rasch ausführbaren Bestimmungsmethode des Prothrombingehaltes im Blute (QUICK u. a.) sichert die Indikation für die Anwendung des Vitamin K und gestattet die Überwachung des Heilerfolges, ähnlich wie die Blutzuckerkontrolle die Richtschnur der Insulinbehandlung abgibt. Eine Senkung des Prothrombingehalts auf unter 20% des Normalwertes ist mit Blutungsgefahr verknüpft.

Die Schutzeigenschaften der Nahrungsmittel.

Durch die zunehmende Kenntnis der Mineralsalze und Vitamine in den Lebensmitteln ist eine neue Ernährungslehre entstanden. Man muß damit rechnen, daß alle bekannten Nahrungsmittel, sobald man sie in ihre Bestandteile zerlegt und in dieser

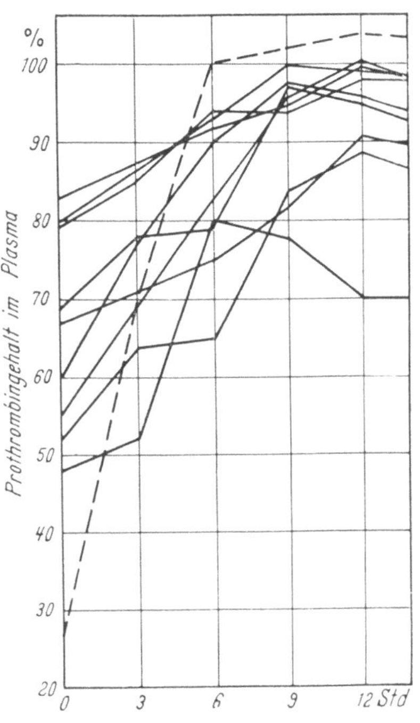

Abb. 11. Veränderungen des Prothrombingehaltes des Plasmas nach einer einzigen intravenösen Injektion von 10 mg von 2-Methyl-1,4-naphthohydrochinon, bei Fällen von Leberinsuffizienz und bei einem Fall von Stauungsikterus. (Nach A. BASERGA und B. ROVATTI.)

denaturierten Form genießt, *zu Mangelerkrankungen einerseits, zu toxischen Überlastungen* andererseits führen können. Man hat sich daher nach Nahrungsstoffen umgesehen, in denen alle lebensnotwendigen Einzelbestandteile in genügendem Maße und im richtigen Verhältnis vorhanden sind und mit deren Hilfe es gelingt, die toxischen Wirkungen einseitiger Überlastungen mit Eiweiß, Kohlenhydraten und Fetten zu verhindern. Solche *Schutzeigenschaften* besitzen besonders das grüne Blatt der Gemüse und Salate, die Kartoffel, Karotte, Tomate, Beeren und Früchte, *Milch*, auch gesäuerte Milch, Eigelb, in geringerem Maße auch Butter, Vollkornbrot, Leber, Fische und bei einigen extremen Formen der Ernährung das frische Blut. In Nahrungsmitteln mit guten Schutzeigenschaften finden sich auch die Vitamine in ihren natürlichen Korrelationen, was bei vielen besonderen Indikationen der Vitamintherapie (Wachstumsstörungen, Gebißerkrankungen, verminderte Resistenz gegen Infektionen, Anämieverhütung) zu beachten ist.

Solche Nahrungsmittel mit Schutzeigenschaften, in denen das Verhältnis der Energieträger zu den lebenswichtigen Mineralstoffen und Vitaminen ein besonders günstiges ist, sollten den größten Teil der täglichen Nahrung bilden, wenn auch stets unter Berücksichtigung des Energiebedarfs. Sie sollten aber auch — entsprechend zubereitet — die gesamte Krankendiät beherrschen. Für bestimmte Fälle muß allerdings nebenher auch der *Säurebasenbedarf* des Körpers berücksichtigt werden; auch die Kontrolle des *Wasserstoffwechsels* kann nötig sein.

Anhang.
Diätverfahren.

Wirkungen der Diät. Neben Nährstoffen, Mineralsalzen und Vitaminen lassen sich in der täglichen Nahrung auch andere Stoffe von therapeutischem Charakter nachweisen.

Einen Neuaufbau von Hämoglobin nach Blutverlusten erzielt man nicht nur durch Leber, Fleisch und Blut oder eisenreiche Nahrungsmittel, wie Pflaumen, Weintrauben, Feigen, Datteln, sondern auch durch Äpfel, Aprikosen (WHIPPLE), grünes Gemüse und Chlorophyll (BÜRGI). Das aus Äpfeln gewonnene Pektin beschleunigt die Blutgerinnung (RIESSER). Unter den Flavonolen, die in Beeren und Gemüsen vorkommen, finden sich Stoffe mit coffeinähnlicher Wirkung (FUKUDA). Viele Blüten enthalten Stoffe vom Wirkungstyp der weiblichen Geschlechtshormone (STEIDLE). Es sind insulinähnliche Stoffe bekannt, die z. B. in gewissen Heidelbeerblättern vorkommen und sekretinähnliche Stoffe z. B. im Spinat. Die Kartoffel wirkt an der weißen Ratte stärker antiphlogistisch als hohe Calciumdosen (MAHN). Bei Nierengiften wie Cantharidin und Uransalzen erhält man eine Schutzwirkung durch Karotten und Weißkohl (ELLINGER). Auch die Ödeme bei Belastung mit Fleisch werden im Tierexperiment durch solche Gemüse verhindert. Bei Lebergiften ist eine Schutzwirkung durch lipotrope Stoffe vom Typ des Lecithins, Betains und Xanthins nachgewiesen. Äpfel, Bananen, Trauben besitzen antiketogene Eigenschaften, Citronen verstärken die Ketonurie (E. BEYLER). Wir stehen mitten in einer Bewegung, die die Grenzen zwischen Lebens- und Arzneimitteln von Grund aus auflockern muß (HAFFNER).

In bestimmten allgemein verwendeten Nahrungsmitteln sind auch natürliche *Gifte* vorhanden, die aber bei den Zubereitungsverfahren meistens zerstört werden, wie z. B. das *Phasin* in rohen Bohnen und Bohnenkeimlingen, das öfters zu Todesfällen geführt hat, wenn Bohnen der Gattung Phaseolus zur Rohkost verwandt wurden, das aber durch Kochen zerstört wird. Auch sei an den *Blausäuregehalt* der bitteren Mandeln, der Rangoonbohne und vieler anderer Pflanzensamen aus den Familien der Pruneen, Pireen, Spireen, an den hohen *Oxalsäuregehalt* der Rhabarberblätter und an die Giftstoffe der Bucheckern (Fagin) und der Pilze (s. S. 256) erinnert. Der *Solaning*ehalt der Kartoffel scheint nur gefährlich zu werden, falls keimende Kartoffeln oder Kartoffelbeeren roh genossen werden. — Durch Vermittlung von hygienisch nicht einwandfreier Nahrung können viele Infektionskrankheiten und Wurmkrankheiten entstehen.

Anregung der Verdauungstätigkeit. Nach diesen Vorbemerkungen über die *Einzelbestandteile* der täglichen Nahrung läßt sich auch die Wirkung der verschiedenen *Diätformen* besser verstehen. Es gibt starke *Magensaftlocker,* wie die Extraktivstoffe aus Fleisch, Kaffee und Alkohol, wie Gewürze und Bittermittel. Spinatgenuß wird wegen des Sekretingehaltes von manchen mit Pyrosis beantwortet. Besonders wichtig für die Krankenernährung sind die *Genußstoffe,* die auf das Geschmacks- und Geruchsempfinden einwirken und den Wohlgeschmack der Speisen bedingen. Zum Teil handelt es sich um natürliche

Bestandteile der Lebensmittel, zum anderen Teil entstehen sie erst bei der küchentechnischen Verarbeitung.

Reizlose Ernährung. Demgegenüber steht die *reizlose Ernährung* (Schonkost) mit Pflanzenschleimen, besonders Reis- und Haferschleim, Obstsäften, Milch und Milchspeisen, Kartoffel- und Apfelbrei, mit Zwieback, Puddings; von Gemüsen sind Blumenkohl, junge Karotten und ähnliches besonders in Püreeform zu erwähnen im Gegensatz zu den cellulosereichen Gemüsen, die verboten sind. Von Eiweißträgern werden weichgekochte Eier, Geflügel und mageres, weiches Fleisch im allgemeinen gut vertragen. Fette sind nur in emulgierter Form (Butter, Milch, Sahne) erlaubt.

Schwere Kost, wie mit Fett gekochte und gebratene Speisen, hartes und geräuchertes Fleisch, Magensaftlocker (s. S. 355), die blähenden Speisen (s. unten), Delikatessen wie Hummer, Krabben, Sardinen u. a., weiterhin starke Alkoholika, auch konzentrierte Zuckerlösungen — ist natürlich verboten. Reizlose Ernährung ist ein Grundpfeiler der Ulcuskuren, wobei besonderes Gewicht auf eiweißreiche Diät (Milch, Eier) sowie auf häufige Mahlzeiten und auf eine gewisse neutralisierende Wirkung (s. S. 355) gelegt wird. Reizlose Ernährung ist auch bei spastischer Obstipation angezeigt.

Schon an dieser Stelle sei erwähnt, daß bei Ernährungsstörungen sehr häufig Allergie vorliegt, und daß besondere Kostformen entwickelt worden sind, um die Ursache herauszufinden *(Suchkost)*. Bei schweren Magenkrankheiten — besonders auch bei Blutungen nach Ätzgiften — bei Schwerdekrepiten sowie bei Bewußtlosen spielt die *rectale* und *parenterale Ernährung* eine große Rolle.

Abhärtung des Darmkanals. Oft wird fälschlicherweise eine solche reizlose Kost verordnet, wenn keine Schonung, sondern eine *Abhärtung des Darmkanals* am Platze ist. Man erreicht das durch feste Kost, die zum Kauen erzieht, mit grobem Brot und Brotrinden, mit festem Obst und Salaten, auch mit Sauerkraut. Das ist besonders wichtig auch für die Kiefer- und Zahnentwicklung.

Gärung und Fäulnis. Die Verwertung der Nahrung steht im Zusammenhang mit *Gärung* und *Fäulnis* im Darmkanal. *Gärung entsteht durch bakterielle Zersetzung der Kohlenhydrate,* wobei Säuren wie Milchsäure und Essigsäure und Gase wie Kohlendioxyd, Wasserstoff und Methan entstehen. *Blähungen* sind oft ein Anfangssymptom entzündlicher Darmreizungen, wobei auf die örtlich reizenden Senföle in den verschiedenen Kohlarten, die Alkaloide der Hülsenfrüchte, aber auch auf die häufigen allergisch-entzündlichen Reaktionen hingewiesen sei. Bei vermehrter Gärung ist es angebracht, weniger gärfähige Nahrung zuzuführen, wie Salate, Fleisch und Fett und alle bereits vergorenen Gemüse, wie Sauerkraut u. a. Statt des gärenden Trauben- und Rohrzuckers verwendet man Milchzucker zur Süßung der Speißen. Man gibt ihn auch in hohen Dosen von 200—400 g täglich in Limonaden und kann dann verfolgen, wie das schädliche Bacterium coli durch den harmlosen Bacillus acidophilus abgelöst wird. Auch das hervorragende Mittel bei Durchfallserkrankungen des Säuglings, Caseincalcium nämlich, z. B. in Form der Eiweißmilch nach FINKELSTEIN, ist ebenfalls durch Umstimmung der Darmflora wirksam. Caseincalcium ist auch als Plasmon im Handel.

Dabei müssen gleichzeitig die stark blähenden Nahrungsmittel vermieden werden, wie Kohl- und Krautarten, Birnen, Leguminosen, frisches Obst und frisches Gebäck. Auch die meisten Biersorten werden schlecht vertragen. Die Kenntnis der blähenden Stoffe ist besonders wichtig bei dem gastrokardialen Symptomenkomplex (RÖMHELD). Der wichtigste Einwand gegen die Ansicht, daß für das Entstehen der Blähungen allein die Gegenwart gärungsfähiger Stoffe genügt, besteht darin, daß man durch bestimmte technische Zubereitung solcher Stoffe jegliche Blähung verhindern kann. Carminativa s. S. 529.

Die schweren Magenblähungen, die nach Ernährungsfehlern beim Wiederkäuer beobachtet werden, entstehen durch Einführung großer Mengen von Gärungserregern gleichzeitig mit zarten, leicht verdaulichen und leicht in Gärung übergehenden Futtermassen; sie sind beim Menschen ausschließlich nach Rohkostgenuß in seltenen Fällen beobachtet worden und hören nach 2—3 Stunden wieder auf. Die gewöhnlichen Blähungen des Menschen entstehen im Dünndarm und Dickdarm und dauern über viele Stunden, auch Tage.

Bei der bakteriellen *Darmfäulnis* dagegen werden *die Eiweißstoffe zersetzt.* Es entstehen giftige Fäulnisprodukte vom Typ des Indols, Skatols und Phenols und giftige Gase, wie Schwefelwasserstoff und Methylmercaptan. Wahrscheinlich kommen dabei auch Bakteriengifte zur Resorption, ganz besonders beim Emporwandern der Bakterienflora in den Dünndarm. In solchen Fällen muß die Eiweißzufuhr eingeschränkt und durch geeignete Maßnahmen (Milchzucker) die Entstehung einer säurebildenden Darmflora begünstigt werden. Hier wird auch ausgiebig Gebrauch gemacht von der fäulniswidrigen Wirkung der Säuren selber. Milchsauer vergorene Nahrungsmittel wie Sauermilch, Buttermilch können geradezu als Heilmittel bei den verschiedensten Darmerkrankungen und Ernährungsstörungen des Kindes angesehen werden. Besonders aber wird hingewiesen auf die von MARRIOTT eingeführte, heute wohl in allen Kinderkliniken der Welt gebräuchliche *Säure-Milchernährung* durch Zusatz von Milchsäure oder Citronensäure zur Milch (s. S. 424). Auch unschädliche lebende Milchsäurebakterien (Acidophilus-Milch, Joghurt, Kefir u. a.) sucht man im Darm zur Ansiedlung zu bringen.

Abführende und stopfende Diät. Durch bestimmte Diät kann man eine *Abführwirkung* und durch andere eine *Stopfwirkung* erzielen.

Das erstere erreicht man durch eine Kost, die einen hohen Gehalt an unverdaulicher Cellulose besitzt (Blatt- und Knollengemüse, Obst, am wirksamsten in Form der Rohkost, sowie Vollkornbrot und Kleiebrot). Backpflaumen, Feigen und saure Weine wirken durch ihren Gehalt an Fruchtsäuren, Sauerkraut und Sauerkrautlake (abführende Dosis bei letzteren je 200—300 g) durch ihren Salz-Milchsäuregehalt. Pflanzliche Öle wirken in gleicher Richtung (Olivenöl und Sesamöl, eßlöffelweise), ebenso bei Kleinkindern der *Milchzucker,* teelöffelweise. Für Säuglinge wird die KELLERsche *Malzsuppe* empfohlen, die mit LÖFLUNDschem Malzextrakt angesetzt wird. Diese dient auch als sog. „Kontrastnahrung". Bei spastischer Obstipation kann auch reizlose Kost abführend wirken.

Eine ausgesprochen *stopfende* Wirkung hat jede Diät, die ohne größere Rückstände verdaut wird, so die calorisch hochwertige und daher wenig voluminöse Eiweiß- und Fettnahrung. Doch ist zu berücksichtigen, daß bei übertriebener Zufuhr von Fleisch bei Darmkatarrh dieses ungenügend verdaut wird, im Dickdarm zu Fäulnisvorgängen führen kann und damit seinerseits die Durchfälle unterhält (gemäß Besprechung mit EICHLER). Auch die reizlose Diät wirkt gewöhnlich stopfend, besonders durch ihren Gehalt an Schleimstoffen (Hafer-, Gersten-, Reisschleim). In dem gleichen Sinne wirken der Reis selber, die Kartoffel- und die Weizenstärke, daneben die gekochte Milch.

Durch den Gehalt an Gerbsäure stopfend wirken die Heidelbeeren, die Schalen der Weintrauben und gewisse Rotweinsorten. Besonderes Aufsehen erregte die Einführung der Apfeldiät durch HEISLER und MORO.

Bei dieser Diät nimmt das Kind 1—2 Tage lang ausschließlich Äpfel zu sich, soviel es vermag, auch in Form von *Aplona*. Nebenher ist nur Tee erlaubt. Hierbei scheint der hohe Pektingehalt wesentlich zu sein. Neuerdings wird Mehl aus Johannisbrotschoten (Arobon-Nestle) empfohlen; hier soll der hohe Ligningehalt entscheidend sein. Ähnliche Wirkungen bei anhaltender Diarrhoe erzielt man andernorts durch Bananen-, Erdbeer-, Mirabellen-, Zwiebel- und Tomatenkuren, obwohl diese nicht gleichwertig sind mit der Apfelkur. — Auch *Kakao* wirkt stopfend.

Entfettungs- und Mastkuren. Durch geeignete Diät lassen sich *Entfettungs-* und *Mastkuren* durchführen. Entscheidend ist dabei der Energiegehalt der Nahrung.

Eine Indikation für *Entfettungskuren* besteht nicht nur bei Personen mit zu starkem Fettansatz, sondern auch bei solchen (bei Dekompensation des Herzens, Angina pectoris und Gefäßerkrankungen, chronischer Bronchitis), die durch zu hohes Körpergewicht belastet werden. Die Anweisungen für Entfettungskuren sind sehr unterschiedlich; neuerdings werden hohe Eiweißgaben empfohlen wegen ihrer spezifisch-dynamischen Wirkung und wegen des hohen Sättigungswertes. Gelegentlich, besonders überall dort, wo man schonend vorgehen will, mag es genügen, die gewohnte Nahrung weiterzugeben, indessen von allem nur die Hälfte zu erlauben und bis zum Verschwinden des Hungergefühls mit ungefetteten Gemüsen und ungezuckerten Früchten aufzufüllen. Auch kann der Hunger durch Wassertrinken gestillt werden. In schweren Fällen wird man auf die genaue calorische Berechnung der Einnahmen und Ausgaben nicht verzichten können.

Mastkuren bestehen in der Mehreinnahme von energiereicher Nahrung, wenn nötig unter gleichzeitiger Beschränkung der Ausgaben. Sie sind auch bei langanhaltenden Fieberzuständen angebracht, bei denen der tägliche Bedarf an Energie — wie beim Typhus abdominalis — auf 3000—5000 Cal. ansteigen kann. Um solche Mengen zuzuführen, braucht man eine kompakte Nahrung, die möglichst frei von Ballaststoffen ist. Man gibt also vorwiegend Fette (Milch, Sahne, Butter) unter Zulage von Vitamin A, Fleisch auch in hohen Mengen, sofern es infolge des Fieberzustandes vermehrt verbrannt und besonders sofern Hypoproteinämie vorliegt. Auch wird durch Fleisch ein außergewöhnliches Frostgefühl beseitigt. Nach den Beobachtungen von COLEMANN fiel infolge ausreichender Ernährung die Typhusmortalität von 16 auf 9,3%; bei täglicher Zufuhr von rund 3000 Cal. werden auch die früher häufigen Kollapszustände kaum mehr beobachtet (BECKMAN). Auch starke Blutverluste müssen durch erhöhte Nahrungszufuhr ausgeglichen werden. Dabei handelt es sich, wie bei vielen anderen krankhaften Zuständen (s. S. 32) hauptsächlich um Eiweißverluste, die zu ersetzen sind.

Zur *Anregung des Hungergefühls* bedient man sich der Gewürze, Säuren, Süßmittel, Aromamittel und Bittermittel sowie der Vitamine B$_1$ und C. Eine besonders starke Wirkung erzielt man durch Traubenzucker (1—2 Eßlöffel Dextropur auf ein Glas Wasser morgens nüchtern). Die Wirkung beruht auf der Mobilisierung von Insulin. In dem gleichen Sinne wirkt eine kohlenhydratreiche Nahrung, die bei Mastkuren möglichst frei von Cellulose sein soll: Toast, Cerealien, Mehl, Kartoffeln, Reis, Früchte- und Gemüsesäfte und möglichst freigiebige Anwendung von Rohr-, Frucht- oder Traubenzucker.

In vielen Fällen wird man sich auch der (wenn auch meistens unwirtschaftlichen) *diätetischen Nährmittel,* der *Zucker* (s. S. 36), *Lipoide* (s. S. 38), *Proteine* (s. S. 32), Vitamine bedienen können, darunter: Sanatogen, Somatose, Promonta, Malztropon, Ovomaltine und besonders der wohlfeilen Präparate Larosan und Plasmon (Casein-Calciumpräparate), für Säuglinge Larosan als Eiweißträger, *Dextropur* und Kinderzucker nach Stöltzner. Bei Säuglingen, die infolge von Frühgeburt oder Pylorospasmus atrophisch werden, sind *Buttermehlvollmilch* und *Buttermehlbrei* nach Moro besonders empfehlenswert. Doch wird der Wert vieler „Nährmittel" meist weit überschätzt, z. B. entsprechen 100 g Somatose (calorisch) etwa 350 g mageren Rindfleisches.

Leberschutzdiät. Eine besondere Form der Mastkur wird zum *Leberschutz* durchgeführt. Die Auffüllung der Leber mit *Glykogen* durch Traubenzucker, Insulin, Nebennierenrindenhormon und die genügende Versorgung mit *lipotropen Stoffen* (s. S. 368) führt zu einer erhöhten Resistenz gegen Gifte und Infektionen. Neuere Erfahrungen zeigen indessen, daß auch eine genügende Versorgung mit *Protein* zum Leberschutz gehört; für schwerste Fälle werden u. U. auch Caseinhydrolysate (s. S. 32) empfohlen. Die Diät soll *kohlenhydratreich* und *fettarm* sein. Fette sind nämlich zu verbieten, da diese die Katastrophe beschleunigen können; sofern sie schlecht emulgiert sind, führen sie außerdem zu unerwünschter Gallenproduktion. Fette dürfen daher nur in mäßigen Mengen in Form von Milch, Butter, Sahne zugeführt werden. Gesäuerte Milch wird häufig besonders gut vertragen und ist wegen ihres hohen Kalkgehalts erwünscht. Weiterhin ist eine *vitaminreiche* Ernährung erforderlich unter Zusatz der *Leberschutzmittel* (s. S. 368). Alkohol und Nicotin sind zu verbieten!

Bei Unterfunktion der Leber infolge Anlegung einer Eckschen Fistel treten nach Fleischzufuhr bei den Versuchstieren schwere, mit *psychischen* Störungen einhergehende, auch tödlich verlaufende Fleischintoxikationen auf (Fischler). Diese können durch Darmspülungen beseitigt werden. — Bei Unterbindung des Gallenganges bleiben Hunde 1 Jahr am Leben, wenn sie eine kohlenhydratreiche Kost erhalten. Bei ausschließlicher Fleischnahrung gehen sie im Verlaufe einer Woche zugrunde. Erhalten die Tiere nur 1—2 Tage reine Fleischkost, so entwickelt sich häufig ein Ascites; wird fleischfreie Kost gegeben, so geht der Ascites wieder zurück (Bollmann und Mann). Bei Wiederholung des Versuches sind immer kleinere Fleischmengen nötig, um Ascites bei demselben Tier herbeizuführen.

Beim Menschen kann eine übertriebene Eiweißzufuhr nach Fastenkuren einen schweren Kollapszustand herbeiführen (zitiert nach Schwiegk). Auch durch fettreiche Ernährung wird die Resistenz gegen Lebergifte erheblich vermindert (Bollmann und Mann).

Ganz ähnliche Grundsätze haben sich als zweckmäßig bei akuter und chronischer *Pankreatitis* erwiesen. Der Pankreasschmerz kann bekanntlich ausgelöst werden, wenn man 2—3 ccm Narkoseäther ins Duodenum hineinspritzt (Katsch), daneben auch durch Magnesiumsulfat (Stepp) und durch eine reichlich fetthaltige Mahlzeit. In akuten Fällen empfiehlt sich Fastenkur über 2—3 Tage, dann Kohlenhydratkost mit genügend Früchten, langsam reichhaltiger werdend. Später sind auch Süßmilch als Zusatz zu Speisen und saure Milch erlaubt. Zu Eiern, Käse und wenig Fleisch soll man nur vorsichtig übergehen.

Diät bei Erkrankungen der Gallenwege. *Entzündungen der Gallenblase,* aber auch gewisse Fälle von *Cholelithiasis* verlangen möglichst *Ruhigstellung der Gallenblase* und Vermeiden jeder brüsken Entleerung. Am sichersten wirkt der Hunger. Indessen genügt im allgemeinen das Verbot starker Cholagoga, wie schlecht emulgierter Fette und Öle, fettreicher Nahrungsmittel und Eidotter (s. S. 373). Bei guter Emulgierung, z. B. in Form von Milch (besser als saure Milch), Buttermilch, Joghurt usw., wirken die Fette weniger cholagog. Gleichzeitig mit der Regulierung des Gallenflusses ist die diätetische Behandlung der primären Infektionsherde im Darm notwendig.

Hat der Gallenstein bereits die Gallenwege versperrt, so kann er unter Umständen durch cholagog wirkende Stoffe ausgetrieben werden (Ölkur); die sich bildenden Kalkseifen sind irrtümlicherweise häufig als herausbeförderter Gallenstein angesprochen worden.

Nierenschutzdiät. Ganz andere diätetische Grundsätze haben sich zum *Nierenschutz* als zweckmäßig erwiesen. Nach VOLHARD ist bei akuter Glomerulonephritis kein Verfahren wirksamer als eine Hunger- und Durstkur (s. S. 493). Eine geringe Belastung bedeutet auch die Ernährung mit Traubenzuckerlösungen, die im Körper schlackenlos verbrennen. Andere Kohlenhydrate, Fruchtsäfte und Gemüse, zu denen später übergegangen wird, bürden ebenfalls der Niere nur eine geringe Mehrarbeit auf. Bei Intoxikationen muß häufig eine starke Diurese erzwungen werden. Nach ELLINGER wird die Niere nach Karotten und Kohlarten resistent gegen bestimmte Nierengifte, wie Uran und Cantharidin. Nach eigenen Versuchen an weißen Ratten wird dadurch auch die Nierenschädigung durch überwiegende Fleischernährung verhindert.

Bei *Nierenkrankheiten*, die mit hohen Eiweißverlusten im Harn und einer dementsprechend starken Verminderung des Serumalbumins einhergehen, sind im Gegensatz zur früheren Diätlehre auch große Mengen tierischen Eiweißes nötig, unter Vermeidung von Kochsalz und von gewissen Kochsalz-Ersatzpräparaten (s. S. 432).

Entwässernde Diät. Zur raschen *Entwässerung des Körpers* bei anderen Krankheiten, die mit lokalen und allgemeinen Ödemen einhergehen (Herzkrankheit, allergische Zustände, Kreislaufstörungen) wird neben der Hungerkur auch die Obstkur ($1—1^1/_2$ kg täglich) oder die Karrelkur (1 l Milch täglich) angewandt. Besonders aber eignet sich dazu die kochsalzarme Ernährung. Durch die Kochsalzverluste wird nicht nur das osmotisch gebundene Wasser mitgerissen (1 l Wasser auf 6 g Kochsalz), sondern es kommt gleichzeitig zu einem Überwiegen des Komplexes Calcium-Kalium-Magnesium in den Geweben. Eine solche kochsalzarme Diät wirkt daher gleichzeitig antiphlogistisch, antiallergisch und antitetanisch. Die Mobilisierung von Ödemen ist mit allen diesen Verfahren oft einfacher zu erzielen als durch die üblichen Diuretica.

Eine besonders starke Entwässerung erzielt man auch durch die *Trockenkost*. Dieses anstrengende Verfahren, ursprünglich als SCHROTHsche Kur durchgeführt, hat sich besonders bei stark sezernierenden Bronchiektasien mehr und mehr durchgesetzt.

Wasserreiche Kost, z. B. unter Zulage von Tees der verschiedenen Art, ist bei allen Fieberzuständen und bei sonstigen Formen der Exsiccose (s. S. 483) angezeigt, um das Wasserdefizit und die täglichen Wasserverluste zu kompensieren. Bei Typhus abdominalis müssen bis zu 6 Liter Flüssigkeit, bei schwerer Exsiccose auch mehr gegeben werden bis zum Auftreten einer normalen Harnmenge; hierbei sind unter Umständen auch Kochsalz- und Kaliumverluste zu berücksichtigen.

Diät bei Erkrankungen innersekretorischer Drüsen. Durch eine vitaminreiche und eiweißarme Diät erfolgt ein *Schutz der Epithelkörperchen* bei Tetaniesymptomen. Hier ist das Verbot des Fleischgenusses besonders wichtig, da nur die fleischfressenden Tiere auf Exstirpation der Epithelkörperchen mit Tetanie reagieren. Dabei sind gleichzeitig kalkreiche Nahrungsstoffe angebracht, um den Gehalt des Blutes an ionisiertem Calcium zu erhöhen. Aus demselben Grund ist eine zu stark basische Diät sicher nicht am Platze.

Merkwürdigerweise hat Milchzucker eine günstige Wirkung. Man nimmt an, daß diese Zuckerart, aber auch Galaktose und die Milch selbst, unter Mitwirkung der Darmflora zu einer besonders starken intestinalen Säurebildung und damit zu einer besseren Kalkresorption führt. Doch sind die Verhältnisse zu wenig untersucht.

Wichtig ist auch der *Schutz der* LANGERHANS*schen Inseln.* Die neueren Erkenntnisse auf diesem Gebiete zielen in der Richtung, daß nicht allein Fette und Kohlenhydrate, wie man früher annahm, an der diabetischen Stoffwechselstörung beteiligt sind, sondern in erheblichem Maße auch die Eiweißkörper, die ebenfalls als Quelle von Ketokörpern erkannt wurden. Durch einseitige Eiweißdiät können daher schwere Schädigungen gesetzt werden (s. S. 33).

Auch hier geht die Entwicklung in neuerer Zeit weg von übermäßiger Eiweißzufuhr, in Richtung einer mehr vegetabilen Diät (Gemüse-Fettkuren) und — im Beginn unter freigiebiger Verwendung von Insulin — in Richtung einer besseren Ausbalancierung der einzelnen Nahrungsbestandteile, bei Mäßigkeit im ganzen. Hierbei ist gleichzeitig zu berücksichtigen, daß pflanzliche Eiweißkörper weniger glykosurisch wirken als tierische. Besonders ist auch das Verhältnis von ketogenen und antiketogenen Stoffen zu berücksichtigen. Auf 1,5—2,0, selten sogar 3,0 g ketogene Stoffe, wie z. B. Fette (s. S. 38), soll mindestens 1 g Kohlenhydrat (s. S. 36) kommen. In jüngster Zeit wird auch schon wieder das „Fett" eingeschränkt. Dafür erhielt neben dem Hafer die Kartoffel einen hohen Rang in der Diabetikerkost; es hat sich nämlich unter anderem ergeben, daß bei gleichzeitigen Insulingaben sehr viel größere Kohlenhydratmengen verwertet werden, wodurch die *Sicherheit,* das *Wohlbefinden* und die *Arbeitsfähigkeit* des Patienten sehr verbessert wurden.

Die heutige Diabetesdiät berücksichtigt neben dem Erwähnten vor allem Milch- und Milchprodukte, Vegetabilien und Früchte, Fleisch, Geflügel oder Fisch, als Fett möglichst Butter oder andere vitaminreiche Fette, daneben Vollkornbrot.

Einen *Schutz des Körpers gegen Überfunktion der Schilddrüse* erzielt man durch vitaminreiche Diät. Besonders müssen die Vitamine A und C berücksichtigt werden. Tierisches Eiweiß ist dagegen möglichst zu verbieten, da es bei Basedow infolge seiner spezifisch-dynamischen Stoffwechselsteigerung zu einer akuten Verschlimmerung führen kann.

Gichtdiät. Bei *Störungen des Harnsäurestoffwechsels* ist eine purinarme Ernährung angebracht. Die Verwendung von Fleisch, Fisch und besonders von allen drüsigen Organen sollte vermieden oder stark eingeschränkt werden. Einen besonders hohen Puringehalt besitzen Thymus 0,99 %, Leber 0,28 %, Milz 0,26 %, Niere 0,24 %, Zunge 0,165 %, Lunge 0,156 %. Mit der Sicherheit eines Experimentes kann durch solche Lebensmittel der Gichtanfall ausgelöst werden. Als gefährlich gelten auch Sprotten, Ölsardinen, Sardellen, Anchovis u. a. Am zweckmäßigsten ist eine vegetarische, vitaminreiche, lactovegetabile Ernährung unter Berücksichtigung von Milch, Milchprodukten, Fetten und unter Vermeidung von alkoholischen Getränken.

Hier sei erwähnt, daß Gichtanfälle auch durch Alkohol, Leberextrakt, Insulin und Mercurialien ausgelöst werden können.

Basische und saure Ernährung. Von großer praktischer Bedeutung ist weiter der *Säurebasengehalt* der Nahrung. Bei *starkem Basenüberschuß* (Kartoffeln, die meisten Gemüse und Früchte, Rohkost, Milch) erhält man eine antiallergische und antiphlogistische Wirkung. Wichtig ist dabei die richtige Behandlung der Gemüse, die nicht abgekocht, sondern gedämpft werden, da der Basengehalt, gleichzeitig mit einem großen Teil der Vitamine ins Kochwasser übergeht. Bei dieser Kost wird auch der Urin alkalisch und verhindert die Bildung von Uratsteinen.

Bei *Säureüberschuß* (Fett, Fleisch, Eier, Käse, Nüsse, Rosenkohl, Preißelbeeren) erhält man demgegenüber in bestimmten Fällen eine Verstärkung der Entzündungsreaktion. Tetanische und allergische Symptome, auch die eklamptischen Anfälle werden durch Fleischgenuß verstärkt, wobei im Falle der Tetanie vielleicht auch der Phosphatreichtum des Fleisches ungünstig wirkt. Günstig ist dagegen gelegentlich die Wirkung auf Wunden, die sich schneller reinigen unter Beschleunigung der regenerativen Vorgänge. Der Urin wird sauer und verhindert die Bildung von Phosphat- und Oxalatsteinen. Pflanzenfresser reagieren auf Säureüberschuß mit den Zeichen der Säurevergiftung; davon wird besonders das Knochensystem betroffen. Der Mensch dagegen vermag wie der Fleischfresser durch Bereitstellung von Ammoniak die Säure zu entgiften.

Eine extreme Form von Säurediät ist die Fett-Fleisch-Ernährung. Hierbei werden besonders hohe Säurewerte im Urin beobachtet, die durch Ausscheidung von Oxybuttersäure und Acetessigsäure hervorgerufen werden. Diese Säuren sind starke Harndesinfektionsmittel. Eine solche *ketogene Diät* wird z. B. zur Behandlung der Epilepsie verwandt; das Verschwinden der Anfälle soll mit 'der stark entwässernden Wirkung zusammenhängen.

Wechselt man ab mit stark basischer und stark saurer Diät, so erhält man die sog. *Schaukelkost.* Sie leistet Hervorragendes bei Infektionen der Harnwege.

Außerordentlich nutzbringend ist bei allen Diätverfahren die Kenntnis der üblichen Küchenkräuter, Gewürze u. dgl.: Fenchel, Kümmel, Majoran, Wacholderbeeren, Thymian, Salbei, Dill, Estragon, Petersilie, Basilikum, Zwiebel, Knoblauch, Rettich, Schnittlauch, Liebstöckel, Citrone, Senf, Pfeffer, Nelken, Vanille, Zimt, Ingwer, Maggiwürze und schließlich auch Süßmittel, Essig und andere organische Säuren.

Unzweifelhaft lassen sich oft mit einfachen Diätregeln bessere therapeutische Wirkungen erzielen als mit bekannten Arzneistoffen, auch unter Berücksichtigung des empirisch Tastenden aller Diätbehandlung. Ebenso ist oft die Kenntnis der Diätverfahren notwendig, um ein Optimum an Arzneiwirkung zu erreichen und um eine antagonistische Wirkung von Arzneistoff und Diät zu vermeiden.

Daher ist die Lehre von der Diät ein wichtiger Bestandteil der Arzneimittellehre wie der Krankenbehandlung überhaupt.

Schrifttum.

Stoffwechsel.

ABDERHALDEN, E. u. G. MOURIQUAND: Vitamine und Vitamintherapie. Bern 1949. — BAUR, M.: Pharmakologische Beeinflussung der Körperleistung im Sport. Naunyn-Schmiedebergs Arch. **184**, 51 (1937). — BURNET, ET. et W. R. AYKROYD: L'alimentation et l'hygiène publique. Société des Nations Genève. Tome IV, No 2, 1935. — DEMOLE, M., A. FLEISCH u. CL. PETITPIERRE: Ernährungslehre und Diätetik. Bern 1949. — FELLENBERG, v.: Das Vorkommen, der Kreislauf und der Stoffwechsel des Jods. Erg. Physiol. **25**, 176

1926). — KLEEBERG, J. u. H. BEHRENDT: Die Nährpräparate und Sauermilcharten. Stuttgart 1930. — KLINKE, K.: Neuere Ergebnisse der Calciumforschung. Erg. Physiol. **26**, 235 (1928). — KOLLER, F.: Das Vitamin K und seine klinische Bedeutung. Leipzig 1941. — LINTZEL, W.: Neuere Ergebnisse der Erforschung des Eisenstoffwechsels. Erg. Physiol **31**, 844 (1931). — NOORDEN, C. VON und H. SALOMON: Handbuch der Ernährungslehre. Berlin 1920. — RUBNER, M.: Ernährung. Handbuch der Lebensmittelchemie, Bd. 1, S. 1145. 1933. — STARLING, E. H.: The feeding of nations. London 1919. — STEPP, W., J. KÜHNAU u. H. SCHROEDER: Die Vitamine und ihre klinische Anwendung, 5. Aufl. Stuttgart 1937.

Biologische Strahlenwirkung.

SCOTT, C. M.: Some quantitative aspects of the biological action of x and γ Rays. Med. Res. Counc. **1937**, Nr 223. — TAPPEINER, H. v. u. A. JODLBAUER: Die sensibilisierende Wirkung fluoreszierender Substanzen. Leipzig 1907. — WELS, P.: Beobachtungen am bestrahlten Zellkern. Naunyn-Schmiedebergs Arch. **189**, 113 (1938). — ZIMMER, K. G.: Strahlungen. Berlin 1937.

III. Hormone.

Als *Hormone* bezeichnet man seit STARLING die in das Blut übertretenden wirksamen Stoffe der innersekretorischen Drüsen. Durch die Prägung dieses Wortes wurde eine Reihe von Tatsachen, die bis dahin zusammenhanglos dastanden, in glücklicher Weise zusammengefaßt. Die Hormone beherrschen neben anderen Wirkstoffen (Vitaminen, Fermenten u. a.) den Stoffwechsel und die physiologischen Funktionen der Zellen und Gewebe. Zusammen mit dem zentralen und dem peripheren Nervensystem sind sie die *Vermittler der inneren Einheit und Ganzheit des lebenden Körpers.*

Für die *Physiologie* sind die Hormone von endgültiger Bedeutung. Für die *Pharmakologie* dagegen handelt es sich um eine bestimmte Entwicklungsstufe der Forschung. Die Ansicht nämlich, daß diese im Tierkörper selbst hergestellten natürlichen Wirkstoffe allen anderen derartigen Stoffen bei therapeutischer Anwendung an Wirksamkeit und Ungiftigkeit überlegen sein müßten, hat sich längst als irrig herausgestellt. Unter den sympathomimetischen Stoffen z. B. ist das körpereigene Adrenalin bei therapeutischer Anwendung bei weitem das giftigste. Die chemische Aufklärung der Hormone bedeutete daher den Anreiz, diese Produkte der lebenden Natur durch Darstellung ähnlicher Stoffe noch zu übertreffen. In dieser Hinsicht sei auch auf die Synthese schlecht löslicher Hormonabkömmlinge hingewiesen, die, in Suspension zugeführt oder gar in Krystallform ins Gewebe implantiert, einen gleichmäßigen Hormonstrom in das Blut abgeben, wodurch die physiologischen Vorgänge besser nachgeahmt werden, als das mit den leicht löslichen Hormonen selber möglich ist (Depotinsuline u.a.).

Heute wissen wir, daß starre Grenzen gegenüber anderen Wirkstoffen nicht existieren. Fließende Übergänge bestehen zwischen Hormonen und Vitaminen, und der gleiche Stoff, wie die Ascorbinsäure, wird bei einzelnen Tierarten und beim Menschen als lebenswichtiges Vitamin mit der Nahrung zugeführt, bei anderen Tierarten, wie der weißen Ratte, in der Nebennierenrinde als Hormon synthetisiert. Auch zwischen den Hormonen, die den inneren Drüsen entstammen, und den körpereigenen Wirkstoffen, die in Haut, Muskulatur, Bindegewebe und Nervenendigungen gebildet werden (Histamin, Acetylcholin, Adenosin, Adenylsäure u. a.), bestehen keine deutlichen Grenzen. Zuletzt bestehen allerengste Beziehungen zu den Fermenten in Blut und Geweben.

Die einzelnen Hormone entfalten zwar gewöhnlich in der Schwellendosis spezifische Wirkungen. Bei allmählicher Erhöhung der Dosis dagegen sind immer neue Angriffspunkte nachweisbar, so daß letzten Endes mehr oder weniger alle Funktionen des Körpers und der Zellen in Mitleidenschaft gezogen werden; unter anderem sind auch Erregungs- und Hemmungswirkungen auf andere innersekretorische Organe nachweisbar. Sofern es sich dabei wie so oft um die vermehrte Produktion antagonistisch wirkender Hormone handelt, spricht man von *Gegenregulationen*, so z. B. bei dem bekannten Antagonismus des Inselapparates gegenüber Nebennierenmark, Nebennierenrinde und Schilddrüse; die verschiedensten Hormone wirken auf den Hypophysenvorderlappen ein. Bei jeder Hormontherapie sind derartige Gegenregulationen in Rechnung zu stellen.

Hormone werden angewandt bei endokrinen Ausfallserscheinungen in Form der *spezifischen Substitutionstherapie*; sie können aber auch bei vielen anderen krankhaften Zuständen (Herz-, Gefäß-, Kreislaufstörungen, Wassersucht, Fettsucht, Obstipation, Amenorrhöe u. a.) zur *symptomatischen Therapie* benutzt werden, wobei die gleiche Störung sich häufig durch die verschiedensten Hormone im gleichen Sinne beeinflussen läßt.

Ein weites Gebiet ist das der Bildung und Abgabe von Hormonen in den Blutstrom und dessen Beeinflussung durch Arzneistoffe. Man pflegt die Wirkung von Stoffen, die die Bildung der Hormone reversibel hemmen, als *statisch* zu bezeichnen, weil sie zu einer Stase der Abgabe führen wie im Falle der thyreostatischen Stoffe (s. S. 74); es ist aber auch vielleicht gestattet den Begriff weiter zu fassen und z. B. von statischer Wirkung zu sprechen, wenn unter dem Einfluß von Chinin die Ausschüttung von Adrenalin gehemmt wird (s. S. 82). Die erhöhte Abgabe von Hormonen in den Blutstrom unter dem Einfluß von Medikamenten ist besonders beim Hypophysenvorderlappen (s. S. 78) und bei den Nebennieren studiert worden (s. S. 81).

Pathologische Störungen der Bildung und Abgabe von Hormonen können sich aus den verschiedensten Ursachen entwickeln. Oft sind *erbliche, cerebrale* oder *nervöse* Faktoren nachzuweisen. Häufig versagen die *hormonalen Gegenregulationen*, daher auch das nicht seltene Vorkommen von pluriglandulären Störungen. Infolge schwerer Anstrengungen, auch durch die Belastung, z. B. von *Schwangerschaft* oder *Operation*, in anderen Fällen durch *Fehlernährung* (RIESSER) kann das hormonale Gleichgewicht langsam oder plötzlich zerstört werden, ohne daß vorher auffällige Symptome der *hormonalen Unterwertigkeit* vorhanden waren; wir kennen heute zudem *spezifische Gifte* und Toxine, die zu degenerativen Erscheinungen an bestimmten Drüsen führen. Um so wichtiger scheint es, das durch solche Belastungen bedrohte innersekretorische Organ vorher zu stützen, was besonders in Fällen von Hyperthyreoidismus, Diabetes und Nebennierenrindenschwäche zu bedenken ist. — Zuletzt sei auf die mögliche Bildung von *Tumoren* der innersekretorischen Gewebe hingewiesen.

1. Schilddrüse.

Die physiologische Funktion der Schilddrüse wurde von KOCHER u. a. aufgedeckt. Er beschrieb 1893 das Krankheitsbild der Cachexia strumipriva nach Radikaloperation des Kropfes. Er wies gleichzeitig, wie vor ihm ORD u. a., die Wirksamkeit von oral zugeführter getrockneter Schilddrüse nach.

$$\text{HO}—\langle\ \rangle—\text{O}—\langle\ \rangle—\text{CH}_2—\overset{*}{\text{C}}\text{H(NH}_2)—\text{COOH}$$

Thyroxin

Der *Jod*gehalt der Schilddrüse wurde von BAUMANN entdeckt. Wir wissen heute, daß ein in der Kolloidsubstanz der Schilddrüsenbläschen enthaltener Eiweißkörper, das *Thyreoglobulin*, der Hauptträger des Jodes ist; daraus

---

* Optisch-aktives C-Atom.

entsteht *Jodthyreoglobulin*, das Haupthormon der Schilddrüse. Bei Bedarf wird die Kolloidsubstanz verflüssigt, dann das Hormon auf dem Wege durch das Epithel der Bläschen dem Kreislauf zugeführt *(Loeser)*. Das Hormon ist enthalten in getrockneter Schilddrüse *(Glandulae thyreoideae siccatae)*, deren Jodgehalt nach DAB 6 0,18% betragen soll. Die orale Verabreichung von Thyreoideae siccatae genügt den meisten praktischen Anforderungen. Bei alkalischer Hydrolyse tritt eine jodierte Aminosäure auf, das *Thyroxin*, das von KENDALL aus der Schilddrüse isoliert und von HARRINGTON 1926 synthetisch dargestellt worden ist (Jodgehalt 65,3%). In der Schilddrüse finden sich außerdem geringe Mengen von *Dijodtyrosin*, welches die Ausgangssubstanz für die physiologische Synthese von Thyroxin darstellt.

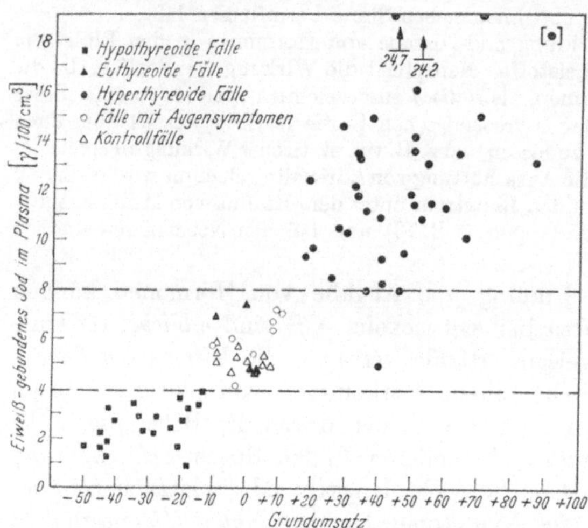

Abb. 12. Bestimmung des eiweißgebundenen (hormonalen) Jods im Plasma (oder Serum) von Gesunden und Schilddrüsenkranken. In Fällen von Exophthalmus finden sich häufig normale Werte. (Nach SALTER und Mitarbeiter aus R. L. CECIL 1948.)

Zuletzt wurde nachgewiesen, daß sich in der Schilddrüse bei hoher Außentemperatur (z. B. 30—33°) ein Stoff bildet, der die Verbrennungen im Muskel herabsetzt (G. MANSFELD). Dieser Stoff wird als *Thermothyrin A* bezeichnet. Bei niedriger Außentemperatur wird der Stoffwechsel erhöht, dank eines zweiten Stoffes *Thermothyrin B*; beide Stoffe sind krystallisiert erhalten worden.

Die menschliche Schilddrüse enthält ungefähr 20 mg Thyroxin. Von diesem Vorrat wird täglich ungefähr 1 mg an das Blut abgegeben. Die Schilddrüse bildet so einen Speicher für das Blutjod, dessen normale Menge 12—15 γ-% beträgt, in Fällen von Myxödem auf 3—6 γ erniedrigt, bei Basedow auf 70 γ erhöht sein kann. Rationeller ist die Bestimmung des *Protein-gebundenen Jods* (Abb. 12).

Die Bildung und Abgabe des Thyroxins steht unter dem Einfluß des Hypophysenvorderlappens (thyreotropes Hormon s. S. 110); sie wird aber auch durch das zentrale und periphere Nervensystem geregelt. Von der Diät, besonders von den Vitaminen (s. S. 44), auch von der *Außentemperatur* (Aktivierung durch Kälte nach KUSCHINSKY), dem *Licht* können starke Wirkungen ausgehen. Im jugendlichen Alter zeigt die Drüse das histologische Bild höchster Aktivität. Der tägliche Thyroxinverbrauch bei vollständigem Schilddrüsenmangel des Menschen beträgt etwa 0,3 mg, von Trockenpulver 0,12 g täglich.

Die *Unterfunktion* der Schilddrüse äußert sich im Kindesalter als *sporadischer Kretinismus*, später als *Myxödem*. Die juvenile Form äußert sich in Störungen des Skeletwachstums und in frühzeitiger Synostose der Schädelknochen mit oft völligem Aufhören der geistigen Entwicklung.

Entscheidend für den Erfolg einer *Behandlung des Kretinismus* mit getrockneter Schilddrüse ist die frühzeitige Diagnose möglichst im Säuglingsalter. Nach 4wöchiger Behandlung zeigt sich hier oft bereits eine entscheidende Besserung; bei späterem Einsetzen der Therapie können bereits irreparable Intelligenzstörungen vorliegen. Immerhin sieht man dann noch Effekte auf die Wachstumsstörung. Oft ist jahrzehntelange Behandlung notwendig. Wichtig ist die prophylaktische Behandlung der Mutter während der Gravidität.

Das *Myxödem* ist kenntlich durch ödemartige Hautschwellung; diese entsteht durch Neubildung von Bindegewebe unter Einlagerung von viel Flüssigkeit und von Fett. Damit einher geht eine Senkung des Grundumsatzes und dementsprechend eine Verlangsamung aller physiologischen Vorgänge. Auch ohne Myxödem kann sich die Unterfunktion der Schilddrüse bemerkbar machen in geistiger Trägheit, Fettsucht, Erniedrigung des Blutdrucks, Verlangsamung des Pulses, Herzaffektionen der verschiedensten Art bis zur ausgebildeten Dekompensation, hypochromer Anämie, Stuhlträgheit und Wasseransammlung, beim Weibe beinahe regelmäßig in Störungen der Sexualfunktion und zuletzt in Haut-

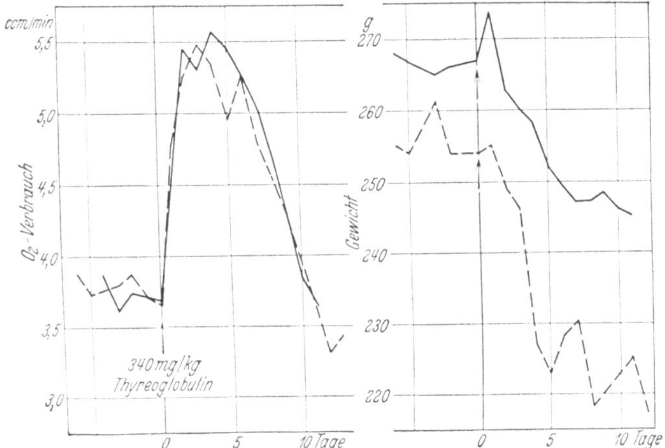

Abb 13. Das Verhalten des Sauerstoffverbrauches (linke Kurven) und des Körpergewichtes (rechte Kurven) an 2 Ratten nach Einspritzung von 340 mg Thyreoglobulin je Kilogramm. (Nach GADDUM.) Man sieht den starken Anstieg des Sauerstoffverbrauchs bei gleichzeitigem Gewichtssturz.

symptomen (trockene, rissige Haut, Ausfall der Haare). Solche Erscheinungen können auf Schilddrüsenzufuhr ansprechen.

In anderen Ländern hat man in den letzten Jahren schwere Fälle von Angina pectoris, die jeder internistischen Behandlung trotzten, mit vollständiger Thyreoidektomie behandelt. Dabei fällt der Grundumsatz auf 60% des normalen, und wird anschließend mit Hilfe von Schilddrüsenzufuhr auf eine Senkung von 25—30% einreguliert, so daß keine Ödembildung auftritt. Bei diesem Vorgehen ist eine erhebliche Schonung des Kreislaufes möglich. Neuerdings werden auch *thyreostatische Stoffe* (s. S. 74) zu diesem Zwecke verwendet.

Die *Überfunktion* der Schilddrüse — wahrscheinlich durch Mehrproduktion von thyreotropem Hormon entstehend — führt zu BASEDOWscher Krankheit. Die starke Erhöhung des Basalstoffwechsels hat eine Beschleunigung aller physiologischen Funktionen zur Folge. Typisch ist u. a. ein erhöhter Bedarf an Nährstoffen, Mineralsalzen und Vitaminen. Offensichtlich liegt gleichzeitig eine Übererregbarkeit des Sympathicus vor, und die Warnung vor dem synergistischen Adrenalin und vor adrenalinartigen Stoffen ist begreiflich. Andere Symptome wie die erhöhte *Motilität des Darmkanals* können nicht durch erhöhten Sympathotonus erklärt werden. Leberfunktionsprüfungen ergeben regelmäßig Zeichen der *Leberschädigung*. Im Harn wird erhöhte Kreatinausscheidung beobachtet; aus diesem Grunde hat man das antagonistisch wirkende Testosteronpropionat (s. S. 94) zur Behandlung der Thyreotoxikosen empfohlen. Andererseits hat man versucht, den Hypophysenvorderlappen zu drosseln, z. B. mit weiblichem Geschlechtshormon (s. S. 97).

Der Patient wird gefährdet durch anhaltende Diarrhöen und Tenesmen, besonders aber durch plötzliches Herzversagen. Auch werden alle bekannten Herzkrankheiten durch den thyreotoxischen Zustand ungünstig beeinflußt. Im Versuch an Katzen fand H. BAUER 8 Tage nach Injektion von 3—4 mg Thyroxin EKG-Veränderungen und Nekrosen im Herzmuskel; andere Autoren fanden ein beträchtlich vermehrtes Herzgewicht. In seltenen Fällen ist auch eine schwere Hepatitis mit acidotischem Stoffwechsel nachzuweisen. Die gleichen Symptome können beim Gesunden durch Zufuhr von Schilddrüse, Thyroxin oder von Jodsalzen auftreten (Jodbasedow). Bekannt sind auch die Beziehungen der Schilddrüse zu verschiedenen Giften, so zum Blei (Bleibasedow), zum Kohlenoxyd, Toluol, Nicotin, Thymol und besonders zu O_2-Mangel.

In bestimmten Fällen von Hyperthyreosis steht eine auffällige Muskelschwäche und Atrophie der Muskulatur im Vordergrund (chronisch-thyreotoxische Myopathie). In vielen anderen Fällen überwiegen die Herz- und Kreislaufsymptome (kardiotoxischer Kropf). Auch finden sich Übergänge zum Myxödem. — Die *thyreotoxische Krisis* kann durch Atropingaben ausgelöst werden.

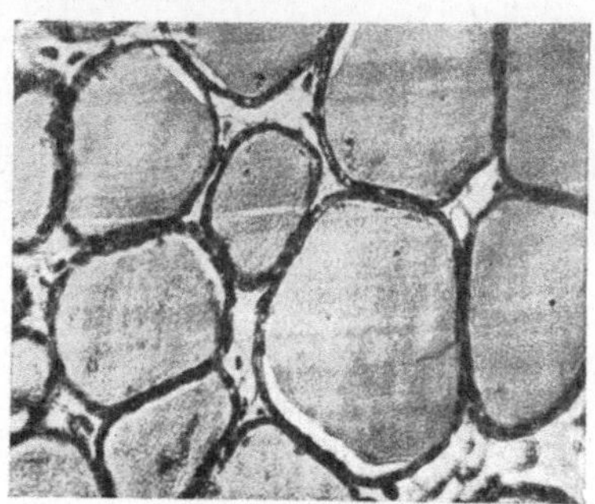 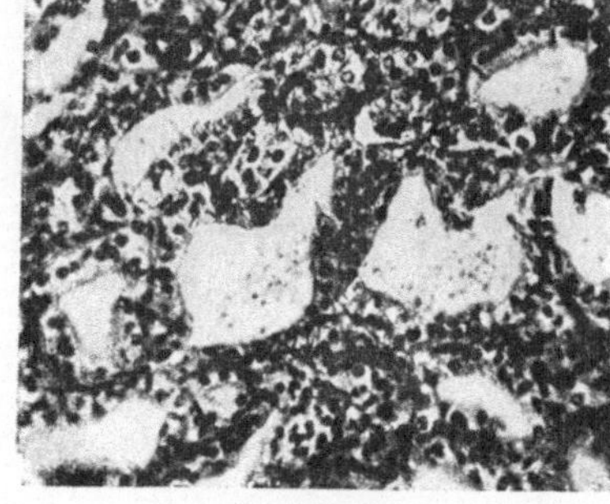

Abb. 14 a.   Abb. 14 b.

Abb. 14 a. Normale, ruhende Meerschweinchenschilddrüse. Flaches Epithel, mit Kolloid gefüllte Follikel. Vergr. 225fach.

Abb. 14 b. Aktivierte Meerschweinchenschilddrüse. Das Tier erhielt 2 Tage täglich 100 Mäuse-Einheiten thyreotropes Hormon und wurde am 3. Tage getötet. Starke Epithelwucherung, Verarmung der Drüse an färbbarem Kolloid, Deformierung der Acini. Vergr. 225fach. (Nach LOESER 1936.)

Pharmakologie und Toxikologie. *Jodthyreoglobulin* in Form der getrockneten Schilddrüse und *Thyroxin* besitzen die gleichen pharmakologischen Wirkungen; diese sind gering beim gesunden Menschen und lassen sich am auffälligsten bei Myxödem verfolgen.

Die erste Wirkung der Schilddrüsenhormone zeigt sich an der *Diurese*, die — unter Mobilisierung von Kochsalz und Wasser aus den Geweben — nach wenigen Stunden einsetzt. Daneben findet sich eine Mehrausschwemmung von fast allen Harnbestandteilen.

Die Hauptwirkung der Schilddrüse, die *Steigerung des Grundstoffwechsels* (Abb. 12) nämlich, setzt beim Menschen gewöhnlich nach einer Latenzzeit von 1—2 Tagen ein, oft auch später: 1 mg Thyroxin erhöht bei subcutaner Zufuhr den Stoffwechsel um rund 2%; die volle Wirkung zeigt sich in 10 Tagen. Mit dem Gesamtstoffwechsel steigt auch der Umsatz der Kohlenhydrate, Fette und Eiweißkörper. Der *Blutzucker* steigt, die blutzuckersenkende Wirkung des Insulins wird vermindert — was man letzthin zur Behandlung der spontanen Hypoglykämie ausgenutzt hat —; bei Überdosierung der Schilddrüse kann dagegen eine gefährliche Hypoglykämie eintreten. Der *Glykogengehalt der Leber* wird verringert — was bei Lebergiften und Leberschäden zu berücksichtigen wäre —; es tritt Neigung zu *Acidosis* auf. Die *Mehrverbrennung der Fette,*

z. B. bei Entfettungskuren, macht sich am Körpergewicht bemerkbar. Der *erhöhte Eiweißabbau* zeigt sich an der vermehrten Stickstoffabgabe.

Die *Wertbestimmung der getrockneten Schilddrüse* erfolgt heute auf chemischem Wege durch Bestimmung des Jod- oder Thyroxingehaltes. Dadurch wurden die pharmakologischen Wertbestimmungen zur Kontrolle der Handelsware überflüssig. Die *Acetonitrilreaktion* stützte sich auf die starke Resistenzsteigerung gegen dieses Gift, die man durch Verfütterung von Schilddrüse an der weißen Maus beobachtet (REID HUNT). Eine weitere pharmakologische Wertbestimmung beruht darauf, daß die *Differenzierung der Organe bei Wachstum* unter dem Einfluß der Schilddrüse steht. Man verfolgte daher die Metamorphose an der Kaulquappe, am Axolotl oder an den Salamanderlarven (Abb. 15). Auch ist der starke *Gewichtsabfall* bei Meerschweinchen nach chronisch-toxischen Schilddrüsendosen zur Testierung benützt worden.

Mit jeder Erhöhung des Stoffwechsels ist notwendigerweise eine *Beschleunigung des Kreislaufs* verbunden. Man macht daher von der Schilddrüse Gebrauch, um bei darniederliegendem Kreislauf die Bildung von Thromben zu verhüten. Auch die Funktionen der übrigen Organe halten Schritt mit dem erhöhten Stoffwechsel. Man erreicht daher eine starke Wirkung der Schilddrüse bei gewissen Formen der Obstipation, der Wassersucht und anderen Erkrankungen. Weiter ist eine Reizung der Knochenmarkstätigkeit und eine Mehrbildung von Antikörpern, wie Opsoninen, Agglutininen u. a. beschrieben worden. Es gibt Fälle von cyclisch verlaufender Schizophrenie, in denen die Entwicklung des katatonen Erregungszustandes einhergeht mit einer Retention von stickstoffhaltigen Stoffen. Solche Fälle konnten durch Schilddrüsenzufuhr vor Rückfällen geschützt werden (GJESSING).

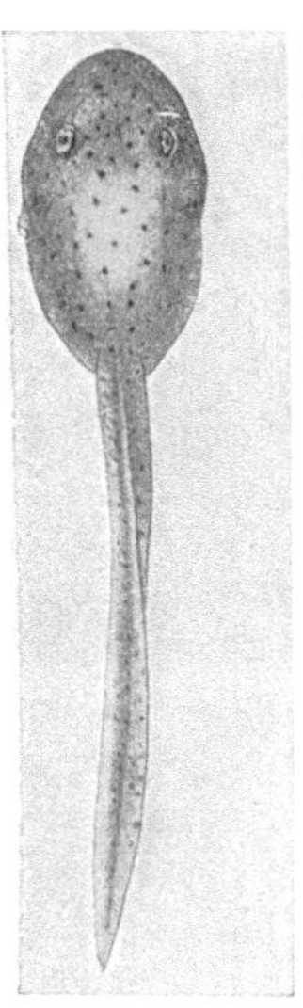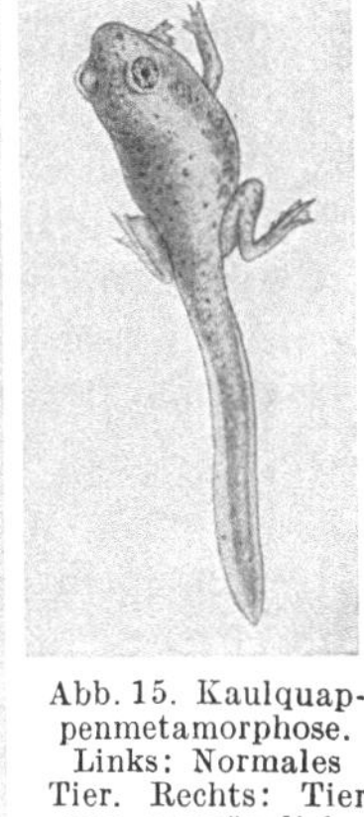

Abb. 15. Kaulquappenmetamorphose. Links: Normales Tier. Rechts: Tier von ursprünglich gleicher Größe 28 Tage nach Transplantation einer halben Schilddrüse. (Nach SWINGLE.)

Schilddrüse wird auch bei hypothyreoiden Kindern sowie zum Ausgleich von *Wachstums- und Entwicklungsstörungen* angewandt, wobei besonders — bei der üblichen Dosierung — die Bildung des Knochenskelets begünstigt wird. Andererseits verursachen hohe Gaben einen vorzeitigen Schluß der Epiphysenlinien und hemmen dadurch das Wachstum. Wegen der besseren *Durchblutung der Haut* und *Steigerung der Schweißsekretion* dient Schilddrüse auch der Behandlung von Hautkrankheiten, die mit Trockenheit der Haut einhergehen. Bei *Ulcus cruris* ist eine verbesserte Heilungstendenz nachgewiesen (M. H. COHEN). Örtlich wird es bei Otosklerose angewandt.

Die Schilddrüsenpräparate werden nur langsam abgebaut und wirken daher kumulativ. Bei fortgesetzter Verabreichung von getrockneter Schilddrüse können Bruchteile eines Gramms nach wenigen Wochen Kumulationserscheinungen machen. Schilddrüsenpräparate dürfen daher nur *intermittierend* gegeben werden, oder es muß die genaue Erhaltungsdosis z. B. bei Myxödem klinisch festgelegt sein.

Dosierung. Die benötigte Hormonmenge ist individuell sehr verschieden. Es empfiehlt sich mit kleinen Mengen zu beginnen und diese vorsichtig und langsam zu steigern. Als Tagesdosis werden für den Erwachsenen 0,03—0,05—0,1—0,2 und mehr der Glandulae thyreoideae siccatae angegeben. Die letzte Dosis (2 mal 0,1 g täglich) ist in der Regel bei Myxödem wirksam. Von einigen Autoren werden im Anfang hohe, dann kleine Dosen verordnet. Es läßt sich erst nach Wochen beurteilen, ob die Dosierung richtig ist. Für die Behandlung des Kretinismus gelten Spezialvorschriften.

Bei *Entfettungskuren* muß man mit dem drohenden Versagen des Herzens rechnen. Das kann veranlaßt sein durch einen zu raschen Schwund des interstitiellen Fetts, sowie durch die oben erwähnten Nekrosen im Herzmuskel. Man schützt sich dagegen durch tägliche Kontrolle des Gewichtes. Gleichzeitig sind indessen die ersten thyreotoxischen Symptome von seiten des Herzens (Tachykardie) zu beachten. Daneben können nach und nach die übrigen Basedow-Symptome sich einstellen. Nach ausländischen Statistiken waren 3,7% der Fälle von Thyreotoxikose auf Schilddrüsenverordnung zurückzuführen, vornehmlich zum Zwecke von Entfettungskuren. Im Experiment hat man durch oft wiederholte Gaben von Thyroxin eine *Gewöhnung* herbeigeführt.

Ergänzungsteil.

Thyreostatische Stoffe. Diese greifen störend in den chemischen Aufbau von Thyroxin ein. Die Wirkung der Stoffe (Normalisierung des Grundumsatzes, Anstieg des Körpergewichts) entwickelt sich sehr langsam, beim Menschen in der üblichen Dosierung in etwa 3—6 Wochen. Der Thyroxinmangel kann leicht so weit getrieben werden, daß bei jungen Tieren Kretinismus u. a., beim erwachsenen Menschen Myxödem auftreten; nach Einsetzen der Wirkung der thyreostatischen Stoffe ist daher gelegentlich Zulage von Schilddrüsenpräparaten erforderlich.

Sekundär führt der Thyroxinmangel zu einer gesteigerten Sekretion von thyreotropem Hormon, die sich ihrerseits äußern kann in einer gutartigen *Hyperplasie* und in einer auffälligen *Vascularisation* der Schilddrüse. Die Blutüberfüllung wird antagonistisch beeinflußt durch gleichzeitige Jodgaben; Jod und thyreostatische Stoffe ergänzen sich daher insofern, als Thiouracil u. a. die klinischen Erscheinungen des Hyperthyreoidismus stärker als Jod beeinflussen, während Jod den eventuellen chirurgischen Eingriff leichter macht (15 Tropfen Lugoᴢsche Lösung täglich über 14 Tage).

Die medikamentöse Behandlung der hyperthyreoiden Zustände muß mehrere Monate — bis zu 10 Monaten — durchgeführt werden, um nach Möglichkeit einen bleibenden Erfolg in etwa 60—80% der Fälle zu erzielen, der dem der Strumektomie entspricht. Thyreostatische Stoffe sind auch angewandt worden, um die Symptome von Angina pectoris zu beeinflussen; hierbei darf man rechnen mit einer verminderten Adrenalinempfindlichkeit des Kreislaufs.

Die folgenden Präparate sind zu berücksichtigen:

1. *Die Thioharnstoffgruppe.*

a) *Thioharnstoff;* die Substanz wird rasch resorbiert, der größte Teil im Körper zersetzt, etwa $^1/_4$ mit dem Harn ausgeschieden. Sie verteilt sich rasch und gleichmäßig auf Blut und Gewebe. Die Dosis wird für Menschen mit 0,2—0,7 g Thioharnstoff täglich, von anderer Seite mit 1—2 g täglich angegeben. Thioharnstoff ist sehr toxisch.

b) *Thiouracil.* 15% der zugeführten Menge wird bereits vor der Resorption, ein anderer Teil im Gewebe zerstört; $^1/_3$—$^2/_3$ werden durch den Harn ausgeschieden. Die Tagesdosis beträgt 0,3—0,6 g täglich in Tabletten zu 0,1; nach entsprechender klinischer Besserung beträgt die Erhaltungsdosis 0,2 g täglich. Ähnlich verhält sich das *Methylthiouracil;* es ist etwa doppelt so stark wirksam als das Vorige, daher in halber Dosis zu verordnen; es ist weniger giftig als Thiouracil.

c) *Propylthiouracil.* Es ist beim Tier 10fach, beim Menschen etwa 5fach stärker als Thiouracil. Die Tagesdosis beträgt 50—300 mg. Es ist das ungiftigste Präparat dieser Reihe; eine Schilddrüsenhyperplasie wird hierbei seltenst beobachtet. Nach Normalisierung des Grundumsatzes werden 0,025—0,1 g täglich zur Dauerbehandlung verabreicht.

d) *Thiobarbitursäure;* sie ist doppelt so stark wirksam wie Thiouracil, indessen sehr viel toxischer. Auch die bekannte Wirkung von *Rhodaniden* (s. S. 301) kann möglicherweise mit der Bildung von Thioharnstoff im Stoffwechsel zusammenhängen, da dieser sich leicht aus Rhodanammonium darstellen läßt.

Toxikologie der Thioharnstoffgruppe. Abgesehen von den akuten Zeichen der Unverträglichkeit (Nausea, Erbrechen, Darmkolik u. a.) finden sich häufig allergische Reaktionen; so wird in der ausländischen Literatur für Thiouracil angegeben, daß in 2,5% der Fälle Agranulocytose vorkommt, in 4,4% Leukopenie, in 2,5% Fieberreaktionen, in 3,3% Dermatitiden. Die Mortalität wird mit 0,5% geschätzt. Ähnlich verhalten sich die anderen Thioharnstoffderivate. Die erhöhte Anfälligkeit gegen Infektionen zwingt den Arzt dazu, sich der eigenen Wachsamkeit des Patienten, unter Umständen durch schriftliche Anordnung, zu versichern.

Ein großer Fortschritt wurde mit dem Propylthiouracil erreicht, bei dem die gleichen Reaktionen, aber nicht so häufig vorkommen.

2. *Gruppe der p-Aminobenzoesäure und der Sulfonamide.*

Die wirksame Dosis für p-Aminobenzoesäure (s. S. 48) wird mit 1,5 g täglich intramuskulär angegeben. Der Effekt auf die Schilddrüse soll in etwa 3—9 Monaten einsetzen. Wegen der bemerkenswerten Ungiftigkeit des Stoffes wäre ein großer Fortschritt erzielt, wenn die bisher günstigen klinischen Erfahrungen sich bestätigen ließen; ähnlich verhält sich Pantothensäure. — Die Wirkung der Sulfonamide, insbesondere von Sulfaguanidin, hat mehr historische Bedeutung, da bei ihnen zuerst die thyreostatische Wirkung gesehen wurde (CUTTING und KUSCA). — Ein weiteres thyreostatisch wirkendes physiologisches Produkt ist Follikelhormon (A. LOESER s. S. 97). Schilddrüsenschwellung wird nach Kohlarten und z. B. nach Sojabohnen beobachtet.

$$\begin{array}{ll} \mathrm{C}\!\!\lll\!\!\begin{array}{l} \mathrm{N} \\[2pt] \mathrm{S \cdot NH_4} \end{array} & \text{Rhodanammonium} \\[10pt] \mathrm{C}\!\!=\!\!\mathrm{S}\begin{array}{l}\nwarrow \mathrm{NH_2} \\ \swarrow \mathrm{NH_2}\end{array} & \text{Thioharnstoff} \end{array}$$

Thioharnstoff ←→ Thiouracil ←→ Propylthiouracil

Thiobarbitursäure

Jodpräparate. Jod wurde 1811 von COURTOIS entdeckt und kurz nachher in die Therapie eingeführt. Indessen wurde schon vorher Jodtherapie mit Hilfe von jodreichen Naturstoffen getrieben, z. B. mit veraschten Schwämmen (Carbo Spongiae) oder mit Blasentang (Fucus vesiculosus), die beide von chinesischen Ärzten seit ältester Zeit als Mittel gegen Kropf oder als Entfettungsmittel angewandt worden sind. Nachdem man den hohen Jodgehalt der Schwammkohle entdeckt hatte, lag es nahe, Jod selber für den gleichen Zweck zu versuchen (COINDET 1820).

Jod ist in Krystallform an der Luft in violetten Dämpfen flüchtig. Jod ist schwer löslich in Wasser, dagegen leicht löslich in Alkohol (Tinctura Jodi 7%) und in wäßriger Jodkalilösung.

Rp. LUGOLsche Lösung: Jodi 1,0
Kalii jodati 2,0
Aquae dest. ad 100,0[1].
S. 2—3 mal täglich 10 Tropfen in Wasser. — NB. Nach PLUMMER.

---

[1] LUGOLsche Lösungen sind verschieden zusammengesetzt. Die amerikanische Pharmakopoe bezeichnet als LUGOLsche Lösung das folgende Rezept: Jodi 10,0, Kal. jodat. 20,0, Aq. dest. ad 200,0 ccm.

Jod ist stark reaktionsfähig und setzt sich leicht mit sehr vielen organischen Verbindungen um, z. B. zu Jodcasein, Jodpepton, Jodstärke, Jodfetten usw. Solche jodhaltigen Verbindungen werden zum Teil sehr langsam im Darmkanal aufgespalten und verhalten sich dann — mit Ausnahme der schwer spaltbaren Jodfette — wie anorganische Jodsalze.

Schicksal im Körper. Das freie *Jod* setzt sich zum größten Teil sehr schnell zu Jodalkalien oder organischen Jodverbindungen um. Zum kleinen Teil bleibt es allerdings unverändert oder es geht in noch unbekannte pharmakologisch aktive Verbindungen über. *Jodide* wirken nicht wesentlich anders als Kochsalz, mit dem Unterschiede, daß langsam Spuren von wirksamem Jod in Freiheit gesetzt werden.

Toxikologie. Jod und Jodalkalien werden zum größten Teil rasch mit dem Harn ausgeschieden, die ersten Spuren schon nach 5—10 Minuten, der größte Teil in 48 Stunden. Ein Rest ist jedoch noch nach 10—20 Tagen im Körper. Daher ist bei allen Jodverbindungen mit *Kumulationserscheinungen* zu rechnen. Die Ausscheidung erfolgt durch die Niere, teilweise auch durch die Speichel-, Schweiß- und Talgdrüsen, wahrscheinlich unter Auftreten von freiem Jod, das örtlich reizt. So erklären sich wohl auch die Magenbeschwerden nach Jodalkalien, daher nach dem Essen zu verabreichen. Infolge Ausscheidung durch den Speichel kann Stomatitis auftreten. In der sauren Reaktion der Talgdrüsen kann besonders leicht elementares Jod in Freiheit gesetzt werden (Jodacne) andere Zeichen von *Jodismus* sind Jodschnupfen, Stomatitis, Conjunctivitis; auch mag eine eigentümliche *Gefäßwirkung* der Jodide beteiligt sein (zentrale Erregungszustände). Es ist zweckmäßig, diesen Zustand zu unterscheiden von den Erscheinungen der *allergischen Jodüberempfindlichkeit* (allergische Symptome der verschiedensten Art). Das im Blut zirkulierende Jod wird selektiv in der Schilddrüse gespeichert. Dort geht es teilweise in Thyroxin über *(Jodbasedow)*.

Diese Affinität zum Schilddrüsengewebe geht so weit, daß nach kleinen, peroral zugeführten Jodiddosen 80—90% in der Schilddrüse der Basedow-Kranken wiedergefunden werden; sie wurde praktisch ausgenützt zur Behandlung solcher Fälle, auch von Schilddrüsencarcinom mit Hilfe von *radioaktivem Jod* (J_{130} oder J_{131}); hierbei zeigte es sich, daß die auftretenden β-Strahlen sehr geringe Reichweite besitzen und beinahe vollständig vom Schilddrüsengewebe absorbiert werden (s. S. 479).

Zuletzt kann *Jodkachexie* auftreten. Eine 58jährige Dame erhielt wegen einer nicht einmal bestehenden Arteriosklerose von ihrem Hausarzt Jodkalium. Obwohl sie zum Skelet abmagerte, eine dauernde Pulsbeschleunigung über 140 und schließlich Vorhofflimmern bekam und unter ständiger Erregung, Schlaflosigkeit und Atemnot litt, wurde ihr das Jod weitergegeben (LESCHKE). — Die meisten Jodsymptome verschwinden nach dem Aussetzen in wenigen Tagen, andere sind resistenter, Jodacne kann jahrelang bestehen bleiben. Die Ausscheidung von Jodiden läßt sich durch Kochsalzgaben (12—15 g täglich) beschleunigen.

Eine wichtige *Unverträglichkeit* der Jodalkalien ist bei der gleichzeitigen Verordnung von *Jodsalzen und Nitriten* zu berücksichtigen. In saurer Lösung, wie in der Magensalzsäure, wird nämlich elementares Jod frei und macht Magenreizung. Weitaus gefährlicher ist die gleichzeitige oder aufeinanderfolgende Verordnung von *Jodalkalien* und *Quecksilbersalzen*. Bei innerlichen Gaben von Jodiden und Einstäuben von Kalomel ins Auge, oder Spülungen der Harnwege mit Sublimatlösungen sind schwerste Verätzungen beobachtet worden. Es entsteht nämlich das gefährliche Quecksilberjodid.

Pharmakologie. Die *örtliche Wirkung* des elementaren Jods ist S. 508, seine Rolle als *lebensnotwendiges Element* S. 29 beschrieben. Die *Allgemeinwirkung* der Jodsalze ist, soweit es sich um *Frühsymptome* handelt, zum Teil als *Salzwirkung* aufzufassen; sie ist dann ähnlich der von Chloriden und Bromiden (Expektoration, Diurese), aber unterschieden von diesen Salzen durch ihre gleichzeitige *Kolloidwirkung*; bekanntlich stehen die Jodide zusammen mit den Rhodaniden am äußersten Ende der HOFMEISTERschen Reihen (s. S. 408). Bei den Spätsymptomen handelt es sich mehr um *Stoffwechselwirkungen* im Sinne einer vermehrten Thyroxinbildung. Bei der einzelnen Jodidwirkung ist die Entscheidung, welcher dieser 3 Hauptangriffspunkte in erster Linie betroffen ist, oft nicht leicht.

Die *Kolloidwirkung*, zusammen mit der möglichen Erweiterung der Blutgefäße zeigt sich bereits nach kleinen oralen Dosen (0,1—0,5 g, 2—3mal täglich) in einer auffälligen *Permeabilitätsveränderung* der Gewebe; an den Schleimhäuten zeigt sich unter Umständen eine *starke Reizwirkung*, z. B. im Magen, wodurch die expektorierende Wirkung verstärkt wird; bei Exsudaten zeigt sich eine *Resorptionsförderung*.

Im Experiment kann man durch Fütterung von Cholesterin oder durch wiederholte Adrenalininjektionen Veränderungen der Arterien herbeiführen, die an die menschliche Arteriosklerose erinnern. Es ist wichtig, daß eine solche *experimentelle Arteriosklerose* unter Umständen durch Jodsalze verhindert wird (Abb. 16). Durch solche Versuche hat die Jodbehandlung der Arteriosklerose eine gewisse rationelle Basis erhalten.

Rp. Kalii jodati 1,5 (—6,0)
   Aqu. dest. ad 50,0
   S. täglich 1—2 Teelöffel.

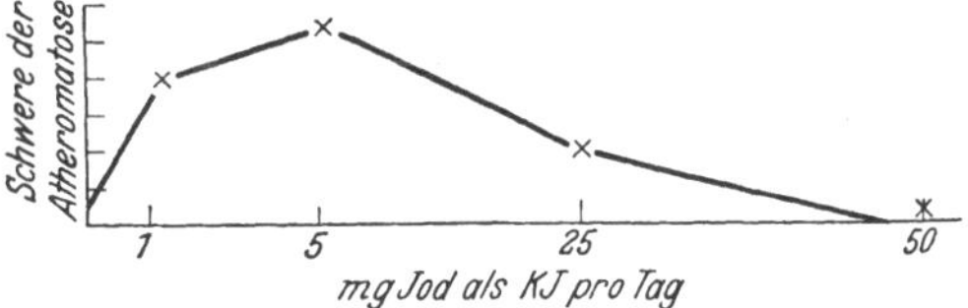

Abb. 16. Wirkung von Jodkali auf die Atheromatose durch Cholesterinfütterung beim Kaninchen. Man sieht, daß in diesem Falle die pathologischen Veränderungen durch kleine Dosen von Jodkali verstärkt, durch hohe Dosen verhindert werden. (Nach BREUSCH und THIERSCH.)

Die *Kolloidwirkung* der Jodide wird besonders deutlich bei intravenöser Injektion hoher Dosen. Es findet sich nämlich unmittelbar anschließend eine Erhöhung der Senkungsgeschwindigkeit der roten Blutkörperchen. Sofern hierbei eine Dosis von 10 g überschritten wird, zeigen sich beim Menschen nach $^1/_2$—$1^1/_2$ Tagen allgemeine Ödeme mit Gehirnerscheinungen, gelegentlich unter tödlichem Ausgang (OSBORNE). Dabei sind immer auch die katastrophalen Folgen einer *Jodüberempfindlichkeit* zu bedenken. Es ist daher zweckmäßig, jeder intravenösen Injektion die Probe auf Überempfindlichkeit vorauszuschicken (1 g Natriumjodid 3mal täglich per os, 2 Tage lang), am besten aber, sie ganz zu vermeiden.

Die Kolloidwirkung zusammen mit der möglichen Erweiterung der Blutgefäße drückt sich indessen auch bei kleineren oralen Dosen (0,1—0,5 g, 2—3mal täglich) aus durch die starke *Permeabilitätsveränderung der Gewebe*. Die Sekretionen werden angeregt (s. S. 343), es erfolgt eine *Resorptionsförderung bei Exsudaten*.

Als Kolloidwirkung betrachtet man auch die Behandlung *syphilitischer Gummata* — die auch bei Ulceration unter Jodtherapie rasch abheilen — und von skrofulösen Lymphomen mit großen Jodkalidosen (0,5—2,0 g, 2—3mal täglich). Die Jodsalze wirken in dieser Dosis besonders stark hier resorptionsfördernd. Sie dürfen jedoch nur bei gesunder Niere angewandt werden.

Früher hatte die Behandlung der *Actinomycosis* mit sehr hohen Jodiddosen (bis zu 45 g Jodnatrium täglich) weite Verbreitung; heute wird diese Therapie nur noch selten durchgeführt, da in den Sulfonamiden (s. S. 553) bessere Arzneistoffe zur Verfügung stehen. Bei anderen *granulomatösen Erkrankungen* (Blastomycosis, Sporotrichosis, Oidiomycosis) kann dagegen auf Jodidtherapie oft nicht verzichtet werden. Die Empfindlichkeit der Pilze gegen Jodide wechselt sehr erheblich. Geht man von einer gesättigten Lösung von Kaliumjodid aus, so zeigen sich Fälle, die auf 3 Tropfen 3mal täglich nach den Mahlzeiten ansprechen und andere Fälle, die 400 Tropfen nötig haben. Unter Umständen kann man auch auf hohe intravenöse Dosen nicht verzichten (s. o.). LUGOLsche Lösung in geeigneter Verdünnung dient neben Röntgenbestrahlung zur örtlichen Behandlung.

Abgesehen von der *direkten* Schilddrüsenwirkung der Jodsalze findet sich auch eine *indirekte* Wirkung über den *Vorderlappen der Hypophyse*, was eine verminderte Sekretion des thyreotropen Hormons zur Folge hat. Gelegentlich werden daher leichtere Thyreotoxikosen durch sehr kleine Joddosen (0,01—0,05 g, 2—3mal täglich) nicht verschlimmert, sondern gebessert; völlig gesichert ist die Wirkung hoher Joddosen zur Vorbereitung von Kropfoperationen nach PLUMMER.

Durch kurzdauernde (8—14 Tage) Kuren mit LUGOL-Lösung (15 Tropfen der USP.-Lösung, genauer 75—150 mg Jod täglich bis zur Wirkung) wird eine *Senkung des Basalstoffwechsels* herbeigeführt, mit Verschwinden der thyreotoxischen Erscheinungen, insbesonders auch der Vascularisation der Schilddrüse, so daß die nachfolgende Operation mit geringeren Gefahren verbunden ist. DENNIG gibt sogar zur Behandlung schwerer thyreotoxischer Krisen Joddosen zwischen 100 und 500 mg täglich an (1—3 Wochen lang). Diese Wirkung ist nur einmal, selten öfters zu erzielen, anschließend hat in jedem Falle die Operation oder die Bestrahlung der Schilddrüse stattzufinden, so daß diese PLUMMERsche Kur ausschließlich für den Bedarf des Chirurgen bestimmt ist. Bei dieser Vorbehandlung soll die Mortalität der Operation von 3,5 auf 0,7% gefallen sein.

Andere Autoren sind von der Notwendigkeit solcher hohen Jodgaben nicht überzeugt; so wurden hyperthyreoide Zustände beobachtet, bei denen man mit 90 Tropfen LUGOLscher Lösung täglich keinen stärkeren Effekt auf den Basalstoffwechsel erzielte als mit 1 Tropfen dieser Jodlösung täglich (THOMPSON und MEANS).

Jodverbindungen als Röntgenkontrastmittel. Die Eigenschaft, einen Röntgenschatten zu erzeugen, kommt im Prinzip allen Verbindungen von Elementen höheren Atomgewichtes zu. Abgesehen vom Bariumsulfat (s. d.) spielt aber nur das Jod als röntgenschattengebendes Element eine praktische Rolle. Das beruht auf der Möglichkeit, Jod auf verschiedenste Art in organische Verbindungen einzuführen, es so zu entgiften und ihm weiter damit verschiedene Eigenschaften hinsichtlich Löslichkeit und Verteilung im Organismus zu verleihen.

Die *wasserunlöslichen* jodierten Fette (Jodipin und Lipiodol) sind ölige Kontrastmittel, die zur Darstellung des Bronchialbaumes (Bronchographie), des Rückenmarkkanals (Myelographie), des weiblichen Genitalapparates (Hysterosalpingographie) u. a. Verwendung finden. Soweit sie nicht auf natürlichem Wege wieder entleert werden, ist zu beachten, daß sie sehr lange Zeit am Orte der Applikation zurückbleiben, dort auch schwere Reizwirkungen entfalten können.

Das Tetrajodphenolphthalein *(Jodtetragnost)* und ähnliche *wasserlösliche* Verbindungen werden elektiv von der Leber in die Galle hinein abgeschieden. Bei der Eindickung der Galle in der Gallenblase wird ihre Konzentration dort so hoch, daß die Gallenblase einen Röntgenschatten erzeugt (GRAHAM und COLE). Das Präparat wird in Dosen von 2,5—4 g intravenös oder oral verabreicht. Bis zum Kontrasteffekt in der Gallenblase vergehen mehrere Stunden *(Cholecystographie)*.

Nach intravenöser Injektion ungiftiger, gut harnfähiger Jodverbindungen gelingt die Röntgendarstellung von *Nierenbecken* und *Harnleiter*. Dazu ist es notwendig, daß der Harn diese Verbindungen in einer Konzentration erhält, die mindestens 2% Jod entspricht. Solche Verbindungen sind: *Perabrodil M* (HECHT) (Dosis 7—10 g), *Uroselektan* (BINZ) (Dosis 12—15 g) u. a. Von Perabrodil werden z. B. 20 ccm der 45%igen Lösung, auf Körpertemperatur erwärmt, nicht schneller als in 5 Minuten injiziert. Zur Prüfung auf die nicht seltene Jodüberempfindlichkeit soll man 1 ccm, in 60 Sekunden injiziert, vorausschicken. Als Frühsymptome der Überempfindlichkeit werden — wie bei allen anderen derartigen Jodverbindungen — Juckreiz der Augenbindehaut, Niesen und Reizhusten angeführt. Die Bekämpfung der allergischen Symptome erfolgt wie üblich (s. S. 151). Todesfälle sind berichtet worden, so daß der vorherige Augentest empfohlen wird. Die Zeit der günstigsten

Schattenwirkung liegt meist um 10—20 Min. nach der Injektion *(Ausscheidungsurographie).* Die gleichen Präparate werden auch zur Kontrastfüllung des Nierenbeckens durch den Harnleiterkatheter benutzt *(Pyelographie),* sowie zur Darstellung von Gefäßen (Arteriographie, Varicendarstellung, Gelenkhöhlen u. a.).

Von neueren Präparaten ist das *Biliselectan* zur Darstellung der Gallenblase zu erwähnen (3 g peroral). Ein weiterer Fortschritt wurde durch jodhaltige, in kolloider Form vorliegende, organische Verbindungen erzielt, die spezifisch im Retikuloendothel gespeichert werden, daher zur Röntgendarstellung von Milz und Leber dienen, darüber hinaus auch zur arteriographischen Darstellung der Gehirngefäße. Hier steht das *Hepatoselectan* zur Verfügung (Äthylester der Trijodstearinsäure), wovon 60 ccm der 50%igen kolloiden Lösung, intravenös injiziert, zur Darstellung von Leber und Milz verwendet werden. (Gemäß Besprechung mit G. Hecht.)

2. Nebenschilddrüsen.

Die *Nebenschilddrüsen* oder *Epithelkörperchen,* Glandulae parathyreoideae, sind der Schilddrüse benachbart, zum Teil in ihr eingebettet. Sie regulieren den *Kalk- und Phosphatstoffwechsel.*

Eine *Unterfunktion* der Glandulae parathyreoideae führt zur *Tetanie.* Diese ist besonders häufig im Kindesalter (infantile oder idiopathische Tetanie) und oft mit Rachitis vergesellschaftet. Sie kommt aber auch beim Erwachsenen vor, z. B. als *postoperative Tetanie* (Kocher) und als *Schwangerschaftstetanie.* In solchen Fällen findet sich eine Verminderung des Blutkalks, der beim tetanischen Kinde vom Normalwert 10 mg-% auf 7—8 mg-% gefallen sein kann; und zwar bei normalem Bicarbonat- und p_H-Wert des Blutes.

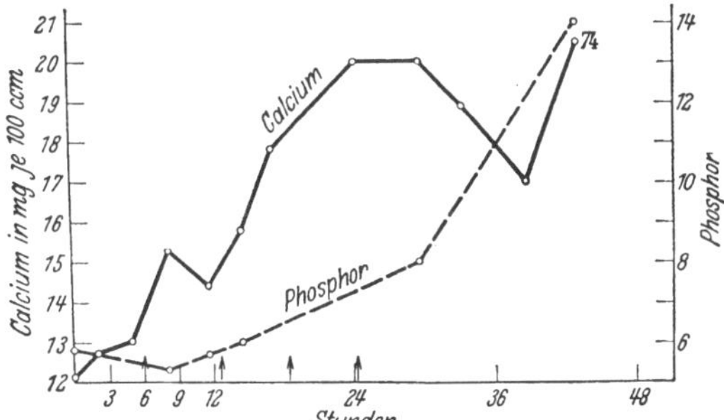

Abb. 17. Wirkung wiederholter Injektionen von Parathyreoideahormon auf den Calcium- und Phosphorgehalt (mg/100 ccm) im Blutserum eines normalen Tieres. Hund von 10 kg Körpergewicht, männlich. Bei jedem Pfeil wurden jeweils 6 ccm Extrakt (2 Rinder-Epithelkörperchen) subcutan injiziert. (Nach Collip, Clark und Scott.)

Dem lassen sich andere Tetanieformen gegenüberstellen, die ohne Beteiligung der Epithelkörperchen entstehen, und zwar durch Verminderung des Gehalts an Calciumionen im Blut durch andere Ursachen. Man pflegt die wichtigsten Abhängigkeiten des Calciumwertes im Blut wiederzugeben durch die Formel:

$$Ca^{++} = k \cdot \frac{H^+}{(HCO_3)^- \cdot (\bar{H}PO_4)^-}.$$

Dieses soll besagen, daß Tetanie auftritt bei einer Verminderung des Gesamtcalciumgehalts im Blut bei gleichbleibenden übrigen Faktoren (Tetanie bei *Osteomalacie* und *Sprue),* bei erniedrigtem Säuregehalt des Blutes *(Überventilationstetanie),* bei erhöhtem Phosphat- und Bicarbonatgehalt *(Bicarbonattetanie),* z. B. auch infolge von *Kochsalzmangel,* oder sofern mehrere dieser Faktoren beteiligt sind *(Magentetanie).* Es finden sich auch — was aus der obigen Formel nicht hervorgeht — zusätzliche Wirkungen der Hauptmineralsalze; Natrium- und Kaliumsalze verstärken die Tetaniesymptome, Calcium und Magnesium schwächen sie ab; auch nach Citraten, Oxalaten, Phosphaten (Phosphattetanie in der Heilungsphase der Rachitis) findet sich häufiger ein Übergang von latenter Tetanie in Konvulsionen.

Je nach Art der Entstehung läßt sich die Tetanie unter Umständen ätiologisch behandeln; bei allen Formen der Tetanie indessen läßt sich die gleiche hochwirksame Maßnahme treffen, nämlich Injektion von Calciumsalzen (s. S. 434), oder Anreicherung des Körpers mit Calciumionen auf anderen Wegen: Säuretherapie (s. S. 419), Vitamin D (s. S. 52), A.T. 10 (s. S. 55); Tetanie infolge Kochsalzmangels reagiert auf Kochsalzinfusionen; auf die seltene Magnesiummangeltetanie wird hingewiesen; dadurch wird das Anwendungsgebiet des Parathyreoidhormons von vornherein eingeengt.

Die Tetanie äußert sich vornehmlich durch eine gesteigerte Erregbarkeit an der Endplatte des quergestreiften Muskels. Es kann aber auch die glatte Muskulatur (Ciliar- und Irismuskel des Auges, Ösophagus, Magen-Darmtractus, Blase und Bronchien) sowie die autonomen Ganglien betroffen sein. Tetanieähnliche Symptome werden auch bei vielen Vergiftungen gesehen (Guanidin, Strychnin, Blei, Pilzgifte u. a.).

Das wirksame Hormon der Epithelkörperchen wurde durch COLLIP 1925 gefunden und weitgehend gereinigt. Es ist ein Eiweißkörper. Es führt nur bei parenteraler Zufuhr zu einer Erhöhung des Blutkalkes bei gleichzeitiger Verminderung des kolloiden Anteils des Blutkalkes, der mehr in die ionisierte Form übergeht. Dabei findet sich außerdem nach therapeutischen Dosen des Hormons ein Absinken der Serumphosphate, ebenso wie nach hohen Dosen im Beginn der Wirkung (Abb. 17). Demgemäß kann fast jede Form der Tetanie bei Tier und Mensch auch durch COLLIP-Hormon verhindert werden. Seine praktische Bedeutung ist indessen gering, da es nur sehr langsam in 3—4 Stunden wirkt; der Höhepunkt ist erst in 6—20 Stunden erreicht, so daß es bei lebensbedrohlichen Zuständen wie z. B. bei Laryngospasmus nicht zu gebrauchen ist (s. S. 434). — Noch langsamer wirken Säuren oder gar die Vitaminpräparate.

Bei *Überdosierung des COLLIPschen Hormons* kommt es neben Allgemeinsymptomen zu einer Steigerung des Blutkalks bis auf 15—20 mg-% unter gleichzeitigem Anstieg der Serumphosphate. Außerdem wird die Nierenschwelle für diese Stoffe erniedrigt, so daß gewaltige Mengen von Kalk und Phosphaten durch die Niere abfiltriert werden (Abb. 17). Dadurch kann es gelegentlich zum Versagen der Nierenexkretion und zu schweren Nierenverkalkungen kommen; der Nachschub der abfiltrierten Kalk-Phosphatmengen erfolgt aus dem Apatit der Knochen. Dort bilden sich multiple fibröse Knochenherde ähnlich dem Bilde der *Osteitis fibrosa cystica* (RECKLINGHAUSEN). In der Tat liegt diesem Krankheitsbilde eine Überfunktion der Epithelkörperchen, gewöhnlich durch Tumorbildung, zugrunde. Die Behandlung besteht in Exstirpation der Tumoren.

3. Nebennierenmark.

Die blutdrucksteigernde Wirkung von Auszügen des Nebennierenmarks (SCHÄFER 1894) beruht hauptsächlich auf ihrem Gehalt an l-Adrenalin. Die wirksame Substanz wurde von TAKAMINE in krystallisierter Form gewonnen und ihre Konstitution aufgeklärt. Diese großen Leistungen wurden gekrönt durch die synthetische Darstellung des Adrenalins (STOLZ 1903). Historisch gesehen erfolgte damals die erste Synthese eines Hormons. Im Nebennierenmark findet sich außerdem *Nor-Adrenalin* (s. S. 248).

Adrenalin (Suprarenin oder Epinephrin) (Formel s. S. 313) ist ein *Brenzkatechinabkömmling,* der sich im Gewebe durch spezifische Reaktionen verrät (Eisenchloridreaktion, Chromsäurereaktion). Dieses *chromaffine Gewebe* findet sich nicht nur im Mark der Nebenniere, sondern auch an anderen Stellen, besonders in der Nähe des sympathischen Grenzstrangs.

Beim Umgang mit Adrenalin- bzw. Suprareninlösungen ist deren besondere Empfindlichkeit gegen Oxydation zu berücksichtigen. Diese äußert sich in einer bräunlichen Färbung der Flüssigkeit unter Bildung von Adrenochrom. Die Zersetzung ist besonders zu befürchten bei alkalischer Reaktion und bei der Einwirkung von Licht und Wärme. Die Sterilisation solcher Lösungen, z. B. nach Verdünnen der durch Säurezusatz stabilisierten käuflichen

Suprareninlösung, darf daher nur nach neuerlichem Zusatz von wenig Salzsäure vorgenommen werden. Bestimmte Redoxstoffe wie Ascorbinsäure, Thioharnstoff, Natriumhyposulfit verhindern die Oxydation von Adrenalin; auch solche stabilisierte Lösungen verlieren im Jahr ungefähr 10% an Wirksamkeit.

Physiologie. *Adrenalin* ist ein *Regulator des Zuckerstoffwechsels.* Wird eine Hyperglykämie *(erhöhter Traubenzuckergehalt des Blutes)* ausgelöst, etwa durch 0,2—0,5 ccm einer Adrenalinlösung 1 : 1000 subcutan, oder in mehr direkter Weise durch Zufuhr von 2 Eßlöffel Traubenzucker auf ein Glas Wasser, so wird der Körper durch Ausschüttung von Insulin gegensteuern. Tritt dagegen Hypoglykämie ein, z. B. durch Injektion von 10 Einheiten Insulin, so wird der Körper mit Ausschüttung von Adrenalin antworten. Dieser Antagonismus äußert sich auch in vielen anderen Funktionen: z. B. wirkt Insulin antiketogen, Adrenalin dagegen ketogen.

Zu dieser Stoffwechselwirkung des Adrenalins tritt eine Nervenwirkung: Adrenalin ist zusammen mit Nor-Adrenalin das wichtigste *Erregungsmittel der sympathischen Nervenendigungen*, genauer gesagt, überträgt es den Erregungsvorgang vom sympathischen Nerven auf das Erfolgsorgan (s. Abb. 53).

Die Nebennieren des Menschen enthalten rund 8—9 mg Adrenalin. Diese Mengen würden genügen, um bei plötzlicher Überschwemmung des Blutes den sofortigen Tod herbeizuführen. Nur kleinste Bruchteile dieses Vorrates werden gewöhnlich

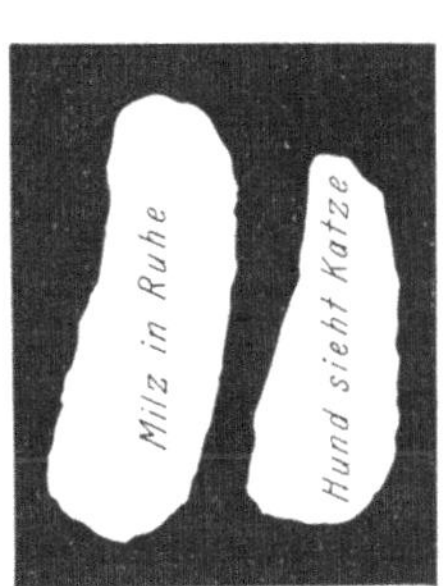

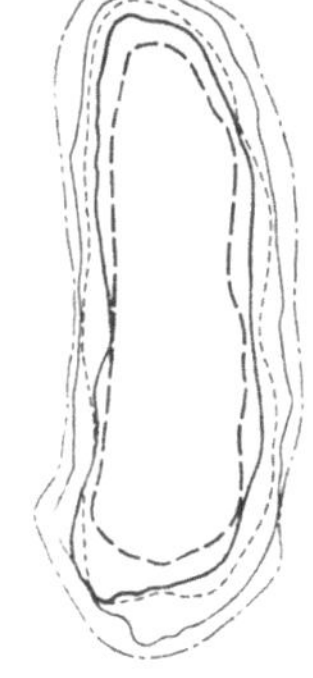

Abb. 18. Veränderungen des Milzvolumens bei psychischer Erregung. (Nach BARCROFT.)

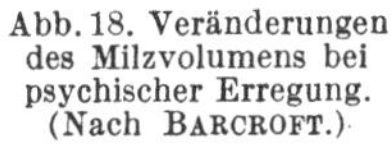

ins Blut abgegeben, weniger als 0,1—0,2 γ je Minute je Kilogramm. Sie dienen dazu, die sympathischen Nervenendigungen mit Sympathicusreizstoffen aufzufüllen (s. S. 251). Die Beendigung des sympathischen Erregungszustandes wird nach neuerer Ansicht beherrscht von der Zerstörung des Adrenalins durch sog. *Aminoxydasen.* Wird die Aminoxydase gelähmt, z. B. durch Cocain, Ephedrin u. a., so hat das Adrenalin stärkere Wirkungen. Dosen von 0,2—0,3 γ Adrenalin besitzen nur eine Blutzuckerwirkung, sind dagegen zu gering, um eine allgemeine Erregung des Sympathicus herbeizuführen.

Kleine Adrenalinmengen können unter Umständen entgegengesetzt wirken als größere; so sieht man statt Gefäßverengerung eine Gefäßerweiterung und statt Steigerung des Stoffwechsels eine Erniedrigung auch z. B. am Herzen (GREMELS).

Erst bei besonderen Anforderungen, wie bei plötzlichen Gewaltleistungen, Erstickungszuständen, Aufregungen oder unter dem Einfluß von Giften, wie Eisen, Nicotin, Kohlenoxyd und bei zentral erregenden Stoffen erfolgt eine *plötzliche Ausschüttung von Adrenalin,* so daß im Blut ein Wert bis zu 1 γ je Minute je Kilogramm erreicht wird. Auch nicht unbeträchtliche Mengen von *Nor-Adrenalin* werden gleichzeitig ausgeschüttet. Dann setzen sympathische Reizerscheinungen ein.

Man stellt sich vor, daß durch diese Adrenalinausschüttung *im Fall der Not eine zusätzliche Kraftleistung* ermöglicht wird: Dabei werden nämlich die *Blutspeicher* entleert (Abb. 18); auf diese Weise wird mehr Hämoglobin zum

Transport des Sauerstoffs zur Verfügung gestellt (Überwindung des toten Punktes beim Sport). Das *Herz* schlägt schneller und entleert sich vollständiger, der *Blutdruck* steigt. Durch die veränderte Blutverteilung werden Herzmuskel und willkürliche Muskulatur besser mit Sauerstoff versorgt. Aber auch die *Muskelleistung* selbst wird durch Adrenalin direkt verbessert, besonders auffällig im ermüdeten Zustand und wahrscheinlich infolge verbesserter Überleitung an den motorischen Nervenendplatten. *Cortin* wird vermehrt ausgeschüttet.

Das Mehr an Stoffwechselprodukten muß schneller verarbeitet werden: der *Stoffwechsel* steigt, die *Atmung* wird vermehrt; um dem vermehrten Luftwechsel zu genügen, erweitern sich die *Bronchiolen*.

Auch die *Sinnesorgane* passen sich den erhöhten Anforderungen an: Die Pupillen erweitern sich, bei Tieren steigt der Kampftrieb: Das Fell sträubt sich.

Andere Funktionen, die für den Notfall nicht wichtig sind und die nur unnütze Energieanforderungen an den überlasteten Körper stellen würden, werden stillgelegt: Der Magen-Darmkanal erschlafft. So lassen sich die wichtigsten Adrenalinwirkungen und Nebenwirkungen unter dem Bilde der Notfallfunktion vereinigen. Das Bild der Notfallfunktion muß ergänzt werden durch schwere *toxische Symptome*, die als Folge der Adrenalinausschüttung einsetzen können, wie *Kammerflimmern in Chloroformnarkose* (s. S. 174), *Angina pectoris*, möglicherweise auch *psychische Erregungszustände*. Betr. Toxikologie s. S. 311.

Es hat sich herausgestellt, daß die peripheren Adrenalinwirkungen deutlicher zutage treten, wenn der zugehörige sympathische Nerv durchschnitten und degeneriert ist. So wird z. B. durch Exstirpation des Ganglion cervicale superius beim Kaninchen die zugehörige Pupille gegen Adrenalin überempfindlich, was zur Bestimmung der im Blute kreisenden Adrenalinkonzentrationen verwandt wird. Mit Hilfe dieser Methode läßt sich z. B. auch die Ausschüttung von Adrenalin aus den Nebennieren unter der Einwirkung von Insulin und Histamin oder nach den oben aufgeführten Giften nachweisen. Überempfindlichkeit des Erfolgorgans gegen Adrenalin nach Degeneration des entsprechenden Nerven ist auch beim Menschen beobachtet worden, z. B. auch nach Sympathektomie (s. S. 241).

Paralysatoren der Adrenalinausschüttung. Während Stimulantien der Adrenalinausschüttung (s. oben) in großer Zahl bekannt sind, besaßen wir bisher keine Stoffe, die eine *Blockade des Nebennierenmarks* zur Folge haben. Der erste Hinweis, daß solche Stoffe existieren müssen, fand sich in der Beobachtung, daß die Adrenalinausschüttung sich zeitweise völlig unterdrücken läßt durch Überventilation (s. S. 414) oder durch extremen Hungerzustand (neue Versuche von HAUSCHILD). Heute wissen wir, daß das Nebennierenmark z. B. durch Curare-Präparate blockiert wird. Wegen der beherrschenden Rolle des Nebennierenmarks bei den *Gegenregulationen* des Körpers (s. S. 69), sowie als *Quelle der sympathischen Reizstoffe* mit ihren Beziehungen zur essentiellen Hypertonie (s. S. 296) u. a., werden solche Stoffe später einmal in der Therapie unentbehrlich sein, ähnlich wie heute die Sympatholytica (s. S. 318).

Pathologische Störungen der Adrenalinabgabe beobachtet man bei Nebennierentumoren. Sie können sich kenntlich machen durch anfallsweise Überschwemmung des Blutes mit Adrenalin und Auftreten der entsprechenden sympathischen Reizerscheinungen: Tachykardie, Blutdruckerhöhung und allgemeine Labilität des Gefäßsystems. In solchen Fällen ist dann gewöhnlich ein chirurgischer Eingriff angezeigt.

Eine durch Unterfunktion des Nebennieren*marks* entstehende Erkrankung ist nicht mit Sicherheit bekannt, da das übrigbleibende chromaffine Gewebe die Funktion übernimmt. Die ADDISONsche Krankheit, bei der große Teile Mark mit zugrunde gehen können, besteht wesentlich in einer Unterfunktion der Nebennieren*rinde*. Da im Wirkungsbilde des Adrenalins sein Einfluß auf Herz

und Gefäße weit im Vordergrund steht, zudem das Adrenalin von den anderen
Herz- und Gefäßmitteln, die mit ihm in die gleiche pharmakologische Reihe
gehören, nicht abgetrennt werden kann, so ist die Pharmakologie und Toxikologie
dieses Stoffes an anderer Stelle besprochen worden (s. S. 309).

4. Nebennierenrinde.

SWINGLE und PFIFFNER zeigen 1930 — nach vielen Vorarbeiten anderer
Forscher — daß die ADDISON-Symptome auf *Cortin*, ein Nebennierenrinden-
extrakt, ansprechen. Solche Drüsenextrakte — im Handel als Cortidyn, Iliren,
Eschatin u. a. — werden heute nach Hundeeinheiten ausgewertet. Sie enthalten
ein Gemisch der verschiedensten Sterinkörper, darunter *Corticosteron, Desoxycorticosteron* und *Cortison*; alle diese Stoffe sind befähigt, die durch Exstirpation
der Nebennieren entstehenden Ausfallserscheinungen mehr oder weniger vollständig zu reparieren. Sie stehen chemisch in naher Beziehung zu den Geschlechtshormonen (s. S. 93), besonders zum Testosteron; daraus erklärt sich
wohl, daß bei Überproduktion von Rindenhormon, z. B. bei Rindentumoren, bei
der Frau maskuline Züge, der sog. Hirsutismus, auftreten. Die einzelnen Hormone gehen erst im Stoffwechsel ineinander über, so daß alle Ausfallserscheinungen am nebennierenlosen Tier mit einer einzigen Substanz, etwa dem *Desoxycorticosteronacetat (DOCA)* zu beheben sind. Die Ausscheidung erfolgt in Form
der Oxydationsprodukte (17 Ketosteroide).

Die *Nebennierenrindenextrakte* enthalten die wirksamen Sterine in wasserlöslicher Form,
wahrscheinlich in Bindung an Eiweiß. Sie wirken daher rascher als die synthetischen Stoffe;
nebennierenlose Hunde lassen sich aus schwerster Krisis in 30—50 Min. retten. Die Rindenextrakte scheinen daher noch unentbehrlich zur Behandlung der ADDISON-Krisis.

Die Corticosterone werden heute auch synthetisch dargestellt (REICHSTEIN
1937). Das wichtigste unter ihnen, nämlich das *Desoxycorticosteronacetat*, ist
als *Cortenyl* bzw. *Cortiron* im Handel. Da wasserunlöslich, werden sie in Öl
gelöst i.m. verabfolgt. *Percorten* liegt auch in wasserlöslicher Form im Handel
vor. Die synthetische Herstellung dieser wirksamen Prinzipien bedeutete einen
gewaltigen Fortschritt. War doch bis dahin zur Erhaltung des Lebens eines
ADDISON-Patienten täglich der Extrakt aus 1500—2500 g frischer Nebennierenrinde notwendig, was in Anbetracht der Kleinheit dieses Organs (es wiegt beim
Menschen bloß 10—15 g) nur unter gewaltigen Kosten zu erreichen war.

Die *pharmakologische Testierung* der wirksamen Stoffe erfolgt gewöhnlich
an Mäusen, Ratten, Katzen oder Hunden, denen die Nebennieren exstirpiert
wurden, und die mit Hilfe solcher Stoffe auch jahrelang die Exstirpation überleben.

Bemerkenswert ist der Versuch von VERZÁR, der von einem adrenalektomierten Katzen-
paar 3 gesunde Junge erhielt, die von der Mutter gesäugt und aufgezogen wurden. Die
Elterntiere unterschieden sich in nichts von Normaltieren, sofern sie täglich 5 mg DOCA
erhielten; unterließ er die Injektionen, so entwickelte sich rasch die Krisis.

Pathologische Physiologie und Therapie.

Die *Ausschüttung des Cortins* erfolgt durch die Nebennierenvenen. Dort kommt es in
so großen Mengen vor, daß es mit besonderen tierexperimentellen Methoden bestimmt
werden kann. Eine rasche Ausschüttung erfolgt unter der Wirkung von *Adrenalin* in
physiologischer Konzentration (M. VOGT). Die protrahierte Bildung und Ausschüttung
geht unter dem Einfluß von *corticotropem Hormon* vor sich. Auf jede stärkere Beanspruchung
reagiert die Nebennierenrinde mit vermehrter Zellteilung und Hypertrophie.

Das auffälligste Symptom nach Exstirpation der Nebennieren ist die rasch
einsetzende *Adynamie* der willkürlichen Muskulatur und des Kreislaufs (Abb. 19).
Diese läßt sich durch Cortin oder die synthetischen Sterone prompt beseitigen.
Das Vergiftungsbild der Nebennierenrindenschwäche wird nach der heute vorherr-
schenden Theorie erklärt durch eine Störung der Nierenfunktion mit primärer
Wirkung auf den Kalium- und Natriumstoffwechsel (Abb. 20).

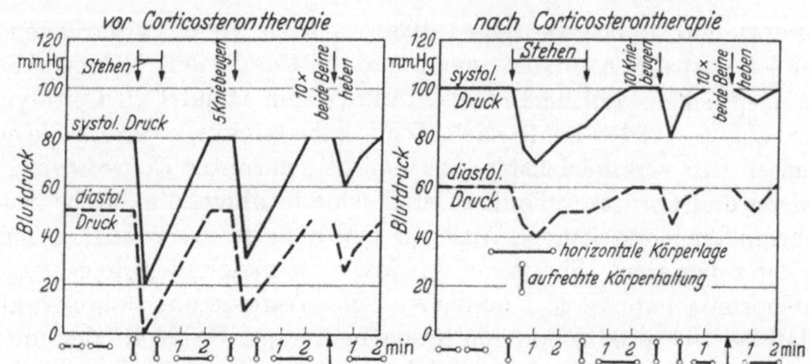

Abb. 19. Blutdruckverhalten eines Addisonkranken bei verschiedenen körperlichen Belastungen (Stehen,
Kniebeugen, Beinheben) vor und nach Corticosteronzufuhr. (Nach S. THADDEA und H. SARKANDER 1939.)

Entscheidend dabei ist die *Retention von Kaliumionen*, die zu einer Steigerung
des Blutkaliumspiegels bis zu toxischen Werten führt (50—67 mg-% Kalium
anstatt 15 mg-%); die Adynamie ist eine Kaliumlähmung der Muskulatur; daher

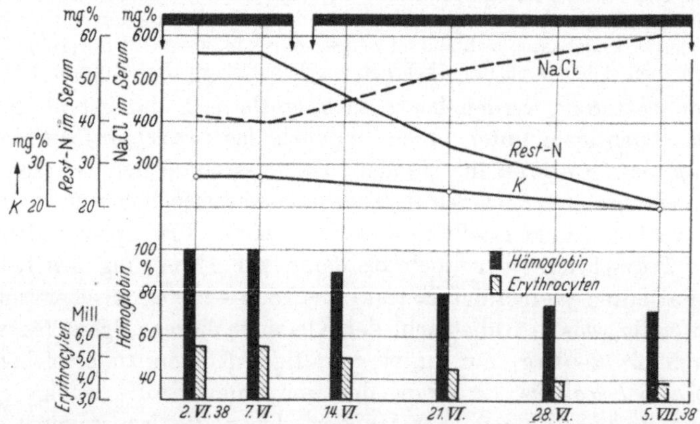

Abb. 20. Rest-N-, Kalium- und NaCl-Gehalt im Serum sowie rotes Blutbild beim Morbus ADDISON vor und
nach Corticosteronzufuhr. (Nach S. THADDEA und H. SARKANDER 1939.)

läßt sich durch kaliumarme Diät eine therapeutische Wirkung erzielen, während
andererseits durch Zufuhr von Kaliumsalzen die ADDISON-Symptome akzen-
tuiert werden.

Daneben kommt es zu auffallenden *Kochsalzverlusten* (s. S. 25) mit allen
Folgezuständen (Eindickung des Blutes, Anstieg des Blutharnstoffs, Kreislaufstörungen); daher lassen sich therapeutische Wirkungen auch mit Kochsalzlösung erzielen. Eine Reihe von Beobachtern gibt an, daß man nebennierenlose
Tiere ausschließlich durch Zufuhr genügender Kochsalzmengen am Leben halten
kann. Bei der Behandlung der ADDISON-Krisis des Menschen kann Kochsalzzufuhr
(1—2 Liter 0,9%ige NaCl-Lösung mit 10% Glucose intravenös) lebensrettend wirken.

Von vielen Autoren wird angenommen, daß alle übrigen Symptome der Rindenschwäche (Hypoglykämie, verminderter Glykogengehalt in Leber und Muskulatur, Insulinüberempfindlichkeit und Adrenalinunterempfindlichkeit, Versagen der Phosphorylierungsvorgänge, gastrointestinale Störungen, toxische Kreatinurie) eine Folge des tiefgreifend veränderten Mineralstoffwechsels darstellen, doch ist diese Meinung umstritten.

Charakteristisch für die Unterfunktion der Nebennierenrinde sind weiter *Kreislaufstörungen* (niedriger Blutdruck, ungenügende Anpassung an plötzlich erhöhte Leistungen), *erhöhte Capillarbrüchigkeit, mangelnde Entgiftungsvorgänge* (Barbitursäuren, Tribromäthylalkohol, Morphin, Toxine u. a.). Schwangerschaftserbrechen kann mit Rindenschwäche in Beziehung stehen. Schwere anatomische Läsionen der Nebennierenrinde zeigen sich öfters bei *Infektionskrankheiten* wie Diphtherie, Scharlach, Sepsis u. a., auch bei *Verbrennungen* und *Erfrierungen*, sowie bei *Strahleneinwirkungen.*

Außer dem Kohlenhydratstoffwechsel wird auch der *Fett- und Lipoidstoffwechsel* von der Nebennierenrinde aus weitgehend beherrscht. Die *Phosphorylierung* von Fettsäuren, von Traubenzucker, Lactoflavin u. a. soll unter dem Einfluß der Nebennierenrinde stehen, jedoch ist diese Ansicht nicht unbestritten. Auch die *gastrointestinalen Störungen*, die zum Bilde der ADDISON-Krankheit gehören, sollen sich so erklären.

Während man in leichteren Fällen von Rindenschwäche mit Diätmaßnahmen auskommt, müssen in schweren Fällen je nach dem Grade der Störung kleine (2—5 mg täglich) oder große (bis 35 mg täglich) Mengen des Cortirons zusätzlich i. m. verabreicht werden. Neben der perlingualen Anwendung wird auch die subcutane Einpflanzung des wasserunlöslichen Hormons in Form von Tabletten zu je 50 mg empfohlen. Aus solchen Tabletten wird täglich etwa 0,25 mg herausgelöst und man erzielt so eine Dauerwirkung. Die Einpflanzung von Desoxycorticosteron (3 × 150 mg) kann bei *Myasthenie* dramatische Besserung zur Folge haben.

Die **ADDISON-Krisis** ist eine akute Aggravierung aller Symptome und kann durch die verschiedensten Faktoren ausgelöst werden, darunter körperliche Anstrengung, Diätfehler, kaliumreiche Kost, akute Infektionen, Sonnenbestrahlung, bei nebennierenlosen Tieren durch Entziehung des Hormons. Die wichtigste Maßnahme zur *Behebung der Krisis* besteht in Infusion von Kochsalzlösung (s. o.), wodurch eine momentane Besserung eintritt. Rindenextrakte können wegen ihrer schnellen Wirkung nicht entbehrt werden; jedoch läßt sich im Experiment an nebennierenlosen Tieren jede Krisis auch mit DOCA beheben, sofern man gleichzeitig Kochsalzlösung zuführt.

Auch ohne deutliche Zeichen von Rindenschwäche macht man Gebrauch von der pharmakologischen Wirkung des Nebennierenrindenhormons, insbesonders von der capillarabdichtenden, *antiphlogistischen* Wirkung *(Magenulcus,* chronische Arthritis), von der *Glykogenspeicherung (Appetitanregung, Leberschutz)* sowie von der *entgiftenden Wirkung.*

Der von KENDALL entdeckte *Faktor E (Cortison)*, der heute aus Gallensäuren halbsynthetisch hergestellt wird, kann oft eine dramatische Wirkung bei *akutem und chronischem Gelenkrheumatismus* entfalten; nach dem Absetzen tritt indessen unter Umständen bereits nach 2—3 Tagen ein Rückfall ein. Bei kurzen Kuren treten wenig Nebenwirkungen auf; für längere Anwendung ist Cortison ungeeignet, da sich, wenn auch reversible, toxische Zeichen (Hirsutismus, Ödeme u. a.) einstellen. — Das corticotrope Hormon der Hypophyse (ACTH) hat ähnliche Wirkungen wie Cortison.

Eine gefährliche *Nebenwirkung* der synthetischen Sterone besteht im Auftreten einer *Hypertension*, unter Umständen schwerster Natur, mit Herzschwäche und gelegentlich tödlichem Ausgang; hierbei spielt eine gleichzeitige Überladung des Körpers mit Kochsalz eine verhängnisvolle Nebenrolle. Gleichzeitig scheint in solchen Fällen regelmäßig eine Hypoglykämie aufzutreten, gelegentlich auch schwere Ödeme, sogar Lungenödem — Kochsalz entziehen —, so daß vor der routinemäßigen Anwendung solcher Stoffe dringend gewarnt wird.

5. Thymus.

Die offensichtlichen Beziehungen der Thymusdrüse zu den Wachstumsvorgängen und besonders zur Geschlechtsentwicklung sind lange Zeit im Experiment nicht faßbar gewesen. Da das Drüsengewebe von der Geburt an atrophiert und langsam dem lymphatischen Gewebe Platz macht, so war mit hoher Wahrscheinlichkeit eine Funktion der Thymusdrüse nur in den ersten Stufen der Entwicklung zu erwarten. Gewisse Wirkungen von Thymusextrakten beobachtete RIDDLE an der Taube: Die Bildung der Eischale hängt mit der Thymusdrüse zusammen.

Weiße Ratten, die über mehrere Generationen mit Thymusextrakten behandelt wurden (ROWNTREE), wiesen merkwürdige Veränderungen der Entwicklung auf.

In der 1. Generation z. B. fand der Descensus der Testes zwischen dem 35. und 40. Tage statt, in der 6. Generation nach 3—4 Tagen. Ähnlich verhielten sich die Öffnung der Vagina, Augen und Ohren, das Erscheinen der Zähne und des Haarkleides. Eine therapeutische Bedeutung haben diese Versuche bis heute nicht erlangt, auch sind sie bisher von anderer Seite nicht bestätigt worden.

Nach NITSCHKE ist die Thymusdrüse zusammen mit dem lymphatischen Gewebe Gegenspieler der Glandulae parathyreoideae; sie produziert Stoffe, durch die der Blutcalciumspiegel gesenkt wird; diese sollen sich in gereinigter Form aus der Thymusdrüse gewinnen lassen. Tetanie ist auch erklärt worden als Überwiegen der hormonalen Funktion der Thymusdrüse.

6. Bauchspeicheldrüse (Pankreas).

Frühzeitig hat man bei schweren Diabetikern Degenerationsvorgänge in den Langerhansschen Inseln festgestellt. Durch die Entdeckung des *experimentellen Pankreasdiabetes* (v. MERING und MINKOWSKI 1889) wurde nachgewiesen, daß die lange vermutete Beziehung zwischen Pankreas und Diabetes zu Recht besteht. Wirksame Extrakte wurden 1922 von BANTING und BEST in Toronto isoliert.

Heute wissen wir, daß es seltene Diabetesfälle gibt, in denen nicht die Langerhansschen Inseln primär erkrankt sind, sondern der Hypophysenvorderlappen (diabetogenes Hormon). Nach zusätzlicher Exstirpation der Hypophyse tritt an pankreasexstirpierten Hunden keine Hyperglykämie mehr auf (HOUSSAY). Andererseits führen Injektionen von Vorderlappenextrakten unter Umständen zu echtem Diabetes unter Auftreten schwerer Degenerationen im Inselorgan. Ein spezifisches Gift für die LANGERHANSSchen Inseln wurde mit *Alloxan* gefunden (Alloxan-Diabetes SHAW DUNN).

Nach der heute herrschenden Theorie werden die Blutzuckerregulationen in die Leber verlegt, wobei unter anderem das Inselorgan im Sinne der Blutzuckersenkung, Hypophysenvorderlappen, Nebennierenrinde im Sinne der Blutzuckersteigerung unter Umständen bis zu schwerster Glykosurie wirken. Auch die Schilddrüse kann mäßige Blutzuckersteigerung verursachen, während das Nebennierenmark nur bei Gelegenheit der Notfallsreaktionen eingreift (SOSKIN). — Bekannt sind die Beziehungen des Diabetes zur Lues und besonders zur Fettsucht; nach 18jährigem Bestehen einer Fettsucht soll in jedem Falle Diabetes auftreten.

Insulin ist ein hochmolekularer schwefelhaltiger Eiweißkörper. Da die genaue chemische Konstitution nicht bekannt ist, so wird Insulin nicht nach dem Gewicht, sondern nach pharmakologischen Einheiten dosiert. Eine Insulineinheit ist $^1/_3$ der Dosis, die bei einem Kaninchen von 2 kg nach 24 stündigem Hunger innerhalb von 1—2 Stunden den Blutzucker von 0,1 % auf 0,045 % senkt und entspricht $^1/_{22}$ mg des krystallisierten Standardinsulin DALE. Bei diesem

Grenzwert setzen beim Kaninchen klonische Krämpfe ein, die durch Injektion von Traubenzucker sofort unterbrochen und behoben werden. Das im Handel befindliche Insulin wird aus der Pankreasdrüse des Schweines und anderer Schlachttiere und sogar von Fischen gewonnen. Nach dem Vorbild der Universität Toronto wird unser Insulin durch das *deutsche Insulinkomitee* klinisch geprüft.

Die menschliche Pankreasdrüse enthält rund 300—400 E. Bei Diabetikern sind Mengen von 200—300 E. bestimmt worden. Es ist demnach eine mehrfach tödliche Dosis von Insulin in den LANGERHANSschen Inseln enthalten. Die Ausschüttung von Insulin muß daher aufs genaueste reguliert werden. Man schätzt den täglichen Bedarf bei einem gesunden Menschen auf etwa 12 Einheiten, der aus dem Insulinvorrat abgegeben wird (s. S. 90). Nach totaler Pankreasexstirpation wurde bei 2 Patienten ein Tagesbedarf von weniger als 50 E festgestellt (GOLDNER und CLARK).

Die Bildung des Insulins erfolgt unter dem Einfluß der Hypophyse. Die *Ausschüttung* wird in erster Linie durch den Blutzucker reguliert. Daher kann man gelegentlich durch Zufuhr von Traubenzucker hypoglykämische Symptome erzielen (*Heißhunger*, Durst, Schweißausbruch). Man benutzt diese Hungerreaktionen zu Mastkuren (2—3 Eßlöffel Dextropur auf ein Glas Wasser morgens nüchtern). Solche *Gegenregulationen* erfolgen auch von seiten der oben erwähnten innersekretorischen Organe. Aber auch das Zentralnervensystem, und zwar ein *Zentrum im Mittelhirn*, ist auf dem Vaguswege an der

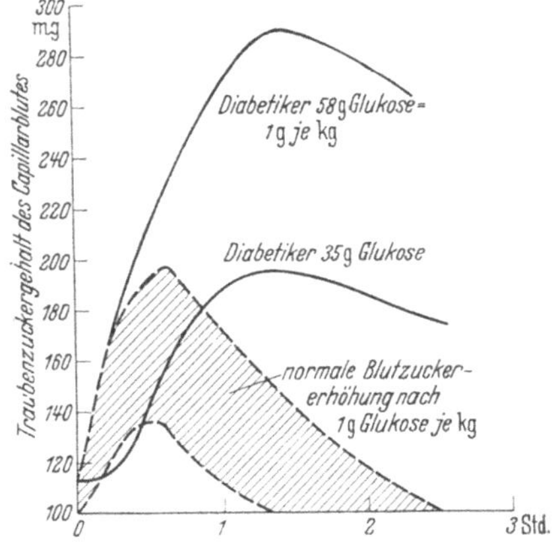

Abb. 21. Blutzuckerkurven beim Normalen und beim Diabetiker nach Zufuhr von Traubenzucker. Man sieht, daß der Diabetiker eine bestimmte Gabe von Traubenzucker infolge verminderten Zuckerumsatzes mit einem sehr starken und anhaltenden Anstieg des Blutzuckers beantwortet. (Nach PETERS und VAN SLYKE.)

Ausschüttung von Insulin beteiligt. Auf dem Umwege über diese Zentren — nach anderen Autoren gleichzeitig als Lebergifte — wirken die blutzuckersenkenden Stoffe vom Typ des *Synthalins*, eines Abkömmlings des Guanidins. Sie sind zentrale Krampfgifte, die nicht insulinartig wirken, sondern eine Ausschüttung des körpereigenen Insulins zur Folge haben.

Eine *Mindersekretion* der LANGERHANSschen Inseln führt zu Diabetes mellitus. Sie äußert sich hauptsächlich in einer mangelhaften Verarbeitung der Kohlenhydrate und Ketokörper (Abb. 21); sie beruht auf einer *Degeneration der β-Zellen*, die hauptsächlich unter dem toxischen Einfluß einer *chronischen Hyperglykämie* vor sich geht; dafür spricht der Versuch von LUKENS, der den unvollständigen Diabetes der Katze durch calorisch unzureichende Ernährung, Entziehung von Kohlenhydraten und Gaben von Insulin heilen konnte. Ähnlich läßt sich der unvollständige sog. SANDMEYERsche Diabetes des Hundes durch Belastung mit Kohlenhydraten in einen echten Diabetes überführen (ALLEN). Bei lang durchgeführter Behandlung mit Depotinsulin kann dagegen eine Inaktivitätsatrophie der Inselzellen nachgewiesen werden, ein Hinweis, daß die prophylaktische Anwendung von Insulin z. B. bei nur bedrohten Kindern nicht gerechtfertigt ist. Es ist auch eine *Überfunktion* der LANGERHANSschen Inseln bekannt, die gewöhnlich durch Tumoren hervorgerufen wird *(Hyperinsulinismus)*. In solchen Fällen treten anfallsweise die Symptome der Hypoglykämie auf. Hier zeigen sich Übergänge zu der Hypoglykämie infolge Leber- und Nebennieren- rindenerkrankungen sowie zu den anfallsweise auftretenden Schwäche- und Ver- wirrungszuständen, die auf erniedrigtem Blutzucker beruhen und durch Zufuhr von Traubenzucker prompt behoben werden.

Pharmakologie. Insulin bewirkt bei normalen und diabetischen Personen eine *Senkung des Blutzuckers* infolge verbesserten Zuckerumsatzes (Abb. 22).

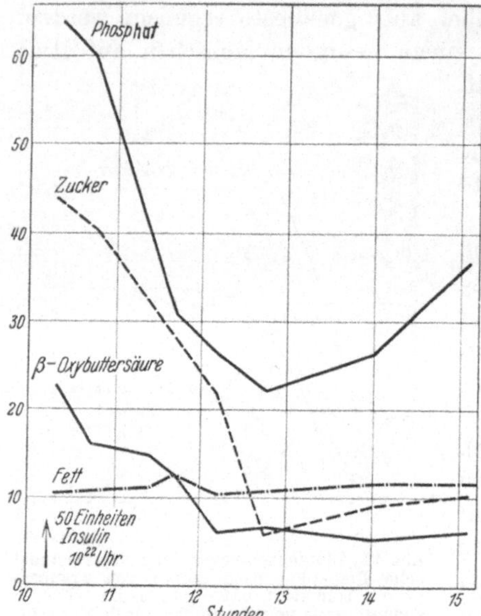

Abb. 22. Hund mit Pankreasdiabetes. Einige Tage ohne Insulin. Wirkung des Insulins auf Blutphosphate (mg-%), Blutzucker (cg-%), Beta-oxybuttersäure (mg-%), Blutfett (mg/ccm). (Nach CHALKOFF, MACLEOD, MARKOWITZ und SIMPSON.)

Jede Form des erhöhten Blutzuckers wird durch Insulin herabgesetzt. Die Senkung des Blutzuckers geht nach subcutaner Injektion gewöhnlich ziem- lich rasch vor sich. In 1—2 Stunden, häufiger nach 3—5 Stunden, gelegent- lich erst nach 10 Stunden, ist der tiefste Blutzuckerstand erreicht. Die Wirkung einer mittleren Dosis hält 6—8—10, gelegentlich auch 24 Stun- den an.

Die Senkung des Blutzuckers geht einher mit einer Steigerung des Gly- kogenansatzes in Leber und Musku- latur. Man stellt sich vor, daß die normale Verbrennung des Trauben- zuckers durch energetische Vorgänge weitergeht, daß indessen der *physio- logische Nachschub aus den Glykogen- speichern aufhört*. Mit dem Blutzucker vermindert sich auch der Blutspiegel von *Phosphaten*, *β-Oxybuttersäure*, *Brenztraubensäure* u. a. (Abb. 22).

Mit der Senkung des Blutzuckers verschwindet langsam auch der *Harnzucker* des Diabetikers. Wenn der Blutzucker unter die Nierenschwelle gesenkt ist (unter 0,16%), so kann kein Zucker mehr im Harn erscheinen. Beim Menschen rechnet man, daß für jede zugeführte Einheit Insulin etwa 1—2 g Trauben- zucker aus dem Harn verschwinden. Aus der Gesamtmenge des Harnzuckers läßt sich so ungefähr die nötige Insulinmenge berechnen. Es gibt indessen Fälle, in denen auf 1 Einheit 6 g Traubenzucker verschwinden, und andere, bei denen umgekehrt mehrere Einheiten notwendig sind, damit 1 g Trauben- zucker weniger ausgeschieden wird. Man muß auch damit rechnen, daß ge- legentlich das Gewebe an Traubenzucker verarmt, ohne daß der Blutzucker- gehalt sich wesentlich ändert.

Die *Anreicherung der Leber mit Glykogen* (mit Hilfe von Traubenzucker- Insulinkuren) bedeutet gleichzeitig einen gewissen Schutz gegen Lebergifte (s. S. 365). Nach anderer Meinung indessen können größere Insulinmengen, gelegentlich schon 10 Einheiten, zu einer Glykogenverarmung der Leber führen; für solche Fälle, z. B. bei Icterus catarrhalis, werden heute Nebennierenrinden- präparate, Vitamin B_1 u. a. empfohlen (s. S. 368).

Insulin wirkt auch auf den *Abbau der ketogenen Nahrungsstoffe* (s. S. 34 u. 38). Nach Injektion von Insulin verschwinden Acetessigsäure und β-Oxybuttersäure aus Harn und Blut, Aceton aus der Atemluft. *Jede Form der ketogenen Acidosis wird außer durch Traubenzucker u. a. durch Insulin beeinflußt*, mögen die Ketokörper durch Diabetes, durch Hungeracidosis, durch vorübergehende Narkose und Operation, durch schwere anhaltende Diarrhöen (wie bei der Sommerdiarrhöe der Kinder oder Cholera) oder durch andere pathologische Zustände entstehen.

Durch besonders starke Unterfunktion der LANGERHANSschen Inseln entsteht auch eine Transportlipämie. Hunde mit Pankreasdiabetes gehen nicht an der Hyperglykämie, sondern an *Verfettung der Leber* zugrunde. Die *Lipämie* des Diabetikers gilt als besonders ungünstiges Zeichen. Sie pflegt auf Insulinzufuhr zu reagieren. Insulin wirkt auch auf den *Eiweißstoffwechsel*, und zwar besitzt es eine eiweißsparende Wirkung. Bemerkenswert ist die Veränderung des *Wasser-Salzhaushalts*. Durch die Ödembildung können bei Herzkranken eine schwere Belastung des Herzens und damit Anfälle von Atemnot auftreten. Auch weitere Symptome des Diabetes, wie *Polyurie* (durch Ausscheidung von großen Traubenzuckermengen verursacht), der *Heißhunger* und *Durst* des Diabetikers, können auf Insulin verschwinden. Andererseits bewirkt das Hormon eine Mehrbildung von Magensaft, so daß gelegentliche *Hyperacidität* beobachtet wird.

Eine der wichtigsten Entdeckungen auf dem Gebiete der Psychiatrie ist die Behandlung der *Schizophrenie* mit Inselhormon (SAKEL). Der dadurch herbeigeführte schwere hypoglykämische Schock gelegentlich mit epilepsieähnlichen Anfällen kann schlagartig den katatonen Zustand durchbrechen. Ähnliche Wirkungen beobachtet man auch nach Cardiazol (v. MEDUNA) oder Elektroschock (s. S. 331), jedoch sind Dauereffekte häufiger nach Insulin als nach Elektroschock; mit schweren Nachwirkungen der Schocktherapie muß man u. U. rechnen.

Therapie des Diabetes. Die üblichen Handelspräparate enthalten außer Insulin als Verunreinigung vielfach noch andere Eiweißkörper, die zu einer Häufung von *allergischen Reaktionen* (besonders zu Urticaria) führen können, auch mit der *örtlichen Reizwirkung* (Fettgewebsnekrosen) in Zusammenhang stehen. Man kann dadurch gezwungen werden, zu dem fast reizlosen krystallisierten Insulin oder zum Zinkinsulin überzugehen, obwohl auch hier in seltensten Fällen noch Allergie beobachtet wird. Bei den üblichen Präparaten sollte man jedesmal an einer anderen Stelle spritzen und hohe Insulindosen lieber auf mehrere Stellen verteilen.

Insulinlösungen müssen an kühlem Ort aufbewahrt werden; Einfrieren ist zu vermeiden. Die Lösungen halten sich nur bis zu einem bestimmten, auf der Packung vermerkten Endtermin.

Bei Anwendung von Insulin ist zu bedenken, daß nach subcutaner Zufuhr die Wirkung nach etwa 3—5 Stunden den Höhepunkt erreicht, innerhalb von 24 Stunden abklingt. Bei intravenöser Injektion wirkt das Insulin zwar prompter, jedoch sind auch die Gegenregulationen (Ausschüttung von Adrenalin) stärker. Auch verschwindet das Insulin innerhalb der ersten zwei Stunden aus dem Blut, so daß nach dieser Zeit ein wesentlicher Unterschied zwischen subcutaner und intravenöser Zufuhr nicht mehr vorhanden ist. Die Einspritzung in die Venen wird daher wohl nur angewandt, um die Behandlung des Coma diabeticum einzuleiten.

Was die *Indikation* der Insulinbehandlung des Diabetikers angeht, so ist bekannt, daß man bei jugendlichem Diabetes trotz strengster Diät ohne Injektion nicht auskommt. Beim Erwachsenen hingegen wird man zum Insulin nur greifen, wenn die Diätbehandlung (s. S. 66) nicht ausreicht, also vielleicht in $^1/_4$ der Fälle. Bei jedem Diabetiker aber wird man für Insulin sorgen, sofern *ernstere Komplikationen* auftreten (Allgemeininfektionen, bei Pneumonie und anderen fieberhaften Erkrankungen, interkurrente Tuberkulose, Karbunkulose, diabetische Gangrän, vor Narkose und Operationen). Nach Abheilen der Komplikationen geht auch der erhöhte Insulinbedarf wieder zurück. Die notwendigen Insulinmengen sind auch abhängig von der *Muskelarbeit* und der *Außentemperatur*. Bei *Acidosis* sind sehr viel größere Insulinmengen notwendig, während bei Alkalosis, z. B. nach Darreichung von Alkalien, vielleicht auch bei stark basischer Diät, Insulin eingespart werden kann. Auch bei *fettarmer Ernährung* sinkt der Insulinbedarf. Grundsätzlich sollte man möglichst kleine, aber wirksame Dosen geben, da bei großen Dosen stärkere Gegenregulationen auftreten.

Die nötige Insulinmenge pflegt man annähernd aus der Menge des Harnzuckers im Tagesurin zu berechnen. Die notwendige Menge schwankt zwischen 5 und 80 E in 1—4täglichen Injektionen; im Durchschnitt werden täglich 30 Einheiten gegeben, 15 Einheiten etwa $^1/_2$ Stunde vor dem Mittagessen, 15 Einheiten vor dem Abendessen. Die Wirkung des Insulins läßt sich nachweisen durch Bestimmung des Harnzuckers und der Acetonkörper. Dementsprechend werden Insulinzufuhr und Diät, insbesondere die erlaubten Mengen von Kohlenhydraten gegeneinander abgewogen. *Insulinresistenz* ist sehr selten; es kann im Einzelfall schwierig sein, die Ursache festzustellen (Mangel an *Kochsalz, B-Vitaminen, Allergie* u. a.); Tagesgaben von 1000 E. und mehr waren gelegentlich notwendig.

Das *Coma diabeticum* ist bekanntlich eine Säurevergiftung durch sog. Ketokörper (s. S. 38). Hält diese längere Zeit an, so sind schwere Wasser- und Salzverluste, ein Kollaps der Zirkulation und vielleicht schwere irreversible Veränderungen im Zentralnervensystem zu befürchten. Das Coma diabeticum muß daher rasch behandelt werden (innerhalb von 24 Stunden).

Die übliche Mindestdosis beim Koma beträgt 50—100 Einheiten Insulin subcutan, eventuell intravenös, gleichzeitig 50 Einheiten subcutan. Ist nach einer Stunde keine Besserung eingetreten, so injiziert man nochmals 20—50 E., eventuell stündlich wiederholt, bis zur Wirkung. Da bei starker Insulinwirkung das acidotische Koma unmerklich in das hypoglykämische Koma übergehen kann, so ist es notwendig, zusammen mit dem Insulin große Traubenzuckermengen (20 bis 40 g Traubenzucker in 5—50%iger Lösung) wiederholt zu injizieren. Man erreicht dadurch gleichzeitig ein rasches Verbrennen der Ketokörper.

Gelegentlich sind 2000—3000 Einheiten notwendig, um das Coma diabeticum zu durchbrechen. So wurde kürzlich ein Fall beschrieben, der erst nach 12stündigem Koma in die Behandlung kam und der erst durch 2800 Einheiten Insulin — innerhalb von 8 Stunden und zur Hälfte intravenös zugeführt — unter Zusatz von 80 ccm einer 50%igen Traubenzuckerlösung bei gleichzeitiger Kreislaufbehandlung ins Bewußtsein zurückgerufen wurde (NICOLAI). Auch nach dem Erwachen aus dem Koma ist Traubenzuckerzufuhr auf allen möglichen Wegen (bis 750 g Dextrose in 48 Stunden) erforderlich. Sie ist auch angezeigt, falls Zweifel bestehen, ob das Koma hypoglykämischer oder diabetischer Natur ist.

Die Behandlung des Coma diabeticum verlangt weiter eine besondere Sorge für Herz und Kreislauf (Strophanthin, auch Analeptica). Dabei muß an die Möglichkeit eines Kollapstodes des Diabetikers ohne vorherige KUSSMAULsche Atmung gedacht werden, der nach GRAFE im Weltkrieg häufig, zuletzt die Regel war. Auch die durch Polyurie entstehende *Exsikkose* sowie die aus gleicher Ursache entstehende *Hypochlorämie* müssen bei der Therapie berücksichtigt werden, auch zur Überwindung der Insulinresistenz; in einem Fall waren

11 Liter physiologische Kochsalzlösung, in 24 Stunden zugeführt, hierzu erforderlich (JOSLIN). Die Insulinbehandlung ist auch bei anderen Formen der ketogenen Acidosis am Platze; sie versagt häufig im fortgeschrittenen Koma. Zur diabetischen Acidosis gehört auch ein erhöhter Brenztraubensäuregehalt des Blutes; dieser wird reguliert durch die Vitamine B_1 und B_2, wobei ersteres in Form der Cocarboxylase besonders wirksam ist; nach intravenöser Injektion von 100 mg Cocarboxylase ist eine schnelle Weckwirkung beobachtet worden.

Toxikologie. Die Gefahr jeder Insulinanwendung ist der hypoglykämische Schock. Eine Insulindosis von 5 Einheiten, die man früher zu Mastkuren verordnet hat, gilt als harmlos. Jede Insulinanwendung ist indessen untersagt bei gleichzeitiger Nebenniereninsuffizienz, da hier lebensgefährliche Hypoglykämien auftreten können.

Nach Zufuhr von 10 Einheiten sind bei insulinempfindlichen Personen Todesfälle beobachtet worden, besonders Kinder neigen zu Hypoglykämien. Die Symptome sind umso auffallender, je rascher der Sturz des Blutzuckers vor sich geht; sie treten gelegentlich schon nach 1—2 Stunden gewöhnlich nach 3—5 Stunden, in Ausnahmefällen noch nach 10 Stunden ein. Herzkranke sind besonders gefährdet, weshalb bei ihnen eine Hypoglykämie strikt vermieden werden soll. Da man fast immer mehr als 10 Einheiten verordnet, so ist eine Aufklärung des Patienten notwendig: Sobald die *ersten Erscheinungen der Hypoglykämie: Kopfschmerzen,* Schwächezustände, *Heißhunger, Schweißausbruch,* Angstgefühle, Herzklopfen, Tachykardie u. a. *neurovegetative Symptome* auftreten, soll er sofort zwei Eßlöffel Traubenzucker oder anderen Zucker zu sich nehmen oder soll eine bereitgestellte Zuckerlimonade trinken. Die Wirkung wird in 15—20 Minuten sichtbar.

Nehmen die Symptome zu (Verwirrungszustände, auch schwere Delirien, Bewußtlosigkeit u. a.), so sind *Traubenzuckerinjektionen* nötig. Hierbei muß man berücksichtigen, daß der normale Blutzuckergehalt des Erwachsenen etwa 5 g beträgt und daß demnach bei einer Senkung des Blutzuckerspiegels auf die Hälfte 2,5 g Zucker allein aus dem Blut verschwinden und sicher noch viel mehr aus den Geweben. Es sind also große Zuckerdosen notwendig: z. B. 50—100 ccm einer 25%igen Zuckerlösung intravenös. Die Hypoglykämie läßt sich zur Not auch mit subcutaner Injektion von 0,2—0,5 mg Suprarenin in wenigen Minuten beheben. Hat schon der epileptiforme Krampfzustand eingesetzt, ist ein schwerer Kreislaufkollaps oder das tiefe hypoglykämische Koma eingetreten, so kommt bei Diabetikern auch ärztliche Hilfe oft zu spät, während z. B. Schizophrene auch ein stundenlanges Koma überleben. Als *chronischer Insulinschaden* wird *Leberverfettung* beschrieben; er hängt mit Cholinmangel zusammen.

Im Pankreas wird noch ein weiteres sog. Kreislaufhormon gebildet, das *Kallikrein* (KRAUT und FREY). Es besitzt blutdrucksenkende und gefäßerweiternde Wirkung und wird — in Form von *Padutin* — besonders bei Behandlung der Angina pectoris angewandt; nach hohen Dosen tritt ein histaminähnlicher Schockzustand auf. Seine chemische Natur ist noch weitgehend unbekannt.

Ergänzungsteil.

Depotinsuline, insulinähnliche Stoffe und Verwandtes.

Die beim schweren Diabetiker notwendige tägliche Insulindosis ist um ein Vielfaches höher als diejenige Menge, die vom gesunden Inselapparat ans Blut abgegeben wird (12 Einheiten). Der Mehrbedarf hängt zusammen mit den über das Nebennierenmark und andere innere Drüsen erfolgenden Gegenregulationen, die durch die stoßartige Wirkung des Insulins in Gang gesetzt werden. Bei Dauerinfusionen von Insulinlösungen im Experiment braucht man nur einen Bruchteil der sonst üblichen Menge. Man hat das Insulin daher in schwer lösliche, als Suspension zu injizierende oder schwer resorbierbare Form gebracht, aus der sich erst allmählich das wirksame Insulin abspaltet. An Stelle der stoßartigen, rasch abklingenden Wirkung tritt so eine weniger heftige, gleichmäßig protrahierte Wirkung. — Vielfach wird heute krystallinisches Insulin mit Depot-Insulin gemischt etwa im Verhältnis 2 : 1.

Die wichtigsten dieser *Depotinsuline* sind das *Protamininsulin* (HAGEDORN). entstanden als schwerlösliche Verbindung bei der Einwirkung von Protamin auf Insulin, das ebenfalls schwerlösliche *Protamin-Zinkinsulin* (DEGEWOP), wobei noch eine spezifische Senkung des Blutzuckers durch Zink selber ins Spiel kommt. Diese Verbindung hebt sich auch am pankreaslosen Hund als besonders wirksam hervor (BÜRGER) und wird heute wohl am meisten angewandt. Von ähnlicher Wirkung sind das *Insulin* Klar „Bayer“ und das *Nativinsulin* (Höchst). Bei all diesen Handelspräparaten braucht man wesentlich weniger Insulineinheiten, da die Gegenregulationen schwächer sind. Im allgemeinen werden 30% eingespart. Infolge der protrahierten Wirkung läßt sich die Zahl der Injektionen vermindern. Man braucht in 70—90% der Fälle täglich nur noch eine einzige Injektion, niemals mehr als zwei. Bei einer täglichen Gesamtkohlenhydratmenge von 150—170 g, bei Schwerarbeitern bis zu 300 g, sind täglich höchstens 40—50—60 Insulineinheiten erforderlich, oft sehr viel weniger. Die Depotinsuline sind nicht brauchbar, wenn eine schnelle Wirkung gewünscht wird, z. B. bei der Behandlung des Coma diabeticum. Auch haben sie den Nachteil, daß alle Änderungen der Diät, der Muskeltätigkeit u. a. durch Änderung der Dosis sehr viel schwerer auszugleichen sind. Daher sieht man vielleicht häufiger als bei gewöhnlichem Insulin die Zeichen einer zu niedrigen oder zu hohen Insulindosis. Von einzelnen Klinikern werden sie nur für ganz bestimmte Fälle empfohlen. Die Umstellung von Altinsulin auf Depotinsulin muß unter genauer Kontrolle des Blutzuckers vorgenommen werden. Komplikationen sollen bei gut eingestellten Patienten seltener auftreten.

Die größte Schwierigkeit bei der Verwendung von Depotinsulinen bilden die leicht übersehbaren Symptome der Hypoglykämie. Die *neurovegetativen* Störungen, die das Bild der Vergiftung mit Altinsulin so eindrucksvoll machen, treten bei den Depotinsulinen völlig in den Hintergrund. Gelegentlich sind anhaltende *Kopfschmerzen*, in der Frühe beginnend, das einzige schleichende Symptom der Hypoglykämie; daher die Notwendigkeit der späten Abendmahlzeit.

Bei stärkerer Wirkung können dann sofort schwere *psychische* und *sensorische* Störungen (Verwirrungszustände, auch vollkommene Bewußtlosigkeit fast ohne Vorboten) eintreten. Dieser schleichende Verlauf der Hypoglykämie kann die Einstellung des Diabetikers beträchtlich erschweren, da durch die Hypoglykämie unübersehbare Gegenregulationen in Gang gesetzt werden. Auch ist der hypoglykämische Zustand nach Depotinsulin nur mit wiederholter Zuckerzufuhr zu beseitigen. Hypoglykämische Zustände können noch 24 Stunden und mehr nach der Injektion von Depotinsulin auftreten. Die örtliche Verträglichkeit guter Depotinsuline ist nicht wesentlich anders als beim Altinsulin.

Einzelne Teilwirkungen des Insulins sind auch nach gewissen *Pflanzenextrakten* nachzuweisen. So führt der *Heidelbeerblättertee* gelegentlich zu einer mäßigen Senkung des Blutzuckers, was auch im Tierexperiment sichtbar ist. Er enthält neben *Hydrochinon* noch unbekannte Stoffe. Spezifisch antiketogene Stoffe scheinen auch im Apfel vorzukommen. Die Wirkung des Bohnenschalentees, auch seiner Handelspräparate, und anderer in der

Volksmedizin als Antidiabetica empfohlenen Tees ist höchst umstritten (R. MAYER). Auch bei vorsichtiger Oxydation des Zuckers (Caramelbildung) entstehen Stoffe, die eine gewisse antiketogene Wirkung besitzen (Glucosane). Sie sind z. B. als *Salabrose* im Handel, können aber in größeren Mengen durch lokale Reizwirkung Diarrhöe verursachen.

Süßstoffe. Man hat sich besondere Mühe gegeben, geeignete Süßstoffe als Zuckerersatz zu finden, die den Blutzucker nicht beeinflussen. An der Spitze steht *Saccharin* (Benzoesäuresulfimidnatrium). Der Süßwert des reinen Stoffes, gemessen an der Geschmacksschwelle, ist etwa 550mal stärker als der des Zuckers. Da indessen gewöhnlich stärker gesüßt wird als nur bis zur Geschmacksschwelle, auch der Süßwert mit der Konzentration sich ändert, so gebraucht man etwa $^1/_{300}$ der Zuckermenge. Energetisch gesehen, ist Saccharin wertlos. Sein Vorzug besteht darin, daß es als absolut unschädlich anzusehen ist. Im Selbstversuch hat man bis zu 520 g innerhalb von 25 Tagen genommen, ohne Schaden zu leiden, und auch in einem Tierversuch, der über mehrere Generationen lief, erwies es sich trotz höchster Dosierung als unschädlich (K. B. LEHMANN). Das Reichsgesundheitsamt selbst ist für seine Unschädlichkeit eingetreten. Diese hängt wohl zusammen mit der schnellen und vollständigen Ausscheidung im Harn innerhalb 16—18 Stunden. Es wirkt leicht diuretisch. Eigentümlich für Saccharin ist das plötzliche Umschlagen des süßen Geschmacks in einen gallenbitteren bei wiederholtem Auftupfen auf die Zunge (W. KEIL). Gelegentlich kann der lang anhaltende süße Geschmack oder der von einigen empfindlichen Personen empfundene bittere Nachgeschmack zur Beeinträchtigung des Appetits führen. Die üblichen G-Tabletten enthalten auf 1 Teil Saccharin 4 Teile $NaHCO_3$ und besitzen 110fache Süßkraft.

Etwa halb so süß wie Saccharin ist *Dulcin* (Para-Phenetidin-carbamid), das während des Weltkrieges in riesigen Mengen als Zuckerersatz benutzt wurde. (Im Handel in Tabletten zu 0,05.) Es besitzt nicht den bitteren Beigeschmack des Saccharins und wird viel verwendet, ist aber in größeren Mengen (1 g und mehr) pharmakologisch nicht indifferent und kann als süßschmeckendes Antipyreticum bezeichnet werden. Größere Mengen Dulcin als 1 g sind rezeptpflichtig. Wenige Gramm sind die tödliche Dosis für Kinder.

In dem synthetisch dargestellten *Sorbit (Sionon)* liegt heute ein für Diabetiker geeigneter Süßstoff vor, der im Gegensatz zu dem „energieleeren" Saccharin und Dulcin gleichzeitig, jedenfalls für leichtere Fälle, eine nicht zu vernachlässigende Energiequelle bildet.

Sionon wird gewonnen durch Reduktion von Glucose. Chemisch gesehen stellt es einen 6wertigen Alkohol dar. Der Energiegehalt von 100 g Sionon entspricht 390 Calorien. Seine Süßkraft beträgt etwa $^1/_3$ von der des Zuckers.

Die Blutzuckererhöhung nach Sionon beträgt nur etwa $^1/_6$ der gleichen Menge Traubenzucker. Dementsprechend findet sich keine Vermehrung des Harnzuckers. Auf Grund aller Versuche wird Sionon gut verwertet, und zwar geht es über Milchsäure in Glykogen über (THOMAS). Nur ein kleiner Teil (1—3%) geht durch den Harn verloren. Leider besitzt Sionon keine antiketogene Wirkung, und bei schwer Zuckerkranken erscheint es in größeren Mengen im Harn. Auch treten gelegentlich nach der Tagesdosis (30—70 g) Durchfälle auf. Ähnlich wie Sionon verhält sich das *Inulin* (s. S. 482).

7. Männliche Geschlechtsdrüsen.

Die Kenntnis der innersekretorischen Funktion des Hodens ist uralt. Bei Tieren und Menschen, die sich im Wachstumsalter befinden, wird durch die Kastration — neben dem Verlust der sekundären Geschlechtsmerkmale —

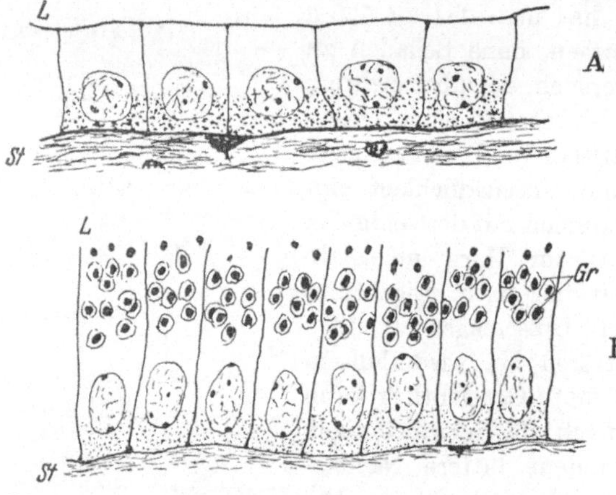

Abb. 23 A u. B. Vesiculardrüsentest. (Nach LÖWE und VOSS.) A Schleimhaut der Samenblase beim kastrierten Mäusemännchen, B Regeneration nach Injektion von männlichem Sexualhormon. *Gr* Sekretgranula, *L* Lumen der Samenblase, *St* Stroma der Drüsenzotte. Man sieht nach Hormonzufuhr das Auftreten der Sekretgranula.

die bekannte auffallende Veränderung des körperlichen und psychischen Habitus herbeigeführt. Kastration nach völligem Abschluß der sexuellen Entwicklung ist dagegen häufig nur von geringen Ausfallserscheinungen gefolgt.

Zur Testierung des Hormons dient der *Hahnenkammtest*. Als internationale Einheit (1 H.E.) wird diejenige Menge angesehen, die, während 4 Tagen täglich zweimal in Öl injiziert, an kastrierten Tieren das gleiche Wachstum der Fläche des Hähnenkamms auslöst wie die gleichzeitig als Kontrolle verabreichte Menge von 0,1 mg Androsteron (lichtelektrisch gemessen). Als Test dient auch die Bestimmung des Größenwachstums des Penis der kastrierten Ente oder der Samenblase von Mäusen (Abb. 23). Das Hormon löst auch den Umklammerungsreflex an Winterfröschen aus, führt bei kastrierten Meerschweinchen zur Erektion und Ejakulation und bewirkt Erhaltung der Spermatozoenbeweglichkeit im Nebenhoden der Ratte und damit Steigerung der Befruchtungsfähigkeit.

Das männliche Sexualhormon wurde als *Testosteron* aus Stierhoden isoliert; im Urin findet sich *Androsteron* als Abbauprodukt. Erstaunlich sind die riesigen Mengen von Stierhoden (50—75 g) oder von Männerharn (300—400 ccm), die bei der Testierung etwa 1 H.E. entsprechen. 12 Millionen Stiere wären notwendig, um 1 kg Testosteron zu liefern. Ähnliche Zahlen ergeben sich für Oestradiol und Progesteron. Diese Stoffe haben daher praktische Bedeutung nur dann, wenn sie synthetisch zu gewinnen sind. Testosteron, Androsteron, Oestradiol, Progesteron u. a. werden heute aus anderen Sterinen dargestellt. Auch das leichter zu gewinnende *Methyltestosteron* besitzt volle Wirksamkeit (E.D. 10 mg oral, 5 mg sublingual). Zur Wirkungsverlängerung werden die Sterone als Ester, z. B. als *Testosteronpropionat*, in den Handel gebracht (E.D. 25 mg intramuskulär). Diese lassen sich auch perlingual anwenden oder in bestimmter Lösung in die Haut einreiben. Wichtige chemische Arbeit auf diesem Gebiete verdanken wir BUTENANDT und RUZICKA (Abb. 24).

Die Bildung dieses Hormons erfolgt nicht in den samenbildenden Zellen, sondern in den sog. SERTOLIschen Zwischenzellen, die bei der Vasoligatur oder bei der Röntgenbestrahlung im Gegensatz zu den samenbildenden Zellen erhalten bleiben, so daß bei solchen Eingriffen keine hormonale Störung zu erfolgen braucht.

Das Testosteron ist verantwortlich nicht nur für die Ausbildung des Geschlechtsapparats, sondern auch für die der *sekundären Geschlechtsmerkmale.* Mit seiner Hilfe lassen sich im Tierexperiment auch Geschlechtsumwandlungen erzielen *(antifeminine Wirkung).*

Therapeutisch erfolgt seine Anwendung (in Form von Erugon, Testoviron u. a.) bei deutlichen Ausfallserscheinungen der männlichen Keimdrüse, besonders bei Totalverlust (je Woche 3 × 10 mg Testovironpropionat intramuskulär); daneben bei bestimmten Depressionszuständen der Männer; hier ist die Wirkung wohl überwiegend suggestiver Natur. Man versucht es auch bei beginnender Prostatahypertrophie (50 I. E. 1—2mal wöchentlich *intramuskulär*); die Wirkung ist umstritten, obwohl sie letzthin auch an der Prostata seniler Hunde festgestellt wurde. Cave Testosteron bei Prostatacarcinom! Sehr hohe Dosen von Testosteron (350—400 mg monatlich) sind zur zeitweiligen Beeinflussung von Knochenmetastasen nach *Mammacarcinom* erforderlich; hierbei kann Virilismus auftreten. Ähnliches gilt für die Beeinflussung von Menorrhagien und Uterusfibromen, sofern diese durch abnorm starke Wirkung von Follikelhormon entstehen.

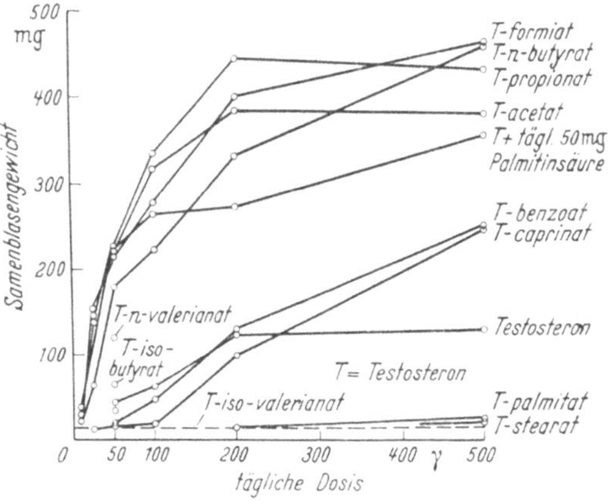

Abb. 24. Verstärkung der Testosteronwirkung durch Veresterung sowie Aktivierung von Testosteron durch Palmitinsäure (10 Tage-Test an der kastrierten Ratte). Aus den Kurven ergibt sich, daß die Wirkung der niederen und mittleren Ester schon bei kleinen Dosen rasch ansteigt und ein viel höheres Niveau erreicht, als dies mit Testosteron allein möglich ist. Deutlich ist der verzögerte Wirkungsanstieg bei den höheren Estern vom Butyrat an zu sehen. Palmitat und Stearat sind wieder nahezu wirkungslos. (Nach K. MIESCHER 1937.)

Anhang.

Yohimbin

ist das Alkaloid aus Coryanthe Yohimbe, deren Rinde von den Eingeborenen Westafrikas gegen Impotenz gebraucht wird. Das reine Alkaloid führt bei Tier und Mensch zu Erektionen. Hierbei ist ein doppelter Angriffspunkt ermittelt worden. In der Peripherie setzt eine *Gefäßerweiterung* ein durch Lähmung der vasomotorischen Sympathicusendigungen, die bei hohen Dosen auf Adrenalin nicht mehr ansprechen (RAYMOND HAMET.) Diese periphere Wirkung wird verstärkt durch *erhöhte Erregbarkeit des Sacralmarks.* Es wird verordnet als Yohimbinum hydrochloricum in Tabletten zu 0,005, 3—4mal täglich. Subcutane Injektionen der gleichen Einzeldosis, 2—3mal wöchentlich führen zu einer allgemeinen *Senkung des Blutdrucks* und werden gelegentlich bei Arteriosklerose verwandt. Dabei muß man mit Nebenwirkungen wie Kopfschmerzen und anginösen Anfällen rechnen.

8. Weibliche Geschlechtsdrüsen.

Die Ovarien sind die Bildungsstätte der weiblichen Geschlechtszellen. Auch liefern sie die weiblichen Geschlechtshormone, die zusammen mit den Hormonen des Vorderlappens der Hypophyse die Entwicklung der sekundären Geschlechtsmerkmale, den Eintritt der Pubertät und die Vorgänge während der Geschlechtsreife und der Schwangerschaft regulieren und deren Ausfall das Klimakterium zur Folge hat (Abb. 25).

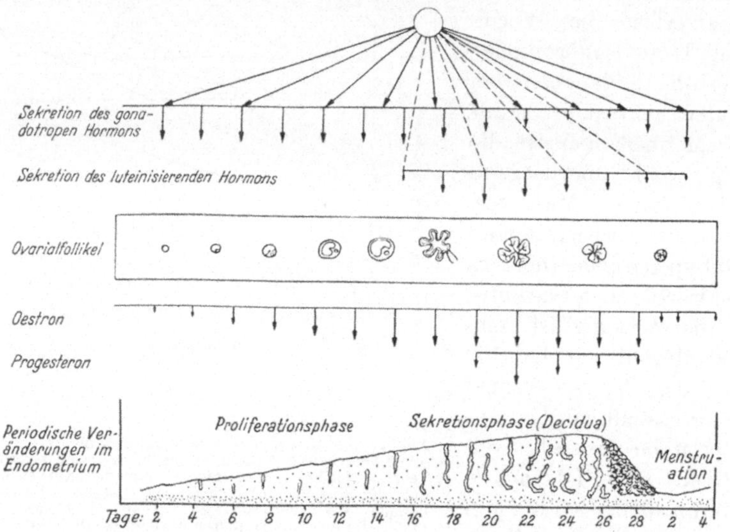

Abb. 25. Wirkung von Hypophysen- und Ovarialhormon auf den Uterus. (Modifiziert nach GRAB.)

Durch die gleichen Hormone wird auch der Geschlechtszyklus in Gang gehalten, der im Zusammenhang steht mit der Reifung und Ausstoßung des Eis und mit der Einpflanzung des Eis in die Uterusschleimhaut.

Oestradiol. Diese Veränderungen erfolgen durch das *Gegenspiel zweier im Ovarium gebildeter Hormongruppen*, nämlich der *Oestrogene* (Oestron, Oestradiol und Oestriol) auf der einen Seite, von *Progesteron* auf der anderen Seite. Oestradiol (=Dihydrooestron) wird gebildet in den GRAAFschen Follikeln. Sein Oxydationsprodukt ist das im Harn erscheinende *Oestron* und *Oestriol*, und zwar das Oestron als Schwefelsäureester, das Oestriol als Glucuronsäureverbindung. Nur unmittelbar vor der Geburt wird auch Oestradiol ausgeschieden. Als Endprodukt des Progesterons tritt *Pregnandiol* im Harn auf. Die Benzoat- und Propionatester der Geschlechtshormone zeichnen sich durch verlängerte Wirkung aus. — Ihnen gegenüber stehen die rasch wirkenden wasserlöslichen Hormonpräparate des Handels, die aus Stutenharn gewonnen werden.

Oestron wurde als erster Stoff der Reihe in krystallisierter Form aus Schwangerenharn von DOISY (1929) erhalten, kurz darauf von BUTENANDT, der auch die Strukturformel aufklärte. Progesteron wurde gleichzeitig von verschiedenen Forschern aus Schwangerenharn gewonnen; Konstitutionsaufklärung und Synthese verdanken wir wiederum BUTENANDT.

Die Oestrogene sind verantwortlich für die *vegetativen Ovarialfunktionen* (Wachstum des Genitalschlauchs, Muskeltonus, Sekretionen), für die *Kontraktilität des Uterus* sowie für die *Ansprechbarkeit auf Wehenmittel* und für die Ausbildung der *sekundären Geschlechtsmerkmale*, eingeschlossen die Milchdrüsen. Sie beherrschen auch gemeinsam mit dem Progesteron die *generativen Leistungen* des Ovars, nämlich die Zyklusfunktion.

Beim Tier ist die Periode des Follikelsprungs von charakteristischen Veränderungen in den Geschlechtsorganen und von gesteigertem Geschlechtstrieb begleitet (Brunst oder Oestrus). Dementsprechend spricht man von Präoestrus und Metoestrus, während die Ruhepause zwischen zwei Brunstperioden als Dioestrus abgetrennt wird. Im Präoestrus kommt es zum Dickenwachstum des Scheidenepithels. Im Scheidenausstrich finden sich daher Epithelzellen. Im Oestrus verhornen diese und lagern sich zu großen Schollen zusammen (Schollenstadium). Die Ablösung der Schollen erfolgt im Metoestrus unter Mitwirkung von eingewanderten Leukocyten. Im Ausstrich findet man nun neben den verhornten Schollen massenweise Leukocyten. Nach Ovarektomie hört der Zyklus auf. Diese Veränderungen dienen zur Testierung des Follikelhormons (ALLEN 1922).

Diese erfolgt durch den sog. ALLEN-DOISY-*Test:* 1 I.E. ist diejenige Menge eines Stoffes, die unter sonst gleichen Bedingungen denselben Grad der Keratinisierung des Vaginalepithels (Schollenstadium) von kastrierten Mäusen (M.E.) oder Ratten (R.E.) bewirkt wie 0,1 γ Oestron. 1 g Oestradiol enthält 20 Millionen M.E., 1 g Oestron 8 Millionen M.E. Beim Menschen wirkt Oestradiol 5mal stärker als Oestron; gemäß internationaler Vereinbarung wurde neuerdings 0,1 γ Oestradiolbenzoat als Standard eingeführt. Bei der biologischen Prüfung, z. B. im Urin, werden Oestradiol und Oestron zusammen bestimmt. Die Veresterung des Oestradiols mit Benzoesäure führt zu einer verstärkten und verlängerten Wirkung (Progynon), weil eine Resorptionsverzögerung damit verbunden ist. 1 mg dieses Präparates entspricht 10000 M.E.

Auch beim Menschen werden durch Oestradiol—Oestron cyclische Veränderungen an der Schleimhaut des Genitalschlauchs ausgelöst. Die epithelaufbauende Wirkung des Oestradiols zeigt sich beim Weibe in Vagina, Uterus und Tube (Wachstum der Decidua und der Muskelfaser, daneben stärkste Durchblutung der gesamten Genitalsphäre). An der kastrierten Frau bewirken 350000 bis 400000 M.E. die Proliferationsphase.

Beim Kinde wird die dünne vaginale Mucosa durch Zufuhr solcher Hormone mit einem epidermisähnlichen festen Epithel bedeckt. Gleichzeitig wird ein stark saures Vaginalsekret gebildet, infolge Besiedlung durch die DÖDERLEINschen Bacillen. Da Gonokokken unterhalb eines p_{h} von 6,0 zugrunde gehen, so sind gewisse günstige Erfahrungen bei infantiler Gonorrhöe erklärlich; diese Therapie ist seit Einführung der Antibiotica nur noch ein Adjuvans.

Durch Oestradiol in genügender Dosis wird gleichzeitig die *Entwicklung der Gelbkörper* in die Wege geleitet. Hinzu tritt die *Ausbildung der sekundären Geschlechtsmerkmale*, eingeschlossen die *Milchdrüsen*, deren Röhrensystem sich entwickelt; bei sterilen Rindern setzt die Milchleistung ein nach Implantation von 1 g Progynon bzw. 2,5—5,0 g Stilboestrol (FOLEY). Nach höchsten Dosen beobachtet man indessen bei der Frau auch eine Verhärtung der Mamma mit *Hemmung der Lactation* (Dosis von Diäthylstilboestrol etwa 5 mg, 1—2 mal täglich 5—7 Tage lang) und eine Erektion der Mammillen. Betr. Prolactin s. S. 111. Eine *Hemmungswirkung des Oestrons* zeigt sich bei der Implantation des Eies; es wirkt auch dämpfend auf die Funktion von *Schilddrüse* und *Hypophyse.*

Sonstige pharmakologische Wirkungen. Auch außerhalb der eigentlichen Geschlechtssphäre entfaltet das Oestron ausgesprochene pharmakologische Wirkungen. Auffallend ist die *Erweiterung der peripheren Gefäße*, sichtbar z. B. im Capillarmikroskop (Behandlung von Zirkulationsstörungen und chronischen Hauterkrankungen), mit unter Umständen erheblicher *Temperatursteigerung der Haut* (Behandlung von Frostschäden). Letzthin ist es auch für die Behandlung des Magen- und Duodenalulcus empfohlen worden. Wichtig ist weiter die Beeinflussung der *hormonalen Korrelationen*, insbesonders auf dem Umwege über den Hypophysenvorderlappen, was z. B. zu einer Hemmung der Ovulationen sowie der Schilddrüsenfunktion führt. Im Tierexperiment sieht man nach *hohen Dosen* (etwa 100fache Überdosierung über längere Zeit) Hemmung des Knochenwachstums sowie der Knochenmarkstätigkeit mit Ausgang in Anämie, daneben Atrophie der Ovarien.

Wegen seiner peripheren Wirkungen wird das Follikelhormon, ebenso wie das Diäthylstilboestrol auch an *Männer* verabreicht. Hierbei sind zu bedenken die sog. *paradoxen Wirkungen* (Wachstum von Prostata, Samenblase, Cowpersche Drüsen), die Wirkung auf die männliche Brustdrüse (Schwellung, Schmerzhaftigkeit, sogar Sekretion von Colostrum) und die *antimaskuline Wirkung* (Hodenschädigung, *Verkleinerung der Prostata* u. a.). Diese Gefahren sind indessen äußerst gering und werden eigentlich nur nach extrem hohen Dosen beobachtet, die antimaskuline Wirkung z. B. nach 480 mg Diäthylstilboestrol in 97 Tagen. Diese wird neuerdings ausgenützt zur *Behandlung des Prostatacarcinoms* und seiner Metastasen mit Diäthylstilboestrol (15—20 mg täglich in geteilten Dosen); die günstige Wirkung kann einige Monate anhalten.

Gemäß ausländischen Nachrichten sind neuerdings höchste Dosen von Diäthylstilboestrol bei habituellem Abortus (5 mg täglich, wöchentlich steigend um 5—125 mg täglich) sowie bei über 60jährigen Frauen zur Behandlung des Brustkrebses (3—15 mg täglich bis zur Gesamtdosis von etwa 2 g) mit Erfolg angewendet worden. Trotz der exorbitant hohen Dosierung sollen bei diesen besonderen Indikationen nur verschwindend geringe Nebenwirkungen beobachtet werden.

Diäthylstilboestrol. Typische Oestronwirkungen erhält man heute auch durch synthetische Stoffe, die nicht mehr die geringste chemische Verwandtschaft mit dem Oestron besitzen. Das bekannteste Präparat dieser Gruppe ist das Stilbenderivat Dioxydiäthylstilben. Bei den veresterten oestrogenen Stoffen, z. B. im Dipropionat (als Cyren B im Handel), sind Nausea und Erbrechen seltener.

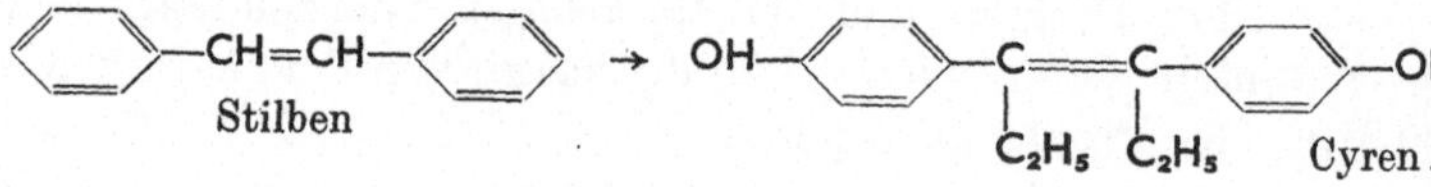

$$\text{Stilben} \quad C_6H_5{-}CH{=}CH{-}C_6H_5 \;\rightarrow\; HO{-}C_6H_4{-}\underset{C_2H_5}{C}{=}\underset{C_2H_5}{C}{-}C_6H_4{-}OH \quad \text{Cyren A}$$

Dieser Stoff ist im Tierexperiment bei oraler Zufuhr 10mal wirksamer als Oestron und in allen Einzelheiten ihm wesensgleich. Es sei nur erwähnt, daß sich an der kastrierten Frau die Proliferationsphase wie durch Oestron erzielen läßt, und daß durch zusätzliche Progesterongaben auch Menstruation erzwungen wird. Diese Ähnlichkeit äußert sich sogar in seinen toxischen Eigenschaften: Er führt in hohen Dosen wie Oestron zu einem übermäßigen Uteruswachstum mit degenerativen, gelegentlich myomatösen Vorgängen in der hyperplastischen Schleimhaut und damit möglicherweise zur Sterilität. Er verhindert, wie Oestron, die Implantation des befruchteten Eies und die Lactation (s. o.). Am Hunde zeigt sich eine Hemmung der Knochenmarkstätigkeit und damit Anämie. Hier kann auch die veränderte Blutungs- und Gerinnungszeit hineinspielen, die letzten Endes sogar eine hämorrhagische Diathese auslösen könnte. Es tritt auch, wie nach Oestron, nach höchsten Dosen eine Hemmung des Skeletwachstums sowie Leberschädigung ein. Es besteht strenger Rezeptzwang wie auch für die Ovarialhormone; E.D. 0,5 mg oral, perlingual oder intramuskulär zu verabfolgen.

Progesteron. Nach dem Follikelsprung und dementsprechend nach dem Austritt des Eies in die Bauchhöhle und nach Weiterbeförderung durch das Flimmerepithel des Eileiters bildet sich das Follikelepithel um zum *Corpus luteum* und liefert nun ein chemisch ähnlich gebautes, physiologisch aber völlig verschiedenes Hormon, das *Progesteron* (E.D. 5 mg intramuskulär). Dieses wird heute als Proluton C auch synthetisch dargestellt (BUTENANDT); das Anhydro-hydroxy-Progesteron wirkt auch peroral.

Progesteron erscheint etwa 24 Stunden nach der Ovulation als Pregnandiol im Harn und wird von da ab etwa 10 Tage lang ausgeschieden. Es besitzt zum Teil synergistische, zum Teil antagonistische Wirkung zum Oestron. Es bereitet zusammen mit diesem das Endometrium vor zur Einpflanzung des Eies; es hemmt aber die nächste Ovulation und die Wehentätigkeit; es führt zur Entwicklung des Alveolargewebes der Milchdrüse. Bleibt das Ei unbefruchtet, so bildet sich das Corpus luteum rasch zurück und die Prägnandiolausscheidung hört auf.

Seine höchste Ausbildung und seine wichtigste Funktion erreicht das Corpus luteum in der Schwangerschaft; vom dritten Monat ab wird Progesteron auch in der Placenta gebildet. Die Exstirpation wird vom Tier in der ersten Zeit der Trächtigkeit regelmäßig, sehr häufig aber auch beim Menschen mit Abortus beantwortet.

Bei habituellem Abortus findet sich öfters ein Absinken der Pregnandiolausscheidung (einfache Farbreaktion) gegen den hundertsten Tag der Schwangerschaft, was auf Mangel an Progesteron hindeutet. In solchen Fällen sind 10—50 mg Progesteron täglich erforderlich, um eine normale Pregnandiolausscheidung herbeizuführen; doch ist die Wirkung bei Abortus imminens umstritten.

Weitere Wirkungen. Die durch das Follikelhormon ausgelösten Uterusbewegungen werden durch das Hormon des Corpus luteum stillgestellt, so daß die ungestörte Einbettung vor sich gehen kann, während durch Oestradiol diese Einbettung geradezu verhindert wird. Die *Gefäßwirkungen* des Oestradiols finden sich auch beim Progesteron, allerdings im schwächeren Maße, doch fehlen dem letzteren die unerwünschten Wirkungen auf die Brustdrüse.

Die *Testierung des Hormons* erfolgt nach CLAUBERG am Kaninchen, indem diejenige Dosis bestimmt wird, die die Umwandlung der Proliferationsphase der Uterusschleimhaut in die Sekretionsphase zur Folge hat (1 mg Standard-Progesteron = 1 I.E.); jedoch sind hohe medizinische Körperschaften im Ausland von einer therapeutischen Wirkung von Progesteron bei Frauenleiden nicht überzeugt.

Sonstige hormonale Korrelationen. Übergeordnet ist den beiden Hormonen der *Hypophysenvorderlappen*, der mit Hilfe der *gonadotropen Hormone* sowohl auf die Follikelzellen einwirkt, als auch auf das Corpus luteum *(luteinisierendes Hormon)*. Andererseits erfolgen von den Ovarien her hormonale Wirkungen auf die Hypophyse. Das Follikelhormon führt zur Sekretion von luteinisierendem, Progesteron zur Sekretion von gonadotropem Hormon im engeren Sinne.

Stoffe mit hormonalen Eigenschaften finden sich auch in der *Placenta*. Diese sind identisch oder nahe verwandt mit den Hormonen von Ovarium und Hypophysenvorderlappen. Es ist anzunehmen, daß die Placenta sowohl die *Bildungsstätte* als auch das *Depotorgan* solcher Hormone darstellt. *Oestron*-*ähnliche* Stoffe finden sich auch in vielen Blütenpflanzen, im Naturhonig und z. B. im Ichthyol (s. S. 520).

Therapie. Das Follikelhormon wird fast nur noch synthetisch gewonnen und ist als Menformon, Unden u. a. im Handel; der Benzoesäureester des Dihydro-oestrons zeichnet sich durch protrahierte Wirkung aus (Progynon B oleosum u. a.). Die Präparate sind bei oraler Zufuhr nur etwa zu $^1/_3$ wirksam, da in der Leber eine Inaktivierung stattfindet. Besonders leicht wird dagegen das Follikelhormon in alkoholischer Lösung durch Zunge und Pharynx resorbiert. Auch percutan wird es aufgenommen. Die Dosen schwanken zwischen 500 M.E. und 200000 M.E., entsprechend 50 γ bis 20 mg Oestron; für Oestradiolbenzoat hat man sich auf eine Normdosis von 1 mg intramuskulär geeinigt. Sie finden Anwendung bei schwacher und verzögerter Geschlechtsentwicklung sowie bei anderen Formen des pathologischen Hormonmangels; gemeinsam mit Progesteron werden sie auch zur Auslösung des Sexualzyklus, aber auch bei übermäßigen Blutungen verwendet.

Die Hormontherapie darf indessen nicht überschätzt werden. Die verzögerte Geschlechtsentwicklung braucht nämlich durchaus nicht von der mangelnden Bildung der Geschlechtshormone abhängen; Schilddrüse, Nebennierenrinde und Hypophyse können dafür verantwortlich sein. Auch ist an cerebrale und genotypische Faktoren zu denken. Von der epithelaufbauenden Wirkung der Oestrongruppe macht man Gebrauch in Fällen von Pruritus und Craurosis vulvae, Altersvaginitis, Vulvovaginitis infantum; daneben zeigen sich oft auch bei Endometritis günstige Ergebnisse. Im *Klimakterium* werden Blutwallungen, Kopfschmerz, Asthenie und Schlaflosigkeit besonders sicher beeinflußt; andere Symptome sprechen weniger an. Solche Stoffe mögen in den meisten Fällen gleichzeitig psychisch wirken. Es ist aber wichtig, darauf hinzuweisen, daß beim weiblichen Geschlecht viele extragenitale Störungen, die landläufigerweise nicht mit der Geschlechtsfunktion in Zusammenhang gebracht werden (gewisse Hauterkrankungen wie Acne vulgaris, Haarausfall, Stuhlverstopfung, Kreislaufstörungen, Arthrosis, nervöse Erscheinungen: das Ach und Weh des Weibes), durch Zufuhr von Ovarialhormonen oft günstig beeinflußt werden; außerdem sollen sie die Otosklerose des Mannes günstig beeinflussen (BERNSTEIN und GILLIS).

Die *Nebenwirkungen* der Ovarialhormone betreffen im wesentlichen die Geschlechtsorgane; auch nach kleinen Dosen können Menstruationsstörungen, lang dauernde Blutungen, Spannungen der Brust entstehen, die mehr als bisher zu berücksichtigen sind (SCHROEDER). Sie können durch Testosteron bekämpft werden.

Im Tierexperiment ist nach längerer Darreichung das Auftreten von *Fibromyomen* des Uterus und von Tumoren der Milchdrüsen beschrieben worden, wie auch nach den Stilbenderivaten; die carcinogene Wirkung soll bei entsprechender erblicher Veranlagung durch Vitamin B-Mangel gefährlicher werden.

Die *Hypophyse* (Hirnanhang) besteht aus vier histologisch und funktionell scharf getrennten Teilen: aus Vorder-, Mittel- und Hinterlappen, sowie der Pars tuberalis, deren Funktion noch unbekannt ist. Der

9. Hypophysenhinterlappen

hängt durch den Hypophysenstiel mit dem Zwischenhirn zusammen und besteht aus modifiziertem Gliagewebe mit einem dichten Geflecht von Nervenfasern mit eingestreuten Drüsenzellen. Er wird auch als *Pars nervosa* bezeichnet. Auch das benachbarte Zwischenhirngebiet kann bestimmte hormonale Funktionen des Hinterlappens übernehmen.

Die Blutdruckwirkung wurde von SCHÄFER, die Uteruswirkung von DALE 1906 beschrieben. Gesamtauszüge des HHL sind seit langem im Handel (Hypophysin, Pituitrin, Pituglandol u. a.). Diese Präparate entsprechen auch heute noch den meisten Anforderungen.

Es ist indessen bekannt, daß mindestens 2 verschiedene Hormone in solchen Gesamtauszügen enthalten sind: *Ocytocin* (Orasthin) und *Vasopressin* (Tonephin). Die Uteruswirkung der Gesamtauszüge beruht auf ihrem Gehalt an *Ocytocin*; die Wirkung auf den Blutdruck, die Capillarwirkung, die Erregung der Darmmuskulatur sind hauptsächlich dem *Vasopressin* zuzuschreiben. Chemisch sind beide Hormone Polypeptide (STEHLE) von nur geringem Molekulargewicht (600—2000); beide enthalten das sog. *antidiuretische Hormon*, wenngleich Vasopressin in dieser Hinsicht das stärkere ist. Für etwaige allergische Reaktion ist Ephedrin zur intravenösen Injektion bereitzustellen!

Testierung. Die chemische Konstitution von Orasthin und Tonephin ist unbekannt. Alle Hypophysenpräparate müssen daher pharmakologisch ausgewertet werden. Die Testierung des *Ocytocins* erfolgt am isolierten Uterushorn des virginellen Meerschweinchens (DALE). Eine weitere exakte Testierungsmethode ist die am Uterus der puerperalen Katze, 4—7 Tage nach dem Wurf (SCHÜBEL). Als Vergleich dient ein von VOEGTLIN dargestellter Hypophysenauszug: Eine VOEGTLIN-Einheit (V.E.) ist die Menge wirksamen Hinterlappenextrakts, die in $^1/_2$ mg „VOEGTLIN-Pulver" enthalten ist. Die Testierung des *Vasopressins* erfolgt am Blutdruck von Hunden. Es läßt sich indessen auch am Dünndarm des Kaninchens oder durch Bestimmung der diuresehemmenden Wirkung oder der vermehrten Kochsalzausscheidung an der Ratte testieren.

Wirkung auf Uterus. Der menschliche *Uterus* wird erst gegen Ende der Schwangerschaft gegen Hypophysenpräparate überempfindlich. Man hat früher solche Stoffe verabreicht, um Wehen auszulösen und zu steigern, unabhängig vom Stadium der Geburt. Das war mit großen Gefahren für Mutter und Kind verbunden. Bei einem so gewaltsamen Eingriff werden sich auch schwere Störungen im weiteren Verlauf der Geburt ergeben. Der Gebrauch von Hypophysenpräparaten in der *Eröffnungsperiode* muß daher der Klinik vorbehalten bleiben. Ein geeignetes Mittel für dieses Stadium ist vielmehr das *Chinin* (s. S. 544).

Auch in der *Austreibungsperiode* werden Hypophysenpräparate heute nur mit Vorsicht angewandt. Immer mehr scheut man sich, in den wohlkoordinierten, wenn auch langsamen Ablauf der Wehentätigkeit einzugreifen, da bei physiologischer Geburt die Geburtswege der Mutter und das Kind selber am besten geschont werden. Die in der Geburtshilfe übliche Dosis von 2—3 VOEGTLIN-Einheiten, auch mehrmals täglich, darf daher nur bei bestimmten Indikationen, d. h. nur bei ausgesprochener Wehenschwäche und bei völlig eröffnetem Muttermund, gegeben werden. Sie wird subcutan oder intramuskulär verabreicht. Per os sind die Präparate wirkungslos. Die Reaktion tritt in 3—5 Minuten ein und dauert 5—10 Minuten und länger. Doch kann der unphysiologisch hohe Druck gegen den Beckenboden und den Kopf des Kindes zu Zerreißungen und Blutungen führen. — Treten unter der Geburt Spasmen des Cervix auf, so sind Spasmolytica vom Typ des Papaverins (s. S. 301) am Platze.

Es gibt viele Ärzte, die Hypophysenpräparate *nur noch in der Nachgeburtsperiode anwenden*; hier wirken sie, wenn nötig intravenös verabfolgt, augenblicklich blutstillend. Auch eine gewisse Dauerwirkung läßt sich durch wiederholte Injektion erreichen. Doch sind für den letzteren Zweck *Mutterkornpräparate* besser geeignet, und zwar sowohl bei Nachgeburtsblutungen als auch im Puerperium (Abb. 26).

Nebenwirkungen. Die *Nebenwirkungen der HHL-Präparate*, die sich auch bei den in der Geburtshilfe gebräuchlichen Dosen äußern können, sind hauptsächlich bestimmt durch *Vasopressin*. Davon werden in erster Linie die Capillaren betroffen (eigentümlich fahles Aussehen und Blässe der Lippen). In dieser Hinsicht stellt Vasopressin den *Antagonisten des Histamins* dar (HAFFNER). Diese Hautblässe kann schon 1—2 Minuten nach der Injektion auftreten und hält 30—60 Minuten an. Besonders auffallend ist die *Blutdrucksteigerung*, die durch unmittelbare *Erregung der glatten Gefäßmuskulatur* entsteht und daher im Gegensatz zum Adrenalin alle Gefäße gleichzeitig betrifft; so kann es durch Coronarspasmen zu Anfällen von *Angina pectoris* und zu anderen Herzstörungen (Bradykardie, Extrasystolen u. a.), auch zu verstärkter Eklampsieneigung kommen.

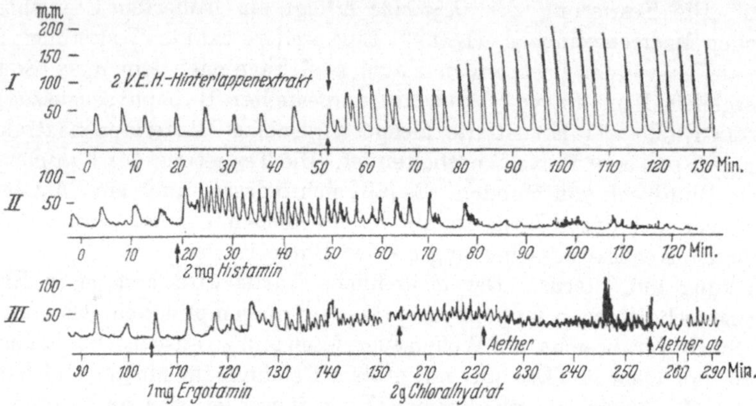

Abb. 26. Wirkung von Arzneistoffen auf den menschlichen Uterus bei subcutaner Injektion. Registrierung des intrauterinen Drucks während der Wehen. (Nach BOURNE und BURN 1927.)

Bei Kindern hingegen kann Vasopressin ein gutes Mittel bei schweren Kreislaufschäden sein (BESSAU). Auch andere glatte Muskulatur spricht auf Vasopressin an *(muskulotrope Wirkung)*; wichtig ist die tonisierende Wirkung auf die glatte Muskulatur von Darm, Gallenblase, Urethra.

Hypophysenpräparate wirken *lebensrettend bei postoperativen Magen-Darmparalysen*. Man beginnt gewöhnlich mit 5 E., häufig sind indessen viel größere Dosen notwendig, um die ersten Darmbewegungen und den Abgang von Flatus herbeizuführen. Man setzt in solchen Fällen das Hypophysin auch einer intravenös infundierten Kochsalzlösung zu. Auch bei schwerem *Meteorismus*, der auf die üblichen *Carminativa* nicht anspricht, läßt sich ein Abgang der quälenden Blähungen erzielen (s. S. 61). In ähnlicher Weise können gelegentlich auch Gallen- und Nierensteine durch Hypophysenpräparate ausgestoßen werden (3—6 VOEGTLIN-Einheiten). Als unerwünschte Nebenwirkung könnte andererseits Bronchialkrampf eintreten, was gegen die Verwendung in Asthmamitteln (s. S. 338) spräche.

Von weiteren Nebenwirkungen des Vasopressins sind Kopfschmerz, Übelkeit, Erbrechen, Lähmung der Magensekretion, sogar hämorrhagische Läsionen im Magen zu erwähnen, auch nach Insufflation. Von seiten der Niere führt der Gesamtauszug zu einer über $1\frac{1}{2}$ Stunden währenden *Diuresehemmung* und bei schwerem Nierenschaden (Schwangerschaftsniere) zur Anurie. Wegen dieser vielseitigen Nebenwirkungen ist es oft ratsam, die Gesamtauszüge zu meiden und statt dessen *Ocytocin* anzuwenden. Doch kann auch Ocytocin zu Kollapszuständen führen.

Der *Diabetes insipidus* beruht bekanntlich auf einer Störung des Hypophysenhinterlappens oder des benachbarten Zwischenhirns. Im Tierexperiment läßt sich zeigen, daß nach Exstirpation des Hinterlappens der Hypophyse die Niere ihre Fähigkeit, den Harn zu konzentrieren, verliert (s. S. 491) und daß gleichzeitig Polyurie einsetzt. Bei Zufuhr der physiologischen Mengen von Hinterlappenhormon ist dieser Zustand reversibel: Die Diurese wird gehemmt, und es wird ein konzentrierter, kochsalzreicher Harn ausgeschieden (VERNEY, JANSSEN u. a., Abb. 28). Auch beim Menschen sind nach VAN DER VELDEN Hypophysenpräparate wirksam (5—10 E. täglich). Gleichzeitig mit der verminderten Harnmenge und der erhöhten Kochsalzkonzentration verschwinden auch der quälende Durst und das Frostgefühl. Es hat sich herausgestellt, daß auch Aufschnupfen von Hypophysenpulver wirksam ist (Pituigan-*Schnupfpulver*).

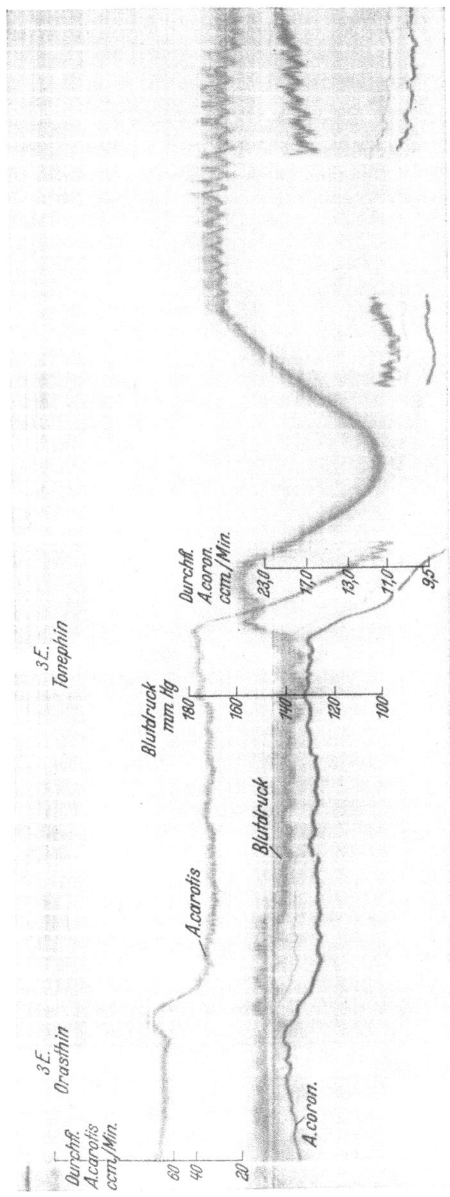

Der Klinik gelingt es in etwa 95% der Fälle, den Patienten mit Diabetes insipidus auf Hormonschnupfpulver in ähnlicher Weise einzustellen wie den Zuckerkranken auf Insulin. Auch rectale Zufuhr ist z. B. bei allergischen Erscheinungen möglich. Neben der Diuresehemmung wird von der Klinik eine *verminderte Bronchialsekretion* beschrieben (H. MARKS) und darauf soll seine Wirkung in *Asthmamitteln* (s. S. 338) beruhen.

Läßt man einen Patienten, der oft an die Aufnahme von riesigen Wassermengen (10—15 Liter täglich) gewöhnt ist, trotz Hypophysinzufuhr ähnliche Flüssigkeitsmengen weiter zu sich nehmen, so entsteht die Gefahr der *Wasservergiftung* mit Erbrechen, Konvulsionen und zuletzt schwerem Koma. Ähnliche Symptome können auch bei nephritischen Ödemen auftreten, wenn große Wassermengen zugeführt werden. Sie beruhen wahrscheinlich auf einem Ödem des Gehirns. Der Hypophysinwasserstoß ist auch zur Diagnose der genuinen Epilepsie herangezogen worden. Er kann bei Hirntumoren lebensgefährlich sein.

Neuerdings hat COLLIP aus der Pars intermedia ein Hormon abgetrennt, das den Basalstoffwechsel steigert und erhöhte Verbrennung von Fett zur Folge hat.

Abb. 27. Wirkung von Orasthin und Tonephin auf die Blutdurchströmung der A. carotis und der vorderen Coronararterie, gemessen mit der REINschen Stromuhr. Hund, 19 kg. Chloralnarkose. Spontanatmung. Durchfluß der vorderen Coronararterie und der rechten Carotis. Blutdruck in der Arteria femoralis. Injektion von 3 E. Orasthin (uteruswirksame Hinterlappenfraktion) und 3 E. Tonephin (blutdruckwirksame Fraktion). Man sieht, daß die registrierten Funktionen nur auf Tonephin ansprechen. (Nach DIETRICH).

Ergänzungsteil.

Secalegruppe und Abortiva.

Secale cornutum, das holzharte Sklerotium des Pilzes Claviceps purpurea, der auf der Ähre des Roggens schmarotzt, aber wegen seiner Farbe, seiner Größe und seines geringen spezifischen Gewichts leicht von den gesunden Körnern abgetrennt werden kann, hat in früheren Zeiten zu schweren Massenerkrankungen geführt (Ignis Sacer).

Dieser oft epidemische *Ergotismus* pflegte unter zwei verschiedenen Formen zu verlaufen. Entweder kam es — infolge von Dauerkrämpfen der peripheren Blutgefäße durch unmittelbaren Angriff am Gefäßmuskel — zu Kältegefühl und schweren Schmerzen, dann unter Schädigung des Capillarendothels zum Absterben von Fingern, Zehen, Nasenspitze, Ohren (Ergotismus gangraenosus). Oder aber es standen zentrale Erscheinungen im Vordergrund, wie *Dauerkontrakturen der Beugemuskeln* oder *klonische Krämpfe,* einhergehend mit irreparablen histologischen Veränderungen des Zentralnervensystems und schweren Verkrüppelungen (Ergotismus convulsivus). Die konvulsive Form wird mit verursacht durch gleichzeitigen Mangel an Vitamin A (MELLANBY), ist daher in früherer Zeit auch mit Milch, Butter, Eiern u. a. behandelt worden. Enthält das Getreide weniger als 0,1 % Mutterkorn und weniger als 0,1 % Kornradesamen, so ist das als harmlos anzusehen.

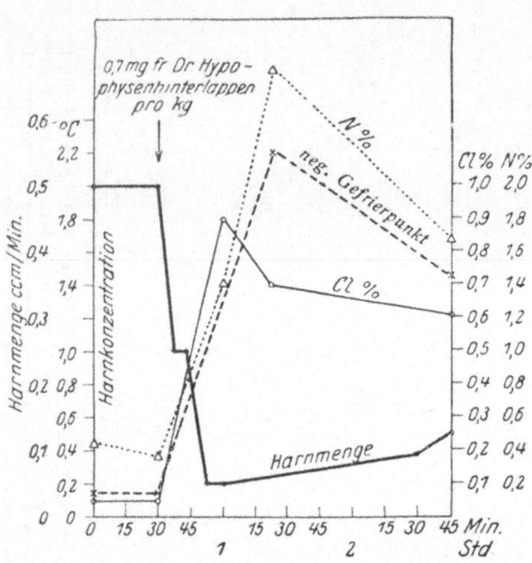

Abb. 28. Hund, 7 kg. Vor 2 Stunden in Chloräthyl-Äthernarkose dezerebriert. Verlauf der Hypophysenantidiurese. 0,7 mg frische Drüse pro Kilogramm. ●——● Harnmenge in Kubikzentimeter/Minuten der linken Niere. ×——× Harnkonzentration (negativer Gefrierpunkt). ○——○ Chlorgehalt des Harns in Prozent. △ .... △ N-Gehalt des Harns in Prozent. (Nach S. JANSSEN.)

Beide Formen des Ergotismus führten bei der schwangeren Frau gelegentlich zum Abortus. Meistenteils indessen ist auch bei schwerer, ja tödlicher Vergiftung ein Abgang der Frucht nicht beobachtet worden. Obwohl die kriminelle Anwendung von Mutterkorn von Zeit zu Zeit versucht wird, gilt das Mittel heute nicht mehr als Abortivum, ebensowenig wie die Reinalkaloide. Dagegen steht die therapeutische Wirkung von Mutterkorn als Uterusmittel seit LONITZERs Kräuterbuch 1582 außer Zweifel. Dort wird sogar die richtige Dosis (3 Sklerotien = 0,5 g) angegeben. Neuerdings besteht strenger Rezeptzwang.

Bemerkenswerterweise wird Ergotismus nur in den ersten 4 Monaten nach der Ernte beobachtet (POULSSON), ein Hinweis, daß die wirksamen Alkaloide beim Lagern zersetzt werden; diese Zersetzung geht auch bei den meisten galenischen Zubereitungen vor sich. Nur im *frischen* Mutterkorn sind genügend Alkaloide enthalten. Es wurde daher notwendig, die Chemie der wirksamen Stoffe näher kennenzulernen und andererseits pharmakologische Testmethoden zu entwickeln.

Die *Chemie des Mutterkornes* wurde in Jahrzehnten in schwierigen Untersuchungen klargestellt, die in 3 Stufen erfolgten: Zuerst fand man einige *biogene Amine* auf: *Histamin, Tyramin* und *Acetylcholin.* Diese Stoffe sind bei parenteraler Injektion uteruswirksam oder ocytocisch. Man hat versucht, Mutterkorn durch pharmakologisch gegeneinander abgestimmte Mischungen aus

Histamin und Tyramin zu ersetzen (Tenosin). Die fragliche Wirkung in verträglicher Dosis (0,25—0,5 mg Histamin), die *Kollapsneigung* (s. S. 113) bei der wirksamen Dosis von 1—2 mg, die kurz dauernde Wirkung, das Versagen bei oraler Zufuhr, die fehlende Gangrän unterschieden diese Stoffe von den Mutterkornalkaloiden.

Später gelang die Auffindung dieser spezifisch gangränbildenden, uteruswirksamen und wasserunlöslichen *Mutterkornalkaloide der Ergotoxin-* und *Ergotamingruppe*; diese führen *in geringer Dosis* zur Vermehrung der rhythmischen Tätigkeit, dann zu *tetanischer Kontraktion des Uterus*; in geringerem Maße ist auch mit Ausnahme des Darmkanals die glatte Muskulatur der Gefäße u. a. beteiligt (muskulotrope Wirkung). Schon nach therapeutischen Ergotamindosen kann Steigerung des Blutdrucks um 20—60 mm Hg auftreten. *Bei hohen Dosen* zeigt sich die sympatholytische Wirkung auf die fördernden, nicht auf die hemmenden Fasern des Sympathicus (s. S. 318) und gelegentlich die *gangränesizierende* Wirkung *(Testierung am Hahnenkamm)*, die auf anhaltende Gefäßspasmen und gleichzeitige Schädigung des Capillarendothels zurückzuführen ist. *In höchsten Dosen* sind sie Krampfgifte.

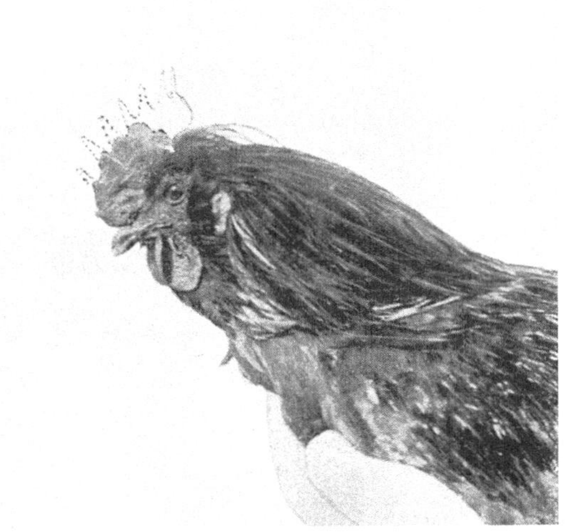

Abb. 29. Hahnenkamm, durch Gangrän verkleinert. Die Gestalt des Kammes vor den Versuchen ist in Umrissen gezeichnet. (Nach BARGER und DALE.)

Der Gehalt des Mutterkorns an Ergotamin beträgt bis zu 2% (STOLL). Das DAB. 6 fordert einen bestimmten Gehalt an wasserunlöslichen Alkaloiden (mindestens 0,05%). In anderen Ländern muß jedes Secalepräparat am Hahnenkamm testiert werden.

In pharmakologischer Hinsicht sind Ergotoxin und Ergotamin identisch; die Toxicität von Ergotoxin ist indessen 3fach stärker. Diese Gruppe der Mutterkornalkaloide wird im allgemeinen wegen der Gefahr des Tetanus uteri u. a. nur in der Nachgeburtsperiode angewandt.

Gynergen (= weinsaures Ergotamin) wird in Tabletten zu 0,001 oder Ampullen zu 0,0005 angewendet, von letzteren $^1/_2$—1 Ampulle subcutan oder intramuskulär. Große Vorsicht und Überwachung notwendig!

Die *Hauptalkaloide* des Mutterkorns sind indessen in der *Ergometrin*gruppe enthalten. In Pulvern und Infusionen, auch im Fluidextrakt von Secale cornutum ist ihre Wirkung vorherrschend.

Die rasche Wirkung von *Ergometrin* (auch als *Ergonovin* oder *Ergobasin* bezeichnet) setzt bei oraler Zufuhr von $^1/_2$—1 mg nach etwa 10—15 Minuten ein, bei intravenöser Zufuhr von $^1/_8$—$^1/_4$ mg nach etwa 1 Minute. Es erfolgt eine *Beschleunigung* und *Verstärkung* der *Uterustätigkeit*, ohne indessen zu tetanischer Dauerkontraktion zu führen außer in hoher Dosierung. Die

Tonuserhöhung dauert etwa 1 Stunde, die Nachwirkung als erhöhte rhythmische Tätigkeit des Uterus etwa 1—2 Stunden. Die sympatholytische Wirkung der Präparate ist äußerst schwach, sie besitzen im Gegenteil leichte sympathomimetische Wirkungen. Die gefäßkontrahierende und gangräneszierende Wirkung der Ergotoxingruppe fehlt ihnen. Die Gefahr des Tetanus uteri ist nicht vorhanden. Auch die sonstigen Nebenwirkungen sind im Vergleich zur Ergotoxingruppe, sogar zu den Hypophysenpräparaten, unbedeutend.

Wegen dieser Eigenschaften ist Ergometrin besonders geeignet zur Kontrolle der Nachgeburtsblutungen sowie zur Förderung der Involution im Puerperium; auch verhindert es die Stauung der Lochialsekrete und damit die Ausbreitung örtlicher Infektionen und thrombophlebitischer Vorgänge. Indessen sollte eine solche Therapie nur einige Tage lang durchgeführt werden. Von einzelnen Geburtshelfern wird Ergometrin auch an Stelle von Chinin oder in Kombination mit Chinin zur Einleitung der Geburt empfohlen; doch tut man gut, weitere Erfahrungen abzuwarten; hierbei käme ausschließlich peroraleAnwendung kleinster Dosen (0,025—0,04 mg 1—2mal wiederholt) in Frage. Die übliche therapeutische Dosis von Ergometrin wird mit 0,2 mg intravenös oder intramuskulär, mit 0,5 mg oral, angegeben. Es wirkt doppelt so stark als Ergotamin.

> **Rp.** Extract. Secalis cornuti fluid. 10,0
> S. 3mal täglich 10—15 Tropfen. Wegschließen! —
> NB. Exakter als Ergometrin „Merck" zu verordnen.

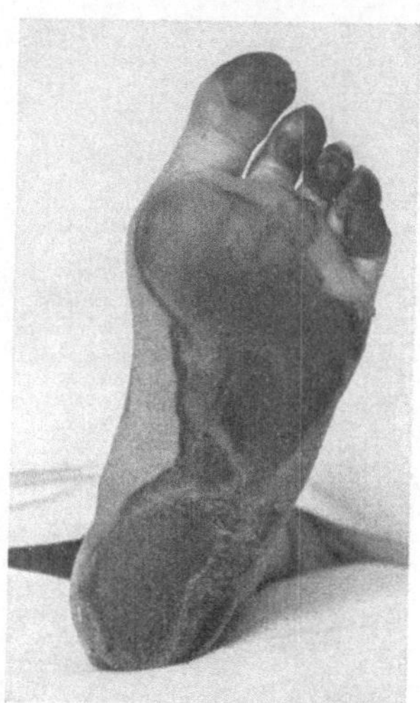

Abb. 30.   Gynergenintoxikation. 19jährige Primipara, Weiterbehandlung mit Ergotamintabletten trotz Auftretens einer Phlebitis; Abheilung unter Narbenbildung. (Nach N. v. RÜTTE 1948.)

Verordnet man das übliche Secalepulver, so wird man mit einer kombinierten Wirkung der Ergotoxin-Ergometringruppe rechnen müssen. Ein exakt dosiertes Präparat liegt im *Neo-Gynergen* vor (Lösung von 0,025% Ergotamintartrat und 0,125% Ergometrintartrat).

Nach längerer Anwendung der galenischen Secalepräparate sowie der Alkaloide der Ergotamin-Ergotoxingruppe wird man auf die Zeichen der drohenden *Secalevergiftung* zu achten haben: Neben Brechreiz und Erbrechen treten Parästhesien, Ameisenlaufen, Kältegefühl und sichtbare Kreislaufstörungen in den betroffenen distalen Körperteilen auf, gelegentlich ausgehend in trockene Gangrän vor allem der Zehen und Finger. Besonders gefährdet sind dabei Patienten mit Arteriosklerose, Hochdruck, Herzkrankheiten und insbesonders Thyreotoxikosen. In solchen Fällen kann schon nach 4 mg Gynergen, innerhalb von 4 Tagen subcutan verabfolgt, Vergiftung eintreten. Das Mittel ist dann sofort abzusetzen und durch heiße Bäder, Nicotinsäure, Nitrite und Theophyllin für Erweiterung der Gefäße zu sorgen; als Antidot gelten auch 0,4 mg Atropin. In hohen Dosen kann es Angina pectoris auslösen. Die Gangrängefahr ist bei Anwendung der Ergometringruppe geringer oder nicht vorhanden (Abb. 30).

Gravitol (Diäthylaminoäthyläther des Methoxy-6-Allylphenols) ist ein synthetisches Produkt, das am Uterus secaleartig wirkt, das indessen die übrigen Nebenwirkungen der Mutterkornalkaloide nicht mehr besitzt. Man verabreicht

es in der Nachgeburtsperiode und bei atonischen Blutungen in Dragées zu 0,2 g
(3—6 Dragées je Tag in Wasser nach den Mahlzeiten).

Hydrastis canadensis ist ein ebenfalls peroral wirksamer, ungefährlicher, aber kurz
dauernder Secaleersatz mit den uteruswirksamen Alkaloiden Hydrastin und Hydrastinin.
Chemisch sind sie Verwandte des Narkotins. Es wird bei Menstruationsstörungen angewandt
als Fluidextrakt. Nach sehr hohen Dosen dieser Alkaloide treten Blutdrucksteigerung und
zentrale Lähmungen auf. Das Hydrastininium chloratum (DAB. 6) ist ein Methylhydra-
stininchlorid (0,025 3mal täglich in Pillen).

Rp. Extract. Hydrast. fluid. 10,0
        S. 15—20 Tropfen 3mal täglich. — NB. Beginnend einige Tage vor der erwarteten
        Menstruation.

Das **Hirtentäschelkraut,** Capsella bursa pastoris, wird öfters von einem Pilz (Cystopus
candidus) befallen, der möglicherweise in Beziehung steht zu der gelegentlich beobachteten
Uteruswirkung, während der Gehalt solcher Präparate an Acetylcholin und Tyramin als
gänzlich unwirksam angesehen werden muß.

Abortiva. Wie jedes glattmuskelige Organ wird auch der Uterus von sympathischen und parasympathischen Fasern versorgt. Am nicht graviden Uterus
bestehen die üblichen Antagonismen. In der Schwangerschaft dagegen spricht
das Organ auf alle stärkeren Erregungen, mögen sie auf dem Wege des Sympathicus oder des Parasympathicus verlaufen, mit Kontraktion an. Besonders
gefürchtet sind wegen der Gefahr für die Frucht die reflektorischen Erregungen,
die bei stärkerer Reizung des Colons — z. B. durch die Drastica und die Abführmittel der Anthrachinonreihe, vor allem Aloe — auf den Uterus über-
strahlen. Aber auch die Mittel der Adrenalin- und Pilocarpingruppe sollte
man bei schwangeren Frauen nicht verwenden. In vorsichtiger Dosierung
haben die Abortiva eine gewisse Bedeutung bei der Amenorrhöe.

Andere im Volke bekannte *kriminelle Abortiva* sind in hohen Dosen *Chinin* und
Salicylsäure und letzthin *Dicumarol*. Vor dem Gebrauch solcher Mittel während
der Schwangerschaft muß ausdrücklich gewarnt werden. Sofern ihre Verordnung
wegen einer interkurrenten Krankheit unumgänglich nötig scheint, sollte der
behandelnde Arzt unter Vermeidung einer zu hohen Dosis auf genaueste Signie-
rung achten, wenn er eine Kollision mit den Gesetzen vermeiden will.

Besonders liefert das Pflanzenreich seit ältesten Zeiten solche abortiv
wirkenden Stoffe. Hauptsächlich handelt es sich dabei um Drogen, die giftige
ätherische Öle enthalten. Als besonders bekannt haben zu gelten die thujonhal-
tigen Abortiva, wie *Lebensbaum* (Thuja occidentalis), *Sadebaum* (Juniperus
Sabina) und *Rainfarn* (Tanacetum vulgare). Auch die Salbei enthält Thujon,
doch ist über ihre Anwendung zu Abortivzwecken wenig bekannt geworden.
Die Angabe, daß der in unseren Gärten gezogene Rosmarin abortiv wirkt,
beruht wahrscheinlich auf Verwechslung mit dem wilden Rosmarin oder *Sumpf-
porst* (Ledum palustre), dessen wirksames ätherisches Öl als Ledumcampher
bezeichnet wird. Sonstige durch Gehalt an ätherischen Ölen giftig und eventuell
abortiv wirkende Pflanzen sind die *Raute* (Ruta graveolens), die *römische Kamille*
(Anthemis nobilis), *Osterluzei* (Aristolochia clematitis) und die *Haselwurz*
(Asarum europaeum). Großes Aufsehen hat eine Zeitlang auch das *Petersilienöl*
(Oleum Petroselini, als *Apiol* im Handel) erregt. In all diesen Fällen beruht die
abortive Wirkung von hohen Giftdosen auf der sich entwickelnden schweren
Blutüberfüllung im kleinen Becken. Durch ihren Gehalt an dem Alkaloid Taxin

wirken abortiv die Zweige, Nadeln und Samen der *Eibe* (Taxus baccata). Im Gegensatz zu den Samen ist das süßschmeckende Fruchtfleisch der roten Eibenbeeren ungiftig. Auch Muskatnüsse und Gewürznelken sind versucht worden. *Tabakabkochungen* können durch starke Erregung der autonomen Ganglien abortiv wirken.

Von anorganischen Stoffen ist der *gelbe Phosphor* zu erwähnen, der unter anderem zu einer hämorrhagischen Diathese führt, die auch die Placenta in Mitleidenschaft ziehen kann. *Bleisalze* sind viel verwendet worden. Sie führen zu charakteristischen degenerativen Vorgängen im Syncytium der Placenta. Auch *Mangansalze* haben hier und da eine Rolle gespielt.

Unter allen aufgeführten Stoffen findet sich nicht ein einziger, der eine elektive Giftwirkung auf die Frucht im Mutterleibe ausüben würde. Auch die eintretenden Uterusveränderungen führen keineswegs regelmäßig zum Ausstoßen der Frucht, sofern diese nicht aus anderen Gründen bereits geschädigt ist. Im Gegenteil wirken alle diese Stoffe im allgemeinen erst abortiv, nachdem eine schwere, oft mit tödlichem Ausgang verbundene Allgemeinvergiftung der Mutter bereits eingetreten ist. Sehr oft kommt es zu schwerer oder tödlicher Vergiftung der Mutter ohne die geringste Störung der Schwangerschaft. (Gemäß Besprechung mit H. VOLLMER.)

Das heute rezeptpflichtige Apiol hat in früheren Jahren zu schweren Polyneuritiden geführt, und zwar durch Verfälschung mit *Triorthokresylphosphat*. Der letztere Stoff ist letzthin gelegentlich zu Backzwecken mißbräuchlich benutzt worden. Warnung, da 2—3 Tropfen, z. B. in Form von Keks, nach 3—4 Wochen schwerste Lähmungserscheinungen herbeiführen können, die mit spinaler Kinderlähmung verwechselt worden sind! Seit kurzem wird Blaufärbung u. a. für das Reich vorgeschrieben.

Zur Ergänzung der Abortiva seien hier diejenigen Gifte angeführt, die eine *Keimschädigung* zur Folge haben wie Radium und Röntgenstrahlen, sowie weitere Gifte wie Pb, Hg, As, CS_2 u. a., sofern sie Kachexie hervorrufen. Es gibt auch viele Gifte, die ohne Abort zu erregen, in den *Placentarkreislauf* übergehen und die Frucht schädigen. Hier sei vor allem auf *Opiate* und Barbitursäuren hingewiesen.

10. Hypophysenvorderlappen.

Der *Vorderlappen der Hypophyse (HVL)* ist drüsiger Natur und entstammt dem Ektoderm. Histologisch lassen sich *acidophile* (eosinophile) und *basophile* Drüsenzellen unterscheiden, von denen die ersteren wahrscheinlich mit dem Wachstum und der Schilddrüsenfunktion, die letzteren mit der Sexualfunktion und der Nebennierenrinde verknüpft sind. In der Drüse ist noch eine dritte Zellart enthalten, die von sauren oder basischen Farbstoffen nicht gefärbt wird. Adenome, die von dieser dritten *chromatophoben* Zellart ausgehen, können die acidophilen und basophilen Zellen völlig zugrunde richten. Damit erlischt Wachstum und Geschlechtsfunktion. Diese Hormone besitzen Eiweißnatur, so daß sie erst in letzter Zeit zum Teil chemisch voneinander abgetrennt wurden.

Zum Verständnis der *Pathologie des Hypophysenvorderlappens* ist es zweckmäßig, zunächst die zentrale Stellung dieses Organs im Verband der innersekretorischen Drüsen zu erörtern. Es hat sich herausgestellt, daß jedes innersekretorische Organ mit Hilfe spezifischer Hormone vom HVL aus dirigiert wird. Andererseits gehen nervöse Impulse vom Gehirn zur Hypophyse.

Wachstumshormon. Frühzeitig bekannt wurde der *Riesenwuchs*, der sich auch durch alkalische Extrakte vom HVL erzielen läßt (Abb. 31). Durch Wachstumshormon sind aber noch viele weitere Wirkungen zu erzielen, was seit der Herstellung reiner Präparate deutlich geworden ist. So sieht man bei hypophysektomierten Tieren Veränderungen des *Eiweißstoffwechsels* (Retention von Stickstoff), weiterhin *Retention von Wasser* u. a. Auch diese Ausfallserscheinungen reagieren auf Wachstumshormon. Reine Präparate haben außerdem alle Eigenschaften eines *diabetogenen Hormons*.

Adenome eosinophiler Zellen führen im Wachstumsalter zu *Riesenwuchs*, nach Abschluß des Wachstums zu Akromegalie. — Erfolgt in dieser Wachstumsperiode eine mangelnde Hormonbildung der acidophilen Zellen, so setzt *Zwergwuchs* ein. Dabei lassen sich, durch Mitbeteiligung anderer Hormone, mindestens 3 verschiedene Typen von Hypophysenzwergen unterscheiden. Das *akute* Versagen dieser Zellen führt zur SIMMONDSschen Kachexie, einer Stoffwechselstörung, die extreme Abmagerung zur Folge hat. In gewissen Fällen von *Zwergwuchs*, wie auch bei SIMMONDSscher Kachexie beobachtet man entsprechend dem

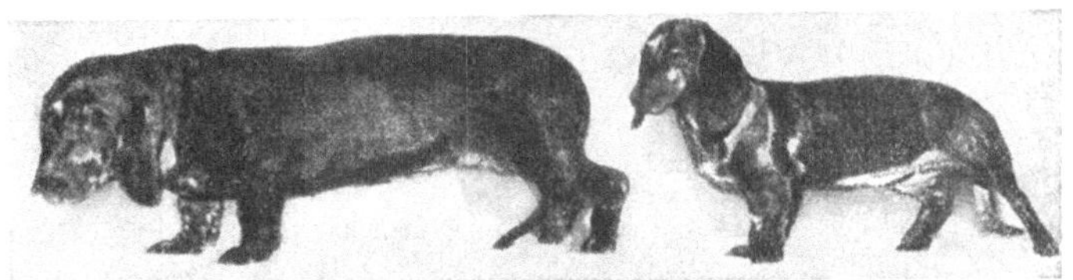

Abb. 31. Wirkung von Hypophysenvorderlappen auf das Wachstum von Hündinnen des gleichen Wurfs. Links nach 35wöchiger Behandlung. Rechts Kontrolle. (Nach EVANS und Mitarbeiter.)

Tierexperiment Besserung durch parenterale Zufuhr von *Wachstumshormon* (Präphyson, Abb. 32). Die für die SIMMONDSsche Erkrankung charakteristische Asthenie spricht auch auf Nebennierenrindenhormon an (KALK 1934).

HVL-Präparate sollen nach Möglichkeit kein gonadotropes Hormon enthalten, da hierdurch Pubertas praecox, beim Mädchen auch cystische Degeneration der Ovarien entstehen können. Bei SIMMONDSscher Krankheit wird auch Implantation von Kalbshypophyse z. B. in die Muskulatur angewandt.

Gonadotrope Hormone. Deutlich davon unterschieden ist eine zweite Hormongruppe, die bei der infantilen weiblichen Maus oder Ratte den Zyklus auslöst, (*follikelstimulierendes* und *luteinisierendes* Hormon) und auch beim Männchen wirkt, das erstere durch Ausbildung der Tubuli seminiferi, das letztere durch Wachstum der interstitiellen LEIDIGschen Zellen. Die Hormone sind demnach geschlechtsunspezifisch. Exstirpation der Hypophyse macht Aufhören der Genitalfunktion und Atrophie der Genitalorgane.

Implantation des HVL beim infantilen Tier verursacht durch Vermittlung des freiwerdenden Hormons Wachstum des Ovars, Reifung der Follikel, Ovulation und Bildung der Corpora lutea. Eine Reifungseinheit (Rf. E.) ist diejenige Menge Vorderlappensubstanz, die bei 4—6 Wochen alten Hähnchen nach 6maliger Anwendung innerhalb von 8 Tagen eine Hodengewichtsvermehrung von 50% bewirkt.

Unterschieden vom gonadotropen Hormon, das aus der Hypophyse (z. B. *Prähormon*) zu gewinnen ist, sind die aus Placenta und Schwangerenharn herstellbaren *Prolane* oder Chorion-Gonadotropine. Sie besitzen follikelstimulierende und luteinisierende Eigenschaften, indessen nur bei niederen Säugetieren, *nicht* bei Primaten. Dagegen soll Stimulation der männlichen Geschlechtsdrüsen auch beim Menschen eintreten wie bei Kryptorchismus, was umstritten ist. Sie wirken im Gegensatz zu den gonadotropen Hormonen nur bei Anwesenheit einer funktionstüchtigen Hypophyse; sie sind daher unsicherer in der Wirkung, was auch bei der klinischen Anwendung — z. B. für die Behandlung von Entwicklungsstörungen, sowie von Menorrhagien, die mit einer ungenügenden Ausbildung eines Corpus luteum zusammenhängen — zu berücksichtigen ist.

Eine *dritte* Gruppe von Gonadotropinen läßt sich aus dem Serum trächtiger Stuten darstellen (Anteron). VERZÁR hält diese Stoffe für Chorion-Gonadotropine.

Beim Weibe erscheint *Prolan* kurz nach Beginn der Schwangerschaft, gewöhnlich 5 Tage nach dem ersten Aussetzen der Periode, in Harn und Kot (ASCHHEIM-ZONDEKsche Reaktion).

3 ccm Urin, in 6 Dosen verteilt, werden innerhalb von 2 Tagen infantilen Mäusen injiziert. Innerhalb von 100 Stunden nach der Injektion werden Blutpunkte an den Ovarien, sog. Follikelhämatome und Luteinisierung der Follikel beobachtet.

Früher hat man die Reifung der Follikel und das Einsetzen des Oestrus als Test benutzt. Diese Veränderungen sind indessen weniger spezifisch und finden sich auch bei Untersuchung des Urins in der Menopause, bei gewissen Tumoren, sogar kurz vor Migräneanfällen. Dagegen findet sich die spezifische Reaktion auch bei Blasenmole und Chorionepitheliom (Test für Radikaloperation).

Eine Reihe von weiteren Testverfahren sind letzthin entwickelt worden, darunter der Test an der südafrikanischen Kröte Xenopus laevis, die ihre Eier 6—8 Stunden nach Injektion von Schwangerenharn ausstößt, und der Spermientest an männlichen Fröschen und Kröten.

Tumoren der basophilen Drüsenzellen führen zur CUSHINGschen *Krankheit*; im Vordergrund steht hier die *Vermehrung des corticotropen Hormons.* Die Symptome der Krankheit (groteske Fettverteilung und Striae abdominales, dunkle Gesichtsfarbe, Blutdruckerhöhung, Osteoporose, Arteriosklerose) können daher auch bei Tumoren der Nebennierenrinde ohne Beteiligung der Hypophyse auftreten.

Weitere Vorderlappenhormone. Wichtige Beziehungen des Vorderlappens bestehen auch zu anderen innersekretorischen Drüsen, deren Tätigkeit und histologischer

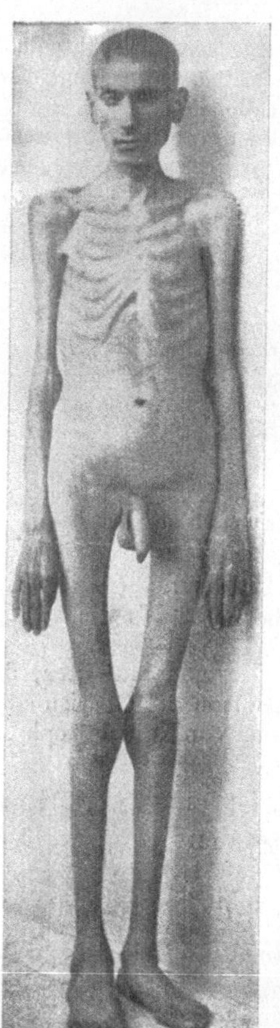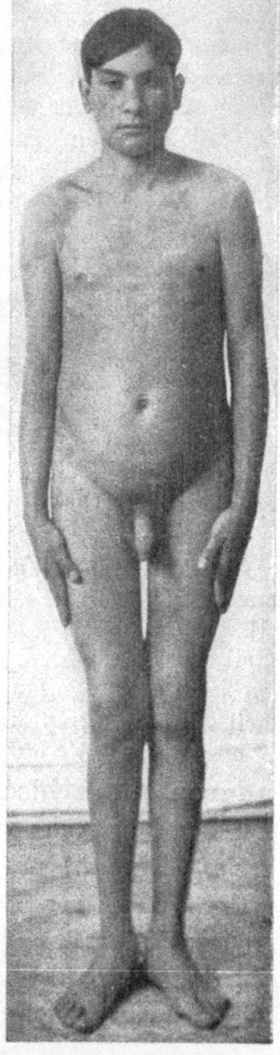

Abb. 32. SIMMONDSsche Krankheit vor und nach Behandlung mit Hypophysenvorderlappenpräparat. [Nach LUCACER: Riforma med. 48, 547 (1932).]

Aufbau durch Vermittlung der „tropen" Hormone gesteuert wird. Andererseits weist auch die Hypophyse nach Exstirpation peripherer innersekretorischer Organe histologische Veränderungen auf.

In seiner Wirkung weitgehend erforscht ist auch das *thyreotrope* Hormon des Vorderlappens. Es scheint ebenfalls aus den acidophilen Zellen zu stammen, da bei Riesenwuchs und Akromegalie (durch acidophile Tumoren entstehend) gleichzeitig eine starke Stoffwechselsteigerung vorhanden sein kann. Andererseits pflegt der Hypophysenvorderlappen nach Schilddrüsenexstirpation zu hypertrophieren. Nach Injektion des thyreotropen Hormons setzen schnell histologische Veränderungen der Schilddrüse ein (s. Abb. 14); statt der kolloidreichen, mit flachem Epithel umsäumten Acini der ruhenden Drüsen finden sich

Kolloidverflüssigung und Kolloidschwund, Erhöhung und Wucherung von Epithel, die für die tätige Drüse charakteristisch sind (LOESER). Man sieht die üblichen Thyreoglobulinwirkungen bis zu ausgeprägten BASEDOW-Erscheinungen (s. S. 71). — Experimentelle Untersuchungen geben weiter Aufschluß über mögliche Beziehungen des Vorderlappens zur Milchsekretion *(Prolactin)*. Dieser Stoff wird an der Vergrößerung des Taubenkropfes nach sog. RIDDLE-Einheiten testiert. Injektion von 2000E. verursachte bei der jungen Frau Erweiterung und Sekretion in den Acini der Milchdrüse. — Der Vorderlappen greift auch tief in den Zuckerstoffwechsel (s. S. 86 *diabetogenes Hormon*) und in den Fettstoffwechsel *(ketogenes Hormon)* ein; diese Stoffwechselwirkungen sind dabei im wesentlichen als Eigenschaften des Wachstumshormons anzusehen, obwohl das *corticotrope Hormon* nicht unbeteiligt ist. Auch das letztere liegt heute in weitgehend gereinigter Form vor; es ist durch seine Wirkung auf das Gewicht der Nebennierenrinde sowie auf deren Ascorbinsäure- und Cholesteringehalt erkennbar und hat Hyperglykämie u. a. zur Folge und besitzt die wesentlichen Eigenschaften und Nebenwirkungen von Cortison (s. S. 85). Der Ausfall dieses Hormons führt zu einer Hypoglykämie und zu einer unter Umständen gewaltigen Steigerung der Insulinempfindlichkeit bis zum 100fachen (HOUSSAY-Effekt). Nach häufiger Injektion von Vorderlappenextrakten hat man beim normalen Hund Degeneration und hyaline Entartung der LANGERHANSschen Zellinseln beobachtet. Diese kurzen Angaben illustrieren genügend die zentrale Funktion des Hypophysenvorderlappens.

Dem Vorderlappen der Hypophyse ist der Zwischenlappen anzufügen, der das sog. *Melanophorenhormon* liefert. Dieses beschleunigt beim Menschen die Dunkeladaptation; seine Sekretion scheint durch Lichteindrücke gesteuert zu werden, ebenso wie beim Frosch (Schwangerschaftstest).

Den vielfältigen Verflechtungen entsprechend ist das Bild der Hypophysenstörungen außerordentlich wechselnd *(pluriglanduläre Störungen)*. Das ist besonders bei allen Tumoren der Fall, die nicht nur eine Mehrsekretion der spezifischen Hormone, sondern gleichzeitig auch durch Druck auf die Nachbarzellen eine Mindersekretion anderer Hormone zur Folge haben können.

Daher beobachtet man bei Tumoren des Hypophysenvorderlappens gleichzeitig mit dem Riesenwuchs normale oder erloschene Sexualfunktion. Bei Tumoren der chromatophoben, d. h. nicht mit sauren und basischen Farbstoffen färbbaren Drüsenzellen und bei Tumoren des Hypophysenstiels scheint der Druck auf die benachbarten hormonproduzierenden Zellen besonders stark zu sein. Häufig treten hier auch Veränderungen in den *hormonproduzierenden Teilen des Hypothalamus* (Stoffwechselsenkung, Fettsucht, Diabetes insipidus), im *Hinterlappen der Hypophyse* (s. dort) sowie im *Hypophysenstiel* hinzu (hypophysäre Fettsucht u. a.).

Schrifttum.

Hormone.

BARGER, G.: Ergot and Ergotism. London 1931. — BRAUNMÜHL, A. v.: Die Insulinschockbehandlung der Schizophrenie. Berlin 1938. — FÜRTH, O. u. a.: Physiologie und Pathologie der Hormonorgane. Handbuch der normalen und pathologischen Physiologie, Bd. 16, 1. Hälfte, S. 67. Berlin 1930. — GEILING, E. M. K., H. JENSEN u. G. E. FARRAR: Insulin. Handbuch der experimentellen Pharmakologie, Erg.-Bd. 5. 1937. — HOLTZ, FR.: Wirkstoffe der Nebenschilddrüsen. Handbuch der experimentellen Pharmakologie. Erg.-Bd. 3, S. 151. Berlin 1937. — LOESER A. und H. MARKS: Hormontherapie. 3. Aufl.

Leipzig 1947. — REINWEIN, H. u. a.: Aussprache über die Praxis der Depotinsulinbehandlung. Med. Klin. 1940 II. — SCHAUMANN, O.: Wirkstoffe des Hinterlappens der Hypophyse. Handbuch der experimentellen Pharmakologie Erg.-Bd. 3, S. 61. Berlin 1937. — STAUB, H.: Pankreas. Handbuch der normalen und pathologischen Physiologie, Bd. 16, 1. Hälfte, S. 557. 1930. — STEHLE, R. L.: The Chemistry of the Hormons of the Posterior Lobe of the Pituitary Gland. Erg. Vitamin- und Hormonforschung 1, 114 (1938). — TRENDELENBURG, P.: Die Hormone, Bd. 1 u. 2. Berlin 1934. — VERZÁR, F.: Lehrbuch der Inneren Sekretion. Liestal 1948. — WESPI-EGGENBERGER, H. J.: Kropfprophylaxe. Erg. inn. Med. 61, 489 (1942).

IV. Pharmakologie der allgemeinen Gewebsreaktionen.

1. Wirkstoffe der Gewebe.

Als **Wirkstoffe der Gewebe** läßt sich eine Reihe von Stoffen zusammenfassen, die unter physiologischen und pathologischen Bedingungen im Gewebe frei werden und dort typische, mit den biologischen Reaktionen verknüpfte Veränderungen auslösen. Die wichtigsten dieser Stoffe sind: Histamin, Acetylcholin und Adenosinphosphorsäure.

Die *lokale Regulierung des Kreislaufs* erfolgt bekanntlich auf verschiedenen Wegen: Die schnelle Angleichung an die vermehrte und verminderte Funktion wird wie gewöhnlich durch nervöse Mechanismen in Gang gesetzt (LOVEN- und Axonreflexe und Schmerzreize). Aber auch bei Ausschaltung dieser Nerven bleibt die lokale Regulierung erhalten, so daß neben nervösen auch chemische Faktoren beteiligt sein müssen.

Dazu gehört die Verschiebung der Gewebsreaktion durch Ansammlung von Kohlensäure oder Milchsäure, oder der Sauerstoffmangel des Gewebes, der eine Erweiterung der Arteriolen, eine Eröffnung bisher verschlossener Capillaren und eine rasche Durchströmung zur Folge hat. Außerdem sind auch andere chemische Stoffe beteiligt.

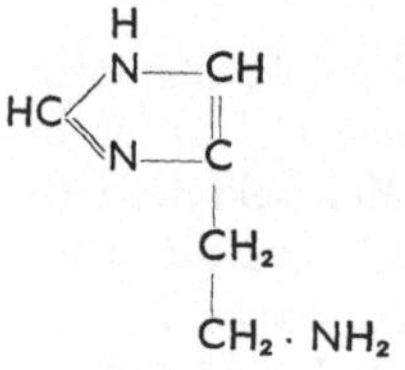

Wird in einem Teilgebiet des Körpers kurze Zeit die Zirkulation unterbrochen, so erfolgt anschließend eine *reaktive Hyperämie*. Diese Reaktion ist sehr empfindlich und wird bereits ausgelöst durch 5 Sekunden langes Abklemmen der Arterie. Bei dieser reaktiven Hyperämie hat GADDUM das Freiwerden von *Histamin* nachgewiesen. Auch z. B. nach Kurzwellendurchflutung, nach Diathermie und Fangopackung findet sich eine Erhöhung des Histamingehaltes des Blutes (HILDEBRANDT). Auch die Kausalgie steht irgendwie im Zusammenhang mit freiwerdendem Histamin (GLASK). Bei der Hyperämie infolge *erhöhter Muskeltätigkeit* sind wahrscheinlich noch andere körpereigene, gefäßerweiternde Stoffe (Acetylcholin, Adenosinkörper) beteiligt (ZIPF). Es hat sich herausgestellt, daß Reizung örtlich chemosensibler Nerven mit ausgedehnten Reflexen auf den Gesamtkreislauf verbunden sein kann (W. R. HESS). Bei der Muskelzertrümmerung wird Adenosin-triphosphorsäure frei und soll zu Schockzuständen führen (H. N. GREEN).

Von gewisser praktischer Bedeutung als gefäßerweiternde Stoffe, z. B. bei Behandlung von Angina pectoris oder anderen Gefäßspasmen, sind auch Gewebsextrakte wie *Herzhormon* (HABERLANDT), *Lacarnol*, *Padutin* u. a. Diese enthalten zum Teil Adenosinphosphorsäure, zum Teil noch unbekannte Wirkstoffe.

Histamin. Seine *Kreislaufwirkung* entsteht hauptsächlich durch *Capillaratonie* mit anschließender *Schädigung des Capillarendothels*, was einen Austritt von Plasma aus dem Blut und Bluteindickung zur Folge hat (Abb. 33). Die Arteriolen des Menschen werden erweitert. Das Vergiftungsbild wird kompliziert durch eine *Sperre in den Lungen- und Lebervenen*, die zur Blutüberfüllung dieser Organe führt, mit weiterer Verminderung der zirkulierenden Blutmenge.

Unter Histaminwirkung treten weitere Allgemeinerscheinungen auf, wie *erhöhter Tonus der gesamten glatten Muskulatur* — besonders der Bronchien, — *Sekretionsförderung*, besonders auffällig am Magensaft (s. S. 351), Erhöhung des Blutzuckers, schwerer *Kopfschmerz*, wie nach traumatischer Gehirnschädigung. Die Rolle des Histamins bei anaphylaktischen und allergischen Erscheinungen ist S. 149 und 151 beschrieben worden.

0,8 mg Histamin haben nach subcutaner Injektion bei einem Kranken zu tödlichem Kollaps geführt (FÜHNER). Dagegen ist Histamin bei peroraler Zufuhr praktisch wirkungslos und 225 mg wurden vom Menschen symptomlos vertragen. Der traumatische Schock (s. S. 306) läßt sich nach Ansicht der meisten Autoren nicht auf Histaminwirkung zurückführen. — *Antagonisten* von Histamin sind die Antihistaminkörper (s. S. 151), daneben Adrenalin und Vasopressin.

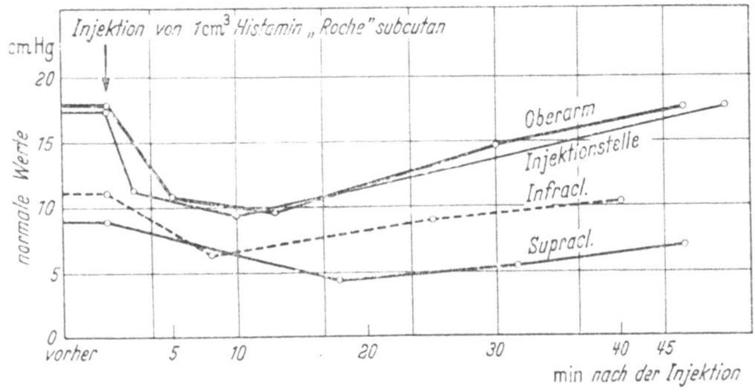

Abb. 33. Verminderung der Capillarresistenz nach Histamininjektion bei einem 20jährigen Patienten. Unterdruck in cm Hg. (Nach H. FRANKE 1943.)

2. Entzündung.

Der Vorgang der *Entzündung*, charakterisiert durch die klassischen Entzündungssymptome: Tumor, Rubor, Calor, Dolor und Functio laesa, entsteht durch ein Nacheinander der verschiedensten nervösen und chemischen Mechanismen.

Auslösende Ursache ist eine Schädigung der Gewebszelle, die durch Sticheln, Kratzen, Gefrieren, Verbrennen, aber auch durch Eindringen zahlreicher Entzündungserreger, Stoffe wie Säuren (Ameisenspiritus), Senföl, Terpentin, Canthariden, Crotonöl (auch Chloroform, Chloralhydrat, Campher, Ammoniak) entsteht. In jedem dieser Fälle entwickelt sich eine typische dreifache Reaktion (LEWIS).

Rubefacientia, Vesicantia, Pustulantia. Zunächst tritt eine *lokale Röte* auf, die besonders deutlich ist bei aufgehobener Zirkulation. Sie entsteht durch histaminähnliche Stoffe (H.-Stoffe), die eine Erweiterung der Capillaren und der feineren Arteriolen zur Folge haben. Anschließend bildet sich ein *scharlachroter Hof* um die ursprüngliche Röte, die fleckenförmig nach allen Seiten ausstrahlt. Er entsteht vermittels der *nutritiven Gewebssensibilität* (HESS) infolge reflektorischer Erweiterung der Arteriolen durch Axonreflexe und wird daher durch lokale Betäubung unterdrückt. Zum Schluß hebt sich aus der ursprünglichen lokalen Röte langsam eine *Quaddel* hervor. Sie entsteht als Wirkung der H.-Stoffe durch Transsudation von Blutplasma aus den strotzend gefüllten Capillaren. Stoffe, die diese dreifache Wirkung herbeiführen, nennt man *Rubefacientia*.

Diese dreifache Reaktion ist bei *Dermographismus* enorm gesteigert. Bei solchen Patienten können so große Histaminmengen in den Kreislauf übergehen, daß Magensaft sezerniert wird (Kalk).

Auch in den ersten 5 Tagen nach *Verbrennungen* ist ein allmählicher Anstieg des Bluthistamins nachgewiesen worden. Hier bestehen wahrscheinlich Beziehungen zu Hyperacidität und Magenulcus, die sich im Anschluß an Verbrennungen einstellen (GADDUM).

Bei länger dauernder lokaler Reizung sammelt sich die transsudierte Flüssigkeit in Hohlräumen zwischen Epidermis und Papillarschicht. Diese vergrößern sich, und es entstehen feinere und gröbere Bläschen *(Vesicantia)*.

Diese einfachste Form der Entzündung wird nun durch verschiedene sekundäre Vorgänge kompliziert. Die fortgeschrittene Schädigung der Gewebszelle ist mit Zerfall von Protoplasmaeiweiß und von Kernsubstanz verbunden. Die dadurch freiwerdenden Nucleotide und Nucleinsäuren, in geringerem Maße auch Histamin selber, aber auch die Abbauprodukte von Proteinen der Gewebszellen und Bakterien wirken — im Gegensatz zu negativ chemotaktischen Stoffen wie Milchsäure, Glycerin, Gallensäuren — chemotaktisch auf die Leukocyten. Diese sammeln sich auch in der Ödemflüssigkeit und in den Bläschen an, deren Inhalt dadurch in Eiter übergeht *(Pustulantia)*. Da hierbei, oft unter Hinzutreten lokaler Infekte, ausgedehnte Zerstörungen im Corium und sogar im subcutanen Fettgewebe entstehen können, die nur unter Narbenbildung ausheilen, so wird man besser darauf verzichten.

Einzelerscheinungen der Entzündung. Die im vorhergehenden kurz gekennzeichneten chemischen Vermittler des Entzündungsvorganges spielen nun herein in die verschiedensten Einzelerscheinungen der Entzündung. Sie sind auch beteiligt bei der infektiösen Entzündung, die indessen erst an späterer Stelle erörtert sei (s. S. 140).

Die auffälligsten Veränderungen im entzündlichen Gebiet sind diejenigen, die sich am *Gefäßapparat* abspielen. Nach Capillarisierung und Hyperämie setzt eine Lockerung des Gefäßendothels, eine erhöhte Permeabilität oder sogar eine Zerbrechlichkeit der Capillaren ein *(hämorrhagische Entzündung)*. Die als *antiphlogistisch* bezeichneten Stoffe äußern sich hauptsächlich an diesen Gefäßfunktionen.

Die Entzündung wird auch beeinflußt durch Veränderungen, die sich an der *kollagenen Faser* des Bindegewebes abspielen. Unter dem Einfluß der entzündlichen Exsudation aus den durchlässig gewordenen Capillaren, und infolge der Transsudatbildung in den Lymphräumen kommt es zunächst zur Dehnung dieser Fasern, gewöhnlich begleitet von Schwellungserscheinungen. Die Reversibilität dieses Dehnungsvorgangs läßt sich deutlich machen durch Anwendung der *Adstringentia* (s. S. 440). Beim Fortschreiten der Entzündung kommt es zur Verflüssigung und Auflösung der Intercellularsubstanz (RÖSSLE).

Der *Entzündungsschmerz* hängt in erster Linie ab von der örtlichen *Anoxämie*. Schmerzstoffe sind elektive Gifte der Zellatmung, genauer gesagt der Dehydrasen (FLECKENSTEIN); der Schmerzreiz wirkt im Gegensatz zu anderen Sinnesreizen erst nach einer kurzen Latenzzeit, damit zusammenhängend, daß das eigentlich schmerzerregende Agens (Säuren, Kaliumionen u. a.) sich erst anhäuft. Schmerz kann aber auch entstehen infolge von Verlust des Epidermisschutzes, so daß die Nervenendigungen freigelegt werden. Diese Form des Schmerzes, auch als Juckreiz auftretend, läßt sich auf mannigfache Weise beheben (s. S. 245).

Innere Sauerstoffersparnis. Entscheidend für das Schicksal des entzündeten Gewebes, ob dieses nämlich ohne wesentliche Gewebsverluste regeneriert wird oder ob im Gegenteil Einschmelzung und Ulcusbildung auftreten, ist der *örtliche Sauerstoffmangel*; dieser ist auch verantwortlich für gewisse chronische Zustände: verzögerte Wundheilung, Wucherungen des Bindegewebes (Sklerodermie), Pigmentierungen; örtlicher Sauerstoffmangel entsteht durch die verschiedensten Ursachen; nach DRUCKREY führt jede Schädigung der Zelle zur *örtlichen Stoffwechselsteigerung* und *Erhöhung des Sauerstoffverbrauchs:* daher die hohe Bedeutung der Verfahren zur „*Inneren Sauerstoffersparnis*" (Mechanische Ruhigstellung, Anwendung von Kälte s. S. 213). Hierher gehört auch die innere Sauerstoffersparnis durch Bettruhe, deren günstige Wirkung z. B. bei Grippe statistisch erwiesen ist und Komplikationen verhindert. Im Gegensatz dazu können Anwendung von Wärme (heiße Packungen, heiße Bäder), weiterhin Reiben, Massage u. a. zu Gewebsnekrosen führen.

In hohem Maße entscheidend für den örtlichen Sauerstoffmangel ist indessen der *Antransport des Sauerstoffs*, d. h. die Gefäßveränderungen, die sich im Bereich der Entzündung abspielen (reflektorische Gefäßspasmen, Verlust der Eigenregulation der Gefäße, abnorme Durchlässigkeit der Capillaren, Kongestion der Gefäße durch Ödembildung u. a.): daher u. a. das gebräuchliche Verfahren der *Hochlagerung* des betroffenen Gliedes zur Ableitung der Transsudationen, Behebung der mechanischen Kompression der Gefäße und Verbesserung der infolge Ödembildung gestörten Gasdiffusion sowie auch die *Blutübertragung*; an *elastische Binden* sei erinnert. Hierher gehört auch das Verfahren der *Sympathicusblockade* (s. S. 249); bei örtlichen Gefäßspasmen können auch spasmolytische Verfahren angewendet werden (s. S. 301).

Die *Abkapselung der Entzündung* erfolgt durch Ausfällung des Fibrinogens in den umgebenden Lymphräumen und ist allein durch Ruhigstellung, nicht aber durch Arzneistoffe zu befördern. Die Abkapselung einer infektiösen Entzündung kann durch Antihistaminkörper gestört werden, so daß eine Allgemeininfektion auftritt (HALPERN).

In den Entzündungsvorgang werden die *Granulocyten, Monocyten* und *Lymphocyten* (s. S. 476) geworfen. Das *Reticuloendothel* erzeugt chemische Antikörper der verschiedensten Art.

Ein in der ärztlichen Erfahrung bewährter und gleichzeitig weitgehend gefahrloser Eingriff in derartige örtliche Entzündungsvorgänge (z. B. bei Venenentzündung) läßt sich mit Hilfe des *Blutegels* (Hirudo officinalis) durchführen. Das beim Biß in das Gewebe übergehende *Hirudin* hat an sich keine besonderen therapeutischen Eigenschaften, es unterhält vielmehr nur die Blutung und damit den Säftestrom an der Bißstelle. Durch diese *Dränage* wird die Gewebsspannung vermindert und damit der Druck auf die Venen und Lymphgefäße. Die Folge davon ist eine Verminderung der örtlichen *Anoxämie*. Gleichzeitig indessen wird ein Teil der örtlich entstandenen Entzündungsprodukte nach außen abgeleitet, ein anderer Teil infolge des *verbesserten Säftestroms* schneller zur Resorption gebracht. (Gemäß Besprechung mit JARISCH.)

Auch die in der Praxis viel verwandten sog. *ableitenden Verfahren,* wie Anwendung starker Hautreize, Abführkuren, Wasserentziehung, Aderlaß u. a. werden wesentlich durch Beeinflussung der örtlichen Kreislaufverhältnisse wirken.

a) Entzündungsbekämpfung.

α) Örtlich antiphlogistisch wirkende Stoffe.

Mucilaginosa. Der natürliche Schutz der Schleimhäute gegen die eingedrungene Schädlichkeit besteht in der Sekretion von *Schleim*. Die Wirkung der Schleimstoffe wird deutlich gemacht durch das schöne Beispiel von SCHMIEDEBERG:

In der Himbeere findet sich auf die Gewichtseinheit Säure weniger Zucker als in der Johannisbeere; sie enthält aber 13mal soviel von jenen kolloidalen Bestandteilen als die letztere. Dadurch wird in der Himbeere die Säure abgestumpft, und sie wird zu einer süßschmeckenden Frucht.

In der gleichen Weise werden in den Mund eingeführte, lokal reizende Stoffe durch den Schleimgehalt des Speichels und der Schleimdrüsen unschädlich gemacht. Indessen hat es sich als zweckmäßig herausgestellt, nicht erst die Produktion z. B. von Magenschleim als Selbstschutz der Schleimhaut abzuwarten. Man tut oft besser daran, durch Zugabe von tierischen und pflanzlichen Schleimstoffen die lokalreizenden und entzündungserregenden Medikamente wie Salicylsäure, Chloralhydrat und andere schlecht verträgliche Stoffe von vornherein zu entgiften. Das ist auch bei rectaler Verordnung zu berücksichtigen. Schleimstoffe, wie Mucilago Gummi arabici oder Salep (eßlöffelweise), wirken auch noch im Darmkanal und werden daher bei *Diarrhöen* angewandt, um Entzündung und Peristaltik herabzusetzen. Betr. *Mucin* s. S. 352.

Als tierische Schleimstoffe, die in der Praxis verwendet werden, können geschlagene rohe Eier gelten, aber auch Leim und Gelatine, die bei der Behandlung von Hautkrankheiten Anwendung finden (Zinkleimverbände s. S. 517 u. a.). Für die meisten Zwecke sind die *Pflanzenschleime* wirksamer. Ähnliche Eigenschaften besitzen auch die in Obst und Früchten weitverbreiteten *Pektine* sowie der durch Kochen von Stärke entstehende *Stärkekleister*. Solche Stoffe dienen gleichzeitig zur Geschmacksverbesserung, werden auch vom Apotheker benutzt, um durch Bildung von „Emulsionen“ schlecht lösliche Stoffe in feine Verteilung zu bringen; sie werden auch vielfach an Stelle von Salben verwendet, wie z. B. Stärkebrei bei akuter Dermatitis u. a.

Radix Althaeae und *Folia Althaeae* entstammen dem einheimischen Eibisch (Althaea officinalis). Offizinell ist der Eibischsirup (Sirupus Althaeae DAB. 6), der teelöffelweise bei Katarrh der Kinder verordnet wird. Eibisch findet sich auch in bekannten Rezeptvorschriften, wie in der Maceratio Althaeae R.F. und im Liquor pectoralis R.F.; es ist auch enthalten in den *Species pectorales* neben Radix Liquiritiae, Rhizoma Iridis und Fructus Anisi (1 Eßlöffel auf 2 Tassen Wasser).

Mucilago Salep, aus der Knolle verschiedener Orchideen (Tubera Salep) gewonnener Pflanzenschleim, der in der Apotheke jedesmal frisch bereitet wird. Rp.: Mucilag. Salep 200,0 — S. eßlöffelweise.

Gummi arabicum, arabischer Gummi aus gewissen afrikanischen Akazien. Die spröden Körner lösen sich bei Zusatz der doppelten Wassermenge zu einer zähen Flüssigkeit (Mucilago Gummi arabici) (DAB. 6). Diese wird — wie andere derartige Schleime — im Verhältnis 1:5 bis 1:10 lokalreizenden Stoffen wie Chloralhydrat zugesetzt. Pflanzenschleime dienen auch zur Stabilisierung von Emulsionen.

Flores Verbasci (Wollblume) aus Verbascumarten, *Semen Lini* (Leinsamen) und *Semen Cydoniae* (Quittenkerne), *Folia et Flores Malvae* aus Malvenarten, Folia Farfarae aus Tussilago Farfarae, Huflattich, *Carrageen* (Irländisch Moos) und Lichen Islandicus (Isländisch Moos) wirken ebenso, hauptsächlich durch ihren Schleimgehalt. Hierher gehört auch Agar-Agar, hergestellt durch Auskochen schleimiger Seealgen, eine in Wasser stark quellende Substanz, die man in der Industrie benutzt, um Tabletten beim Einbringen in Wasser zum schnellen Zerfall zu bringen. Ein neuerdings viel verwendetes Ersatzmittel ist *Tyloseschleim* = Adulsion.

Adsorbentien und indifferente Puder. Bei jeder stärkeren Entzündung können Wundsekrete auftreten, die schon an sich eine lokale Reizwirkung besitzen. Diese wird erheblich gesteigert, wenn infolge von Sekretstockung, Tätigkeit von Krankheitskeimen oder Fäulniserregern Zersetzung auftritt. Dann enthalten die Exsudationen Bakterien und Bakterientoxine, Fäulnisprodukte, übelriechende Geruchstoffe u. a. Diese verstärken den Entzündungsvorgang und verhindern die Ausheilung.

Carbo medicinalis. Die Behandlung übelriechender Wunden mit *Holzkohle* ist von alters her bekannt. Sie ist jetzt zugunsten der *Carbo medicinalis* verlassen, die früher aus Tierkohle bestand, heute ebenfalls aus Holz hergestellt wird. Ihre Domäne sind exogene und endogene Vergiftungen, insbesondere durch den Magen (s. S. 361). Im letzteren Falle wird die Unterlassung der Adsorptionstherapie als Kunstfehler bezeichnet. Besonders angenehm und wirksam, auch bei infektiösen Darmerkrankungen, ist das *Kohlegranulat* (Carbo medicinalis granulatus Merck).

Wesen des Adsorptionsvorgangs. Schüttelt man irgendeine Farbstoff- wie Methylenblaulösung mit Kohle, so wird sie rasch entfärbt, und zwar dadurch, daß der Farbstoff sich in der Grenzzone zwischen Kohle und Wasser anhäuft. Auf diese Weise kann man auch die Adsorptionskraft der Kohle bestimmen. Je stärker die Oberfläche entwickelt ist, um so mehr Farbstoff wird dort abgelagert. Mit besonderen Verfahren läßt sich erreichen, daß die einzelnen Kohlekörner von feinsten Capillaren durchsetzt werden, „aktive Kohle". Sie besitzt dann ein hundertfach stärkeres Adsorptionsvermögen als die alte Holzkohle. Als Beispiel sei nach FÜHNER angeführt, daß 0,1 Carbo medicinalis Merck die folgenden Stoffmengen bindet: 39 ccm einer 0,15%igen Lösung von Methylenblau = 58 mg, 85 mg Sublimat, 4,5 mg Phenol und 58 mg Strychnin.

Kohle dient im trockenen Zustande auch zur Adsorption von Gasen. Darauf beruht wohl die Empfehlung von Kohle bei Darmblähungen. Hier muß sie indessen unwirksam sein, da feuchte Kohle keine Gase adsorbiert.

Bei der Adsorption sind mehrere Kräfte nebeneinander beteiligt. Wichtig ist die *Oberflächenspannung*, die dazu führt, daß alle diejenigen Stoffe besonders leicht adsorbiert werden, die die Oberflächenspannung herabsetzen. Man nennt solche Stoffe dann *oberflächenaktiv*; dazu gehören alle *Geruchs- und Geschmacksstoffe*, aber auch viele *Toxine* und *Giftstoffe*. Eine weitere Kraft ist die *elektrische Ladung der Oberfläche*. Negativ geladene Adsorbentien, wie *Bolus alba* adsorbieren im wesentlichen positiv geladene Teilchen, während die Kohle positiv und negativ geladene Teilchen gleichmäßig an sich zieht. Sie ist das *universelle Adsorptionsmittel*. Aber auch die *chemischen Eigenschaften* der Oberfläche sind mit verantwortlich für den Adsorptionsvorgang; die Chemie kennt eine große Reihe *spezifischer Adsorptionsmittel*, von denen nur ganz bestimmte Stoffe adsorbiert werden.

Jede *Adsorption* wird in hohem Maße beeinflußt durch Säuren und Alkalien, durch Salze und andere bereits adsorbierte Stoffe, durch die die Oberflächenkräfte abgesättigt werden. In jedem Teil des Darmkanals sind daher die Adsorptionsbedingungen andere, und viele Stoffe, die im Reagensglas oder in der sauren Reaktion des Magens an die Kohle gehen, werden im Darmkanal wieder in Freiheit gesetzt. Andere dagegen, wie Strychnin (JOACHIMOGLU), Salicylsäure (KEESER), Phenol, Phosphor, Pilzgifte (LILJESTRAND), werden von der Kohle nicht wieder losgelassen. Bekannt ist auch die Adsorption von Bakterien und Bakterientoxinen. So kann die mehrhundertfache tödliche Dosis von Diphtherietoxin durch Kohle entgiftet werden (WIECHOWSKI). Es werden aber auch viele nützliche Stoffe adsorbiert, wie Verdauungsfermente, Abbauprodukte der

Nahrung und sogar Vitamine; auch kann die physiologische Darmflora geschädigt werden. Dadurch können auch unerwünschte Folgen eintreten. In der Regel sollte daher die Adsorptionstherapie nur *kurzfristig* bzw. *mit Unterbrechungen* angewandt werden. Indessen ist die Gefahr gering, verglichen mit dem großen Vorteil, wenn es im Einzelfall gelingen sollte, Gifte oder Toxine durch Adsorption unschädlich zu machen.

Auch im Selbstversuch ließ sich die Wirkung demonstrieren durch einen Apotheker, der schon vor 100 Jahren 1 Gran = 60 mg Strychnin mit 15 g Kohlenpulver zusammen einnahm und gesund blieb. Im allgemeinen aber muß man bei Vergiftungen damit rechnen, daß die adsorbierte Substanz bei der Darmpassage wieder in Freiheit gesetzt wird, so daß mit der Kohle zusammen ein schnell wirkendes Abführmittel (s. S. 362) gegeben wird.

Bolus alba, weißer Ton, besteht hauptsächlich aus Aluminiumsilicat. Sein Adsorptionsvermögen ist weitaus geringer als das der Kohle. *Äußerlich* findet es infolge seiner fettartigen Konsistenz Anwendung als Wundpuder zum Trocknen und Abdecken von Wunden; hierbei muß wegen der Tetanusgefahr für gute Sterilisation gesorgt werden.

Mit Wasser verrührt ergibt Bolus alba ähnlich dem Lehm eine plastische Masse, die zu adsorbierenden Umschlägen, aber auch z. B. zur Behandlung des Fluor albus dient.

Bolus alba ist von China her in die europäische Medizin vorgedrungen. Dort war das sog. Kaolin, innerlich angewendet, ein altes Hausmittel bei Sommerdiarrhöe und bei asiatischer Cholera. Bolus alba adsorbiert nur in saurem Milieu, während die Adsorbate bei alkalischer Reaktion wieder in Freiheit gesetzt werden; daher wirkt es nicht auf die unteren Darmabschnitte, außer durch Veränderung der Darmflora. Auch richtet sich die Adsorption spezifisch nur gegen einzelne chemische Stoffe; Tonarten, wie Bolus alba, Kaolin, Fullererde u. a., können je nach Herkunft und Vorbehandlung ganz verschiedene chemische Verwandtschaften besitzen. Allein durch diese Tatsache wird die Bolustherapie unsicher.

Es kommt hinzu, daß große Mengen zugeführt werden müssen, z. B. bei Dysenterie oder Fleischvergiftung 30—50—100 g Bolus alba, alle 3 Stunden. Dann aber tritt eine neue Gefahr auf, nämlich die mögliche Bildung von *Darmsteinen*, die Darmblutungen, Darmverlegungen und sogar Perforationen zur Folge haben können.

Talcum, ein Magnesiumsilicat (Speckstein), ist neben Zinkoxyd der wichtigste mineralische Puder. Die fettähnliche Konsistenz beim Verreiben ist auffallend und kann dazu dienen, schlechte Talcumpräparate des Handels zu erkennen. Talcum eignet sich daher vor allem zur Abdeckung von entzündeter Haut und von Hautschrunden. Es wirkt wie ein Gleitmittel, das das Reiben von Hautfalten aneinander oder an Stiefeln und Kleidern verhindert. Es wird daher zum Schutz der Haut bei heißem Wetter und bei anstrengenden Märschen viel benutzt. Es ist konsequent über Tag und Nacht angewendet eines der wichtigsten Mittel bei *Analekzem*. Bei der heute so stark erhöhten Infektionsgefahr ist häufig ein Zusatz von Desinfektionsmitteln (s. S. 499), insbesondere von Chloramin (0,5— 5%), angebracht. Es dient als Gleitmittel für den Gummihandschuh der Chirurgen; indessen entstehen bei Verschmutzung von Wunden mit Talcum regelmäßig Fremdkörperreaktionen, die zu gefährlichen Komplikationen führen können. Bei Bauchwunden, die chirurgisch behandelt waren, wurde in 80% der Fälle Talcum nachgewiesen (Seelig). Für diesen Zweck wird neuerdings Kaliumbitartrat empfohlen.

Ähnlich abdeckend und reizlindernd wirken unlösliches Aluminiumsubacetat (*Lenicet)* und Präparate aus Diatomeenerde, die z. B. in Kombination mit Milcheiweiß als *Fissan* im Handel sind; jedoch ist hier mit Eiweiß-Allergien zu rechnen.

Amylum Tritici *und A. Oryzae,* Weizen- und Reisstärke, sind gute trockene Hautpuder, besonders bei kleinen Kindern. Sie wirken wasserbindend durch Quellung. Die mögliche Zersetzung durch Gärung muß dabei berücksichtigt werden.

Bei Zutritt von Feuchtigkeit, schneller beim Kochen oder in Glycerinlösung, nimmt die Stärke schleimähnliche Beschaffenheit an. Dann ist sie auch als Mucilaginosum zu verwenden und wirkt als solches reizlindernd; bei Einnahme örtlich reizender Stoffe ist ein Zusatz von 0,5%, im Klysma von 20%, in Pasten von 25% üblich. Ähnlich wirken Mais- und Kartoffelstärke, auch in Form von *Stärkebrei*.

Calcium carbonicum praecipitatum. Gefälltes und daher feinzerteiltes Calciumcarbonat wird besonders — außer zur Neutralisation des Magensaftes s. S. 355 — in Zahnpulvern verwendet. Man hat es früher zum Abdecken von oberflächlichen Ulcerationen benutzt; seine Adsorptionskraft ist aber gering.

Zincum oxydatum, Zinkoxyd, ist ein in Wasser nahezu unlösliches Pulver, das in Streupudern, Salben und Pasten viel verwandt wird. Zinkpuder gelten als trocknend und beruhigend. Doch sollte Zinkoxyd für Wunden weniger benutzt werden, da es hier besser löslich ist und infolgedessen nach einiger Zeit eine Reizwirkung entfalten kann (s. S. 517).

Zinkstearat zeichnet sich den bisher erwähnten Pudern gegenüber durch hydrophobe Wirkung aus. Die gesunde, sebumhaltige Hautoberfläche läßt sich durch solche lipophile Puder gegen wäßrige Macerationen, z. B. bei drohendem Decubitus, gegen Urin schützen. Bei nässender Haut sind hydrophile Puder, wie Talcum usw., eher am Platze (s. S. 518).

Zu den adsorbierenden Arzneistoffen gehören auch die *schwerlöslichen Wismutsalze* wie Bismutum subgallicum u. a. Sie werden vielfach verwandt zum Schutz der entzündeten und beschädigten Oberfläche. Da sie gleichzeitig adstringierend, desinfizierend und umstimmend wirken, sind sie an anderer Stelle behandelt worden (s. S. 542).

Fette, Öle, Paraffine, Wachse. Nach POULSSON sind die Fettarten für die Haut dasselbe, was die Mucilaginosa für die Schleimhäute sind. Zum Teil vertreten sie sich auch, wie denn z. B. Oleum Olivarum — oder weniger gut Oleum Paraffini — auch bei Schleimhautentzündungen beruhigend wirkt (Schnupfenmittel); während man andererseits die Schleimstoffe bei bestimmten Hauterkrankungen zu Hilfe nimmt, wenn nämlich Fette nicht vertragen werden oder sonst nicht am Platze sind.

Einteilung und kurze Charakteristik der einzelnen Stoffe. Der Herkunft nach unterscheidet man *pflanzliche, tierische* und *mineralische Öle* und Fette.

Die pflanzlichen Öle sind Triglyceride der Fettsäuren, die ihre Konsistenz dem Gehalt an Ölsäure verdanken. Sie zersetzen sich bei niedriger Temperatur langsam, bei höherer Temperatur unter der Einwirkung von Fermenten schneller unter Abspaltung der Fettsäuren; sie werden *ranzig* und gleichzeitig entzündungserregend. Die wichtigsten in der Therapie verwandten *Pflanzenöle* sind Oleum Olivarum (Olivenöl), Oleum Sesami (Sesamöl), Oleum Lini (Leinöl), Oleum Amygdalarum (Mandelöl), Oleum Rapae (Rüböl), Oleum Ricini (Ricinusöl, z. B. zur Pflege der Haare), Oleum Arachidis (Erdnußöl). Sie werden gewonnen durch Auspressen von Pflanzensamen. Erdnußöl kann „gehärtet" werden; in diesem Zustande (Oleum Arachidis hydrogenatum) wird es nicht mehr ranzig.

Einen besonders hohen Schmelzpunkt unter den Pflanzenölen besitzt Oleum Cacao (Kakaobutter), das bei gewöhnlicher Temperatur fest ist, bei etwa 30^0 schmilzt und zur Erhöhung des Schmelzpunktes von Salbengrundlagen verwendet wird, auch zur Anfertigung von Suppositorien dient.

Die tierischen Fette und Öle sind ebenfalls Triglyceride der Fettsäuren; zum Teil besitzen sie einen hohen Gehalt an Ölsäure oder wie die Trane an anderen ungesättigten Säuren. Diese sind daher dünnflüssig wie die Pflanzenöle. Sie enthalten gelegentlich pharmakologisch aktive Stoffe (s. S. 140). Durch einen steigenden Gehalt an Palmitin- und Stearinsäure werden die

Fette fester. Einen mittleren Schmelzpunkt (36—42⁰) besitzt Adeps suillus (Schweinefett); es wird leicht ranzig, besonders unter der Einwirkung von Luft und Licht, oder durch höheren Wassergehalt. Es erfolgt dann nämlich Hydrolyse unter gleichzeitiger Oxydation durch den Luftsauerstoff. Um das zu verhindern, erhält Schweinefett antioxydative und konservierende Zusätze, z. B. von 2% Benzoeharz (Adeps benzoatus). Von einzelnen Praktikern wird es als souveräne Salbengrundlage bezeichnet, da es gut schmiert, reizlos ist, bei Ekzemen meist gut vertragen wird, sich mit Seife leicht abwaschen läßt, und da auch die Abgabe von Medikamenten aus dem Schweineschmalz gut ist. Ein Ersatz des Schweineschmalzes durch Vaseline oder Paraffinsalbe ist nicht immer möglich, wohl aber durch pflanzliche, tierische oder synthetische Fette von gleichem Schmelzpunkt und ähnlicher Schmierfähigkeit wie etwa gehärtetes Erdnußöl. Durch hohen Schmelzpunkt ist Sebum ovile (Hammeltalg, 45—50⁰) und Cera flava (gelbes Bienenwachs 62—66,5⁰) ausgezeichnet. Aus dem letzteren wird durch Bleichen weißes Bienenwachs (Cera alba) hergestellt.

Von den übrigen tierischen Fetten deutlich unterschieden sind *Adeps Lanae* (Wollfett) und *Cetaceum* (Walrat). *Wollfett* wird durch Extraktion von Schafwolle hergestellt und ist ein Gemisch von Fettsäureestern des Cholesterins und von niederen Cholesterinestern. Die letzteren werden leicht gespalten und veranlassen den bald auftretenden Geruch. Das ungereinigte Wollfett, eine dunkelbraune, schmierige, übelriechende Masse — unter dem Namen *Oesypus* bereits im alten Griechenland verwendet — wird von der Haut gut vertragen, während das gereinigte Wollfett gelegentlich zur Überempfindlichkeit führt. *Walrat* wird aus dem Pottwal gewonnen, darin sind die Fettsäuren statt mit Glycerin oder Cholesterin mit Cetylalkohol verestert. Infolge ihrer chemischen Konstitution wird Wollfett wenig und Walrat gar nicht ranzig. Auch haben sie die bemerkenswerte Eigenschaft, daß sie erhebliche Mengen von Wasser aufnehmen können. Das wasserhaltige Wollfett, das dadurch sowie durch Zusatz von etwas Paraffin besser schmierfähig geworden ist, wird als *Lanolin* bezeichnet. Diese Stoffe teilen die Eigenschaft der Wasseraufnahmefähigkeit auch anderen Salbengrundlagen mit, denen sie zugesetzt werden. Wegen seines hohen Schmelzpunktes (40⁰) ist Wollfett allein weniger als Salbengrundlage geeignet.

Als **Paraffine** bezeichnet man Gemische aus höhermolekularen Kohlenwasserstoffen, die je nach der Molekülgröße flüssig, salbenartig oder fest sind. Sie werden aus dem rohen Erdöl nach Abdestillieren von Petroläther, Benzin u. a. durch fraktionierte Destillation gewonnen. Sie enthalten neben Paraffinen auch verzweigte und cyclische Kohlenwasserstoffe. Eine Zersetzung dieser chemisch stabilen, geruch- und geschmacklosen Verbindungen findet nicht statt. Im Gegenteil kann man sie nach Resorption kleinster Bruchteile vom Darm aus monatelang in Leber und Muskulatur nachweisen. Auf der Haut sind sie unter Umständen keineswegs harmlos, da sie deren physikalische Eigenschaften gänzlich verändern können.

Paraffinum liquidum, Paraffinöl, wird in Handelspräparaten vielfach benutzt als Lösungsmittel für desinfizierende Stoffe, z. B. in Schnupfenmitteln. Es hat eine gewisse reizmildernde Wirkung auf Schleimhäute. Dagegen wird es — besonders leicht von Kindern — in dieser Form aspiriert und führt dann gelegentlich zu *Paraffinpneumonien* oder zu chronischen Entzündungs- und Vernarbungsvorgängen der Lunge, wie sie auch nach Behandlung der oberen Luftwege mit Ölen, Fetten und Lipoiden beobachtet werden. In anderen Ländern sind *paraffinhaltige Schnupfenmittel verboten*. Es dient weiter als Gleitmittel oder Erweichungsmittel bei chronischer Verstopfung (s. S. 385).

Aus rohem Erdöl werden auch sog. *Mineralöle* gewonnen, die schwere Toxikodermien auslösen können, und die zum Teil, besonders zu fürchten bei sog. Schneideölen, einen guten Nährboden für Staphylokokken darstellen (Ölfolliculitis und Furunculosis). In ihnen wurden auch carcinogene Stoffe nachgewiesen.

Vaselinum flavum (gelbes Vaselin vom Schmelzpunkt 35—45°) und das gebleichte *Vaselinum album* (weißes Vaselin) werden in Salben und Salbenmischungen vielfach verwendet. Das letztere besitzt wegen der chemischen Behandlung, die es zur Bleichung durchmacht, unter Umständen eine örtliche Reizwirkung. Vaselinum flavum ist indifferenter.

Gelbes und weißes Vaselin schmieren ebenso gut wie Schweinefett, machen die Haut geschmeidig und haben den großen Vorzug, daß sie völlig haltbar sind. Da sie indessen an sich, ohne Zusatz von hydrophilen Stoffen, kein Wasser aufnehmen können, auch kein Wasser oder Wasserdämpfe durchlassen, so verstopfen sie die Poren, hemmen die Perspiratio insensibilis, führen dadurch zu einer örtlichen Wärmestauung, können sogar zur örtlichen Erzeugung von Schweiß verwendet werden. Auch lockern sie die Haut auf. Man beobachtet daher nach Vaselinanwendung eine deutliche Quellung der Hornschicht, wobei eine Imbibition der obersten Hautschichten mit Vaselin beteiligt sein mag. Aus diesen Gründen werden Vaselin und zum Teil auch Salben, die aus Vaselin bestehen, bei Ekzemen häufig schlecht vertragen. Es kann nach kurzer Zeit, hauptsächlich infolge der Wärmestauung, starker Juckreiz auftreten. Vaselin kann bei übertriebener, lang andauernder Anwendung zu *Pigmentierung* der Haut und anderen Hauterscheinungen führen; in der billigen Kosmetik spielt Vaselin die Hauptrolle. Steriles Vaselin wird heute vielfach bei Brandwunden verwendet (s. S. 144), auch als *Vaselin-Gaze*. In das Gewebe injiziert, kann Vaselin wie auch alle Schweröle gefährliche *Bindegewebswucherungen* verursachen.

An dieser Stelle muß auch **Glycerin**, der bekannte dreiwertige Alkohol (gemäß DAB. 6 mit 15% Wassergehalt), erwähnt werden. Auf die Haut oder auf die Schleimhäute aufgebracht, dringt es rascher in die Tiefe als Fette und Öle. Es ist daher als Schleppersubstanz zur Erzielung einer Tiefenwirkung besonders geeignet. Da Glycerin ein wasseranziehendes Mittel ist, so wird die trockene und rauhe Haut aufgelockert und geschmeidig. Aus dem gleichen Grund kann es beim Freiliegen von Nervenendigungen Schmerz verursachen. Es besitzt gleichzeitig desinfizierende Eigenschaften und kann benutzt werden, um Krusten aufzulösen. Es eignet sich als Salbengrundlage, wenn Fette und Öle nicht vertragen werden, oder die Salbe leicht abwaschbar sein muß, wie bei behaarter Kopfhaut (Unguentum Glycerini DAB. 6). Im Organismus wird das süßschmeckende Glycerin rasch verbrannt oder in Zucker umgewandelt. Bei hohen Dosen indessen werden erhebliche Mengen durch den Kot (Abführwirkung) und weitere durch den Harn ausgeschieden. Diese letzteren wirken durch einen unbekannten Mechanismus auf die Nierenkolik (s. S. 486). Bringt man einige Kubikzentimeter reinen Glycerins in das Rectum, so tritt eine Abführwirkung ein, und zwar infolge Reizung der Schleimhautnerven durch die Wasseranziehung (s. S. 386).

Glycerin dient häufig zum Konservieren von Fermenten; man hat es auch zur Verhinderung der Blutgerinnung beim Blutspender benutzt.

Durch die Zeitumstände bedingt, sind mehrfach in den Apotheken unbefugterweise statt Glycerin glycerinähnliche Lösungsmittel, besonders Glykole, abgegeben worden; dadurch sind Todesfälle entstanden (s. S. 209). Als *Glycerinersatz* bewährt haben sich indessen *Sorbitsirup* und *Propylenglykol*.

Weitere offizinelle Salbengrundlagen. Durch Mischung der verschiedenen Bestandteile entstehen weitere gebrauchsfertige offizinelle Salbengrundlagen, wie *Lanolin* (wasserhaltiges Wollfett mit geringen Mengen von Paraffinum liquidum), *Unguentum molle* (Vaseline und Lanolin), *Unguentum leniens* (Mandelöl, Wachs, Walrat, Wasser und Rosenöl), *Unguentum cereum* (Wachssalbe, aus Erdnußöl und gelbem Wachs), *Unguentum Glycerini* (Weizenstärke, Traganth, Glycerin, Weingeist und Wasser). Für die Ausrüstung der Schiffsapotheken sowie zum Gebrauch in tropischen Ländern dürfen in den Salben das Schweineschmalz, das Öl und Vaseline bis zu einem Drittel ihres Gewichtes durch gelbes Wachs, weißes Wachs oder Ceresin ersetzt werden. — Als Salbengrundlage dienen heute auch die LANETTE-*Wachse*.

Die physikalischen Eigenschaften der Salben und Salbenmischungen. Zu den vorerwähnten Zwecken kann man von Ölen, Fetten und fettartigen Stoffen nur Gebrauch machen, wenn ganz bestimmte **Voraussetzungen** vorliegen.

Konsistenz, Haftfähigkeit und Haltbarkeit. Salben müssen eine bestimmte *Konsistenz* besitzen. Diese ist hauptsächlich abhängig vom *Schmelzpunkt*. Niedrige Schmelzpunkte besitzen *Glycerin*, *Olivenöl* und andere Pflanzenöle, *Lebertran*, Paraffin. liquidum u. a. Sie sind brauchbar, um einen leicht deckenden Film auf der Haut zu erzeugen und ihre Geschmeidigkeit zu erhöhen. Um in Salben verwandt zu werden, brauchen sie einen Zusatz von Fetten und fettartigen Körpern mit höherem Schmelzpunkt. Einen mittleren Schmelzpunkt besitzen *Schweinefett*, *Vaselin*, *Lanolin* sowie die meisten Salbenmischungen des Handels, besonders auch die meisten kosmetischen Präparate, wie Coldcream, Eucerincreme, Niveacreme u. a. Dadurch entsteht nämlich die gebräuchliche Salbenkonsistenz. Hohen Schmelzpunkt besitzen *Sebum ovile*, *Cera flava* und *Cera alba* sowie *Paraffinum solidum*. Sie dienen dazu, dünnflüssigen Fetten und Ölen die richtige Konsistenz zu verleihen. Bienenwachs erhöht auch die *Haftfähigkeit* der Salben.

Die *Haltbarkeit* der zu Salbenzwecken verwendeten Fettkörper muß berücksichtigt werden. Insbesondere sollen sie nicht ranzig werden, eine Eigenschaft, als deren Maß der Verbrauch von Wasserstoffsuperoxyd im Fett angesehen wird (LEA-Zahl). Wie oben erwähnt, gibt es wichtige und darunter gänzlich unentbehrliche Fette wie *Wollfett* u. a., die gegen Luft und Licht durchaus unempfindlich sind.

Der p_H-Wert der Salben. Salben, die auf die Haut gebracht werden, dürfen den *physiologischen Säureschutz der Haut* nicht stören. Ein Zusatz z. B. von Borax oder Seife kann schädlich wirken, und die heutige Kosmetik ist weitgehend zu sauren Salben übergegangen.

Das Optimum in dieser Hinsicht sollten Salben bilden, die auf einen bestimmten p_H-Wert, zweckmäßigerweise von etwa 3,7, eingestellt sind, wie die von MARCHIONINI eingeführte Acidermsalbe, deren säuernde Eigenschaften durch Zumischung von Milchsäure und Citronensäure entstehen und die in zwei verschiedenen Säuregraden im Handel ist (p_H-Wert 2,3 oder 4,6). Die *Tegacidsalbe* und Säuremantel „Ingelheim" enthalten einen Milchsäure-Natriumlactatpuffer. *Borsäure*-Salbe bildet keinen Säureschutz (s. S. 421).

Auch bei Anwendung von Pudern muß auf das p_H der Haut geachtet werden. Durch die meisten Puder wird die Haut alkalisch, nur nach wenigen — wie Lenicetpuder und Lenicetformalinpuder — etwas sauer.

Rp. Vaselini
    Adipis lanae
    Aq. dest. aa 30,0
    Säuremantel „Ingelheim" (p_H 3,7) 5,0 (—10,0)
    M.f. ung.
    S. Saure Salbe. — NB. Der Milchsäurepuffer von p_H 3,7 läßt sich auch her-
        stellen durch Mischen von 10 g Milchsäure, 3 g Natriumlactat und 10 g Wasser
        (gemäß Besprechung mit v. Czetsch).

Wasserverdunstung und Wärmeabgabe. Salben sollen nach Möglichkeit auch
der chemischen Zusammensetzung und den physikalischen Eigenschaften *des
Hautfettes* entsprechen. Dieses besteht hauptsächlich aus Cholesterinestern
ähnlicher Zusammensetzung, wie sie im Wollfett vorkommen, welches sowohl
für Wasser und Wasserdämpfe wie für Fett und fettlösliche Stoffe bis zu
einem bestimmten Maße durchlässig ist, es erfolgt daher *keine Störung der
Wasserverdunstung* und der *Wärmeabgabe*, wie das die Kohlenwasserstoffe,
insbesondere *das Vaselin*, tun. Der weitgehende Gebrauch von Wollfett sowie
des ganz ähnlichen *Cetaceums* wird dadurch verständlich.

Abgesehen von denjenigen Umständen, wo man eine örtliche Hemmung
der Wasserverdunstung und Wärmeabgabe mit anschließender Schweißsekretion
erzielen will — in dieser Hinsicht wirken die Paraffine um so stärker, je dicker
sie aufgetragen werden —, wird von einer Salbe ein bestimmtes *Wasseraufnahmevermögen* gefordert. Dieses kann weitgehend reguliert werden durch Zusatz von
Wollfett oder Cetaceum bzw. der wirksamen Stoffe Cholesterin, Cholesterinester,
Cetylalkohol. So beträgt die Höchstmenge an Wasser, die von 100 g Schweinefett
aufgenommen wird, etwa 7,5 g. Diese sog. Wasserzahl von 7,5 schnellt bei Zusatz von 2% Cetylalkohol auf 240 in die Höhe. Vaseline kann überhaupt kaum
Wasser aufnehmen, aber mit Zusatz solcher hydrophilen Stoffe gelingt es, bis
zu 500% Wasser hineinzuemulgieren. Ein solches hydrophiles Präparat ist z. B.
das *Eucerin*.

Kühlwirkung der Salben. Mit dem Wasseraufnahmevermögen hängt auch
die *Kühlwirkung* der Salbe zusammen. Indessen ist diese Kühlwirkung durchaus nicht allein vom Wassergehalt abhängig. Es gibt Salben mit höchstem
Wassergehalt, die durchaus keine Kühlwirkung besitzen.

Das älteste Rezept dieser Art stammt von Galen, der eine Emulsion aus
Rosenknospen, Olivenöl, Wachs und Wasser verschrieb. Solche Mischungen sind
heute unter dem Namen Coldcream im Handel. Sie bilden nicht sehr stabile
„Wasser in Öl"-Emulsionen, die in der Haut zerfallen und das Wasser zur
Verdunstung freigeben, während sog. „Kühlsalben", wenn sie Vaseline enthalten, das in ihnen enthaltene Wasser nicht freigeben; sie wirken nicht kühlend,
sondern örtlich erwärmend. Am besten wird daher das offizinelle *Unguentum
leniens* verordnet. Solche Präparate haben gleichzeitig jucklindernde Eigenschaften, die durch Mentholzusatz noch verstärkt werden.

Allgemeine Pharmakologie der Fette und fettähnlichen Stoffe. Wie bei
allen Medikamenten, die auf die Haut einwirken, unterscheidet man eine *epider-
male*, eine *endermale* und eine *diadermale* Wirkung. Fette und Öle haben
eine *abdeckende Wirkung*. Sie bilden so einen mechanischen Schutz gegen eindringende Schädlichkeit. Unter der gebildeten Schutzdecke kann sich die Heilung
von Schrunden und Fissuren der Haut besser vollziehen. Sie haben eine mechanische *Pufferwirkung* und *Schmierwirkung*. Beides kann zur Ruhigstellung einer

Wunde beitragen, indem das Reiben der Wundränder untereinander und mit dem Verbandzeug verringert wird. Sie dienen der *Geschmeidigkeit der Haut*. Nach einem Bilde von JÄGER verhalten sich die verhornten Epithelschollen der Haut wie die Lamellen einer Wagenfeder. Bei der Arbeit müssen sie sich gegeneinander verschieben können, dazu müssen sie geschmiert werden, was physiologisch durch das Hautfett geschieht. Bei Mangel an Hautfett kommt es zu Rissen und Schrunden.

Alle Fette und fettähnlichen Stoffe haben eine *antiphlogistische Wirkung*. Das äußert sich besonders deutlich darin, daß durch solche Stoffe der Sonnenbrand gemildert wird. Eine alte Volkserfahrung zeigt aber auch, daß sie gegen Brandblasen wirksam sind. Sie besitzen eine *antibullöse Wirkung*, die sich auch auf die blasenerzeugenden Gifte erstreckt. Als Lösungsmittel für Cocain, Physostigmin u. a., auch als solche bei Keratitis und Con-junctivitis gewinnen die Öle in der Augenpraxis steigende Bedeutung. Die meisten Salbengrundlagen besitzen eine *krustenauflösende* Wirkung. Diese fehlt den Paraffinen, kommt aber in hervorragender Weise auch dem Stärkekleister zu. Einzelne Fettarten besitzen eine *austrocknende* Wirkung bei nässenden Wunden. In dieser Hinsicht sei das *Wollfett* erwähnt. Ähnlich verhält sich der gealterte Lebertran. Bestimmte Fette und fettähnliche Körper besitzen eine *granulationsfördernde Wirkung* (s. S. 140). Natürliche Fette und Öle können auch weitere pharmakologisch aktive Stoffe enthalten, z. B. die Vitamine A, D, E, F u. a.

Eine austrocknende Wirkung besitzen auch die *Pasten*, indessen nur, sofern sie nicht mit Vaseline angesetzt sind. Die mit Vaseline angesetzte alte LASSARsche Zinkoxydpaste kann kein Wasser aus der Haut aufnehmen, da die Stärke- und Zinkoxydpartikelchen von einer wasserundurchlässigen Schicht von Vaseline umgeben sind. Pasten mit austrocknender Wirkung können daher nur mit tierischen oder pflanzlichen Fetten und Ölen hergestellt werden.

Die wichtigsten Unterschiede zwischen den verschiedenen Salbengrundlagen. Die Anwendung der Salben bei *nässenden Wunden* und Ekzemen ist nicht ohne Gefahr. Hier zeigt sich am deutlichsten der große Unterschied, der zwischen Vaseline und Paraffin auf der einen Seite, den tierischen und pflanzlichen Fetten und Ölen auf der anderen Seite besteht.

Der hermetische, durch Vaselin und Paraffin herbeigeführte *Abschluß von der Luft* verhindert das normale Eintrocknen der Wundsekrete: Die Haut wird aufgeweicht und maceriert. Gleichzeitig tritt eine *Behinderung im Abfluß der Sekrete* ein. Die örtlich reizenden Wundsekrete stauen sich. Da diese gleichzeitig ein gutes Kulturmedium für alle pathogenen Keime bilden, entsteht die Gefahr einer *lokalen Infektion*. Durch Behinderung der Schweißsekretion tritt gleichzeitig eine *lokale Erwärmung* ein. Auch die Verordnung von Kühlsalben ist an nässenden Hautstellen nicht günstig. Hautpasten dagegen — hergestellt durch Zusatz von Stärke, Bolus, Zinkoxyd, Talcum u. a. Pulvern zur Salbengrundlage — sind besonders geeignet zur Aufnahme von Feuchtigkeit, sofern diese Salbengrundlage nicht aus Vaselin oder Paraffin besteht. Bei stärker nässenden Hautdefekten wird man immer die Behandlung mittels Umschlägen mit abgekochtem Wasser, Tee-zubereitungen und z. B. unter Zusatz von Kaliumpermanganat vorziehen.

Die pharmakologischen Unterschiede zwischen den verschiedenen Salbengrundlagen sind in der nachfolgenden Tabelle 2 zusammengefaßt.

Die Salben als Träger von Medikamenten. Die Salben dienen aber hauptsächlich zur Herantragung von Medikamenten an die Haut und Fixierung an Ort und Stelle. Wenn hierbei eine Dauerwirkung der Medikamente verlangt wird, so sind diejenigen Stoffe als Träger ungeeignet, die im Kontakt mit der Haut ranzig werden und dadurch eine Reizwirkung entfalten, wie Schweinefett und Olivenöl. Gehärtetes Erdnußöl, Wollfett und Cetaceum, Paraffin und Vaseline sind dann zweckmäßiger.

Tabelle 2. Pharmakologische Wirkungen der verschiedenen Salbengrundlagen.

	Kohlenwasserstoffe: Vaseline, Paraffin, Borsalbe u. a.	Tierische und pflanzliche Fette und Öle	„Wasser in Öl" Emulsionen mit Wollfett, Cholesterin, Cetylalkohol u. a.	„Öl in Wasser" Emulsionen mit Schleimstoffen, Eiweißkörpern, Lecithin u. a.
1. Abdeckende Wirkung	+	+	+	+[1]
2. Mechanische Pufferwirkung. . . .	+	+	+	+
3. Schmierwirkung	+	+	+	+
4. Säureschutz der Haut	—	—	—	—[2]
5. Ersatz der Hautfette	—	—	z. B. Wollfett	—
6. Antibullöse Wirkung	+	+	+	?
7. Störung der Wärmeabgabe	+++	+	+	—
8. Störung der Wasserverdunstung. .	+++	+	+	—
9. Örtliche Schweißsekretion	+++	+	+	—
10. Kühlwirkung	—	+	in Kühlsalben	—
11. Antiphlogistische Wirkung bei nicht nässenden Wunden.	+	+	+	+
12. Antiphlogistische Wirkung bei nässenden Wunden	——	+	+	+
13. Krustenauflösende Wirkung. . . .	—	+	+	+
14. Austrocknende Wirkung	—	—	z. B. Wollfett[3]	—
15. Abgabe von Medikamenten. . . .	wechselnd	wechselnd	wechselnd	wechselnd

[1] Abhängig von Konsistenz, Haftfähigkeit, Schmierfähigkeit u. a.

[2] Aciderm, Tegacid, Dulgonsalbe zum Säureschutz.

[3] Außerdem: Gewisse Pasten (nicht LASSARsche Zinkpaste), *alter* Lebertran.

Die Fette und Wachse mit hohem Schmelzpunkt (Talg und Wachs) sind für die obigen Zwecke weniger gut zu verwenden bzw. nur als Zumischung. Sie dienen aber z. B. als Träger für entzündungserregende u. a. Stoffe, wenn eine Dauerwirkung erzielt werden soll. Hier sei an den Salicyltalg erinnert.

Der wichtigste Faktor aber für die Abgabe von Medikamenten aus der Salbengrundlage ist deren **physikalische Struktur.** Man unterscheidet in dieser Hinsicht die häufigsten „*Wasser in Öl*"-Emulsionen und die bis heute weniger gebrauchten „*Öl in Wasser*"-Emulsionen wie z. B. Physiol. Ob beim Zusammentreffen eines fettartigen Stoffes mit Wasser der eine oder andere Typus entsteht, hängt vom verwendeten Emulgator ab. So liefern Cholesterin, Cholesterinester, Cetylalkohol, Wollfett, Cetaceum „Wasser in Öl"-Emulsionen, dagegen Lecithin, Eiweiß, Schleime, Stearate, Polysaccharide, Pectine u. a. „Öl in Wasser"-Emulsionen. Haben wir z. B. einen wasserlöslichen Stoff, wie Salicylsäure bzw. Salicylate, vor uns, so wird dieser aus einem wäßrigen Medium, also aus einer „Öl in Wasser"-Emulsion, leichter in die Haut übergehen. Wenn z. B. Vaseline 1 Teil der darin enthaltenen Salicylsäure abgibt, so findet man 2 Teile bei Schweinefett, 8 Teile bei „Wasser in Öl"-Emulsion und 40 Teile bei „Öl in Wasser"-Emulsion (MONCORPS). Je nach der Salbengrundlage wird auch die örtliche Wirkung der Medikamente verschieden sein. So genügt z. B. bei Eucerin cum aqua ein 0,5—1%iger Gehalt an Salicylsäure, um eine Keratolyse herbeizuführen. Bei Lanolin und Vaselin sind 5%, bei Pasta Zinci und Adeps suillus sogar 15% erforderlich.

Andererseits wird ein stark fettlöslicher Körper wie *Schwefel* leichter aus einem fettigen Medium, also z. B. aus einer „Wasser in Öl"-Emulsion, aus

Vaselin und Schweinefett aber besonders leicht in die Haut übergehen. Der Unterschied dieser beiden Emulsionstypen ergibt sich besonders eindrucksvoll aus dem wiedergegebenen Versuch (Abb. 34).

Durch die Aufnahme in Salben kann die Resorption des wirksamen Medikaments verlangsamt, oft ganz aufgehoben werden, wie z. B. bei Phenol und bei anderen lipoidlöslichen Stoffen, bei denen der Verteilungsquotient Öl: Wasser stark zugunsten der Öllöslichkeit liegt. Werden größere Körperflächen mit Salbe behandelt, so treten noch besondere Gefahren hinzu: Hemmung der Schweißverdunstung und Wärmestauung. Jetzt kann aber auch die allgemeine Giftwirkung der Medikamente ins Spiel kommen. So sind bei Kindern *Todesfälle* beobachtet worden nach Anwendung von Resorcin-, Pyrogallol-, Salicyl- und β-Naphthol-Salben.

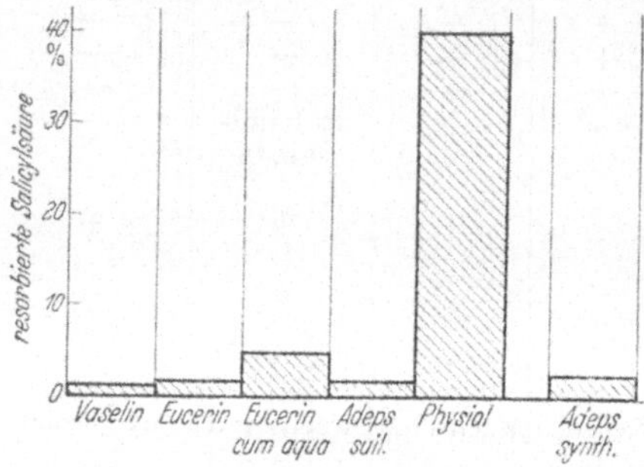

Abb. 34. Graphische Darstellung der Salicylsäureresorption aus Salben. Hergestellt unter Benutzung der Angaben von Moncorps im Arch. f. exper. Path. Bd. 175. Die Salicylsäureresorption aus synthetischem Fett ist in Versuchen, die nach der von Moncorps angegebenen Technik angestellt wurden, ermittelt worden.

Aber auch die Anwendung von indifferenten Salben kann durchaus fehl am Platze sein. So sind z. B. Ekzeme oder Pilzinfektionen der Haut infolge Behandlung mit Zinksalbe u. a. künstlich über Jahre verlängert worden. Die Wirkung von Salben zur Wundbehandlung wird in weiten Kreisen maßlos überschätzt; von den großen Vorteilen einer feuchten Behandlung wird viel zu wenig Gebrauch gemacht.

Offizinelle Salben. Durch Mischung der Salbengrundlagen mit pharmakologisch aktiven Stoffen entstehen eine Reihe von vielfach verwendeten und offizinellen Salben, wie *Unguentum Acidi borici* (10%ige Borsalbe), *Unguentum Cerussae* (30%ige Bleiweißsalbe), *Unguentum Hydrargyri album* (etwa 2,7%ige weiße Quecksilberpräcipitatsalbe), *Unguentum Hydrargyri flavum* (etwa 10%ige gelbe, d. h. feinzerteilte Quecksilberoxydsalbe), *Unguentum Hydrargyri rubri* (etwa 10%ige rote, d. h. grob zerteilte Quecksilberoxydsalbe), *Unguentum Kalii jodati* (etwa 10%ige Kaliumjodidsalbe), *Unguentum Zinci* (10%ige Zinkoxydsalbe), *Unguentum Argenti colloidalis* (15%ige Silbersalbe), sowie auch komplizierter zusammengesetzte Salben wie *Unguentum contra Scabiem* (Krätzesalbe) (Inhalt: Schwefel, Birkenteer, Schweineschmalz, Kaliseife).

Kamille. Während die bisher aufgeführten Stoffe ihre antiphlogistische Wirkung durch Schutz der entzündeten Oberfläche ausüben, greift die Kamille — in Form von Umschlägen, Tees oder Inhalationen — in den Entzündungsvorgang selber ein. Der Mechanismus ist bisher nicht geklärt.

Flores Chamomillae, Kamillenblüten, von Matricaria Chamomillae, enthalten im ätherischen Öl das Azulen ($C_{15}H_{18}$), einen blau fluorescierenden, *antiphlogistisch wirksamen* Kohlenwasserstoff (Heubner). Bei experimentell durch ultraviolettes Licht oder Senföl herbeigeführten Entzündungen sind Kamillenblüten das stärkste örtliche Antiphlogisticum, das bekannt ist. (Behandlung von Entzündungsvorgängen an Haut und Schleimhäuten, die für Umschläge, Spülungen oder Inhalation zugänglich sind.) Von anderen Autoren wurde außerdem ein *spasmolytisches* Glucosid gefunden (carminative Wirkung). Kamillenblüten sind daher ein wohlbegründetes und unentbehrliches Heilmittel.

Azulen findet sich auch in der Schafgarbe.

β) Verfahren der allgemeinen Entzündungsbekämpfung.

Die Entzündungsreaktion wird beherrscht vom *Mineralstoffwechsel*. Das einfachste Verfahren ist die Entziehung von *Kochsalz*. In den Diätregeln der „civitas Hippocratica" von Salerno, der ältesten medizinischen Fakultät Europas, findet sich in leoninischen Versen der Satz: Salz würzt die Speisen und erzeugt Hautjucken. Schon damals war daher bekannt, daß durch Kochsalzzufuhr der Ablauf der Entzündung nicht günstig beeinflußt wird, offensichtlich durch die so herbeigeführte lokale *Ödembereitschaft* und ihre Folgen.

Antagonistisch zu Kochsalz und daher *antiphlogistisch* wirken *Calciumsalze*, daher auch Vitamin D (s. S. 52) sowie der pharmakologische Komplex: Ca:K:Mg (s. S. 492).

Nach neueren Untersuchungen hängt die antiphlogistische Wirkung häufig, vielleicht gesetzmäßig zusammen mit einer Dichtung der Capillaren im Sinne einer Verminderung der Capillarbrüchigkeit; die stärkste in dieser Hinsicht bekannt gewordene Substanz ist Nebennierenrindenhormon (s. S. 85); es ist anzunehmen, daß viele pathologische Vorgänge und auch Medikamente wie *Succus Liquiritiae* auf dem Umwege über die Nebennierenrinde antiphlogistisch wirken; das nebennierenexstirpierte Tier reagiert mit abnorm starker Entzündungsreaktion und durch Zufuhr von DOCA kann dieser Defekt behoben werden. Von körpereigenen Stoffen sind weiterhin Adrenalin und Cystein zu erwähnen.

Die Gruppe der Analgetica, insbesondere Pyramidon und Salicylsäure, wirkt nach früherer Ansicht hauptsächlich durch *zentrale Beeinflussung der Entzündungsreflexe*.

In der Tat ist dieser Mechanismus, z. B. bei Morphin u. a. nicht zu vernachlässigen, wie ein lehrreicher Fall zeigt, der von MEYER-GOTTLIEB zitiert wird: „Bei einem akuten Gelenkrheumatismus schwand nach einem hemiplegischen apoplektischen Insult auch die entzündliche Schwellung der Gelenke."

Es ist aber letzthin für die beiden obigen Analgetica durch DOMENJOZ u. a. eine starke Beeinflussung der Capillarbrüchigkeit sichergestellt worden.

Starke Wirkungen in dieser Hinsicht besitzen auch Vitamin P, Rutin und viele seiner Verwandten (s. S. 51); doch stehen solche Stoffe keineswegs allein; stark verminderte Capillarbrüchigkeit findet sich nämlich überraschenderweise bei den neuentdeckten Tuberkulosemitteln Tb I 698 (Conteben) und Paraaminosalicylsäure (s. S. 561). Sogar bei Herzglykosiden (s. S. 280), bei Novocain (s. S. 243) und nach HALPERN auch nach allen Antihistaminkörpern findet sich die gleiche Erscheinung. Es ist fraglos, daß die Reihe dieser antiphlogistischen Stoffe wegen ihrer Bedeutung bei vielen entzündlichen Vorgängen, insbesondere bei der Behandlung des akuten und chronischen Gelenkrheumatismus oder z. B. bei gewissen Formen der Tuberkulose sich rasch verbreitern wird.

b) Entzündungserregung.

Allgemeines. Nach heutiger Auffassung ist die Entzündung häufig eine zweckmäßige Reaktion zur Abwehr eingedrungener Schädlichkeiten. Gelegentlich, besonders bei chronischem Verlauf und bei kachektischen Zuständen, kann diese Entzündungsreaktion ungenügend sein.

Durch entzündungserregende Verfahren wird die Zirkulation der Säfte und damit die Resorption, Entgiftung oder Ausstoßung der eingedrungenen Schädlichkeit oder der pathologischen Stoffwechselprodukte beschleunigt. Man spricht von einer *nutritiven* oder *heilsamen Reizung* (SCHMIEDEBERG). Im Vordergrund stehen dabei einfache *physikalische Verfahren*, wie Bestrahlung mit Sonne und Ultraviolett, oder Anwendung von Wärme (beachte aber S. 115) in Form von Glühlichtbädern, heiße Kompressen mit Zusatz von Leinsamen, Kamillensäcke, Fangoschlamm. Durch besonders starke Tiefenwirkung zeichnen sich die Kurzwellentherapie und die heiße Packung mit geschmolzenem Paraffin aus (Ambrine). Auch viele Desinfektionsmittel wirken hauptsächlich dadurch, daß sie gleichzeitig einen Entzündungsreiz setzen.

Eine örtliche Entzündung von therapeutischem Charakter wird auch durch die eigentlichen *hautreizenden Stoffe* herbeigeführt, deren Indikationen indessen rasch eingeengt werden durch die Fortschritte der spezifischen Therapie.

Je nach der Wahl und je nach der Anwendungsdauer wird man milde, starke und drastische Entzündungsreaktionen erhalten. Bei Kindern, bei Kachektischen, bei schlecht heilender Haut sowie überall dort, wo die Haut unmittelbar dem Knochen aufliegt, wird man nur die mildesten Mittel anwenden und diese auch nur für kurze Zeit, da durch eine stärkere Entzündung große Wundflächen geschaffen werden können. Auch muß man unterscheiden die *rasch wirkenden* Stoffe wie Senföl, Campher, Ammoniak, Ameisenspiritus, durch die eine schnelle Beeinflussung der Krankheitssymptome erfolgt, und die *langsam wirkenden* Stoffe, wie Terpentin, Canthariden, Capsicum, auch Kochsalz u. a. Mineralsalze sowie Solbäder (s. S. 430), die gleichzeitig eine mehr andauernde Wirkung entfalten. Bringt man z. B. bei ulcerierender Gingivitis Emser Quellsalz in Substanz in den Interdentalraum bzw. die Tasche, so kann dort infolge Verbesserung der Zirkulation eine rasche Reinigung eintreten, oft schon nach einer einzigen Behandlung (O. MÜLLER).

Um die Wirkung solcher Entzündungsreize verständlicher zu machen, sei das Beispiel der *Dioninlösung* angeführt (s. S. 231). Bringt man diese ins Auge, so tritt ein kurzes Brennen auf, dem eine starke Rötung und Schwellung der Conjunctiva folgt, hervorgerufen durch Austritt seröser Flüssigkeit aus den Gefäßen. Nach einigen Stunden wird die Flüssigkeit wieder aufgesaugt, und mit ihr gleichzeitig die in das Gewebe abgelagerten krankhaften Produkte. Dionin wird daher als *resorptionsförderndes Mittel* angewandt, um Hornhauttrübungen aufzuhellen.

Solche Verfahren werden hauptsächlich bei Hauterkrankungen (Alopecie u. a.), weiter bei oberflächlich gelegenen Entzündungsherden und Eiterungen angewandt. Aber auch bei *tiefer gelegenen Krankheitsherden* können sie zweckmäßig sein, so bei Entzündung der serösen Häute, wie bei Pleuritis und Gelenkerkrankungen, aber auch bei Gicht, Rheumatismus, Neuritiden u. a., weiter bei Adnexentzündungen, bei Angina pectoris, Gallen- und Nierenkoliken. Entwicklungsgeschichtlich gehen aus den Ursegmenten bestimmte, ebenfalls segmental gegliederte Abschnitte der Haut, der Muskulatur, des Knochensystems und der inneren Organe hervor, die mit den entsprechenden Rückenmarkssegmenten in nervöser Verbindung stehen. Diese Zugehörigkeit äußert sich in den sog. HEADschen Zonen (Abb. 35). Man stellt sich vor, daß der Reizzustand eines inneren Organs auf dem Wege des Sympathicus zu dem zugehörigen Rückenmarkssegment weitergeleitet wird und hier auf die benachbarten motorischen und sensiblen Neurone überstrahlt. Dort können akute und bei längerer Reizung möglicherweise auch chronische Veränderungen entstehen, die sich in der Peripherie durch Muskelspasmen oder durch Schmerzzonen äußern. Hier sei auch an die *segmentären Gefäßkrämpfe* in der chirurgischen Literatur erinnert. Die Kenntnis der

HEADschen Zonen ist neuerdings besonders wichtig für die *Blockade des sympathischen Grenzstrangs* (s. S. 241).

Im einzelnen werden zur Schmerzstillung, insbesondere beim Carcinom, die folgenden Blocks angewandt: Im Bereich des *Kopfes:* Trigeminus, Ganglion stellatum; im Bereich des *Halses:* Cervicalplexus; der oberen *Extremitäten:* T_2—T_3; von Larynx, Lunge, Herz u. a.: T_3—T_4; von *Aorta und Ösophagus:* T_3—T_9; von *Pleura:* T_3—T_9; von *Milz:* T_5—T_6;

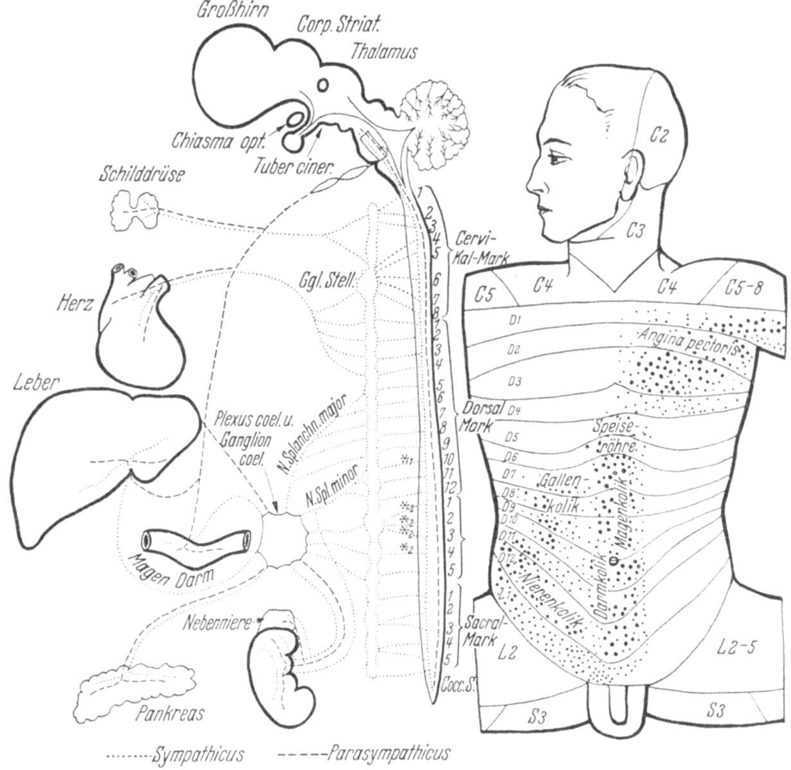

Abb. 35. HEADsche Zonen.
*₁Block bei Gallenkolik. *₂Block bei Nierenkolik nach LÄWEN.

von *Magen, Leber, Pankreas, Dünndarm:* T_6—T_7 und T_7—T_8; von *Colon:* T_{11}—T_{12}—L_1; von *Colon ascendens und transversum:* T_4—T_5; von *Niere und Nebenniere:* T_{11}—T_{12}; von *Beckenorganen:* T_{12}—L_1—L_5; vom Rectum: L_4—L_5; von *unteren Extremitäten:* T_{11}—L_2. Die angegebenen Stellen, soweit sie unterhalb des Halses liegen, betreffen den subarachnoidalen Block der hinteren sensiblen Wurzeln mit Hilfe von Alkoholinjektion (nach E. L. STERN).

Umgekehrt ist auch der Nachweis erbracht, daß von den HEADschen Zonen her Wirkungen auf das innere Organ erfolgen, das dem gleichen Segment angehört. *Kälte* erhöht den Spasmus der glatten Muskulatur; Eis auf die Hand gebracht, führt zu Kontraktionen der Coronararterien, selten sogar zu Angina pectoris. Applikation von *Wärme* äußert sich in Spasmolyse des entsprechenden Magen-Darmabschnittes und der Gallenblase. Viel verwendet werden für diesen Zweck heiße Kataplasmen aus Leinsamen, die einen fetten Brei liefern, der länger heiß bleibt, oder aus Fango und anderen Moorarten, aus Kartoffeln u. a., die für die verschiedensten inneren Erkrankungen (Gallenleiden, Ulcus ventriculi, Frauenleiden u. a.) empfohlen werden. Einige Autoren verabreichten früher diese Kataplasmen so heiß, daß sie schmerzen, und daß rote Flecken mit brauner Pigmentierung zurückbleiben (KATSCH).

Ähnlich wirken die *entzündungserregenden Arzneistoffe*. Man stellt sich vor, daß die Gefäßreaktion, die in der Haut vor sich geht, reflektorisch auch auf den inneren Anteil des Segments überstrahlt. Wird einem Tier Kongorotlösung in die Brusthöhle injiziert, so kann durch eine starke Hautreizung die Resorption des Farbstoffs erheblich beschleunigt werden, offenbar durch Erweiterung der Pleuragefäße. Solchen Tierversuchen entspricht auch die klinische Erfahrung. Legt man z. B. bei Icterus catarrhalis ein Capsicumpflaster auf die entsprechende HEADsche Zone, so kann eine Steigerung der Diurese eintreten (ADLERSBERG).

Die frühere Ansicht, daß man Stauungszustände der inneren Organe durch solche Verfahren auf die Haut ableiten könnte *(Derivantia)*, trifft möglicherweise dann zu, wenn erhebliche Blutmengen in das Hautorgan abgeleitet werden. wie z. B. bei den Senfmehlpackungen. Solche Maßnahmen können ähnlich wirken wie Aderlaß, z. B. bei Überbelastung des kleinen Kreislaufs infolge von Bronchopneumonie oder von Capillarbronchitis. Es kann dann ein schneller Umschwung erfolgen: die ödematösen Schleimhäute schwellen ab, so daß eine erleichterte Atmung und verbesserte Expektoration die Folge sind. Solche ableitenden Verfahren werden z. B. auch bei Hirnschwellung und Hirnhyperämie, bei Gehirnblutungen und nach traumatischer Schädigung des Gehirns gelegentlich angewandt. Bei zentraler Verwirrtheit z. B. als ein Zeichen der Hirnschwellung, kann nicht nur der Aderlaß oder Lumbalpunktion wirken, sondern z. B. auch ein Senfumschlag auf die Füße. Gewisse nach Abführmitteln auftretende Allgemeinerscheinungen lassen sich nur durch eine ableitende Wirkung erklären (s. S. 387).

Zuletzt wirken starke Hautreize *analeptisch* auf Kreislauf und Atmung. Davon macht man Gebrauch bei Atemlähmung und bei Kollapszuständen.

Eine solche reflektorische zentrale Erregung wird auch durch viele andere örtlich reizende Stoffe in Gang gesetzt, so durch Reiz auf die Nasenschleimhaut mit Hilfe der Riechsalze (s. S. 321); vom Magendarmkanal her durch Hoffmannstropfen, Campherspiritus; durch subcutane Injektion von Äther oder Campheröl oder — wie im Notfall in anderen Ländern üblich — von hochprozentigen Spirituosen.

Senf. Der Samen von Brassica nigra enthält das stark reizende Allylsenföl (C_3H_5NCS) in glykosidischer Bindung; diese wird beim Anrühren des Senfmehls mit Wasser durch Fermentwirkung langsam aufgespalten. Bei der üblichen *Senfwicklung* (2 Hände voll Senfmehl auf 1 Liter warmen — nicht heißen — Wassers) soll daher zunächst der Geruch nach Senföl abgewartet werden, bevor man die Packung macht.

Beim Aufbringen auf die Haut des Kindes bei Bronchopneumonien erfolgt nach kurzer Zeit starke Röte; später stellen sich stechende Schmerzen und intensives Brennen ein. Wird das Kind unruhig, etwa nach 3—5 Minuten, so muß es gewaschen werden. Das Senföl bleibt nämlich nicht oberflächlich liegen, sondern dringt langsam in die Tiefe und würde Blasen erzeugen, die schlecht heilende Hautdefekte hinterlassen können. Eine einfache Form der Anwendung ist auch das *Senfpapier*, das mit lauwarmem Wasser angefeuchtet wird und das man bei Angina pectoris, Erbrechen, Kopfschmerzen usw. 3 bis 5 Minuten lang auf die entsprechende HEADsche Zone legt. Daneben stehen *Oleum-* und *Spiritus Sinapis* zur Verfügung.

Es wird auch das reine Senföl in Mischung mit Bolus alba angewandt (auf je 100 g Bolus alba 3—5 Tropfen). Je nach der Größe des Kindes werden 200—300 g mit Wasser zu einem Schlamm angerührt, der auf den Rumpf des Kindes fingerdick aufgetragen wird. Das Kind wird in Tücher eingehüllt und bis zu 5 Minuten umhergetragen. Dann erfolgt ein Reinigungsbad von 36° C. Bei guter Reaktion muß die Haut krebsrot erscheinen, die Röte soll etwa ½ Stunde lang anhalten. Kontraindikation: Schwer darniederliegender Kreislauf und Krampfbereitschaft. Oft ist vorherige Stützung des Kreislaufs z. B. mit Strophanthin nötig (DUKEN).

Terpentinöl, Oleum Terebinthinae, wird gewonnen durch Destillation aus Fichten- und Kieferharz. Es besteht hauptsächlich aus einer Mischung der verschiedensten Terpene. Ähnlich zusammengesetzt ist das *Latschenöl* aus Pinus pumila.

Es wird auch von der Haut aus rasch resorbiert und erscheint an Glucuronsäure gekoppelt im Harn, der infolge der darin enthaltenen iononartigen Stoffe einen veilchenähnlichen Geruch annimmt.

Es wird gelegentlich als *Rubefaciens* angewandt: Rohes Terpentinöl in feuchtem, warmem Wolltuch aufgenommen, erzeugt nach $^1/_2$ Stunde Rötung und starkes Brennen und bei längerer Anwendung Blasen und Hautnekrosen. Es wird in Salbenform bei Hauterkrankungen, wie Acne vulgaris, verwendet. Die *Inhalation von Terpentinöl* dient zur Behandlung schlecht abheilender akuter und besonders *chronischer,* mit starker Schleimsekretion einhergehender *Bronchitiden,* z. B. in Form der Terpentinpfeife. Offensichtlich entsteht, ähnlich wie bei inhalierten Salzlösungen, eine lokale Entzündung von therapeutischem Charakter, die eine Umstimmung der Schleimhaut und daher *Sekretionshemmung* zur Folge hat, wobei möglicherweise auch seine antiseptische und desodorierende Wirkung beteiligt sein mag. Terpentinöl enthält das Nierengift *Pinen,* das auch von der Haut aus resorbiert wird und zu Nierenschädigung führen kann (Albuminurie und Hämaturie). Die innere Anwendung, z. B. als Gallenmittel, ist verlassen worden, da — gelegentlich schon nach 1 Eßlöffel — neben der Nierenschädigung schwere örtliche Reizzustände des Magens entstanden sind. Wegen seines gelegentlichen *Phellandren*gehaltes kann Terpentinöl auch abortiv wirken. Die Gesamtgiftigkeit des Terpentinöls (tödliche Menge etwa 40 g) ist daher nicht zu vernachlässigen.

Ein Kind von 11 Monaten starb nach 2 Teelöffel voll, weil die Großmutter dachte, das Kind hätte Würmer (BECKMAN).

Eine ähnliche Wirkung besitzt **Oleum Eucalypti,** das Öl aus dem australischen *Eucalyptusbaum,* der heute in den Malariagegenden zur Austrocknung des Geländes viel angepflanzt wird. Es wird besonders bei putriden Bronchitiden und bei Lungengangrän inhaliert, indessen auch innerlich verordnet. Nach 3 g sind Vergiftungen beobachtet worden ähnlich denen nach Terpentinöl, nach hohen Dosen auch klonisch-tonische Krämpfe. Es ist auch als Abortivum mißbraucht worden.

Der Hauptbestandteil des Öls ist das Eucalyptol (DAB. 6), eine campherartig riechende Flüssigkeit, die chemisch identisch ist mit dem Cineol aus Flores Cinae. Es ist auch in Eucalyptusbonbons enthalten.

Rp. Oleum Eucalypti 10,0,
    D. ad vitrum patentatum. S. 2mal täglich 10—15 Tropfen.

Canthariden oder „spanische Fliegen" sind Käfer, Lytta vesicatoria, die in wärmeren Teilen Europas oft in Massen auftreten. Der wirksame Bestandteil ist Cantharidin. Es ist auch in verwandten Insektenarten enthalten. Es wird als Cantharidenpflaster (Emplastrum Cantharidum ordinarium DAB. 6) angewandt. Im Gegensatz zu Senföl und Terpentinöl dringt das Cantharidin nicht in die Tiefe der Haut, sondern wirkt oberflächlich. Die erste Reaktion entsteht langsam in 2—4 Stunden. 6—8 Stunden nach Entfernung des Pflasters sieht man dann die Bildung *oberflächlicher* Blasen, die — ähnlich den Brandblasen — der Nachbehandlung bedürfen. Läßt man das Pflaster zu lange sitzen, so entstehen tiefgreifende Geschwüre. Als Nachwirkung zeigen sich bleibende braunpigmentierte Flecken, was man besonders bei Frauen berücksichtigen muß (POULSSON).

Bei Anwendung von Cantharidenpflaster kann die wirksame Substanz resorbiert werden, besonders bei Kindern kommt es dann zur Reizung der Harnwege. Bei mißbräuchlicher innerer Anwendung, z. B. in „Liebestränken", erfolgt neben Verätzung in Mund und Magen-Darmkanal schwerste Entzündung der Harnwege: Glomerulonephritis, Entzündungen von Blase und Urethra. Gleichzeitig können schmerzhafte Erektionen auftreten. Bei hohen Dosen sind blutiger Durchfall, Anurie, Kollaps und Tod beobachtet worden. Als Gegenmittel anschließend an die übliche Magenwaschung und Darmentleerung gibt man Pflanzenschleim.

Crotonöl. Tiefgreifende, lang anhaltende, *drastische* Entzündungseffekte erhält man mit dem BAUNSCHEIDTschen Verfahren. Ein stark entzündungserregendes Öl (z. B. Oleum Crotonis 2,0, Oleum Lauri ad 10,0) wird auf die Haut gebracht und mit Hilfe eines besonderen Apparats durch feine Nadeln in die Tiefe geimpft. Dieses Verfahren bewährt sich gelegentlich bei der Behandlung von schwer beeinflußbaren Neuritiden.

Auch viele *Pflanzenharze* besitzen eine starke örtliche Reizwirkung. In bestimmten Hahnenfußgewächsen kommen cantharidinartige Stoffe vor. Auch viele Lilien- und Zwiebelgewächse, der Mauerpfeffer und andere Sedumarten, der Seidelbast, die Wolfsmilchgewächse können z. B. schwere Augenentzündungen herbeiführen. Besonders gefährlich ist der Giftsumach; bei Überempfindlichkeit ist die Becherprimel hautreizend (s. S. 147).

Viele andere entzündungserregende Stoffe wie Chloroform, Chloralhydrat, Campher, Äther, Aconit, Methylsalicylat, Arnica sind an anderen Stellen des Buches abgehandelt.

Anhang:

Spanischer Pfeffer. Zu den lokal reizenden Stoffen gehören in gewissem Sinne auch die Früchte des spanischen Pfeffers, *Fructus Capsici*. Es handelt sich um die bekannten roten oder rotgelben Schotenfrüchte (Paprika), aus denen die 10%ige rötlich gefärbte *Tinctura Capsici* gewonnen wird ($^1/_2$ Teelöffel in 1 Glas Wasser zum Gurgeln bei Angina). Der wirksame Stoff ist das Capsaicin, das zu dem bekannten *Hitzegefühl* mit Hyperämie, Brennen und sogar Schmerzempfindung führt, ohne daß irgendwelche entzündliche Schädigungen hinzutreten. Die Anwendung erfolgt auch in Form von Capsicumpflaster; es ist auch im stark wirksamen *Spiritus russicus* enthalten. Ähnliche *Wärmestoffe* sind Radix Zingiberis (Ingwer) und Fructus Piperis (Pfeffer). Wärmestoffe werden auch als Zusatz zu sog. Cocktails verwendet.

Aconitin. Aconitum napellus, Sturmhut oder Eisenhut, enthält besonders in den Wurzelknollen, Tubera Aconiti, ein stark wirkendes Gift, das *Aconitin*, dessen tödliche Dosis mit etwa 4 mg angegeben wird. Es ist das stärkste Gift unter den Alkaloiden.

Eine lokale Einreibung oder Pinselung mit der alkoholischen *Tinctura Aconiti* führt im Gegensatz zu den entzündungserregenden Stoffen nicht zu einer allgemeinen Gewebsreaktion. Das Aconitin wirkt vielmehr elektiv *erregend* auf die *sensiblen Nervenendigungen* und erzeugt dadurch ein Gefühl von Wärme, Brennen oder Ameisenkriechen. Anschließend ist die Empfindlichkeit für Schmerz und Berührung herabgesetzt. Es macht sich das eigentümliche *Handschuhgefühl* bemerkbar. Lokal wird die Tinctura Aconiti bei Neuralgien und Zahnschmerzen angewandt. Die eigentümliche Aconitwirkung am isolierten Froschherzen (Auslösung peristaltikähnlicher Bewegungen) kann zur Testierung aconithaltiger Präparate benutzt werden (FÜHNER). Nach der Resorption wirkt Aconitin ebenfalls auf die sensiblen Nervenendigungen und führt nun auf der gesamten Körperoberfläche zu den gleichen Sensationen von Brennen und Stechen, endigend in allgemeiner Taubheit der Haut.

Für diesen innerlichen Gebrauch, z. B. bei Behandlung schwerer Neuralgien, Aneurysmabeschwerden u. a., ist wegen der hohen Giftigkeit ein besonders scharf dosierbares Präparat notwendig. Empfohlen werden die Aconit-Dispert-Tabletten mit einem Gehalt von 0,05 mg Aconitin (schwaches Präparat) bzw. 0,2 mg (starkes Präparat), 1—2 Tabletten täglich unter strengster Kontrolle der beginnenden Vergiftungssymptome. Maximale Dosen 0,2! 0,6! mg.

Bei toxischen Dosen werden auch die motorischen Nervenendigungen betroffen. Es treten fibrilläre Zuckungen der Muskulatur auf. Auch mit frühzeitigen Herz-, besonders Überleitungsstörungen ist zu rechnen. Die tödliche Vergiftung betrifft besonders das Zentralnervensystem; nach Erregungserscheinungen der verschiedensten Art, auch von seiten des Kühlzentrums, kommt es zu zentraler Lähmung, selten zu schweren Krämpfen und Tod durch Atmungsstillstand.

Veratrin. Ähnlich wie Aconitin wirken Veratrin und Protoveratrin. Diese Alkaloide finden sich in Veratrum album (Nießwurz) und in ausländischen Veratrumarten, z. B. in Semen Sabadillae, „Läusesamen". Geringste Mengen des Alkaloids oder der gepulverten Pflanzenteile erzeugen bei der Einatmung *heftigste Reizwirkung* auf die Schleimhäute. Der weitere Verlauf der Vergiftung ist aconitartig; zuletzt erweist Veratrin sich als *Muskelgift* (Veratrinkontraktur). In der Praxis wird Sabadillessig verwendet als *Antiparasiticum*. Bei Anwendung dieses Essigs auf größere Wundflächen ist die Gefahr der Allgemeinvergiftung vorhanden (Herz- und Vasomotorenkollaps als BEZOLD-JARISCH-Reflex, s. S. 275).

c) Ergänzungsteil.
Cytostatische und cytotoxische Stoffe.

Hierunter versteht man Stoffe, die eine Hemmung der Wachstumsvorgänge in bestimmten, insbesondere malignen Geweben zur Folge haben, unter Umständen mit Auftreten von Degeneration und Nekrose. Viele der bisher bekannten cytostatischen Stoffe sind Mitosegifte.

Die Empfindlichkeit der verschiedenen Gewebe gegenüber cytostatischen Stoffen ist sehr verschieden. Lymphoides Gewebe und Knochenmark erweisen sich im allgemeinen als besonders empfindlich, daneben das Darmepithel; indessen greift die Wirkung häufig auch auf malignes Gewebe über. Das geschlechtsspezifische Gewebe z. B. von Mamma- und Prostatacarcinom reagiert auf das entsprechende antifeminine, bzw. antimasculine Hormon (s. S. 98), spitze Kondylome auf Podophyllin, das Inselorgan des Pankreas auf Alloxan (s. S. 86). Bis zum heutigen Tage indessen sind alle anticancerösen Stoffe nur vorübergehend über einige Monate wirksam — von seltenen Ausnahmefällen abgesehen.

Mitosegifte sind zuerst von DUSTIN 1934 erkannt worden. Sie äußern sich nicht nur in den entsprechenden Veränderungen des Zellkerns, sondern weiterhin in *Polyploidisierung*, Bildung von Gigasformen, Genmutationen oder in cancerogener Wirkung; indessen sind diese Eigenschaften nicht ohne weiteres miteinander verknüpft.

Man unterscheidet heute mindestens drei verschiedene Gruppen von Mitosegiften. Die wichtigste ist die des *Colchicins*; diese Stoffe bewirken zuerst eine Teilungswelle bis zur Metaphase; in diesem Stadium bleibt die Entwicklung überaus lange stehen, anschließend folgt eine Kernverdichtungswelle, dann eine weitere Teilungswelle und anormale Teilungsfiguren. Hierher gehören außer dem Colchicin die Kakodylate, Apiol, Anethol, Narkotin, Phenylurethan u. a., darunter auch nach MÖLLENDORFF die männlichen und weiblichen Sexualhormone. Nach Colchicinbehandlung sah man zum ersten Male die bekannte

Chromosomenverdoppelung (Polyploidie) an den Vegetationskegeln der Pflanzen (BLAKESLEE 1937). Für gewisse Fälle von Hautcarcinom haben K. H. BAUER u. a. bei örtlicher Anwendung von Colchicin gute Erfolge gesehen.

Die Gruppe des *Trypaflavins* führt zu einer Verdichtung des Zellkerns (Pyknose), in dem die Chromosomen sich zu mehr oder weniger dichten Chromatinklumpen zusammenballen, worauf die Zelle oft zugrunde geht. Hierher gehören viele Schwermetallsalze (Au, Bi, Hg, Zn, Pb u. a., daneben Alkohol, Benzol, Thymol, Bakterientoxine). Eine praktische Bedeutung als Cytostatica haben diese Substanzen bisher nicht erhalten.

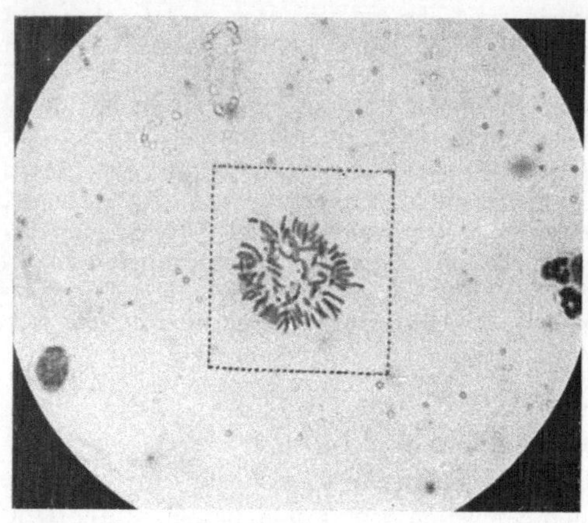

Abb. 36. Zelle des Mäuseascitestumors 7 Stunden nach der Injektion von 5 mg Cholinchlorid. Auftreten von Riesenzellen. Feulgenfärbung. Vergr. 1200fach. Die punktierten Linien umschließen die Grenzen des Zellplasmas. (Nach LETTRÉ.)

Die Gruppe der *quartären Ammoniumverbindungen* zeichnet sich aus durch das Auftreten von polyploiden Riesenzellen, womit eine Hemmung des Tumorwachstums verbunden ist. Die Wirkung zeigt sich erst bei sehr hoher Dosierung von etwa $^1/_2$—$^1/_3$ der toxischen Dosis dieser Stoffe, und es ist bisher nicht gelungen, eine günstigere therapeutische Breite zu erzielen. Die wichtigste Substanz dieser Reihe ist das *Cholin*, von BECKER in die Therapie des Carcinoms eingeführt mit einer täglichen Dosierung von 10—15 g.

Fast regelmäßig beobachtet man hierbei eine Wachstumshemmung oder einen Rückgang des Carcinoms, der indessen im allgemeinen nur einige Monate andauert, in Einzelfällen dagegen zur Heilung führte, soweit man bis heute beurteilen kann (Abb. 36).

Gewebsspezifische cytostatische Stoffe finden sich unter den Leukocytengiften. Hierher gehören Stickstofflost und Äthylurethan.

$$\text{Stickstofflost} \qquad CH_3-N\begin{cases} CH_2 \cdot CH_2 \cdot Cl \\ \\ CH_2 \cdot CH_2 \cdot Cl \end{cases}$$

ist die stärkere dieser Verbindungen. Ihr Angriffspunkt ist wahrscheinlich zu suchen in den Dehydrasen der Zellen. Es wurde in die Therapie eingeführt auf Grund der Beobachtung, daß nach i.v. Injektion beim Hunde eine spezifische Leukopenie auftritt (LUSHBAUGH), was dann für den Menschen bestätigt wurde (GOODMAN). Am normalen Tier erwies sich als besonders empfindlich das lymphoide Gewebe, Knochenmark und Darmepithel. Die klinische Prüfung ergab seine Wirksamkeit bei Lymphogranulom (HODGKINsche Krankheit) und bei Mycosis fungoides (maligne Krankheit des Reticuloendothels); doch werden auch bei anderen bösartigen Tumoren Erfolge beobachtet.

Stickstofflost wird in einer Dosis von 0,1 mg/kg in Einzelgaben von nicht über 8 mg langsam intravenös infundiert, und zwar wiederholt in 24—48stündigem Intervall. Bei paravenöser Injektion treten Abscesse auf, die außerordentlich langsam ausheilen; Thrombosen sind häufig. Man muß vorsichtig mit den

Lösungen umgehen, da es sich um ein Haut-, Augen- und Lungengift der Gelb-
kreuzgruppe handelt.

Die Behandlung einer solchen Verschmutzung mit Stickstofflost besteht im gründlichen
Abwaschen mit Seife und Wasser 10 Minuten lang, möglichst mit Gummischwamm, nicht
mit Bürste. Das übliche Auflegen von Chlorkalkbrei erübrigt sich damit. Auftretende
Blasen werden nicht eröffnet, sondern mit Kaliumpermanganatumschlägen behandelt.
Sollte das Gift in die Augen kommen, so ist die übliche Behandlung (s. S. 348) angezeigt.

Toxische Wirkungen von Stickstofflost betreffen vor allem das Knochenmark (Anämie,
Agranulocytose, Thrombopenie); von seiten des Verdauungstractus sieht man Übelkeit,
Erbrechen und Durchfälle. Bei der Therapie mit Stickstofflost sind Rückfälle gewöhnlich.

Äthylurethan, das bekannte Schlafmittel (s. S. 197), erwies sich durch Zu-
fallsbeobachtung am Wachstumskegel der Zwiebel als polyploidisierend. Seine
Prüfung im Tierexperiment zeigte dann, allerdings nicht regelmäßig, eine Wirkung
auf die Leukocyten, weiterhin eine typische Mitosegiftwirkung am Sternal-
punktat sowie Wachstumshemmung bei Tiertumoren, hauptsächlich durch
Wirkung auf die unreifen Tumorzellen (HADDOW). Bei der Behandlung der
chronischen myeloischen Leukämie des Menschen wurden eindrucksvolle Erfolge
erzielt, die indessen nach unseren heutigen Kenntnissen nur vorübergehend
sind. Die Dosis beträgt 2—6 g je Tag über Monate peroral. Bei Unverträglichkeit
kann der Stoff auch in 10%iger Lösung rectal oder i.v. gegeben werden. Kontrolle
des Blutbildes ist erforderlich, da als toxische Folgeerscheinung aplastische
Anämie und Panmyelophthise auftreten kann.

3. Pharmakologie der Wundheilung.

Geschichtliche Entwicklung. Das häufige Auftreten von Wundinfektionen konnte
auch den primitiven Völkern nicht verborgen bleiben; ebensowenig konnte ihren offenen
Augen die fäulniswidrige Wirkung bestimmter Naturprodukte entgehen. Infolgedessen
waren zu allen Zeiten und in allen Erdteilen Wundbalsame im Gebrauch; darunter z. B.
der Perubalsam, dessen lebensrettende Wirkung bei sonst tödlich verlaufender Erdinfektion
der Wunde auch im Experiment nachgewiesen wurde.

Den wichtigsten Fortschritt brachte die Erkenntnis von IGNAZ SEMMELWEIS, daß die
Übertragung des „Leichengiftes" auf Gebärende durch anatomisch arbeitende Ärzte erfolgt,
wodurch die erschreckend hohe Mortalität in den damaligen Gebärkliniken bedingt war.
Er konnte auch gleich das wirksame Gegenmittel: sorgfältigstes Waschen der Hände mit
Chlorkalk, angeben (1848).

Während SEMMELWEIS noch mit heftigen Widerständen zu kämpfen hatte, konnte —
nachdem PASTEUR die Verbreitung der Hefepilze durch die Luft nachgewiesen und die Übertragung ansteckender Krankheiten auf dem gleichen Wege wahrscheinlich gemacht hatte —
JOSEPH LISTER mit der antiseptischen Wundbehandlung in der Chirurgie viel leichter durchdringen. Ihm gelang es, durch Verwendung des mit Carbolsäure getränkten Okklusiv-
verbandes (1867) die Sterblichkeit nach Amputationen von 45,7% auf 15% zu erniedrigen.
Dem leitenden Grundsatz in dieser Frage gab EMIL VON BEHRING Ausdruck, daß nämlich
das aussichtsreichste Verfahren der Wundbehandlung darin bestände, die von außen kommenden Schädlichkeiten und Krankheitsursachen fernzuhalten oder unschädlich zu machen,
aber die lebende Zelle und das lebende Gewebe in Ruhe zu lassen (1891).

Dieser BEHRINGsche Leitsatz mußte dann einerseits dem Tetanusserum, andererseits
der aseptischen Behandlung der Wunden in der Chirurgie die Wege ebnen. Dieses Verfahren beherrschte seitdem das Feld fast ausschließlich, bis zuerst mit dem Jodoform,
Vioform und Isoform, später mit den Chlorpräparaten, den Sulfonamiden und dem Penicillin
gewebsfreundliche Antiseptica gefunden wurden, die geeignet sind, bei verschmutzten und
infizierten Verletzungen antibakteriell zu wirken, ohne das gesunde Gewebe zu schädigen
und ohne die Wundbehandlung zu verzögern, die sogar die Abwehrkräfte des Körpers zu
steigern imstande sind. Darüber hinaus kann man heute auch anstreben, durch Verwendung
zweckmäßig gewählter Arzneimittel die Granulation, Epithelisierung und Vernarbung zu

beschleunigen. Auch bei der Behandlung von Brandwunden sind neuartige und erfolgversprechende Wege beschritten worden (s. S. 142).

a) Allgemeines.

Die Wundheilung ist mit dem Vorgang der Entzündung eng verkoppelt und beim Auftreten entzündlicher Nekrosen als regenerativer Vorgang mit ihr verbunden.

An sich gehört der Entzündungskomplex keineswegs zum Begriff der Wundheilung. Das geht schon daraus hervor, daß Wunden, die durch äußere Gewalt gesetzt sind, per primam intentionem heilen können, daß andererseits auch Wunden, die per secundam intentionem, d. h. unter Granulationsbildung, ausheilen, keine Entzündungserscheinungen aufzuweisen brauchen. Der Begriff der Wundheilung umschließt nämlich an sich nur die *einfachen Gegenäußerungen des Körpers:* Aufnahme und Wegschaffung krankhaften Materials *(resorptio* und *remotio),* wozu auch die Demarkation und Abstoßung von Gewebssequestern gehört und woran in erster Linie die phagocytierenden Blut- und Gewebszellen beteiligt sind, weiter die Erneuerung von Geweben *(regeneratio)* — entweder vom entsprechenden, nicht zerstörten Gewebe aus, aber auch durch nicht vollwertigen Ersatz durch anderes Gewebe oder durch Metaplasie — weiter die gewebliche Ausfüllung und Umwandlung *(organisatio)* durch Bildung von Granulationsgewebe, und durch andere organisatorische Vorgänge, wie die narbige Schrumpfung des Gewebes. Als letzte Stufen der einfachen Wundheilung lassen sich die Vorgänge der Anpassung *(accommodatio)* und des Ausgleiches *(compensatio)* ansehen. Dieser *einfachen Wundheilung* läßt sich die *durch Entzündungsvorgänge u. a. gestörte Wundheilung* entgegenstellen (DIETRICH).

Ein besonderes Gebiet ist das der *Brandwunden* sowie das der durch Zellgifte *chemisch gesetzten Wunden.* Letzten Endes können die örtlichen Wundvorgänge von allgemeinen Symptomen begleitet sein, wobei hauptsächlich an die Resorption der Wundgifte, Bakterientoxine u. a. erinnert sei; im Gegensatz dazu wird die Wundheilung auch vom Gesamtkörper aus weitgehend beeinflußt. Aus diesen allgemeinen Darlegungen ergibt sich die Einteilung des Stoffes.

b) Die einfache Wundheilung..

Die Wundheilung stellt einen sehr komplexen Vorgang dar, der für das naturwissenschaftliche Verständnis — wie alle komplexen Vorgänge in der lebenden Natur — in seine Teilvorgänge aufgelöst werden muß. Es hat sich nämlich erwiesen, daß solche Teilvorgänge besonders leicht durch chemische Stoffe beschleunigt oder verlangsamt werden können, und daß man auf diesem Umwege dann häufig auch den Gesamtablauf der Wundheilung beherrschen kann.

Mißt man nach CARRELL von Tag zu Tag die Wundfläche von tiefreichenden, nicht allein das oberflächliche Epithel betreffenden Wunden, so läßt sich feststellen, daß die Wundheilung von einem bestimmten Stadium ab — sofern sie ungestört verläuft, — entsprechend einer mathematischen Formel vor sich geht, so daß man die Verkleinerung der Wundfläche im voraus berechnen kann. Alle Störungen der Wundheilung müssen sich dann in Veränderungen des Kurvenablaufs bemerkbar machen.

Zur Wundheilung gehören bestimmte mechanische Vorbedingungen: Das Inruhelassen der Wunde nach Ruhigstellung ist bekanntlich oberster Leitsatz bei jeder rationellen Wundbehandlung. Ruhigstellung ist auch notwendig, weil sich z. B. durch Massage des geschädigten Gewebes im Tierexperiment Reflexe auslösen lassen, die gefährlichen Kreislaufkollaps zur Folge haben. Dem dienen die mechanischen Maßnahmen zur Ruhigstellung des Gewebes und der Gewebsspalten, wie *fixierende Verbände und Schienung, Zinkleimverbände* und Gipsverbände, das Ankleben von Verbandstoffen mit Mastisol oder Pflaster, sowie unter anderem das Verfahren der *steilen Hochlagerung* zur gleichzeitigen Verbesserung der örtlichen Zirkulation (s. S. 115). *Elastische Binden* verhindern durch äußeren Druck die Transsudation von Blutplasma durch die Capillar-wand, beeinflussen daher ödematöse Vorgänge mit deren Folgeerscheinungen (s. S. 115). Sie wirken auf thrombotische Vorgänge in tieferen Schichten und können im Kollaps der abnormen Blutverteilung entgegenwirken. Das Anlegen von Verbänden und viele andere chirurgische Handgriffe beruhen bis heute auf reiner Empirie. Vorbedingung für eine wissenschaftliche Beurteilung solcher Methoden wäre insbesondere die Kenntnis der Temperaturverhältnisse (s. S. 213) und der Sauerstoffversorgung des Gewebes (s. S. 295).

Diese Faktoren lassen sich offensichtlich besonders gut beherrschen durch *Feucht-*, insbesondere *Dunstverbände*, die bei künstlich gesetzten Wunden eine überraschend gute Heilungstendenz ergaben, insbesondere zur Erhaltung von Gewebsinseln führten, die ohne solche Verbände nekrotisch wurden (Baron). Die Effekte gehen aus vom *Bindegewebe*, das unter der Einwirkung feuchter Verbände Histiocyten mobilisiert, die in die Infektions- und Nekrotisierungsvorgänge eingreifen (Masuda).

Dem *mechanischen Wundschutz* dient eine Reihe chemischer Stoffe, die kurz erwähnt seien. *Collodium* stellt eine rund 4%ige feuergefährliche Lösung von Cellulosenitraten (Schießbaumwolle) in weingeisthaltigem Äther dar. Auf die trockene Haut gestrichen, bildet diese einen festhaftenden, firnisartigen Überzug, der infolge Schrumpfung ein Zusammenziehen der Wundränder zur Folge hat, und gleichzeitig blutungsstillend und gewebskomprimierend wirkt. Bei sezernierenden Wunden wird der Abfluß der Sekrete verhindert. Ringförmige Umpinselungen z. B. des Fingers sind zu vermeiden. *Collodium elasticum* (mit Zusatz von Ricinusöl) bildet einen weniger leicht zerbrechbaren Film, der auch das Gewebe weniger komprimiert.

Gereinigte Baumwolle, Gossypium depuratum oder *Verbandswatte* stellt die peinlichst entfetteten Samenhaare von Gossypiumarten dar. Die offizinelle Verbandswatte saugt das 10,5fache ihres Gewichtes an Blutserum auf und übertrifft dadurch Holzwollwatte, Mull u. a. In Form des sog. *Tampons* dient sie als Trägerin von Arzneistoffen.

Hier ist auch das *chirurgische Nahtgut* zu erwähnen; das früher viel verwendete *Catgut* führt zu lang anhaltenden entzündlichen Reaktionen mit Nekrosen des Gewebes. Nicht resorbierbares Nahtgut, wie *Baumwolle, Seide, Draht, Nylonfaser* verhält sich neutral.

Calcium sulfuricum ustum, gebrannter Gips, bildet beim Mischen mit der Hälfte seines Gewichtes an Wasser eine in etwa 10 Minuten erhärtende Masse. In gebranntem Gips sind nämlich leicht wasserlösliche Anhydrite vorhanden, die sich beim Anrühren mit Wasser lösen, dann aber in das schwerer lösliche Dihydrat ($CaSO_4 + 2H_2O$) übergehen. Dieses krystallisiert aus in langen Nadeln, die sich verfilzen und in eine steinartige Masse übergehen. Zusatz von 5% Glycerin verlangsamt das Erstarren auf etwa 1 Stunde, Zusatz von Natriumsilikat (Wasserglas) beschleunigt es. Gipsreste werden von der Haut mit mäßig konzentrierter Kochsalzlösung entfernt.

Zum obigen Zwecke werden aber auch *Salbenverbände* angewandt, die durch Abhalten mechanischer Reize von der Oberfläche der Wunde das Auftreten reflektorischer Gefäßspasmen beeinflussen, unter Umständen auch durch mechanische Pufferwirkung das Aneinanderstoßen der Wundränder und Wundborken untereinander und mit den Verbandstoffen verhindern. An sich ist hierzu jede „indifferente" und sterile Salbengrundlage geeignet. In der Praxis arbeitet man hauptsächlich mit sterilem Vaselin, 2—10%igem Borvaselin, daneben auch mit Lebertransalbe und für kürzere Zeit auch mit Zinkpaste. Die letztere dient auch zum Abdecken der Wundränder gegen abfließende Wundsekrete.

Ein weiterer wichtiger Vorzug des Salbenverbandes ist die Erleichterung des Verbandwechsels, das Vermeiden der Borkenbildung. Bei einem Wechsel der Salben sieht man häufig bessere Wirkungen. Der wichtigste Nachteil besteht in der Unübersichtlichkeit des Wundbettes — ausgenommen bei flachen übersichtlichen Wunden — und gelegentlich in der Retention infektiöser und zersetzter Massen, die eine örtliche Reizwirkung entfalten. Auch kann eine Anaerobierinfektion begünstigt werden. *Feuchte Verbände* haben unter Umständen erhebliche Vorteile (s. S. 137).

Zur mechanischen Ruhigstellung der Wunde gehört zur Ergänzung der eigentlichen Wundbehandlung auch die geeignete *Patientenbehandlung*, die zum Ziele haben muß, das Sich-Hin-und-Herwerfen des Patienten nach Möglichkeit einzuschränken, und zwar durch *richtige Lagerung* des Patienten, durch *Schmerzbekämpfung*, auch durch Verordnen von Schlafmitteln und Opiaten (S. 214). Andererseits soll schon an dieser Stelle auf die Diätetik hingewiesen werden.

Die heutige Medizin kennt eine große Reihe von Arzneimitteln, durch die eine *chemische Beeinflussung der einfachen Wundheilung* ermöglicht wird. Zu den unumgänglichen Vorbedingungen eines für solche Zwecke verwendeten Stoffes hat zu gehören, daß die Vorgänge der *resorptio* und *remotio* zum mindesten völlig intakt bleiben, nach Möglichkeit aber gesteigert werden. Jede Therapie sollte ja letzten Endes die Mitarbeit des lebenden Körpers möglichst wenig stören. Die meisten Wundheilstoffe, die sich einer allgemeineren Zustimmung, auch vielleicht einer ehrwürdigen Tradition erfreuen, lassen — abgesehen von ihrer Hauptwirkung — die Vorgänge des Einwanderns von Leukocyten und der Phagocytose intakt oder beeinflussen sie im günstigen

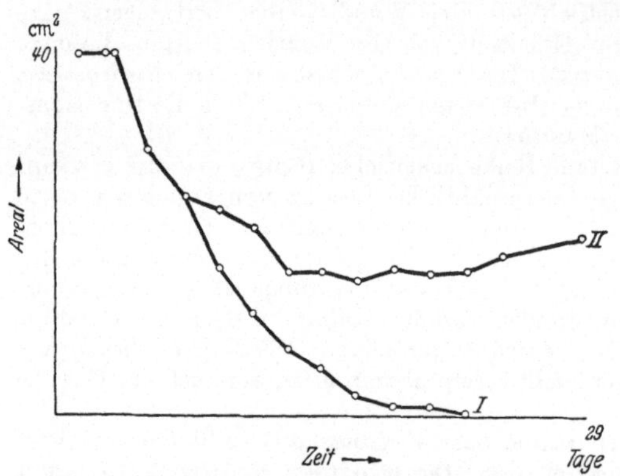

Abb. 37. Patient 25 Jahre. Schußwunde im Rücken. Die untere Kurve I entspricht dem Wundareal. Die obere Kurve II entspricht dem Wundareal plus neugebildetem Epithel. Die Entfernung zwischen den Kurven entspricht der Narbe. Man sieht hier das wohlbekannte Phänomen, daß die Narbe sich zu erweitern anfängt, noch bevor die Wundheilung abgeschlossen ist, und daß sich diese Erweiterung noch eine Zeitlang fortsetzt.
[Nach CARRELL u. HARTMANN: J. of exper. Med. 1916.]

Sinne. Dazu zählen die *Wundbalsame* (besonders Perubalsam und Myrrhe) und viele ätherische Öle, die verschiedenen Teerarten, die *Jodtinktur* und die jodhaltigen Wundpuder *(Jodoform, Isoform, Vioform)*, bei denen eine besonders starke Leukocytose und eine gesteigerte Freßtätigkeit der Leukocyten festgestellt werden kann, auch der *Alkohol* soll hierher zu rechnen sein (v. GAZA). Dieser Regel folgen auch die modernen *Sulfonamide* bei örtlicher Anwendung (s. dort); in all diesen Fällen mit Ausnahme von Alkohol sind etwaige Allergien zu berücksichtigen (s. S. 148).

Auf der anderen Seite wird man ausgesprochene Protoplasmagifte, wie Chinin und seine Abkömmlinge Vucin und Eucupin, sowie alle hypertonischen und hypotonischen Lösungen, nach denen eine Lähmung der Leukocyten und eine Hemmung der Phagocytose beobachtet wird, nicht günstig beurteilen, wenn auch bis heute durchaus ungeklärt ist, ob ein künstliches massenhaftes Hervorlocken von Leukocyten in das Wundgebiet, wie es mit bestimmten Stoffen erreicht werden kann, den Vorgang der einfachen oder gestörten Wundheilung irgendwie im günstigen Sinne beeinflußt.

Die *Vorgänge der Regeneration* werden nach neuen Forschungen hauptsächlich durch die Wundhormone gesteuert. Unter diesen sind die von den Lymphocyten gebildeten, von CARRELL u. a. studierten und von ALBERT FISCHER in weitgehend gereinigter Form dargestellten *Trephone* am besten bekannt und haben ihre Wirkung bei bestimmten Formen der verzögerten Wundheilung bereits erwiesen. Auch synthetische Stoffe fördern, wie z. B. *Scharlachrot* und besonders das ungiftige *Pellidol*, die Epithelisierung der Wunde (s. S. 532).

Daß die Regenerationsvorgänge wie jedes Wachstum auch der Vitamine bedürfen, ist unumstritten. Bei starkem Vitaminmangel wird man auch Störungen der Regenerationsvorgänge erwarten dürfen. Es gibt Vitamine, die nicht nur vom Magen-Darmkanal aus, sondern auch durch das Wundbett resorbiert werden. Es ist indessen durchaus fraglich, ob bei genügender Vitaminsättigung des Körpers irgendeine örtliche Wirkung der Vitamine auftritt, oder ob diese, von der Wunde her resorbiert, stärker auf die Wundheilungsvorgänge wirken als nach peroraler Zufuhr.

Die Ausfüllung des Wundbettes mit Granulationen ist die wichtigste Form der *Organisation*. Störungen der Granulationsbildung sind nicht selten. Sofern nicht mechanische Ursachen vorliegen, die nur durch chirurgischen Eingriff zu beseitigen sind (Fremdkörper, nekrotische Gewebspartien, Verhaltung von Wundsekreten u. a.), läßt sich die Granulationsbildung mit Hilfe bestimmter Arzneistoffe verbessern. Eine *granulationsfördernde Wirkung* von bestimmten Balsamen ist unzweifelhaft seit alter Zeit beobachtet worden.

Balsamum peruvianum (Perubalsam), eine dunkelbraune, zähe Flüssigkeit von an Vanille erinnerndem Geruch, wird an der Costa del Balsamo (San Salvador) gewonnen.

Im Tierexperiment entfaltet er bei sonst tödlich verlaufender Erdinfektion einer künstlich gesetzten Wunde innerhalb der ersten Stunden nach der Infektion eine lebensrettende Wirkung, und zwar auch unter besonders erschwerten Umständen, wie z. B. bei zugenähter Wunde. Er ist allerdings in dieser Hinsicht nicht ganz so wirksam wie Jodtinktur, Jodoform oder Vioform (CONRAD BRUNNER). Perubalsam wird von der gesunden Haut, z. B. in 10%iger Salbe, im allgemeinen gut vertragen. Auf Wunden entfaltet er gleichzeitig eine milde Reizwirkung und wird verwendet zur Anregung von schlaffen und schmutzig belegten Wundgranulationen, wie bei schlecht heilendem Ulcus cruris (25%ige Lanolinsalbe). Er wird auch bei Decubitus angewandt (3%ige Salbe).

Perubalsam ist ein bewährtes Mittel gegen *Scabies*, und zwar durch seinen Gehalt an *Benzylbenzoat*. Eine 20%ige Emulsion von Benzylbenzoat wird nach vorhergehendem heißem Bad mit Pinsel auf die Haut aufgetragen vom Kopf bis zu den Fußsohlen (GRAHAM). Ein nahezu sicherer Erfolg wird dem Verfahren nachgesagt. Eine geeignete Zubereitung ist auch als Peruol im Handel. Ähnliche Effekte erzielt man mit einer geeigneten Handelsform von *Benzoesäuremethylester*.

Toxische Nebenwirkungen. Bei der Scabiesbehandlung kann durch Kratzeffekte eine Beschleunigung der Resorption erfolgen. Nach hohen Dosen sind dann schwere zentrale Störungen (Narkose, Lähmung des Atmungszentrums) sowie Nierenreizung gesehen worden.

Gelegentlich führt Perubalsam zu *allergischen Reaktionen*. Er beträgt sich in dieser Hinsicht wie viele andere ätherische Öle (Thymian-, Lorbeer-, Lavendel-, Bergamottöl u. a.). Die letzteren sind bekanntlich häufiger in sog. Schönheitsmitteln enthalten, Bergamottöl z. B. in Kölnisch Wasser. Dieses ist gleichzeitig ein Sensibilisator für ultraviolette Strahlen und im Sonnenlicht kann so die sog. BERLOQUEsche Krankheit entstehen.

Myrrhe wird als zunächst weißer, an der Luft hart werdender Saft aus verschiedenen orientalischen Bäumen gewonnen und wirkt desinfizierend und desodorierend. Als Tinctura Myrrhae allein oder besser in Mischung mit Tinctura Ratanhiae wird sie zum Pinseln des entzündeten oder blutenden Zahnfleisches benutzt, auch bei Quecksilberstomatitis. Myrrhe besitzt ausgesprochene gewebsfreundliche Eigenschaften und ist in letzter Zeit wieder in Wundbalsamen verwendet worden, da es ähnlich wie Perubalsam nicht nur *desinfizierend*, sondern auch *granulationsfördernd* wirkt.

Rp. Tincturae Myrrhae
   Tincturae Tormentillae āā 15,0
   Olei Menthae pip. gtts. VIII
  D.S. 30 Tropfen auf 1 Glas Wasser zum Mundspülen.

Neuere Arbeiten auf diesem Gebiete haben den Nachweis erbracht, daß den Doppelbindungen in organischen Stoffen häufiger eine granulationsfördernde Wirkung zukommt, wie z. B. dem *Vitamin A, den ungesättigten Fettsäuren* des Lebertrans und auch dem in der *Granugen*paste enthaltenen ungesättigten Kohlenwasserstoff. Granulationsfördernd wirken auch *Pektine*.

Über die besonderen Vorgänge der *Wundschrumpfung* sowie über *Narbenbildung* und *Schutzpigmentbildung* ist in pharmakologischer Hinsicht noch wenig Genaues bekannt. Was die Beeinflussung der Nerven im Wundbezirk angeht, so sei auf Anästhesin, Cocain und Pantocain verwiesen (s. S. 238).

c) Die durch Entzündungsvorgänge gestörte Wundheilung.

Die wichtigste Störung der einfachen Wundheilung besteht im Auftreten einer *Wundinfektion.* Diese erfolgt hauptsächlich durch Staphylokokken und Streptokokken, daneben durch die gefürchteten Gasödembacillen, durch Bact. pyocyaneum, selten durch Bact. subtilis und Bact. Diphtheriae. Bei Verschmutzung vom Darm her sind die Erreger häufig Penicillin-resistent (s. S. 565). *Chirurgische Sauberkeit* ist neben der Ruhigstellung (s. S. 115) die dringendste Forderung der Wundversorgung.

Zur Bekämpfung von Wundinfektionen sind neben der chirurgischen Behandlung viele Verfahren angewandt worden. Das einfachste, aber wohl wenig wirksame Prinzip ist die Anwendung der **Adsorptionstherapie,** z. B. in Form von *Carbo medicinalis* oder Bolus alba, die eine Adsorption von lebenden Bakterien und Bakterientoxinen sowie von entzündungserregenden Wundsekreten bewirken soll. Adsorptive Wirkungen haben auch die unlöslichen Wismutsalze, wie Bismutum subnitricum, Bismutum subgallicum u. a., sowie das Jodoform, Vioform und andere jodhaltige Wundpulver, abgesehen von ihrer Hauptwirkung (s. S. 510).

Ein anderer, oft versuchter Weg der Reinigung der Wunde ist das Hervorlocken eines Flüssigkeitsstromes aus der Wundfläche mit Hilfe von **osmotisch wirksamen Stoffen.** Auf diese Weise sollen Bakterien und Bakteriengifte mechanisch abgespült werden, unter gleichzeitiger Anregung der Durchblutung, wobei die örtlichen Abwehrvorgänge gesteigert werden, sowie unter Loslösung nekrotischer Wundpartien. Verwendet werden Pulvermischungen, die *Mineralsalze* (Kochsalz, Magnesiumchlorid, Calciumchlorid u. a.), *Harnstoff, Traubenzucker* und andere Zuckerarten, z. B. auch in Form der Honigsalbe und Traubenzuckersalbe, enthalten, sowie die gleichen Stoffe in konzentrierten Lösungen. Da alle hypertonischen Lösungen Schmerzen hervorrufen, werden gewöhnlich kleine Mengen örtlich betäubender Stoffe zugesetzt (z. B. Novocain, Methylenblau, Anästhesin u. a.).

Im Weltkrieg haben amerikanische Chirurgen beobachtet, daß infizierte, mit nekrotischem Material angefüllte Wunden besser heilen, wenn sie von Fliegenmaden befallen werden, eine Beobachtung, die übrigens schon bei der Belagerung von Akkon 1804 durch den großen französischen Chirurgen LARREY gemacht worden war. Nach der ursprünglichen Annahme sollten diese Maden durch ihre Freßtätigkeit die Reinigung der Wunde fördern. Später indessen stellte sich heraus, daß auch Extrakte dieser Maden gut wirken, und als wichtigster Bestandteil solcher Extrakte erwies sich das Allantoin, aus dem sich in der Wunde rasch Harnstoff bildet. Das Verfahren ist besonders zur Behandlung der Osteomyelitis empfohlen worden.

Harnstoff besitzt in höher konzentrierten Lösungen — abgesehen von der osmotischen Wirkung, die den Säftestrom aus der Wunde hervorlockt — eiweißlösende Eigenschaften. Bis herunter zur 20%igen bzw. 15%igen Lösung treten auch desinfizierende bzw. antiseptische Wirkungen auf, so daß harnstoffhaltige Wundpulver wie Cutren wissenschaftlich durchaus begründet scheinen zur Reinigung von Wunden; nach der Reinigung sind sie indessen überflüssig, ja schädlich infolge Verzögerung der Regenerationsvorgänge.

Mit den hypertonischen Lösungen ist bereits das Gebiet der *entzündungserregenden und entzündungsverstärkenden Verfahren* betreten worden. In diesem Sinne wirkten die früher gebräuchlichen, auch heute noch gelegentlich durchgeführten heroischen Eingriffe, wie Gebrauch des Glüheisens, Anwendung von heißem Öl und Ätzmitteln. Man erreichte dadurch vielleicht eine partielle Abtötung der eingeschleppten Bakterien.

Hauptsächlich aber entwickelte sich eine intensive, örtlich begrenzte Entzündung, die, wie wir heute wissen, sich wie ein Wall, in dem die natürlichen Abwehrvorgänge gesteigert sind, den eindringenden Bakterien entgegensetzen kann. Bei den früheren Verfahren indessen wurde dieser Vorteil völlig aufgehoben durch die künstlich erzeugten nekrotischen Gewebspartien, wodurch jede Infektion bösartiger wird. Dagegen entwickelte sich möglicherweise bei diesen alten Verfahren rascher eine Demarkationsgrenze gegen das infizierte Gewebe.

Entzündungserregende Verfahren können im Stadium der Hyperämie und Exsudation die Wundreaktion fördern und dadurch eine schnellere Wundsäuberung bewirken. Sie können aber auch während der akuten Vorgänge die Tendenz zur Gewebseinschmelzung noch verschlimmern. Sie können dagegen bei allen chronischen Entzündungen und Eiterungen eine nutritive, heilsame Reizung herbeiführen. Angewendet werden zur Zeit insbesondere *entzündungserregende Desinfektionsmittel* (s. S. 501). Zur Behandlung von Wundfisteln und ähnlichem werden auch hypertonische Heilquellen und Mutterlaugen wie die von Kreuznach oder Heidelberg örtlich angewandt. Hierher gehört aber auch die Bestrahlung der Wunde bei mangelnder Heilungstendenz mit natürlichem *Sonnenlicht* und mit künstlicher *Höhensonne*, daneben mit *Röntgen-* oder *Rotlicht*. Hier sei auch an die *Reizkörpertherapie* erinnert, die eine Herdreaktion auslösen kann (s. S. 146).

Wunddesinfektionsmittel. Diese dienen einer gewissen örtlichen Beeinflussung von Wundinfektionen, wobei man annehmen darf, daß sie im allgemeinen stärker wirken als Adsorptionstherapie oder osmotische Therapie.

An erster Stelle sei hier die Verwendung reichlicher Mengen von Wasserstoffsuperoxyd (3%) zur Unterstützung der chirurgischen Wundtoilette bei stark verschmutzten und zerfetzten Wunden erwähnt (s. S. 503). Dem gleichen Zwecke dienen auch die bewährte *Jodtinktur* und jodhaltige Wundpulver (s. S. 508).

Man macht auch Gebrauch von noch stärker entzündungserregenden Desinfektionsmitteln. Zu diesen sind zu rechnen die *Quecksilbersalze*, besonders in Form der *roten Quecksilbersalbe* (s. S. 513), *Argentum nitricum*, besonders in Form des Höllensteinstiftes und der Langenbeckschen Schwarzen Salbe (s. S. 515) u. a. Sie fördern gleichzeitig — abgesehen von ihrer Desinfektionswirkung — im Stadium der Hyperämie und Exsudation die Wundreaktion. Rote Quecksilbersalbe dient auch neben desinfizierenden Bädern als Schutz gegen Furunkelbildung durch abfließenden Eiter.

Bei allen infizierten Wunden muß eine *vorzeitige Wundschließung* durchaus vermieden werden. Das erfolgt hauptsächlich durch mechanische Maßnahmen (Einlegen von Verbandstreifen, Drainrohr u. a.). Man kann aber auch eine vorzeitige Verklebung und Verschorfung durch feuchte Umschläge verhindern, wie z. B. bei Leichtmetallverletzungen in Gewerbebetrieben. Man erreicht das z. B. mit Umschlägen von Rivanollösung 1:1000 unter Zusatz von 3%igem Wasserstoffsuperoxyd im Verhältnis 3:1. Dem gleichen Zweck dient in anderen technischen Betrieben bei solchen Verletzungen — sofern Entzündungserscheinungen vorliegen — der Alkohol-Glycerinverband (zur Hälfte Glycerin und 60%iger Alkohol).

Seitdem CARRELL die Chlorbehandlung der Wunde als gewebsfreundliches, d. h. auch die Regenerationsvorgänge nicht schädigendes Verfahren naturwissenschaftlich begründete und für die Praxis empfahl, hat sich immer klarer herausgestellt, daß die moderne Entwicklung in Richtung solcher gewebsfreundlicher Desinfektionsmittel geht.

Es hat sich weiter ergeben, daß z. B. schon durch 2%ige essigsaure Tonerdelösung, durch 3%ige Carbolsäure-, 1⁰/₀₀ige Sublimat- und sogar durch 0,6%ige Kochsalzlösung die Wundzelle geschädigt wird (v. EICKEN). Das gleiche ist bei Anwendung von Zinksalbe nachzuweisen (BARON).

Als gewebsfreundliches Verfahren hat sich vor allem die *Penicillinbehandlung* bewährt (s. S. 565); daneben ist in erster Linie zu erwähnen die Behandlung mit Chlorpräparaten (DAKINsche Lösung, Chloramin u. a.). Da das freie Chlor sich rasch mit den Eiweißkörpern umsetzt, so ist eine Dauerbehandlung notwendig, entweder durch häufigen Wechsel der Umschläge oder durch Dauerberieselung. In anderen Ländern wird besonders für die Nacht auch eine 10%ige Dichloramin-Öllösung empfohlen, aus der der wirksame Stoff langsam herausdiffundiert (s. S. 506).

Nach Vorversuchen mit den Chininabkömmlingen *Vucin* und *Eucupin* hat auch das Desinfektionsmittel *Rivanol* (s. S. 531) als besonders gewebsfreundlich zu gelten. Im Gegensatz zu ähnlichen, nicht ganz gewebsindifferenten Mitteln wie Trypaflavin ist früher das Rivanol in 1⁰/₀₀iger Lösung unter Zusatz von Novocain ($^1/_4$—$^1/_2$%) sogar in das Gewebe injiziert worden; andere weniger verwendete gewebsfreundliche Mittel sind *Mercurochrom* (1%ig) und *Pyoctanin* (1%ig), daneben Chinosol (s. S. 510), z. B. in Lösung 1:1000—1:2000 zur Behandlung der Wunddiphtherie. Auch *Jodoform* wird vom Gewebe gut vertragen, und wird wegen seiner austrocknenden und lang anhaltenden Wirkung vielfach als Wunddesinfektionsmittel verwendet, wobei aber seine Allgemeingiftigkeit zu berücksichtigen ist (s. S. 509).

Die Wirkung der *Sulfonamide* ist auch heute noch umstritten (s. S. 553). Besonders ist zu bedenken, daß durch vorhandene Gewebsnekrosen die Wirksamkeit solcher Stoffe bei Anaerobierinfektion aufgehoben wird (KIRSCHNER). Überhaupt halten viele Chirurgen zur Zeit noch die örtliche abortive Wundantisepsis für völlig entbehrlich, da die Wunden, rein physikalisch behandelt, ebenso gut heilen sollen und auch bei Anwendung der Sulfonamide chirurgisch behandelt werden müssen, z. B. mit breiter Wundspaltung, Entfernung des nekrotischen Gewebes, Eröffnung aller Buchten bis zur Tiefe u. a. Ohne solche chirurgische Wundversorgung können Sulfonamide gefährlich sein, ja, die dann zu erwartenden Komplikationen können durch die antipyretische Wirkung dieser Stoffe noch verschleiert werden (Kontrolle der Blutbilder!). Betr. Prophylaxe der Allgemeininfektion s. S. 563.

Noch ein weiteres chemotherapeutisches Agens wird in neuerer Zeit bei örtlicher Infektion empfohlen, nämlich das *Atebrin* in 5—10%iger Lösung zum Umspritzen der Haut-Leishmaniose (Orientbeule).

d) Brandwunden.

Die charakteristische Eigenschaft der Brandwunden ist die einer leicht infektionsfähigen Wunde mit einer mehr oder weniger starken Wundsekretion.

Wundsekrete können durchaus begrüßenswert sein, ja sogar eine Heilwirkung besitzen. Sie können andererseits zu gefährlichen *Eiweißverlusten* (s. S. 32), Flüssigkeitsverlusten (s. S. 483) und Kochsalzverlusten (s. S. 26) führen; sie können verhindern, daß Medikamente auf der Wunde zur Wirkung kommen. Die Eindämmung der Wundsekretion könnte so den Ablauf des Heilungsvorganges beeinflussen.

Bei schweren Brandverletzungen sind noch weitere *Allgemeinschädigungen* des Körpers zu berücksichtigen, nämlich

1. der psychische Schock (s. S. 214), hier gewöhnlich von kurzer Dauer,

2. der sekundäre Schock (s. S. 306); er wird besonders gefährlich durch Transsudation von Plasma und Blut in die verbrannten Gliedmaßen und die inneren Organe, das Auftreten von Entzündungsvorgängen in Gehirn, Niere, Nebenniere, *Herzmuskel* und anderswo; erst nach 36—48 Stunden soll die Schockgefahr überwunden sein. Er wird verstärkt durch Narkose mit Äther, gehemmt durch Barbitursäuren.

3. Es ist weiter zu berücksichtigen das Stadium der *Infektionsgefahr* und damit der Sepsis; hierzu wird neuerdings das sofortige Bedecken der Wunde mit sterilen Tüchern als Notmaßnahme vorgeschlagen. Neuerdings wird auch auf die Gefahr der Rückresorption der gewaltigen, in die Organe abgeströmten Plasmamengen aufmerksam gemacht, die unter Umständen nach etwa 3 Tagen zu einer schweren Belastung des *Kreislaufs* (Lungenödem) und der Niere führen. Zuletzt ist in schwersten Fällen die Gefahr der *Hämoglobinurie* und *Anämie* zu bedenken, entstehend durch eine erhöhte Fragilität der überlebenden roten Blutkörperchen; sie erfordern u. U. Blutübertragung.

4. *Parenterale Ernährung* und ausgiebige *Epithelübertragungen* erweisen sich häufig als notwendig. Betr. Tetanustoxin s. S. 156.

Die Behandlung solcher Brandwunden, die durch irreversible Eiweißfällung (1.—3. Grad) oder durch Verkohlung (4. Grad) entstehen, erfolgte früher auf volkstümlichem Wege mit Hilfe von Ölen irgendwelcher Art oder mit sog. Brandsalben, -ölen, -pudern, -binden, die als wirksame Stoffe die antibullösen Fette und Öle neben Kalk, Kreide, Wismutsalzen u. a. enthielten. Besonders wichtig ist darunter das *Brandliniment, Linimentum Calcariae,* das jedesmal in der Apotheke frisch bereitet werden muß, sowie *Wismutbrandbinden,* die auch heute noch vielfach in den Vordergrund gestellt werden als provisorische Verbände, da anschließend vom Chirurgen jedes beliebige, ihm richtig scheinende Behandlungsverfahren durchgeführt werden kann. Noch einfacher als Sofortbehandlung ist das Bedecken der Wunde mit sterilen Tüchern oder mit steriler Vaselingaze, denn die größte Gefahr der obigen Methoden ist die eingeschleppte Infektion, daher u. U. die vorherige gründliche Reinigung mit Seifenwasser und Berieselung mit physiologischer Kochsalzlösung sowie die örtliche und allgemeine Anwendung der *Antibiotica.* Eine Brandsalbe für die Kinderpraxis mit gleichzeitiger Kühlwirkung ist die folgende:

Rp. Zinc. oxyd. 5,0
  Aq. Calcariae 20,0
  Adip. Lanae, Vaselini āā ad 100,0
  M.D.S. Brandsalbe. NB. Nicht bei schwerer Brandverletzung!

Ein Fortschritt auf diesem Gebiet der örtlichen Behandlung — sofern das Prinzip der chirurgischen Sauberkeit (s. S. 140) und der Ruhigstellung der Wunde (s. S. 136) beachtet wird, erfolgte durch zwei verschiedene neuartige Verfahren:

Vorversuche anderer Autoren hatten gezeigt, daß man durch *gerbende Stoffe* eine Verminderung der Wundsekretion erzielen kann. Das älteste derartige Verfahren ist die von BILLROTH angewandte Behandlung mit *Argentum nitricum,* das noch heute in Brandsalben verwendet wird. Wichtiger war die Einführung der *Pikrinsäure* ($\frac{1}{2}$ %ig zu Aufschlägen), die indessen zwar oberflächliche Gerbung auch der freiliegenden Nervenendigungen zur Folge hat, infolgedessen eine rasche Schmerzlosigkeit bewirkt; die entstehenden Gerbhäute sind aber nicht fest genug. Eine Gerbwirkung besitzt auch der konzentrierte *Alkohol* (s. S. 204). Nach diesen Vorarbeiten wurde die *Tanninbehandlung* eingeführt (DAVIDSON).

Nach Reinigung der Wunde in Narkose oder Lokalanästhesie und eventuell nach Abtragen der Brandblasen — auch nach Anwendung des Bürstenverfahrens — läßt man jede halbe Stunde eine frisch hergestellte $2\frac{1}{2}$- oder 5%ige Tanninlösung durch Umschläge oder

Bäder auf die Brandwunde einwirken. Die Tanninlösung muß frisch hergestellt werden da solche wäßrigen Lösungen rasch altern und unwirksam werden.

Rp. Acidi tannici 5,0
    Solutionis Ringer (R. F.)[1] ad 100,0
    S. halbstündlich aufzutragen. — NB. 8—12mal.

Schon durch die erste Behandlung wird eine Gerbung der freiliegenden Nerven-endigungen und damit vollständige *Schmerzfreiheit* erzielt. Die Behandlung wird fortgesetzt, bis sich ein *oberflächliches festes Koagulum* gebildet hat, das ist nach etwa 4—6 Stunden der Fall; *damit ist die offene Wunde geschlossen.* Bis zum nächsten Tage hat sich dann eine feste *Wundborke* gebildet, so daß ein vollkommener Schutz der Wunde erzielt ist, wobei sich unter dem Schorf die Wundheilungsvorgänge ungestörter vollziehen können. Durch die Bildung der festen Koagulationsschicht, besonders in Kombination mit Argentum nitricum wird die Infektion weitgehend verhindert oder hinausgeschoben, obwohl die gelegentliche Infektion unter der künstlichen Wundborke, besonders bei Verbrennungen III. Grades besonders gefürchtet wird. Bei ausgedehnten Brandwunden erreicht man gleichzeitig ein Versiegen der *Eiweiß-, Wasser- und Kochsalzverluste* und eine *Fixierung der Wundgifte* im Koagulum. Nach Bildung des Koagulums wird der Patient sofort bewegungsfähig; man kann die Brandwunden ambulant ohne Verband an der offenen Luft ausheilen lassen mit geringer Narbenbildung und oft ohne Kontraktur.

Nachteil des Verfahrens ist die Infektion unter der künstlichen Wundborke, das starke Haften dieser Borke, die etwaige Zerstörung von Epithelinseln durch das wenig gewebs-freundliche Tannin, sowie bei Resorption größerer Tanninmengen das Auftreten herd-förmiger Lebernekrosen. Hierzu darf indessen nicht vergessen werden, daß die Mortalität unter 1369 Fällen von schwerer Brandverletzung ohne Tanninbehandlung 26,7%, in 1660 Fällen mit Tanninbehandlung 10,5% betrug (HARKINS). Eine sofortige Gerbung wird erzielt durch Nachbehandlung mit 10%iger Silbernitratlösung (BETTMANN). Die kombinierte Silbernitrat-Tanninbehandlung macht auch weniger Lebernekrosen.

Ähnlich wie Tannin wirkt ein 1%iger Spray von *Gentiana-Violett* (s. S. 531) schorf-bildend. Wesentlich langsamer — in Tagen — erfolgt die Schorfbildung unter feuchten Umschlägen mit Kaliumpermanganat (s. S. 504).

Auch bei nässenden Hautleiden ist eine Tanninbehandlung oft angezeigt ($^1/_2$—5%ige Lösung). Auch wirkt nach Abtragung der Brandblasen — nach unseren eigenen Versuchen — das folgende von SCHÖNFELD angegebene Liniment schorfbildend:

Rp. Acid. tannici 5,0
    Ol. Lini
    Aq. Calcis āā ad 100,0
    M.D.S. Brandliniment.

Ein weiterer Fortschritt auf diesem Gebiet erfolgte durch die Einführung der konsequenten *Salbenbehandlung* durch ORR und deren Weiterbildung durch LOEHR und KOCH (Druckverband). Das Prinzip dieser Behandlung ist das der völligen Ruhigstellung; beim Druckverband nach KOCH werden zusätzlich die gefährlichen Wundsekretionen vermieden; gleichzeitig wird durch *steriles Vaselin* oder gar durch Penicillinsalbe ein bakteriendichter Abschluß der Wunde herbei-geführt; Vaseline oder die LOEHRsche Salbenmischung sind auch gewebs-freundlicher als Tannin. Jedoch haben sich viele führende Chirurgen gegen die Salbenbehandlung von Brandwunden ausgesprochen.

Eine vergleichende Übersicht über die Vor- und Nachteile der verschiedenen Verfahren der Behandlung von Brandwunden zeigt die nachstehende Tabelle 3.

---

[1] R. F. = deutsche Rezept-Formeln.

Tabelle 3. Behandlung von Brandwunden.

Verfahren	Bei welchem Verbrennungsgrad anwendbar?	Örtlich analgetische Wirkung	Beeinflussung der örtlichen Bakterienflora	Verminderung der Resorption der Verbrennungsgifte	Hemmung der Wundexsudation	Abfluß der Wundsekrete aus der Tiefe	Ist Verband nötig?	Funktionelle und kosmetische Wirkung
1. Tannin[1]	2	+++	++	+	+++	—	Oft nicht notwendig	+
2. Steril. Vaseline u. Lebertransalbe .	1—3	+	—	—	—[2]	+	ja	+
3. Silberfolie nach Bürstenverfahren	2—(3)	+	++	+	—	+	ja	+
4. Absoluter Alkohol	1—2	+	++	+	+	+	Oft nicht notwendig	+
5. LinimentumCalcis	1—2	+	—	—	+	+	ja	+
6. Zinkpaste. . . .	2—(3)	+	+	—	—	+	ja	+
7. Wismutbrandbinde	1—3	Im Notfall zur 1. Hilfe			Bei ausgedehnten Verbrennungen genügt die örtliche Behandlung keineswegs. Hier treten die Verfahren der Allgemeinbehandlung (Bluttransfusion u. a.) in ihr Recht (s. S. 306)			

e) Chemische Verletzungen.

Was die *Behandlung chemischer Verletzungen* angeht, so sei besonders auf Säuren (s. S. 417) und Basen (s. S. 426) hingewiesen. Chemische Verletzungen werden in den ersten 24 Stunden mit feuchten Verbänden behandelt, nicht mit Salben oder Ölen; die Weiterbehandlung erfolgt wie bei Brandwunden. Die Behandlung der Schlangenbisse ist S. 158, die der Insektenstiche S. 159 geschildert.

Es sei zum Schluß erwähnt, daß im großen und ganzen gesehen die Partialvorgänge der Entzündung ununterbrochen auch in den Vorgang der Wundheilung hineinspielen können, so daß von antiphlogistischen Stoffen (Calciumsalzen, Adstringentien wie Zincum oxydatum, Kamillenpräparaten u. a.) auch bei der Wundbehandlung gelegentlich Gebrauch gemacht wird.

Auch das Wundgewebe gehorcht den Grundgesetzen des Lebens; die Wundheilung ist daher abhängig vom richtigen anorganischen Milieu der Zellen und der Säfte und vom Spiel der Vitamine, Fermente, Hormone.

Infektionskrankheiten wie Lues und Tuberkulose, der Diabetes, aber auch allgemeine Zirkulationsstörungen, hämorrhagische Diathese, kachektische Zustände, sogar allgemeine nervöse Zustände, Tabes, Syringomyelie, multiple Sklerose können zu charakteristischen Veränderungen des Granulationsgewebes führen. Auch örtliche Faktoren, besonders die Durchblutungsstörungen durch chronische Stauung und chronisches Ödem, durch Arteriosklerose und Arteriitis obliterans oder Schädigung des Wundgewebes durch Röntgen- oder Radiumbestrahlung, können die dort ablaufenden Regenerationsvorgänge tiefgreifend beeinflussen.

Gelegentlich kann es wichtiger sein, diese äußeren und inneren Lebensbedingungen in Ordnung zu bringen, als örtliche Maßnahmen zu ergreifen.

---

[1] Nicht bei ausgedehnten Brandwunden.
[2] Nur bei Druckverbänden nach KOCH.

4. Proteinkörpertherapie.

Unspezifische Reiztherapie. Die mit Zerfall von Körpereiweiß verbundene fiebererregende Wirkung von *Eiweißinjektionen* ist seit KREHL und MATTHES bekannt. Nach heutigem Wissen hat die parenterale Eiweißzufuhr eine schwere Erschütterung des gesamten Stoffwechsels zur Folge, die u. a. zu einer veränderten Empfindlichkeit gegen Gifte und Infektionen, sowie zu einer Veränderung der Immunitätslage führen kann: Man spricht daher von *unspezifischer Reiztherapie* und man nimmt an, daß bei der Injektion von artfremdem Eiweiß pharmakologisch aktive Stoffe entstehen (Frühgifte und Spätgifte), die diese Veränderungen bewirken.

Dem Prinzip der unspezifischen Reiztherapie wird eine große Reihe von Arzneistoffen zugeordnet (Eiweißpräparate wie Caseosan, Novoprotin, Omnadin, auch viele andere Stoffe neben ihrer spezifischen Wirkung wie Schwefel und schwefelhaltige Abbauprodukte der Haut [Detoxin], Bienengift und Bakteriengifte [Pyrifer]), besonders auch abgekochte Milch (2 bis 10 ccm i. m., 1—7 Injektionen je Woche) und Eigenblutbehandlung sowie viele physikalische Verfahren (Massage, Bädertherapie, Lichtbehandlung, Klimabehandlung, Diathermie u. a.), die ähnliche Reaktionen auslösen wie die Injektion von Eiweißkörpern. Auch viele andere Arzneistoffe und therapeutische Verfahren besitzen nebenher eine unspezifische Reizwirkung. Die dabei beobachteten Reaktionen sind örtlicher und allgemeiner Art.

Neben der örtlichen Wirkung an der Stelle der Injektion setzt eine *Herdreaktion* ein.

Das pathologisch veränderte Gewebe ist offensichtlich besonders empfindlich für den unspezifischen Reiz und antwortet mit akut entzündlichen Vorgängen. Diese Herdreaktion ist oft verbunden mit neu aufflammenden Schmerzen und anderen Funktionsstörungen. Der Zustand des Patienten scheint sich zeitweise zu verschlimmern. Bei bestimmten Krankheiten (bei chronischen entzündlichen Gelenkerkrankungen und Muskelrheumatismus, chronischen Adnexentzündungen, gonorrhoischen Nebenhodenentzündungen, auch bei einzelnen Hautkrankheiten, besonders chronischen Ekzemen, auch bei Augenkrankheiten) können durch eine solche Herdreaktion offensichtlich bessere Heilbedingungen geschaffen werden. Auffällig ist z. B. auch das Aufhören der Ulcusschmerzen nach Novoprotininjektionen.

Die *Allgemeinreaktion* kann sehr verschieden sein, je nach der Wahl des Eiweißstoffes. Sie äußert sich neben dem *Fieber* in einer auffälligen, lang anhaltenden Umstimmung von Versuchstieren, die infolge Gewöhnung an Morphium oder Heroin gleichzeitig unempfindlich gegen Cocain geworden sind und die nach Milchinjektion wieder die normale Empfindlichkeit aufweisen (AMSLER). Man spricht dann auch von *statischer Therapie.* Indessen können erhebliche Unterschiede auftreten, je nachdem die Injektion subcutan, intramuskulär oder intravenös gemacht wird. Man unterscheidet dann einzelne Wirkungsphasen, mit oft gegensätzlichen Wirkungsbildern. Daher bedeutet die unspezifische Reiztherapie in vielen Einzelfällen eine Art Lotteriespiel.

Dem entspricht der oft unsichere Erfolg der parenteralen Eiweißtherapie. So beobachtet man beim gleichen Kranken Fieber oder Fiebersenkung, die verschiedensten Reaktionen der Blutbildungsstätten, des vegetativen Nervensystems, der Entzündungs- und Entgiftungsvorgänge und andere Erscheinungen, deren therapeutische Bedeutung nicht übersehbar ist, wenn auch in der Regel bei einer solchen lang dauernden *Umstimmung* die Lebensvorgänge des Stoffwechsels, der Abwehr sowie der Heilung und Neubildung lebhafter als sonst ablaufen (H. H. MEYER).

Pyrifer besitzt eine besonders *sichere Fieberwirkung*. Es handelt sich um abgetötete Bakterien aus einem der Coligruppe nahestehenden, nicht pathogenen Bakterienstamme unter Zusatz von 0,5% Phenol. Pyrifer kann subcutan oder intramuskulär, nach HOFF am besten aber intravenös injiziert werden, wobei das Fieber nach jedesmaliger intravenöser Injektion 39° übersteigen soll. Man beobachtet in diesen Fieberzuständen ein ausgeprägtes Überwiegen des Sympathicus. Das Präparat ist in verschiedenen Stärken im Handel und wird in Form einer Kur angewandt. — Auch Schwefel in öliger Lösung löst starkes Fieber aus (s. S. 440), ebenso, wie leicht begreiflich, *Schwitzbäder*.

Für das Verständnis der Reiztherapie besonders wichtig ist die gelegentliche *Steigerung der Immunitätsvorgänge*, die in vielen Experimenten am Tier und in Beobachtungen am Menschen nachgewiesen wurde, und die wahrscheinlich mit einer erhöhten Tätigkeit des Retikuloendothels zusammenhängt. So wurden von den verschiedensten Autoren die folgenden Einzelbeobachtungen registriert: Vermehrte Phagocytose, Vermehrung von Opsoningehalt, von bactericider und trypanocider Wirkung, sowie Vermehrung der spezifischen Immunkörper wie Anstieg des Agglutinintiters.

Man sollte erwarten, daß mit dieser Verbesserung der Immunitätslage zwangsläufig eine erhöhte Resistenz gegen Infektion verbunden ist. Nur in wenigen Einzelfällen ist es indessen im Experiment gelungen, die Lebensaussichten der infizierten Versuchstiere zu verbessern.

5. Anaphylaxie und Allergie.

Injiziert man einem Meerschweinchen Pferdeserum, so wird nicht nur ein *unspezifischer Reiz* gesetzt, es findet vielmehr gleichzeitig eine *spezifische Sensibilisierung* statt gegenüber Pferdeserum. Wiederholt man nämlich die Injektion des zunächst völlig harmlosen Serums nach einem Intervall von 2—6 Wochen, so geht das Tier an einem anaphylaktischen Schock zugrunde. Das Serum anderer Tiere ist bei solchen gegen Pferdeserum überempfindlichen Meerschweinchen gänzlich unschädlich. Dieses Unterscheidungsvermögen des lebenden Organismus für Stoffe, die in chemischer Hinsicht oft völlig identisch scheinen, ist in bewundernswerter Weise entwickelt, so daß z. B. der Nachweis bestimmter Eiweißarten nur mit solchen biologischen Methoden erbracht werden kann.

Die *Sensibilisierung beim Menschen* erfolgt oft mit einer ähnlichen gesetzmäßigen Sicherheit wie im Tierexperiment. Als Beispiel sei die Sensibilisierung gegen die Blätter der Primula obconica angeführt. In den Versuchen von E. ROST und DANNENBERG wurde alle paar Tage ein Stückchen Primelblatt erst auf den einen, dann auf den anderen Vorderarm aufgelegt, und unter Uhrschälchen mit Leukoplast fixiert. Zunächst zeigte sich jedesmal nur eine leichte, juckende Hautrötung. Beim fünften Male indessen flammte die Entzündung plötzlich auf und ergriff nicht nur die zuletzt behandelte Stelle, sondern ebenso alle früheren, auch die auf dem anderen Arm. Hier sieht man auch die Spezifität solcher Sensibilisierung. Diese ist nämlich weniger leicht mit *Primula sinensis* zu erzielen, und gar nicht mit *Primula veris*. Weitere Beispiele sind die Nickelkrätze, die mit 100%iger Sicherheit die Nickelarbeiter erfaßt, falls keine Vorsichtsmaßnahmen angewendet werden. Getreidestaub, der eine Milbenart (Pediculoides ventricosus) enthielt, führte bei nahezu 100% der Betroffenen zu Asthmaanfällen. Die Ascaridenallergie findet sich bei rund 80% der untersuchten Ascaridenträger.

Oft sind beim Menschen *sehr geringe Mengen* nötig, um den Anfall auszulösen. Polleneiweiß als auslösendes Antigen bei Heufieber wirkt noch in einer Menge von $^1/_{1\,000\,000}$ mg. Bei Überempfindlichkeit gegen Fisch ist eine lebensgefährliche Reaktion beobachtet worden, als man einen Tropfen Fischleim in einen Hautritz brachte und sofort abwischte. Diese Gefahr muß besonders auch bei der Desensibilisierung beachtet werden. Als Beispiel sei der folgende Fall angeführt: 29jähriger, von mütterlicher Seite belasteter Mann, der von Asthma ergriffen wurde, wenn er in die Nähe von Pferden oder Mauleseln kam. Er starb beim Versuch der Desensibilisierung 10 Minuten nach der intravenösen Injektion von 1 Tropfen Pferdeserum (BOUGHTON).

Antigene. Als die auslösende Ursache der allergischen Reaktionen kommen in erster Linie *Eiweißstoffe* der verschiedensten Herkunft in Frage, solche *ektodermaler Herkunft* (Haare, Federn, Schuppen, Wolle, Pelze) oder *Nahrungsproteine* tierischer Herkunft (Eier, Fisch, Krebse, Muscheln, Krabben, Schnecken u. a.) und pflanzlicher Herkunft (Erdbeeren, Stachelbeeren, Bohnen, Erbsen, Tomaten u. a.), zuletzt Polleneiweiß, das mit dem Heufieber in Verbindung steht. Als Eiweißwirkungen sind vermutlich auch die Überempfindlichkeiten gegen Bakterien und tierische Gifte (Seidenwürmer, Milben) aufzufassen. Es gibt indessen eine große Reihe von Arzneistoffen und Giften, die keine Eiweißkörper sind, gegen die der Mensch überempfindlich werden kann, und bei denen sich typische Antigen-Antikörperreaktionen (z. B. durch Hauttest) entwickeln können. Zu den *Regelwirkungen* der Arzneistoffe können so die *Antigenwirkungen* treten. Von *Arzneistoffen* sind in dieser Hinsicht besonders unliebsam bekannt: *Jod* und *Jodverbindungen*, darunter *Jodoform*, die *Antipyretica*, besonders Pyramidon und Aspirin, die Schlafmittel, besonders aus der Reihe der *Barbitursäuren*, Lokalanaesthetica wie Novocain, weniger Cocain. Von *Alkaloiden* sind besonders *Morphin*, *Codein* und andere Opiate, weiter *Chinin* zu erwähnen; in anderen Ländern ist *Phenolphthalein* ein arger Sünder. Häufig wurden Allergien gegen *Quecksilbersalze* und *Arsenikalien* beschrieben. Von neuen Arneimitteln sind die *Sulfonamide*, *Penicillin*, die *Thioharnstoffpräparate*, die Abkömmlinge des Hydantoins (Nirvanol, Dilantin) zu erwähnen. Auf das gehäufte Vorkommen von allergischen Reaktionen in *technischen und Gewerbebetrieben* sei hingewiesen. So das Vorkommen der *Nickelkrätze*, die ähnlich auch nach Cadmium zur Beobachtung kommt, weiter die Überempfindlichkeit gegen die verschiedenen Holzarten, ätherische Öle (s. S. 525), Pflanzenextrakte wie Colophonium, gegen viele Pflanzen (Primeln, Bohnen, Spargel, Erdbeeren, Hopfen u. a.), gegen Hilfsmittel der Bäckerei wie *Persulfate*, aber auch gegen *Zucker*, Brotteig, Mehl, weiterhin z. B. in der Pelzfärberei gegen Ursol (Paraphenylendiamin).

Zum Verständnis der durch niedrigmolekulare Stoffe herbeigeführten Allergien sei angeführt, daß durch *Jodieren, Nitrieren, Diazotieren* von Eiweißkörpern chemospezifische Antigene entstehen. Es ist andererseits Aufgabe des Chemikers, diese unliebsamen Nebenwirkungen in verbesserten Produkten zu vermeiden; auf das Beispiel des *Propylthiouracils* (s. S. 74) und des Sulfapyrimidins (s. S. 559) sei hingewiesen.

Bei einzelnen Arzneistoffen wie Digitalisglykoside, Coffein, Äthylalkohol, Tribromäthylalkohol sind allergische Reaktionen äußerst selten oder unbekannt. Der Kreis der inkulpierten Stoffe erweitert sich indessen von Jahr zu Jahr.

Eine *Allergie* läßt sich besonders leicht durch *parenterale Zufuhr* des Antigens auslösen. Gelegentlich indessen entsteht die Überempfindlichkeit auch bei oraler Zufuhr, bei Einatmung und bei Kontakt mit der Haut. Wichtig ist, daß in vielen Fällen sog. unspezifische Faktoren an der Entstehung der Allergie beteiligt sind, wie Alkohol, Fette, Seifen u. a., durch die das Antigen in die Tiefe geschleppt wird. So gibt es Formen der Allergie gegen Krebse, Muscheln, Krabben, aber auch gegen chemische Stoffe, die nur dann in Erscheinung treten, wenn gleichzeitig mit dem Antigen starke Alkoholica genossen werden.

Weiterhin ist die Allergie abhängig vom *zeitlichen Abstand* zwischen den einzelnen Gaben des Antigens. Beim Kind tritt Allergie auf, wenn zwischen der 1. und 2. Gabe eines neuen Proteins mehr als 10 Tage vergehen. Dieses Intervall sollte auch bei vielen Arzneistoffen und Giften mit Antigennatur als gefährlich angesehen werden; beim ersten Auftreten einer Kontakt-Dermatitis ist gewöhnlich eine Latenzzeit von 6—10 Tagen seit dem ersten Kontakt nachweisbar; bei Natrium-Morrhuat z. B., das zur Verödung von Varicen angewandt wird, sollen nicht mehr als 5 Tage zwischen 2 Injektionen verstreichen, um Allergie zu verhüten.

Antikörper. Infolge der Sensibilisierung bilden sich *spezifische Antikörper* in Blut und Gewebe. Treffen diese zusammen mit dem zugehörigen artfremden Eiweiß, so werden Stoffe freigemacht, die pharmakologisch hochaktiv sind und die an die Wirkung des Histamins erinnern (s. S. 112). Histamin wurde bei Durchströmung der sensibilisierten Meerschweinchenlunge in der Durchströmungsflüssigkeit nachgewiesen, wenn ihr kleine Mengen der spezifischen Eiweißart zugesetzt wurden. Solche Antigen-Antikörperreaktionen mit Auftreten histaminähnlicher Stoffe können aus einer Sensibilisierung des ganzen Körpers entstehen: dann ist der Antikörper auch im Plasma enthalten.

Nach der Reinjektion finden sich dann im Blut typische Veränderungen der Albumin-Globulinreaktionen, die mit einer erhöhten Labilität der Plasmaeiweißkörper verbunden sind; es findet sich eine gesteigerte Ansprechbarkeit gegenüber Vagusreizen und ein gesteigerter zentraler Vagotonus. Von der allergischen Reaktion betroffen werden einerseits die Capillaren und präcapillaren Gefäße. Diese antworten mit Erweiterung oder Verengerung, mit veränderter Permeabilität (Ödemen, Blutaustritten) u. a. Betroffen wird andererseits die glatte Muskulatur. Bei genügender Sensibilisierung und genügender Menge des Antigens kann dann allgemeiner Schock auftreten. In solchen Fällen ist die Überempfindlichkeit auch übertragbar auf andere Personen (PRAUSNITZ-KÜSTNERscher Versuch).

Das Serum eines Allergikers wird einem Normalen in die Haut eingespritzt. Wenn 24 Stunden später an der gleichen Stelle z. B. das beschuldigte Pollenextrakt eingespritzt wird, entsteht sofort eine örtliche Rötung und Schwellung.

Es bilden sich aber auch *seßhafte Antikörper* in den verschiedenen Organen, so daß z. B. auch am isolierten Uterus des sensibilisierten Meerschweinchens bei Zusatz des spezifischen Eiweißkörpers eine Kontraktion auftritt (DALE). Ist diese lokale Reaktion besonders stark ausgeprägt, so spricht man auch von *Organschock.*

Grundsätzlich können die meisten Organe und Gewebe des Körpers nach der Sensibilisierung mit allergischen Erscheinungen reagieren. Besonders empfindlich ist das Knochenmark, das fast immer mit *Eosinophilie* antwortet.

Andere allergische Reaktionen finden sich an Haut und Schleimhäuten (Erytheme, Ekzeme, Conjunctivitis, *Urticaria*, QUINCKEsches Ödem), in den Atemwegen (Heufieber, Asthma bronchiale, allergische Bronchitiden), im Verdauungstractus als abdominelle Allergien (Erbrechen, *Spasmen* des Magen-Darmkanals, der Gallenwege, des Blinddarms, allergische Diarrhöen, Colica mucosa mit und ohne Colitis), im Blute (Hämaturie, eventuell Purpura), im Knochenmark (Agranulocytose und Thrombopenie), weiterhin allergische *Arthritiden* und *Neuritiden*. Praktisch wichtig ist das *Arzneifieber*, gewöhnlich am 6.—8. Tage der Anwendung auftretend. Frühzeitig, oft noch während der intravenösen Injektion, zeigen sich *Kreislaufstörungen*, angefangen mit leichten Kollapszuständen, bis hin zum *anaphylaktischen Schock*, der den Tod des Betroffenen zur Folge haben kann.

Auch bei bestimmten *Nieren-*, *Leber-* und *Lungen*krankheiten und bei *Rheumatismus* sind allergische Faktoren nachgewiesen worden. Auch bei *Infektionskrankheiten* sollen sich nach PIRQUET spezifische Reaktionen nachweisen lassen. Ebenso gibt es eine lokalisierte Überempfindlichkeit der Haut, die sich ohne Allgemeinerscheinungen entwickelt und die man auf lokal seßhafte Antikörper zurückführt.

Viele der angeführten Symptome sprechen nahezu eindeutig für Allergie, so Urticaria, angioneurotische Ödeme, Asthma; andere Symptome wie Agranulocytose, Thrombopenie, Polyneuritis, auch Katarakt können allergisch sein, aber auch toxische Ursache haben; die allergische Ätiologie von akuter Leberatrophie, Opticusatrophie u. a. wird bestritten.

Zustände von Allergie werden aber auch vom Zentralnervensystem her beeinflußt, so daß z. B. nicht nur der Asthmaanfall, sondern auch eine Urticaria auf rein psychischem Wege entstehen kann. Bessau erwähnt einen Fall von Nesselsucht nach Äpfeln. Er ließ die Patientin einen Kuchen verzehren, der keine Äpfel enthielt, und rief ihr $^1/_2$ Stunde nach der Mahlzeit entsetzt zu: „Im Kuchen waren ja Äpfel." Sie bekam sofort auf dem ganzen Leib Nesseln.

Allergieähnlich ist ferner der *angioneurotische Symptomenkomplex*, der auch ohne vorhergehende spezifische Sensibilisierung bei der Erstinjektion von Medikamenten, z. B. von Salvarsan, sich entwickeln kann, der aber auch in seltenen Fällen bei der ersten Anwendung von Pferdeserum und bei der Transfusion von homologem Blut vorkommt.

Desensibilisierung. Die *spezifische Behandlung* der Allergie, die sog. *Desensibilisierung*, stützt sich auf die Tierversuche von Otto (1909), der gegen Serum überempfindlich gemachte Meerschweinchen mit langsam steigenden Dosen des Antigens vor der anaphylaktischen Reaktion schützte. In denjenigen Fällen von Asthma bronchiale, bei denen das schuldige Antigen durch Suchkost oder Hauttest ermittelt, auch andere Antigene ausgeschlossen wurden, sowie in ähnlich gelagerten Heufieberfällen, wird das Antigen entsprechend diesen Tierversuchen in steigenden Dosen nach ganz bestimmtem Kurschema parenteral zugeführt. Auch eine orale Desensibilisierung ist möglich, z. B. bei Hühnereiweiß, beginnend mit 0,001 mg Trockensubstanz, in 3—6 Monaten steigend auf 15—30 g bzw. nach sonstigem Kurschema. Das gleiche Verfahren läßt sich bei allergischer Reaktionsbereitschaft gegen bestimmte Arzneistoffe wie Chinin, Antipyrin, Arsenikalien, Quecksilber, Salicylsäure u. a. anwenden. Häufig indessen betrifft die Allergie eine größere und kleinere Gruppe von Eiweißkörpern oder auch niedrig molekulare Stoffe. In solchen Fällen ist eine spezifische Desensibilisierung aussichtslos.

Eine besonders große Gefahr kann verbunden sein mit der *Injektion großer Serummengen*, z. B. bei der Antitoxinbehandlung des Tetanus. Die Vorgeschichte des Patienten ergibt gewöhnlich, ob er früher bereits Serum erhalten hat. Im Zweifelsfall wird die *Augenprobe oder Hautprobe* ausgeführt. Bringt man nämlich 1 Tropfen des 1:10 verdünnten Serums in den Augenbindehautsack, so entsteht bei Überempfindlichkeit nach $^1/_2$—2 Stunden Jucken, Tränen und Lidödem. Zur Hautprobe setzt man mit 1:10 verdünntem Serum eine intracutane Quaddel, worauf sich bei allergischer Reaktionsbereitschaft innerhalb von 10 Minuten ein breiter Ödemwall mit ausgedehntem Erythem ausbildet. In solchen Fällen muß eine rasch wirkende, wenn auch *kurzfristige Desensibilisierung* durchgeführt werden, falls es nicht gelingt, Serum von einer anderen Tierart zu beschaffen.

Zu diesem Zweck wird zunächst 0,5—1 ccm Serum injiziert mit Wartezeit von 3—4 Stunden bis zum Einspritzen der Gesamtmenge, auch unter Zugabe von Calciumgluconat- oder Adrenalinlösung. Ähnliches läßt sich bei Arzneistoffallergien durchführen. So gab Widal einer Patientin, die 0,05 g Antipyrin nicht vertrug, auf den nüchternen Magen 0,005—0,02, nach einer Stunde experimenti causa 1,0 Antipyrin. Es war eine vollständige Desensibilisierung eingetreten.

Die Desensibilisierung wird auch erreicht, indem man mit 0,1 ccm Serum anfangend, in 2stündigen Pausen, jedesmal auf die doppelte Dosis ansteigend, die Gesamtmenge langsam injiziert. Beim Auftreten anaphylaktischer Erscheinungen muß man sofort aussetzen und später noch vorsichtiger weitergehen. Zur Desensibilisierung bei Asthma u. a. ist auch Histamin nach bestimmtem Kurschema angewandt worden.

Behandlung der Allergie. Alle Formen der Allergie reagieren auf parenterale Calciumtherapie (20%ige Lösung von Liquor Calcii chlorati, 5—10 ccm langsam i.v., bzw. Calcium Sandoz i.m.). An Stelle der Calciumtherapie können auch sympathomimetische Drogen, wie Adrenalin, Ephedrin, Ephetonin u. a., verwandt werden. Sofern die glatte Muskulatur betroffen, wird auch *Atropin* angewandt. Neuerdings wird auch mit *Novocain*infusionen gearbeitet (s. S. 243). Zuletzt kann man gelegentlich durch *ableitende Verfahren* günstig einwirken. Hierher gehört die Verordnung eines schnell wirkenden *Abführmittels* bei Urticaria. Betr. unspezifische Reiztherapie s. S. 146. Bei psychischer Überlagerung wirken auch *Sedativa* (s. S. 186).

Der allergische Zustand kann beeinflußt werden durch gleichzeitige Intoxikation und Autointoxikation. Durch Behandlung von Gicht, chronischer Nephritis, Leberleiden, endokrinen Störungen u. a. kann die allergische Reaktionsbereitschaft sich verändern.

Der anaphylaktische Schock kann in leichter Narkose noch auftreten, in *tiefer Narkose* nicht mehr; die Seruminjektion ist daher, wenn möglich, z. B. mit der Wundversorgung zu verkoppeln. Viel verwendet in dieser Hinsicht wird die intravenöse Narkose (Evipan-Natrium). Nach Injektion größerer Serummengen ist eine *Antianaphylaxie* zu beobachten, die gewöhnlich 8 Tage andauert und auch z. B. gegen das Auftreten der *Serumkrankheit* schützt (s. S. 155).

Die neuere Forschung auf diesem Gebiete hat zwei Wege neu eröffnet. Der erste geht aus von der Beobachtung, daß sich im Gewebe histaminzerstörende Fermente, sog. *Histaminasen* finden, die antiallergisch wirken. Der zweite Weg wurde mit den sog. *Antihistaminkörpern* eröffnet.

Bei *Schockerscheinungen* ist sofort Suprarenin zuzuführen (0,5 ccm der käuflichen Lösung 1:1000 subcutan oder 0,1—0,25 ccm dieser Lösung in 250 ccm physiologischer Kochsalz-, besser RINGER-Lösung zur langsamen intravenösen Injektion). Außerdem ist an Calciumlösung und Strophanthin zu denken. Bei stärkerer Beteiligung der glatten Muskulatur kann auch Atropin wirksam sein.

Ergänzungsteil: Antihistaminkörper.

Der anaphylaktische Schock entsteht wahrscheinlich durch eine Zellschädigung, die ihrerseits in der geschädigten Zelle pharmakologisch wirksame Stoffe, darunter Histamin, entstehen läßt. Bei Anwendung der Antihistaminica darf man nicht ohne weiteres damit rechnen, daß die fundamentale Zellschädigung beeinflußt wird oder die Wirkung anderer Gifte, die freiwerden; es wird vielmehr ausschließlich die Histaminwirkung neutralisiert; der anaphylaktische Schock einerseits, Histamininjektion andererseits reagieren daher verschieden auf Antihistaminica; auch wird z. B. der Histaminspasmus der Bronchien bei Meerschweinchen durch Adrenalin, Theophyllin, Papaverin u. a. ebensogut gelöst wie durch Antihistaminkörper.

Antihistaminkörper. Man versteht darunter Stoffe, durch welche die bekannten *Histaminwirkungen* (s. S. 112) zum mindesten teilweise aufgehoben werden; ihre Reihe, von EDLBACHER und ACKERMANN eröffnet, wurde rasch erweitert und verbessert, insbesondere durch die chemischen Arbeiten von E. FOURNEAU (s. Abb. 38). Sie lösen bei Meerschweinchen den *Bronchialkrampf*, der durch Histamininhalation ausgelöst wird; sie entgiften intravenös injiziertes Histamin, so daß unter Umständen ein Vielfaches der tödlichen Dosis vertragen wird.

Auch andere Histaminwirkungen wie Quaddelbildung u. a. können aufgehoben werden; am verstärkten Magensaftfluß jedoch ist der Effekt nicht sehr eindrucksvoll. Diese Stoffe verhindern auch die Hauptsymptome des *anaphylaktischen Schocks* beim Meerschweinchen. Vielfach sind diese Stoffe gleichzeitig *Antagonisten* gegen *Acetylcholin* (lokalanästhetische Wirkung) und *Bariumsalze* (muskulotrope Wirkung); sie beeinflussen die *Permeabilität der Capillaren* und wirken dadurch antiphlogistisch; sie entfalten eine mehr oder weniger starke *sedative* Wirkung. Aus diesen Eigenschaften erklären sich viele klinische Beobachtungen (juckstillende Wirkung, Anwendung bei Schnupfen und Schwangerschaftserbrechen, Röntgenkater u. a.).

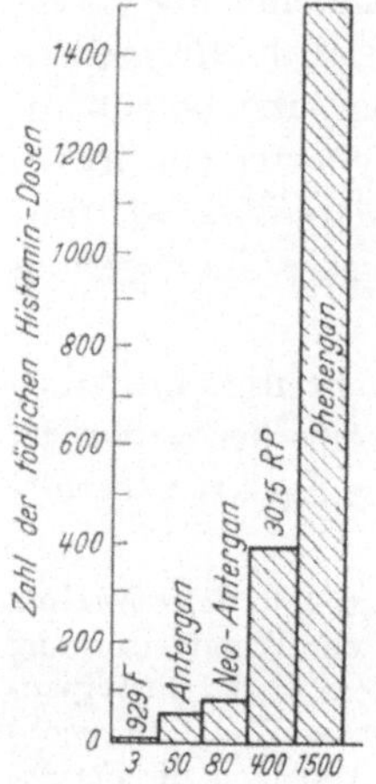

Abb. 38. Entgiftung von intravenös injiziertem Histamin durch subcutane Injektion von 20 mg je Kilogramm der verschiedenen Antihistaminkörper. (Nach Versuchen am Meerschweinchen von B. N. HALPERN 1947.) Zwischen diesen extremen Leistungen liegen die aller übrigen bekannten Antihistaminkörper.

Therapie. Die meisten dieser Stoffe werden rasch ausgeschieden, nicht abgebaut, sind daher unter Umständen häufig, alle 2—3 Stunden, zu verabreichen. Beim *einmaligen und kurzfristigen Auftreten von Histamin* (und H-Stoffen) haben sie besonders eindrucksvolle Wirkung; Beispiele hierfür sind die Behandlung von Serumkrankheit, Urticaria, QUINCKEschem Ödem und von toxischen Exanthemen; hierher gehört auch das 9 Tage-Exanthem nach Salvarsan. In solchen Fällen verschwindet der Juckreiz innerhalb $^1/_2$ Stunde und Versager entstehen nahezu ausschließlich infolge Unterdosierung.

In Fällen von *wiederholter Berührung mit exogenen und endogenen Antigenen* sind die Erfolge weniger sicher, z. B. bei Asthma bronchiale, Heufieber und vasomotorischer Rhinitis, und in günstigen Fällen wirken sie nur so lange, als die Stoffe in wirksamer Konzentration im Blute kreisen; hierher gehören auch viele Ekzeme und Dermatitiden; bei Salvarsandermatitis schließlich sind die Antihistaminkörper ohne Wirkung. In solchen Fällen bleibt nur die antipruriginöse Wirkung übrig. Idiosynkrasie wird bei allen Stoffen beobachtet.

Die folgenden Handelspräparate stehen zur Verfügung:

Phenergan

Neoantergan (BOVET 1944), Dimethylaminoäthyl-Metoxy-benzyl-aminopyridin, ist eines der stärksten Antihistaminica (100—150 mg täglich). Mit Müdigkeit, Abgeschlagenheit u. a. Nebenwirkungen muß man rechnen. Diese sedative Wirkung von Neoantergan, wie von anderen Antihistaminkörpern kann zur Schlafzeit zweckmäßig sein.

Pyribenzamin (MAYER 1945), Dimethylaminoäthyl-Benzyl-aminopyridin als Chlorhydrat, entspricht weitgehend dem Neoantergan (Dosis 100—200 mg täglich) und ist etwas stärker toxisch als dieses, was z. B. bei Automobilisten zu beachten wäre.

Antistin (R. MEIER und K. BUCHER 1946), chemisch Imidazolin-Methyl-Benzylanilin, ist ein ähnlich starkes Antihistaminicum (tägliche Dosis 150—600 mg). Mit Hilfe von Antistin wurden erstmalig allergische Faktoren bei akuter Glomerulonephritis und Myokarditis nachgewiesen. Es steht auch für intramuskuläre und langsame i.v. Injektion zur Verfügung (Ampulle zu 2 ccm mit 0,1 g). Die Toxizität ist nicht erheblich, indessen werden in einem nicht unbeträchtlichen Teil der Fälle, die mit voller Dosis behandelt werden, Müdigkeit, Schwindel, auch Erregungszustände beobachtet.

Benadryl (LOEW 1945), Dimethylaminoäthyl-Benzyl-Phenyläther als Chlorhydrat. Die tägliche Dosis beträgt bis 50 mg; es ist das stärkst-toxische dieser Reihe. Die Nebenwirkungen sind ähnlich wie nach Antistin; es wird neuerdings gegen See- und Luftkrankheit empfohlen und unterscheidet sich hierin von anderen unwirksamen Antihistaminkörpern,

Phenergan, N-(2-dimethylamino-n-propyl)-phenothiazin-Chlorhydrat (HALPERN 1946), erweist sich im Tierexperiment als das stärkste Antihistamin-Präparat. 20 mg/kg sc. schützen das Meerschweinchen vor der 1500fachen i.v. tödlichen Histamindosis. Die Toxizität ist geringer als die von Neoantergan. Eine am Abend verabreichte Dosis von 25 mg Phenergan soll bei den Patienten wirkungsgleich sein mit 350 mg Neoantergan, verteilt auf 3—4 Dosen am Tag. Nebensymptome nach Phenergan sind geringer als bei den vorher genannten Präparaten.

Weitere Antihistaminkörper sind als *Avil, Neo-Bridal, Soventol* u. a. im Handel.

6. Immunkörper.

Allgemeines. Die Bildung von Antikörpern nach Injektion von Eiweiß ist ein einfaches Beispiel für das komplizierte Geschehen, wenn fremde rote Blutkörperchen, Bakterien oder Eiweißkörper vom Typ der Toxine in den Organismus gelangen. Dieser antwortet nunmehr mit der Bildung von Abwehrfermenten und Antitoxinen, wobei das Retikuloendothel als Hauptbildungsstätte anzusehen ist. Dort entstehen nach einem vielzitierten Bilde Defekte, die von überschüssiger Regeneration gefolgt sind, so daß z. B., verglichen mit dem Antigen, eine 100000fache Menge von Antitoxin produziert werden kann. Im menschlichen Plasma finden sich Antikörper hauptsächlich in der Globulinfraktion; *γ-Globulin* wird heute zur Prophylaxe und Behandlung von Masern, Röteln, Keuchhusten, Pocken und der infektiösen Hepatitis angewendet.

Artfremde *rote Blutkörperchen* werden auch bei der ersten Injektion langsam aufgelöst. Gleichzeitig indessen tritt eine Sensibilisierung ein, die die Bildung spezifischer Antikörper für fremde Erythrocyten zur Folge hat *(Hämolysine)*. Diese besitzen die Eigenschaft, fremde rote Blutkörperchen auch in vitro aufzulösen. Bei der Injektion von artfremden Eiweißkörpern kommt es auch zur Bildung von *Präcipitinen*.

Bei der Injektion von *Infektionskeimen* kommt es zum Auftreten von spezifischen *Agglutininen, Opsoninen,* von *bactericiden* und *trypanociden* Stoffen. Die Injektion von *Toxinen,* worunter nur solche Gifte verstanden werden, die antigen wirken, führt zur Bildung von *Antitoxinen.*

Echte Toxine kommen vor bei *Tieren* (Schlangen, Bienen, Skorpionen, Spinnen usw.), bei *Pflanzen* (z. B. Ricin und Abrin), vor allem aber bei *Bakterien* (Diphtherie, Tetanus, Botulismus usw.).

Antitoxine. Die Antitoxinbehandlung wurde 1891 durch BEHRING begründet. Injiziert man einem Tier steigende Mengen von Diphtherietoxin, das nach dem Verfahren von ROUX (1889) aus Diphtheriekulturen leicht zu gewinnen ist, so tritt schnell eine erhöhte Resistenz der Versuchstiere gegen das Toxin auf. Beginnt man z. B. bei Pferden mit 1 ccm Toxin, so läßt sich diese Dosis allmählich steigern bis zu 1 l. Solche Pferde können 2—3 Jahre lang mit Pausen 1—2mal wöchentlich bis zu 10 l Serum liefern.

Die Bildung des Antitoxins erfolgt als Reaktion auf die Toxinwirkung, wahrscheinlich im Retikuloendothel des immunisierten Pferdes, und zwar monate- und jahrelang in weit überschießenden Mengen. Je höher die Giftigkeit des Toxins, um so mehr Antitoxin wird gebildet, auch eignen sich bestimmte Pferde besonders gut für diese Zwecke. Bei der Aufarbeitung von Immunserum reichert sich das Antitoxin in der Pseudoglobulinfraktion an. Auf diese Weise werden hochwertige Präparate erhalten.

Die *Standardisierung* des Antitoxintiters von Pferdeserum erfolgt am Meerschweinchen. Dieses wird mit der 100fach tödlichen Dosis von Diphtherietoxin vergiftet und es wird diejenige Menge an antitoxischem Serum bestimmt, die die Vergiftungserscheinung verhütet. Diese Menge wird als Antitoxineinheit *A.E.* bezeichnet. Alle Serumpräparate sind von beschränkter Haltbarkeit und sollen nach Ablauf der Garantiezeit nicht mehr benutzt werden.

Das Antitoxin ist nur gegen das spezifische Toxin gerichtet und nicht etwa gegen die Bakterien selbst. Die Bindung des Antitoxins an das Toxin erfolgt im Reagensglas nach stöchiometrischen Gesetzen. Im Tierkörper ist es anders. Hier wird nur derjenige Teil des Toxins gebunden, der im Serum und in den Gewebsflüssigkeiten enthalten ist, nicht dagegen die Toxinmengen, die bereits in die Zellen übergegangen sind und sich dort fest verankert haben. So ist die gute Wirkung des Antitoxins im Beginn der Erkrankung und die schlechte Wirkung in fortgeschrittenen Fällen zu erklären.

Nach diesem von BEHRING inaugurierten Prinzip sind eine große Reihe *antitoxischer Sera* hergestellt worden, gewöhnlich durch Immunisierung von Pferden. Praktisch wichtig sind die Antisera gegen *Diphtherie, Tetanus, Dysenterie, Botulismus,* Rotlauf, Peritonitis, Scharlach, *Gasödem* und Anaerobierinfektion und gegen *Schlangengifte.* Immunsera lassen sich auch gegen giftiges Pflanzeneiweiß, Ricin und Abrin, gegen Bienen-, Wespen- und Skorpiongifte usw. herstellen. Die im ganzen unsichere Serumtherapie ist bei den meisten Infektionen abgelöst worden durch die modernen Antibiotica. Sie hat ihren Platz behauptet zu prophylaktischen Zwecken, sowie z. B. bei Idiosynkrasie gegen Sulfonamide. Sie läßt sich andererseits auch mit Sulfonamiden oder Penicillin kombinieren.

Nach dem gleichen Prinzip werden *antibakterielle* Seren dargestellt gegen Genickstarre, Rotlauf, WEILsche Krankheit, gegen Typ I und II der Pneumokokkeninfektion, gegen Milzbrand u. a. Im ganzen gesehen sind diese antibakteriellen Seren noch weniger verläßlich als die Antitoxine.

Ist der Erreger der Krankheit unbekannt, oder ist diese auf Pferde u. a. nicht übertragbar, so lassen sich auch die entsprechenden Antigene und Antikörper nicht herstellen. Man ist hier auf Personen angewiesen, die die entsprechende Krankheit durchgemacht haben und bei denen mit einem hohen Antitoxintiter zu rechnen ist. Dieses „**Rekonvaleszentenserum**" wird bei *Masern, Scharlach, Keuchhusten, Mumps, Poliomyelitis* — im letzten Falle als Behring-Serum E.D. 25 ccm — angewandt. Die Antikörper finden sich in der Globulinfraktion (s. S. 153). — Häufig sind solche Infektionskrankheiten durch Sekundärinfektionen kompliziert, so Masern, Scharlach, Keuchhusten u. a., deren Bekämpfung durch Sulfonamide und Antibiotica *vordringlich* sein kann; diese wirken indessen nicht gegen den toxischen Faktor.

Zum Schutz der Serumpräparate gegen bakterielle Einflüsse ist ein *antiseptischer Zusatz* erforderlich, z. B. von Kresol (0,4%), Phenol (0,5%), Glycerin, von organischen Hg-Verbindungen. Sofern große Serummengen erforderlich, kann der obige Phenolgehalt schwere Vergiftungen hervorrufen. Sofern das Serum *nicht* vom Pferde gewonnen wurde, ist Angabe der Tierart erforderlich.

Serumpräparate werden auch für *diagnostische Zwecke* bereitgestellt, so Diphtherietoxin für den SCHICK-Test, Scharlachtoxin für den DICK-Test, Tuberkuline. Auch Trichinella kann heute durch Hauttest diagnostiziert werden.

Diphtherieantitoxin. Das antitoxische Serum soll bei der Injektion reizlos sein. Die subcutane Anwendung führt zu ungenügender Resorption und kommt nicht in Frage. Im allgemeinen genügt die intramuskuläre Injektion in den oberen äußeren Quadranten der Glutaealmuskulatur oder in den Quadriceps. Die intravenöse Injektion hat demgegenüber keine bedeutenden Vorteile mehr und kommt, wenn überhaupt, nur in seltensten Fällen zur Anwendung, da die Gefahren erheblich größer sind.

Nach intramuskulärer Injektion erreicht der Antitoxintiter in 3—4 Stunden seinen Höhepunkt. Diese *passive Immunisierung* hält 2—4 Wochen an, dann sind die passiv übertragenen Antikörper wieder aus dem Blut verschwunden.

Die Wirkung bei einer akuten Diphtherie setzt gewöhnlich in 12—24 Stunden ein: Das Fieber fällt ab und der Diphtheriebelag verändert sich. Die spezifisch antitoxische Wirkung ist überlagert von der unspezifischen Wirkung von Pferdeserum. Die artfremden Serumeiweißkörper können zu Zwischenfällen führen;

Tabelle 4. Serumbehandlung der Diphterie.

Ort der Statistik	Philadelphia	Oslo	Hamburg
Zahl der Fälle	13 000	857	7314
Wann 1. Behandlung			
1. Tag	0,4 %[1]	0 %	4,4 %
2. ,,	5,0 %	1,5 %	6,7 %
3. ,,	8,0 %	4,0 %	15,4 %
4. ,,	—	8,0 %	24,4 %
5. ,,	—	14,0 %	30,2 %
6. ,,	14,0 %	21,0 %	31,4 %
7. ,,	—	—	27,0 %
über 7 Tage	—	—	33,6 %

hierzu gehört das ARTHUS-Phänomen, das an der Stelle der Injektion zu schwerer Entzündung und Nekrose führen kann. Gefährlicher sind die *Kollapserscheinungen*, die kurz nach der Injektion auftreten, die auf die üblichen Analeptica schnell ansprechen, die aber gelegentlich bedrohliche Formen annehmen, sogar in seltensten Fällen (etwa 1 : 100 000) tödlich ausgehen können. Dann finden sich gewöhnlich in der Vorgeschichte Symptome einer allergischen Reaktionsbereitschaft. Suprarenin (0,5 ccm der Lösung 1:1000 subcutan) ist hier das souveräne Mittel; es wird öfters auch prophylaktisch zusammen mit dem Antigen injiziert. In anderen Fällen setzt — gelegentlich schon nach 10—14 Stunden, meistens aber erst nach 7—10 Tagen — die sog. *Serumkrankheit* ein, eine allergische Reaktion, charakterisiert durch Erytheme, Urticaria, Fieber: Erscheinungen, die ebenfalls als relativ harmlos anzusehen sind und die auf Kalktherapie reagieren. Diese Serumkrankheit kann 1 bis 20 Tage anhalten. Bei der Reinjektion muß man mit *Anaphylaxie* rechnen, die frühestens in 10 Tagen auftreten, aber auch jahrelang bestehen bleiben kann. Befürchtet man eine anaphylaktische Reaktion, was in zweifelhaften Fällen durch den vorausgeschickten Augen- oder Hauttest zu entscheiden ist (s. S. 150), so kann man statt *Pferdeimmunserum* auch solches von Rindern und Hammeln anwenden.

Die *Dosierung* ist davon abhängig, wie weit die Krankheit vorgeschritten ist. Bei Diphtherieverdacht genügen 1000—2000 A.E. Die übliche Dosis in den ersten Tagen der Krankheit, die auf Grund genauer Messungen am Menschen festgestellt wurde, ist 500 A.E. je Kilogramm, sowohl für Kinder als auch für

---

[1] Prozentsatz der Todesfälle.

Erwachsene. Bei Larynxsymptomen und bei schwerer toxischer Diphtherie mit Kreislaufkollaps sind oft insgesamt 10000—100000 A.E. nötig, die auch wiederholt injiziert werden. Die höchste verabfolgte Dosis betrug 500000 A.E. (BIC). Solche Mengen lassen sich nur mit Hilfe von hochwertigem Serum einführen.

Je früher injiziert wird, desto geringer ist die notwendige Dosis und um so besser ist die Prognose der Erkrankung. Das ergibt sich aus Statistiken, in denen die Mortalität bei Früh- und Spätbehandlung verglichen wurde (s. Tab. 4).

Unzweifelhaft ist die hohe Mortalität bei später Anwendung des Antitoxins zum Teil dadurch entstanden, daß umso mehr schwere Fälle sich in den Hospitälern anhäufen, je weiter die Krankheit fortschreitet, während die milderen Fälle die Krankheit mehr zu Hause abmachen. Das Ausbleiben der schweren Infektion bei frühzeitiger Behandlung wird indessen dadurch nicht geklärt. Im Gegensatz zu solchen vielversprechenden Erfahrungen muß darauf hingewiesen werden, daß bei toxischer Diphtherie die Erfolge auch bei Frühbehandlung schlecht sind, vielleicht weil hier Mischinfektionen vorliegen. Für solche Fälle wurde letzthin die Behandlung mit Traubenzuckerinfusionen (500—1000 ccm der 10%igen Lösung täglich) gerühmt. Die postdiphtherischen Herzstörungen treten hauptsächlich in Fällen auf, die ungenügende Antitoxinmengen erhalten haben; auch nach Traubenzuckerinfusionen sollen sie seltener vorkommen (BECKMAN).

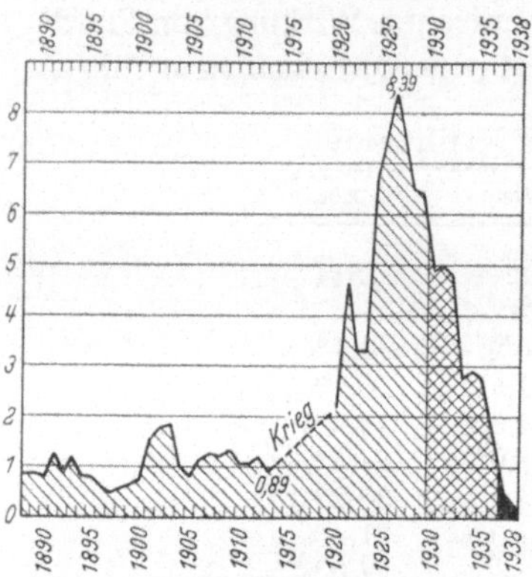

Abb. 39. Diphtherie in der französischen Armee seit 1888. Morbidität auf 1000 Soldaten. Punktförmig: Periode vor Vaccination (1888—1929). Kreuzförmig: Periode der partiellen Vaccination (1930—1936). Schwarz: Periode der allgemeinen Vaccination mit Anatoxin (1937—1938). (Nach R. RENDU 1948.)

Die *Prophylaxe* der Diphtherie kann bei unmittelbarer Gefährdung ebenfalls mit Antitoxin allein erfolgen. Hierzu sind 50 A.E. pro Kilogramm erforderlich. Gleichzeitig mit der passiven Immunisierung, die nur über 2 bis 4 Wochen wirkt, kann man mit Hilfe von Toxoiden — *Anatoxine* (RAMON) bzw. *Formol-Toxoid* (BEHRING) oder von *Adsorbat-Impfstoffen* (Adsorption von Formol-Toxoid an Aluminiumhydroxyd) — eine aktive Bildung von Antitoxin herbeiführen, die vielleicht jahrelangen Schutz gewährt (Abb. 39). Solche Anatoxine sind mit Formaldehyd behandelte Toxine, die den Organismus weiter zur Antitoxinbildung veranlassen, obwohl sie ihre Giftigkeit verloren haben.

Die Anfangsdosis von Anatoxin beim Menschen soll das Meerschweinchen 6 Wochen nach Injektion gegen die 5fach letale Dosis von Diphtherietoxin schützen. Die 5fache Anfangsdosis beim Menschen soll in 30 Tagen beim Meerschweinchen weder örtliche noch allgemeine Zeichen einer Diphtherievergiftung hervorrufen.

Die Diphtherie verläuft um so milder, je natürlicher die Lebensbedingungen sind. SZENT-GYÖRGYI hat darauf aufmerksam gemacht, daß das Meerschweinchen bei natürlicher Ernährung Mengen von Vitamin C aufnimmt, durch die es weniger empfindlich wird gegen Diphtherietoxin.

Tetanusantitoxin. Die Antitoxinbehandlung des *Tetanus* — in der alten ärztlichen Literatur als Kinnbackenkrampf bezeichnet und mit Opium und warmen Bädern sowie Abhaltung aller äußeren Reize behandelt — hat sich als prophylaktische Maßnahme und für die Behandlung von rechtzeitig erkannten Spätfällen in der Praxis durchgesetzt. Bei ausgebildetem Tetanus dagegen sowie in Fällen, die innerhalb der ersten 7 Tage nach der Verletzung auftreten, scheinen auch höchste Dosen von Tetanusantitoxin meistens zu versagen. Dies ist zu erklären durch die eigentümliche Ausbreitung des Tetanustoxins, das bekanntlich vom Infektionsherd aus in den *Achsenzylindern der Nerven weiterwandert* und von dort aus in die zugehörigen Ganglienzellen eindringt, von hier aus zunächst lokalisierte Muskelsteifigkeit am Infektionsherd, dann durch Übergreifen auf das Zentralnervensystem *strychninähnliche Krämpfe* hervorruft. Nach neueren Arbeiten ist die örtliche Muskelstarre durch propriozeptive Reflexe herbeigeführt.

Das Tetanustoxin kann nur in freiem Zustand vom Antitoxin neutralisiert werden. Hat sich erst einmal das Toxin in den Ganglienzellen fest verankert, so ist auch eine Antitoxinwirkung nicht mehr zu erwarten. Das geht aus Tierversuchen eindeutig hervor, in denen auch das 600fache der im Beginn der Vergiftung wirksamen Dosis 5 Stunden später völlig versagte (DÖNITZ). Man muß also versuchen, das Toxin an der Stelle seiner Entstehung, bei der Wanderung im Nerven oder im Rückenmarkkanal abzufangen, bevor es die Ganglienzellen der Vorderhörner befällt.

Die Schutzdosis beträgt 2500 A.E. subcutan. Sie hat während des I. Weltkrieges nach BIERs Urteil Hunderttausenden von Soldaten das Leben gerettet.

Die prophylaktische Gabe von Tetanusantitoxin wird empfohlen für alle tetanusverdächtigen Verletzungen, das sind besonders Straßenverletzungen, landwirtschaftliche und gärtnerische Verletzungen, Verletzungen „durch den Schuh hindurch", durch den „Unterbau von Automobilen", offene Zertrümmerungen und Holzsplitterverletzungen. Die *Dringlichkeit der Empfehlung richtet sich nach der örtlich verschiedenen Tetanusgefahr* (aus den Münchener Leitsätzen). Die Schutzdosis ist frühzeitig zu geben und eventuell nach 7 Tagen zu wiederholen. Abgesehen von Schußverletzungen zählen auch Verbrennungen und Erfrierungen 2. und 3. Grades, sogar Verletzungen durch Knallfrösche und Spielzeugpistolen zu den verdächtigen Wunden.

Bei der Anwendung ist zu berücksichtigen, daß die Schutzdosis nicht absolut sicher ist. Im Weltschrifttum sind bis 1939 mehr als 20000 Fälle bekannt, in denen die Tetanusprophylaxe versagt hat; im 2. Weltkrieg waren die Erfahrungen weit günstiger. Auch sollte der Arzt nicht von den Vergiftungserscheinungen überrascht werden. In nahezu der Hälfte stellen sich leichte Erscheinungen der Serumkrankheit ein, in 20% schwere Folgezustände mit Fieber, Urticaria, Drüsen- und Gelenkschwellung. Für das Auftreten von Schockerscheinungen ist keine Statistik bekannt. Unter 50000 Injektionen soll ein Todesfall vorkommen. Um so dringender sind die vorherige Augen- und Hautprobe sowie die kurzfristige Desensibilisierung zu empfehlen.

Es besteht auch die Möglichkeit einer *aktiven Immunisierung mit Formol-Toxoid*. Zwei Injektionen Toxoid im Abstand von mehreren Wochen sollen für 5—6 Jahre immunisieren. Seine obligatorische Einführung in die Armee der USA. 1941 hat dazu geführt, daß im Gegensatz zu den Erfahrungen anderer Armeen der Tetanus praktisch verschwunden war. Die *Heildosis* von 12500 bis 125000 A.E. wird gelegentlich in Fraktionen aufgeteilt, von denen die erste in die Umgebung der Wunden, weitere auch endoneural, intralumbal oder subdural injiziert werden. Die Wirkung ist unsicher.

Schlangenbißantitoxin. Tödliche Vergiftungen durch *Schlangenbiß* kommen in Deutschland nur selten vor. Gefährdet sind fast nur Kinder, besonders dann, wenn die Bißstelle nicht an den Extremitäten liegt oder wenn das Gift unmittelbar in eine Vene gelangt. Unter 451 in Preußen amtlich gemeldeten Kreuzotterbissen der Jahre 1907—1925 verliefen 7 tödlich (ROST), doch ist diese Statistik sicher zu ungünstig. Die meisten Todesfälle waren nämlich kompliziert durch unsachgemäße Behandlung, wie Auflegen von Kuhmist oder Verabreichung berauschender Getränke, besonders von Branntwein, Verfahren, die aufs schärfste abzulehnen sind. Doch gibt es andererseits Fälle wie der des Schlangenbeschwörers Hörselmann, der, von einer Kreuzotter in die Zunge gebissen, nach 50 Minuten starb.

In wärmeren Ländern ist die Gefahr erheblich größer. In Britisch-Ostindien wurden 1903—1905 jährlich 100000 Schlangenbisse gezählt, in Brasilien 1914 19200 Bisse, bei einer Mortalität von 20—25%.

Nicht alle Schlangen sind giftig. Auch bei den Schlangen mit Giftdrüsen gibt es ziemlich harmlose Arten. Man unterscheidet die *Proteroglyphen,* bei denen das Gift in einer Rinne des Giftzahns abfließt, und die *Solenoglyphen,* bei denen das Gift durch einen Kanal im Giftzahn ausgespritzt wird; unter ihnen finden sich die gefährlicheren Giftschlangen. Zu den letzteren gehören auch unsere Kreuzotter, die schon im südlichen Baden vorkommende Aspisviper, die Sandviper der Mittelmeerländer und andere europäische Giftschlangen.

Bei den Schlangengiften handelt es sich nicht nur um eine einheitliche chemische Substanz, vielmehr liefern alle Schlangen immer mehrere Gifte gleichzeitig: Neurotoxine, hämorrhagische, hämolytische oder Blutgerinnungstoxine. Chemisch handelt es sich dabei um Proteine mit einem Molekulargewicht von etwa 3500 (Neurotoxin aus Najagift) bis 34000 (Crotalotoxin) und mehr. Aus dem Gift der Kobraschlange sind 12 verschiedene Toxine isoliert worden. Bei der einen Schlangenart wie bei der Kobra (Naja tripudians) steht die Wirkung des Neurotoxins im Vordergrund. Bei anderen, wie bei den Klapperschlangen (Crotalus horridus und adamanteus) und wie bei unserer Kreuzotter, überwiegen die gewebszerstörenden Toxine, obwohl auch Neurotoxine im Gift enthalten sind. Da die *Todesursache* bei allen Schlangengiften in der Wirkung auf das Zentralnervensystem zu suchen ist, besonders in einer Lähmung des Atmungszentrums besteht, so ist eine Gefahr für das Leben im allgemeinen nicht mehr vorhanden, sobald diese Nervenwirkungen überstanden sind. Vom Magen her sind die Schlangengifte fast unwirksam. Vom Bindehautsack aus ist eher eine Vergiftung möglich (BONSMANN).

Die *Immunisierung gegen Schlangengifte* wurde zuerst von CALMETTE durchgeführt. Die dabei gebildeten Antitoxine sind spezifischer Natur und typisch für die einzelnen Schlangenarten. Man kann heute Antitoxine herstellen, die in spezifischer Weise allein das Neurotoxin einer einzigen Schlangenart neutralisieren, nicht die übrigen Toxine der gleichen Schlange und nicht die Neurotoxine anderer Schlangenarten. Das bei uns erhältliche *Schlangenserum* BEHRING schützt gegen den Biß aller europäischen Giftschlangen, auch gegen die Kreuzotter.

Das *Schlangenserum* wird durch Immunisierung von Pferden gewonnen, denen langsam steigende Dosen des Schlangengiftes injiziert werden. Solche Pferde müssen die 100fach letale Dosis von Schlangengift vertragen, bevor das Serum gewonnen wird. Die Testierung erfolgt an Kaninchen und Tauben, denen die tödliche Dosis Schlangengift i.v. injiziert wird. Eine bestimmte Menge, z. B. 2 ccm von Immunserum, die $^1/_2$ Stunde vor Injektion des Giftes verabreicht wird, muß diese tödliche Dosis entgiften.

Zur *Behandlung des Schlangenbisses* ist der Stichkanal des Giftzahns sofort breit zu *incidieren* und gründlich, etwa 15 Minuten lang, auch wiederholt über Stunden, *auszusaugen.* Das gebissene Glied soll gleichzeitig *abgeschnürt* werden, am besten durch Schlauchbinde. Diese darf nicht länger als $^1/_2$ Stunde liegen bleiben, dann muß man sie zeitweise lockern! Die früher gebräuchliche Umspritzung mit Kaliumpermanganat bzw. das Einreiben von Kaliumpermanganatkrystallen in die Stichkanalstellen oder von 2%igem Calciumhypochlorit (das im Tierversuch in den ersten 20 Minuten nach dem Biß wirksam ist) sind heute zugunsten von Schlangenserum aufgegeben bzw. auf Notfälle beschränkt worden.

(Schlangenserum 10—20 ccm in die Umgebung der Wunde, zum Teil in den Stichkanal des Giftzahns, außerdem 10—20—40 ccm i.m., auch in kleineren Mengen stündlich injiziert (Gesamtmenge bis 150 ccm), bis die Symptome schwächer werden; bei bedrohlichen zentralen Erscheinungen — falls früher keine Seruminjektionen erfolgt sind — auch i.v.).

Durch die systematische Behandlung mit Schlangenserum, das für den sofortigen Gebrauch bereitgestellt ist, wurde in Brasilien die hohe Mortalität des Schlangenbisses, die bei Erwachsenen 25%, beim Kind nahezu 100% betrug, auf 5% vermindert. Die entscheidend wichtige örtliche Behandlung kann in- dessen durch Serumgaben *nicht* ersetzt werden.

Sonstige tierische Gifte. Den Schlangengiften chemisch verwandt sind die Gifte von Bienen, Wespen und anderen Insekten (FLURY). Hauptbestandteil des *Bienengiftes* ist ein Toxalbumin mit einem Mol.-Gew. von etwa 10000. Neben den bekannten örtlichen Symptomen finden sich dementsprechend nach multiplen Bienenstichen und bei Über- empfindlichkeit — in seltenen Fällen sogar nach einem Stich — schwere zentrale Er- scheinungen (Lähmungen, Krämpfe) und Hämolyse. In solchen Fällen sollte man ver- fahren wie bei Schlangenbissen.

Die *Behandlung der Insektenstiche* geschieht in volkstümlicher Weise mit Hilfe von Sal- miakgeist, was wissenschaftlich gesehen nicht ganz abzulehnen ist, da Ammoniak manche Insektengifte ausfällt (FLURY). Ebenso läßt sich der Versuch, das Gift durch Kochsalz, Magnesiumsulfat, Gerbsäure oder Hitze unlöslich zu machen, theoretisch begründen. Auch eine chemische Zerstörung des Giftes mit Hilfe von Jodtinktur, LUGOLscher Lösung, Chlor- wasser und anderen Chlorpräparaten ist möglich. Als symptomatische Behandlung sind die Anwendung örtlich betäubender Stoffe (Novocain, Anästhesin), der Borsalbenverband, der die Hautspannung herabsetzt, und Umschläge mit essigsaurer Tonerde (s. S. 444) zu bewerten. Antihistaminkörper können wirksam sein.

Die Volksheilkunde kennt Bienenstiche als Mittel gegen rheumatische Erkrankungen. Bienengift ist ein Mittel der unspezifischen Reiztherapie, das nach besonderem Kurschema intracutan geimpft wird (Apicur, Apicosan, Forapin u. a.).

Vaccine. Mit diesem Namen bezeichnet man Produkte, die durch Abschwächen (Pockenimpfung, PASTEURsche Impfung) oder durch Abtöten, auch Abkochen der Erreger (Typhus, Paratyphus, Cholera u. a.) gewonnen werden und in denen u. a. auch hochtoxische Stoffe aus den Bakterienleibern enthalten sind. Sie dienen zur aktiven Immunisierung. Gewöhnlich werden die abgetöteten Bakterienleiber mitinjiziert, z. B. bei der Prophylaxe gegen Pest oder bei Furun- kulose und Acne vulgaris (Autovaccine).

Dadurch wird die Entstehung von Antikörpern veranlaßt, die spezifisch gegen die Bakterienleiber gerichtet sind: Agglutinine, Opsonine, Bakteriolysine und bactericide Stoffe. Eine Mobilisierung ähnlicher Antikörper wird bekanntlich auch durch unspezifische Reiz- therapie veranlaßt. Maßgebend für die Dosierung der Vaccinepräparate sind die klinischen Zeichen, daneben die örtliche und allgemeine Reaktion.

Die *Typhusprophylaxe* geht zurück auf Versuche von PFEIFFER und KOLLE (1896), die beim Menschen nach Injektion abgetöteter Typhusbacillen spezifische Antikörper im Blut auftreten sahen. Heute wird meistens gleichzeitig gegen Paratyphus immunisiert. Typhusvaccine (BEHRING) enthält in 1 ccm 1000 Mill. abgetöteter Keime (erste Impfung 0,5 ccm, nach 7 Tagen zweite Impfung mit 1 ccm, nach weiteren 7 Tagen dritte Impfung mit 1 ccm).

Injiziert man beim Menschen solche Vaccine, so sieht man — neben All- gemeinerscheinungen, wie Temperatursteigerung, Leukocytose u. a. — nach 2—4 Tagen oder später das Auftreten spezifischer Antikörper im Blut. Diese Immunkörper sind 1—2 Jahre lang im Blut nachweisbar, dagegen soll der wirk- same Schutz nur 9 Monate anhalten.

Die erste große Erfolgsstatistik stammt von WRIGHT 1904. Sie umfaßt 18000 geimpfte und 150000 nichtgeimpfte Angehörige einer Kolonialtruppe. Der Prozentsatz von Typhuskranken war 0,19% bei der ersten Gruppe, 2,4% bei der zweiten. Diese Erfolge sind infolge Anwendung moderner Vaccinepräparate noch wesentlich übertroffen worden, sodaß der Typhus z. B. in der Armee der USA. praktisch verschwunden ist. Ziemlich sicher ist auch die *Cholera-prophylaxe* (RODENWALDT). Bemerkenswert ist hierbei das Ausbleiben anaphylaktischer Erscheinungen beim Wiederimpfen der Truppe. Neuerdings werden gute Erfolge bei Anwendung einer Formol- behandelten *Influenza-Vaccine, Keuchhusten-Vaccine* sowie *Pest-Vaccine.* angeführt.

Zur aktiven Immunisierung dient auch *Tuberkulin* (ROBERT KOCH 1890), dessen therapeutischer Wert sehr umstritten ist, während es zu diagnostischen Zwecken weiterhin unentbehrlich ist, auch unter Berücksichtigung der vielen Unsicherheiten. Tuberkulin ist gekennzeichnet durch eine *spezifische Herdreaktion*, die sich an lupösen Stellen leicht verfolgen läßt, die aber auch die pathologischen Herde der inneren Organe, der Lymphdrüsen und des Knochensystems zum Aufflackern bringt. Nach höheren Dosen treten auch Allgemeinsymptome auf, die man im Anfang der Tuberkulinära als harmlos ansah. Zur Zeit ist man darüber anderer Meinung. Dagegen soll es möglich sein, durch allmähliche Desensibilisierung des Körpers die Gewebszerstörungen durch den Tuberkelbacillus aufzuhalten. — Einen großen Fortschritt brachte die *Calmette-Impfung (BCG-Vaccine)*.

Aktive Immunisierung. Die künstliche Einimpfung von *Menschenpocken*, woran selten jemand stirbt, zur Verhinderung der weitaus gefährlicheren natürlichen Infektion, ist in China ein uraltes Verfahren. Die aktive Immunisierung mit lebenden, aber für den Menschen wenig virulenten Kuhpocken wurde zuerst von JENNER 1796 durchgeführt.

Der Impfstoff besteht aus der Glycerinaufschwemmung des Bläscheninhalts von Kuhpocken, der aseptisch entnommen wird. Darin finden sich außer den lebenden spezifischen Erregern der Kuhpocken auch lebende und tote Hautbakterien, darunter in seltenen Fällen die Erreger von Herpes zoster (Impfencephalitis). Tetanusbacillen sind in Kuhlymphen nicht gefunden worden. Die äußerst seltenen Tetanusfälle sind wohl durch sekundäre Infektion der Impfwunde entstanden.

Durch die erfolgreiche Impfung wird ein weitgehender, wenn auch nicht völlig sicherer Schutz gegen nachfolgende echte Pocken gesetzt, der bis zu 7 Jahren anhält. Die 1919 zwangsweise in Polen eingeführte Pockenimpfung hat dazu geführt, daß 1937 nur noch ein Fall gemeldet wurde. 1921 waren es noch 5078 Erkrankungen mit 823 Todesfällen. Während des I. Weltkrieges sind auf deutscher Seite noch 459 Fälle gemeldet worden. In einem Lande, das wie Deutschland von den Kraftlinien des Weltverkehrs getroffen wird, und an dessen Grenzen endemische Pockenherde häufig aufflackern, kann auf die Pockenimpfung nicht verzichtet werden, und der einzelne muß die damit verbundenen, ganz vereinzelten Gefahren im Interesse des ganzen Volkes auf sich nehmen.

Die Behandlung der *Hundstollwut* (Lyssa) mit Hilfe der PASTEURschen *Impfung* gründet sich auf berühmte Tierversuche, in denen gezeigt wurde, daß nach Vorbehandlung mit abgeschwächtem Tollwutvirus beim Hund eine nachfolgende Infektion mit hochvirulentem Virus nicht mehr angeht. Die Abschwächung des Impfstoffes (Gehirn und Rückenmark von tollwutkranken Kaninchen) erfolgt durch bestimmte Trocknungsverfahren, durch die sich ein Impfstoff beliebiger Virulenz darstellen läßt. Die Behandlung wird an den Pasteurinstituten (z. B. im Institut für Infektionskrankheiten Robert Koch, Berlin) durchgeführt.

Glücklicherweise dauert die Inkubationszeit der Infektion nach Hundebiß einige Wochen oder sogar Monate, so daß in der Zwischenzeit durch das PASTEURsche Verfahren eine aktive Immunität geschaffen werden kann. Je längere Zeit seit dem Biß vergangen ist, um so weniger aussichtsreich ist die Immunisierung. Auch Bisse an Kopf und Hals sind besonders gefährlich. Das tollwutverdächtige Tier wird getötet und mit eingeschickt. Im Gehirn und Rückenmark finden sich bei Lyssa die NEGRISchen Körperchen.

Auch weitere Viruskrankheiten wie *Flecktyphus, Gelbfieber,* dazu *Maul- und Klauenseuche* und *Schweinepest* hinterlassen eine Immunität und sind durch Einführung der Schutzimpfung weitgehend unschädlich gemacht worden.

Schrifttum.

Wirkstoffe der Gewebe. Eiweißtherapie. Anaphylaxie. Immunkörpertherapie.
ABDERHALDEN, R.: Grundriß der Allergie. Basel 1950. — CZETSCH-LINDENWALD, H. VON u. F. SCHMIDT-LA BAUME: Salben und Salbengrundlagen. Berlin 1939. DIETRICH, A.: Allgemeine Pathologie und pathologische Anatomie, 5. Aufl. 1939. — DOERR, R.: Allergische Phänomene. Handbuch der normalen und pathologischen Physiologie, Bd. 13, S. 650. Berlin 1929. — FEINBERG, S. M.: Allergy in Practice. Chikago 1946. — FLURY, F.: Tierische Gifte und ihre Wirkung. Handbuch der normalen und pathologischen Physiologie, Bd. 13, S. 102. Berlin 1929. — GADDUM, J. H. u. H. H. DALE: Gefäßerweiternde Stoffe der Gewebe. London 1936. — GESSNER, O.: Tiergifte. Handbuch der experimentellen Pharmakologie, Erg.-Bd. VI. Berlin 1938. — LEWIS, Sir THOMAS: Die Blutgefäße der menschlichen Haut und ihr Verhalten gegen Reize. Übersetzt von E. SCHILF. Berlin 1928. — LÖHR, W.: Wundheilung. Leipzig 1937. — REDWITZ, E. v.: Die Lehre von den Verletzungen und Wunden in KIRSCHNER-NORDMANN: Die Chirurgie, Bd. I. 1940. — RIGLER, R.: Kreislaufwirkungen der Gewebsprodukte. Handbuch der experimentellen Pharmakologie, Erg.-Bd. VI. Berlin 1938. — SACHS, H.: Antigene und Antikörper. Handbuch der normalen und pathologischen Physiologie, Bd. 13, S. 405. Berlin 1929. — SCHLOSSBERGER, H.: Immunität. Handbuch der normalen und pathologischen Physiologie, Bd. 13, S. 508. Berlin 1929. — STARKENSTEIN, E.: Pharmakologie der Entzündung. Handbuch der normalen und pathologischen Physiologie, Bd. 13, S. 341. Berlin 1929. — WEICHARDT, W.: Die Grundlagen der unspezifischen Therapie. Berlin 1936. — ZIPF, K.: Die chemische Natur der „depressorischen Substanz" des Blutes. Naunyn-Schmiedebergs Arch. **160**, 579 (1931).

Zweiter Teil

Pharmakologie der Teilfunktionen des menschlichen Körpers.

Nach den einleitenden Worten besteht die wesentliche Aufgabe der Pharmakologie darin, zunächst den *pharmakologischen Hauptangriffspunkt* eines chemischen Stoffes festzulegen, anschließend aber auch die *übrigen Einzelwirkungen* solcher Stoffe zu untersuchen, um ihre Leistungen besser zu verstehen.

Im folgenden sollen nun die wichtigsten Teilfunktionen des menschlichen Körpers am Leser vorüberziehen, und wir fragen uns, welche Arzneistoffe hier ihren Hauptangriffspunkt besitzen. Normalerweise befinden sich ja diese Teilfunktionen des Körpers infolge eines harmonischen Zusammenspiels in einer gewissen *Gleichgewichtslage*, aus der sie nur innerhalb des physiologischen Bereichs abweichen. Bei Krankheiten dagegen können erhebliche Störungen dieses Gleichgewichtes vor sich gehen, und es muß dann von Wert sein, die Arzneistoffe zu kennen, die diese Teilfunktionen dem Physiologischen angleichen. Die Wirkung eines solchen Arzneistoffes ist entweder eine *erregende* (auch anregende, exzitierende, stimulierende, analeptische) oder eine *lähmende* (auch beruhigende, abschwächende, mildernde, hemmende, sedative). Dies ist die Hauptaufgabe der funktionellen Therapie, *anzutreiben, was zu schwach*, und zu *zügeln oder gar stillzustellen, was zu stark ist*. Bei der Anwendung der Arzneistoffe muß weiter berücksichtigt werden, mit welcher *Intensität* ihre Wirkung vor sich geht. So unterschied man schon in der früheren Medizin unter den lähmenden Stoffen des Zentralnervensystems Sedativa, Hypnotica, Anticonvulsiva, Narkotica, demgegenüber unter den erregenden Stoffen des Zentralnervensystems die Tonica, Excitantia, Inebrantia und Tetanica, womit der steigende Grad von Lähmung und Erregung gekennzeichnet war. Der Besitz solcher Stoffe und die Kenntnis des pharmakologischen Angriffspunktes erlauben es daher, beinahe jede gewünschte Einzelorgantätigkeit im menschlichen Körper, sei es antreibend oder hemmend, zu beeinflussen, und geben dann dem Arzt die Möglichkeit in die Hand, das große Orchesterspiel im Organismus wieder zu harmonischem Zusammenklang und richtiger Tonfolge zurechtzustimmen (H. H. MEYER).

Wie man aber in der Chemie der Katalysatoren nicht nur eine Beschleunigung und Verlangsamung chemischer Reaktionen kennt, sondern auch eine Hervorrufung ganz neuer Reaktionen mit bestimmter Reaktionsrichtung, so können auch die Arzneistoffe nicht nur erregend und lähmend, sondern auch *abändernd* und *umgestaltend* in die Funktionen eingreifen. Diese Bildsamkeit der Funktionen erlaubt es uns sogar, durchaus neuartige Leistungen aus den Einzelorganen herauszulocken, wie das am auffälligsten bei gewissen Rauschgiften ist.

Nachdem so das besondere Gift auf Grund seines Hauptangriffspunktes einer bestimmten Funktion oder einem Organ zugeordnet wurde, wird es nötig sein, auch seine Nebenangriffspunkte sowie die entfernteren, infolge der physiologischen Verknüpfungen auftretenden Folgen dieser primären Wirkungen kennenzulernen (s. S. 6).

I. Zentralnervensystem (Narkose und Verwandtes).

Am Anfang soll das *Zentralnervensystem* behandelt werden, das ja von jeher die Forschung besonders in Atem gehalten hat. Handelt es sich doch um ein Organ, das — abgesehen von den darin zusammengefaßten reflektorischen Verknüpfungen und abgesehen von den pathologischen Abweichungen dieses Organs aus seiner Gleichgewichtslage — durch den Fluß der Gedanken und die Macht des Gemütes die peripheren Teilfunktionen weitgehend beherrscht, so daß Lähmung oder Erregung der Gehirnfunktionen auch mit besonders eindrucksvollen entfernteren Folgen verbunden sein kann; daher die machtvollen psychischen Faktoren, die beim Ausstellen eines ärztlichen Rezeptes oft ins Spiel kommen, daher auch die vielen, mehr symbolischen Verordnungen, auch eines guten Arztes, die nur beruhigen statt zu heilen, womit indessen schon viel erreicht sein kann; daher auch die unangebrachte Fehlbehandlung von zentralen Erkrankungen, wenn auffällige periphere Symptome irreführen.

Demgegenüber aber wird oft vergessen, daß die Grundeigenschaften der lebenden Substanz sich in der Tätigkeit der Gehirnzellen, auch in deren seelischen Korrelaten wiederfinden müssen. Das verführt dann dazu, Gehirnerkrankungen mit sog. psychischen Methoden zu behandeln, bei denen die Ordnung der veränderten Grundfunktionen das Primäre sein sollte. Auf die Wirkungen der Schilddrüse und des Hypophysenvorderlappens sei in dieser Hinsicht besonders verwiesen. Von neueren Erfahrungen sei auf die Behandlung bestimmter Psychoneurosen mit Ergotamintartrat, und die von Delirium tremens mit hohen Dosen von Vitamin B_1 hingewiesen.

1. Narkotica.

a) Allgemeines.

α) Theorie der Narkose.

Als *Narkotica im allgemeinen Sinne* bezeichnet man Stoffe, die eine reversible Lähmung der lebenden Substanz zur Folge haben.

Nach der *Lipoidtheorie* von MEYER und von OVERTON ist diese Eigenschaft nicht abhängig von den chemischen Umsetzungen solcher Stoffe im Gewebe, sie entsteht vielmehr durch ihre physikalische Löslichkeit in Fetten und Lipoiden. Dadurch werden sie befähigt, den Lipoidschutz der Zellmembran zu durchdringen und sich im Inneren der Zelle in den Fetten und Lipoiden anzuhäufen. Voraussetzung für den Eintritt der Narkose ist eine kritische molare Konzentration der Wirkstoffe in den Hirnlipoiden; ihr Wert wird angegeben mit rund 0,05 bis 0,1 g-Molekül je Liter, wechselnd mit der Tierart. Demgegenüber wirkt z. B. Acetylen bei gleicher molarer Konzentration doppelt so stark narkotisch wie Stickoxydul (EICHLER und MÜGGE). Über die Entstehungsweise der eigentlichen Narkose wird mit solchen Theorien nichts ausgesagt, da die Vorgänge im Protoplasma der Zelle weitgehend unbekannt sind. Demgemäß beschäftigt sich die Lipoidtheorie nur mit dem *Anmarsch des narkotischen Stoffes*.

Die Anreicherung geschieht überall dort in besonders hohem Maße, wo stark lipoidhaltige Organe vorliegen, in erster Linie daher im Zentralnervensystem. Aber auch das Unterhautbindegewebe mit seiner Fettschicht nimmt daran teil. Daher sind Fettleibige schlecht zu narkotisieren.

Die lipoide Grenzschicht der Zellen ist bei der Narkose offensichtlich besonders im Spiel. Hier müssen sich schwer lösliche oberflächenaktive Stoffe vom Typus des Ergosterins anhäufen. Dringen nun Narkotica ein, so entsteht eine *Erhöhung der Grenzflächenspannung*. Diese wiederum hat aus thermodynamischen Gründen zwei wohlbekannte Allgemeinwirkungen der Narkotica zur Folge, nämlich *Dehydratation des Gewebes* und *Verminderung der Zellpermeabilität* (Theorie von SEELICH (1941). Hier ist eine logische Verknüpfung verschiedener Einzeltheorien versucht worden, nämlich der *Adsorptionstheorie* (J. TRAUBE, fortgeführt von O. WARBURG), der *Permeabilitätstheorie* (R. HÖBER), der *Entquellungstheorie* (M. KOCHMANN). Eine solche Verknüpfung ist auch bereits früher versucht worden (H. WINTERSTEIN). Indessen werden noch weitere Theorien fortlaufend diskutiert wie die *Sauerstoffmangeltheorie* (M. VERWORN), die Theorie der *Dehydraselähmung* (J. H. QUASTEL), zuletzt die Ansicht, daß die Narkose mit *Veränderungen im elektrischen Potential der Grenzflächen* verbunden ist (R.S. LILLIE u. a.).

Die Narkose ist reversibel, da die Narkotica — wenigstens in geringem Maße — auch in Wasser löslich sind. Daher muß das Narkoticum aus der Zelle zurückströmen, sobald die umgebende Gewebsflüssigkeit und besonders das Capillarblut an Narkoticum verarmen. Je größer der Teilungskoeffizient $\frac{\text{Lipoidlöslichkeit}}{\text{Wasserlöslichkeit}}$, desto langsamer wird die Narkose zurückgehen. Daher die lang anhaltende Wirkung des Chloroforms. Ist dagegen die Löslichkeit in Lipoiden nicht viel größer als die in Wasser, so werden solche Stoffe rasch zurückströmen, so daß in wenigen Minuten das Bewußtsein zurückkehrt, vor allem, wenn auch die Ausscheidung des Narkoticums aus dem Körper schnell erfolgt, z. B. bei der Gasnarkose. Alle Lebenserscheinungen können von der narkotischen Lähmung betroffen werden. Indessen gibt es Zellen, die sehr empfindlich sind, wie die Nervenzellen, und andere, die zur vollständigen Lähmung ungleich höhere Konzentration nötig haben, wie etwa die Blutkörperchen und die Muskelzellen. Die narkotische Wirkung ist auf allen Entwicklungsstufen des Lebens nachzuweisen, und gerade aus Versuchen an niederen Tieren und an Einzellern sind uns wertvolle Aufklärungen über die Narkose zugeflossen.

Für *praktische Zwecke* verstehen wir unter Narkoticum einen Stoff, der die Fähigkeit besitzt, einen reversiblen Zustand von Lähmung der Sinnestätigkeit, Verlust des Bewußtseins, allgemeiner Empfindungslosigkeit und Reflexlosigkeit des Zentralnervensystems herbeizuführen. Das ist aber mit genügender Ungefährlichkeit nur dann möglich, wenn die verschiedenen Teile des Zentralnervensystems in ganz bestimmter Reihenfolge gelähmt werden und wenn weiter zwischen wirksamer und tödlicher Konzentration eine genügend große *narkotische Breite* vorhanden ist (s. S. 10). In der chirurgischen Narkose wird in erster Linie die *allgemeine Empfindungslosigkeit* erstrebt, so daß man die Narkotica auch als *Anaesthetica* bezeichnet hat.

β) Die Stadien und Stufen der Narkose.

Stadium der Analgesie. Bei einem praktisch verwendbaren Narkoticum tritt zunächst eine *Lähmung der Großhirnrinde* ein. Es findet sich Herabsetzung der *Schmerzempfindung*, besonders auffällig nach Äther, Chloräthyl, Stickoxydul, so daß leichte Eingriffe möglich werden. Man spricht auch vom *Rauschstadium* der Narkose, denn die einsetzende Trübung des Bewußtseins ist oft mit Traumbildern und Halluzinationen verbunden. Charakteristisch für dieses Stadium sind die *Abwehrreflexe der Atmung* gegen das einzuatmende Fremdgas: neben Hustenanfällen der HERING-KRETSCHMERsche Reflex, der von den Trigeminusendigungen ausgeht und zu vorübergehendem Stillstand der Atmung (bei

Kindern unter Umständen gefährlich) führen kann, weiter ein *Pharyngospasmus* oder ein krampfhafter Verschluß der Stimmritze, gelegentlich auch ein reflektorischer Bronchospasmus, der mit leichten Symptomen des Asthma bronchiale verbunden sein kann. Andererseits kann infolge der Einatmung des Fremdgases auch eine Vertiefung der Atmung eintreten — mit allen Folgen der *Überventilation* (s. S. 413). Erbrechen kann schon in diesem Stadium auftreten. Diese Reflexe werden um so lebhafter sein, je mehr der Reiz des Fremdgases verspürt wird, wie bei Äther oder Chloräthyl; sie können durch eine richtige Narkosetechnik weitgehend gemildert werden. Der *Rausch* geht ohne scharfe Grenze in eine mehr oder weniger ausgeprägte, mit der Tätigkeit von tieferen Zentren zusammenhängende *Excitation* über.

Stadium der Excitation.

Dieses ist charakterisiert durch *Verlust des Bewußtseins, Entfesselung der tieferen Zentren,* unregelmäßige krampfhafte Atmung, Auftreten von *Augapfelbewegungen* und *Erweiterung der Pupille*, die als Furchtreaktion auch schon im ersten Stadium beobachtet wird und reflektorisch bedingt ist, im Gegensatz zur paralytischen Form der Pupillenerweiterung, und die im Toleranzstadium ein wichtiges Leitsymptom der Narkose bildet. Bei schlechter Narkoseführung, insbesondere bei Erregungs- und Erstickungszuständen, kann *Adrenalinausschüttung* erfolgen mit Gefahr des Auftretens von Kammerflimmern. Mit dem Übergang von der Excitation zur ersten Stufe der Narkose tritt der zentral ausgelöste Schluck-, dann der Brechreflex auf, gelegentlich auch Pharyngospasmus (O_2-Beatmung).

Toleranzstadium. Bei weiterem Anfluten von Narkoticum werden nunmehr die *Zentren des Rückenmarks* gelähmt, und zwar lassen sich durch geeignete Narkoseführung nacheinander vier Stufen einregulieren (Abb. 40).

Die *1. Stufe* ist dadurch gekennzeichnet, daß die im Excitationsstadium unregelmäßige *Atmung gleichmäßig* und gegenüber der Normalatmung *ausgiebiger* wird. Lidreflex, Schluckreflex, Brechreflex verschwinden im Beginn der 1. Stufe; die Augapfelbewegungen halten zunächst unvermindert an, werden dann allmählich geringer und verschwinden gegen das Ende der 1. Stufe, etwa gleichzeitig mit dem Larynxreflex; damit vermindert sich die Gefahr des Laryngospasmus. Auch viele andere Reflexe der willkürlichen Muskulatur wie z. B. der peripher ausgelöste Schluckreflex werden an dieser Stelle wegnarkotisiert.

Die 1. Stufe wird einreguliert bei Operationen an Geweben und Organen, die keine oder geringe Schmerzempfindung besitzen (Knochen, Gehirn, Auge, Nase, Brustkorb, Lunge); etwas tiefere Narkose verlangen Operationen an Haut, Schleimhäuten, Nervenstämmen.

Die *2. Stufe* setzt ein mit dem *Verschwinden der Augapfelbewegungen*. Die Atmungstätigkeit ist weiterhin gleichmäßig und gesteigert. Die Pupille fängt an sich zu erweitern. Am Ende dieser Stufe verschwinden die Reflexe der Bauchmuskulatur.

Die 2. Stufe wird einreguliert bei Operationen am Larynx (auch Intubation) und an der Muskulatur. Die Reflexe, die durch Zug an den Ligamenten des Abdomens entstehen, sind auf dieser Stufe ausgelöscht.

Die *3. Stufe* ist dadurch charakterisiert, daß die *Atmung* zwar *gleichmäßig* bleibt, aber deutlich *schwächer* wird. Die beginnende und totale Lähmung der Intercostalmuskeln markieren Anfang und Ende der 3. Stufe; damit gleichzeitig setzt eine gesteigerte Tätigkeit des Zwerchfells ein. Die Pupillenerweiterung nimmt zu, die Lichtreaktion ist erhalten, aber eingeschränkt. Es ist dies das Stadium der tiefen Narkose mit Verschwinden der Peritonealreflexe. Gegen Ende der 3. Stufe hört die Peristaltik auf, die glatte Muskulatur des Uterus entspannt sich, der Tonus der Arterien sinkt und da gleichzeitig die willkürliche Muskulatur völlig tonuslos ist, entsteht die Gefahr eines Schocks (s. S. 307).

Die 3. Stufe pflegt wegen der damit verbundenen Schockgefahr nur für kurze Zeit einreguliert zu werden, besonders bei geburtshilflichen Eingriffen, wenn eine völlige Entspannung des Uterus für kurze Zeit notwendig ist.

In der *4. Stufe* wird die Atmung noch weiter vermindert; die Lähmung ist am ausgeprägtesten beim Chloroform und wird zunehmend geringer bei Divinyläther und Äthyläther. Die Pupille ist maximal erweitert und lichtstarr. Es ist dies die letzte Stufe vor der Atmungslähmung. Für praktische Zwecke wird sie nicht verwendet.

Die *Leitsymptome* der Narkose, nämlich die Wirkung der Narkotica auf Atmung, Augapfelbewegungen, Pupillen-, Lid-, Schluck-, Brechreflexe wurden

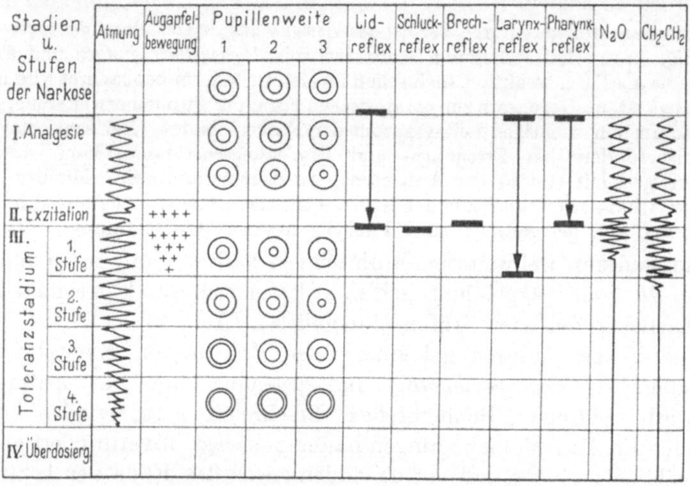

Stadien u. Stufen der Narkose	Atmung	Augapfel-bewegung	Pupillenweite			Lid-reflex	Schluck-reflex	Brech-reflex	Larynx-reflex	Pharynx-reflex	N₂O	CH₂·CH₂
			1	2	3							
I. Analgesie												
II. Exzitation		++++										
III. 1. Stufe		++++ +++ ++ +										
III. 2. Stufe												
III. 3. Stufe												
III. 4. Stufe												
IV. Überdosierg.												

Abb. 40. Leitsymptome der Äthernarkose. Die Veränderung der Pupillenweite wird gezeigt 1. ohne Narkosevorbereitung; 2. nach Kombination von 15 mg Morphin und 0,4 mg Atropin oder Scopolamin; 3. nach 15 m Morphin. (Modifiziert nach A. E. GUEDEL, 1947.)

bereits durch die Stadien und Stufen der Narkose verfolgt; es bestehen aber nicht unerhebliche Unterschiede zwischen den narkotischen Stoffen.

Im Idealfall sollte man erwarten, daß das Toleranzstadium frei ist von Nebenwirkungen auf die lebenswichtigen Zentren der Medulla oblongata ebenso wie auf die peripheren Funktionen des Körpers; jedoch gilt dieses — auch für die besten Narkotica wie den Äther — nur bis zum Ende der 2. Stufe. Bei einigen unserer wichtigsten Narkotica fehlt auch diese Sicherheit.

Es gibt Narkotica, die es nicht gestatten, in ungefährlicher Weise das Analgesiestadium zu überschreiten, wie z. B. *Chloräthyl*; versucht man diese Narkose bis zum Toleranzstadium durchzuführen, so kann unmittelbar an Analgesie, Rausch und Exzitation anschließend ohne Übergang die Lähmung der lebenswichtigen Zentren erfolgen (Abb. 40). Beim *Stickoxydul* läßt sich — sofern der Stoffwechsel nicht erhöht ist — die 1. Stufe des Toleranzstadiums erreichen; versucht man indessen eine tiefe Narkose zu erreichen, so ist mit schweren Zwischenfällen zu rechnen. Auch mit *Avertin* läßt sich keine ungefährliche Vollnarkose machen; diese Substanz wird nur als Basisnarkoticum angewandt.

γ) Zwischenfälle und Nebenwirkungen bei Einleitung der Narkose.

Bei allen flüchtigen Narkosemitteln mit alleiniger Ausnahme von Chloroform ist die *Brand-* und *Explosions*gefahr zu berücksichtigen. Bestimmte Narkotica

(Äther, Chloroform, Chloräthyl) entfalten eine mehr oder weniger starke *Reizwirkung auf die Schleimhäute* der Atemwege mit allen sich daraus ergebenden Folgen (s. S. 171); flüssiger Äther, der in die Luftwege fließt, ist lebensgefährlich. Von der Reizwirkung der narkotischen Dämpfe, oder gar der Flüssigkeiten wird auch das Auge betroffen (die geschlossenen Lider unter Aufsicht halten!). Ein relativ gutartiger Zwischenfall, der bei erstem Erlöschen der Reflexe auftritt, ist das *Zurücksinken des Unterkiefers* und der Zunge (Vorschieben des Kiefers, Seitwärtslagern des Kopfes, Zungenzange). Gefährlich wird der versagende *Larynxreflex*, was dazu führt, daß der Reiz eines Fremdkörpers (Schleim, Speichel, Blut, Eiter u. a. infektiöses Material, wie nach fortgeschrittener Caries) den üblichen Schluß der Stimmritze nicht mehr auslöst; es entsteht die Gefahr der *Aspiration*; die gewissenhafte Untersuchung des Mundes gehört zur Vorbereitung der Narkose; aspirierte Zähne und chirurgisches Material sind in den Luftwegen wiedergefunden worden. Aspiration erfolgt besonders häufig bei *Erbrechen*. Erbrechen ist ein Zeichen des Übergangs der Exzitation in die erste Stufe des Toleranzstadiums; die Neigung dazu tritt sowohl beim Anfluten wie beim Abfluten der Narkose bei einer ganz bestimmten Narkosetiefe (s. Abb. 40) auf. Hier sei auf die deutliche antiemetische Wirkung von Avertin, Äthylen und Evipan-Natrium hingewiesen. Erbrechen wird angekündigt durch einen Schluckreflex, der als Warnungszeichen dienen kann. Aspiration des Erbrochenen ist besonders gefährlich bei gleichzeitiger *Asphyxie*, da unter diesen Umständen der Reiz des Fremdkörpers keinen Schluß der Stimmritze mehr auslöst; die Kunst des Narkotiseurs besteht darin, den Patienten so rasch als möglich über das gefährliche Excitationsstadium hinwegzusteuern, daher ein wichtiger Vorteil der rasch wirkenden Narkosegase und der Basisnarkose. Wegen der Aspirationsgefahr muß der *Magen zur Narkose leer* sein; bei Unglücksfällen kann der Magen noch viele Stunden nach der üblichen Entleerungszeit Speisen enthalten. Auch bei anderen atonischen Zuständen des Magens, bei Pylorusstenose und Darmverschluß muß die Entleerung durch Magenspülung herbeigeführt werden — evtl. unter Liegenlassen des Magenschlauchs.

Gefährliche Zwischenfälle lassen sich oft frühzeitig genug erkennen bei der gewissenhaften Beobachtung von Blutdruck, Herztätigkeit, Cyanose. Die meisten der im folgenden beschriebenen Reflexe und Reaktionen sind in tiefer Narkose ausgeschaltet; dazu gehört die *Blutdrucksteigerung*; diese kann psychisch bedingt sein; gefährlicher ist die Blutdrucksteigerung infolge *Asphyxie* (zentrale Erregung, Atmungsstörungen) oder infolge *Adrenalinausschüttung* (zentrale Erregung, Asphyxie); sie wird bis zur 1. Stufe des Toleranzstadiums beobachtet. Die möglichen Folgen bestehen in akuter Herzinsuffizienz mit allen Folgeerscheinungen (s. S. 277) und Ruptur der Gefäße oder Blutungsneigung in der Operationswunde. *Blutdrucksenkung* zeigt sich als Spätfolge der Asphyxie oder als Folge von Blutung (s. S. 447) oder von Schock (s. S. 306); sie ist typisch für das Toleranzstadium der Chloroformnarkose. Das Auftreten von *Herzarrhythmien*, insbesondere von *Kammerflimmern* (s. S. 174) entsteht infolge starker Excitation und dadurch bedingter Adrenalinausschüttung; hauptsächlich junge Menschen (5—30 Jahre) in hoher Stoffwechsellage werden betroffen; solche Herzerscheinungen finden sich besonders häufig in Chloroform- und Chloräthylnarkose, sie sind indessen nicht unbekannt bei allen anderen Narkosearten, sofern stärkere Excitation vorhanden; auf gelegentlich auftretende paroxysmale

Tachykardie sei hingewiesen. Kammerflimmern verlangt die sofortige O_2-Beatmung und Herzmassage, auch über 1 Stunde und länger. *Cyanose* kann auch auftreten als Folge von Atmungsstörungen (O_2-Mangel in der Atmungsluft, Verlegung der Atmungswege, gefährliche Schleimsekretion, Versagen der Atmungsmuskulatur). Besonders zu erwähnen ist der *Laryngospasmus*; dieser beruht gewöhnlich auf zu hoher Konzentration der narkotischen Dämpfe und wird dann durch zunehmende Asphyxie gelöst, gewöhnlich nach etwa 1 Minute (GUEDEL); er tritt aber auch als Reflex vom Abdomen oder Pelvis her auf (O_2- evtl. CO_2-Beatmung, auch Intubation). Bei *Phlegmonen der Mundhöhle* und anderen Erkrankungen, die infolge peripherer Atmungsbehinderung (Larynxödem u. a.) die zusätzliche Tätigkeit der Hilfsmuskulatur der Atmung nötig machen, können gefährliche Atmungsstörungen auftreten (MACINTOSH); nach WEESE spielen *Carotissinus-Reflexe* hinein. Auch in Fällen von Hirnödem, sowie

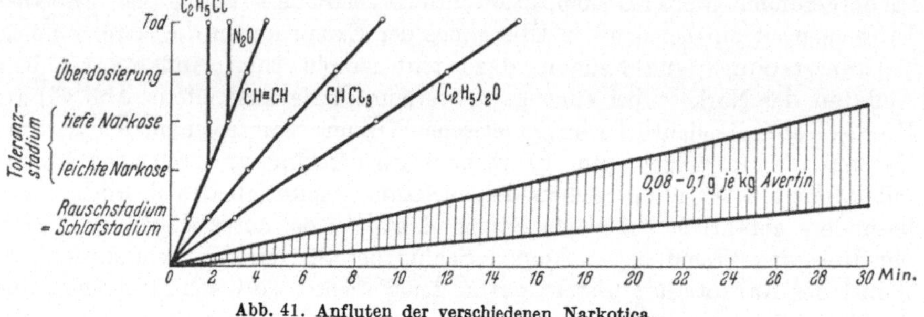

Abb. 41. Anfluten der verschiedenen Narkotica.

nach Vorbehandlung mit zu hoher Dosis von Opiaten oder Schlafmitteln können Atmungsstörungen auch in leichter Narkose auftreten. Cyanose tritt auch auf als Folge von Kreislaufstörungen. Bei Seruminjektion in leichter Narkose wird gelegentlich *anaphylaktischer Schock* beobachtet. Auf die *Lähmung der Wärmezentren* und der peripheren Einrichtungen der Wärmeregulation mit ihren Folgen (s. S. 213) sei hingewiesen.

Lähmungszustände der glatten Muskulatur (Magen-Darmparalyse, Uterusatonie u. a. zeigen sich im allgemeinen erst in tiefer Narkose. Die Gefahr erhöht sich bei längerer Narkose. Das gleiche gilt von der Nierenfunktion; nach langanhaltender Narkose kann Anurie auftreten. Doch ist die Eigenart der verschiedenen Narkotica hierbei zu berücksichtigen (s. S. 177).

Mit oder ohne vorhergehendes Erbrechen kann bei den üblichen Narkoseverfahren, mit Ausnahme der Gasnarkosen, eine *Lähmung der Magen-Darmbewegungen* einsetzen, die in schweren Fällen in völlige Magen-Darmparalyse übergehen kann, und die bei der Äthernarkose noch kompliziert wird durch das Einströmen der Verdauungssäfte. Ohne genügende aktive Therapie (s. S. 252) kann sich daraus die Katastrophe entwickeln. Der *Uterus* wird in der Narkose mehr oder weniger gelähmt. Auch die Wehentätigkeit kann beträchtlich leiden. Fälle von Uterusatonie können sich an eine Narkose anschließen. Auch die *Nierenfunktion* bleibt in der Narkose nicht intakt. Fast immer beobachtet man in der Narkose eine starke Diuresehemmung, ohne daß die gründliche Untersuchung der Harnbestandteile zu größeren Sorgen Anlaß gäbe. Das häufige Auftreten von kleineren Eiweißmengen im Narkoseharn muß als unbedenklich gelten. Die eigentlich gefährlichen Symptome von seiten der Nieren beobachtet man vielmehr erst als Nachwirkung der Narkose.

Kollapsstadium. Die für das Leben bedrohlichen, **gefährlichen Narkosezwischenfälle** treten gewöhnlich erst im *Stadium der Überdosierung*, auch *Kollaps-*

stadium genannt, auf. Es kommt nämlich zur Lähmung der lebenswichtigen Zentren in der *Medulla oblongata:* Die Atmung wird unregelmäßig, oberflächlich oder setzt völlig aus; der Blutdruck fällt infolge von Kreislaufkollaps, wobei besonders das Absacken des Blutes in die Blutspeicher eine verheerende Wirkung haben kann; das Herz erhält immer weniger Blut; der Puls wird klein und weich, auch unmittelbare Herzschädigungen der verschiedensten Art können eintreten. Eine plötzliche Pupillenerweiterung ist als besonders bedrohlich zu betrachten; das Herz ist das ultimum moriens.

Die zur Herbeiführung der allgemeinen Empfindungslosigkeit notwendige Menge an Narkoticum wechselt beträchtlich, und die große Kunst des Narkotiseurs liegt darin, mit solchen Giften möglichst sparsam umzugehen. Den größten Einfluß auf den Gesamtverbrauch an Narkosemitteln haben schon die seelische Beruhigung und die Hoffnungsfreudigkeit des Patienten. Auch jede Unterstützung der Schlafneigung durch geeignete Maßnahmen wirkt günstig auf den Verbrauch der Narkosemittel.

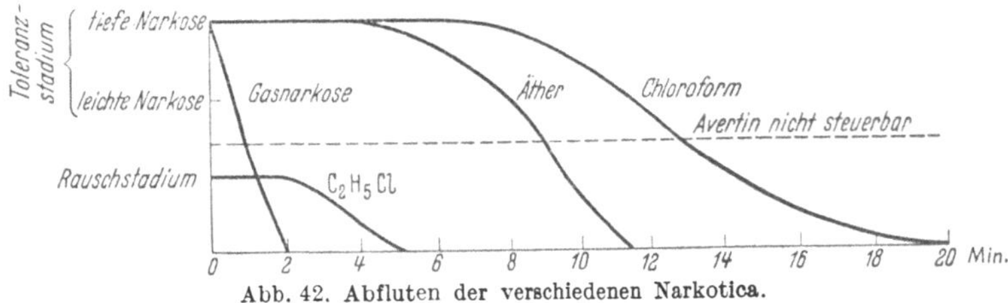

Abb. 42. Abfluten der verschiedenen Narkotica.

Bei einigen Gasnarkosen (N_2O, Äthylen) ist die Höhe des Energiestoffwechsels nicht nur maßgebend für den Gesamtverbrauch an Narkoticum wie bei allen anderen Narkosearten; sie entscheidet auch darüber, bis zu welchem Stadium die Narkose ohne größere Gefahr vorwärts getrieben werden kann. Als Beispiel sei erwähnt, daß bei hohem Stoffwechsel (Hyperthyreoide Zustände, Fieber, Schmerz, psychische Aufregung u. a.) mit Hilfe von N_2O nur das Analgesiestadium in ungefährlicher Weise erreicht werden kann; bei niedrigem Stoffwechsel dagegen läßt sich ohne Schwierigkeit bis zur ersten Stufe des Toleranzstadiums narkotisieren. Die besondere Bedeutung stoffwechselsenkender Arzneistoffe wie von Barbitursäuren, insbesondere von Opiaten ist offenbar.

Die Behandlung der gefährlichen Zwischenfälle im Stadium der Überdosierung erfordert oft den raschesten Entschluß des Narkotiseurs. Bei *Stillstand der Atmung* wird sofort bei tief gelagertem Kopf die künstliche Atmung eingeleitet, am zweckmäßigsten durch Intubation und rhythmische Aufblähung der Lunge mit Sauerstoff; das Verfahren kann mit anderen Methoden der Wiederbelebung und besonders der Atmungsanregung unterstützt, aber nicht durch sie ersetzt werden. Liegt ein primärer *Stillstand des Herzens vor,* so kommt neben sofortiger O_2-Beatmung, Herzmassage, dem rhythmischen Hervorziehen der Zunge und der Hochlagerung der unteren Extremitäten auch die intravenöse Zufuhr von Herz- und Gefäßmitteln sowie von zentral analeptisch wirkenden Mitteln in Betracht. THIEL empfiehlt, 1 bis 2 Tropfen Suprarenin der käuflichen Lösung 1:1000 in Verdünnung mit Blut intrakardial zu injizieren. Da indessen ein solcher primärer Stillstand des Herzens in erster Linie bei der Chloroformnarkose beobachtet wird, hier aber auch kleine Adrenalindosen katastrophale Folgen haben können, so empfehlen sich wohl eher einige neuere Adrenalinabkömmlinge, bei denen die Neigung, Kammerflimmern des Herzens auszulösen, gering ist, wie das mildere Sympatol oder auch die intravenöse Injektion von physiologischer Kochsalzlösung (1—2 Liter). Der etwaige Schockzustand wird in üblicher Weise behandelt (s. S. 306).

Zur *Diagnose des Todes* genügt nicht die Feststellung eines Stillstandes von Herz und Atmung. Es muß vielmehr das Auftreten von sicheren Zeichen des Todes, wie Totenflecke, Leichenstarre u. a. abgewartet werden; bis zum Auftreten solcher Veränderungen sind die Wiederbelebungsversuche fortzusetzen.

δ) Abfluten der Narkotica.

Hört man mit der Zufuhr von Narkoticum auf, so werden die Stufen und Stadien der Narkose in der umgekehrten Reihenfolge durchlaufen. Zuerst werden die tieferen Reflexe, dann die oberflächlichen Reflexe zurückkehren, der Brechreflex wird auf dem Wege zum Excitationsstadium durchlaufen, der Rauschzustand wird eintreten und zuletzt wird der Patient erwachen (Abb. 42). Da bei allen Inhalationsnarkosen die Ausscheidung überwiegend mit der Atemluft vor sich geht, so wird bei schlechter Atmung das Narkoticum ganz besonders langsam den Körper verlassen; durch vermehrte Atmung andererseits läßt sich die Exhalation des Giftes beschleunigen. Zu diesem Zweck kann man Gebrauch machen von Kohlensäure-Sauerstoffmischungen. Eine solche raschere Ausscheidung wird besonders bei Narkosemitteln in Betracht kommen, die an sich die Tendenz haben, länger im Körper zurückzubleiben, wie vor allem bei Chloroform.

ε) Nachwirkungen der Narkotica.

Von einem guten Inhalationsnarkoticum verlangt man, daß es im Körper nicht verändert wird, vielmehr allein auf Grund seiner physikalischen Eigenschaften die Narkose herbeiführt. Es soll möglichst vollständig mit der Atemluft den Körper wieder verlassen.

Der *Äther* z. B. wird zum überwiegenden Teile durch die Lungen ausgeschieden und nur Spuren verlassen den Organismus außerdem mit Urin und Schweiß, so daß die gesamte eingeatmete Äthermenge innerhalb der Fehlergrenze der Bestimmungsmethode auch wieder abgegeben wird. Ähnlich günstig liegt die Ausscheidung von *Chloräthyl* und die der *Narkosegase*. Von *Chloroform* dagegen werden bestimmte, wenn auch kleine Mengen vom Körper nicht wieder abgegeben und fallen wahrscheinlich der Zersetzung anheim. Man hat sich vorgestellt, daß die Gewebswirkung des Chloroforms zum Teil durch die zurückbleibenden und zersetzten Spuren veranlaßt würde. Andererseits werden moderne Narkosemittel wie *Avertin* oder *Evipan* überhaupt als solche nicht wieder abgegeben, sondern werden mehr oder weniger vollständig im Körper aufgebrochen oder durch Koppelung entgiftet, ohne daß Gewebsschäden ähnlich denen durch Chloroform nachzuweisen wären.

Zur Beurteilung narkotisierender Stoffe gehört auch die Kenntnis ihrer Nachwirkungen. Die gefährliche Zeit nach Ansicht vieler Narkotiseure ist die unmittelbar nach der Operation, solange der Patient noch bewußtlos ist. *Erstickung des Patienten* durch Zurückfallen der Zunge oder Aspiration des Erbrochenen ist besonders zu befürchten; Ursache ist dann unzweckmäßige Lagerung auf den Rücken statt auf die Seite oder mangelnde Aufsicht; Herabgleiten einer endotrachealen Tube in die Trachea ist mehrfach beschrieben worden. — Erbrechen nach dem Aufwachen ist toxisch bedingt; gewisse Mengen des eingeatmeten narkotischen Dampfes werden nämlich verschluckt und können Erbrechen auslösen, was häufig durch Kohlegaben vermieden werden kann. — Als weitere Narkosefolge gefürchtet ist die *Bronchopneumonie.* Hier können die verschiedensten Faktoren zusammenwirken:

Die erhöhte *Sekretion von Speichel und Bronchialschleim* ist besonders gefürchtet bei bestimmten Äthernarkosen und durch vorherige Injektion von 1 mg Atropin zu verhindern; die Spasmen der *Bronchialmuskulatur* und möglicherweise die Lähmung des Cilienapparates,

so daß der gebildete Schleim schlechter herausbefördert wird; die Lähmung des Schließ-
reflexes der Epiglottis mit der Gefahr des Verschluckens, besonders beim Erbrechen.

Der wichtigste Faktor ist die Bildung von *Atelektasen* in den schlecht durchlüfteten
Lungenpartien. Dadurch erfolgt eine Stockung des Sekrets mit nachfolgender Infektion
und die Entwicklung lokaler Bronchitiden und Bronchopneumonien. Unter Umständen kann
sogar ein massiver Kollaps ganzer Lungenlappen eintreten. Diese schwerste Nachwirkung
der Narkose kann durch Nachbehandlung mit 5—7% CO_2 in Luft oder Sauerstoff vermindert werden. Dadurch wird die Zahl der postoperativen Pneumonien erheblich verringert (SCOTT und CUTLER). Ähnliches läßt sich auch durch häufiges Umlagern der Patienten
sowie durch systematische Atmungsübungen erreichen. Atelektasen sind im jugendlichen
Alter häufiger und nehmen andererseits nach dem 60. Lebensjahr rapide zu.

Bronchopneumonien entstehen nach vorliegenden Statistiken weniger durch das Narkoticum, sondern durch Einatmung von zu kühler Luft (Vorwärmapparate), Abkühlung
und Zugwind, durch nichtsachgemäße Nachbehandlung sowie infolge des Operations-
verfahrens. Operationen an Gallenblase und Magen führen häufiger zu Pneumonien als
solche im Unterbauch oder an den Extremitäten, weil durch den Wundschmerz das Durch-
atmen erschwert wird. Doch ist z. B. Äther wegen seiner örtlichen Reizwirkungen bei
Lungentuberkulose u. a. nicht anzuwenden.

Eine weitere schwere Nachwirkung der Narkose ist die allgemeine *Acidosis*.

Da diese auch unabhängig von der Narkose nach schweren Operationen auftritt, so
lassen sich Narkoseschaden und Operationsschaden oft nicht voneinander trennen. Wir
kennen aber Narkosearten, bei denen wir fast regelmäßig mit Acidosis zu rechnen haben,
wie z. B. nach Chloroform, dagegen bei Äther, Narkosegasen oder Avertin nur, wenn asphyktische Zustände während der Narkose nicht vermieden werden konnten. Zum Teil
hängt die entstehende Acidosis auch zusammen mit einer toxischen Zersetzung des Leber-
glykogens oder einer Ausschüttung von Adrenalin aus den Nebennieren, wie bei der Äthernarkose. Hier tritt bekanntlich öfters auch Zucker in den Harn über. Solche Fälle können
in gutem Zustande aus der Narkose erwachen. Erst nach einem Intervall von mehreren
Stunden macht sich eine neue Bewußtseinstrübung bemerkbar, die prognostisch sehr
ungünstig sein kann (REHN). Die Diagnose ergibt sich dann aus der stark verminderten
Alkalireserve, dem Geruch nach Aceton und dem Auftreten von Acetonkörpern. Eine erhöhte
Neigung zur Acidose besteht bei Kindern und Schwangeren, auch bei Diabetikern. Sie
wird durch Inhalation von Kohlensäure (HENDERSON), durch Zucker und Insulin und durch
Behandlung des etwaigen Schockzustandes günstig beeinflußt.

Die *Gewebswirkung* der Narkotica ist bei jeder Chloroformnarkose besonders
in Rechnung zu stellen, ist aber in geringerem Maße auch bei Äther, Avertin
und Evipan vorhanden und fehlt völlig bei den Narkosegasen. Die Gewebswirkung ist abhängig von der Größe der Gesamtdosis.

Sie ist zum Teil die Folge der örtlichen und allgemeinen *Asphyxie* und daher
durch die Methoden der inneren Sauerstofferparnis oder auch durch freigiebige
Zufuhr von Sauerstoff teilweise zu vermeiden. Die Folgen betreffen in erster Linie
das Zentralnervensystem (s. S. 467); Spättod durch schwere Gehirnveränderung,
auch Fälle von Idiotie sind beschrieben worden. Aus diesem Grunde empfiehlt
z. B. GWATHMEY die Kombination von Chloroformnarkose mit Sauerstoffzufuhr.
Die Gewebswirkung der Narkotica kann sich auch in Veränderungen der *Nierenfunktion* äußern (s. oben); anhaltende Hemmung der Diurese, ein allmählich
zunehmender Eiweißgehalt des Harns und Auftreten von Harncylindern, sind
unter Umständen ernst zu bewerten. Von seiten der *Leber* beobachtet man öfters
eine seröse Hepatitis, nach Chloroformnarkosen auch Ikterus und akute gelbe
Leberatrophie. Ein zunehmendes Versagen des *Herzens* kann auf eine Degeneration des Herzmuskels hindeuten.

Welches Narkoticum im Einzelfalle zweckmäßig ist und ob man überhaupt
das Risiko einer Narkose übernehmen kann, ergibt sich oft erst aus einer

genauen klinischen Untersuchung (Herz, Blutdruck, Blutfarbstoff, evtl. Blutbild und Blutalkalireserve, Lunge, Leber, Niere: Harnzucker, Harneiweiß und Sediment).

Alle Narkoseverfahren, auch die allerbesten, sind mit gelegentlichen *Todesfällen* belastet. Auch die wohlgelungene Narkose bedeutet ja ein Vergiften des Narkotisierten bis zur Bewußtlosigkeit. Es ist daher leicht verständlich, daß ein bereits vorher geschwächter Organismus zusammenbrechen kann.

Ein genaues Studium der *Narkosestatistik* ist für die Praxis notwendig, obwohl das Schicksal des Patienten mehr durch die statistisch nicht erfaßten Nachkrankheiten als durch die eigentlichen Narkosezwischenfälle bestimmt wird. Zu solchen vollständigen Statistiken aber haben sich unsere Chirurgen noch nicht entschließen können. Neue Erfahrungen sprechen dafür, daß die üblichen Narkoseverfahren in der Hand von Fachleuten weder in Hinblick auf schwere Erkrankungen der Atemwege, noch in Hinblick auf tödlichen Ausgang wesentlich verschieden sind; es sind nicht die Narkotica, sondern es ist ausschließlich die Technik des Narkotiseurs, die entscheidend ist (WATERS). Allerdings gehören zur Durchführung der rationellen Narkose heute Spezialkenntnisse, die nicht jeder Arzt besitzen kann.

b) Die wichtigsten Narkosemittel.

Zum Zwecke der *Allgemeinanästhesie* stehen zur Verfügung die beiden großen Gruppen der *Inhalationsnarkotica* (Äther, Chloroform, Chloräthyl, Narkosegase) und der *Nichtinhalationsnarkotica* (rectale, parenterale und intravenöse Narkoseverfahren).

Die *Inhalationsnarkotica* werden gleichzeitig exhaliert (s. S. 170); sie haben den großen Vorzug, daß man sie beim Auftreten von Zwischenfällen sofort absetzen kann und daß unmittelbar darauf ihre Abflutung beginnt: sie sind *steuerbar*. Ein Teil von ihnen besitzt örtliche Reizwirkung und eine Gewebswirkung: Chloräthyl, Äther, Chloroform.

Besonders gut steuerbar sind die Gasnarkotica, bei denen nach wenigen Atemzügen das Einschlafen und wenige Minuten nach dem Absetzen das Erwachen erfolgt. Sie besitzen eine weitere grundlegende Eigenschaft, durch die sie sich aus den übrigen Narkosemitteln herausheben: Sie besitzen *keine lokale Reizwirkung* und *keine Gewebswirkung*. Sie *verdienen daher ein besonderes Interesse*.

Mit jeder *Inhalation eines Fremdgases* ist indessen das *Gefühl der Erstickung* verbunden. Erfahrungsgemäß wird die damit verknüpfte Erregung von vielen Patienten, besonders Herzkranken und Kindern, schlecht vertragen. Bei einzelnen der verwendeten Stoffe kommen *subjektive und objektive Zeichen der Vergiftung* hinzu, wie Übelkeit und Erbrechen. Dadurch können schwere Komplikationen entstehen. So sind seit langem die *Psyche-schonenden Narkoseverfahren* studiert worden. Dazu gehört der Gebrauch von Schlafmitteln, von Morphium- und Scopolamininjektionen zur Einleitung der Inhalationsnarkose. In richtiger, nicht zu hoher Dosierung führen diese gleichzeitig zum Einsparen von Narkoticum. Bei Berücksichtigung der Eigenarten dieser Stoffe wird die Narkosegefahr nicht erhöht. Besonders wirksam sind die rectale Avertin- und die intravenöse Evipannarkose. Solche Narkoseverfahren sind *nicht steuerbar*. Ihre Sicherheit besteht darin, daß zwischen narkotischer Dosis und letaler Dosis eine genügende narkotische Breite besteht. Bei Auftreten von Zwischenfällen muß man daher ihre physiologische Entgiftung abwarten oder. Weckmittel zu Hilfe nehmen. Solche Verfahren eignen sich besonders auch für Operationen an Kopf und Hals, wo die Inhalationsnarkose Schwierigkeiten macht.

α) Äther.

Der Äthyläther $(C_2H_5)_2O$, zum erstenmal von VALERIUS CORDUS als „süßes Vitriolöl" dargestellt, von MORTON 1846 eingeführt, ist immer noch unser wichtigstes Narkoticum. Er darf nur als Äther pro narcosi (DAB.) in braunen Flaschen verwendet werden, die in *ganz* gefülltem Zustande an einem kühlen, vor Licht geschützten Ort aufzubewahren sind; ältere Ätherreste dürfen nicht verwendet werden. Siedepunkt 34,6⁰ C. Die einzelnen Stufen der Narkose sind besonders deutlich voneinander abgesetzt, so daß man die Narkose einsteuern kann auf welche Stufe man will, immer ist eine genügend große therapeutische Breite vorhanden. Auch ist die Äthernarkose mit den primitivsten Hilfsmitteln durchzuführen (s. S. 178).

Äther kann mit Säuren, Peroxyden und Aldehyden *verunreinigt* sein. Diese besitzen unter Umständen starke örtliche Reizwirkung, können auch toxisch auf den Kreislauf wirken. Besonders gefürchtet ist Dioxyäthylperoxyd, das bei Zutritt von Luft und Licht, z. B. in angebrochenen, schlecht gefüllten Flaschen entsteht.

Ätherdämpfe sind *brennbar* und *explosibel*; Peroxyde sind hochexplosibel. Der Gebrauch offenen Lichts oder die Anwendung des Diathermiemessers in der Nähe des Mundes oder der Lunge kann verheerende Folgen haben. Nach ausgedehnten Äthernarkosen kann die Ausatmungsluft 10—15 Minuten lang explosibel sein und beim Kauterisieren von Fettgewebe u. a. können unter diesen Umständen örtliche Flammenerscheinungen auftreten. Die Explosionsgefahr ist auch beim Gebrauch von ätherischen Kollodiumlösungen zu berücksichtigen.

Infolge der schnellen Verdampfung läßt sich bei hoher Temperatur, z. B. in den Tropen, oft keine Äthernarkose durchführen. Ebenso versagt der Äther häufig bei Alkoholikern.

Das *Analgesiestadium* ist stark ausgeprägt. Dabei sind Rausch und Excitation auffallend. Auf die Reizwirkung des Äthers und seine Folgeerscheinungen (s. S. 170) wird hingewiesen. KRECKE empfiehlt, die Narkose bei empfindlichen Menschen mit Kölnisch Wasser einzuleiten. Mit der Excitation kann eine ungewöhnliche Hyperventilation und Neigung zu Kollaps verbunden sein. Das Anfluten der Äthernarkose soll in etwa 15—20 Minuten erfolgen, nicht kürzer, da sonst hohe, örtlich reizende Ätherkonzentrationen angewendet werden müssen. Die 4 Stufen des Toleranzstadiums sind bei der Äthernarkose besonders klar zu unterscheiden; bemerkenswert ist eine gewisse Curare-artige Wirkung (E. G. GROSS), die anderen Narkosemitteln fehlt.

Nebenwirkungen. Es wird nochmals auf die starke *örtliche Reizwirkung*, insbesonders bei schlechter Narkoseführung hingewiesen (Augenschutz), die etwaige *Brechwirkung* ist zum Teil Folge der Narkose, zum Teil aber ist sie toxisch bedingt (s. S. 170). Eine weitere Nebenwirkung ist eine leichte *Erhöhung des Blutdrucks*, zusammenhängend mit der guten Hautdurchblutung der Äthernarkotisierten. *Arrhythmien des Herzens* treten hauptsächlich auf der ersten Stufe des Toleranzstadiums ein und werden im Gegensatz zu Cyclopropan (s. S. 179) bei Vertiefung der Narkose seltener. Die Nebenwirkungen auf den *Magen-Darmkanal* (s. S. 168), auf *Leber und Nieren* (s. S. 171), auf den *Stoffwechsel* (s. S. 171) wurden bereits beschrieben. Bronchopneumonie ist nicht selten, daher die Warnung vor Anwendung bei Lungentuberkulose!

Die sehr seltenen *Ätherkrämpfe*, die auch nach Abfluten der Narkose noch einsetzen können, sind durch i. v. Injektionen von Barbitursäuren wie Evipan-Natrium u. a. aufzuheben; bei Kindern kann gefährliche Hyperthermie auftreten (s. S. 214).

Wird Äther in kleineren Dosen innerlich gegeben, z. B. als Hoffmannstropfen, so macht sich ähnlich wie nach Chloroformtropfen ein angenehmes Wärmegefühl im Leib bemerkbar. Äther dient in seltenen Fällen auch als *Rauschmittel*. Er wird getrunken oder inhaliert. In einem Fall verbrauchte ein 32jähriger Mann für derartige Inhalationen 1 bis $1^1/_4$ kg täglich. In einigen östlichen Bezirken mußte behördlich vor dieser mißbräuchlichen Anwendung gewarnt, sogar die Rezeptpflicht eingeführt werden.

Eine örtlich beschränkte Bedeutung hat die *rectale Äthernarkose* nach Gwathmey gewonnen, die als Vorläuferin der Avertinnarkose zu gelten hat. Durch Aufnahme in Olivenöl wird die örtliche Reizwirkung des Äthers beträchtlich gemildert, so daß sogar die hochempfindliche Rectalschleimhaut solche Lösungen gut verträgt. Die Ausscheidung des so zugeführten Äthers erfolgt begreiflicherweise durch die Atmung, und auch seine pharmakologischen Nebenwirkungen sind die gleichen wie bei der Einatmung — mit Ausnahme der Abwehrreflexe der Atmung und der damit verbundenen psychischen Erregung. Die Ätherölnarkose wird daher besonders in der Kinderpraxis, z. B. in schweren Fällen von Keuchhusten angewandt (2—8 ccm als 25%ige Lösung in Olivenöl).

Beim Aufspritzen von Äther auf die Haut tritt infolge rascher Verdunstung ein Kältegefühl auf und durch längeres Aufspritzen läßt sich in 5—10 Minuten die Haut auch gefrieren, so daß eine schmerzlose Incision möglich ist (Richardson 1860). Aus dieser Indikation ist der Äthyläther durch Chloräthyl, und neuerdings durch örtliche Unterkühlung mit Eis auf etwa 5° C — letzteres auch zum Zwecke schmerzloser Amputationen — verdrängt worden.

Divinyläther $(CH_2 = CH)_2O$ von Leake und Chen eingeführt, ist in Hinblick auf Siedepunkt (28—31°), Oxydierbarkeit durch Licht und Luft, sowie Explosionsgefahr dem Äthyläther an die Seite zu stellen. Es wirkt 7mal stärker narkotisch als Äther, führt beim Menschen in wenigen Minuten, 2—3mal schneller als Äther, ohne auffallende Erregungszustände unter geringen Reizsymptomen zu allgemeiner Empfindungslosigkeit; es ist auch für kurze tiefe Narkose geeignet, wobei völlige Entspannung der Muskulatur eintritt. Wegen seiner intensiven Wirkung ist bei Einleitung der Narkose sowie besonders bei längerer Narkose Vorsicht geboten; es wird leichter überdosiert als Äther. Es wird rascher ausgeschieden als Äther. Gewebswirkungen sind nur nach langer Narkose (Leber, Niere) bekannt.

β) Chloroform.

Von Liebig zuerst dargestellt, wurde Chloroform $(CHCl_3)$ 1847 von Simpson eingeführt. Siedepunkt 61° C. Nur *Chloroform pro narcosi* oder Spezialpräparate sind brauchbar. Sie sind vorsichtig aufzubewahren; auch muß stets eine neue Packung genommen werden.

Die Dämpfe führen in Berührung mit offener Gasflamme und bei Belichtung zur Bildung von Phosgen. Dadurch sind Todesfälle entstanden. Es hat gegen Äther den großen Vorzug, daß seine Dämpfe nicht explosibel sind. Das ist bei besonderen Umständen, z. B. in Feldlazaretten, wichtig. Auch kann der Arzt in eine Situation geraten, daß er bei Kerzenlicht einen lebensrettenden Eingriff zu machen hat. Äther und Chloräthyl wären dann wegen der Brand- und Explosionsgefahr gefährlich.

Chloroform besitzt eine *örtliche Reizwirkung* auf die Haut, von der man zum Zwecke der Hyperämisierung Gebrauch machen kann. Es führt dementsprechend zur Reizung der Schleimhäute unter Umständen auch der *Augen*, wenn auch nicht so stark wie Äther. Es hat örtlich analgetische Wirkungen.

Als Narkoticum ist Chloroform *viermal stärker wirksam* als Äther. Auch ätherresistente Fälle lassen sich mit Chloroform narkotisieren. Träufelt man das Chloroform auf die Narkosemaske mit derselben Geschwindigkeit, wie das beim Äther üblich ist, so kann das Herz akut mit Chloroform überschwemmt werden, so daß unter Umständen *nach wenigen Atemzügen der Herztod durch Kammerflimmern eintritt*. Auch bei starken Erregungszuständen oder bei gleichzeitiger Anwendung von Adrenalin in der Chloroformnarkose — oder bei Vergiftung mit Benzol, Cyclopropan, Äthylchlorid — ist das Herz besonders gefährdet. Bei dieser Synkope kommen drei Faktoren ins Spiel, nämlich die Vergiftung des Myokards, die Sensibilisierung des Myokards durch Adrenalin und die etwaige Hypertension. Andere sind der Ansicht, daß dieser Frühtod auch durch Erregung des Vaguszentrums erfolgen kann; Hunde z. B. gehen in der Chloroformnarkose durch starke Erregung des Herzvagus zugrunde. Treten während einer Narkose Arrhythmien des Herzens auf, so wird die i.v. Injektion von 0,03 — 0,07 g Novocain (s. S. 243) empfohlen (BURSTEIN).

Rausch und Excitation sind nach Chloroform wenig ausgeprägt, das Einschlafen daher besonders ruhig und erfolgt schneller als beim Äther. Das ist bei Unglücksfällen wichtig, denn z. B. bei Zerschmetterung des Oberschenkels genügen wenige Tropfen Chloroform zur Narkose (KIRSCHNER), Mengen also, die in Hinsicht auf die Gewebswirkung des Chloroforms als total unschädlich anzusehen sind. Merkwürdig ist auch die Gegenwirkung von Chloroform bei der schweren Atmungsstörung, die durch nitrose Gase herbeigeführt und durch wenige Tropfen Chloroform weitgehend behoben wird, offensichtlich durch eine örtliche spasmolytische Wirkung.

Im *Toleranzstadium* tritt ein erhebliches *Absinken des Blutdrucks* um 30—40 mm Hg ein — zurückzuführen auf eine frühzeitige *Narkose des Gefäßzentrums* und verbunden mit Absacken des Blutes in die Venen und Blutspeicher, sowie mit Verminderung der zirkulierenden Blutmenge. Dadurch wird unzweifelhaft eine gewisse Kollapsbereitschaft herbeigeführt. An der Blutdrucksenkung kann indessen auch eine *direkte lähmende Wirkung auf den Herzmuskel* beteiligt sein. Durch diese Blutdrucksenkung sieht der Chloroformnarkotisierte — im Gegensatz zum Äthernarkotisierten — fahl und eingefallen aus. Die Gefahr des *Atmungsstillstandes* ist besonders groß bei Sauerstoffmangel.

Die *Ausscheidung* des Chloroforms erfolgt sehr langsam; bis zu 5 Tagen sind Spuren davon in der Ausatmungsluft nachgewiesen worden. Dementsprechend geht auch das Aufwachen aus der Chloroformnarkose nicht so schnell vor sich wie nach Äther.

Gefürchtet sind die *Nachwirkungen des Chloroforms:* neben der *Acidosis* (s. S. 171) eine über Tage zunehmende Verfettung des Herzens, Ikterus als Zeichen langsam einsetzender akuter gelber Leberatrophie (Leberschutz) und schwere Nierenschädigungen.

Begreiflicherweise gibt es auch im Hinblick auf diese Gewebswirkungen des Chloroforms total unwirksame Dosen. Nach eigenen Untersuchungen ist in dieser Hinsicht zwischen Chloroform und seinem nächsten Verwandten, dem Tetrachlorkohlenstoff, kein wesentlicher Unterschied. Der letztere aber wird bekanntlich als Hakenwurmmittel in weitestem Maße auch bei schwer dekrepiten und äußerst anämischen Menschen angewandt und aus millionenfacher Erfahrung ist die unschädliche Dosis mit 2,5 ccm Tetrachlorkohlenstoff genau bekannt. Diese Menge von 2,5 ccm müssen wir daher auch für das Chloroform als total unschädlich in Hinblick auf die Gewebswirkungen für den Erwachsenen ansehen, um so mehr als im Gegensatz zur oralen Zufuhr wesentlich geringere Teile des eingeatmeten Chloroforms durch Herz und Leber hindurchpassieren. Zwar werden ja von vielen Patienten ungleich größere Chloroformdosen schadlos vertragen. Das sollte aber nicht darüber hinwegtäuschen, daß es Fälle gibt, die auf sehr geringe Dosen mit schweren Degenerationserscheinungen der Leber antworten, und daß wir *wie bei allen Lebergiften* kaum voraussagen können, ob ein solcher Fall vor uns liegt. Gerade beim Chloroform sollte man daher alle Maßnahmen ins Auge fassen, die zur Einschränkung des Giftverbrauchs führen, wobei das Tierexperiment besonders lehrt, daß nach Vorbereitung der Tiere mit Paraldehyd, Adalin u. a. (s. S. 183) die zur Narkose notwendigen Chloroformmengen wesentlich eingeschränkt werden. Gerade bei diesem Stoff, der so langsam aus dem Körper entfernt wird, daher besonders lange seine toxische Wirkung auf das Gewebe entfalten kann, tut man gut, durch Unterstützung der Atmung für eine raschere Exhalation des Narkoticums zu sorgen.

Diese Gewebswirkungen des Chloroforms sind bei Kindern am gefährlichsten. Sie sind weiter zu fürchten im *Eiweißhunger*; hier liegt wahrscheinlich ein Mangel an entgiftenden

SH-Gruppen vor, die mit halogenierten Stoffen zu reagieren pflegen. Sie lassen sich durch gleichzeitige Einatmung von Sauerstoff verringern (GWATHMEY). Betreffend *Leberschutz* s. S. 64.

Braucht man indessen nur wenige Tropfen Chloroform, wie bei Gebärenden (narcose à la reine), oder hat man gesunde, kräftige, junge Menschen vor sich, so ist bei richtiger Technik, guter Narkosevorbereitung und sparsamem Verbrauch auch Chloroform ungefährlich. Dagegen ist sein Gebrauch zu lang anhaltenden Narkosen fast unentschuldbar.

Bromoform ($CHBr_3$), eine chloroformartig riechende und ähnlich wirkende, süßschmekkende Flüssigkeit, zersetzt sich im Licht zu roten, giftigen Produkten. Als Narkoticum ist es wegen seiner geringen Flüchtigkeit und wegen seiner toxischen Nebenwirkungen unbrauchbar. Gelegentlich wird es bei Keuchhusten verwendet. Man gebe 3—4mal täglich a + 2 (bis 4) Tropfen (a = Lebensjahr) in einem Teelöffel Flüssigkeit, in dem es leicht zu Boden sinkt (HEUBNER). (Rp. Bromoform 5,0 Spirit. 10,0. M.D. ad vitr. patent. S. 3—4mal täglich 5—10—15 Tropfen. Eine zweckmäßige Form wäre Sir. Bromoform. comp. Stada mit einem Bromoformgehalt von 0,1%. S. $^1/_2$—1 Teelöffel als Einzeldosis.

Der Nutzen des Bromoforms wird von vielen bezweifelt; besonders Luminal ist an seine Stelle getreten. Nach Überdosierung können Krämpfe und Bewußtlosigkeit, später auch Bronchopneumonie auftreten (letale Menge bei Kindern 2—6 g).

γ) Chloräthyl und Trichloräthylen.

(C_2H_5Cl), Siedepunkt + 13,1°, wird in besonderen Ampullen mit Sprayverschluß in den Handel gebracht. Hält man solche Ampullen aus dünnwandigem Glas zu lange in der Hand, so fängt die Flüssigkeit an zu sieden und das Gefäß kann zerspringen. Chloräthyl ist eine entzündbare, in Mischungen mit Luft explosible Flüssigkeit. An offener Flamme bildet es ähnlich wie Chloroform das gefährliche Phosgen. Wegen seines niedrigen Siedepunktes verdampft es, auf die Haut gebracht, außerordentlich rasch unter Abkühlung des Gewebes (Lokalanästhesie).

Chloräthyl eignet sich wegen seiner hohen Giftigkeit (s. S. 166) nur zu Rauschnarkosen. Es führt sehr rasch, oft schon nach $^1/_2$ Minute zu einer Analgesie, die sich durch Nadelstiche kontrollieren läßt. Bekanntlich läßt man den Patienten zählen; sobald er mit Zählen aufhört, ist die Zeit zum Eingriff gekommen. Nimmt man jetzt die Narkosemaske ab, so wird der Patient infolge der schnellen Ausscheidung nach 1—2 Minuten erwachen. Unangenehm bei dieser Narkose sind gelegentliche Spasmen der oberen Atemwege, bedingt durch die lokale Reizwirkung der Dämpfe sowie eigentümliche nicht ungefährliche Spasmen der willkürlichen Muskulatur (Opisthotonus u. a.). Vorsicht bei Herzkranken!

Die Narkose mit Chloräthyl ist wohl mit den meisten Todesfällen belastet. Das ist fast immer auf Kunstfehler zurückzuführen. Versucht man nämlich, die Rauschnarkose zu verlängern oder die Reflexe zum Verschwinden zu bringen, so können mit einem Schlage die oberflächlichen und tiefen Reflexe sowie die Zentren der Medulla oblongata gelähmt werden.

Ähnlich dem *Chloräthyl* verhält sich das chemisch nahe verwandte *Solästhin* (= Methylenchlorid CH_2Cl_2), das erfreulicherweise nicht feuergefährlich ist und, abgesehen von der örtlichen Reizwirkung, keine auffallende Gewebswirkung besitzt.

Trichloräthylen, reinst für Analgesie, auch *Trichloran* genannt, wird in letzter Zeit als *Inhalations-Analgeticum* in der Geburtshilfe (Narcose à la princesse), Zahnheilkunde und kleinen Chirurgie empfohlen. Die wirksame Dosis beträgt etwa 2—3 ccm. Die Anwendung soll wegen der leichten Zersetzlichkeit der Stoffe mit einem geeigneten Inhalationsgerät (offenes Gerät!) erfolgen, um Überdosierung zu vermeiden und eine gleichmäßige Trichloräthylen-Dampf-konzentration (0,5—1%) zu garantieren. Es wird auch zur Selbstanwendung des Patienten empfohlen (Vorsicht!). Das Stadium der Analgesie ist leicht und über längere Zeit zu erzielen; gelegentlich treten neben örtlicher Reiz-wirkung Herzstörungen, auch Erregungszustände der Mutter, selten auch Atmungsstörungen des Neugeborenen auf. Auftreten von Augenbewegungen gilt als Überdosierung; gar eine Narkose mit Trichloräthylen ist wegen Chloro-form-ähnlicher Nebenwirkungen nicht zu empfehlen.

Technisches Trichloräthylen enthält neben anderen giftigen Produkten das Nervengift Dichloracetylen und ist wesentlich aus diesem Grunde bei Trigeminusneuralgie angewendet worden; es darf für Narkosezwecke nicht verwendet werden. In Fabriken sind Fälle von „Trisucht" beobachtet worden; Arbeiterinnen nahmen sich heimlich das bonbonartig duftende „Tri" in Fläschchen mit, um es abends als wohlriechendes Parfüm zu benutzen.

ζ) Narkosegase.

Die wichtigsten Narkosegase sind *Stickoxydul, Acetylen, Äthylen* und in anderen Ländern *Cyclopropan*. Es sind lipoidlösliche Stoffe von sehr geringem Molekulargewicht, die auf Grund dieser Eigenschaften *sehr rasch in den Körper hineindiffundieren* und ebenso *rasch wieder ausgeschieden* werden. Sie besitzen im Gegensatz zu den gewöhnlichen Narkosemitteln eine überraschend gute *Steuerbarkeit*, so daß der Patient bei ernsteren Zwischenfällen in wenigen Minuten wieder völlig wach ist. Da diese Stoffe keine chemische Verwandt-schaft zu den Gewebsbestandteilen, daher *keine Zellgiftigkeit* besitzen, vielmehr allein durch ihre physikalischen Eigenschaften wirken, so sind alle Neben-wirkungen bemerkenswert gering, beim Vermeiden asphyktischer Zustände auch die auf Herz und Kreislauf oder die Folgewirkungen auf die Gewebe (s. S. 467). Im Gegensatz zu den meisten anderen Narkoseverfahren führen sie zu *keiner vermehrten Schockbereitschaft*.

Stickoxydul (N_2O) wurde 1844 von WELLS eingeführt. Es wird in Stahl-flaschen in den Handel gebracht. Das Gas ist früher gelegentlich mit nitrosen Gasen (NO_2) verunreinigt gewesen, was zu Zwischenfällen geführt hat.

Die *Analgesie* läßt sich bereits bei einer Mischung von 50% N_2O und 50% O_2 nachweisen; sie betrifft die oberen Gewebsschichten (z. B. Anbohren von Dentin). Läßt man 80% Stickoxydul mit 20% Sauerstoff einatmen, so tritt die Analgesie innerhalb von 1—2 Minuten ein, charakterisiert durch Ausbrüche von trunkenem Lachen (Lachgas) sowie, ähnlich wie bei Chloräthyl, Auftreten von erotischen Träumen, die zu gerichtlichen Nachspielen führen können; eine solche Narkose sollte daher nicht ohne Zeugen vor sich gehen.

Die Luft, die uns umgibt, enthält 21% Sauerstoff. Fällt der Sauerstoffgehalt auf 15%, so wird eine Kerze erlöschen, der Mensch dagegen verträgt die Konzentration im allgemeinen noch ohne Schaden. Unterhalb von 15% werden indessen zunehmend die Zeichen der Asphyxie auftreten; bei 13,7% O_2 kann bei Kranken bereits eine extreme Anoxämie mit allen Folgen (s. S. 467) beobachtet werden. Diese Dinge sind zu berücksichtigen, wenn man die Stickoxydulnarkose ganz verstehen will.

Eine *leichte Narkose* mit wenig erhöhtem Blutdruck erreicht man im all-gemeinen erst, wenn man 85% N_2O mit 15% O_2 nimmt. Eine solche Mischung ist für sonst gesunde Menschen, bei denen eine leichte Sauerstoffverarmung nichts bedeutet, ziemlich ungefährlich. Da das Stickoxydul — abgesehen vom

Erstickungsgefühl durch das eingeatmete Fremdgas — nicht die geringste lokale Reizwirkung besitzt, da es in bezug auf Herz und Gefäße, Gewebswirkung, Acidosis völlig ungefährlich ist, so müßte man im Stickoxydul für viele Fälle ein ideales Narkoticum sehen.

Genügt indessen die leichte Narkose nicht und will man — wegen der *mangelhaften Entspannung der quergestreiften Muskulatur* — mehr N_2O zuführen, so muß man gleichzeitig weniger Sauerstoff geben. Die Folge davon ist die *Asphyxie*, verbunden mit *Blutdrucksteigerung* (Cave Herzleiden und Gefäßerkrankungen!), *Tachykardie* und verstärkter Blutung aus der Operationswunde. Sobald daher die ersten Zeichen von Cyanose auftreten, darf man den Sauerstoff nicht weiter drosseln. Auf eine tiefe Narkose muß man grundsätzlich verzichten. Die Todesfälle in Stickoxydulnarkose sind nahezu immer auf Asphyxie zurückzuführen (s. Abb. 40). Narkose bei Kindern wird widerraten.

Man kann die Gefahr der Sauerstoffverarmung umgehen, indem man das Stickoxydulsauerstoffgemisch unter Druck zuführt (PAUL BERT). Unter solchen Bedingungen konnte die Narkose bei einem Versuchstier 72 Stunden lang durchgeführt werden, ohne Schädigung des Tieres, ein Beweis für die gänzliche Harmlosigkeit der narkotischen Stickoxydulmengen, sofern genügend Sauerstoff zur Verfügung steht. Doch ist die Beweiskraft dieser klassischen Versuche letzthin bestritten worden; es haben sich höhere Drucke (3 atü) als notwendig erwiesen (LENDLE).

Besondere Gefahren können dagegen durch Versagen der technisch nicht ganz einfachen Apparatur oder durch falschen Anschluß der Gasflaschen (vor jeder Narkose prüfen!) eintreten. N_2O, O_2 und CO_2 sind miteinander verwechselt worden und solche Todesfälle sind nicht ganz selten. N_2O in Mischung mit Äther u. a. wird explosiv. Wer Stickoxydulnarkosen am Menschen machen will, sollte sich daher die nötige Technik erst durch Narkotisieren von Tieren aneignen.

Für die Dauer weniger Atemzüge (20—30 Sekunden!) kann man sogar reines Stickoxydul einatmen lassen, da der sonst gesunde Körper bekanntlich über die notwendigen Sauerstoffreserven verfügt. Dadurch kann eine kurze Narkose mit damit verbundener mäßiger Asphyxie ermöglicht werden, z. B. zur Extraktion von Zähnen. Indessen lehnen neuere Autoren jede N_2O-Narkose ab, bei der mehr als 80% N_2O, d. h. weniger als 20% O_2 verwendet wird. N_2O-Narkose scheint nämlich besonders oft zu Dauerschäden der Hirnrinde zu führen.

Aus vielen Gründen wird das Stickoxydul mit Vorliebe in *Kombinationsverfahren* verwendet. Die in der Praxis oft verwendete Kombination mit der Äthernarkose führt zu einer Einsparung sowohl von Äther wie von Stickoxydul, und sofern durch Äther eine leichte Vornarkose herbeigeführt ist, läßt sich durch Stickoxydul auch in einer *ungefährlichen* Konzentration die Vollnarkose erreichen, die damit besser steuerbar ist, als die Äthernarkose allein. Die Wirkung dieser Kombination von Äther und Lachgas ist rein additiv (LENDLE). Für die Kombination Avertin-Lachgas hat BARBOUR nachgewiesen, daß hierbei sowohl die Dosis von Avertin wie auch die Konzentration von N_2O beträchtlich vermindert werden kann; es läßt sich so eine ungefährliche, gut steuerbare, tiefe Vollnarkose erzielen (FRÜND).

Acetylen. Der Nachteil des Lachgases, daß man es zu Narkosezwecken in höchst zulässigen Konzentrationen geben muß, wird vermieden in den beiden modernen Narkosegasen *Acetylen* ($CH\equiv CH$), WIELAND, und *Äthylen* ($CH_2=CH_2$), LUCKHARDT. Diese sind weitaus stärker narkotisch wirksam als Stickoxydul. Nach den Selbstversuchen von WIELAND tritt bereits bei 25% *Acetylen* eine Art von Halbschlaf mit Analgesie ein. Zu tiefen Narkosen reicht in vielen Fällen eine

Mischung von 40% Acetylen und 60% Sauerstoff bzw. Luft. Nach Einatmung von 86% Acetylen traten bereits nach 1 Minute Erlöschen des Bewußtseins und Atemstillstand ein, trotzdem war die Versuchsperson 2 Minuten nach Unterbrechung der Gaszufuhr wieder wach.

Trotz hoher Konzentration ist jedoch eine vollständige Entspannung der Bauchdecken mit Acetylen oder Äthylen oft nicht zu erzielen, und wie bei N_2O müßte die O_2-Zufuhr weiter gedrosselt werden, was gefährlich sein kann. Auch tritt infolge Erregung des Vasomotorenzentrums — ohne gleichzeitige Asphyxie — eine Erhöhung des Blutdruckes und damit eine verstärkte Blutungsneigung auf. Die sonstigen peripheren Nebenwirkungen können vernachlässigt werden.

Auch die *Äthylen*wirkung erstreckt sich *bei genügender Sauerstoffzufuhr* vorwiegend auf das Gehirn, so daß Atmung und Kreislauf, Stoffwechsel, Wasserhaushalt und die Funktion der inneren Drüsen nicht oder wenig berührt werden. Es wird angegeben, daß bei 100000 Narkosen ein einziger Narkosetodesfall zu verzeichnen war.

Wenn diese modernen Gasverfahren demnach in vieler Hinsicht große Vorteile gegenüber der Lachgasnarkose aufweisen, so wird das weitgehend aufgewogen durch einen grundsätzlichen Nachteil, die *Explosionsgefahr*.

Durch offene Flamme, durch Kauterisieren oder durch elektrischen Funken kann die Zündung erfolgen. Eine weitere Gefahr entsteht, wenn Acetylen mit kupferhaltigen Gegenständen in Berührung kommt. Es bildet sich dann Acetylenkupfer, das auf leichten Schlag explodiert. Durch geeignete Narkoseapparate, die durch die Physikalisch-Technische Reichsanstalt in Berlin geprüft sind, kann man dieser Explosionsgefahr bis zu einem gewissen Grade Herr werden. In feuchter Luft (60% Sättigung) und genügend Wasserdampf im Narkoseapparat ist die Explosionsgefahr geringer und sie läßt sich durch geübte Narkotiseure beinahe ganz vermeiden.

Weniger zu übersehen sind die Explosionen durch statische Elektrizität. Eine Acetylensauerstoffmischung kann schon explodieren, wenn man sie in einen nicht geerdeten Gummisack füllt, oder wenn man den gefüllten Sack ins nächste Zimmer trägt.

Das muß man besonders auch bei der Bestimmung des Herzminutenvolumens am Menschen nach GROLMANN mit Hilfe der Acetylenmethode beachten. Acetylen, in Deutschland unter dem Namen *Narcylen* in Verwendung, und Äthylen sind in Gasflaschen im Handel. Als Verunreinigung von Acetylen können giftige, unangenehm riechende Phosphine auftreten, als Verunreinigung des Äthylens Kohlenoxyd.

Cyclopropan (LUCAS und HENDERSON 1929) ist ein in narkotischer Konzentration fast geschmack- und geruchloses Gas und schwerer als Luft. Seine Mischung mit Luft, insbesondere Sauerstoff, ist explosibel.

Es ist das wirksamste der Narkosegase; schon bei 3—5% läßt sich Analgesie nachweisen. Die Cyclopropankonzentration in den Atemwegen wurde — nach der routinemäßigen Vorbereitung mit Morphin — auf der 1. Stufe des Toleranzstadiums mit 7,4%, auf der 2. Stufe mit 13,1%, auf der 3. Stufe mit 23,3%, auf der 4. Stufe mit 42,9% gemessen (WATERS und SCHMIDT); es besitzt daher gleichzeitig eine ungewöhnliche narkotische Breite. Es ist niemals notwendig, den O_2-Gehalt des Narkosegemisches auf unter 20% zu drosseln.

Cyclopropan flutet etwas langsamer an und ab als die anderen Narkosegase. Bewußtseinsverlust tritt spätestens nach 3 Minuten ein; die Atemluft ist nach dem Absetzen noch 6—8 Minuten lang explosibel. — Es besitzt keine Reizwirkung auf die Schleimhäute; Laryngospasmus wird nicht beobachtet, dagegen sind Atelektasen häufiger als sonst. Die Leitsymptome Atmung, Pupillenweite und Cyanose sind nicht verläßlich; um so mehr muß auf Herzirregularitäten geachtet werden (ventrikuläre Tachykardie u. a.); diese beruhen auf einer ungewöhnlichen Überempfindlichkeit gegen Adrenalin (s. S. 175). Herzarrhythmien kommen auf der 1. Stufe des Toleranzstadiums kaum vor; von da ab nehmen sie mit steigender

Narkosetiefe stetig zu und erreichen auf der 4. Stufe des Toleranzstadiums eine Häufigkeit von etwa 12% der Gesamtfälle (WATERS).

ε) Basisnarkosen.

Mit diesem Ausdruck bezeichnet man alle diejenigen Verfahren, bei denen mit einem Nichtinhalationsnarkoticum in ungefährlicher Dosis vornarkotisiert wird, während die eigentliche Narkose mit einem stark wirkenden Inhalationsnarkoticum (Äther, N_2O u. a.) erfolgt (Abb. 43).

Avertin, Tribromäthylalkohol, $CBr_3 \cdot CH_2OH$, wurde zuerst von WILLSTÄTTER nach biologischem Verfahren mit Hilfe von Hefe aus dem giftigen Bromal hergestellt. *Avertin flüssig* wird durch Lösen in Amylenhydrat hergestellt.

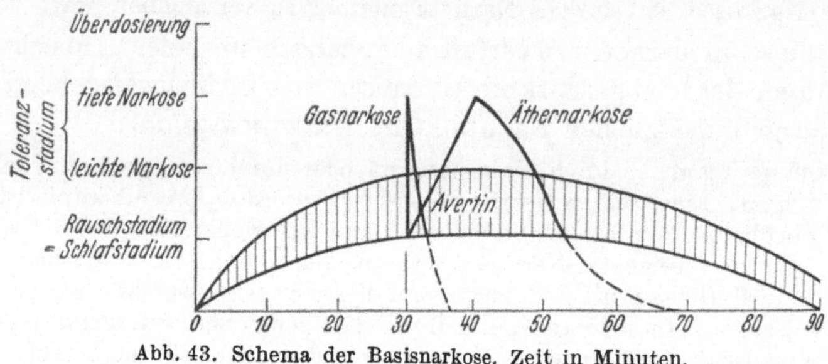

Abb. 43. Schema der Basisnarkose. Zeit in Minuten.

Beim Ansetzen der wässerigen (3%igen) Avertinlösung darf man *nicht über 45°* erhitzen, da hierbei der schwer toxische Dibromacetaldehyd auftritt. Die Lösung muß mit $1^0/_{00}$ wässeriger Kongorotlösung, nicht Kongorotpapier, geprüft werden, die den gleichzeitig entstehenden Bromwasserstoff anzeigt.

Nach früheren Erfahrungen bei Rectalnarkosen mit Hedonal und Äther-Olivenölmischung wurde das Avertin in einer Dosis von 0,1 g je Kilo bei kräftigen Patienten, von 0,08 g, evtl. 0,06 g bei dekrepiten und wasserarmen Patienten in 2,5% wässeriger, auf fehlende Zersetzung geprüfter Lösung für Rectalnarkose eingeführt (EICHHOLTZ und BUTZENGEIGER 1926). Bei der Einzelnarkose soll eine Gesamtdosis von 8 g für die Frau, von 10 g für den Mann nicht überschritten werden. Das Wort „Basisnarkoticum" ist später in der PFAUNDLERschen Klinik geprägt worden.

Man kann das Einschlafen nach dem Avertinklistier wie bei anderen Narkoseverfahren dadurch beschleunigen, daß man die Voraussetzungen für das Einschlafen fördert (Einleitung der Narkose im gewohnten Bett, in der individuellen Schlafstellung, Verdunkeln des Zimmers, Abstellen von Geräuschen). Dadurch wird an Narkoticum gespart, weil nämlich Furcht, Schmerz u. a. zur Erhöhung der Erregbarkeit, daher zu Mehrverbrauch an Narkoticum führen würden. Man kann auch unter dem Vorwand, lediglich ein Klistier geben zu wollen, die Narkose einleiten, ohne daß der Patient davon weiß. Das kann in schweren Basedowfällen wichtig sein (FRÜND).

Der Vorteil einer solchen Avertin-Basisnarkose besteht im *symptomlosen Einschlafen* 5—20 Minuten nach dem Einlauf. Schlagartiges Einschlafen binnen 1—3 Minuten ist als Zeichen der Überdosierung anzusehen (ANSCHÜTZ). Da bei obiger Dosierung nur in seltenen Fällen eine genügende Narkosetiefe erreicht wird, so muß man mit Äther oder Stickoxydul nachhelfen. Bei einer solchen Kombinationsnarkose erreicht man gleichzeitig eine *Ersparnis von Inhalationsnarkoticum*. Mit einer Mischung von 85% N_2O und 15% O läßt sich nach einer solchen Vorbehandlung auch die *tiefe* Lachgasnarkose, jedoch nur unter Berücksichtigung der möglichen Sauerstoffverarmung, durchführen. Die Kombination Avertin-Äther weist noch einen weiteren Vorteil auf; da nämlich Avertin in voller Dosis atmungslähmend, Äther in voller Dosis stark reizend auf die Schleimhäute wirkt, so werden bei Kombination der halben Dosen diese Nebenwirkungen in den Hintergrund treten, die Narkose an Sicherheit gewinnen. Gleichzeitig entfaltet der Tribromäthylalkohol eine ausgesprochen *antiemetische Wirkung*, so daß z. B. auch die Äthernarkose besser vertragen wird.

Bei der obigen Dosierung, deren volle Wirkung in 30 Minuten erreicht ist, bleiben Herz und Blutdruck fast immer völlig intakt. Dagegen tritt eine gewisse *Verringerung der Atmungstätigkeit* ein, ähnlich wie nach mittleren Morphiumdosen. Auffällig ist weiter eine *Verminderung des Hirnvolumens*, was in Fällen von Hirnschwellung, aber auch bei Durchführung von Hirnoperationen wichtig ist (Cushing). Der Ort der Avertinentgiftung, die durch Koppelung an Glucuronsäure stattfindet, ist nicht sicher bekannt. Bei der durchschnittlichen Entgiftungsgeschwindigkeit erfolgt das Erwachen nach $1-1^1/_2$ Stunden. Charakteristisch für dieses Erwachen ist eine *retrograde Amnesie*, die nach der obigen Dosierung in 93—100% der Fälle zu beobachten ist (Läwen). Bei besonders empfindlichen Kranken kann die Narkose sich allmählich in gefährlicher Weise vertiefen, oder das Erwachen auf sich warten lassen. Für solche Fälle sind Weckmittel bereit zu halten. Andererseits wird dem ruhigen, langen Nachschlaf des Avertins für bestimmte Fälle geradezu eine Heilwirkung zugeschrieben.

Offensichtlich sind solche *psycheschonenden Verfahren* dort besonders wertvoll, wo die Inhalationsnarkose für den Patienten eine zu starke Aufregung bedeutet, besonders bei Kindern, bei Herzkranken und psychisch labilen Menschen. Auch macht man Gebrauch von ihnen, wenn Patienten zu wiederholten Malen narkotisiert werden müssen. Hier macht sich gewöhnlich eine steigende Abneigung gegen die Inhalationsnarkose bemerkbar, so daß die Patienten mehr Angst vor der Narkose als vor der Operation haben.

Avertin besitzt im Gegensatz zu so vielen anderen halogenhaltigen Stoffen bei richtiger Dosierung nur geringe Giftwirkungen. Eine Herzmuskelwirkung ist in narkotischen Dosen nicht vorhanden (Straub). Man kann weiße Ratten 100mal narkotisieren, ohne daß irgendwelche histologische Veränderungen an den inneren Organen festzustellen sind. Das ist weder mit Äther und noch viel weniger mit Chloroform möglich. Bei der Behandlung des Wundstarrkrampfes nach Läwen mit wiederholter Avertinbasisnarkose und gleichzeitiger Zufuhr von Tetanusantitoxin — einem oft lebensrettenden Verfahren, bei dem nach jedesmaligem Erwachen der Avertineinlauf wiederholt wird — hat man bis zu 238 g Avertin innerhalb von 20 Tagen ohne Schaden zugeführt. Auch andere Konvulsionen (z. B. bei Masern) sind mit Avertin behandelt worden. Dagegen muß man, wie die klinische Erfahrung gezeigt hat, bei Nierenkrankheiten vorsichtig sein; ein Todesfall in *Urämie* ist beschrieben worden.

Die Klinik warnt auch vor dem Gebrauch des Avertins bei schweren Leber- und Mastdarmschäden sowie bei schwerer Lungentuberkulose. Ein großer Vorzug gegenüber den Barbitursäuren ist dagegen das völlige Fehlen allergischer Reaktionen, was in Anbetracht der zunehmenden Allergiebereitschaft wichtig scheint. Im Gegenteil ist es sogar zur Behandlung schwerster Asthmakrisen benutzt worden.

Von neueren rectalen Schlafmitteln ist zu erwähnen das **Rectidon** (Natriumsalz der sekundären Amyl-β-bromallyl-Barbitursäure), das für die Geburtshilfe, zur Operationsvorbereitung und in der Psychiatrie in Dosen von 7—9 ccm der 10%igen Lösung benutzt wird (auch in Zäpfchen zu 0,4 zu erhalten).

Auch für die Kinderchirurgie wird es wie Avertin empfohlen, mit dem verglichen es weniger stark narkotisch wirkt. Es besitzt die üblichen Nebenwirkungen der Barbitursäuren (s. S. 192) und führt außerdem zur Schweißsekretion und Harnverminderung. Betreff *Paraldehyd* s. S. 196.

Kurznarkose. Diese wird in Deutschland in erster Linie mit **Evipan-Natrium** (WEESE) durchgeführt. Aufbauend auf den praktischen Erfahrungen, die bei intravenöser Injektion anderer Schlafmittel gewonnen wurden (Somnifen, Pernocton, Avertin), hat diese Barbitursäure infolge ihrer *beträchtlichen therapeutischen Breite* und *raschen Abbaus* eine erhebliche Verbesserung der Narkosetechnik herbeigeführt. Offensichtlich ist auch die intravenöse Injektion eines Schlafmittels für die meisten Menschen angenehmer als die Einatmung eines Fremdgases (Formel S. 188).

Evipannatrium ist in seiner Lösung zersetzlich, darf nur in geschlossenen Packungen aufbewahrt werden. Ist die frisch angesetzte Lösung verfärbt, oder enthält sie unlösliche Partikel, so ist sie zu verwerfen.

Beim Menschen erfolgt nach Injektion von 0,01—0,016 g pro Kilogramm, entsprechend rund 6—8—10 ccm einer 10%igen frisch bereiteten Lösung von Evipannatrium, ein symptomloses Einschlafen noch während der i. v. Injektion. Diese muß wegen der Herzwirkung des Evipans langsam erfolgen, und zwar mit der Geschwindigkeit 1 ccm in $^1/_2$ Minute. Sie wird unterbrochen, sobald die Wirkung einsetzt (Patient hört auf zu zählen!), gelegentlich schon nach $1^1/_2$ ccm. MAGNUS läßt nach dem Aufhören mit Zählen die verbrauchte Menge ablesen und anschließend 50% mehr spritzen. Dabei ist zu berücksichtigen, daß das injizierte Evipannatrium an sich als Narkoticum unwirksam ist, daß vielmehr im Körper sich die wirksame freie Barbitursäure erst bilden muß, was einige Minuten in Anspruch nimmt. Obwohl diese Umwandlung gerade beim Evipan sehr rasch vor sich geht, wird doch angeraten, nach der Injektion noch mehrere Minuten zu warten, bis die volle Evipanwirkung eingesetzt hat.

Einzelne Patienten sind sehr resistent und schlafen auch auf 10 ccm nicht. Größere Mengen sollte man nicht verbrauchen. Auch treten in etwa 10% der Fälle *Erregungszustände* auf, die indessen nicht als bedenklich anzusehen sind, ja, alkoholische Delirien werden in beinahe spezifischer Weise durch relativ kleine i.v. Evipandosen unterdrückt; Evipan ist auch ein starker *Antagonist der Krampfgifte.* Die Muskelentspannung ist schlecht.

Die Nebenwirkungen des Evipans auf die peripheren Teilfunktionen sind gering; *Atmungsstörungen* sind selten, immerhin häufiger als nach anderen Barbitursäuren. Gelegentlich kann *Atmungsstillstand* erfolgen, bevor die allgemeine Empfindungslosigkeit einsetzt; die üblichen Methoden der Wiederbelebung müssen bereitgestellt werden (s. S. 169).

Das Aufwachen aus der Evipannarkose, wenn sie nicht durch Äther oder andere Narkotica verlängert wird, erfolgt innerhalb von 10—15 Minuten ohne Erbrechen und ohne besondere Begünstigung von postoperativen Lungenerkrankungen. In mehreren Millionen Evipannarkosen hat sich die relative Unschädlichkeit des Stoffes herausgestellt. Da Evipan in der Leber entgiftet wird, ist bei Leberkrankheiten und bei Kachexie Vorsicht geboten. In solchen Fällen kann die Entgiftung der üblichen Evipandosis sich über Stunden hinziehen. Auch im Kollapszustand ist die Entgiftung notwendigerweise verschlechtert. Wie bei anderen Narkosearten und sogar bei Lokalanästhesie ist die hohe Gefahr bei Mundhöhlenphlegmonen und anderen Verlegungen der Atemwege zu berücksichtigen (s. S. 168).

Ähnlich wie *Evipan* wird das nahverwandte *Eunarcon* (Natriumsalz der Isopropyl-β-bromallyl-N-methylbarbitursäure) angewandt. Es besitzt auch die gleiche Liste von Gegenindikationen. In anderen Ländern wird außerdem unter anderem das kurzwirkende *Pentothal*natrium (Äthyl-(1-Methylbutyl)-Thiobarbitursäure) und das lang — über 3—6 Stunden — wirkende *Amytal*natrium (Isoamyläthyl-Barbitursäure) als i.v. Schlafmittel angewendet. Bei beiden besteht ebenfalls die Gefahr von Atmungsstörungen.

Auch muß bei allen Barbitursäurenarkosen bedacht werden, daß eine narkotische Wirkung beim Menschen erst erzielt wird, wenn 50—70% der tödlichen Dosis gegeben wird (GOODMAN und GILMAN). Das Verfahren sollte daher den Ärzten vorbehalten bleiben, die

Erfahrung auf diesem Gebiete haben. Es sollte nur bei kurzen Eingriffen angewendet werden und unter Vorsorge gegen die möglicherweise einsetzenden Atmungs- und Kreislaufstörungen.

c) Vorbereitung und Hilfsmittel der Narkose.

Allgemein gebräuchlich ist die Verabreichung von Schlafmitteln am Vorabend der Operation, damit der Patient nach wohl durchschlafener Nacht die Strapazen von Narkose und Operation besser erträgt. Hierbei wird man zweckmäßigerweise solche Schlafmittel verwenden, deren lang anhaltendeWirkung sich noch bis zum nächsten Tage erstreckt, wie Veronal und Luminal. Auch die Narkose selber wird durch besondere, kurz vorher erfolgende Zufuhr von Schlafmitteln und Opiaten noch unterstützt, letztere vorzugsweise mit Zusatz von Atropin 30—45 Minuten vor der Narkose angewendet (s. S. 264). Betr. SEE-Mischung s. S. 232.

Unter der Einwirkung von Schmerzen, von nervöser oder psychischer Erregung wird die Erregbarkeit des Atemzentrums erhöht, so daß es zu einer deutlichen Überventilation kommen kann, mit Ausgang in Akapnie. Dieser gefährliche Zustand kann durch den Einfluß von Äther und Stickoxydul noch verschlimmert werden.

Wenn nun bei fortschreitender Narkose das Atmungszentrum weniger erregbar wird, so kann unter Umständen der Reiz der verminderten Kohlensäure zum Antrieb nicht mehr genügen, und das Zentrum stellt seine Tätigkeit ein, bis sich wieder genügend Kohlensäure im Körper angehäuft hat. In der Zwischenzeit aber können schon gefährliche Grade der Anoxämie erreicht sein.

Daraus ergibt sich, wie wichtig es sein muß, eine erhöhte Erregbarkeit des Atemzentrums von vornherein zu vermeiden, und hierin liegt einer der großen Vorteile, den die *pränarkotische Morphininjektion* mit sich bringt. Diese führt nicht nur zur Betäubung der Schmerzen, sie läßt gleichzeitig auch die Ängstlichkeit und die Erregungszustände der Patienten verschwinden, und besonders verhindert sie durch Anlähmung des Atemzentrums eine gefährliche Verminderung des physiologischen Kohlensäurereizes. Die Nachteile des Morphins (Versagen der Pupillenreaktion als Zeichen der Narkosetiefe u. a. (s. S. 166) müssen in Rechnung gestellt werden; bei drohender Adrenalinausschüttung sind nicht Opiate, sondern Barbitursäuren wirksam.

Aus dieser Darstellung geht aber auch hervor, wie wichtig eine *rasche Narkoseeinleitung* sein muß. Bei länger dauernden Erregungszuständen muß auch an die Belastung des Herzens und des Kreislaufs gedacht werden. Darin liegt auch ein großer Vorteil der Basisnarkosen. Kohlensäureverluste durch überstarke Atmung werden auch vermieden beim Gebrauch neuzeitlicher *Rückatmungsgeräte*.

Zur *Dämpfung starker Excitationserscheinungen* wird in letzter Zeit auch die *intravenöse Anwendung von Opiaten*, allein oder in Kombination mit Scopolamin empfohlen (s. S. 227). Die Zweckmäßigkeit solcher Kombinationen muß im Rahmen der angewandten Narkosetechnik geprüft werden. Dabei ist zu berücksichtigen, daß Morphium, Scopolamin und Magnesiumsulfat in Kombination mit Schlaf- und Narkosemitteln eine potenzierte Wirkung erkennen lassen (s. S. 195). Diese kann auch die Nebenwirkungen der dabei verwandten Stoffe betreffen, so daß z. B. bei der Kombination von Morphium mit Chloroform, Veronal oder besonders Scopolamin die Morphin-Atmungslähmung verstärkt wird (STRAUB). Auf solche Kombinationen wird man daher bei morphinempfindlichen Personen, besonders bei Kindern, verzichten.

Eine wichtige Frage ist die der *Kombinationsnarkosen*. Kombiniert man zwei oder mehr Narkotica, so ist die Wirkung, von seltensten Fällen abgesehen, rein *additiv*. Indessen können wesentliche Vorteile (s. S. 180) dadurch entstehen.

Ein weiteres Hilfsmittel der Narkose ist *Atropin*. Es wird hauptsächlich in Verbindung mit schleimhautreizenden Narkosemitteln (Äther, Chloroform, Chloräthyl) verwendet, nicht bei Narkosegasen.

In der neueren Narkosepraxis wird der i.v. Anwendung von *Curare* (s. S. 259) eine hohe Bedeutung zugemessen. Es wird angewendet als d-Tubocurarin-Chlorid, da nach früheren Handelspräparaten starke Bronchospasmen auftraten. Es besitzt weder anästhetische noch analgetische Wirkung, muß dementsprechend mit leichter Narkose kombiniert werden. Es wird besonders zu Operationen in der Oberbauchgegend empfohlen.

Ein wichtiges Hilfsmittel der eigentlichen Narkose ist die 5—7%ige *Kohlensäure* in Sauerstoff oder Luft. Läßt man dieses Gemisch zu Beginn der Inhalationsnarkose atmen, so wird infolge der starken Atmungsanregung das Narkoticum schneller vom Körper aufgenommen, das Rausch- und Exzitationsstadium kann infolgedessen verkürzt werden.

Der Gebrauch der 5—8%igen Kohlensäure in Sauerstoff oder Luft beim Abklingen der Narkose führt zu einer *rascheren Ausatmung des Narkosemittels*, wirkt günstig auf *Herzaktion* und *Kreislauf*, besonders auch durch einen verbesserten venösen Rückstrom; er führt zur stärkeren *Entfaltung der Lungen* und verhindert dadurch die Ausbildung von Lungenatelektasen und Lungenentzündungen, er führt zu einem *Rückströmen des Alkalis aus dem Gewebe* in das Blut und Erhöhung der Blutalkalireserve und wirkt dadurch dem Schockzustand entgegen, verhindert häufig auch den postoperativen *Schluckkrampf* und mildert die *Übelkeit*. Aus allen diesen Gründen wird gerade von physiologischer Seite ein weitestgehender Gebrauch dieser Mischung empfohlen.

Die früher viel gebräuchliche Nahrungsentziehung und Darmentleerung zur Vorbereitung der Narkose sind heute nur noch in seltenen Fällen angebracht. An ihre Stelle trat die intensive Vorbehandlung des Patienten zur Erzielung des bestmöglichen Körperzustandes (Traubenzucker-, Plasma- und möglicherweise Blutinfusion).

Offensichtlich bedeutet die Narkose ein besonderes Risiko in schweren Krankheitsfällen. Eine genügende *internistische Behandlung* von Herzkranken (Digitalis), Basedowkranken (LUGOLsche Lösung nach PLUMMER), von schwerer Inanition (Eiweißzufuhr s. S. 32) und besonders auch von Diabetikern sollte nach Möglichkeit der Narkose vorausgehen. Auch kann in gewissen Fällen die prophylaktische Anwendung von Herzmitteln, oder die Sorge für *Leberschutz* (s. S. 64) zweckmäßig sein. Es gibt zuletzt Patienten, die überhaupt nicht ohne Lebensgefahr narkotisierbar sind, wie z. B. Verunglückte im Schockzustand. Auch kurz nach Erholung aus dem Stupor ist eine Narkose oft unnötig, da der Schmerz noch nicht gefühlt wird (PIROGOFF).

Bei jeder Narkose sollte man Sauerstoff, Kollapsmittel und Weckmittel zur Hand haben (Cardiazol, Coramin, Sympatol u. a.), auch aktive Kohle zur Adsorption des verschluckten Äthers. Die vorsorgliche Bereitstellung solcher Medikamente und eventuell anderer Verfahren der Wiederbelebung gehört zu den Pflichten des Arztes. Die *Spätfolgen* der Narkose bedürfen der üblichen symptomatischen Behandlung (Kreislaufmittel, Antibiotica, Chinin, Eucalyptusöl u.a.).

2. Schlafmittel.

a) Allgemeines über Schlaf.

Der Schlaf wird beherrscht von einem *Zentrum im hinteren Teil des 3. Ventrikels*, dessen faradische Reizung Schlaf herbeiführt (W. R. HESS). In Tierversuchen zeigte sich auch, daß Schlaf entsteht durch Anreicherung von Calciumsalzen in diesen Teilen des Hirnstammes, und zwar bei Injektion kleiner Calciummengen in diese Gegend des 3. Ventrikels *(Cloetta)*. Sicher ist, daß pathologische Läsionen dieser Gegend durch Infektion, Blutungen, Tumoren zu Dauerschlaf führen können, der sich über Monate und Jahre hinzieht.

Man beobachtet auch schlagartige Anfälle von Schlafsucht, die gewöhnlich
5—15 Minuten dauern und aus denen der Patient ohne Schwierigkeiten auf-
geweckt werden kann (Narkolepsie). Solche Kranke können in plötzlichen
Schlaf fallen beim Gehen, Sitzen, sogar beim Essen mit dem Bissen im Munde.

Schlaf entsteht auch als *bedingter Reflex* im Sinne von PAWLOW, z. B. durch
dauernd wiederholte monotone Reize. Nach CLARK wird eine starke hypnotische Wirkung dadurch hervorgerufen, daß man die Assoziation mit einem
bestimmten Reiz herstellt. Wenn der Schlaf mehrere Male mit einem starken,
mit wenig Paraldehyd parfümierten Narkoticum herbeigeführt war, so erhielt
man später die gleiche Wirkung mit wenig Paraldehyd allein. Es gibt Typen
von Menschen, bei denen sich solche bedingten Reflexe besonders rasch entwickeln und bei denen man mit rosa gefärbtem Wasser sogar „Suchten" erzeugen
kann. Aus dem gleichen Grunde sind persönliche Schlafgewohnheiten wichtig:
die gewohnte Stunde und Umgebung, das warme Bett, die individuelle Schlafstellung u. a.

Zum Einschlafen kann weiter nötig sein die möglichste *Ausschaltung der
Sinnesreize,* am besten demonstriert durch den klassischen Fall des Bäcker-
gesellen, der durch Verschluß der beiden einzigen übriggebliebenen Sinnes-
pforten — eines Auges und eines Ohres — regelmäßig in Schlaf zu versenken
war (STRÜMPELL). Hier sei an *Oropax* (mit Paraffin getränkte Watte) erinnert,
obwohl der erwähnte Fall auch als hysterische Reaktion gedeutet worden ist.

Will man ohne diese natürliche Schlafneigung — etwa während des Tages —
Schlaf erzeugen, so sind oft *doppelte und dreifache Mengen des Schlafmittels*
notwendig.

Der *natürliche* Schlaf ist ein Erholungsvorgang, der mit assimilatorischen Vorgängen,
dem Aufbau neuer Reservekräfte, zusammenhängt; bei Kranken kann die Erfrischung
durch einen tiefen Schlaf oft Wunder wirken. Die *Wirkung der Schlafmittel,* die mit dem
natürlichen Schlaf viele Ähnlichkeiten besitzt, ist dennoch oft ein durchaus anderer Vorgang,
der mit einer Lähmung dieser restitutiven Vorgänge verbunden ist, und zwar um so mehr,
je länger und stärker die Schlafmittel wirken. Daraus ergibt sich der besondere Wert der
Einschlafmittel oder auch der stärkeren Schlafmittel, solange sie in vorsichtiger Dosierung
angewandt werden, so daß die mögliche Lähmung der restitutiven Vorgänge nicht befürchtet
zu werden braucht.

Die *Folgen der Schlaflosigkeit* werden von den Betroffenen selber häufig übertrieben
empfunden und dargestellt. Auch physiologisch gesehen ist die Notwendigkeit der restitutiven Vorgänge während des Schlafens nicht sehr brennend. An gesunden Personen wurde
experimenti causa Schlaflosigkeit bis zu 115 Stunden erzwungen. Die einzig sichere
Abweichung vom Normalen war eine erhöhte Reizbarkeit, verbunden mit starker Ataxie.
Der Betroffene hatte Mühe, sich aufrecht zu halten. Merkwürdigerweise sind nach solchen
Perioden nicht mehr als 8—10 Stunden Schlaf nötig zur vollständigen Erholung.

Müssen Schlafstörungen behandelt werden, so ist wichtig, eine *Regelung
des Lebenswandels* zu fordern. Ein gesunder Rhythmus von Schlafen und Wachen,
von Arbeit und Erholung, von Essen, Trinken und Ernährungspausen, von
Schonung und Abhärtung, einer Enthaltung von Rauschgiften und Medikamenten
und andere einfache Verfahren wirken oft schneller und anhaltender, immer aber
unschädlicher als Schlafmittel.

Auch ist es sinnlos, Schlafmittel zu verordnen, wenn das störende Krankheitssymptom
auf rationelle Art behandelt werden kann. Bei Herzkranken werden Herzmittel gleichzeitig
den Schlaf wiederbringen. Schmerzen als Ursache der Schlaflosigkeit werden besser mit
analgetischen Mitteln behandelt, gelegentlich sogar mit Stoffen der Morphiumgruppe,
die ihrem Namen entsprechend, unter diesen Umständen auch Schlafmittel sein können.

Hustenanfälle, Spasmen, Blähungen, Schwellungen der Nasenschleimhaut u. a. verlangen ebenso ihre besondere Therapie. In Fällen von alkoholischem Delirium ist *Apomorphin* als souveränes „Schlafmittel" empfohlen worden. Der Schlaf trat in solchen Fällen wenige Minuten nach der subcutanen Injektion von 2—6 mg bzw. nach der Brechwirkung ein (SOLLMANN).

Wenn indessen aus besonderen äußeren Gründen eine schlaflose Nacht vorausgesehen werden kann, wenn durch einen guten Schlaf die ärztliche Behandlung erleichtert wird oder in schweren Krankheitsfällen, zur Ersparnis der Körperkräfte und zur Sauerstoffersparnis bei Erregungen (s. S. 226), ist es oft geraten und gelegentlich notwendig, zu Schlafmitteln zu greifen.

α) Beruhigungsmittel (Sedativa).

Bevor wir uns den eigentlichen Schlafmitteln zuwenden, sollen zunächst einige mild wirkende Beruhigungsmittel wie Radix Valerianae und Bromide besprochen werden, die in manchen Fällen durchaus genügen, auch um Schlaf herbeizuführen, und die dann wegen der geringen oder gar fehlenden Nebenwirkungen — außer bei Bromiden in sehr hoher Dosis — besonders begrüßt werden müssen, die aber darüber hinaus im Gegensatz zu den Schlafmitteln auch während des Tages angewandt werden können. Zu den sedativen Stoffen gehört auch die Acetylsalicylsäure (s. S. 220) sowie alle Schlafmittel in kleinster Dosierung (s. S. 192).

ß) Baldrianpräparate.

Radix Valerianae, von Valeriana officinalis, enthält ein ätherisches Öl (Oleum valerianae), bestehend aus angenehm riechenden und schmeckenden Estern des campherähnlichen Borneols mit Valeriansäure. Beim Trocknen oder beim Lagern der Droge entwickelt sich daraus durch fermentative Zersetzung die schweißig riechende Baldriansäure neben freiem Borneol. Früher hat man hierin den wirksamen Stoff gesehen und hat Stoffe ähnlicher Konstitution dargestellt und als Ersatz für Baldrian empfohlen (Validol, Valisan, Bromival u. a.).

Indessen ist die wirksame Substanz nicht im ätherischen Öl, wohl aber in wässerigen (Baldriantee) und in geringerem Maße in alkoholischen Auszügen (Tinctura Valerianae) enthalten (HAFFNER). Es soll sich um ein α-Methyl-pyrrilketon handeln, das auch synthetisch dargestellt wurde und in hohen Dosen analgetisch und hypnotisch wirkt. Nach anderer Meinung sind die Alkaloide *Chatinin* und *Valerin* für die Wirkung verantwortlich. Diese finden sich nur in der frischen Wurzel und werden beim Trocknen zerstört, wie denn auch in anderen Ländern die frische Wurzel vielfach vorgezogen wird.

Die charakteristische pharmakologische Wirkung solcher Stoffe besteht in ihrem Antagonismus gegen zentral erregende Gifte. So wird nach dem Vorgehen von MODRAKOWSKI u. a. zur Bestimmung der Wirksamkeit von Baldrian diejenige kleinste Menge der Droge ermittelt, welche die motorische Übererregbarkeit nach 1 mg Cocainchlorhydrat je 100 g Maus gerade aufhebt.

Der *Baldriantee* (1—2 Teelöffel Baldrianwurzel auf 1 Tasse kochendes Wasser, 12 Stunden ziehen lassen, kalt trinken) und gut wirksame Baldrianpräparate, wie *Baldriandispert*, besitzen eine ausgesprochene Großhirnwirkung. Längst bevor Lähmungserscheinungen der niederen Zentren eintreten, werden bestimmte Großhirnfunktionen gedämpft, besonders bei erhöhter Erregbarkeit; auch ist dieses Mittel oft überraschend wirksam bei nervösen Schlafstörungen, aber auch bei sog. nervösen Herzen (Herzklopfen, Herzschmerzen ohne organische Veränderung infolge zu schnellen Wachstums, von Überarbeitung, Exzessen u. a.). Auch bei hysterischen Zuständen kann es wirken.

Als leichtes Sedativum gilt auch der *Hopfen* (Lupulus humulus), der mehr durch seine Bitterstoffe bekannt ist.

γ) Bromide.

Die anorganischen Salze des Broms (1826 von BALARD aus Seesalz darge-stellt) besitzen die gleiche spezifische Wirkung *bei Zuständen von zentraler Über-erregbarkeit* in sehr viel stärkerem Maße. Nur bei solchen Zuständen sind sie gleichzeitig Schlafmittel. Ihre Domäne ist indessen die Epilepsie, obwohl sie in dieser Hinsicht in neuerer Zeit durch Luminal und andere Stoffe abgelöst wurden. Der Bromidschlaf ist flach und nicht erfrischend.

Rationell anzuwenden sind nur die anorganischen Bromide; sie werden als Natrium- (NaBr), Kalium- (KBr) und Ammoniumsalze (NH_4Br) verordnet. Das Ammoniumsalz gilt als das stärkste, ist aber wenig beständig (Gelbfärbung) und macht wie der verwandte Salmiak (NH_4Cl) Acidosis. Wegen der Reiz-wirkung konzentrierter Lösungen *(Salzwirkung)* sind Bromide in viel Wasser oder Milch zu verordnen.

Wirksam ist weiter das *Calciumbromid*, das besonders in der Kinderpraxis bei Spasmo-philie empfohlen wird; bei längerer Anwendung sind die Calciumwirkungen besonders zu berücksichtigen; auch führen Calciumsalze nach unseren letzten Versuchen zu einer auf-fälligen Verschlechterung der Bromidausscheidung. Bromide sind aber auch in vielen Spezialpräparaten enthalten, so in *Sedobrol* (Würfel mit je 1,1 Natrium bromatum neben wenig Kochsalz und Suppenwürze). Alle diese Bromsalze wirken sedativ nur nach Maßgabe ihres Bromgehaltes, wie Versuche mit elektrischer Reizung der Großhirnrinde ergeben haben.

Die Dosen des Calcium bromatum bei der Spasmophilie der Kinder sind die folgenden: Säuglinge von 4—12 Monaten 0,2—0,3 g, Kleinkinder von 2—5 Jahren 0,4—0,6 g; Schul-kinder von 6—12 Jahren 1,0—1,5 g, in allen Fällen 2—3mal täglich.

Schicksal im Organismus. Brom geht im Körper überall hin, wo Chlor hin-gelangt, ausgenommen das Zentralnervensystem und der Liquor cerebrospinalis, wo es sehr viel schwieriger eindringt, von bestimmten Gehirnerkrankungen abgesehen (Liquordiagnose nach WALTER). Nach der Aufnahme kommt es daher zur Anhäufung der Bromide in Blut und Geweben, in geringem Maße auch im Gehirn. Die Hälfte des Chloridgehaltes des Blutes und mehr kann durch Bromid ersetzt werden. Bei Epileptikern sind nach Behandlung mit hohen Bromiddosen im Blut bis zu 300 mg-% Bromid ohne toxische Symptome ge-funden worden, obwohl bei denselben Konzentrationen auch Todesfälle vor-kamen. Bromide führen zu *Kumulation*, weil nämlich nur etwa 10% der Tages-dosis in 24 Stunden ausgeschieden werden; dies hängt damit zusammen, daß „*die Niere blind*" ist gegen den Unterschied von Chloriden und Bromiden.

Die Ausscheidung einer einzigen hohen Bromiddosis kann länger als 20 Tage, sogar Monate dauern. Bei kochsalzarmer Ernährung werden die Bromide vermehrt festgehalten und sind daher wirksamer.

Andererseits werden bei starker Kochsalzausschwemmung auch die Bromide reichlicher entfernt. Will man bei Überdosierung oder bei Bromismus die Bromide aus dem Körper entfernen, so erreicht man das am schnellsten durch hohe Kochsalzgaben. Durch reichliche Kochsalzinfusion kann der Bromidspiegel in 3 Stunden auf die Hälfte gesenkt werden; die perorale Dosis beträgt 2,0 NaCl 3mal täglich und mehr. Auch Theobromin und Theophyllin wirken Bromid-ausschwemmend.

Pharmakologische Wirkung. Bromide haben eine *stark sedative Wir-kung*. Betroffen werden in erster Linie die *Großhirnfunktionen*, besonders die motorischen Zentren, wobei auch eine Hemmung der Reflexbewegungen auftritt; Bromide werden daher bevorzugt bei muskulärer Unruhe verordnet. Gleichzeitig wird der Patient apathisch, schläfrig und stumpf. Bromide eignen sich daher besonders auch für mildere Formen der nervösen Übererregbarkeit (z. B. bei Thyreoidismus, Hysterie, Hyperemesis u. a.). Nach hypnotischen Dosen (4—5 g) findet sich eine Herabsetzung des Schluckreflexes, was vor Einführung der Lokalanästhesie für Kehlkopfuntersuchungen u. a. benutzt wurde. Man findet auch träge Pupillenreaktion. Bromide dämpfen frühzeitig die *sexuelle Übererregbarkeit* (1—2 g Calciumbromid) sowie den *Juckreiz* (eventuell intravenös 0,5 bis 1,0 Bromnatrium als 10%ige Lösung).

In hohen Dosen *verhindern* Bromide *epileptiforme Krämpfe*, die bei Tieren auch durch elektrische Reizung der Großhirnrinde (ALBERTONI) oder durch Krampfgifte der Großhirnrinde, wie Campher, Cocain, Absinth, erzeugt werden können. Indessen lassen sich durch Bromide auch deliröse Zustände erzeugen, und auch bei höchsten Dosen braucht kein Schlaf einzutreten.

Die Behandlung des Epileptikers kann erfolgen durch tägliche hohe Bromiddosen, die wöchentlich um 1 g gesteigert werden bis zum Verschwinden der Anfälle. Man pflegt dann auf die nächst niedere Dosis zurückzugehen. Öfters sind tägliche Bromiddosen von 10—15 g nötig. Durch kochsalzfreie Ernährung wird die Wirkung erheblich gesteigert; indessen wird die therapeutische Wirkung von Luminal oder Dilantin nicht erreicht und die therapeutische Breite der Bromide ist sehr gering.

Toxikologie. Ein großer Nachteil der Bromtherapie ist die Gefahr des *Bromismus*. Für praktische Zwecke wird ein Bromidgehalt des Blutes von 200 mg/100 ccm als Grenze der Toxizität angesehen. Es finden sich dann — bei älteren Patienten vielleicht auch schon bei der Hälfte dieses Wertes — eine zunehmende *Apathie mit Schlafsucht* und Unvermögen der geistigen Konzentration, Sprachstörungen, zuletzt Stupor, oder eine *zunehmende Unruhe* mit *Halluzinationen* und oft *Delirien*, mit starkem Tremor der Hände, mit Sprachstörungen und Verfall der Körperkräfte. Vom Jodismus unterscheidet sich der Bromismus durch diese narkotische Komponente. In vielen anderen Punkten ist eine große Ähnlichkeit zu bemerken. Ebenso wie beim Jodismus treten unter Umständen Haut- und Schleimhauterscheinungen auf: Bromacne, bläschenförmige Eruptionen, Erytheme und sogar Pusteln und Geschwürbildungen, daneben Schleimhautentzündungen besonders im Magen.

Harnstoff + Malonsäure = Barbitursäure

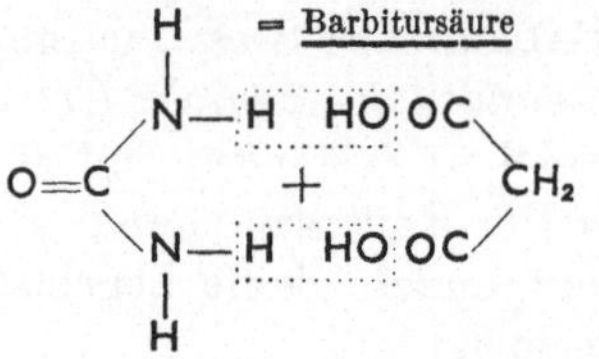

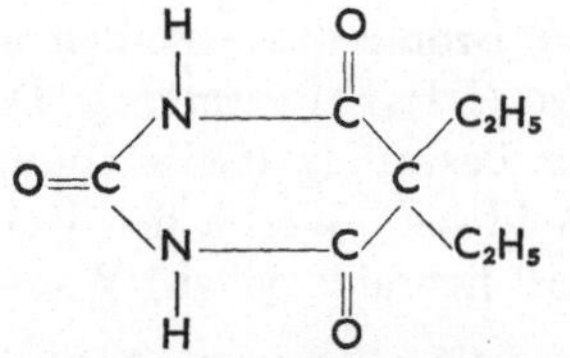

Diäthyl-Barbitursäure Veronal

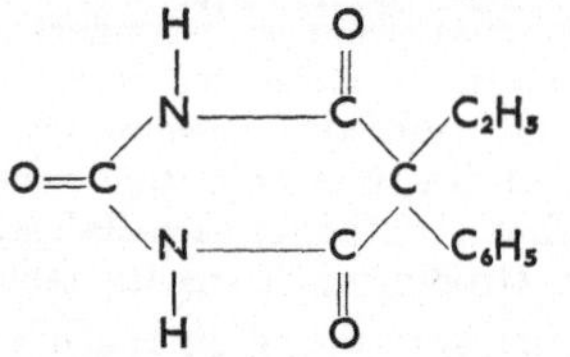

Phenyl-äthyl-Barbitursäure Luminal

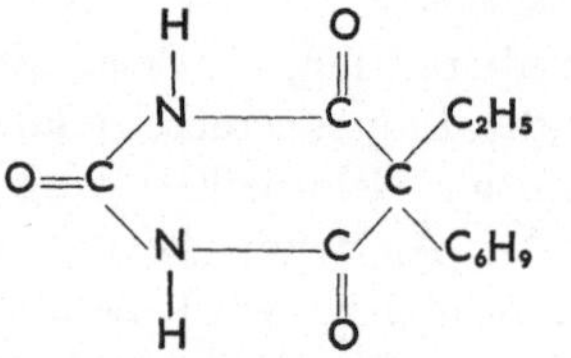

Cyclohexenyl-äthyl-Barbitursäure Phanodorm

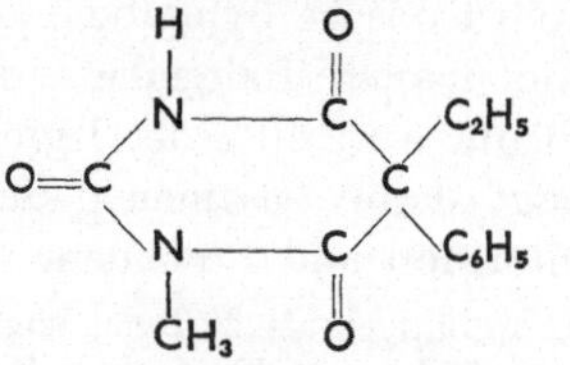

Phenyl-äthyl-N-methyl-Barbitursäure Prominal

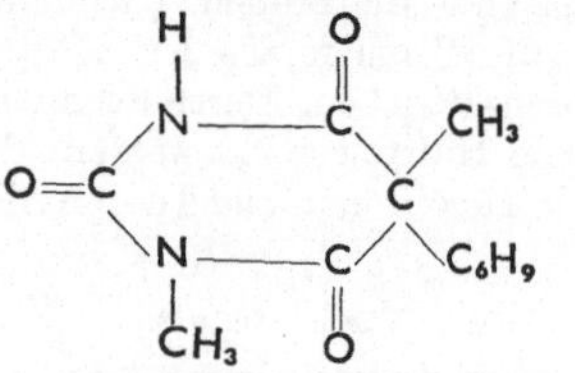

Methyl-Cyclohexenyl-N-methyl-Barbitursäure Evipan

Nach einer Statistik aus einem nichtdeutschen Lande wurden unter 77 Fällen, die wegen Bromismus in die Klinik eingeliefert wurden, nicht weniger als 33 gezählt, die durch ärztliche Verordnung Brom erhalten hatten, und bei denen die Symptome des Bromismus nicht frühzeitig genug erkannt worden waren. Eine Serum-Bromid-Bestimmung ist unter Umständen unumgänglich.

b) Allgemeines über Schlafmittel.

Schlaf ist ein Frühsymptom der leichten Narkose, kann daher durch kleine Dosen der gebräuchlichen Narkosemittel herbeigeführt werden. Deren Wirkung geht indessen zu schnell vorüber, die therapeutische Breite ist zu gering, und auch die Nebenwirkungen sind zu bedenklich. Wenn es nicht möglich ist, mit sedativ wirkenden Stoffen Schlaf herbeizuführen, ist man häufig gezwungen, zu den eigentlichen Schlafmitteln überzugehen.

Schlafmittel sind narkotisch wirkende Stoffe mit elektiver, aber milder Wirkung auf die Großhirnrinde, während die lebenswichtigen Zentren der Medulla oblongata und die Reflextätigkeit erst durch ungleich höhere Dosen betroffen werden.

Die Lähmung der Großhirnrinde nach Schlafmitteln ist sehr viel weniger ausgeprägt als in der Narkose. Das äußert sich am deutlichsten in der Weckbarkeit des Schlafenden. Indessen gibt es Übergänge zu den eigentlichen Narkosemitteln wie Evipan und Tribromäthylalkohol. Gewisse Unterschiede entstehen dadurch, daß die Einzelregionen der Großhirnrinde von den Schlafmitteln nicht gleichmäßig betroffen werden. So werden z. B. die motorischen Zentren frühzeitig von Bromsalzen und Luminal angegriffen. Auch hebt sich eine Gruppe heraus, bei der die Stammganglien des Mittelhirns, insbesondere die vegetativen Zentren, eher als die Großhirnrinde beteiligt sind: Adalin, Luminal, Prominal, Chloreton u. a.

Solche „Hirnstammschlafmittel" sollen sich im Experiment meist dadurch auszeichnen, daß sie an großhirnlosen Tieren stärker wirken als bei Normaltieren, doch wird die experimentelle Grundlage dieser Lehre von GIRNDT bestritten. Ob bestimmte Schlafmittel unmittelbar am Schlafzentrum angreifen, ist bisher noch unbekannt.

In kleinen Dosen lähmen die Schlafmittel die sensorischen und intellektuellen Vorgänge, so daß äußere Reize und innere Erregungen weniger stark zum Bewußtsein kommen. Sie schaffen damit einen Zustand, der dem Einschlafen günstig ist. Mit diesem Ziel sollte man sich im allgemeinen bei Verordnung der Schlafmittel begnügen.

α) Chemie der Schlafmittel.

Schlafmittel finden sich in sehr verschiedenen Klassen organischer Verbindungen.

Alkohole und Aldehyde umschließen auch den *Äthylalkohol*, C_2H_5OH, der, in Form alkoholischer Getränke verwendet, als ältestes Schlafmittel zu gelten hat. Zu ihnen gehört auch das erste synthetische Schlafmittel, nämlich *Chloralhydrat* $CCl_3 \cdot CH(OH)_2$. Weiter haben sich in der Praxis bewährt der Trichlorisobutylalkohol (Chloreton), auch als Acetonchloroform aufzufassen $(CH_3)_2 \cdot C{<}{OH \atop CCl_3}$, und der tertiäre Amylalkohol oder *Amylenhydrat* $(CH_3)_2 \cdot C{<}{OH \atop C_2H_5}$, der *Paraldehyd* $\left(CH_3 \cdot C{<}{H \atop O}\right)_3$, und der Tribromäthylalkohol *(Avertin)* $CBr_3 \cdot CH_2OH$.

Oft läßt sich feststellen, daß durch Halogenierung des Moleküls die hypnotische Wirkung verstärkt wird. In vielen Fällen haben solche halogenhaltigen

Stoffe auch besonders starke Nebenwirkungen auf Herz, Gefäße, Atmung, Leber und Niere, obwohl viele Ausnahmen hiervon bekannt sind.

Urethane sind Ester der Carbaminsäure $NH_2 \cdot COOH$, die als solche nicht beständig ist. Praktisch wichtig sind *Äthylurethan* $NH_2 \cdot COO \cdot C_2H_5$ und *Voluntal*, das Urethan des Trichloräthylalkohols $NH_2 \cdot COO \cdot CH_2 \cdot CCl_3$. Ihnen schließen sich die **Harnstoffderivate** $NH_2\!-\!CO\!-\!NH_2$ an, wie Bromisovalerianylharnstoff oder *Bromural* $NH_2\!-\!CO\!-\!NH \cdot OC\!-\!CHBr\!-\!CH\!<^{CH_3}_{CH_3}$, und Bromdiäthylacetylharnstoff oder *Adalin*, $NH_2\!-\!CO\!-\!NH \cdot OC\!-\!CBr\!<^{C_2H_5}_{C_2H_5}$.

Die *Sulfongruppe* umfaßt Diäthylsulfondimethylmethan oder *Sulfonal* $^{CH_3}_{CH_3}\!\!>\!C\!<^{SO_2 \cdot C_2H_5}_{SO_2 \cdot C_2H_5}$ und das nahe verwandte *Trional*. Sie empfahlen sich zur Zeit ihrer Einführung durch völlige Geschmacklosigkeit und gute örtliche Verträglichkeit und führten zu einem nicht zu kurzen, von wenig störenden Erscheinungen begleiteten Schlaf. Seitdem wurden die schweren toxischen Nachwirkungen dieser Stoffe bekannt (Porphyrinurie, Polyneuritis, schwere Allergien). Sie werden noch zu Spezialzwecken verwendet. Wenn indessen der Arzt aus bestimmten Gründen Sulfonal oder Trional verordnen will, dann sollte es bei ungenügender Erfahrung keinesfalls länger als für wenige Tage geschehen.

Barbitursäuren oder Malonylharnstoffe sind Kondensationsprodukte aus substituierten Malonsäuren und Harnstoff (s. S. 188). Die Formeln finden sich dort.

An Stelle der Barbitursäure ist auch das chemisch verwandte Hydantoinmolekül $^{CH_2-NH}_{CO\ -NH}\!\!>\!CO$ zum Aufbau von Schlafmitteln verwandt worden, so z. B. im *Phenyläthylhydantoin* oder Nirvanol, das Veronalcharakter besitzt, sowie im *Diphenylhydantoin* oder Epanutin bzw. Dilantin, das durch starke antiepileptische Wirkung ausgezeichnet ist und daher der Luminalgruppe zugehört.

β) Einschlaf-, Durchschlaf-, Dauerschlafmittel.

In einer früheren Periode der Medizin, ebenso wie jetzt noch in Laienkreisen, suchte man im Schlafmittel nur die allgemein narkotische Wirkung. Wahllos wurden solche Stoffe konsumiert, oft verschiedene in der gleichen Nacht.

Heute hat man neben der *allgemeinen Schlafwirkung* die *spezifische Seite* zu berücksichtigen und sucht zu festen Indikationen zu gelangen.

So gibt es zwei verschiedene Typen der Schlaflosigkeit. Auf der einen Seite die Einschlafstörung; hier wird man die schnell, aber kurz wirkenden *Einschlafmittel* bevorzugen: Bromural, Evipan, Voluntal u. a. Sie sind gleichzeitig auch leichte Schlafmittel oder, tags genommen, Sedativa. Auf der anderen Seite steht der Greisenschlaf, dadurch gekennzeichnet, daß nach promptem Einschlafen schnell das Erwachen folgt. In solchen und ähnlichen Fällen braucht man mittelstarke und schwere *Durchschlafmittel*, wie Phanodorm, dessen Wirkung 6—7 Stunden anhält, Veronal, Dial, Paraldehyd, Adalin, deren Hauptwirkung erst nach 8—10 Stunden vorüber ist. Solche in therapeutischer Dosis verordneten Durchschlafmittel können sich am nächsten Morgen durch Schwindel oder andere nervöse Störungen verraten.

Während *Einschlaf-* und *Durchschlafmittel* im allgemeinen zur Sicherung des sonst unzulänglichen oder fehlenden Nachtschlafs verwendet werden, wird der *Dauerschlaf* zur Erzielung ganz bestimmter therapeutischer Zwecke (z. B. für Morphiumentziehungskuren, Behandlung des Wundstarrkrampfes u. a.) verwendet. Die hierzu verwandten Schlafmittel werden in ganz bestimmter Dosis, in bestimmten Intervallen, oft in Kombination verordnet. Benützt werden vor allem Chloralhydrat, Avertin, Paraldehyd, Luminal, Somnifen u. a. Dabei wird es mehr von der ärztlichen Technik als von den Eigenschaften des gewählten Schlafmittels abhängen, ob dieser Dauerschlaf sich genügend lange und tief durchführen läßt und ob er genügend sicher ist.

Neben der *Schlafdauer* ist auch die *Schlaftiefe* zu berücksichtigen, und man spricht von starken Schlafmitteln, wenn sie zu einem besonders tiefen Schlaf führen, aus dem der Patient erst mit Hilfe starker Weckreize geweckt werden kann.

Neben der allgemein narkotischen Wirkung sucht heute der Chemiker vereint mit den Pharmakologen bestimmte **spezifische Wirkungen** der neuen Schlafmittel zu erzielen. Die im Mittelhirn vereinigten vegetativen Funktionen, die sich bei Übererregung in lokalisierter *Fehlspannung der quergestreiften und glatten Muskulatur*, d. h. in spastischen Zuständen äußern, reagieren fast gesetzmäßig auf Hirnstammschlafmittel vom Charakter des Luminals und Prominals. Die gleichen Stoffe besitzen auch eine *antiepileptische* und *antikonvulsive* Wirkung (s. S. 200). Es gibt Schlafmittel, die fast spezifisch das Brechzentrum beeinflussen, so eine *antiemetische Wirkung* entfalten wie *Avertin* und *Chloreton*. Es gibt andere Schlafmittel, die eine besonders starke *Stoffwechselsenkung* herbeiführen wie Luminal. Zuletzt sei auf die *analgetische Wirkung* verschiedener Schlafmittel hingewiesen.

Das Studium des Elektroencephalogramms mit der Frequenzanalyse nach GRASS hat beträchtliche Unterschiede zwischen den Schlafmitteln ergeben. Im allgemeinen zeigte sich eine Verlangsamung der Frequenz und eine Erhöhung der Potentiale.

Im allgemeinen hat der Arzt zu berücksichtigen, daß die Schlafmittel um so weniger schädlich sind, je schneller sie abgebaut werden. In dieser Hinsicht muß besonders verwiesen werden auf die kurz dauernden Einschlafmittel, wie Evipan, Bromural, Voluntal, während Stoffe wie Veronal, Dial, Luminal u. a. infolge ihrer besonders langsamen Ausscheidung bzw. Entgiftung zu Kumulationserscheinungen Anlaß geben können.

Die **Motivierung des Schlafmittelverordnens** durch den Arzt geschieht unter den verschiedensten Gesichtspunkten. Pharmakologisch am besten begründet ist die *Gegenwirkung der Schlafmittel gegen zentrale Erregungserscheinungen* der verschiedensten Arten. Diese können sich in einer allgemeinen Übererregbarkeit äußern. Sie mögen aber auch vornehmlich bestimmte Zentren des Gehirns betreffen (s. o.). Die schwersten Formen der zentralen Übererregung äußern sich in allgemeinen Krampfzuständen tetanischer oder klonischer Natur bei Epilepsie, Chorea, Eklampsie, Tetanus, Cocainvergiftung u. a.

Alle derartigen zentralen Erregungserscheinungen können heute durch eine richtige Dosierung von geeigneten Schlafmitteln wieder dem Normalen angeglichen werden. Dabei wird man entsprechend dem Grade der zentralen Übererregung auch die Stärke der Schlafmittel und ihre Dosis auswählen. Für die stärksten Krampfzustände kommen nur hohe und höchste Dosen geeigneter Schlafmittel (Avertin, Paraldehyd, Chloralhydrat, Amylenhydrat, Luminal) in Frage (s. S. 200).

Rp. Luminalnatrii 2,0
    Aq. dest. ad 10,0
    Sterilisa!
    S. zu Händen des Arztes. — NB. 1—3 ccm intramuskulär bei Krampfzuständen;
    Lösung nicht haltbar!

Die Behandlung des Tetanus mit Avertin erfolgt nach besonderem, von LÄWEN angegebenen Schema (s. S. 181). Für die Behandlung der Eklampsie werden auch hohe und wiederholte Dosen von Magnesiumsulfat verwendet (s. S. 196).

Ein weiteres großes Indikationsgebiet der Schlafmittel ist das der *chemisch erzwungenen Ruhe als Heilfaktor* (s. S. 115). Eine sehr alte ärztliche Erfahrung lehrt, daß bei bestimmten Krankheiten die Verabreichung von Opiaten eine oft zauberhafte Wirkung entfalten kann, und zwar durch innere Sauerstoffersparnis (s. S. 226). In den modernen Schlafmitteln hat der Arzt wertvolle und weitgehend harmlose Mittel zur Verfügung, mit denen er zwar nicht diese volle Opiatwirkung erzielt, mit denen er aber therapeutisch viel erreichen kann, ohne die schweren Nebenwirkungen der Opiate befürchten zu müssen.

Schlafmittel können auch manchmal die Opiate ersetzen, wenn diese *aus Gründen der Humanität* erwogen werden bei hoffnungslosen Kranken, oder bei solchen, die an sonst nicht beeinflußbaren und unerträglichen chronischen Schmerzzuständen leiden. Das Schlafmittel führt hier wenigstens eine seelische Beruhigung herbei, die sich gelegentlich noch als beruhigende Nachwirkung auch nach Abklingen der eigentlichen schlafmachenden Wirkung äußert. Bei weniger gefährlichen Schmerzzuständen wird man eher von Schlafmitteln, z. B. in Form der Kombinationspräparate mit Coffein oder Pyramidon (s. S. 216), Gebrauch machen als von Opiaten.

Zuletzt hängt der zunehmende Verbrauch an Schlafmitteln jeder Art zusammen mit der fortschreitenden *technischen Entwicklung der Medizin*. Hierbei sei besonders erinnert an die Vorbereitung von Narkose und Lokalanästhesie mit Hilfe dieser Stoffe, die eine Einsparung von Narkosemitteln und von örtlich betäubenden Arzneistoffen ermöglichen. Andererseits sind es vor allem *Anforderungen des heutigen Erwerbslebens*, denen der Betroffene ohne ärztliche Hilfe nicht gewachsen ist, wie z. B. die Notwendigkeit langer Eisenbahnfahrten u. a. Es ist bekannt, daß bei Menschen, die nicht ganz ihrer Nerven Herr sind, nach einer mit Hilfe eines Schlafmittels wohl durchschlafenen Nacht am nächsten Morgen die Aufnahme- und Konzentrationsfähigkeit sowie die Handlungsbereitschaft wesentlich verbessert sein kann, und es gibt Geschäftsleute, die ausdrücklich angeben, daß sie sich danach leistungsfähiger fühlen (CLOETTA).

Wie erwähnt, sind Schlafmittel um so harmloser, je schneller sie abgebaut werden; in dieser Hinsicht sind die *Einschlafmittel* besonders wertvoll. Darüber hinaus aber sollte man versuchen, mit kleinen Dosen der Schlafmittel auszukommen. Unter Umständen dagegen empfiehlt es sich aus psychologischen Gründen, zu Beginn der Behandlung einmal eine hohe therapeutische Dosis zu geben und mit kleinen Dosen fortzufahren. Dieses Vorgehen, bei dem man die erhöhte Gefahr einer möglichen Überempfindlichkeit in Rechnung zu stellen hat, kann auch bei anderen Arzneistoffen mit großer therapeutischer Breite erwogen werden, z. B. bei Verordnung von Codein. (Gemäß Besprechung mit KÜLZ.)

γ) Gefahren der Schlafmittel.

Die wahllose Verabreichung von Schlafmitteln, wozu schon der Name Schlafmittel vor Einführung des Rezeptzwanges vielfach verleitete, ist nicht ohne Gefahr. Todesfälle bei der *einmaligen üblichen therapeutischen Dosis* sind fast unbekannt, sofern nicht schwere, komplizierende äußere Faktoren oder gefährliche, pathologische Zustände gleichzeitig vorlagen. Indessen können für den Betroffenen sehr unerfreuliche Nebenwirkungen enstehen durch *allergische Reaktion*. Besonders gefährdet sind Personen mit Neigung zu Asthma, Urticaria, schweren menstruellen Störungen u. a. Hierher rechnen auch — als ganz seltene Einzelerscheinungen — die tödlich verlaufenden Fälle von *Dermatitis exfoliativa*. Wird die übliche therapeutische Dosis überschritten, so können *Affektstörungen* auftreten. Sie finden sich besonders bei Schmerzzuständen, weiter bei psychisch labilen und bei psychisch belasteten Personen. Bei letzteren kann die Erbanlage akut manifest werden. Es können aber auch z. B. Herzkranke und Patienten mit akuten Infektionskrankheiten dadurch betroffen werden; es finden sich dann auch Verwirrungszustände, Muskelschmerzen u. a.

Die handliche und angenehme Form der heutigen Schlafmittel hat auch ihre großen Nachteile; sie verführt zu Mißbrauch. Der Arzt sollte ausdrücklich solche Schlafmittel vorziehen, die in Tablettenform halbiert oder geviertelt werden können. Das übelschmeckende Chloralhydrat und das übelriechende Paraldehyd haben auch ihre großen Vorteile.

Im ganzen gesehen sind obige Zustände sehr selten. Die wesentliche Gefahr der Schlafmittel ergibt sich vielmehr bei *chronischem Gebrauch*, richtiger als *Mißbrauch* bezeichnet. Der verantwortungsbewußte Arzt hat zu erwägen, daß durch unbegründetes Verschreiben Patienten mit bestimmter körperlich-seelischer Konstitution schwer geschädigt werden können. Auch hier stehen die zentralen Wirkungen im Vordergrund. Es können *Suchten* entstehen, die öfters wie die Morphiumsucht mit vegetativen Störungen verbunden sind (Physical dependence); *Veronalismus* ist gelegentlich ebenso schwer zu behandeln wie Morphinismus.

Diese *Suchtbildung* hängt zusammen mit einer eigentümlichen Euphorie, die manchmal sogar — z. B. bei Arbeiten, die als lästig und langweilig empfunden werden — zu einer vermeintlichen Leistungssteigerung führen kann. Die Euphorie ist bei bestimmten Personen mit rauschartiger Heiterkeit verbunden; das ist bei Veronal, Luminal und Phanodorm beobachtet worden. Phanodorm vor allem scheint in den letzten Jahren besonders häufig zu auffälligen Suchterscheinungen geführt zu haben; es wird besonders gefährlich in Kombination mit Coffein oder coffeinhaltigen Getränken. Häufig ist die Suchtbildung auch auffälliger, wenn das Schlafmittel in oder mit alkoholischen Getränken genommen wird. Auch ohne eigentliche Sucht können sich durch chronischen Mißbrauch schwere nervöse Störungen entwickeln, wie allgemeine Apathie, Schwäche des inneren Antriebes und der Konzentrationsfähigkeit, erhöhtes Schlafbedürfnis, Ataxie, Halluzinationen, deliröse Zustände, epileptiforme Krämpfe und andere neurologische Symptome (Pohlisch und Panse). Encephalitis lethargica und multiple Sklerose können vorgetäuscht werden.

Abstinenzsymptome treten auf, wenn ein Patient täglich 0,75 g einer starken Barbitursäure 2 Monate lang eingenommen hat; es werden dann u. a. 2—7 Tage nach der Entziehung epileptiforme Krämpfe beobachtet, die sich 2—3mal wiederholen. Zur Verhütung solcher Zwischenfälle müssen Barbitursäuren langsam entzogen werden.

Nicht außer acht lassen darf man ferner die *peripheren Wirkungen* der Schlafmittel auf *Haut, Magen*, Leber, Niere, Knochenmark. Auch die *kumulativen Eigenschaften* sind zu berücksichtigen (s. S. 15). Aus all diesen Gründen sind behördliche Maßnahmen zur Eindämmung des Mißbrauchs der Barbitursäureabkömmlinge ergriffen worden. Nach den zur Zeit geltenden Bestimmungen unterliegt jeder Barbitursäureabkömmling der ärztlichen Rezeptpflicht.

Das Rezept muß eine Gebrauchsanweisung enthalten, die die Einzel- und die Tagesgabe erkennen läßt. Man sollte möglichst die kleinste Packung verschreiben.

Die Abgabe in den Apotheken ist auf dem Rezeptblatt durch Aufdruck des Stempels der Apotheke und durch Notierung des Tages der Abgabe kenntlich zu machen.

a) Diäthyl-, Diallyl-, Dipropyl-, Phenyläthyl-Barbitursäure (Veronal und Medinal, Dial, Curral, Proponal, Luminal, Luminalnatrium) unterliegen dem jedesmaligen Rezeptzwang, etwaige entgegenstehende ärztliche Rezeptvermerke haben keine Geltung.

b) Alle übrigen Barbitursäureabkömmlinge (Evipan, Noctal, Phanodorm usw.) dürfen auf ein und dasselbe Rezept nur innerhalb 6 Monaten abgegeben werden, was durch die Apothekenvermerke (s. S. 230) kontrolliert werden kann.

c) Arzneimittel, die neben einem Barbitursäureabkömmling noch Pyramidon (Amidopyrin, Aminophenazon, Dimethyl-aminophenyldimethylpyrazolon) enthalten (Veramon, Allional, Cibalgin, Optalidon usw.), dürfen gleichfalls nur innerhalb 6 Monaten in der Apotheke abgegeben werden.

Der Arzt kann die Dauer seines Rezeptes nach b und c noch beliebig abkürzen, also auch auf einmalige Abgabe beschränken.

Auch die **akute Schlafmittelvergiftung** durch Mißbrauch ist infolge Einführung des Rezeptzwanges sehr viel seltener geworden. Immerhin läßt sich nicht ausschließen, daß solche Stoffe zu Selbstmordzwecken beschafft werden. Es ist auch beschrieben worden, daß an Schlafmittel gewöhnte Menschen im Halbschlaf unbewußt eine Tablette nach der anderen nehmen, wenn diese offen auf dem Nachttisch liegen *(Automatismus)*.

Leider sind auch Verwechslungen häufig, besonders bei kleinen Kindern. Bei absichtlicher Vergiftung wird die tödliche Dosis gewöhnlich für sehr viel geringer gehalten als sie wirklich ist. Besonders gefährdet sind Kranke mit schwerer Anämie oder mit Leber-, Nieren- und Nebennieren-Krankheiten.

Die große Gefahr bei *Neugeborenen*, die während der Geburt unter der Wirkung narkotischer Stoffe standen, liegt in Atmungsstörungen; diese treten häufig z. B. schon auf, wenn die Mutter zur Erleichterung der Geburtsschmerzen Narkosemittel, Schlafmittel oder Opiate erhält. Im Tierexperiment zeigt sich nämlich, daß die intrauterinen Atmungsbewegungen des Fetus gegen Narkotica weit empfindlicher sind als die Atmung der Mutter, und daß die ersten Atemzüge eines künstlich geborenen Tieres einen völlig anderen und gefährlichen Charakter haben, wenn das Muttertier durch Narkose oder Schlafmittel empfindungslos gemacht wurde, anstatt durch Spinalanästhesie. Auch nach lang wirkenden Barbitursäureabkömmlingen treten solche asphyktische Zustände häufiger auf als ohnedem. Man sollte daher, wenn überhaupt, nur kurz wirkende Schlafmittel verwenden, deren Wirkung bei der Geburt selber wieder abgeklungen ist. Besonders verhängnisvoll ist in dieser Hinsicht die Anwendung von Opiaten in Kombination mit Scopolamin. Eine solche Asphyxie aber kann Anlaß sein zu degenerativen Veränderungen der Ganglienzellen und infolgedessen zu bleibenden Gehirnsymptomen (IRVING). Betreff *Behandlung von Schlafmittelvergiftungen* s. S. 199.

c) Die wichtigsten Schlafmittel.

Chloralhydrat ist das älteste synthetische Schlafmittel (LIEBREICH 1869). Seine Darstellung und seine Anwendung erfolgten zum erstenmal auf Grund bewußter chemischer Überlegungen. Mit dem Chloralhydrat beginnen unsere wissenschaftlichen Kenntnisse von den Beziehungen zwischen chemischer Konstitution und pharmakologischer Wirkung. Es trat an die Stelle der Opiate, die bis dahin auch als „Schlafmittel" ein Monopol besaßen.

Chloralhydrat besitzt eine gewisse *örtlich betäubende*, besonders juckstillende Wirkung, wovon man z. B. bei Pruritus Gebrauch macht. Auffallend sind weiter seine *örtlich entzündungerregenden* Eigenschaften. Auch auf die Schleimhaut des Magens wirkt Chloralhydrat stark reizend, führt nach der Eingabe zu Schmerzen in der Magengegend (sollte daher nach dem Essen gegeben werden) und ist bei Magen-Darmkrankheiten zu vermeiden. Rectal wird es besser vertragen, besonders bei Schleimzusatz (Mucilago Gummi arabici, Salep-, Traganth- oder Haferschleim). Ein solcher Schleimzusatz ist bei der praktischen Verordnung von Choralhydrat allgemein gebräuchlich, ja erforderlich, auch wegen seines scheußlichen Geschmacks

Chloralhydrat wird *rasch resorbiert*, ist bereits nach 5—10 Minuten im Blut, geht im Körper in den ebenfalls stark narkotisch wirkenden Trichloräthylalkohol über — nicht dagegen in Choroform, wie LIEBREICH seinerzeit annahm — und wird anschließend hauptsächlich durch Koppelung an Glucuronsäure zu Urochloralsäure entgiftet.

Chloralhydrat ist ein *starkes Schlafmittel,* und die dadurch erzeugte Schlaftiefe kann beträchtlich sein. Die Wirkung einer *geringen therapeutischen Dosis* erstreckt sich fast allein auf das Großhirn. Es ist äußerst fraglich, ob Vasomotoren- und Atemzentrum auf die übliche Schlafdosis von 0,6—1,0 g überhaupt ansprechen, da die Lähmungen dann nicht stärker sind als im natürlichen Schlaf. Das Aufwachen erfolgt dementsprechend nach einigen Stunden ohne unangenehme Nachwirkung.

Bei der *Behandlung zentraler Krampfzustände bei Kindern*, wie Chorea u. a., ist Chloralhydrat altbewährt. Es ist für diesen Zweck, wie die Erfahrung gezeigt hat, besonders geeignet durch die Möglichkeit, es per rectum einzuführen. In richtiger Dosis (0,25—2,0 g je nach Alter) bei Kindern angewandt ist es fast gefahrlos.

Auch bei *Erwachsenen* ist Chloralhydrat zur Behandlung zentraler Krampfzustände, wie Eklampsie, Cocain-, Strychninvergiftung u. a. durchaus geeignet, obwohl seine Nebenwirkungen bei der notwendigen höheren Dosierung hier stärker ausgesprochen sind (Vasomotorenlähmung, Herzmuskelschwäche, Cyanose u. a.). Bei Herzkranken und bei Neigung zu Kollaps ist es in besonders vorsichtiger Dosierung anzuwenden oder ganz zu vermeiden. Es ist aber andererseits früher mit günstigem Erfolg sogar bei Angina pectoris angewendet worden, wobei die Heilwirkung der chemisch erzwungenen Ruhe wohl stärker war als die mögliche Herzschädigung.

Die **akute Vergiftung** ist charakterisiert durch örtliche Reizerscheinungen sowie durch Lähmung der lebenswichtigen Zentren der Medulla oblongata. Bei chronischer Zufuhr kann es gelegentlich zu leichten degenerativen Veränderungen in Leber, Herz und Nieren führen. Diese sind aber mit den schwerwiegenden Veränderungen, die sich etwa der Chloroformnarkose anschließen können, überhaupt nicht zu vergleichen; äußerst selten oder nie ist infolge von Chloralhydrat eine akute gelbe Leberatrophie aufgetreten. Für die äußerst geringen Gewebswirkungen sprechen auch Fälle, bei denen selbst nach täglichen Dosen von 8—10 g, die über 10 bis 20 Jahre gegeben wurden, keine schweren Störungen eingetreten sind (ZANGGER). Dagegen sind Fälle von *Chloralhydratsucht* beschrieben worden, bei denen Verdauungsstörungen und Hautsymptome zum Vorschein kamen, die bei einzelnen Kranken aber an den Morphinismus erinnerten. Bei der Entziehung traten Abstinenzsymptome auf. Auch unabhängig von der Suchtbildung sind psychische Störungen beschrieben worden. Doch scheinen solche Fälle nicht häufiger zu sein als bei anderen Schlafmitteln. Letale Menge etwa 10 g.

Bei der Behandlung der Eklampsie wird gelegentlich Chloralhydrat zusammen mit Morphium nach besonderem Schema gegeben (STROGANOFF-Kur).

Hierbei wird im Laufe der nächsten Tage bis zur Unterdrückung der eklamptischen Anfälle je nach dem Zustand der Patientin 3mal in 24 Stunden 0,5—1,5 g Chloralhydrat rectal mit Milchzusatz verabfolgt. Zwischen den Chloralhydratdosen wird 0,01 Morphin injiziert. Obwohl von anderer Seite das Morphin wegen seiner stark diuresehemmenden Wirkung und wegen der erhöhten Gefahr für das Kind abgelehnt wird, erzielte STROGANOFF in 402 Fällen eine außerordentlich geringe Mortalität der Mütter von 7,2%

In letzter Zeit ist auch dieser erfahrene Arzt zur Magnesiumsulfatbehandlung übergegangen, und zwar trotz der vermehrten technischen Schwierigkeiten. (Höchstens 4mal in 24 Stunden 20—30 ccm einer 20%igen $MgSO_4$-Lösung intramuskulär bzw. nach anderen Autoren 20 ccm einer 10%igen $MgSO_4$-Lösung in 20%iger Glucoselösung stündlich intravenös.) Als Gegenmittel hat eine Calciumlösung bereitzustehen. Bei diesem Vorgehen erzielte STROGANOFF unter 2046 Patientinnen eine Mortalität von 3,4%. In Deutschland hat man bei der ursprünglichen STROGANOFF-Kur das Chloralhydrat vielerorts durch Luminalinjektionen ersetzt, die technisch leichter zu handhaben sind.

Chloralose bildet sich durch Kondensation von Chloralhydrat und Zucker, und ist wegen ihrer geringen Nebenwirkungen für den Tierversuch unentbehrlich. Besonders läßt es die Nierenfunktion im Gegensatz zu den meisten Schlafmitteln völlig intakt.

Ähnlich dem Chloralhydrat wirkt der nahe verwandte **Trichlorbutylalkohol (Chloreton).** Im Gegensatz zu Chloralhydrat verursacht er keine Schleimhautreizung, hat vielmehr eine gewisse lokalanästhesierende Wirkung. Er wird zu den *Hypothalamusmitteln* gerechnet. Er ist in einigen bekannten Seekrankheitsmitteln enthalten, wird aber allein oder als Schlafmittel kaum verwendet. Nach höheren Dosen können Nebenwirkungen ähnlich wie nach Chloralhydrat auftreten.

Von geringer praktischer Bedeutung ist auch der tertiäre Amylalkohol, *Amylenhydrat*, eine wasserklare Flüssigkeit, deren Schwerlöslichkeit bei der Verwendung zu beachten ist (in viel Wasser zu geben!). Es ist in der üblichen Dosis von 1—3 g ein mild wirkendes Schlafmittel mit auffallend geringem Einfluß auf die lebenswichtigen Zentren der Medulla oblongata. Herz, Blutdruck und Atmung bleiben daher auch bei höheren Dosen intakt.

$$H_3C{>}C{<}^{C_2H_5}_{OH}$$ Sein größter Nachteil ist die rasche Gewöhnung. Es wird bei der Behandlung des Status epilepticus angewandt. Tödliche Dosis etwa 20—30 g.

Paraldehyd ist ein vom ärztlichen Standpunkt aus besonders empfehlenswertes, fast völlig unschädliches, einfaches Schlafmittel. Er entsteht durch Polymerisation des Acetaldehyds $CH_3C{<}^O_H$, des bekannten Zwischenproduktes des Kohlenhydratstoffwechsels. In nicht gefüllten Flaschen sowie im Licht bildet sich unter anderem der stark reizende Acetaldehyd.

Er ist in Dosen von 1—3 g (Max. Dosen 5,0! 10,0!) — wegen der örtlichen Reizwirkung und des brennenden Geschmacks reichlich mit Wasser (1:20) verdünnt — ein sicher, rasch und kurz über 2—3 Stunden wirkendes Schlafmittel mit nicht unerheblicher *analgetischer* Wirkung. Die Wirkung erstreckt sich fast ausschließlich auf das Großhirn. Von seiten der Nieren kann man gesteigerte Diurese beobachten, ähnlich wie nach Chloralose. Um eine *antikonvulsive* Wirkung zu erzielen oder z. B. bei Delirium tremens (1 bis 4 Teelöffel P. in eisgekühltem Tee, dann stündlich 1 Teelöffel, bis der Patient schläft) werden die Maximaldosen u. U. weit überschritten. Auch bei vielfacher Überdosierung hat Paraldehyd nicht zum Tode geführt; ein einziger Todesfall wird in der Literatur verzeichnet.

$CH_3C{<}^O_H$ **Acetaldehyd**

Polymerisation

$\downarrow$

$\left(CH_3C{<}^O_H\right)_3$ **Paraldehyd** ringgeschlossen

$\downarrow$

$\left(CH_3C{<}^O_H\right)_6$ **Metaldehyd**

Tödliche Dosis 30—100 g. Er ist daher besonders angezeigt bei Befürchtung von Selbstmordversuchen, z. B. in psychiatrischen Anstalten. Er soll *nicht mit Opiaten* kombiniert werden.

Diese willkommenen und auch durch die modernsten Schlafmittel nicht erreichten wertvollen Eigenschaften des Paraldehyds werden *leider* eingeschränkt durch seine Unbeliebtheit bei den Patienten. Das kann oft von Vorteil sein. Er besitzt einen *schlechten Geschmack*, der sich durch Citronenschale oder ähnliches verdecken läßt, und einen noch schlechteren, durchdringenden *Geruch*, der auch in die Atmungsluft übergeht. Es wird von Alkoholikern berichtet, die seine nahen chemischen Beziehungen zum Äthylalkohol entdeckten und ihn als Rauschmittel benutzten. Sogar Fälle von Delirium tremens nach Paraldehyd sind beschrieben worden.

Neuerdings wird Paraldehyd auch zur rectalen Basisnarkose verwendet besonders bei Kindern. Die Dosis beträgt etwa 0,5 g/kg, 10%ig in physiologischer Kochsalzlösung gelöst. Erregungszustände können auftreten. Zur Behandlung des Status epilepticus und des Wundstarrkrampfes bei Erwachsenen wird eine rectale Dosis von 10—40 g in 10%iger Lösung mit Stärkezusatz auch alle 3 Stunden wiederholt empfohlen. Bei *Delirium tremens* ist Paraldehyd nahezu unersetzbar; hier wird er auch unverdünnt in Dosen von 2—8 ccm i.m., nicht dagegen i.v. verabfolgt.

Bei weiterer Polymerisation des Acetaldehyds bildet sich *Metaldehyd*, der als fester Brennstoff in „Meta"-Sicherheitstabletten im Handel ist. Bei unvorsichtiger Aufbewahrung fallen diese leicht in die Hände spielender Kinder. Dann hat er sich als ein *gefährlicher Giftstoff* erwiesen; nach 1—2 Tabletten soll schon der Tod eintreten. Die Metatabletten haben daher einen scharf bitteren Stoff als warnenden Zusatz erhalten.

Urethan (Äthylurethan) wurde 1884 von SCHMIEDEBERG eingeführt, weil er hoffte, daß der Äthylalkohol durch die erregende Wirkung des mit der Carbaminsäure eingeführten Ammoniaks seine Nebenwirkungen auf Atmung und Kreislauf verlieren würde; auf diesem Wege sollte ein für die lebenswichtigen Zentren ungefährliches Schlafmittel geschaffen werden. Das ist ihm in gewissem Maße auch gelungen, und im Tierversuch ist es viele Jahrzehnte lang das führende Schlafmittel gewesen. Es wird in der Kinderpraxis angewendet.

Großes Aufsehen erregte die therapeutische Beeinflussung zunächst von Tiertumoren, dann von chronischen Leukämien nach HADDOW u. a. durch Urethan (s. S. 135).

Im **Voluntal** (Urethan des Trichloräthylalkohols) ist infolge der Halogenisierung die narkotische Wirkung des Äthylurethans erheblich verstärkt worden. Auch dieses Schlafmittel hat nur geringe Nebenwirkungen. Es zeichnet sich aus durch besonders rasche Wirkung, so daß in wenigen Minuten der Schlaf eintreten kann. Es ist ein typisches Einschlafmittel, das nur über 3—4 Stunden wirkt (Tabletten zu 0,5 g). Bekannt ist seine Kombination mit Pyramidon (*Compral*).

Bromural (Bromisovalerylharnstoff) ist ein weiteres, wenn auch milder als Voluntal wirkendes *Einschlafmittel*, das fast ohne Nebenwirkungen ist. Die Wirkung hält etwa 3—4 Stunden an, kann aber wegen der guten Verträglichkeit durch erneute Gabe gefahrlos verlängert werden (Tablette zu 0,3 g, 1—3 Stück). Es eignet sich wegen seiner milden Wirkung hauptsächlich für einfachere Fälle von nervöser Schlaflosigkeit. Tödliche Dosis 20—30 g.

Adalin (Bromdiäthylacetylharnstoff) ist ein mittelstarkes Schlafmittel, das sehr viel langsamer als Bromural abgebaut wird, gelegentlich noch am nächsten Morgen nachwirkt. Es wirkt oft spezifisch bei MENIÈREschem Symptomenkomplex und ist in solchen Fällen chronisch über Jahrzehnte gegeben worden mit immer gleich günstigem Erfolg und ohne in therapeutischen Dosen Giftwirkungen zu entfalten (Tabletten zu 0,5 g). Tödliche Dosis 10—30 g.

Bei MÉNIÈREscher Krankheit kann auch die alte CHARCOTsche *Chinintherapie* versucht werden (0,1—0,6 g Chinin täglich unter Einhaltung von Pausen und unter Berücksichtigung der Kumulationserscheinungen). Auch *Calcium-, Histamin-, Papaverin-, Coffein-, Nicotinsäure* und *Pilocarpin*injektionen sind empfohlen worden; sie wirken offensichtlich durch Lösung von Gefäßspasmen. Von Schlafmitteln sind auch Luminal, daneben Scopolamin und vieles andere empfohlen worden.

Sedormid (Allylisopropylacetylharnstoff) ist ein Sedativum und leichtes Hypnoticum, das wegen seiner guten Wasserlöslichkeit rasch wirkt. Es sind Fälle von allergischer Thrombopenie nach Sedormid beschrieben worden. Seine Abgabe in den Apotheken ist einem besonderen Rezeptzwang unterstellt worden. Tabletten zu 0,25 g, 1—3 Tabletten.

Barbitursäuren. Alle Barbitursäuren sind *wenig wasserlöslich*, müssen daher in reichlicher und warmer Flüssigkeit verordnet werden. Sie wirken bei peroraler Zufuhr etwa in $^1/_2$ Stunde und langsamer als andere Schlafmittel. Ihr Schicksal im Organismus ist wechselnd (s. unten). In $^1/_3$—$^1/_5$ der gewöhnlichen Schlafdosis wirken sie *sedativ*; ihr Angriffspunkt sind die höheren Zentren des Gehirns.

Die *Natriumsalze der Barbitursäuren* sind wasserlöslich. Wegen ihrer Zersetzlichkeit in wäßriger Lösung sind sie indessen nur in Pulverform im Handel und müssen erst kurz vor dem Gebrauch aufgelöst werden. Sie dienen hauptsächlich zu Injektionen. Die Natriumsalze sind an sich unwirksam, aus ihnen muß zunächst die wirksame Barbitursäure abdissoziieren.

Seit Auffindung des Veronals als erstes Schlafmittel der Barbitursäurereihe durch E. FISCHER und v. MERING (1903) sind immer neue Modifikationen dieses in toxischer Hinsicht recht unbedenklichen Grundkörpers entstanden, so daß es heute möglich ist, die Indikationen der Schlafmittelanwendung allein mit Hilfe von Barbitursäuren zu befriedigen. Die Ungiftigkeit von Paraldehyd wird mit ihnen nicht erreicht.

a) Barbitursäuren mit kurzer Wirkung. Diese werden im Körper, vornehmlich in der Leber abgebaut, erscheinen daher, wenn überhaupt, nur in Spuren im Harn. Betreff Kurznarkose s. S. 182.

Evipan (Formel s. S. 188) ist in Tabletten zu 0,5 g im Handel. Es ist das typische Einschlafmittel, dessen Wirkung schon nach 1—2 Stunden vorüber ist. Evipannatrium (1 g in 30 ccm Wasser rectal) führt zu auffälliger Analgesie und Schlaf über 5 Stunden.

b) Barbitursäuren mit mittlerer Wirkung. Auch diese werden hauptsächlich abgebaut und nur in geringem Maße ausgeschieden.

Phanodorm (Formel s. S. 188) — Tabletten zu 0,2 g; Höchstgabe 0,4! — hat besonders starke analgetische und euphorisierende Wirkung. Der Schlaf dauert 5—6 Stunden. Nur 2—3% erscheinen im Harn.

Pernocton (sekundäre Butylbromallylbarbitursäure) Tabletten zu 0,2 g.

Noctal (Isopropyl-Bromallylbarbitursäure) Tabletten zu 0,15 g.

Weitere Barbitursäuren dieser Reihe sind *Amytal* (Äthyl-isoamyl-Barbitursäure, *Pentobarbital* (Äthyl-1-Methylbutylbarbitursäure) u. a.

c) Barbitursäuren mit langer Wirkung. Diese werden im Körper kaum zerstört, sondern größtenteils mit dem Harn ausgeschieden. Veronal z. B. wurde bis zu 91% im Harn wiedergefunden. Die Ausscheidung einer einzigen therapeutischen Dosis geht langsam erst in Tagen vor sich. Die Stoffe neigen daher zur *Kumulation.* Für gute Diurese ist Sorge zu tragen.

Veronal (Formel s. S. 188) ist in Wasser bei Zimmertemperatur nur 1:170 löslich. Es ist in Tabletten zu 0,5 g, in anderen Ländern zu 0,3 g im Handel. Man versuche daher zunächst mit $^1/_2$ Tablette auszukommen. Bei stärkeren Erregungszuständen ist man unter Umständen gezwungen, auch eine höhere Dosis zu verordnen (Maximaldosen 0,75 g!, 1,5 g!). Das Natriumsalz is als *Medinal* im Handel.

Dial (Diallylbarbitursäure) ist 5mal stärker wirksam als Veronal. Tabletten zu 0,1 g. Es wirkt kürzer als Veronal.

Weitere Stoffe dieser Reihe sind *Neonal* (Äthyl-n-Butylbarbitursäure), *Ipral* (Äthyl-isopropylbarbitursäure) u. a.

d) Barbitursäuren mit extrem langer Wirkung. Siehe Luminal.

Nebenwirkungen der Barbitursäuren. Bei allen Barbitursäuren treten — gelegentlich auch nach kleinen Gaben — die für Schlafmittel im allgemeinen bekannten Nebenwirkungen (s. S. 192) auf. Bei hohen Dosen wäre eine gewisse Lähmung der Kreislaufzentren sowie der peripheren Gefäße mit Neigung zu

Kollaps zu berücksichtigen. *Atmungsstörungen* finden sich häufiger bei den kurzwirkenden Barbitursäuren oder bei der gefürchteten Kombination mit Morphin. Bei Vergiftungen stehen diese Atmungsstörungen im Vordergrund. Nach hohen Dosen ist eine *lähmende Wirkung auf den Herzmuskel* festzustellen. Barbitursäuren wirken ungünstig auf die *Niere,* sie können *diuresehemmend* wirken, in hohen Dosen auch Albuminurie und Hämaturie auslösen. Cave *Herz- und Nierenkrankheiten!* Bei Barbitursäuren, die in der Leber entgiftet werden, *Cave Leberkrankheiten!* Auch Schockzustände werden ungünstig beeinflußt; besonders häufig sieht man *Obstipation.* Es findet sich eine geringfügige Herabsetzung des Stoffwechsels. Betreffend allergische Reaktionen s. S. 148.

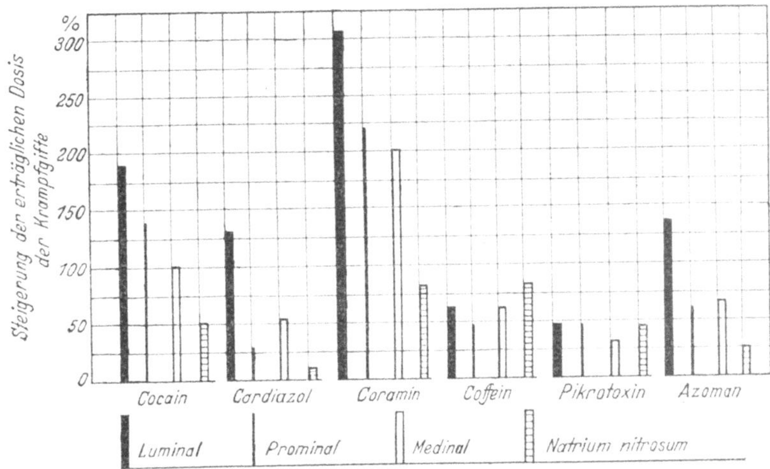

Abb. 44. Vergleichende Wirkung einiger Spasmolytica auf verschiedene Krampfzustände. (Nach Versuchen an weißen Ratten von EICHHOLTZ-VEIGEL.)

Nach längerem Gebrauch von Barbitursäuren können *Suchten* entstehen (s. S. 193). Auch ist bei chronischem Mißbrauch von Barbitursäuren in Rechnung zu stellen, daß gelegentlich degenerative Veränderungen im Hirnstamm, Mittelhirn und Seitensträngen beobachtet wurden, während die in seltenen Fällen aufgefundenen histologischen Veränderungen in Leber und Nieren im allgemeinen als geringfügig zu betrachten sind.

Entscheidend für die *Behandlung der Barbitursäurevergiftungen* sind neben den üblichen Maßnahmen (s. S. 361) insbesondere *genügende O_2-Zufuhr,* weiterhin die *Unterstützung der natürlichen Entgiftungsvorgänge* in Leber bzw. Niere. Die tödlichen Dosen werden angegeben für *Veronal* von 5—20 g, bei Kindern von 0,7 g, für *Phanodorm* etwa 10 g, für *Dial* etwa 2—5 g, für *Amytal* 2—4 g, für *Luminal* 6,5—10 g. Die Prognose dieser Vergiftungen hat sich grundlegend geändert durch die Einführung der modernen Weckmittel Cardiazol, Coramin, Pervitin u. a. Eine tödliche Veronalvergiftung ist nach 6 Tage langem Koma noch gerettet worden. Bei derartigen hohen Giftdosen werden eigentümliche *tonische Krämpfe* sowie *Muskelstarre* beobachtet, wodurch leicht Fehldiagnosen entstehen. — Bei schwerer Vergiftung ist eine gewisse *Polypragmasie* (nach Weckmitteln periphere Kreislaufmittel, Kochsalzinfusionen, Schockbekämpfung u. a.) oft notwendig.

Anticonvulsiva.

Krampfzustände sind häufige *Symptome vieler Krankheiten* (Epilepsie, Eklampsie, Glomerulonephritis, Lyssa, Tetanus, Tetanie, Urämie) und vieler *Vergiftungen* (Ammoniaksalze, Aconitin, Apomorphin, Atropin, Bariumsalze, Cardiazol und Coramin und andere Analeptica s. S. 321), Cicutoxin, Cocain und seine Ergänzungsmittel, insbesondere Novocain und Pantocain, Cytisin und Nicotin, Oxalsäure, Pikrotoxin, Phenol und viele seiner Derivate, Physostigmin, Santonin, Strychnin, Theophyllin und viele andere). Sie entstehen als *Erstickungskrämpfe*, z. B. nach Blausäure, Kohlenoxyd und Kohlensäure, und als *Folge eines Hirnödems* (bei Glomerulonephritis, Wasservergiftung und nach vielen Giften).

Die Faktoren, durch die solche Krampfzustände begünstigt werden, sind besonders eingehend studiert worden bei der Epilepsie; hierbei kann der Anfall ausgelöst oder verschlimmert werden durch Sauerstoffarmut der Alveolargase, Alkalosis durch gleichzeitige Alkalitherapie oder Überventilation, hoher Kochsalz- und niedriger Calcium- und Zuckergehalt des Blutes, Ödeme des Gehirns (Hypophysinwasserstoß) und jede Erhöhung des intracerebralen Drucks oder des allgemeinen Blutdrucks.

Demgemäß kann der Anfall verhindert oder günstig beeinflußt werden durch Sauerstoffinhalation, Säuretherapie und besonders ketogene Diät, Erniedrigung des Blutkochsalzes und Erhöhung des Blutkalks und Blutzuckers, Entwässerung des Körpers, Verminderung des intracerebralen Drucks oder des allgemeinen Blutdrucks.

Allgemeine Konvulsionen im Kindesalter von 1—2 Jahren sind überwiegend Folgezustände von Gehirntrauma; Krämpfe durch Tetanie, Infektionen und idiopathische Epilepsie treten in den Hintergrund. Vom 2. Lebensjahr ab häufen sich die Fälle von idiopathischer Epilepsie ebenso wie die Folgen von cerebrospinalen Infektionen, die in der späteren Lebenszeit weit überwiegen. Auf die Fieberkrämpfe (s. S. 214) und die ähnlichen „Ätherkonvulsionen" sei hingewiesen.

Krampfzustände werden unterdrückt durch Inhalationsnarkose sowie durch Bromide (s. S. 188). Opiate besitzen entgegen einer weitverbreiteten Ansicht keine antikonvulsive Wirkung. Von Schlafmitteln wurde früher Chloralhydrat (s. S. 195) bevorzugt; heute hält man sich bei ausgebildeten Krämpfen, um eine Sofortwirkung zu erzielen, an die intravenöse Kurznarkose mit Evipannatrium und Pentothalnatrium. Die *Luminalgruppe* hebt sich durch besonders auffällige antikonvulsive Wirkung hervor; es hat sich herausgestellt, daß Luminal und andere Stoffe dieser Gruppe durch *selektive Wirkung auf die motorischen Zentren* ausgezeichnet sind, eine Eigenschaft, die den anderen Barbitursäuren nicht zukommt; diese wirken nämlich ausschließlich durch ihre narkotische Eigenschaft.

Luminal oder Acidum phenylaethylbarbituricum (Formel s. S. 188) wurde 1912 durch Hörlein und Impens eingeführt. Dieser wertvolle Stoff, dessen antiepileptische Wirkung der Psychiater Hauptmann zufällig entdeckte, wird zum kleinsten Teil in der Leber abgebaut, größtenteils durch die Nieren ausgeschieden. Es ist ein *Hirnstammnarkoticum*. Symptome des Hypothalamus, wie Störungen der Schlaf-Wach-Funktion, des Antriebs, der Reizempfindlichkeit, auch sympathische und parasympathische Symptome, reagieren oft überraschend gut auf Luminal. Man beobachtet nach Luminal auch eine auffällige *Stoffwechselsenkung*, so daß es bevorzugt bei Überfunktion der Schilddrüse angewandt wird.

Damit einher geht eine *periphere spasmolytische* Wirkung, die sich bei vielen örtlichen und allgemeinen Gefäßkrämpfen äußert (Angina pectoris, Migräne und Hypertonie), die aber auch bei anderen peripheren Spasmen (des Magen-darmkanals, der Gallenblase) zutage tritt. In solchen Zuständen wirken oft schon kleinste Dosen von Luminal, die etwa $^1/_{10}$ der schlafmachenden Dosis entsprechen (Luminaletten zu 0,015 g). Mit der spasmolytischen Wirkung ist verknüpft die starke *antikonvulsive* Wirkung: Luminal ist der *stärkste Antagonist der Krampfgifte* und auch in nicht narkotischer Dosis hier noch stark wirksam. Bei der Behandlung von Krampfzuständen jeder Art (Epilepsie, Eklampsie, Urämie, acetonämisches Erbrechen) steht es heute durch seine lähmende Wirkung auf die motorischen Großhirnzentren an erster Stelle (Abb. 44).

Die *antiepileptische Wirkung* äußert sich erst in schlafmachender Dosis (0,1—0,2 g). Sie entsteht durch das Zusammenwirken von hypnotischer und spasmolytischer Teilfunktion. Dementsprechend wird seine antiepileptische Wirkung durch andere Gefäßmittel, wie *Coffein*, verstärkt.

Luminalnatrium wird als Anticonvulsivum auch in Trockenampullen zu 0,22 g zur Anfertigung einer frischen 20%igen Lösung (1 ccm für *intramuskuläre* Injektion) in den Handel gebracht. Vorwiegend für die Kinderpraxis steht auch eine haltbare 20%ige Luminallösung in Methylacetamid zur *intramuskulären* Injektion zur Verfügung (0,3 bis 0,75 ccm für Kinder und 1 ccm für Erwachsene). Die durch solche Injektionen chemisch erzwungene Ruhe war Veranlassung, diese auch in Fällen von Coronarsklerose anzuwenden.

Luminal neigt stark zu *Kumulation*, besonders bei schlechter Nierenfunktion. Während der ganzen Behandlungszeit ist der Epileptiker oft benommen, schläfrig oder wie trunken. Dieser narkotischen Wirkung kann durch Benzedrin- oder Pervitingaben entgegengewirkt werden (s. S. 316) ohne Beeinträchtigung der antiepileptischen Wirkung.

Prominal (Formel s. S. 188), eine am Stickstoff methylierte Barbitursäure, von WEESE eingeführt, ist kaum noch als Schlafmittel anzusehen; in der anti-epileptischen Dosis tritt im Gegensatz zu Luminal keine Schläfrigkeit mehr auf. Seine antikonvulsive Wirkung ist schwächer als die von Luminal, weil die narkotische Teilwirkung fehlt. Die übliche Dosierung bei Epileptikern beträgt 0,2 g 1—3mal täglich. Es wird empfohlen, beim Übergang auf Prominal das Luminal nach und nach zu vermindern und durch Prominal zu ersetzen, da auf diese Weise die Entziehungssymptome (Zunehmen der Anfälle) am besten ver-hindert werden. Prominaletten zu 0,03 g.

Diphenylhydantoin (Epanutin und Dilantin) ist nur als Natriumsalz im Handel, und zwar wegen der Schwerlöslichkeit, daher Unwirksamkeit des Grundkörpers. Durch seine Alkalescenz wirkt es reizend auf den Magen. Es wird vor allem im Ausland als antiepilepti-sches Mittel hauptsächlich bei Grand mal verordnet (Kapseln zu 0,1 g, 3—5 Kapseln täglich in viel Wasser zu nehmen). Es besitzt relativ schwache hypnotische Wirkung. Es ist gefürchtet wegen häufig auftretender allergischer Reaktionen und anderer Nebenwirkungen.

Nirvanol (Phenyläthylhydantoin). Eine Berechtigung für die Anwendung dieser Substanz kann wegen der häufigen schweren Nebenwirkungen kaum noch anerkannt werden.

Tridione (3,5,5 Trimethyl-oxazolidin-2,4 dion); ihm wird eine besondere Wirksamkeit bei Petit mal zugeschrieben und es scheint bei Kindern besonders wirksam; es hat nicht unbeträchtliche Nebenwirkungen; unter anderem ist regelmäßige Kontrolle der Blutbilder notwendig.

Eine zweite Gruppe von antikonvulsiven Stoffen ist die der *Interneuronen-gifte* (s. S. 259); diese wirken besonders stark bei allen Krampfgiften, die zur Erregung der Interneuronen und der Hinterhörner des Rückenmarks führen wie Strychnin und Pantocain; auch die Curaregruppe wird bei Krampfzuständen angewandt (s. S. 258).

Eine weitere Gruppe von Stoffen mit antikonvulsiver Wirkung findet sich in den *gefäßerweiternden Mitteln.* Nach der von EICHHOLTZ und HOPPE ausgesprochenen Regel führen alle blutdrucksteigernden Mittel, insbesondere die Sympathomimetica zur Verstärkung der Krampfzustände, blutdrucksenkende Stoffe wirken ihnen entgegen, und zwar durch Gefäßerweiterung. Diese Gruppe von antikonvulsiven Stoffen umfaßt *Nitrite* (insbesonders Amylnitrit und Nitroglycerin), die *Purinderivate,* Coffein, Theophyllin, Theobromin (s. S. 325), die *Cholingruppe,* die *Chiningruppe.* Viele sonst unverständliche Antagonisten der Krampfgifte wirken durch diesen Mechanismus. Betreff *Benzedrin* s. S. 317.

d) Alkohol und verwandte Stoffe.

In Friedenszeiten wurde die jährliche deutsche Produktion von alkoholischen Getränken auf einen Wert von 3—4 Milliarden Mark geschätzt, das investierte Kapital auf 100—150 Milliarden. Jeder 16. Deutsche war im Alkoholgewerbe im weitesten Wortsinn tätig. Hier handelte es sich also um eine wirtschaftliche Frage von höchster Bedeutung.

Ebenso wichtig ist indessen die soziale Seite. Im Gegensatz zu anderen Genußmitteln oder zum Kaffee- und Teegenuß, führt der Alkohol bei einzelnen Personen zu pathologischen Rauschzuständen. Mit dem Alkoholgenuß sind daher Roheitsakte, Sittlichkeits- und andere Verbrechen häufig verbunden. Opfer des Alkohols befinden sich in den Gefängnissen, Zuchthäusern, Irrenanstalten. Besonders groß ist auch die Schuld des Alkohols bei Verkehrsunfällen.

Dadurch kann die Familie der Betroffenen sowie der nicht alkoholkonsumierende Teil der Bevölkerung in persönlicher und wirtschaftlicher Hinsicht schwer geschädigt werden. In vielen Kulturstaaten sind daher Maßnahmen gegen den unbeschränkten Alkoholkonsum getroffen worden.

α) Äthylalkohol (C_2H_5OH)

entsteht durch Vergärung von Kohlenhydrat mit Hefe, in einzelnen Fällen auch durch Bakterientätigkeit. Die Menschheit ist sehr findig gewesen auf diesem Gebiet. Wo immer kohlenhydrathaltige Nahrungsstoffe zur Verfügung stehen, sind alkoholische Getränke daraus erzeugt worden (Obst, Beerenfrüchte, Getreide, Mais, Kartoffeln, Pflanzensaft). Sogar Milch wird vergoren (Kumys).

Bei der Vergärung gehen wertvolle Bestandteile in die sich vermehrende Hefe über: Vitamine, Wuchsstoffe, Eiweißstoffe, Salze. Was die Hefe übrig läßt, dient dann als Genußmittel für den Menschen. Die Gärung hört auf bei einem Alkoholgehalt von 18% und beginnt wieder, wenn man mit Wasser verdünnt. Hier zeigt sich die erste Grundwirkung des Alkohols, nämlich die narkotische Wirkung auf die Zelle.

Äthylalkohol (Siedepunkt 78°, spez. Gewicht 0,816) ist mischbar mit Wasser und mit organischen Lösungsmitteln. Er bildet ein Vehikel für viele Arzneistoffe und ein wichtiges Reinigungsmittel.

Bier hat einen Alkoholgehalt von 2—5%, Exportbier bis 7,5%, Wein von 5—12%, bei Südweinen infolge Alkoholzusatzes bis 20%, Schnaps und Liköre von 30—50%. Im Bier sind neben Alkohol noch andere Energiestoffe wie Extraktivstoffe aus Malz enthalten (bis zu 600 Cal. im Liter). Der Bitterstoff des Bieres entstammt dem Hopfen. Wein ist ausgezeichnet durch seine besonderen, mannigfaltigen Aromastoffe, durch Gehalt an Fruchtsäuren und bei bestimmten Weinen an Gerbstoffen. Auch können Weine — noch mehr Weintrauben und Moste —, sofern Mittel zur Schädlingsbekämpfung benutzt und dazu in unsachgemäßer Weise verwandt wurden, kleinste oder kleine Mengen von Arsen enthalten. Am gefährlichsten sind die Trinkbranntweine

(Schnäpse). Sie werden durch Destillation der Vergärungsprodukte erzeugt. Gefährlich sind auch die durch Mischung mit anderen Geschmacks- und Aromastoffen entstandenen, wenn auch weniger Alkohol enthaltenden Liköre. Der sog. Absinth, der gelegentlich zu schweren Degenerationserscheinungen im Gehirn und zu epileptischen Anfällen geführt hat, ist in Deutschland durch Gesetz (1923) verboten.

Bei krankhafter Veranlagung oder aus Neugierde werden auch gefährliche alkoholische Flüssigkeiten getrunken, wie denaturierter Alkohol, Brennspiritus, Möbelspiritus (Schellacksteine), auch Kölnisch Wasser. Außerdem werden viele andere Stoffe mit alkoholartiger Rauschwirkung, auch hochgefährliche Gifte, getrunken oder inhaliert, wie Methyl-, Propyl-, Isopropylalkohol, Äther, Paraldehyd, Benzin, das angenehm duftende Trichloräthylen (Tri), Amylacetat, Toluol, Tetrachlorkohlenstoff. Man hat Schuljungen beobachtet, die an Campherstückchen leckten.

Rauschzustände werden auch aus vielen anderen Gründen beobachtet: Vergiftungen mit CO und anderen Gasen, mit Tollkirsche und anderen Solanaceen, nach vielen Genußmitteln und Schlafmitteln, selten auch durch Pilze, durch Moosbeeren, Waldmeister u. a.

Schicksal im Organismus. Alkohol wird rasch schon im Magen resorbiert und erscheint innerhalb von wenigen Minuten im Blut. Die Resorption wird beeinflußt durch die Verdünnung des Alkohols, die Füllung des Magens und die Gewöhnung. In

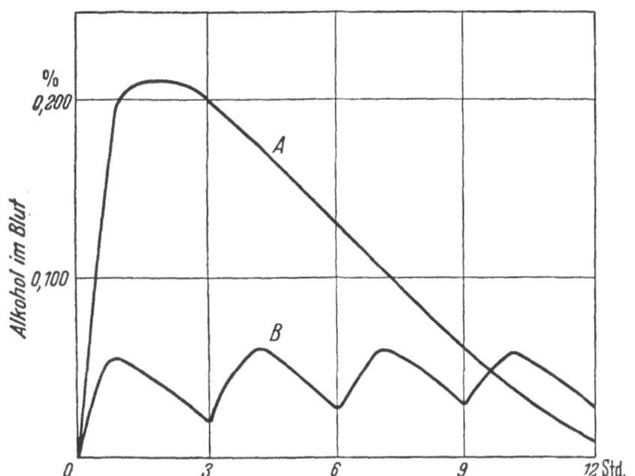

Abb. 45. Verhältnis zwischen Alkoholdosis und Blutalkohol beim Menschen. (Nach SOUTHGATE.) *A* Wirkung von 100 ccm Alkohol auf einmal genommen. *B* Wirkung von 30 ccm Alkohol alle 3 Stunden.

einer Stunde wurden 88% resorbiert. Er verteilt sich ziemlich gleichmäßig auf die Masse des Körpers, d. h. auf Blut, Gewebe und Ausscheidungsprodukte, so daß bei einem Gewicht von 60 kg nach 60 ccm Alkohol oral der Gehalt im Blut ungefähr 0,1% beträgt. Zwischen 0,1 und 0,25% liegen die Alkoholwerte bei schwerer Trunkenheit, doch ist bis zu 0,56% gemessen worden; etwa die gleichen Mengen finden sich im Gehirn. Indessen bestehen zwar einfache Beziehungen zwischen Alkoholkonsum und Blutgehalt, nicht dagegen zwischen Blutalkohol und Rauschzustand.

In *forensischer Hinsicht* bedarf daher die Bestimmung des Blutalkohols der Kontrolle durch andere Zeichen des Rauschzustandes: Erweiterung der Pupille, schneller Puls, psychologische Testverfahren, wie Stehen mit geschlossenen Augen und Gehen auf gerader Linie u. a. Indessen ist in vielen Fällen schwer zu entscheiden zwischen Alkoholwirkung und psychischem Schock.

2—3% des Alkohols werden mit Atemluft und Harn ausgeschieden. Er geht auch in die Muttermilch über. Der größte Teil (90—95%) wird im Körper oxydiert. Die Oxydationsgeschwindigkeit ist unabhängig davon, ob kleine oder große Alkoholdosen aufgenommen wurden; sie beträgt rund 7—11 ccm je Stunde (Abb. 45). Der Abbau steht unter dem Einfluß der Leber, wird daher begreiflicherweise durch Glucose, Insulin, Vitamin B_1 und Nicotinsäureamid beschleunigt. Er kann aber im Fieber und im rauhen Klima beträchtlich erhöht sein, während der Einfluß der Arbeit auf die Alkoholverbrennung umstritten ist. Nach Genuß alkoholischer Getränke können gleichzeitig auch andere Geruchstoffe in die Atemluft übergehen. Es wird an den nicht unangenehmen aromatischen Geruch nach guten Weinen und an den Aldehydgeruch des Schnapstrinkers erinnert; bei hohen Dosen wird nämlich die Verbrennung unvollständig.

Pharmakologie. Der Alkohol dient als *Lösungsmittel* für viele alkohollösliche Stoffe. In 68—70 vol.-%iger (Spiritus dilutus DAB.) Lösung ist er ein auf Eiweißfällung beruhendes *Desinfektionsmittel*, das auch eine gewisse Tiefenwirkung besitzt.

Da der *Händedesinfektion* mit Alkohol eine Waschung mit Seife und Wasser vorauszugehen pflegt, so muß man mit Verdünnung des Alkohols rechnen, der infolgedessen weniger desinfiziert. In letzter Zeit ist daher geraten worden, zum 80—90%igen Alkohol, letzterer Spiritus DAB., überzugehen. Der mit Methylalkohol, Pyridinbasen u. a. versetzte Spiritus denaturatus (96%) ist zur Desinfektion der Hände u. a. durchaus geeignet. Als Heilmittel ist er gesetzlich verboten. Derartige Alkoholkonzentrationen *härten* gleichzeitig *die Oberhaut* durch eine leicht gerbende Wirkung bei gleichzeitiger Wasserentziehung. Darauf beruht die Behandlung frischer Brandverletzungen durch Eintauchen in absoluten Alkohol, wodurch die Blasenbildung verhindert wird, oder die Hautpflege mit 50%igem Alkohol und Nachbehandlung mit Talcum bei Bettlägerigen. Diese desinfizierende und härtende Wirkung spielt wesentlich mit bei der Anwendung von alkoholischen Hautreizmitteln (s. unten). Infolge Verdampfung des Alkohols tritt auch eine örtliche *Abkühlung* ein.

Als Desinfektionsmittel wird der Spiritus dilutus vielfach weit überschätzt, da er völlig unwirksam gegen Bakteriensporen ist. Injektionsspritzen oder Catgutfäden, die in Alkohol aufbewahrt wurden, können trotzdem beladen sein mit Gasbrandsporen. Alkoholaufbewahrung von Spritzen dürfte daher in gerichtlichen Fällen nicht mehr als eine ausreichende Vorsichtsmaßnahme angesehen werden (KOLLATH). In anderer Hinsicht hingegen ist Alkohol ein vorzügliches Desinfektionsmittel.

Der Alkohol ist weiter — abgesehen von seiner härtenden Wirkung — auch *örtlich entzündungserregend*. Man erhält so eine bessere Durchblutung der Haut und der Schleimhäute. Gleichzeitig regt er die Ernährungsvorgänge der Haut an (SCHMIEDEBERG). Man macht davon Gebrauch bei der Behandlung der Lymphangitis und anderer örtlicher Infektionen mit Alkoholumschlägen (z. B. Spiritus dilutus, 3mal verdünnt alle 2 Stunden zu wechseln). In Frankreich verwendet man heißen 10%igen Alkohol in Umschlägen zur Absceßbehandlung. Empfohlen wird auch der Alkoholdunstverband (zur Hälfte 50%igen Alkohol und 3%iges Borwasser). Bei solchen Verdünnungen kann man auch eventuell nach anfänglichen heftigsten Schmerzen mit einer gewissen *analgetischen Wirkung* infolge Narkose der freiliegenden Nervenendigungen rechnen. Beinahe spezifisch wirkt 50%iger Alkohol bei Herpes inguinalis, doch muß man ebenfalls die starke Schmerzhaftigkeit in Kauf nehmen. Bei Injektion einer 80%igen Lösung in den Nerven (Trigeminusneuralgie), die autonomen Ganglien oder in die hinteren Wurzeln des Rückenmarks stellen sich schnell *Degenerationserscheinungen* und langanhaltende *Anästhesie* ein (s. S. 129). Bei längerer örtlicher Behandlung mit alkoholischen Lösungen höherer Konzentrationen kann es umgekehrt zu *Ernährungsstörungen der Haut* und zu Narbenbildung kommen. Ähnlich entwickelt sich bekanntlich beim Trinker eine *Pharyngitis und Gastritis*.

Spiritus ist wegen seiner vielfach erwünschten örtlichen Wirkungen auch das geeignete Lösungsmittel für viele *Hautreizmittel*. Das DAB. 6 führt an spirituosen Lösungen einfacher Natur unter anderem auf: Spiritus Formicarum, — Camphoratus, — Juniperi, — Lavandulae, — Sinapis, — Saponatus, von solchen zusammengesetzter Natur, z. B. Spiritus russicus (aus Semen Sinapis, Fructus Capsici, Salmiakgeist). Von *hautreizenden Tinkturen* seien die Tinctura Arnicae und Tinctura Capsici erwähnt. Die angeführten spirituosen Lösungen und Tinkturen sind als solche unverdünnt zu verwenden.

Allgemeinwirkungen. In letzter Zeit wird die Alkoholbehandlung von Lungenabscessen, daneben sogar der epidemischen Meningitis, empfohlen. (Täglich 2—3mal wiederholte intravenöse Injektion von 20—30 ccm einer 20—30%igen Alkohollösung.) Nach 2—3 Tagen soll als auffallendes Symptom der Wirkung der fötide Geruch der Atemluft aufhören, das Sputum soll weniger werden und die elastischen Fasern darin sollen verschwinden.

Alkohol ist ein wichtiges *Stomachicum*. Abgesehen von der psychisch bedingten appetitanregenden Wirkung läßt sich eine örtlich bedingte Mehrsekretion der Fundusdrüsen nachweisen und damit ein *verstärkter Magensaftfluß*, wenigstens sofern die Konzentration des alkoholischen Getränkes nicht zu hoch war.

Verdauungsstörungen können auch dadurch entstehen, daß vom Zentrum her fremde Impulse in den physiologischen Ablauf der Reflexe und Sekretionen eingreifen, besonders bei geistigen Arbeitern und bei Gemütserregungen. Dann kann durch die narkotische Wirkung auch kleiner Alkoholdosen eine günstige Wirkung auf die Verdauung stattfinden.

Schwere Krankheiten sind aus den gleichen Gründen nicht die geeigneten Zeiten für Alkoholentziehungskuren. Im Gegenteil wird bei *Fieberzuständen* der Alkohol wie Zucker abgebaut und in den energieliefernden Reaktionen zu 98% verwertet. Alkohol ist in solchen Zuständen ein bequemer *Calorienträger*. 1 g Alkohol entspricht 7,1 Calorien, was besonders zu beachten ist für die Ernährung des Diabetikers, bei dem er gleichzeitig eine *antiketogene Wirkung* entfaltet. Er besitzt eine nicht unbeträchtliche *analgetische Wirkung*. Schon nach Dosen von 10—20 g erfolgt eine *Erregung des Atmungszentrums*, wohl mit der psychischen Stimulation oder reflektorisch mit der örtlichen Reizwirkung des Alkohols zusammenhängend (Anwendung bei Atmungsstörungen). Das Minutenvolumen des Herzens wird leicht erhöht unter mäßiger *Blutdrucksteigerung* (Anwendung bei Ohnmacht) und gleichzeitiger Erweiterung der *Hautgefäße* (Wärmegefühl), der *Coronargefäße* (gewisse Wirkung bei Angina pectoris), der *Gehirngefäße* u. a. Die *spasmolytische Wirkung* betrifft auch die glatte Muskulatur der Atemwege (Bronchialspasmen), des Uterus (Dysmenorrhöe) und führt zu den bekannten Kombinationen mit anderen spasmolytischen Mitteln (s. S. 301). BECKMAN rechnet ihn unter die *Carminativa*. Bei älteren Personen ist Alkohol das harmloseste der Schlafmittel. Er besitzt *diuretische Wirkung*.

v. FREY hat nachgewiesen, daß bei Unterkühlung der Muskulatur eine schlechte Blutversorgung eintritt. Der *Kälteschmerz* ist zum Teil ein ischämischer Schmerz. Er reagiert auf Zufuhr von Alkohol, die gleichzeitig eine verstärkte Blutzirkulation in den betroffenen Gebieten zur Folge hat.

Spiritus ist neben Wasser auch bei innerer Arzneianwendung das wichtigste Lösungsmittel. Das DAB. 6 führt auf, den Spiritus aetheris nitrosi (s. S. 300) und den Spiritus aetheris (s. S. 174), sowie die große Reihe der *Tinkturen*; Alkohol ist nämlich ein gutes Lösungsmittel für viele *Bittermittel*, z. B. in Form von Tinctura amara DAB. und von vielen *Gewürzstoffen*, wie Tinctura aromatica DAB. Im Gegensatz zum Wasser verhindert der Alkohol viele hydrolytische und sonstige chemische Zersetzungen und eignet sich daher zur *Stabilisierung wirksamer Stoffe*; daher die große Reihe sonstiger Tinkturen (Tinctura Opii, — Strophanti, — Digitalis, — Scillae, — Tormentillae, — Ratanhiae, — Myrrhae, — Aloes, — Valerianae). Wegen seiner schnellen Verdampfung eignet er sich zur *Erzeugung von Filmen* (Tinctura Benzoes, Tinctura Jodi).

Therapeutische Unverträglichkeiten. Diesen günstigen Alkoholwirkungen gegenüber muß auch mit schweren *akuten und chronischen Schädigungen* gerechnet werden. Am besten bekannt ist die verhängnisvolle Wirkung von *Alkohol bei Kombination mit Wurmmitteln* (Tetrachlorkohlenstoff, Filix) und mit *Schlafmitteln* oder *mit gewerblichen Giften* (Anilin, Schwefelkohlenstoff, Quecksilber, Blei, Arsen und besonders auffallend, auch gefährlich, beim Kalkstickstoff und Cyanamid). HEUBNER hat nachgewiesen, daß die Blutgiftigkeit des Anilins auf das 7fache ansteigen kann, des Cyanamids sogar auf das

30fache (KÖLSCH). In all diesen Fällen ist die resorptionsfördernde Wirkung des Alkohols beteiligt. Andererseits kann durch derartige gewerbliche Gifte auch die Alkoholempfindlichkeit erheblich gesteigert werden. Bei Infektionskrankheiten kann Alkohol die biologischen Abwehrreaktionen beeinträchtigen, wie bei Hepatitis epidemica.

Alkohol als Genußmittel. Alkohol ist ein starkes *Analgeticum*; er ist zudem ein *euphorisch wirkendes Rauschmittel*, das bei gewissen unlustbetonten Empfindungen und Gemütsbewegungen von Wert sein kann. Auch der Arzt könnte von der stark euphorisierenden Wirkung dieser im Vergleich mit anderen derartigen Stoffen doch weitgehend harmlosen alkoholischen Getränke Gebrauch machen. Alkohol veranlaßt gelegentlich eine *Steigerung des Selbstgefühls*. Nach GUNN werden diejenigen Funktionen zuerst gelähmt, die den Menschen vom Tier und den Erwachsenen vom Kind unterscheiden. Der Betroffene wird geschwätzig und mitteilsam, er vermag Wichtiges nicht mehr vom Unwichtigen zu unterscheiden.

Viele Personen geben an, daß ihnen nach Alkoholgenuß die Lösung gewisser Aufgaben leichter wird. Das beruht auf der *frühzeitig geschwächten Selbstkritik*. Untersucht man mit psychologischen Testverfahren, z. B. durch Auswendiglernen von Zahlenreihen u. a., die Wirkung des Alkohols, so sieht man nur Verschlechterung, obwohl gewisse subcorticale Funktionen, wie z. B. das Addieren, lange Zeit unbeeinflußt bleiben.

Auch bei Bergsteigern, bei Gepäckmärschen und andern sportlichen Leistungen hat man nur Verschlechterungen gesehen. Die „Schrecksekunde" bei Verkehrsunfällen wird verlängert. Schwedische Soldaten erhielten vor dem Schießen 20 ccm Alkohol in Form von Schnaps. Sie schossen schlechter, besonders wurde bei schnellem Schießen der Prozentsatz der Fehler um 50% erhöht. Doch ist, besonders nach den Versuchen von FÜHNER und BLUME, eine gewisse *stimulierende Wirkung* des Alkohols nicht zu verkennen, wobei auch auf seine Eigenschaft hingewiesen wird, lustbetonte Empfindungen in uns wachzurufen, die durchaus denen gleichen, die wir bei der Nachricht freudiger Ereignisse, also durch psychische Stimulation empfinden.

Toxikologie. Alkohol ist in hohen Dosen ein Narkoticum. Der Tod erfolgt im Koma innerhalb von 24 Stunden. Die tödliche Dosis für Kinder wird mit 100—200 g Schnaps angegeben, doch sind einzelne Kinder ungeheuer alkoholempfindlich (ZANGGER). Die tödliche Dosis für den Erwachsenen soll $^3/_4$—1 Liter Schnaps, entsprechend 200—300 g Alkohol, betragen; die letale Blutkonzentration wird mit 0,5—0,8% angegeben. Indessen sind schwere Vergiftungen bereits nach einer Flasche Weißwein beobachtet worden. Da Alkohol in die Muttermilch übergeht, können auch Säuglinge erkranken. Alkoholiker sind gewöhnlich resistenter gegen Alkohol, doch kann auch die Empfindlichkeit gesteigert sein, so daß schon nach wenigen Gläsern Wein ein pathologischer Rauschzustand eintritt. Bei bestimmtem chemisch ermittelten Blutalkoholspiegel wird gelegentlich ein auffallend geringer Rauschzustand beobachtet, und zwar nicht nur bei Alkoholikern, sondern z. B. auch bei plötzlicher Ernüchterung durch äußeren Anlaß oder nach Pervitingaben.

Alkohol kann auch weit unterhalb der obigen Dosen mittelbar zum Tode führen, da er wie alle anderen Narkotica die Temperaturregulierung beeinträchtigt. Übernachtet der Schlafende ohne genügenden Wärmeschutz, liegt er z. B. im Freien, so kann er an Unterkühlung zugrunde gehen. Doch sind Schwervergiftete noch bei einer Körpertemperatur von 24° gerettet worden. Man sollte Betrunkene nie auf den Rücken legen!

Auch besteht die Gefahr, daß schwere Traumen oder Nachkrankheiten eintreten (u. a. Erstickung infolge Erbrechens, Pneumonie). Die Alkoholvergiftung wird oft voreilig allein durch den Geruch festgestellt; die Differentialdiagnose gegen Coma diabeticum oder gegen Schädelbruch u. a. kann sehr schwer sein, wenn der Betroffene gleichzeitig nach Alkohol riecht oder gar unter Alkoholwirkung steht.

Bei der *Behandlung der akuten Alkoholvergiftung* sind Traubenzucker-infusionen, Insulingaben und Weckamine (s. S. 316) die wichtigsten Gegen-maßnahmen.

Chronische Vergiftung. Die *chronische Vergiftung* verläuft recht verschieden, je nachdem, ob Schnaps, Wein oder Bier genossen wird. Als besonders giftig gelten die Fuselöle, bestehend aus Amylalkohol neben anderen höheren Alko-holen und verschiedenen Aldehyden, mit ihrer spezifischen Wirkung einer früh-zeitigen Erschlaffung der Blutgefäße (Säufernase), besonders auch bukettreiche Weine. Gefährlich sind Schnäpse, aber auch Liköre. Es folgen die schweren Weine. Weniger gefährlich oder bei mäßigem Genuß ungefährlich für gesunde Erwachsene ist leichter Wein und Bier (strenge Biergesetzgebung).

Durch chronischen Alkoholkonsum kann sich eine pathologische Toleranz entwickeln; andererseits kann die erhöhte Fähigkeit der Alkoholverbrennung nach 10—20 Jahren wieder verloren gehen, so daß der Betroffene wieder empfindlicher wird. Chronische Trinker legen häufig keinen Wert auf Essen, leiden daher oft an *Vitaminmangel.* So beruhen die Poly-neuritis des Alkoholikers, bestimmte Herzveränderungen, sogar Delirium tremens und KORSAKOWsche Erkrankung auf Mangel an Vitamin B_1. Zeichen von Vitamin A- und C-Mangel sind nicht selten. Daneben sind Pellagrafälle beobachtet worden, auch Geschwürs-bildungen in der Mundhöhle, die auf Lebertherapie ansprechen. *Chronische Reizzustände* in Mund und Magen u. a. sind häufig.

Auch entwickeln sich gelegentlich typische *Gefäßveränderungen*, mitunter auch eine alkoholische Endarteriitis. Die Muskulatur des Herzens, aber auch die Skeletmuskulatur können fettige Degeneration aufweisen. Es kann sich auch eine chronische Myokarditis und nach großen Flüssigkeitsmengen ein Bierherz entwickeln. Gefährlich sind die Ver-änderungen der inneren Drüsen, besonders der Leber *(Lebercirrhose).* Bei schweren Alko-holikern tritt regelmäßig eine *Degeneration der Testes* auf mit Azoospermie. Ihre Kinder leiden oft an Lebensschwäche, was wohl auf Keimschäden beruht. Doch ist es fraglich, ob durch chronischen Alkoholismus Mutationen ausgelöst werden können; in vielen Fällen sind Alkoholiker nämlich erblich belastet und übertragen dann diese Defekte auch auf ihre Nachkommen.

Am gefährlichsten wirken sich aus die *zentralen Störungen*, die durch Alkohol verursacht werden. Oft verroht der Betroffene und zeigt auch andere moralische Defekte und paranoide Störungen, insbesondere Halluzinationen des Gehörs (Eifersuchtswahn). Zuletzt kommt es zu schweren Degenerationserscheinungen (Dementia alcoholica). Gewisse Formen des Alkoholismus, wie die Dipsomanie, stehen in naher Beziehung zur Epilepsie (Quartals-säufer). Die Behandlung des Alkoholismus ist zum Teil eine psychiatrische, zum Teil eine soziale Frage.

Gelegentlich tritt nach längerem Abusus von konzentrierten Alkoholicis eine akute psychische Erkrankung ein, das *Delirium tremens.* Es kann durch Infektionskrankheiten ausgelöst werden, andererseits auch dadurch, daß z. B. bei schweren interkurrenten Er-krankungen der Alkohol plötzlich entzogen wird.

Die nächste Aufgabe des Arztes besteht in der Beruhigung des Patienten (Heilschlaf), z. B. mit Hilfe von Paraldehyd (10—15 ccm 2—3mal täglich oral oder rectal); gelegentlich müssen Anticonvulsiva (Barbitursäuren u. a.) auch i.v. angewandt werden. Wichtig ist weiter *reichliche Ernährung* (Milch u. a.), Zufuhr von Vitaminen (s. oben) sowie die Be-kämpfung von Hirnödem (s. S. 407), Acidosis (s. S. 404) und Exsiccosis (s. S. 483).

Antabus (Tetraäthylthiuramdisulfid), ein neuartiges Mittel für Alkoholentziehungskuren, führt zu einer Störung des Alkoholabbaues unter Auftreten ungewöhnlich hoher Mengen von Acetaldehyd im Blut. Während bei nüchternen Menschen in der üblichen Dosis von etwa 2 g, über den Tag verteilt, außer Müdigkeit, Appetitlosigkeit und Verstopfung keine besonderen Symptome auftreten, führt die Substanz nach Alkoholgenuß unter zum Teil harmlosen Symptomen (Gefäßerweiterung, Rötung der Conjunctiva, Tachykardie), zum Teil mit ernsten Folgen (Erbrechen, Ohnmacht, unter Umständen sogar Angina pectoris und Koma) in vielen Fällen zu einer Abneigung des Patienten gegen den weiteren Genuß alkoholischer Getränke. Eine solche Kur kann natürlich nur in geschlossenen Anstalten durchgeführt werden.

Aus allen diesen Gründen verdient die *Abstinenzbewegung* die notwendige Förderung durch den Arzt.

β) Methylalkohol (Methanol), CH_3OH,

heute meist katalytisch dargestellt, wird auch Holzgeist genannt, da er früher durch trockene Destillation des Holzes gewonnen wurde. Er wird als Lösungsmittel, zur Denaturierung des Äthylalkohols neben Pyridin, und zu vielen anderen technischen Zwecken, zum Teil in großem Umfang, verwendet. Er fand sich früher auch gelegentlich in Schnäpsen, was seit 1912 gesetzlich verboten ist, ebenso wie seine Verwendung in Arzneimitteln und kosmetischen Präparaten. Bisweilen wird er aus chemischen Betrieben entwendet.

Im Gegensatz zum Äthylalkohol wird er im Organismus nur äußerst langsam verbrannt, und zwar über Formaldehyd zu Ameisensäure. Dieses Endprodukt ist ungiftig.

Die letale Dosis für den Menschen schwankt erheblich. Im allgemeinen wird sie auf 30—100 g geschätzt. Indessen soll schon nach 7—8 g *Erblindung* vorkommen. Im Jahre 1911/12 wurden in Deutschland weit mehr als 100 Erkrankte, darunter 80 Todesfälle, und zahlreiche Erblindungen gezählt. In der Weltliteratur sind seit 1877 weit über 400 Todesfälle beschrieben worden (ROST).

Die Rauschwirkung des Methylalkohols ist geringer als die des Äthylalkohols; gleichzeitig oder nach einer Latenzzeit von 9—40 Stunden entwickeln sich die schweren Giftwirkungen, wie Kopfschmerz, Schwindel, Erbrechen, schwere Leibschmerzen, Koliken und Durchfälle. Bei tödlichen Dosen tritt gewöhnlich tiefe Narkose ein. Doch sind auch epileptiforme Krämpfe beobachtet worden. Dementsprechend finden sich bei der Sektion umschriebene Blutungen, besonders in der Pons und in der Medulla oblongata. Er ist ein schweres Stoffwechselgift und führt zu abnormer Milchsäureausscheidung im Harn.

Die gefürchtete Nachwirkung der nicht tödlichen Vergiftung ist die *Neuritis optica* mit Degeneration der Ganglienzellen der Retina und Blutüberfüllung in den Capillaren, besonders in der Gegend der Papilla nervi optici. Nach frühzeitig einsetzenden Sehstörungen, wie Nebelsehen, zentralen Skotomen, kann nach Tagen oder Wochen eine völlige Atrophie des Sehnerven beiderseitig eintreten, daneben degenerative Vorgänge in Leber, Niere, Herz.

Methylalkohol bildet das *Anfangsglied einer chemischen Reihe*, und eine allgemeinere Beobachtung zeigt, daß diese Anfangsglieder gegenüber höheren Homologen durch besondere Toxizität ausgezeichnet sind (FLURY); so z. B. unter den Dicarbonsäuren die *Oxalsäure* $(COOH)_2$, unter den Aldehydcarbonsäuren die *Glyoxylsäure*, unter den Aldehyden der *Formaldehyd*. Auch Kohlenoxyd, Schwefelwasserstoff, Blausäure, Phosgen, die Monohalogenessigsäuren u. a. folgen dieser Regel. In vielen Fällen sind die höheren Glieder der Reihe weniger giftig. Der besondere Grund für die hohe Giftigkeit des Methylalkohols besteht darin, daß dieser wegen seiner guten Lipoidlöslichkeit in das innere Schaltwerk der Zelle eindringt und erst hier den eigentlichen Giftstoff — Formaldehyd — entstehen läßt.

Glyoxylsäure

Entscheidend für den Ausgang der Vergiftung ist die schwere *allgemeine Acidosis* (BENEDICT u. a.). Die Bestimmung der Alkalireserve des Blutes kann in solchen Fällen eine Reduktion des Normalwertes von 40—50 Vol.-% CO_2 auf $^1/_5$ dieser Zahl ergeben. Die Aufgabe des Arztes besteht dann darin, diese Säurevergiftung zu beheben (s. S. 405). Durch Alkalitherapie können die meisten Vergifteten gerettet, die Erblindung regelmäßig verhindert werden. (Augen gegen Licht abdecken!) Unter dem Einfluß dieser Therapie beobachtet man ein Verschwinden der Abdominalkrämpfe und Besserung der Augensymptome innerhalb von 2—3 Tagen. Ein Fall wurde nach 12stündigem Koma noch gerettet (W. B. CHEW u. a.). — Hier läßt sich auch eine einfache *Verdrängungsreaktion* nachweisen, da die Methylalkoholvergiftung durch gleichzeitige vorsichtige Gaben von Äthylalkohol günstig beeinflußt wird.

Isopropylalkohol (C_3H_7OH) Siedepunkt 82°. Spez. Gewicht 0,78—0,79. Er läßt sich für äußerliche Anwendung an Stelle des Äthylalkohols verwerten. Eine 50%ige Lösung entspricht einer 70%igen Lösung von Äthylalkohol. Seine Allgemeinwirkung, auch auf das Zentralnervensystem, ist ebenfalls ganz ähnlich. Indessen bildet er im Stoffwechsel u. a. Aceton. Neuerdings wird eine antikonvulsive Wirkung festgestellt. Ähnlich verhält sich der *Propylalkohol.*

Glykole. Diese gehen im Stoffwechsel zum Teil in Oxalate über (s. S. 424) und sind dann giftig. *Propylenglykol* (Siedepunkt 188°, spez. Gewicht 1,04) mischt sich mit Wasser und Alkohol und ist ein bekanntes Lösungsmittel für parenterale Injektion. Es ist das ungiftigste Produkt dieser Reihe und besitzt etwa die halbe Giftigkeit des Äthylalkohols.

γ) Benzine.

Benzin ist der bei 40—140° übergehende leicht entzündbare Anteil des Petroleums. Die leichteren Fraktionen (*Petroleumbenzin* des DAB.) enthalten hauptsächlich die Paraffine Hexan und Heptan. Diese passieren unzersetzt den Körper und werden durch die Lungen abgegeben. Es ist ein bekanntes Fettlösungsmittel, dient besonders zur Reinigung der Haut von Pflaster- und Salbenresten, und verursacht bei der Einwirkung auf die Haut starke lokale Reizung, bei Wirkung auf das Blut Hämolyse und, wie die *meisten lipoid-löslichen technischen Lösungsmittel,* im Knochenmark bei chronischer Zufuhr zunächst Reizung, dann in seltensten Fällen aber auch Hypoplasie (Agranulocytose). Das mag auf Beimengung von Benzol beruhen. Eine weitere Eigentümlichkeit des Benzins ist eine Auflockerung des Epithelgewebes. Es führt demnach, wenn es absichtlich oder durch Unglücksfall in den Magen gerät, zu schwerer Magen-Darmreizung und bei Aspiration zu Lungenödem. Der Tod erfolgt in *Narkose.* Gelegentlich wird Benzin mißbraucht, um Euphorie zu erzeugen (Benzinsucht).

Petroleum wirkt im ganzen gesehen benzinähnlich; doch ist es von sehr viel geringerer Giftigkeit; eine angedeutete narkotische Wirkung zeigt sich z. B. beim Erwachsenen erst nach $1/4$—$1/2$ Liter.

δ) Benzol,

, C_6H_6, hauptsächlich durch Destillation aus Steinkohle gewonnen, wird im Gegensatz zum Benzin nicht vollständig mit der Ausatmungsluft abgegeben. Ein anderer Teil wird oxydiert und in Form der Phenolschwefelsäure mit dem Harn ausgeschieden. Ein letzter Teil wird sogar völlig aufgebrochen zu Muconsäure. Letale Menge etwa 30 g.

$$HC=CH-COOH$$
$$|$$
$$HC=CH-COOH$$

Benzol hat eine geringe antiseptische Wirkung. Diese ist verstärkt im Methylbenzol = *Toluol,* das im Laboratorium zur Konservierung des Urins oder von Fermenten verwandt wird. Langanhaltende Desinfektionswirkung besitzt auch der doppelte Benzolring des *Naphthalins.* Benzol, Toluol u. a. cyclische Kohlenwasserstoffe sind enthalten in Solvent-naphtha, dessen Dämpfe zur Kleiderentlausung verwandt worden sind.

Typisch für Benzol sind eigentümliche *rauschartige Zustände.* Die Vergifteten scheinen besonders fröhlich und ausgelassen, zeigen Aufregungszustände. Wenn dieser Zustand nicht erkannt wird, so erfolgt bei Fortdauer der Benzoleinatmung rasch der Tod in Narkose. Bei der Vergiftung ist Anwendung von Adrenalin gefährlich; auch ist der erhöhte Vitamin C-Bedarf zu berücksichtigen. Für die gewerbliche Praxis wichtiger ist die *chronische Benzol-vergiftung.* Hierbei bewirkt Benzol eine *Aplasie des Knochenmarks.* Es führt zur Abnahme der Leukocyten und bei Fortdauer der Benzoleinatmung zu Agranulocytose, zu Thrombo-penie mit Blutungen, Bluterbrechen und Anämie (SANTESSON 1897), überhaupt zu allen Arten von Blutveränderung; besonders gefährdet sind junge Mädchen; unter 21 Toten der Literatur waren 17 junge Menschen. Die chronische Benzolvergiftung gehört zum Typ der ,,*Maladies professionelles inapparentes*" (HEIM DE BALSAC) und solche *unauffälligen* Symptome haben oft Serienvergiftungen zur Folge (ZANGGER). In letzter Zeit ist eine derartige Vergiftung mit 5 Todesfällen, 14 schweren und mittelschweren Vergiftungen und 40 leichten Vergiftungen beschrieben worden (Simmel). Leider sind unsere Arbeiter derartigen Gefahren immer stärker ausgesetzt. In anderen Ländern soll nicht allzu selten der Betroffene mit der Diagnose „Anämie", „Blutungen", „Verdauungs- und Leberstörungen", „Herzstörungen" zugrunde gehen, während in Wahrheit eine Vergiftung mit technischen Lösungsmitteln vorliegt. Diese Zustände aber weisen darauf hin, *wie wichtig der Gasschutz in gewerblichen Betrieben ist.*

Benzin, Benzol, Tetrachlorkohlenstoff und ähnliche Flüssigkeiten spielen heute im Haushalt sowie in großen und kleinen Gewerbebetrieben eine wichtige Rolle, so daß die Gefahr einer Verwechslung mit Genußmitteln naheliegt. Richtungweisend für die Vermeidung solcher Gefahren ist eine Verordnung des Württembergischen Innenministeriums vom 31. 3. 32, wonach solche Gewerbegifte (wie Ameisensäure, Milchsäure, Phosphorsäure, Schweflige Säure, Salmiakgeist, Formaldehydlösung, Formaldehydseifenlösung, Kreolin, Lacke, Beizen, Firnisse, Lack- und Firnisverdünnungsmittel, Lösungsmittel für Fette, Öle, Wachse, Lötwasser u. a.) nur abgegeben werden mit der Bezeichnung der Firma und des Namens der Flüssigkeit, sowie der Aufschrift: Vorsicht! darf nicht in Eß-, Trink-, Kochgeschirr, Getränkeflaschen oder Krügen abgefüllt werden!

3. Antipyretica und Analgetica.
a) Allgemeines.

Die Körpertemperatur ist die *Resultante aus Wärmebildung und Wärmeabgabe.* Sie wird gesteuert einerseits durch *Reflexe,* die von den wärme- und kälteempfindlichen Hautnerven ausgehen, andererseits durch die *Temperaturzentren,* die — abgesehen von Nebenzentren — in der Gegend des Corpus striatum gelegen sind und die unmittelbar sowohl auf Wärme wie auf Kälte ansprechen. Bei der Wärmeabgabe spielt auch der *Wärmetransport* vom homoiothermen Körperkern zur poikilothermen Körperschale eine wichtige Rolle.

Man stellt sich vor, daß im physiologischen Geschehen *die rasche Regulation reflektorisch erfolgt.* Auffallende Veränderungen der Temperatur führen zu einer prompten Reaktion der betreffenden Gefäße, und zwar weit hinaus über das eigentlich betroffene Gebiet (Axonreflexe), sogar von einer Hand zur anderen (Rückenmarkreflexe). Die langsam sich einschleichende Kälte dagegen — wie z. B. beim sog. Zug — löst solche Abwehrreflexe nicht aus. Infolgedessen kann hier eher als bei stärkerer Temperaturschwankung eine Kälteschädigung auftreten. Ein solches Kältetrauma als auslösendes Moment kann zu einer Herabsetzung der Abwehrkräfte und durch diesen Mechanismus zu einem Eindringen von Krankheitskeimen führen. Die individuelle Disposition zu solchen Kälteschäden kann nach P. Schmidt auch veranlaßt sein durch abnorm verlängerte Gefäßspasmen mit damit verknüpfter Ischämie, wodurch die Herabsetzung der Abwehrkräfte zustande kommen soll.

Gleichzeitig indessen machen sich schon die geringsten Änderungen der Bluttemperatur an den Zentren bemerkbar, so daß die Erregung hin- und herpendelt zwischen dem *wärme- und kälteempfindlichen Halbzentrum.* Man hat diesen Zentren die Rolle eines „Thermostaten" zugeschrieben, so daß eine Temperatur von ungefähr 37° ausreguliert wird. Auch hormonale Regulationen greifen ein, z. B. von *Nebennierenmark* und von der *Schilddrüse* aus.

Regulation durch Temperaturzentren. *Wird das kälteempfindliche Halbzentrum erregt* so erfolgt eine Anstauung von Wärme, und zwar auf zwei verschiedenen Wegen: *Erstens* tritt eine *Erhöhung des Stoffwechsels* ein *(chemische Wärmeregulation).* Das wichtigste Organ dieser vermehrten Wärmebildung ist die *Muskulatur,* und zwar durch bewußte und unbewußte Muskeltätigkeit: Der Muskeltonus steigt bis zum „Schüttelfrost" und zum Zähneklappern. Die Erhöhung des Stoffwechsels nach einem kalten Bade kann bis zu 150% betragen. In solchen extremen Fällen tritt noch eine Ausschüttung von Adrenalin hinzu und damit eine allgemeine Erhöhung des Zellstoffwechsels und damit des Ruheumsatzes: auch die Schilddrüse wird beteiligt (s. S. 70). *Zweitens* erfolgt eine *Verminderung der Wärmeabgabe*. Man spricht dann von *physikalischer Wärmeregulation,* die beim Menschen die Hauptrolle spielt. Das wichtigste Organ dieser Wärmeabgabe ist die *Haut,* die weitaus den größten Teil, nämlich $^4/_5$, der gebildeten Wärme mittels Leitung, Strahlung und Wasserverdampfung an die Außenwelt abführt. Die Steuerung dieser Wärmeabgabe erfolgt durch die veränderte Blutzirkulation in der Haut oder durch die Tätigkeit der Schweißdrüsen. Bei Erregung der kälteempfindlichen Halbzentren sieht man demnach eine Verengerung der Hautgefäße und eine Hemmung der Schweißsekretion.

Die *entgegengesetzten Wirkungen* setzen *bei Erregung der wärmeempfindlichen Halbzentren* ein, und zwar von seiten des Stoffwechsels: verminderte Wärmebildung mit Erschlaffung des Muskeltonus und Schlafneigung; von seiten des wärmeabgebenden Organs: Erweiterung der Hautgefäße, vermehrte Wasserverdampfung, Schweißausbruch. Auch die *Atmung* beteiligt sich durch vermehrte oder verminderte Wasserverdunstung in den Atemwegen an der Regulation der Wärmeabgabe (Wärmepolypnoe).

Die Erfahrung hat gezeigt, daß eine verstärkte Schweißsekretion unter Umständen eine heilsame Wirkung entfalten kann. Die sog. „*Schwitzkur*", besonders angewandt im Beginn von Erkältungen wie Schnupfen, Husten, bei rheumatischen Muskelschmerzen, bei Grippe u. a., hat zur Folge, daß die infolge von Kältewirkung entstehenden Gefäßspasmen gelöst werden, daher eine bessere Durchblutung des kältegeschädigten Gewebes stattfindet.

Begünstigt wird eine solche Schwitzkur, außer durch Wärmezufuhr von außen, durch Einnehmen von reichlichen Mengen warmer Getränke. Diese sollen, um schnell zu wirken, möglichst kochsalzarm sein (SCHMIEDEBERG); daher die ausgedehnte Anwendung von Teeaufgüssen aus verschiedenen Blüten und Früchten, hauptsächlich von *Lindenblüten* (Flores Tiliae) und *Holunderblüten* (Flores Sambuci), die dem heißen Wasser seinen faden Geschmack nehmen. Besondere schweißtreibende Stoffe sind in diesen Drogen nicht nachgewiesen. Der Schweißausbruch läßt sich auch durch antipyretische Stoffe erleichtern. Für diesen Zweck ist besonders die Acetylsalicylsäure beliebt.

Störungen der Wärmeregulation. Eine *Störung der Wärmeregulierung* kann *bei gesunden Personen* durch starke Muskelarbeit eintreten, wenn die notwendige, stark vermehrte Wärmeabgabe durch unzweckmäßige Kleidung eingeschränkt ist. Das kann mitten im Winter erfolgen, z. B. bei ungeübten Skiläufern; häufiger natürlich an heißen Sommertagen, z. B. in marschierenden Kolonnen oder in überfüllten und überheizten Räumen. Es kommt dann zur *Wärmestauung,* kenntlich an der erhöhten Körpertemperatur und begleitet von Kopfschmerz, Schwindel, Erbrechen, Durst, Ohnmacht mit gelegentlichem Ausgang in Hyperpnoe und *komatöse Zustände (Hitzschlag).* Dabei sind Temperaturen bis zu 44⁰ beobachtet worden. Bei Kindern tritt das „hyperpyretische Syndrom" auf, das mit Entzündungserscheinungen und Blutungen im sympathischen Nervensystem sowie im Gehirn verbunden sein kann und nicht selten tödlich verläuft. Besonders Kleinkinder sind unter Umständen sehr gefährdet, und zwar allein durch die Wärmestauung, unabhängig von der gleichzeitigen Infektion. Der harmlosere *Wärmekollaps* entsteht zum Teil auch durch die *Gefäßerweiterung* in den Capillaren und dem venösen Plexus der Haut, die eine nicht mehr zu kompensierende Verminderung der zirkulierenden Blutmenge zur Folge hat. Er wird auch begünstigt durch die in heißer Umgebung auftretenden Kochsalzverluste; in Wüstengegenden können dadurch addisonähnliche Krankheitsbilder auftreten. Offensichtlich kann daher bei diesen Wärmeschäden auch die

Nebennierenrinde beteiligt sein; durch parenterale Zufuhr von Rindenpräparaten wird nämlich die Resistenz gegen Hitzeeinwirkung beträchtlich gesteigert; die gewöhnliche Pulsbeschleunigung tritt dann nicht mehr auf. Eine weitere gefährliche Nebenwirkung, z. B. von zu heißen oder zu protrahierten Moor- und Schlammbädern sind irreparable Herzschäden; auch in feuchter, heißer Luft ist Herzschlag häufig (BORDEN).

Im Sinne einer *Störung der Wärmeabgabe* wirkt jede starke Behinderung der Schweißsekretion oder Wasserverdampfung, — 1 Liter Schweiß bindet bei der Verdunstung 600 Cal. — sei es durch hohe Wasserdampfsättigung der Luft oder unter der Wirkung schweißhemmender Drogen, wie *Atropin* und *Scopolamin*. In solchen Fällen hat man die Gefahr des *Hitzschlages* zu befürchten; hier sind Antipyretica völlig wirkungslos; die übliche Behandlung besteht vielmehr im Besprühen mit Wasser, besser mit eiskalten Bädern unter Massage, auch in Infusionen von Kochsalzlösung. Auch beim hohen Fieber in schweren Basedowfällen soll eine Störung der Wärmeabgabe beteiligt sein.

Fiebererzeugende chemische Stoffe. Aber auch jede *andere starke Erhöhung der Stoffwechselvorgänge kann Fieber erzeugen,* z. B. wird durch Infusion von Traubenzuckerlösungen der Zelle mehr Brennmaterial angeboten. Beim Hunde sind so Temperaturen bis zu 51° erzeugt worden. Dabei ist zu bedenken, daß bei hypertonischen Traubenzuckerlösungen auch eine Dehydratisierung der Gewebe beteiligt ist, denn auch jede starke Entwässerung des Körpers geht mit Temperatursteigerung einher. Für das „Cocainfieber" ist eine Eindickung des Blutes verantwortlich, für das „Kochsalzfieber" der Kinder ein Einfluß auf die Gewebskolloide (s. S. 434).

Durch Steigerung des Zellstoffwechsels wirken außer dem Traubenzucker viele andere fiebererregende Stoffe, wie Schilddrüse, Adrenalin, Ephedrin u. a. und von Giften besonders die Nitrokörper, wie o-Dinitrophenol und Dinitro-α-naphthol. Mit solchen Nitrokörpern hat man im Experiment Temperaturen bis zu 45° erzielt bei gleichzeitiger Steigerung des Sauerstoffkonsums bis auf das Siebenfache. Sie sind im Auslande auch zu Entfettungskuren benutzt, wegen der starken Nebenwirkungen und zahlreichen Todesfälle aber schnell wieder verlassen worden. Pyrogen wirken auch alle Stoffe mit unspezifischer Reizwirkung (s. S. 146), sowie ungenügend von Bakterientoxinen befreites destilliertes Wasser (Tiertest auf *Pyrogene*).

Das infektiöse Fieber. Das *infektiöse* Fieber entsteht durch Einwirkung der Bakterientoxine und -proteine auf die Temperaturzentren. Diese bewirken zunächst eine verminderte Wärmeabgabe (Blässe, Kälte und Trockenheit der Haut, Kälteempfindung, die sich bis zum Schüttelfrost steigern kann). Dadurch erfolgt die Wärmestauung und erst sekundär wird infolge der steigenden Temperatur auch der Stoffwechsel erhöht. Das Fieber steigt an, bis das neue Temperaturniveau erreicht ist und die Regulationen durch die Temperaturzentren wieder einsetzen. Im Fieber geht daher letzten Endes die Regulierung der Körpertemperatur in genau der gleichen Weise vor sich wie beim gesunden Menschen, nur auf einem anderen Temperaturniveau.

Fieber wird von vielen Forschern *als eine zweckmäßige Reaktion* des Körpers zur Abwehr der eingedrungenen Schädlichkeit angesehen. Oft trifft das sicher zu, da die Phagocytose der Leukocyten, möglicherweise auch die Bildung der Immunkörper und die Virulenz der Infektionserreger durch Fieber günstig beeinflußt werden. Der stärkste Erfolg in dieser Richtung ist die Behandlung von Tabes dorsalis und progressiver Paralyse durch Impfung mit den Erregern der tertiären Malaria (v. WAGNER-JAUREGG). Auch an *Pyrifer* sei erinnert (s. S. 147).

Fieber kann indessen auch ohne biologischen Sinn, auf rein neurogenem Wege entstehen, z. B. bei Verletzungen in der Gegend der Temperaturzentren. Es kann, wenn es eine kritische Höhe übersteigt, zu *schwerer akuter Schädigung* des Betroffenen führen. Bei stark intermittierenden Fiebern kann der Kreislauf gefährdet werden. Bei lang anhaltenden Fieberzuständen muß man mit vollständiger Erschöpfung der Reservevorräte an Eiweiß, Kohlenhydraten und Fetten und mit einer — oft gefährlichen — Zerstörung von Protoplasma rechnen. Auch die Schwächung des Körpers durch profuse Schweiße und die damit verbundenen Kochsalzverluste sind zu berücksichtigen.

Als oberste Grenze des Lebens ist für das Säugetier eine Temperatur von 52⁰ anzusehen. Die dann auftretende Eiweißgerinnung ist nicht mehr reversibel und an ausgeschnittenen Hautstückchen tritt der Gewebstod ein. Als unterste mit dem Menschenleben noch verträgliche Temperatur werden 24⁰ angegeben. Indessen gibt es Zellen, die schon durch weniger tiefe Temperaturen abgetötet werden. Besonders empfindlich gegen niedrige Temperatur sind Carcinomzellen, die schon nach längerer Einwirkung von 32⁰ schwere degenerative Schädigungen aufweisen. Darauf beruht die Anwendung des sog. „künstlichen Winterschlafes" bei Carcinomkranken, deren Körpertemperatur 120 Stunden lang auf einer Rectaltemperatur von 32—27⁰ gehalten wurde. Die Aussichten dieses mit Hilfe von Avertin durchgeführten Verfahrens sind noch durchaus unsicher. Dagegen hat sich bei Bekämpfung des Schockzustandes die allgemeine Abkühlung des Körpers offensichtlich bewährt, ebenso wie die örtliche Kältebehandlung der Wunden bei drohender Gangrän, Embolien usw. Auch ganze Extremitäten sind einer sonst drohenden Amputation entgangen dadurch, daß man sie in Eis packte. Bei 5⁰ C sind die Lebensvorgänge aufgehoben, und zwar ohne die Gefahr einer Gewebsschädigung. Im Experiment sind Hundebeine amputiert und nach Eiskühlung noch nach 24 Stunden erfolgreich wieder angenäht worden (BLAKEMORE).

Kälteanwendung in Form feuchter, auch alkoholischer Verbände, oder mit Hilfe von Eisblase oder Eispillen gehört zu den wichtigsten Maßnahmen bei entzündlichen und Blutungsvorgängen. Betreff *Wärmeanwendung* s. S. 115.

Bei **extremer örtlicher Kältewirkung** kommt es infolge von Gefäßspasmen (s. S. 241) zu einem *örtlichen Sauerstoffmangel* und zur Bildung *örtlicher Ödeme* bis zur Kältenekrose. Diese wird auch bei Temperaturen über 0⁰ beobachtet, und ist besonders gefährlich bei richtigen *Gewebserfrierungen* (vorsichtig auftauen!). Bei örtlicher Erfrierung ist zunächst der örtliche Kreislauf in Gang zu bringen (s. S. 241) und dann zu erwärmen.

Die **allgemeine Unterkühlung** beginnt mit den Symptomen der Gleichgültigkeit und Apathie, führt dann zu reflektorischer Starre, Steigerung dann Abfall des Blutzuckers, Acidosis und Polyurie, um bei Temperaturen unterhalb von 30⁰ zum Vorhofflattern und dann zum allmählichen Versagen des Herzens zu führen. Zwei Fälle mit einer Körpertemperatur von 24,5⁰ sind noch gerettet worden. Aus den Parabioseversuchen von SAUERBRUCH ergibt sich, daß bei der Unterkühlung Gifte frei werden, die für ein nicht unterkühltes Tier gefährlich sind. Bei allgemeiner Unterkühlung hilft nur das sofortige heiße Bad, im Notfall die Anwendung chemischer Heizkissen (s. S. 457) u. a.

b) Antipyretica.

Die *Fiebersenkung* durch hydrotherapeutische Verfahren oder mit Hilfe der Antipyretica ist in früherer Zeit als ein wichtiger Heilfaktor angesehen worden. Historisch gesehen wurde diese Lehrmeinung besonders gestärkt durch das merkwürdige Doppelgesicht des Chinins, das gleichzeitig ein Malariamittel und ein Antipyreticum darstellt.

Die antipyretische Wirkung erklärt sich durch Lähmung der Temperaturzentren. Es handelt sich also um Stoffe, die pharmakologisch den Schlafmitteln nahestehen, deren narkotische Wirkung sich indessen beschränkt auf zwei bestimmte Hirngebiete: Temperaturzentren und Schmerzzentren.

Die Senkung der Temperatur kann grundsätzlich auf zwei verschiedenen Wegen erfolgen, entweder nämlich durch *Verminderung der Wärmebildung* (z. B. Chinin) oder durch *Vermehrung der Wärmeabgabe* (Antipyrin u. a.). Die Wirkung solcher Stoffe ist gering bei gesunden Individuen, stark bei Fiebernden.

Die praktische Anwendung der Antipyretica. Heute ist kein vernünftiger Grund mehr vorstellbar, der den Arzt veranlassen könnte, ein ungefährliches

Fieber herabzudrücken, wenn er nicht von der analgetischen oder schweißtreibenden Komponente der Antipyretica Gebrauch machen will. Betr. erhöhten Energiebedarfs bei Fieberdiät s. S. 63.

Treten jedoch bei höchstem Fieber *Gehirnsymptome* auf *(Erregung* und *Verwirrung,* quälende *Fieberhalluzinationen,* auch *komatöse Zustände),* durch die der Patient gefährdet wird, oder beginnt das *Herz* nach der anfänglichen Beschleunigung langsamer zu werden, oder wird der *Puls* unregelmäßig (Blockerscheinungen u. a.) als Zeichen, daß das durch Bakterientoxine geschwächte Herz nicht mehr Schritt halten kann mit dem stark gesteigerten Stoffwechsel, und besonders bei Kindern bis zu 12 Jahren (AKERRÉN), so sind neben den rasch, sicher und gefahrlos wirkenden hydrotherapeutischen Verfahren auch die bei richtiger Anwendung ebenfalls fast gefahrlosen Antipyretica angebracht. Diese wirken zum Teil gleichzeitig schweißtreibend wie Acetylsalicylsäure und mildern dadurch das mit Kopfschmerz und Abgeschlagenheit verbundene Gefühl der eingeschlossenen Hitze (POULSSON).

Früher hat man einen raschen Absturz der Temperatur bis hinunter zur Norm besonders begrüßt. Dadurch kam es nicht allzu selten zu *Kollapszuständen* mit *schwerer Herzschwäche.* So z. B. sah man bei Behandlung des Typhus mit Antifebrin, Antipyrin, Salicylsäure in großen Versuchsreihen, daß die Sterblichkeit nicht abnahm, sondern sogar eine Steigerung erfuhr (F. v. MÜLLER). Heute zieht man vor, die Temperatur nur mäßig zu senken und von den günstigen Wirkungen eines mäßigen Fiebers Gebrauch zu machen.

Die Antipyretica sind demnach aus dogmatischen Gedankengängen entstanden, die heute verlassen sind. Viele von ihnen wären längst verschwunden, wenn solche temperatursenkenden Stoffe nicht gleichzeitig analgetisch wirken würden, und wenn man nicht, z. B. durch Verordnung solcher Stoffe bei einer Angina oder Otitis media, ein Nachlassen der Schmerzen und eine ruhige Nacht erreichen würde. *Antipyreticum* ist der historische Name, *Analgeticum* die heute mehr zutreffende Bezeichnung dieser Stoffe.

c) Analgetica.

Der Schmerz ist ein Warnzeichen des Körpers, das zur Ruhigstellung des betroffenen Gliedes und damit zur inneren Sauerstoffersparnis führt (s. S. 115). Er ist aber auch von größtem diagnostischen Wert. Schmerzstillende Mittel sollten daher im allgemeinen nicht gegeben werden, bevor nicht die Art des Schmerzes, sein Ort, seine Dauer und Häufigkeit genau bestimmt sind. Dann allerdings ist die Bekämpfung des Schmerzes eine der schönsten und dankbarsten Aufgaben des Arztes, da die Lebensfreude und die Arbeitsfähigkeit durch Schmerzzustände auch ohne organischen Befund erheblich beeinträchtigt werden können.

Der Schmerz ist geknüpft an zwei deutlich voneinander zu trennende zentrale Vorgänge, nämlich die *subjektive Schmerzempfindung,* lokalisiert im Schmerzzentrum des Großhirns, und die objektive Äußerung der *Schmerzempfindung* (Abwehrreaktionen u. a.), die durch ein Zentrum im Thalamus gesteuert wird. Diese Lehre bedarf aber der Erweiterung, da die großhirnlose Katze nach GIRNDT auf Morphin ganz ähnlich reagiert wie ein normales Tier.

Akute Schmerzzustände wie nach Unglücksfällen, Verbrennung, Verätzung u. a. können nach kurzer Zeit Kreislaufkollaps und Schock zur Folge haben, und in solchen Fällen wird man sich nicht besinnen, die drohende Entwicklung mit Morphiumpräparaten aufzuhalten.

Durch *andauernde* Schmerzreize kann es auch zu Muskelschwäche und Muskelatrophie und sogar zu Gelenkveränderungen, sowie zur Erhöhung des Blutdrucks kommen. Kopfschmerz oder Schmerzanfälle von Angina pectoris können Nervosität zur Folge haben. Auch können schwere Verdauungsstörungen auftreten.

Es ist aber sinnlos, wenn auch vielfach üblich, chemische Analgetica zu verordnen, wenn die Ursache des Kopfschmerzes in Veränderung der Nase, des Rachens oder in optischen Fehlern des Auges liegt. Die Indikation für solche Stoffe muß auch genau geprüft werden, wenn Hochdruckbeschwerden, Meningitiden, Gehirntumoren, luische Herde oder jene Formen des Kopfschmerzes vorliegen, die durch Erhöhung des intrakraniellen Druckes oder durch toxische oder entzündliche Reizung der intrakranialen sensiblen Nervenendigungen entstehen, oder wenn es sich gar um schwere chirurgische Erkrankungen handelt. Auch ist oft eine *lokale physikalische Therapie* besser als ein Medikament. Wenn aber Medikamente nötig sind, so sollte nie die gleichzeitige Psychotherapie, wenn auch in einfachster Form, vergessen werden.

Vergleich der wichtigsten Analgetica. *Analgetica* finden sich *in den verschiedensten Körperklassen.* In leichteren Fällen können schon die harmlose *Radix Valerianae* oder die mild wirkenden *Bromsalze* ausgezeichnete Dienste leisten.

Vom *Acetanilid* kam man zum *Phenacetin* und *Lactophenin.* Durch das Studium der *Chininstruktur* gelangte man zum *Antipyrin* und von dort zum *Pyramidon.* Von der *Salicylsäure,* die sich beim Gelenkrheumatismus als stark analgetisch erwiesen hatte, führte der Weg zur Acetylsalicylsäure (Aspirin). Mit der Phenylchinolincarbonsäure *(Atophan)* entstand eine neue Körperklasse. Alle führen nicht oder *sehr selten zu Suchten;* sie unterscheiden sich dadurch vorteilhaft von den Opiaten.

Früher hat man in diesen Stoffen eine gemeinsame zentrale Ursache für die analgetische Wirkung angenommen. Es hat sich indessen ergeben, daß diese auf die verschiedenste Weise zustande kommt.

Einige der Analgetica wirken *rein zentral* durch Lähmung des Schmerzzentrums, das in eigentümlicher Weise mit dem Temperaturzentrum verkoppelt scheint: *Antipyrin, Phenacetin, Acetanilid.* Alle übrigen Stoffe dieser Reihe besitzen neben dem zentralen Angriffspunkt noch zusätzliche Wirkungen in der Peripherie.

Chinin besitzt nebenher eine stark antiseptische Wirkung und ist daher besonders bei Schmerzen angebracht, die mit Malaria, Grippe u. a. einhergehen. Es besitzt nach unseren letzten Versuchen sehr starke gefäßspasmolytische Wirkungen.

Pyramidon, Dimethylaminoantipyrin, bildet eine Gruppe für sich, da es neben dem zentralen Angriffspunkt peripher eine spasmolytische Wirkung entfaltet. Es ist daher bei spastischen Schmerzen, wie bei Dysmenorrhoe, oder bei spastisch-neuralgischen Schmerzen besonders wirksam.

Das Natriumsalz der *Salicylsäure* und die Acetylsalicylsäure sind vor allem wertvoll bei den rheumatischen Muskel- und Gelenkerkrankungen, aber auch bei Neuralgien und Neuritiden infektiösen Ursprungs. Allem Anschein nach ist hier die eigentümliche *Gefäßwirkung* der Salicylate im Spiel, die von v. FREY an der unterkühlten Muskulatur nachgewiesen wurde.

Die *Atophan*-Wirkung mag nebenher mit der Harnsäuremobilisierung zusammenhängen, wie in Fällen von *Gicht.* Nach anderen Autoren soll eine *antiphlogistische Wirkung* beteiligt sein.

Es sei aber erwähnt, daß die gemeinsame zentral-analgetische Wirkung der Antipyretica für den Menschen bestritten wird. Diese leisten z. B. nichts bei elektrischer Reizung der Pulpa. Daher wird auch ein gemeinsamer peripherer Angriffspunkt angenommen, was nicht ganz abwegig scheint, da die meisten dieser Stoffe *capillarabdichtend* und *entzündungswidrig* wirken.

Analgetische Mischpulver. Eine stärkere Analgesie erzielt man durch analgetische *Mischpulver*. Sie erlauben eine geringere Dosierung der Einzelbestandteile und erlangen damit eine verringerte Toxizität. Dagegen ist die Gefahr *allergischer* Reaktionen erhöht und daher die genaue Kenntnis der Zusammensetzung notwendig. Grundlegend für die Beurteilung solcher Mischpulver sind *zwei wichtige Beobachtungen:* In mehreren pharmakologisch untersuchten Fällen führte *Coffein*zusatz zu einer potenzierten Wirkung der Analgetica, während die Mischung der eigentlichen Analgetica nur additiv wirkt. Coffein ist daher in vielen Mischpulvern des Handels in Kombination mit Chinin, Antipyrin, Phenacetin, Pyramidon, Aspirin, Codein u. a. enthalten.

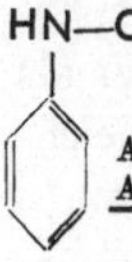

Acetanilid
Antifebrin

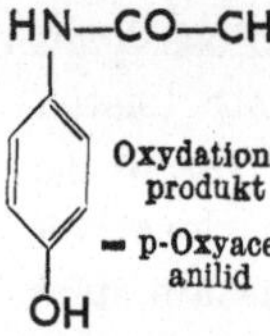

Oxydationsprodukt
= p-Oxyacetanilid

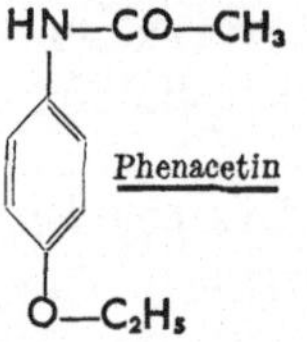

Phenacetin

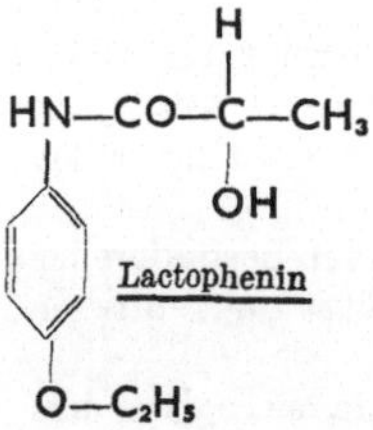

Lactophenin

Andererseits sind vielgebrauchte Mischpräparate des Handels wie Gelonida antineuralgica und TREUPELsche Tabletten coffeinfrei. Ihre bemerkenswert hohe Wirksamkeit ist bisher unerklärt.

Rp. Phenacetini 0,25
Codeini phosphor. 0,01
Coffeini 0,05
M. f. p. D. tal. dos. Nr. XII
S. bei Schmerzen 1—2 Pulver.

Bei infektiösen Vorgängen kann dieser Verordnung Chinin. sulf. 0,1 zugegeben werden, bei spastischen Zuständen 0,1—0,2 Pyramidon, bei rheumatischen Störungen 0,25 g Acetylsalicylsäure (Aspirin).

Die *zweite grundlegende Beobachtung* betrifft *die Kombination von Pyramidon und Barbitursäuren*. Die *schlaf*machende Wirkung der Barbitursäuren und anderer Schlafmittel wird durch das in höchsten Dosen sich als Krampfgift erweisende Pyramidon weitgehend vermindert, wogegen die analgetische Wirkung erheblich gesteigert wird. Solche Kombinationen finden sich im *Veramon* = Veronal + Pyramidon, *Allional* = Dial + Pyramidon, *Compral* = Voluntal + Pyramidon u. a.

Analgetica aus anderen chemischen Reihen. Von stärkster analgetischer Wirkung in Fällen von Migräne, so daß die früher notwendigen Morphiuminjektionen oft völlig vermieden werden können, sind äquimolekulares *Novocain-Coffein* (Impletol) und Ergotamin-Tartrat (0,25—0,5 mg in Form der handelsfertigen Ampullen, subcutan, evtl. wiederholt). Betr. *Trichloräthylen* s. S. 176. Hier sei auch an die Behandlung der Bleikolik mit *Calciumsalzen* erinnert.

Für schwerste Schmerzzustände sind dagegen immer noch das Morphin und seine Derivate führend und unentbehrlich (s. S. 222). Jedoch kommt das synthetische *Dolantin* in seiner analgetischen Wirkung den Opiaten schon sehr nahe, *Polamidon* scheint sie zu übertreffen (s. S. 234).

Acetanilid, Phenacetin und Lactophenin. Die antipyretische Wirkung des **Acetanilids** wurde 1886 durch Zufall, und zwar infolge Verwechslung in der Straßburger Spitals-Apotheke entdeckt. Es ist auch in Spezialitäten enthalten. Heute sollte es nicht mehr verwendet werden, da es ein gefährlicher Methämoglobinbildner ist (s. S. 465). M.E.D. 0,5! Letale Mengen 4—8 g.

Im Körper wird es oxydiert und dadurch langsam entgiftet. Diese Beobachtung führte zur Auffindung von *Phenacetin* (p-Acetylphenetidin) neben zahllosen anderen Phenetidinen, wie *Lactophenin*.

Ihr pharmakologischer Angriffspunkt ist *rein zentral*. In erster Linie wird das *Schmerzzentrum* betroffen, während es gleichzeitig zu einer milden *allgemeinen sedativen Wirkung* kommt. Phenacetin und noch mehr Lactophenin wirken stark beruhigend. In der mittleren Dosierung von 0,3 g, deren Wirkung in ¹/₂ Stunde einsetzt und 6—8 Stunden andauert, sind sie weitgehend harmlos. Phenacetin gilt als das *ungefährlichste* der Antipyretica; doch werden allergische Reaktionen beobachtet.

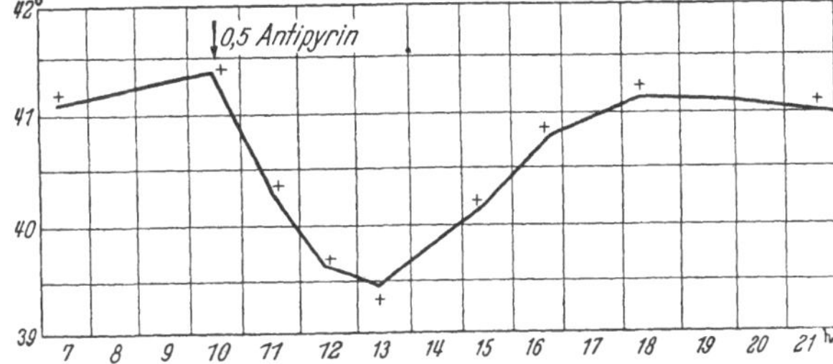

Abb. 46. Wirkung des Antipyrins bei Gehirnstichhyperthermie auf die Körpertemperatur. (Nach MEYER-GOTTLIEB.)

Erst bei hohen Dosen (etwa 2,0 g) kann sich beim Phenacetin die nahe chemische Verwandtschaft zum Acetanilid äußern. Dann ist es beim Menschen ein *Methämoglobinbildner* wie beim Tier. Dann tritt aber auch Somnolenz ein als Zeichen der stärkeren narkotischen Wirkung. In ähnlich hohen Dosen führt Lactophenin nach längerem Gebrauch gelegentlich zu einem fieberhaften Ikterus, der durch Cholangitis zu entstehen scheint. Diese Körper bilden den Übergang zu den leichten Schlafmitteln.

Antipyrin und Pyramidon. Auch das Chinin, das älteste Antipyreticum, wird in analgetischen Mischungen viel verwendet (s. dort). Die Untersuchungen über die Chininstruktur führten zum *Antipyrin* (Phenyldimethylpyrazolon oder Phenazon). Von dort war der Weg nahe zum *Pyramidon* (Aminophenazon) und zu den besser wasserlöslichen Pyramidonabkömmlingen *Melubrin* und *Novalgin*, die parenteral zu verabreichen sind.

Diese nahe verwandten Stoffe sind auch durch einige chemische Reaktionen bemerkenswert. Mit Nitriten setzen sie sich zu *Nitrosokörpern*, mit Schwermetallen zu gefärbten *Schwermetallkomplexen* um. Sie dürfen daher weder — was therapeutisch nahe läge — mit Nitriten, noch mit Schwermetallen kombiniert werden. Im Urin erscheinen sie zum Teil als Farbstoffe. Der *Antipyrinurin* ist leicht rötlich und färbt sich erst auf Zusatz von Eisenchlorid stärker rot. Der *Pyramidonurin* enthält von vornherein die rote Rhubazonsäure.

Antipyrin ist ein reines Antipyreticum und Analgeticum (Abb. 46). Die übliche Dosis beträgt 0,5—1,0 g mehrmals täglich; die tödliche Menge wird mit 24—30 g angegeben, bei Allergie indessen kam ein Todesfall nach 1,0 g vor.

Pyramidon wirkt gleichzeitig stark spasmolytisch auf die glatte Muskulatur. Nach intravenöser Injektion von Pyramidon im Experiment erfolgt fast augenblicklich ein Tonusverlust der glatten Muskulatur von Darm, Uterus und der Gefäßmuskulatur. In dieser Hinsicht ist es dem Papaverin und den Nitriten an die Seite zu stellen. Aus dieser merkwürdigen Doppeleigenschaft erklärt sich die ungeheure Verbreitung des Pyramidons in analgetischen Mischpulvern. Die übliche Dosis dieses auch als *Aminophenazon* zu bezeichnenden Stoffes beträgt 0,1—0,3 g mehrmals täglich.

Die Behandlung des akuten Gelenkrheumatismus mit hohen Pyramidondosen ist durch SCHOTTMÜLLER eingeführt worden. Er verordnete z. B. 2mal täglich 1,0—1,5 g, 8—10 Tage lang, dann allmählich kleinere Dosen; hier kommt wohl die abdichtende Wirkung ins Spiel. Bei dieser Therapie werden besonders starke Schweißausbrüche beobachtet.

Auf das Zentralnervensystem wirkt Pyramidon erregend. In höchsten Dosen ist es ein *Krampfgift* und ein *Antagonist* zu den *Schlafmitteln*. Letale Menge 8—10 g.

Toxikologie. Antipyrin und Pyramidon führen gelegentlich zu allergischen Reaktionen, nach *Giftdosen* zu Stumpfheit, Muskelzittern, eventuell Konvulsionen, zu Kollaps und Koma. Beim Pyramidon, nicht beim Antipyrin muß noch eine weitere, glücklicherweise zwar seltene, aber gelegentlich lebensbedrohliche Nebenwirkung berücksichtigt werden, die *Agranulocytose.* Zur Zeit erscheint es nicht angängig, das wertvolle Medikament völlig zu verdammen, das bei der Behandlung der Polyarthritis auch über längere Zeit gewöhnlich ohne Schaden gegeben wird. Die Klinik z. B. schützt sich gegen das Auftreten einer Agranulocytose durch regelmäßige Kontrolle des weißen Blutbildes in Abständen von 8—10 Tagen; dagegen gibt es keine Methode, um die Überempfindlichkeit gegen Pyramidon vorher festzustellen. Der Arzt sollte sich daher vergewissern, ob nicht in den wortgeschützten Mischpulvern des Handels, die er verwenden will, Pyramidon enthalten ist; besonders gefährdet sind Frauen im Klimakterium (s. S. 477).

Salicylsäure und ihre Abkömmlinge. Die Salicylsäure wurde von KOLBE billig aus Phenol dargestellt und wird seit 1875 in der Therapie verwendet. Sie findet sich als Methylester in Gaultheria procumbens (Wintergrünöl), in kleinen Mengen auch im Stiefmütterchen (Viola tricolor). Auch im Salicin der Weidenrinde ist sie enthalten. Wirksam ist die freie Salicylsäure.

Örtliche Wirkungen. *Lokal* entfaltet die Salicylsäure eine *antiseptische* Wirkung, die kaum geringer ist als die des Phenols. Sie wird im Haushalt zur Verhinderung des Schimmelns von Konserven angewandt, medizinisch als Verbandwasser (0,3%) oder zur Mundspülung (0,3%), auch Pinselung der Schleimhaut (1%ige spirituose Lösung). Auf die Haut gebracht, wirkt sie in höheren Konzentrationen — z. B. als 10%ige Salbe oder als 10%iges Collodium salicylatum R.F. — *keratolytisch*, löst gleichzeitig z. B. in Oliven- oder Ricinusöl Wundborken und Schuppen auf, wird daher z. B. auch Haarwässern zur Entfernung der Schuppen zugesetzt. Das Epithel nimmt eine weißliche Verfärbung an und löst sich schmerzlos ab, z. B. bei Hühneraugen. Mit dieser Wirkung ist eine *örtliche Reizung* und *Entzündungserregung* verbunden. Auch besitzt sie *jucklindernde* Eigenschaften, hat auch eine *örtliche schweißhemmende Wirkung*. Aus dem letzten Grund wird sie bei Fußschweiß, Decubitus, Intertrigo u. a. verwendet, z. B. als Pulvis salicylicus cum Talco (3%) DAB. 6. In geringeren Konzentrationen hat Salicylsäure eine *keratoplastische Wirkung*.

Schicksal im Organismus. Gibt man *Natrium salicylicum per os,* so wird im Magensaft die Salicylsäure freigemacht, und es können Reizerscheinungen auftreten. Diese verhindert man durch Schleimzusatz. Nach der Resorption findet sie sich im Blut wieder, und zwar hauptsächlich als Salicylat. In entzündetem Gewebe ist bekanntlich die Reaktion durch Ansammlung von Kohlensäure und organischen Säuren sehr viel saurer. Die CO_2-Spannung im normalen Gewebe wird nämlich mit rund 6%, die im entzündeten Gewebe bis 17,5% angegeben. Je stärker aber die Säuerung, um so mehr wirksame Salicylsäure wird aus dem an sich unwirksamen Natriumsalicylat freigemacht. Die Ausscheidung erfolgt sehr langsam, so daß Kumulation eintreten kann. Der Harn enthält dann den Hauptteil der Säure, und zwar als solche oder als Natriumsalz. Ein kleiner Teil wird im Körper auch an Glykokoll u. a. gebunden oder wird oxydiert, z. B. zu Dioxybenzoesäure.

Der Nachweis der Salicylsäure im Harn erfolgt durch die Eisenchloridreaktion, und zwar durch Ausäthern von ungefähr 50 ccm angesäuertem Harn, Eindampfen des Äthers, Aufnahme in Wasser und Zusatz von wenigen Tropfen einer sehr verdünnten (etwa 0,2%igen) Eisenchloridlösung. Es tritt eine blauviolette Farbe auf.

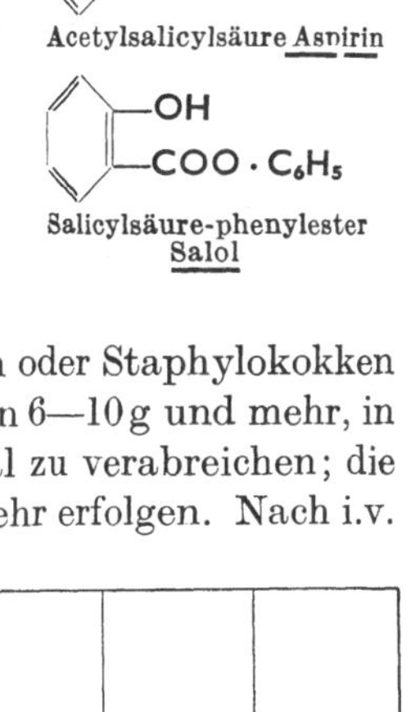

Allgemeinwirkungen. Die *Allgemeinwirkungen* der Salicylsäure gehen in erster Linie vom Zentralnervensystem aus. Natriumsalicylat in Dosen von 1,0—2,0 g ist ein nicht sehr energisches, aber brauchbares *Analgeticum* und *Antipyreticum* und in höherer Dosis ein *Antiphlogisticum* und *Antiallergicum*. Zur Prüfung der Toleranz ist es zweckmäßig, eine kleinere Dosis vorauszuschicken.

Bei den Schmerzen, die mit *Gelenkrheumatismus* verbunden sind, wirkt es nahezu spezifisch im Gegensatz zu seinem Versagen bei Arthritiden, die durch Streptokokken oder Staphylokokken verursacht sind. Die hierbei gebräuchlichen Dosen betragen 6—10 g und mehr, in 1 g-Dosen über den Tag verteilt, bei Erbrechen auch rectal zu verabreichen; die Behandlung muß kontinuierlich über 3—4 Wochen und mehr erfolgen. Nach i. v. Infusion höchster Dosen können die Schwellungen fast unmittelbar zurückgehen — wenn auch nur vorübergehend —, so daß man eine chemotherapeutische Wirkung auf unbekannte Erreger annahm. Das ist sicher unhaltbar, da weder die Krankheitsdauer noch die Zahl der Herzkomplikationen durch Salicyltherapie verringert werden. Auch erreicht man ganz ähnliche Wirkungen mit Stoffen ohne jede antiseptische Wirkung, wie Antipyrin, Atophan u. a. Doch mögen, abgesehen von der zentral-analgetischen Wirkung der Salicylsäure, örtliche Veränderungen in den entzündeten Gelenken unter der Einwirkung von freier Säure vor sich gehen. Dafür spricht die Beobachtung, daß gelegentlich eine örtliche Anwendung von Salicylpräparaten, wie Mesotan, Wintergrünöl u. a., stärker analgetisch wirkt als die gewöhnliche innere Behandlung. Infolge der antipyretischen Wirkung muß der Körper besonders viel Wärme abgeben; die Salicylsäure hat deshalb starke *Erweiterung der Hautgefäße, Entspannung der Muskulatur* und *Diaphorese* zur Folge.

Toxikologie. Die übliche Kur bei Behandlung von Gelenkrheumatismus wird durchgeführt, bis *Ohrensausen* oder Schwindel auftritt. Die dazu notwendige Dosis kann außerordentlich verschieden sein, gelegentlich genügen 2,5 g (Abb. 47). Es können sich gleichzeitig

Abb. 47. Individuelle Variation gegen Na-Salicylat bei 300 Männern. Die meisten Versuchspersonen reagieren nach 6—12 g mit Ohrensausen u. a.; Ausnahmefälle nach 2,5 oder 30 g. (Nach HANSLIK 1923.)

alkoholartige Rauschzustände einstellen, in seltensten Fällen sogar ein Zustand ähnlich dem Delirium tremens. Bei fortschreitender Vergiftung ist das auffallendste Symptom die *Salicyldyspnoe* (QUINCKE). Bei Kindern tritt oft tiefes *Koma* hinzu, so daß eine Verwechslung mit Coma diabeticum möglich ist. Eine Harn- oder Blutuntersuchung wird erweisen, daß nicht Blutzucker und Acetonkörper, sondern eine extreme Erregbarkeitssteigerung des Atmungszentrums sowie *verminderte Blutalkalireserve* für den Zustand verantwortlich sind. Letale Mengen 30—40 g, auch weniger.

Das Verhalten der *Haut* (Erytheme, Urticaria u. a.), der *Niere* (Albuminurie, Mehrausscheidung von Harnsäure, akute Verschlimmerung von Nierenkrankheiten), *der Leber* (Beschleunigung des Gallenflusses, seröse Hepatitis und Gelbsucht), des *Uterus* (gelegentlich Ausstoßung der Frucht, daher bei Schwangeren nicht zu geben!), des *Blutes* (Hypoprothrombinämie) sind zu berücksichtigen. Die gewöhnlich harmlose *Albuminurie* ist durch Gaben von Natriumbicarbonat oft zu vermeiden. Auch findet bei Zusatz gleicher Mengen von Natriumbicarbonat eine bessere Ausscheidung der Salicylsäure statt.

Bei *chronischem* Mißbrauch der Salicylate können ganz ähnliche Erscheinungen durch *Kumulation* auftreten. Besonders das Aspirin ist gelegentlich als Rauschgift benutzt worden (Abusus salicylicus).

Rp. Natrii salicyl. 10,0
 Tinct. Aurant. 20,0
 Aquae dest. ad 200,0
 S. 1 Eßlöffel alle 1—2 Stunden auf den Tag verteilen. — NB. Bei akutem Gelenk-
 rheumatismus.

Aspirin, Acidum acetylosalicylicum. Mit seiner Einführung (1899) beabsichtigte man, der Salicylsäure durch Verschließen der ätzenden Phenolgruppe die lokale Reizwirkung zu nehmen. In der Tat besitzt der Stoff keine Reizwirkung auf den Magen, sofern nicht eine Überempfindlichkeit vorliegt. Es sollte dann durch Abspaltung der Acetylgruppe im alkalischen Medium des Darmes die freie Salicylsäure bzw. deren Natriumsalz entstehen (Formel s. S. 219).

Die Indikationen der Acetylsalicylsäure waren dementsprechend die der Salicylsäure. Es hat sich inzwischen herausgestellt, daß die Abspaltung nicht vollständig ist. Ein erheblicher Teil des Aspirins wird als solches resorbiert, so daß gegen 20% unzersetzt im Urin wieder gefunden werden können. Nach allgemeiner Ansicht besitzt daher das Aspirin bei Gelenkrheumatismus *nicht die volle Wirkung der Salicylsäure.* Auf der anderen Seite ist die *analgetische Wirkung erheblich gesteigert,* so daß die Acetylsalicylsäure als solche und in sog. Mischpulvern die größte Verwendung findet. Auch die Rauschzustände sind sehr viel stärker als bei der Salicylsäure; es kann eine ausgesprochene *sedative* Wirkung und *Euphorie* eintreten. Eine fast spezifische Wirkung hat Aspirin auf den *Kälteschmerz,* der nach der üblichen Dosis nach 5 Minuten verschwindet. Dabei soll gleichzeitig — wie nach Alkohol — die kältestarre Muskulatur wieder kontraktionsfähig werden (v. FREY). Neben dieser *Gefäßerweiterung* zeigt sich auch eine *antikonvulsive Wirkung,* die z. B. bei Masernkonvulsionen der Kinder ausgenützt wird. Dosis 0,3—0,6 g. Für den Erwachsenen beträgt die mittlere Dosis 0,5—1,0 g mehrmals täglich.

Ein großer Nachteil der Acetylsalicylsäure ist das *häufige Auftreten von allergischen Erscheinungen.* In dieser Hinsicht scheint sie fast an der Spitze der bekannten Medikamente zu stehen, wohl auch wegen der ungeheuren Verbreitung der Acetylsalicylsäure und ihrer Zubereitungen. So werden z. B. in England jährlich gegen 3 Milliarden Tabletten verkauft, und eine dort auftretende, mit nervösen Erregungszuständen, Sprachstörungen, auch psychischer Veränderung einhergehende neue Krankheit („Jitters") soll mit diesem Massenkonsum zusammenhängen. Man prüft die Reaktionsfähigkeit des Patienten, indem man ein kleines Stückchen einer Tablette auf die Zunge bringt. Treten dann abnorme Empfindungen wie Stechen, Hustenreiz oder sogar ein leichter Asthmaanfall ein, so können schon die üblichen therapeutischen Dosen unangenehme Nebenwirkungen zur Folge haben. Das Aspirinasthma ist begreiflicherweise besonders gefährlich, wenn es postoperativ ausgelöst wird. Bei nicht überempfindlichen Menschen ist die Giftigkeit gering, jedoch sind gelegentlich Magenblutungen beschrieben worden; in der Schwangerschaft wurde Abortus beobachtet, wohl durch Hypoprothrombinämie. Die letale Dosis wird auf 25—30 g geschätzt.

Eine solche äußerst seltene Vergiftung hat eine schlechte Prognose, sofern nicht frühzeitig ärztliche Behandlung einsetzt (ausgiebige Magenspülung, auch noch 8—10 Stunden nach Einnahme, Bekämpfung der besonders starken *Acidosis* mittels intravenöser 4%iger Lösung von Natriumbicarbonat, das auch rectal oder später oral gegeben werden kann; Trinken von reichlichen Mengen kalten Tees bzw. Kochsalzinfusionen wegen der Flüssigkeitsverluste, herzanregende Mittel).

Salol (Phenylsalicylat) (Formel s. S. 219) entsteht durch Kondensation von Salicylsäure und Phenol und zerfällt im alkalischen Darminhalt zum Teil wieder in seine Bestandteile. Man hat es besonders auch als Darmdesinfektionsmittel angesehen. Als solches ist es sicher wirkungslos. Auch im Harn zerfällt es zum Teil in seine Bestandteile, die dort eine milde antiseptische Wirkung entfalten, daher das Salol in früherer Zeit eine gewisse Bedeutung als *Harndesinfektionsmittel* besaß. Ähnlich verhält sich die Salicylosalicylsäure *(Diplosal)*.

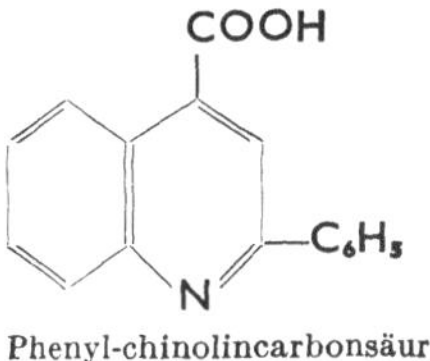

Phenyl-chinolincarbonsäure
Atophan

Novatophan

Phenylchinolincarbonsäure und ihre Abkömmlinge. Eine neue Gruppe von *schmerzstillenden* und *capillar-abdichtenden* Mitteln entstand mit der *Phenylchinolincarbonsäure* (Atophan und Novatophan) (NIKOLAIER und DOHRN).

Schon die Salicylsäure wirkt in geringerem Maße *harnsäureausschwemmend.* Nach der üblichen Dosis von $3 \times 0,5$ g Atophan täglich 3 Tage lang, in Pausen verordnet, erfolgt bei purinfreier Ernährung eine *Verminderung* der aus dem Zerfall der Zellkerne *endogen gebildeten Harnsäure.* Gleichzeitig wird die Niere durchlässiger für Harnsäure, deren Menge im Harn von täglich 0,4—0,5 g auf 1,2 g ansteigen mag. Damit vermindert sich die Blutharnsäure und es findet sich eine auffällige Besserung in den gichtisch erkrankten Gelenken. Bezeichnend für Atophan ist eine Trübung des Urins, verursacht durch Ausfallen von Harnsäure. Es ist daher für Diurese zu sorgen. Auch wird empfohlen, gleichzeitig mit dem Atophan Natriumbicarbonat (bis 10 g täglich) oder alkalische Wässer zu verabreichen, damit die ausgeschiedenen *Urate* sich nicht in Niere und Blase ansammeln. Gleichzeitige Verordnung von Alkalien wird auch bei *Magenbeschwerden* empfohlen, ein sehr verständlicher Rat (s. u.).

Toxikologie. Phenylchinolincarbonsäure hat örtlich reizende Eigenschaften, kann auch zu dyspeptischen Beschwerden führen; ihr Methylester ist schwer löslich, daher weitgehend reizlos. Atophan ist ein *Lebergift*, sein Methylester ist in dieser Hinsicht weniger gefährlich. Nach 30maliger Anwendung der üblichen therapeutischen Dosis von Phenylchinolincarbonsäure kann bei empfindlichen Patienten akute gelbe Atrophie mit einer Mortalität von etwa 50% eintreten; bei den Überlebenden zeigt sich häufig Lebercirrhose. Sobald daher *stärkere Dyspepsie* (Völle im Oberbauch, Diarrhöe, Erbrechen) oder *ikterische Verfärbung* als Zeichen der Vergiftung einsetzen, soll man sofort, und zwar ein für allemal mit Atophan aufhören.

Auch die im Tierexperiment beobachtete *antiphlogistische* Wirkung ist wohl als toxisch aufzufassen; gleichzeitig treten nämlich im Tierexperiment nach Phenylchinolincarbonsäure

Magen-Duodenalgeschwüre auf, die durch Alkalitherapie verhindert werden — eine offensichtlich klassische Form des Ulcus pepticum (s. S. 357); auch an *Nierenschädigung* ist zu denken. Phenylchinolincarbonsäure ist auch enthalten im Arcanol, Leukotropin, Artamin, Iriphan, Radiophen, Opolan, Finarthrin, Ikterosan u. a.; die einzige Indikation für solche Stoffe bildet die Arthritis urica (K. O. Møller). Die Anwendung ist gerechtfertigt, wenn die sonstigen weniger gefährlichen Mittel versagen und unter genauer Kontrolle der beginnenden Vergiftungssymptome.

Colchicum autumnale (Herbstzeitlose) mit dem wirksamen Alkaloid **Colchicin** wird seit dem Mittelalter in Form des Semen Colchici als Gichtmittel verwendet. Es besitzt keine Wirkung auf Entzündungsvorgänge und ebensowenig auf die Harnsäureausscheidung im Urin, wenn auch infolge der einsetzenden Diarrhöe größere Harnsäuremengen durch den Kot entleert werden. Auffallend ist eine nahezu spezifische Wirkung auf den Zellkern (s. S. 133). Zwischen Zellkern und Harnsäurestoffwechsel bestehen aber bekanntlich die engsten Beziehungen. Bei akuten Gichtanfällen muß wegen der möglichen Nebenwirkungen genau dosiert werden, was mit der alten Tinctura Colchici nicht möglich war. Zweckmäßig ist die Anwendung von Colchicin (in Tabletten zu 0,0005) oder von Colchicumdispert mit gleichbleibendem Colchicingehalt (0,5 mg; Maximaldosis 0,002!). Die Wirkung setzt nach 2—6 Stunden ein, und man soll es mit einer Anfangsdosis von 2mal 0,5 mg, dann im Abstand von 1—2 Stunden zu je 0,5 mg verordnen, bis der Schmerz verschwunden ist oder bis Übelkeit, Erbrechen oder der erste Durchfall auftritt. Beim Versagen des Colchicins ist die Diagnose „Gicht" anzuzweifeln, so sicher ist seine Wirkung (Grafe).

Bei Überdosierung erweist sich Colchicin als *Capillargift.* Wie bei *Arsenvergiftung* zeigen sich neben Übelkeit und Erbrechen choleraähnliche Durchfälle, gerötete Augen und andere Gefäßwirkungen. Appetitverlust dagegen und eine leicht abführende Wirkung treten auch nach therapeutischen Dosen ein. Colchicin wird durch die Nieren ausgeschieden; doch ist seine Nierengiftigkeit gering. Von seiten des Zentralnervensystems zeigt sich nach hohen Dosen eine *aufsteigende Lähmung.* Der Tod erfolgt durch Lähmung des Herzens. Letale Menge 6—20 mg. Vergiftungen durch Colchicin sind gelegentlich auch nach Genuß von Ziegenmilch beobachtet worden, sofern die Ziegen Colchicum gefressen hatten, nie nach Kuhmilch.

4. Die Opiumgruppe.

Papaver somniferum, der Schlafmohn, war schon im Altertum, besonders der griechischen Medizin bekannt. Die Wiedereinführung erfolgte durch die Araber und später durch Paracelsus, der dem Opium die Bezeichnung Laudanum gab. Der Apotheker Sertürner in Paderborn isolierte 1804 das Morphium. Bis 1850 sind gegen 20 verschiedene Opiumalkaloide in reiner Form dargestellt worden; heute sind es etwa 25.

Opium wird durch Anritzen der unreifen Frucht von Papaver somniferum gewonnen. Der ausquellende Saft trocknet ein und wird mit der Hand gesammelt (1 kg Opiumkörnchen = 283 Arbeitsstunden). Auch der in Deutschland gepflanzte Mohn enthält Opium; die getrockneten Mohnköpfe (Mohnstroh genannt) werden gemahlen und mit geeigneten Lösungsmitteln extrahiert. Die Alkaloide sind in allen Teilen der Pflanze enthalten, und zwar gebunden an Meconsäure und Äpfelsäure, auch in den unreifen Mohnsamen, die unter Umständen bei Kindern schlafmachende Wirkung haben können. In den Mohnsamen nimmt der Morphingehalt mit der Reifung ab, so daß der reife Mohnsamen morphinfrei ist ebenso wie Mohnöl.

Chemisch werden die Opiumalkaloide in zwei große Gruppen eingeteilt, nämlich in die Gruppe der *Phenanthrenabkömmlinge* mit ihren wichtigsten Vertretern Morphin und Codein und in die Gruppe der *Isochinolinabkömmlinge* mit Narkotin, Papaverin u. a. Die Morphinformel von AWE macht die nahe Beziehung von Morphin- und Isochinolinmolekül deutlich.

Morphin. Summenformel: $C_{17}H_{19}NO_3$.

Konstitutionsformel nach ROBINSON-SCHÖPF:
in der Schreibweise von AWE:

Die Aufklärung der Morphinkonstitution ist eine der glänzendsten Leistungen der organischen Chemie. Von dort führte der Weg zu den halbsynthetischen Morphinderivaten, wie *Diacetylmorphin (Heroin), Dilaudid, Dicodid, Acedicon, Eukodal* u. a. Sie verhalten sich durchweg pharmakologisch und im Sinne des Opiumgesetzes wie Morphin. Neben ihrer *starken analgetischen* Wirkung führen sie zu einer *Lähmung des Atmungszentrums* und der *Darmtätigkeit.* Sie haben *Euphorie* zur Folge und sind *Suchtgifte*; besonders bei Dicodid, Acedicon und Eukodal wird das immer wieder vergessen. Es sei schon hier ausdrücklich bemerkt, daß wir heute keinen Grund mehr haben, für irgendeines der aufgeführten Opiate eine geringere suchtbildende Wirkung anzunehmen; eine Ausnahme bilden Codein und Dionin; doch sind auch die beiden letzteren Stoffe dem jedesmaligen Rezeptzwang unterstellt worden (s. S. 194).

Die *Isochinolinalkaloide* besitzen wie Codein nur schwache analgetische Wirkung. Sie gelten nicht als Opiate im Sinne des Opiumgesetzes. *Papaverin* ist vielmehr ein wichtiges Spasmolyticum der glatten Muskulatur (s. S. 301).

Mit der chemischen Aufarbeitung von Opium ist der Medizin ein ungeheurer Dienst geleistet worden. Dadurch ist nämlich der Arzneischatz bereichert worden um Stoffe, die im Gegensatz zum Opium als wesentlich unschädlicher bezeichnet werden müssen (Codein), oder die völlig unerwartete Wirkungen aufweisen wie Papaverin, das zudem fast ungiftig ist. Aus diesem Beispiel aber ist zu entnehmen, daß die naturwissenschaftliche Medizin sich nicht begnügen darf, die Wirkungen der Gesamtdroge zu studieren, wie das die sog. Pflanzenheilkunde tut. Sie muß vielmehr bestrebt sein, nicht nur den Spiritus rector aufzufinden, wie BOERHAVE den wichtigsten Träger der pharmakologischen Wirkung bezeichnete, sondern auch die Nebenalkaloide und andere Begleitstoffe eingehend zu studieren.

Die Grundwirkung von Opium wird durch seinen Morphingehalt bestimmt (im Opiumpulver des DAB. 6 auf 10% eingestellt). Indessen führt schon eine Mischung der beiden Hauptalkaloide der Phenanthren- bzw. Isochinolinreihe, von Morphin und Narkotin nämlich, zu einer verstärkten *analgetischen Wirkung* (Narcophin). Andere derartige Alkaloidmischungen sind Opium concentratum (Pantopon) und Laudanon. Sie unterliegen ebenfalls dem Opiumgesetz.

Morphin ist ein in Wasser schwer lösliches Alkaloid, das erst in Salzform in Lösung geht. Morphinum hydrochloricum ist zu 4% löslich. Wird einer Morphinlösung eine alkalisch reagierende Substanz zugesetzt, so fällt das Morphin als Base aus und sammelt sich als Bodensatz in der Arzneiflasche an. Dadurch sind Unglücksfälle entstanden.

Schicksal im Organismus. Morphin wird oral genügend rasch und restlos resorbiert wie alle Opiate. In neuerer Zeit wird es z. B. bei Massenunglücksfällen und Katastrophen zur Dämpfung der Erregungserscheinungen auch intravenös angewandt, wobei es besonders stark wirkt, auch in Hinblick auf seine unerwünschten Nebenwirkungen. Die intravenöse Dosis sollte niedriger als gewöhnlich sein (0,005 anstatt 0,01—0,02 bei subcutaner Injektion, s. S. 232). Nach toxischen Dosen wird Morphin erst nach Tagen entgiftet oder ausgeschieden. Ein kleiner Teil (etwa 10—20%) wird dabei im Körper zerstört. Der Hauptausscheidungsweg ist die Niere (PIERCE und PLANT). Beim Hunde hat man Morphin größtenteils in gebundener Form, insgesamt 80—90% im Urin wiedergefunden. Die Ausscheidung im Urin wird gesteigert durch Diurese. Die im Magen und Darm ausgeschiedenen Mengen sind zu vernachlässigen. In jedem Vergiftungsfall ist trotzdem eine Magenspülung (unter Zusatz von $KMnO_4$) unter gleichzeitiger Anwendung von Kohle und Abführmittel angebracht. Die Ansicht, daß bei Morphinismus der Körper *allmählich* lernen soll, das Morphin vollständiger und rascher zu zerstören, ist neuerdings wieder bestätigt worden.

Haupt- und Nebenwirkungen. Die frühere Bedeutung von Opium läßt sich in einem Ausspruch ermessen, der von einem großen Arzte des Mittelalters stammt: „Ohne Opium würde die Heilkunst aufhören zu existieren." Man hat zwar gelernt, die Anwendung der Opiate weitgehend einzuschränken, aber sie sind immer noch die letzte Zuflucht bei schwersten Schmerzzuständen, die auf andere Mittel nicht mehr ansprechen, wie Gallen- und Nierenkoliken, Coronarinfarkt, schwerste Anfälle von Angina pectoris, von kardialer Dyspnoe, von tabischen Krisen, Schmerzen nach Operationen, Verbrennungen und schweren Verletzungen sowie bei inoperablen Tumoren. Darunter sind schmerzhafteste Zustände, für die der Arzt als Schmerzlinderer und Menschenfreund sich des Aristoteleswortes erinnern sollte: „Man muß auch den mit richtigen Arzneistoffen behandeln, der nicht mehr wiederherzustellen ist." Opiate dienen auch zur Erleichterung des Todeskampfes (Euthanasie).

Der Arzt hat nicht das Recht, das Leben eines Menschen absichtlich zu verkürzen; bei Durchführung eines Gerichtsverfahrens wäre — abgesehen von der Pflicht des Schadenersatzes — eine Mindeststrafe von 3 Jahren Gefängnis zu erwarten. Da die Euthanasie in den Endstadien unheilbarer Krankheiten — hier allerdings gesetzlich erlaubt und vom Deutschen Ärztetag 1928 ausdrücklich sanktioniert, daher unter Umständen zu den Berufspflichten des Arztes gehörig — zur Anwendung kommt, so kann der vorzeitige Tod in seltensten Fällen eine unerwartete und unerwünschte Begleiterscheinung der Euthanasie darstellen. Die „Euthanasie" im Sinne des Gnadenstoßes (mercy killing) ist ein Problem der menschlichen Gemeinschaften und fällt nicht unter die Befugnisse des einzelnen Arztes. Das ehrwürdige Wort „Euthanasie" ist auch zur Bemäntelung verbrecherischer Absichten mißbraucht worden.

Ein auffälliges Symptom der Morphinwirkung in therapeutischer Dosis ist die *Euphorie.* Diese ist um so stärker, je höher die Morphindosis, so daß der

Arzt so niedrig als möglich dosieren sollte. Die Euphorie wird folgendermaßen geschildert (BALNER):

„Das Opium ist eine Erfindung des Teufels und eine Gabe des Himmels. Es schenkt die Gegenwart auf Kosten der Zukunft. Es macht zum Herrn und zum Sklaven. Der Sieche findet Stunden des Glücks, der schwer arbeitende Kuli Stunden grenzenloser Freiheit, die ihn für Plage und Erniedrigung entschädigen. Es nimmt die Erdenschwere und die Hemmungen. Der Körper zerfällt, aber der Geist erhebt sich federleicht und ist manchmal zu besonderen Leistungen fähig. Ich kannte manchen, der im Rausch sonderbar hellsichtig, den anderen geistig überlegen wurde und viel Macht über seine Umgebung gewann."

Aus dieser soweit zutreffenden Darstellung des Opiumrausches wird hingegen nicht ersichtlich die allmähliche Zerrüttung des Geistes und des Körpers, die Zerstörung des Familienlebens, der früher oder später einsetzende Konflikt mit den Gesetzen, die das Volk vor der sozialen Gefahr des Morphinismus schützen wollen.

Infolge dieser euphorisierenden Wirkung sind die Opiate die stärksten Mittel, um gefährliche, einer Behandlung bedürfende Angstgefühle und Erregungszustände zu bekämpfen (Ruhigstellung des Patienten bei Blutungen, Angina pectoris, Coronarinfarkt u. a.). Bei bestimmten Herzkranken z. B. hat man beobachtet, daß infolge dieser allgemeinen Beruhigung eine rasche Erholung des Herzens, und infolgedessen sogar eine erstaunlich große Diurese einsetzte (KÜLBS). Auch wird unter der Wirkung der Opiate die erschöpfende körperliche Arbeit besser abgeleistet (BECKER-FREYSENG). Bei einzelnen Personen indessen fehlt die euphorische Wirkung völlig und diese Patienten reagieren mit quälenden Erregungs- und Angstzuständen, schwerer Verstimmung, Magen-Darmsymptomen u. a.

Die Hauptangriffspunkte von Morphin in der üblichen therapeutischen Dosis (0,01—0,02 g) sind das *Schmerzzentrum der Großhirnrinde und das Atmungszentrum.* Je stärker der Schmerz, um so höhere Morphindosen sind erforderlich. Erst nach höchsten Dosen, die man wegen der erhöhten Suchtgefahr im allgemeinen vermeiden sollte, tritt eine zunehmende *Lähmung des Bewußtseins* auf; im Gegenteil ist bei der therapeutischen Anwendung im allgemeinen größter Wert auf die Erhaltung des Bewußtseins zu legen. Es soll auch bedacht werden, daß — z. B. bei unklaren Schmerzzuständen im Abdomen — die Diagnose infolge von Opiatgaben sehr erschwert werden kann. Weitere Angriffspunkte für das Morphin wie für alle übrigen Opiate sind tiefere Zentren wie das *Hustenzentrum,* das *Brechzentrum* und nach hohen Dosen das *Vasomotorenzentrum.*

Im Analgesieversuch am Menschen zeigte WOLFF, daß die Schmerzschwelle bei allen Individuen ziemlich konstant ist; sie schwankte bei 150 Versuchspersonen um $\pm 15\%$. Die Schmerzreaktionen dagegen (Zirkulationsveränderungen u. a.) sind außerordentlich verschieden. Morphin wirkte in diesen Versuchen sowohl auf die Schmerzschwelle wie auch auf die Schmerzreaktionen. Die Wirkung von Morphin auf andere Sinnesqualitäten (Tastsinn u. a.) ist gering.

Die *analgetische Wirkung* der Morphinpräparate läßt sich mit den verschiedensten tierexperimentellen Methoden messen. Bekannt ist bei der weißen Maus das Auftreten des STRAUBschen Phänomens, obwohl diese Erscheinung nicht spezifisch für Opiumalkaloide ist. Das Schwänzchen der Maus legt sich infolge eines Krampfes der Perinealmuskulatur S-förmig über den Rücken (erregende Wirkung). Auch der von AMSLER zuerst beschriebene Synergismus von Morphin und Lokalanaestheticum läßt sich zur Titrierung im Tierversuch benutzen. Auf Morphin reagiert auch jede Form des Schmerzes, wie die nach Abklemmen der Schwanzwurzel, bei faradischer Reizung, bei Verbrennungen u. a. Besser vergleichbare Resultate erzielt man bei faradischer Reizung der Zähne mit Hilfe von fest einzementierten Elektroden (KOLL). Das untergeordnete Schmerzzentrum des Zwischenhirns wird durch Morphin nicht gelähmt (AMSLER).

Bestimmt man die Spanne zwischen analgetischer und toxischer Dosis, so läßt sich bei den modernen synthetischen Morphinderivaten kaum ein Fortschritt gegenüber dem Morphin feststellen. Der geringeren therapeutischen Dosis kommt in allen Fällen die entsprechend erhöhte Toxicität gleich. In den Alkaloidmischungen, wie Opium concentratum u. a. ist ein „überadditiver Effekt" nach neueren Untersuchungen nicht nachzuweisen.

Für das Verständnis der anderen Opiate (Pantopon, Laudanon, Narkophin, Acedicon, Dilaudid, Eukodal, Dicodid, Diacetylmorphin = Heroin) ist weiter wesentlich, daß nicht ein einziges dieser Opiate bei Prüfung mit den verschiedenen pharmakologischen Methoden (Atmungswirkung, Schwänzchenphänomen nach STRAUB, Verstärkung der Giftigkeit von Krampfgiften, Verstärkung der Lokalanästhesie) sich durch besonders geringe Nebenwirkungen auszeichnete — mit Ausnahme von Codein und Dionin, die selbst im weiten Rahmen der therapeutischen Dosis keine Suchten auslösen, daher auch nicht der Betäubungsmittelverschreibungsverordnung unterstellt sind. Alle anderen sind nichts als *Spielarten des gleichen Rauschgiftes*. Daher ist es auch nicht möglich, durch Abwechslung in der Reihe dieser Opiate die Gefahr des einzelnen Stoffes zu vermeiden, wie man das gern bei den Schlafmitteln und den Abführmitteln tut. Sollte bei einem Kranken Gewöhnung eintreten, so erstreckt sich diese bei ihm auf die ganze Reihe der Opiate. Die Entziehungserscheinungen von Dilaudid u. a. und sogar von Codein sind genau so schwer wie nach Morphin und dauern ungefähr die gleiche Zeit an (HIMMELSBACH).

Erhebliche Unterschiede bestehen dagegen in der **Wirkungsstärke der verschiedenen Opiate.** Verglichen mit Morphin (übliche subcutane therapeutische Dosis 0,01) ist *Dilaudid* (0,002) 5fach stärker, *Heroin* (0,005) 2fach stärker wirksam. *Eukodal* (0,01) und *Acedicon* (0,01) besitzen die Wirkungsstärke des Morphins; das Wirkungsbild von Acedicon ist indessen mehr codeinartig. Schwächer als Morphin ist *Dicodid* (0,015). In der üblichen therapeutischen Dosis von *Opium concentratum* bzw. Pantopon (0,02), *Laudanon* (0,02), *Narcophin* (0,03) ist die übliche Morphindosis von 0,01 enthalten. Auch *Apomorphin* besitzt in kleinen unteremetischen Dosen von 1—2 mg die narkotische, dagegen nicht die analgetische Wirkung des Morphins.

Schon durch die übliche Dosis wird das *Atmungszentrum* merklich gelähmt. Es wird weniger empfindlich gegen Kohlensäure. Erhöhung der alveolären CO_2-Spannung und Verminderung des Atemvolumens sind die Folge. Bei toxischen Dosen kann CHEYNE-STOKESsches Atmen und zuletzt Atmungsstillstand eintreten, während andere zentrale oder periphere lebenswichtige Funktionen lange Zeit intakt bleiben können. Sie werden geschont durch die gleichzeitige *Lähmung der. Stoffwechselvorgänge*, die nach 0,01 Morphin um 20—25% vermindert sind. Auf diese Weise erklären sich auch die ganz vereinzelten Fälle von Scheintod nach Morphinvergiftung. Ungleich größer ist die Stoffwechselverminderung, sofern *Erregungszustände* durch Opiate zum Verschwinden gebracht werden. In solchen Fällen sind sie die *stärksten Mittel im Dienste der inneren Sauerstoffersparnis*. Die Wirkung dieser Stoffe auf den Sauerstoffhaushalt ist daher im wesentlichen die *Resultante* aus zwei einander entgegengesetzten Vorgängen, nämlich einerseits der zentralen Beruhigung, die zur Sauerstoffersparnis führt, andererseits der Lähmung des Atmungszentrums, die ein Sauerstoffdefizit zur Folge hat.

Daher gibt es Fälle, in denen eine Morphininjektion eine zauberhafte Wirkung entfalten kann, sofern nämlich die zentrale Beruhigung im Vordergrund steht, z. B. in Fällen von *Coronarinfarkt*, gelegentlich bei *Angina pectoris* und *kardialem Lungenödem*, auch z. B. beim Transport von Kranken. Die erzwungene Einsparung von Energie macht es auch

verständlich, daß die alten Ärzte das Opium in Fällen von Hinfälligkeit und Schwäche geradezu als Tonicum bezeichnet haben. Auch schwere Atmungsstörungen, die von der Lunge ausgehen, können gelegentlich in eindrucksvoller Weise gebessert werden. In Fällen von *Lungenödem*, Verlegung der Luftwege infolge von Larynxödem u. a., von *Asthma bronchiale*,
Kyphoskoliose, Emphysem indessen tritt häufig die Lähmung des Atmungszentrums bzw.
der akzessorischen Atmungsmuskulatur in den Vordergrund, so daß höchste Vorsicht,
auch ein genaues Abwägen der möglichen Sauerstofferparnis und des möglichen Sauer-
stoffdefizits geboten ist. Bei Bronchialasthma sind viele Todesfälle beschrieben worden.

Das Atmungszentrum von *Säugling* und *Kleinkind* im ersten Lebensjahr
ist besonders empfindlich gegen Morphin, das man hier deshalb ganz vermeidet;
1—3 mg Morphin oder wenige Tropfen Opiumtinktur können schon toxisch wirken.
Nach anderen Autoren soll 0,02 mg pro Kilogramm als Vorbereitung zur Narkos
verträglich sein, nur nicht bei Säuglingen unter 4 Monaten.

Wird der Mutter während der Geburt die übliche therapeutische Dosis verabreicht,
so kann die tödliche Dosis auf das Kind übergehen. Häufiger werden in solchen Fällen
schwere Atmungsstörungen des Neugeborenen beobachtet, die dauernde Schäden im Bereich
des Zentralnervensystems hinterlassen können. Besonders katastrophal in dieser Hinsicht
wäre Anwendung von Morphin-Scopolamin. Auch nach Anlegen des Säuglings an die
Brust der Mutter, die Morphin erhalten hatte, wurde ein Todesfall beobachtet. Die gesteigerte
Empfindlichkeit hängt anscheinend mit der Thymusdrüse zusammen.

Auch bei der gelegentlich angewandten *intravenösen Injektion* ist wegen der Möglichkeit
einer schlagartigen Lähmung des Atmungszentrums höchste Vorsicht am Platze; die Injektion muß *sehr* langsam in 2—3 Minuten und mehr erfolgen; mit der Geschwindigkeit
einer solchen Injektion zeigt sich die Morphinnarkose; hierbei ist besonders auch die nicht
sehr seltene *Morphiumallergie* in Rechnung zu stellen, tödlicher Ausgang ist beschrieben
worden, vornehmlich durch *Bronchospasmus*.

Mit dem erniedrigten Stoffwechsel und der verminderten Atmung ist eine *Verlangsamung
des Kreislaufs* verknüpft; am Herzen zeigt sich eine mäßige Erweiterung der Coronararterien, doch muß die Anwendung bei Angina pectoris in erster Linie mit innerer Sauerstoffersparnis infolge Dämpfung der Erregungen begründet werden. Weiterhin zeigt sich eine
Hemmung der Diurese.

Besondere praktische Bedeutung besitzt die Nebenwirkung der Opiate auf
den *Magen-Darm.* Die *obstipierende Wirkung* ist im Opium doppelt so stark,
als dem Morphingehalt entsprechen würde.

Von alters her verordnet man bekanntlich Opium, wenn es notwendig ist,
den Darm für einige Tage ruhigzustellen, z. B. bei akuter Darmblutung, bei
Typhus, Peritonitis, nach Darm- und Hämorrhoidenoperationen, auch bei
Blinddarmentzündung, wenn die Operation abgelehnt wird. Im letzteren Falle
pflegt man die alsbald einsetzende Obstipation 6—8 Tage später durch Einlauf
zu beseitigen. Aus dem gleichen Grunde werden bestimmte Opiate auch bei
Diarrhöen angewandt, wo sie als Stopfmittel wirken, z. B. bei Darmtuberkulose.
Cave Magen-Darmparalysen! An dieser Stelle sei auf die Opiumbehandlung
des *drohenden Abortus* hingewiesen.

Dr. med. X. Y., Arzt in Z., ... Str., Nr. ..., 1. X. 43.

Rp. Tinct. Opii simpl. 5,0
    D. ad vitrum patentatum
    S. 3—4mal täglich 5—10 Tropfen.
       Für N. N. in Z., Straße Nr., Unterschrift. — NB. Bei Darmtuberkulose: 10,0.

An der Entstehung der stopfenden Wirkung der Opiate sind verschiedene
Faktoren beteiligt:

Morphin wirkt bei einzelnen Personen *erregend auf das Brechzentrum.* Gleichzeitig aber
führt Morphin zu einer *verschlechterten Entleerung des Magens,* und zwar durch *Krampf*

15*

des Pylorus. Normalerweise verlassen die ersten Speiseportionen schon nach $^1/_4$—$^1/_2$ Stunde den Magen; unter Morphiumeinwirkung kann das bis zu 6 Stunden verzögert werden. In ähnlicher Weise wird auch der Oddische *Sphincter* durch Morphin zur Kontraktion gebracht, so daß gelegentlich *Gallenkoliken* ausgelöst werden. Auch andere *Schließmuskeln*, z. B. des Anus und der Blase, kontrahieren sich unter der Wirkung der Opiate (Blasentenesmus). *Die Peristaltik wird durch Opiate vermindert.* Da gleichzeitig auch weniger Verdauungssekrete und weniger entzündliche Exsudate gebildet werden, so erfolgt eine *Eindickung des Darminhalts.* Zuletzt wird unter Morphin auch der *Stuhldrang* nicht mehr empfunden.

Im *Opium* (als Pulvis Opii mit 10% Mo-Gehalt offizinell) wie in den Mischungen der Gesamtalkaloide ist noch der *Papaveringehalt* zu berücksichtigen, der zwar die Lähmung der Peristaltik verstärkt, den Spasmus am Pylorus und Oddischen Sphincter dagegen antagonistisch beeinflußt. Bei Brechneigung können daher Extractum Opii (Gehalt 20% Mo), Tinctura Opii simplex (Gehalt 1% Mo), Opium concentratum (0,02 g entspricht 0,01 g Mo) u. a. besser vertragen werden. Aus dem gleichen Grunde kann ein Atropin-, besser ein Theophyllinzusatz oder Nitrittherapie angezeigt sein. Viele Praktiker verordnen Morphin nur mit Atropinzusatz, jedoch sind im Experiment, z. B. bei Pferden, Fälle von tödlicher Darmlähmung beschrieben worden (Fröhner). Von den synthetischen Morphinpräparaten scheint *Dilaudid* eine etwas kürzer dauernde *Darmwirkung* zu besitzen.

Bei der akuten **Morphin- bzw. Opiatvergiftung** steht das *Koma* im Vordergrund; typisch ist weiter die *Verengerung der Pupille* und weniger auffällig die der Lidspalte. Die eigentliche *Lebensgefahr indessen geht allein vom Atmungszentrum* aus. Auch die *Kreislaufsymptome*, die nach therapeutischen Morphindosen als Folge der Beruhigung des Zentralnervensystems zu deuten sind, sind nach toxischen Dosen allein als *sekundäre Folge der Atmungslähmung* zu betrachten. 0,1—0,2 g Morphin subcutan oder die doppelte Menge oral kann bereits tödlich wirken, unter Umständen auch kleinere Dosen (s. oben). Die tödlichen Dosen anderer Opiate entsprechen der Wirksamkeit (s. S. 226). Die Gefahr der Atmungslähmung kann durch gleichzeitige Gaben von Barbitursäuren vermehrt werden.

Das sicherste Mittel zur Bekämpfung einer akuten Opiatvergiftung nach möglichster Entfernung des Giftes (s. S. 361) ist daher die zielbewußte, gelegentlich über mehrere Tage durchgeführte *künstliche Atmung* (eventuell *Sauerstoffinsufflation* nach Meltzer, L. Brauer), durch die auch der schwer Vergiftete fast immer gerettet werden kann. Auch die ausgiebige Anwendung von *Weckmitteln* ist angezeigt (s. S. 320). Das früher gebräuchliche Atropin, das von der Praxis nie ganz einheitlich beurteilt wurde, ist damit überflüssig. Da bei leichter Vergifteten das Einschlafen zu einer plötzlichen Verschlechterung der Atmung führt, so sucht man solche Patienten durch Umherführen und mit anderen Mitteln wachzuhalten.

Weitere toxische Nebenwirkungen. Einzelne Personen sind ausgesprochen überempfindlich gegen Opiate; sie bekommen an der Stelle der Injektion *urtikarielle Ausschläge,* ja die Entzündung an früheren Injektionsstellen kann wieder aufflackern. Auch tritt gelegentlich *Juckreiz* auf, gewöhnlich an der Nase beginnend (Cloetta). Betr. Morphinallergie s. o.

Gefährliche Nebenwirkungen, abgesehen von den obigen Erkrankungen der Atemwege werden häufig in Fällen von sek. *Schock* (s. S. 306), *Gehirntrauma, Urämie* beobachtet. Aufregungszustände nach *Kohlenoxyd-* und *Cocain-*Vergiftung dürfen nicht mit Morphin behandelt werden, da Opiate in Zusammenwirken mit Krampfgiften — auch Cardiazol, Coramin, Strychnin — zu einer Steigerung der Krampfwirkung führen. Anwendung von Morphin kann *postoperativen Ileus* zur Folge haben. Bei der Morphinbehandlung der Cholera wurde eine verdoppelte Mortalität beobachtet (Rogers). Von seiten des Herzens wurden auch im Stadium allgemeiner Anoxämie keine ungünstigen Morphinwirkungen beobachtet (Peterson).

Morphinismus und verwandte Suchten. Die Giftsuchten können über die Völker hinwegziehen wie Epidemien. Welche Verheerungen dabei angerichtet werden können, beweist ein Beispiel aus jüngster Zeit. In Ägypten wurde 1930 die Zahl der Heroinsüchtigen auf 500000 geschätzt, bei einer Gesamtbevölkerung von 14 Millionen. Größtenteils handelt es sich dabei um junge Menschen. Durch einschneidende Gesetze ist hier schnell Wandel geschaffen worden (CLARK).

Ein großer Teil der Morphinisten rekrutierte sich aus den Ständen der Ärzte und Apotheker, die einen leichten Zugang zu den Rauschgiften hatten, und denen häufig die Gefahren der Opiumalkaloide und auch die Verwandtschaft der wortgeschützten Spezialitäten mit dem Morphin nicht genügend bekannt waren. Nach heutiger Auffassung tritt ausgesprochene Sucht nur bei psychopathischer Veranlagung auf; indessen kann auch bei Tieren, z. B. Schimpansen, Sucht erzeugt werden. — Morphinisten brauchen keine auffälligen Symptome zu bieten; sogar die bekannte *Miosis* kann fehlen.

Morphinismus als Folge therapeutischer Maßnahmen. *Morphinismus* kann bei Psychopathen entstehen nach einer einzigen Spritze. Wenn auch bei psychisch nicht belasteten Gesunden und Kranken erst nach 30maliger subcutaner Anwendung der therapeutischen Dosis von Morphin und nach 7maliger Anwendung der ärztlich nicht gerechtfertigten subcutanen Anwendung von Heroin häufig Suchten beobachtet wurden, so kann man andererseits nicht dringend genug vor einer so oft wiederholten Anwendung dieser Analgetica warnen. Die Gefahr anderer Opiate, wie Eukodal, Acedicon, Dicodid, Dilaudid, Pantopon, Laudanon, Narkophin, ist genau so groß wie die von Morphium; alle neuen Opiate und Opiatersatzmittel sollten mit Vorsicht verwendet werden. Ganz allgemein lassen sich die erwünschten Morphinwirkungen meistens durch die weniger gefährliche orale und *rectale* Zufuhr herbeiführen.

Gewisse Fälle von Morphinismus sind entstanden durch die vielleicht unumgänglichen ärztlichen Maßnahmen, die durch die Art der Erkrankung oder durch die begleitenden Umstände veranlaßt wurden. Fälle von *Kriegsmorphinismus* werden daher mit Recht als *Dienstbeschädigung* anerkannt. Nicht süchtig bei medikamentöser Behandlung werden Kinder bis zu 12 Jahren; auch bestimmte Geisteskrankheiten (endogene Psychosen und Depressionen) sind bemerkenswerterweise nicht gefährdet.

Abstinenzsymptome. Versucht man, einem Patienten nach Eintritt der Gewöhnung das Morphin zu entziehen, so treten *Abstinenzsymptome* ein. Diese sind nur zum Teil psychischen Ursprungs. Gleichzeitig sind sie Zeichen einer schweren Stoffwechselstörung (Physical dependence).

Nach Schweißausbruch, Gähnen, Tränenfluß zeigen sich Muskelzittern, Gänsehaut, Erweiterung der Pupille; unter Fiebererscheinungen treten Unruhe und Schlaflosigkeit auf; Erbrechen, Durchfall, Gewichtsverlust können das Krankheitsbild komplizieren (HIMMELSBACH). Der Arzt kann gezwungen sein, einem Morphinisten für kurze Zeit Morphin zuzuführen, d. h. die drohenden Symptome mit 0,01—0,02 g Morphin — und unter Umständen auch mit höheren Dosen — zu verhindern bzw. zu bekämpfen.

Toleranz. Bei längerem Andauern des Morphinismus macht sich eine zunehmende *Toleranz* bemerkbar. Der Patient verlangt nach höheren und höheren Dosen. Man hat früher Fälle beschrieben, in denen bis zu 3—4 g Morphin täglich verbraucht wurden. Diese objektive Gewöhnung an hohe Morphindosen kompliziert den subjektiven Morphinismus erheblich. Ist der Morphinist erst einmal zu höheren Dosen übergegangen, so wird sich mehr oder weniger rasch ein Bild entwickeln, das in Deutschland glücklicherweise nicht mehr oft gesehen wird; es kommt nämlich zu einem Verfall der körperlichen und geistigen Kräfte, bis der Süchtige, eine menschliche Ruine, an Kachexie oder interkurrenten Erkrankungen zugrunde geht.

Die **Behandlung des Morphinismus** erfolgt zweckmäßigerweise in geschlossenen Anstalten und kann beim Vorliegen bestimmter Voraussetzungen (Rezeptfälschungen usw.) gerichtlich angeordnet werden. Im allgemeinen werden die

Opiate heute abrupt entzogen, und zwar mit Hilfe des *Dauerschlafes*. Empfohlen wird für diesen Zweck z. B. eine ausgiebige und fortgesetzte Behandlung mit Luminal-Scopolamin-Injektionen nach bestimmtem Schema. Wo eine plötzliche Entziehung bei strengster Prüfung nicht möglich sein sollte, pflegt man unter *Austausch gegen Polamidon* (1 mg P. für je 4 mg Mo) auf immer kleinere Dosen herabzugehen, um anschließend Polamidon rasch zu entziehen. Um dem drohenden Kollaps des Kreislaufs und des Herzens vorzubeugen, pflegt man ausgiebigen Gebrauch von Herz- und Kreislaufmitteln, aber auch von Beruhigungs- und Schlafmitteln zu machen. Durch Abführmittel, Diät und durch Flüssigkeitszufuhr ist für gutes Arbeiten der Exkretionsorgane zu sorgen. Die Kurdauer beträgt mindestens 6 Monate. Den scharfen Bestimmungen des Opium-Gesetzes ist es mit zu verdanken, daß die Dauererfolge einer Entziehungskur sehr viel besser als früher sind.

Um den besonderen Gefahren der Opiate zu begegnen, ist das **Opiumgesetz** (1929) und die damit zusammenhängende *Betäubungsmittel-Verschreibungsverordnung (Btm.-V.-V.)* (1930) geschaffen worden. Alle von der medizinischen Wissenschaft und Praxis geforderten Anwendungsweisen und Mengen der Opiate stehen dem Arzt nach wie vor, auch für den Sprechstundenbedarf, offen. Bezüglich der Opiate ist er nur wenig, bezüglich des Cocains stärker eingeschränkt (s. S. 9). *Buchführungszwang* besteht zwar durchweg für cocainhaltige Verordnungen, nicht dagegen für Opiate, es sei denn, daß der Arzt einmal gezwungen sein sollte, einem Patienten an einem Tage mehr als 2 g Opium oder 0,2 g Morphin zu verschreiben. Allerdings wird auch für sämtliche Opiatrezepte eine besonders gewissenhafte Fassung verlangt, insbesondere eine „ausdrückliche" Gebrauchsanweisung für den Patienten[1]. Betr. Cocain s. S. 238.

In jedem Falle muß als Voraussetzung für das Verschreiben von Opiaten gefordert werden, daß ihre Anwendung vor dem Forum der ärztlichen Wissenschaft und Praxis als „*ärztlich begründet*" gelten kann. Wertvolle Unterlagen geben dem Arzt die von der Ärzteschaft gemeinsam mit dem Reichsgesundheitsamt aufgestellten Richtlinien, die den Arzt zur gewissenhaftesten Prüfung der Frage verpflichten — und zwar unter Aufführung der Indikationen —, ob ein Opiat nach Art, Menge, Anwendungsart und -dauer als „ärztlich begründet" gelten kann. Sie verpflichten den Arzt zu dieser Überlegung, engen ihn aber, wenn er vom pflichtgemäßen Handeln nicht abweicht, in keiner Weise ein, und ebensowenig zwingen sie ihn, einen leidenden Mitmenschen ohne Hilfe und Linderung zu lassen. Selbst bei Opiatsüchtigen kann der Arzt bis zur Einleitung der Entziehungskur das Opiat in der von ihm als notwendig erkannten Dosis unbehelligt verschreiben. (Dtsch. Ärzteblatt **1939**, 171.)

Dr. med. X. Y., Arzt in Z.,.....Str., Nr...   1. IX. 1943.

    Rp. Morph. hydrochl. 0,15
        Aq. Amygd. amar. ad 15,0
        M. D. S. 20 Tropfen mehrmals (bis zu 5×) tgl.
        Für Frau A. B. in Z., ...Str., Nr....   Dr. Y., Arzt.

    Rp. Morph. hydrochl. 2,0.
        (grammata duo)
        Aq. dest. ad 50,0
        Sterilisa!
        M. D. S. 1 ccm zu injizieren, mehrmals (bis zu 10×) tgl. Sicher verschließen!
        Für Herrn C. D. in Z., ...Str., Nr....   Eingetragene Verschreibung
                                                Dr. Y., Arzt.

Codein und **Dionin** (Methyl- und Äthylmorphin) bilden eine besondere Gruppe unter den Phenanthrenalkaloiden. In ihnen ist die euphorische Wirkung von Morphin kaum mehr vorhanden (s. S. 225). Die *analgetische Wirkung* macht

---

[1] Alles Nähere über Verschreiben und Bereithalten von Betäubungsmitteln bei E. Rost: Dtsch. Ärzteblatt **1937** (Sonderdruck im Dtsch. Ges.-Verlag, Berlin).

sich erst in geeigneten Mischpulvern, wie z B. TREUPELschen Tabletten, bemerkbar. Auch Atmungszentrum und Darmtätigkeit werden sehr viel weniger betroffen; sie haben indessen noch *stopfende* Wirkung. Dagegen besitzen sie in ausreichendem Maße eine lähmende Wirkung auf das *Hustenzentrum*. Zwar wirkt auch Morphin auf den Hustenreiz, und zwar in ganz besonders geringer Dosierung (1 bis 2,5 mg per os), d. h. in etwa $^1/_5$ der Codeindosis, indessen zeigt sich nach Morphin schon bei der geringsten, im Tierexperiment auf den Hustenreiz wirksamen Dosis eine *Lähmung des Flimmerepithels* der Atemwege, so daß es zu Sekretstockung kommt. Diese Nebenwirkung fehlt dem Codein (Abb. 48). Codein kann im Gegensatz zu Morphin und anderen Opiaten auch bei Kindern verordnet werden. Codein und Dionin führen nur in übertrieben großen Dosen und bei unberechtigter Dauer zur *Sucht* und können bei der nötigen Vorsicht und Überwachung mit größerer Freiheit ärztlich verordnet werden (s. S. 340). Codein wird zu 80% im Harn ausgeschieden. Tödliche Dosis 3,0—5,0g.

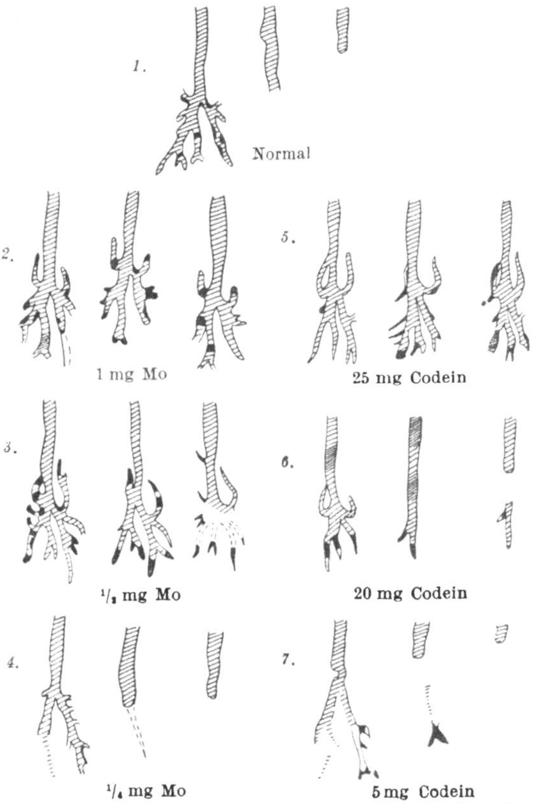

Codeinum phosphoricum wird gegeben in Dosen zu 0,01 bis 0,05 g, bei Kindern nach besonderer Angabe (s. HEUBNER: Arzneiverordnungen). Bei Ausbleiben der Wirkung ist Steigerung erlaubt. Codein führt bei Diabetikern gelegentlich zu auffallender *Verminderung des Harnzuckers.* Bei i.v. Injektion (0,06—0,12 Codein. phosphor.) unterdrückt es den *Schüttelfrost.*

Abb. 48. Durchgezeichnete Röntgenbilder nach Darstellung des Bronchialbaums einer Katze mittels Einblasens eines Röntgenkontrastmittels (nach ERNST). *1.* Kontrolltier. Aufnahme von $^1/_2$ zu $^1/_2$ Stunde. Röntgenkontrastmittel wird durch Flimmertätigkeit nach außen befördert. *2—4.* Morphiumtiere. Nach 1 mg Morphin vollständige Lähmung der Flimmertätigkeit, daher nach $^1/_2$ und 1 Stunde Bronchialbaum röntgenologisch noch darstellbar. Erst bei $^1/_4$ mg ist die Flimmertätigkeit wieder normal. *5—7.* Codeintiere. Nach 25 mg Codein vollständige Lähmung. Nach 15 mg normale Flimmertätigkeit.

Äthylmorphinum hydrochloricum ist etwas stärker wirksam, daher braucht man etwas geringere Dosen (0,01—0,03 g). Dionin wird in der Augenheilkunde als *resorptionsförderndes Mittel* angewandt (s. S. 128).

5. Weitere zentrallähmende Alkaloide.

Scopolamin (= l-Hyoscin) ist ein narkotisch wirkendes Alkaloid, das in einigen Solanaceen neben Atropin vorkommt (s. S. 262). Betroffen wird *nicht das Schmerzzentrum* wie durch die Morphingruppe. Auch bleiben die *sensorischen*

Funktionen weitgehend erhalten, so daß nach kurzer anfänglicher Erregung ein eigentümlicher „Dämmerschlaf" eintritt; dieser ist ausgezeichnet durch Verlust der Selbstkontrolle, indessen bleibt ein gewisser Connex zwischen Arzt und Patient erhalten. Gleichzeitig findet sich eine *Lähmung der motorischen Zentren*, vermutlich im Großhirn. Bei der üblichen Dosis von $^1/_4$—$^1/_2$ mg Scopolaminum hydrobromicum sieht man daher eine auffallende Beruhigung bei maniakalischen Erregungszuständen; doch können auch Delirien auftreten. Gleichzeitig sind auch die *tieferen motorischen Zentren* des Hirnstammes beteiligt. Das Alkaloid wirkt daher auch auf die Symptome der Paralysis agitans und auf den postencephalitischen Tremor; hier wird es gewöhnlich in seiner natürlichen Mischung mit Atropin verwendet (s. S. 262). Das *Atmungszentrum* bleibt demgegenüber nach Scopolamin intakt, wird durch hohe Dosen sogar etwas erregt (LILJESTRAND). Die atropinähnliche Wirkung auf die parasympathischen Nervenendigungen ist S. 262 dargestellt. Scopolamin allein oder in Kombination mit Stoffen der Morphingruppe wird weiter zur *Vorbereitung* und zur *Unterstützung der Narkose* verwandt.

Bei einzelnen Individuen ist die Empfindlichkeit so gesteigert, daß schon das Einträufeln einer $^1/_{10}$%igen Scopolaminlösung ins Auge genügt, um Aufregungssymptome auszulösen. Seltenste Todesfälle unter den Erscheinungen von Somnolenz und Koma sind schon nach 0,5 mg vorgekommen. Andererseits wurde nach der excessiv hohen Dosis von 500 mg noch Erholung beobachtet (LICKINT). Leider kann die Haltbarkeit des Scopolamins in wässeriger Lösung nicht garantiert werden; trübe Lösungen sind *nie* zu verwenden. Doch sind die Zersetzungsprodukte ungiftig. In der SEE-Mischung ist das Scopolamin weitgehend stabilisiert.

SEE - Mischung = *Scophedal*. Die Kombination von Scopolamin mit Opiaten jedweder Art hat gelegentlich zu ernsten, in ihrer Entstehungsweise nicht ganz geklärten Zwischenfällen geführt. Auch der sog. Morphin-Scopolamin-Dämmerschlaf unter der Geburt ist wegen der Gefahren für das Kind (schwere Asphyxie und bleibende Gehirnschädigung in einem hohen Prozentsatz der Fälle) und wegen der gelegentlich auftretenden Delirien und Atmungsstörungen der Mutter aufgegeben worden. Die nach intravenöser Scopolamininjektion besonders deutliche Kreislaufstörung kann durch gleichzeitige Gaben von Ephedrin bzw. Ephetonin weitgehend ausgeglichen werden. Auf Grund dieser Erfahrungen wurde eine Scopolamin-Eucodal-Ephedrin-Mischung = SEE-Mischung in den Handel gebracht. Das Hauptmittel dieser Mischung ist Eucodal, eine Spielart des Morphins, und nicht, wie häufig angenommen wird, das Scopolamin. Die Erfahrung hat gezeigt, daß in dieser Kombination die gefürchteten schweren Kreislauf- und Atemstörungen nicht mehr beobachtet werden. Auch kann die Mischung — sofern sie intravenös verabfolgt wird — wegen der prompt einsetzenden Schläfrigkeit ähnlich wie intravenös verabfolgtes Morphium nach der Wirkung dosiert werden. Als interessante Nebenwirkung beobachtet man starke antiallergische Effekte der Mischung, z. B. in Fällen von Serumkrankheit (s. S. 151).

Auf die tiefer gelegenen motorischen Zentren wirkt auch das **Bulbocapnin,** ein Phenanthrenalkaloid von Corydalis cava. Es löst beim Menschen katalepsieartige Erscheinungen aus. Da Ähnliches nach der Analyse von GIRNDT auch an der großhirnlosen Katze zu beobachten ist, so ist ein subcorticaler Angriffsort anzunehmen. Auch das *Harmin* (Banisterin) aus der Steppenraute (Peganum harmala) wirkt ähnlich. Solche Alkaloide werden gelegentlich verwendet bei motorischen Hirnstammsymptomen (BERINGER).

Cannabinol, das narkotisch wirkende Harz des gewöhnlichen indischen Hanfes (Cannabis sativa var. indica) mit seinem krystallisierten Wirkstoff Cannin entwickelt sich in großen Mengen in dieser weit verbreiteten Faserpflanze. Unrichtig ist die Angabe, daß der gewöhnliche Hanf, d. h. Cannabis sativa, im warmen Klima Harz liefert. Dagegen enthält Cannabis indica auch in unseren Breiten das Rauschgift. Dies wird als *Haschisch* bezeichnet und steht den Bewohnern warmer Länder fast kostenlos zur Verfügung. Der Haschischgenuß hat daher dort eine ungeheure Verbreitung, besonders in der ärmeren Bevölkerung. Es führt zu einem Rauschzustand mit Euphorie und Analgesie und verführerischen Sinnestäuschungen der verschiedensten Art, darunter fast immer Halluzinationen der Bewegung. Ein Experimentator, der an sich selbst Versuche mit Haschisch anstellte, hatte die Vorstellung, daß er fliegen könne. Er stieg auf einen Tisch und versuchte, durch Sprung in die Luft ins Fliegen zu kommen (SCHMIEDEBERG). Man sagt, daß manche Geschichten aus 1001 Nacht im Haschischrausch erlebt wurden.

Ein mäßiger Haschischgenuß soll angeblich keine wesentlichen Gesundheitsschäden zur Folge haben. Bei Mißbrauch indessen tritt rasch — wie bei anderen Rauschgiften — ein körperlicher, geistiger und moralischer Verfall ein. Kriminelle Delikte sind häufig (P. O. WOLFF). In einigen orientalischen Ländern, wie in Ägypten, ist der Anbau heute verboten.

Mescalin, das wirksame Alkaloid von Anhalonium Lewinii, einer mexikanischen Kaktee, führt zu einem Rauschzustand mit eigentümlichen Farbenvisionen (HEFFTER). In Mexiko, jetzt auch in anderen Ländern, ist es ein weit verbreitetes Rauschgift.

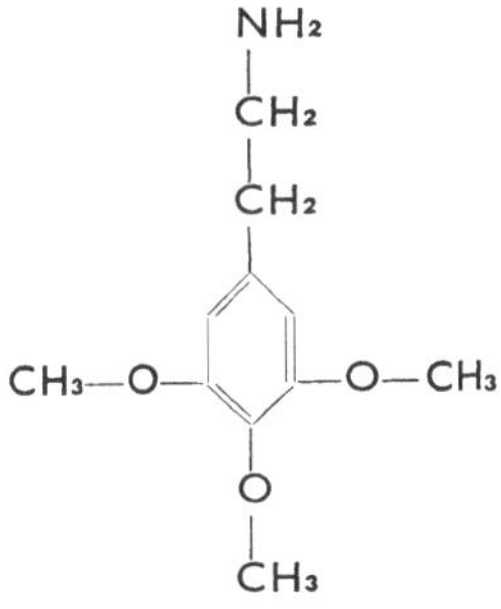

Dolantin, ein Piperidinabkömmling, der von SCHAUMANN in die Therapie eingeführt wurde, ist in seiner Wirkung als Mischung von *morphinartiger Analgesie und atropinartiger Spasmolyse* anzusehen, eine Kombination von Eigenschaften, die bei der Steinkolik u. ä. besonders rationell scheint. Es löst, wie die Opiumalkaloide, das STRAUBsche Schwänzchenphänomen aus und besitzt — mit der KOLLschen Anordnung am Hunde gemessen — etwa $^{1}/_{10}$ der Morphinwirkung (gemäß Mitteilung von KÜLZ). Es wird demgemäß in Dosen von 0,1 g (2 ccm der 5%igen Lösung), gewöhnlich i. m., bei den Morphinindikationen angewandt. Die Wirkung setzt in etwa 15 Minuten ein und hält 5—6 Stunden an. Infolge der atropinähnlichen Wirkung werden Eingeweideschmerzen besser beeinflußt als Schmerzen der Muskulatur oder des Nervengewebes; es wird besonders beim Geburtsschmerz empfohlen, wobei es ohne Einfluß auf die Uterusbewegungen ist. Es besitzt *nicht* die stopfende Wirkung des Morphins; bei i.v. Injektion (Vorsicht!) unterdrückt es den Schüttelfrost.

Toxische Nebenwirkungen bestehen in Trockenheit im Munde, Gefäßerweiterung, Schwindel, Schweißausbruch; ähnlich dem Morphin verursacht es eine Verflachung der Atmung, unter Umständen auch Cyanose; bei Kindern ist diese Nebenwirkung weniger auffallend. In hohen Dosen ist Dolantin ein *Krampfgift*. Tödliche Vergiftungen beim

Menschen sind bisher nicht beschrieben worden; dagegen ist Dolantin wegen Morphin-ähnlicher *Euphorie, Sucht-* und *Abstinenzerscheinungen* (Dolantinismus) den Bestimmungen des Opiumgesetzes und der Btm.-V.-V. unterstellt worden.

Polamidon, von ERHARDT und SCHAUMANN in die Therapie eingeführt, ist ein naher Verwandter von Trasentin und Parpanit; als Analgeticum von etwas stärkerer Wirksamkeit als Morphin (Einzeldosis 2,5—10 mg); es kann subcutan oder intramuskulär (Wirkung in 20—35 Minuten), intravenös (Wirkung in 5 bis 10 Minuten), auch peroral in Tabletten zu 5,0 mg (Wirkung in 30—45 Minuten) angewandt werden. Die Wirkungsdauer beträgt gewöhnlich 3—4 Stunden, in anderen Fällen bis zu 36 Stunden. Es ist bei schwersten Schmerzzuständen anwendbar. Es besitzt in therapeutischer Dosis etwas geringere Atmungswirkung wie Morphin. Es erregt den Parasympathicus (Speichelfluß u. a.) und wird daher gelegentlich mit Atropin verordnet; es fehlt ihm gewöhnlich die euphorische Komponente der Opiate, die bei Schmerzzuständen in der Praxis oft nicht entbehrt werden kann. Häufig treten Übelkeit und Erbrechen, bei Kachektischen und in hoher Dosis auch Somnolenz auf; diese Nebenwirkungen zeigen sich weniger häufig bei Bettruhe — bei früheren Rauschgiftsüchtigen wird Euphorie wie nach Opiaten beschrieben; Polamidon hat als mildes Suchtgift zu gelten; indessen braucht die Dosis nicht gesteigert zu werden und die Abstinenzsymptome sind gering; aus diesem Grunde ist es sogar zu Opiatentziehungskuren empfohlen worden. Allergie wurde beobachtet.

Schrifttum.

Narkose und Verwandtes.

ANSCHÜTZ, W., K. SPECHT u. FR. TIEMANN: Die Avertinnarkose in der Chirurgie. Berlin 1930. — Die Gewöhnung an Gifte. Handbuch der normalen und pathologischen Physiologie, Bd. 13. S. 833. Berlin 1929. — GAUPP: Gefahren der Rauschgifte für das Deutsche Volk. 47. dtsch. Ärztetag Danzig 1928. — GROS, O.: Die Narkose. Handbuch der normalen und pathologischen Physiologie, Bd. 9, S. 413. Berlin 1929. — GUEDEL, A. E.: Inhalation Anesthesia. A Fundamental Guide. 11. Aufl. New York 1947. — HESSE, E.: Die Rausch- und Genußgifte. Stuttgart 1938. — HESSE, FR., L. LENDLE u. R. SCHOEN: Allgemeinnarkose und örtliche Betäubung. 1934. — ISENSCHMID, R. u. a.: Die Wärmeregulation. Handbuch der normalen und pathologischen Physiologie, Bd. 17, S. 3. Berlin 1926. — KEESER, E., E. GROSS u. a.: Toxikologie und Hygiene des Kraftfahrwesens. Berlin 1930. — KOCHMANN, M.: Narkotica der Fettreihe. Handbuch der experimentellen Pharmakologie. Erg.-Werk, Bd. 2, S. 1. Berlin 1936. — MAGNUS, R.: Morphinvergiftung. Vjschr. gerichtl. Med. **46**, 3. Folge (1913). — MEYER, H. H.: Die Narkose und ihre allgemeine Theorie. Handbuch der normalen und pathologischen Physiologie, Bd. 1, S. 531. Berlin 1927. — NICLOUX, M.: Les Anesthésiques généraux. Paris 1908. — POHLISCH, K.: Verbreitung des chronischen Opiatmißbrauchs in Deutschland. Berlin 1931. — POHLISCH, K., u. FR. PANSE: Schlafmittelmißbrauch. Leipzig 1934. — REKO, V. A.: Magische Gifte, 3. Aufl. Stuttgart 1949. — ROST, E.: Das Verschreiben von „Betäubungsmitteln". Reichs-Medizinalkalender 1944. — STRAUB, W.: Über Genußgifte. Naturwiss. **14**, H. 48 (1926).— WEESE, H., R. SCHOEN u. E. K. FREY: Schlafmitteltherapie. Naunyn-Schmiedebergs Arch. **181**, 46 (1936). — WIDMARK, E.: Die theoretischen Grundlagen und die praktische Verwendbarkeit der gerichtlich-medizinischen Alkoholbestimmung. Berlin 1932. — WINTERSTEIN, H.: Die Narkose, 2. Aufl. Berlin 1926. — WOLFF, P. O.: The treatment of Drug addicts. Bull. Health Organisat. League Nat. (Schwz) **12** (1945/46).

II. Peripheres Nervensystem. Lokalanästhesie.

1. Cocain.

Die Geschichte der Lokalanästhesie beginnt mit der Darstellung des natürlichen Cocains durch WÖHLER 1860 und mit seiner Einführung in die Augenheilkunde durch KOLLER 1884. Die erste Anwendung des Cocains in der Chirurgie haben wir SCHLEICH und BIER zu danken. Über das Cocain hinweg entwickelte sich dann die heutige Lokalanästhesie.

Die *Cocablätter* werden gewonnen vom Cocastrauch (Erythroxylon Coca), der in den Anden heimisch ist. „Die göttliche Pflanze der Inkas" liefert das viel gebrauchte Rauschmittel.

Die Blätter, ungefähr 30—40 g, wurden mit Wasser und Kalk geknetet. Durch diesen Handgriff wird das an Tannin und an Pflanzensäuren gebundene Cocain allmählich in Freiheit gesetzt. Die entstandene Paste wurde gekaut (COQUEROS). Als

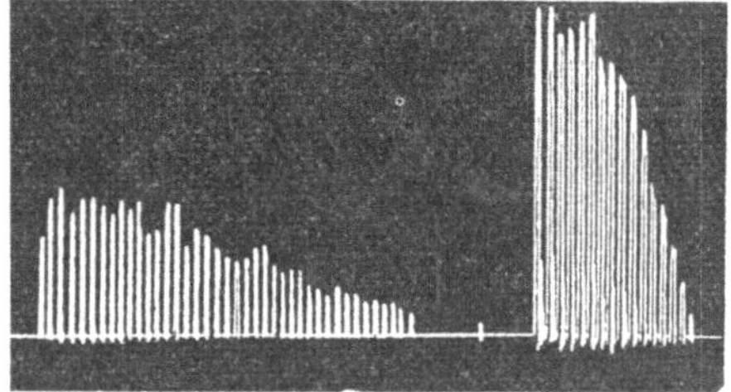

Abb. 49 a. Ermüdungskurve der Beuger des Mittelfingers der Hand nach 42stündigem Fasten. Links elektrische Reizung, rechts willkürliche Arbeit. (Nach POULSSON.)

Motiv wird angegeben, „daß es den Hungrigen sättigt, dem Müden und Erschöpften neue Kraft verleiht und dem Unglücklichen seinen Kummer vergessen macht". Es wird berichtet, daß die körperlich arbeitende Klasse durch den Cocaingenuß zu erheblichen Mehrleistungen befähigt wurde (Abb. 49). Nach P. O. WOLFF ist die Cocainsucht bei den betroffenen Völkern eines der letzten Glieder in der langen Kette der sozialen Mißstände, eingeschlossen Armut, Wohnungselend, unzureichende Ernährung, arme Erziehung, Tuberkulose, Geschlechts - krankheiten und Prostitution.

Cocain wird durch längeres Kochen, besonders schnell in Gegenwart von Säuren, zu Ekgonin, Benzoesäure und Methylalkohol aufgespalten.

Diese leichte Zersetzlichkeit ist besonders störend bei

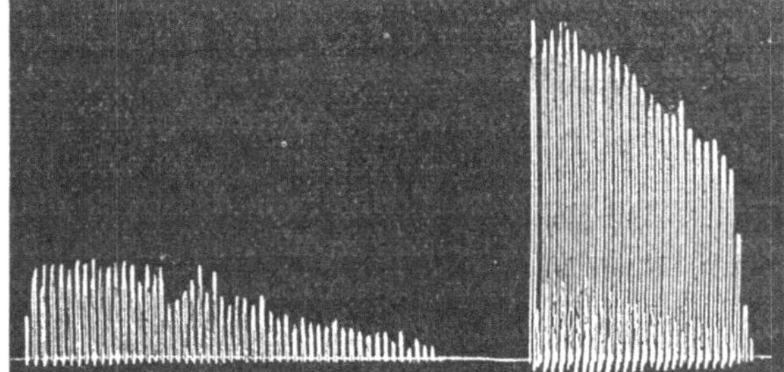

Abb. 49 b. Ermüdungskurve der Beuger des Mittelfingers der Hand bei der gleichen Versuchsperson; Wirkung des Cocains (0,1 g) nach 42stündigem Fasten. Links elektrische Reizung, rechts willkürliche Arbeit. (Nach POULSSON.)

der Sterilisation, die nur unter ganz bestimmten Vorsichtsmaßregeln möglich ist, die bei den Handelspräparaten eingehalten werden. Die bei der Zersetzung entstehenden Produkte sind unschädlich.

Das Ekgonin ist chemisch nahe verwandt mit dem basischen Rest des Atropins, dem sog. Tropin. In der Tat ist in der Natur ein cocainähnlicher Stoff nachgewiesen worden, in dem statt Ekgonin Tropin enthalten ist (Tropacocain).

Cocain als Schleimhautanaestheticum. Cocain in Form von Cocainum hydrochloricum war bis vor kurzer Zeit das wichtigste Mittel zur *Schleimhautanästhesie*. Wirksam ist, wie auch bei allen Cocainersatzmitteln, die Base und nicht das Salz (GROS), so daß es bei leicht alkalischer Reaktion — vorausgesetzt, daß es unzersetzt bleibt — schneller und stärker betäubt. Cocain wirkt durch *Lähmung* der sensiblen Nervenendigungen, und zwar werden zunächst die *Gefäßnerven*, dann die Nerven für Temperatur, *Schmerz*, Berührung, zuletzt die Tiefensensibilität ausgeschaltet. Es besitzt ein rasches Diffusionsvermögen, so daß bereits 5—10 Minuten nach der Anwendung die volle Wirkung vorhanden ist. Wirksam ist die 1—5—20%ige Lösung.

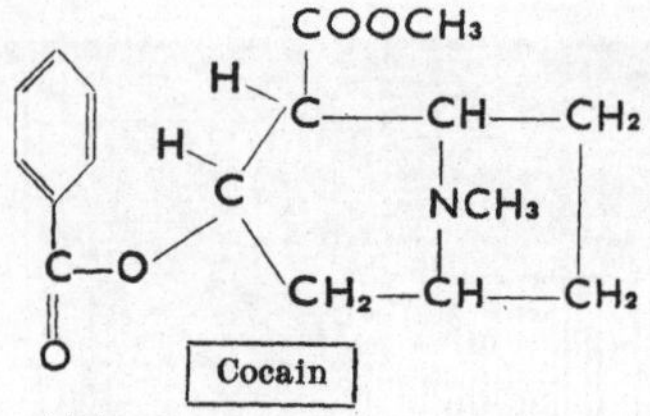

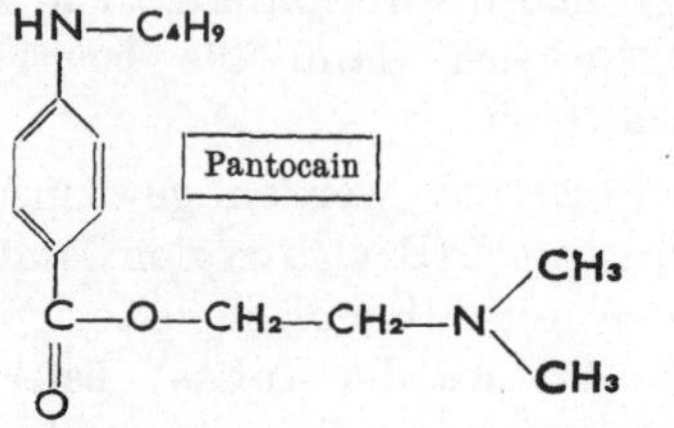

Dabei ist zu bedenken, daß die Maximaldosis von 0,05 g in 0,5 ccm = 10 Tropfen der 10%igen Lösung und in 5 Tropfen der 20%igen Lösung enthalten ist. In besonderen, ärztlich begründeten Fällen, vor allem bei Kehlkopfoperationen, ist die 20%ige Lösung gestattet. In die Hand des Patienten darf nur die 1—2%ige Lösung in Wasser oder Öl und 1—2%ige Salbe mit einem Cocain-Höchstgehalt von 0,1 g gegeben werden.

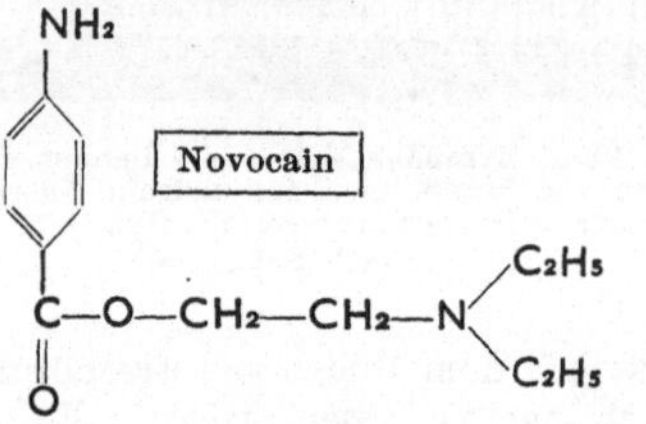

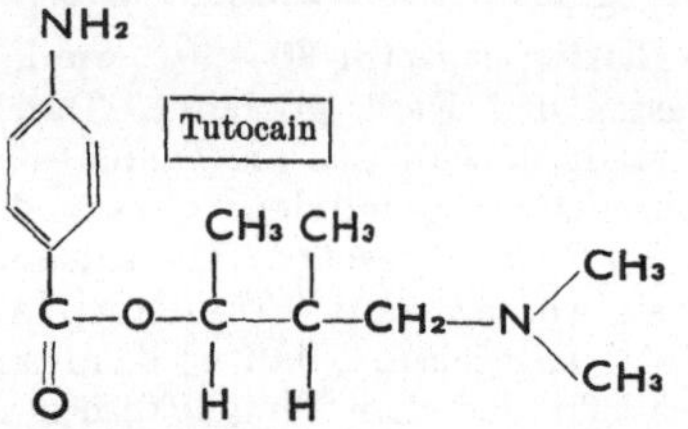

Cocain ist wertvoll in der *Augenheilkunde*. Falls höchste Schmerzhaftigkeit vorliegt, z.B. bei Hornhautverletzungen, ist unter Umständen ausnahmsweise eine 5—10%ige Lösung erforderlich; die Anästhesie dauert dann 15 bis 30 Minuten. Zusatz von 0,5%igem Cocain zu adstringierenden Lösungen, wie Zinksulfatlösung, lindert die unangenehme Reizwirkung. Für alle übrigen Verordnungen, wenn sie nötig werden sollten, muß das Betäubungsmittelgesetz studiert werden.

> Dr. med. X. Y., Arzt in Z.,.....Str.,
> Nr......   1. X. 1943
> **Rp.** Cocaini hydrochlor. 0,05
>   Eucerini 5,0
>   M. f. ung. Da ad ollam
>   S. zum Gebrauch in der Praxis.
>   Eingetragene Verschreibung.
> Für Frau A. B. in Z., ...Str.,
> Nr...   Dr. Y., Arzt.

Rp. Cocaini hydrochlor. 0,5
     Aq. dest. 5,0
     S. Zum Gebrauch bei Eingriffen in der Sprechstunde.
     Eingetragene Verschreibung.

Rp. Cocaini hydrochlor. 0,1
     (Zinc. sulfur. 0,05)
     Aq. dest. ad (10,0 oder) 5,0
     M. D. S. Augentropfen. Mehrmals tgl. 3 Tr. einträufeln.
     Eingetragene Verschreibung.
NB. Formalitäten wie oben.

Weitere örtliche Wirkungen. Die Gefäßwirkung des Cocains ist *adrenalin-artig* und Ausdruck einer allgemeineren Erregung der *sympathischen Nerven-endigungen* (Pupillenerweiterung, Exophthalmus, Akkommodationslähmung bei unbeeinflußtem intraokularem Druck); die Nebenwirkungen des Adrenalins werden durch Cocain und die Nebenwirkungen des Cocains durch Adrenalin gesteigert. Betreffend Synergismus Cocain-Atropin am Auge s. S. 266.

Die Gefäßkontraktion führt zur *lokalen Anämie,* die im Gegensatz zu Adrenalin *ohne Nachblutung* langsam zurückgeht. Damit einher geht eine *Abschwellung der entzündeten Schleimhaut* und z. B. eine Öffnung der verschwollenen Luftwege (s. S. 315).

Die Giftwirkungen des Cocains äußern sich am Ort der Applikation als *Gewebsschädigung.* Auch am Auge wirkt es als Epithelschädling und führt ge-legentlich zu Cocainulcus. Hieran ist auch die Anlähmung des Lidschlußreflexes beteiligt, auch das Reiben am verletzten Auge, das durch die Anästhesie provo-ziert werden kann. Ähnliche Epithelschäden zeigen sich auch nach Pantocain u. a. Die Cocainisten, die gewöhnlich das Gift schnupfen, weisen schließlich Defekte der Nasenschleimhaut, gelegentlich sogar Perforation des Septums auf. Bemerkenswert — im Gegensatz zu Novocain u. a. — ist die Seltenheit aller-gischer Reaktionen.

Allgemeinvergiftung. Nach CLOETTA kann eine ausgesprochene Überempfind-lichkeit gegen Cocain bestehen, so daß schon 1 Tropfen der 5%igen Lösung genügt, um von der Conjunctiva her Symptome wie Schwindel, Müdigkeit u. a. herbeizuführen. Die akute Vergiftung kann gelegentlich weit unterhalb der Maximaldosis von 0,05 g, z. B. nach 20 mg, tödlich verlaufen, besonders bei Anwendung von Cocain in der Gegend der Tonsillen und bei intraurethraler oder gar parenteraler Injektion, was als Kunstfehler zu werten ist.

Die Giftigkeit des Cocains kann in bestimmten Fällen durch Zusatz von Adrenalin erheblich gesteigert werden, auch bei Resorption durch die Schleimhaut. Daher soll man den Adrenalinzusatz so niedrig als möglich halten. Gelangt Cocain zusammen mit Adrenalin ins Blut, so beträgt die Giftigkeitssteigerung im Tierexperiment 400%. Betreffend Giftig-keitssteigerung durch Opiate s. S. 228.

Daher ist die Kenntnis der *Frühsymptome* wichtig. In einzelnen Fällen stehen *vaso-motorische Störungen* im Vordergrund: Flimmern vor den Augen, Blässe, schneller Puls, Ohnmacht u. a. Sie beruhen auf allgemeiner Gefäßkonstriktion, zum Teil auch auf chinidin-artiger Herzwirkung und werden oft durch Hinlegen und Tieflagern des Kopfes, eventuell durch Nitrite, gebessert. Typisch ist die *Mydriasis.* Cocain ist ein *Krampfgift,* das zu einer allmählich zunehmenden zentralen Erregung führt. Atemstörungen, motorische Unruhe, *Cocainrausch* mit Halluzinationen treten auf. Namentlich geben die Patienten häufig an, daß kleine Tiere, Würmer usw. auf ihrer Haut herumkröchen. Auch sexuell betonte Träume sind häufig, so daß der Arzt nicht ohne Zeugen Cocain anwenden sollte. Charakte-ristisch ist auch eine Lähmung des Muskelgefühls (CLOETTA). Gelegentlich ist die Resorption von Cocain so verlangsamt, daß der Patient erst auf dem Nachhauseweg von der Vergiftung überrascht wird.

Im Anfangsstadium kann man die drohende schwere Cocainvergiftung aufhalten durch Anwendung von Schlafmitteln. Affen, die mit *Veronal* vorbehandelt waren, konnten die dreifach tödliche Dosis Cocain vertragen. Stärker als Veronal ist Luminal, besonders parenteral angewandt (s. S. 302). Morphin verschlimmert den Zustand.

Weiterhin sind Nitrite, wie Amylnitrit, wirksam, da alle blutdrucksenkenden Mittel die Krampfneigung vermindern. Sie eignen sich besonders für die Bekämpfung leichter Vergiftungssymptome (2—3 Tropfen aufs Taschentuch zum Einatmen). Auch Einleitung einer Narkose (Äther, Evipan-Natrium) kann notwendig werden.

Wird der tonisch-klonische Krampfzustand durch einen Kollaps beendet, der in nicht so häufigen Fällen auch primär auftreten kann, so sind künstliche Atmung, O_2-Atmung, Analeptica, wie Cardiazol und Coramin, am Platze.

Die Cocainsucht entstand früher gelegentlich durch ein ärztliches Rezept. Häufiger war eine Art von psychischer Ansteckung. Cocain ist ein typisches Geselligkeitsgift und verleitet zu kriminellen Handlungen; dem ist durch die Gesetzgebung in Deutschland ein guter Riegel vorgeschoben worden.

Jede Verordnung von Cocain in Substanz ist verboten. Von Cocainlösungen und -salben sind nur bestimmte Mengen zu bestimmten Zwecken erlaubt. Jeder Arzt ist verpflichtet, ein Cocainbuch zu führen und alle Cocainrezepte als eingetragene Verschreibungen zu bezeichnen. Da Cocainisten und Morphinisten wegen mangelnder Zurechnungsfähigkeit sofort asyliert werden können, so ist infolge dieses Gesetzes schnell ein Wandel eingetreten und viel Unheil vermieden worden.

Manche *Cocainisten* werden schnell unempfindlich gegen die übliche Cocaindosis. Sie steigern dementsprechend die Zufuhr. Es sind Fälle beschrieben worden, die *mehrere Gramm täglich* konsumierten. Die meisten Cocainisten bleiben jedoch bei ihrer gewöhnlichen Dosis. Je höher die Dosen sind, um so schneller bricht der Mensch zusammen an zunehmendem Verfall der körperlichen und seelischen Kräfte. Es stellen sich schwere moralische Defekte ein. Der Betroffene kommt in Kollision mit den Gesetzen. Er geht zugrunde an *allgemeinem Marasmus*, oder er stirbt an *interkurrenten Erkrankungen*, besonders an Lungentuberkulose, sofern er nicht einer Entziehungskur zugeführt wird.

Die *Entziehung* hat keine ernsten Abstinenzsymptome zur Folge. Die bei Morphinisten bei der Entziehungskur nötige Vorsicht ist hier entbehrlich. Der Arzt kann es verantworten, den Cocainisten sofort ohne Cocain zu lassen. In Deutschland hat der Cocainismus so gut wie ganz aufgehört.

2. Weitere örtlich betäubende Stoffe.

Die *Cocain-Ersatzmittel* besitzen den Vorteil der geringeren Zersetzlichkeit, so daß die Sterilisation im Gegensatz zu Cocain einfacher ist. Keins unter ihnen ist suchtbildend. *Pantocain* und *Percain* haben das Cocain auch als Schleimhautanaestheticum verdrängt. Dagegen besitzt keins unter ihnen gefäßkonstriktorische Eigenschaften; alle verlangen Adrenalinzusatz. In dieser Hinsicht ist das Cocain heute noch unerreicht.

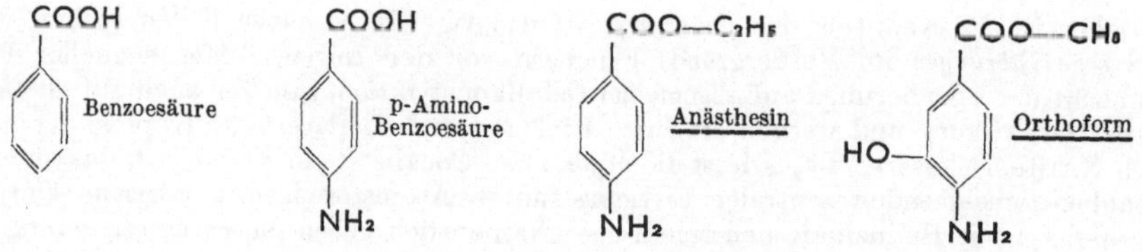

$$COOH \qquad COOH \qquad COO-C_2H_5 \qquad COO-CH_3$$

Benzoesäure   p-Amino-Benzoesäure   Anästhesin   Orthoform

$$NH_2 \qquad NH_2 \qquad HO- \quad NH_2$$

Die Entwicklung dieses Gebietes ist notwendig geworden, da von der Therapie her immer neue Forderungen kamen. Neben der Schleimhautanästhesie wurde die Infiltrations-, die Nervenstamm-, die Lumbal-, Sacral-, Splanchnicusanästhesie entwickelt. Man verlangte schnell und langsam diffundierende, kurz und lang wirkende Lokalanaesthetica. Dadurch hat sich der Kreis solcher Verbindungen immer mehr erweitert. Da diese moderne Entwicklung mit Cocain allein nicht hätte erfolgen können, so spricht man besser nicht von „Cocainersatzmitteln", sondern von „Cocainergänzungsmitteln" (Külz).

Die wasserunlöslichen örtlich betäubenden Stoffe. Die chemische Bearbeitung dieses Gebietes wurde ermöglicht durch die Konstitutionsaufklärung des Cocains. Das nächstliegende war, im Cocainmolekül das komplizierte Ekgonin durch eine einfache alkalische Gruppe, wie NH_2, zu ersetzen und andererseits die freie COOH-Gruppe mit einem Alkoholrest zu verestern. Auf diese Weise gelangt man zur Gruppe des *Orthoforms*. Solche Stoffe werden als freie Basen verwendet, sind schlecht wasserlöslich und haben daher nur ein enges Anwendungsgebiet; sie sind fast ungiftig und reizlos.

Als *anästhesierende Puder*, die man früher bei schmerzhaften Wunden, Brandwunden, Frostschäden u. a. viel benutzt hat, sind sie heute z. B. bei *Schluckbeschwerden* (durch Verätzung, Entzündung usw.) gut zu verwenden (Anästhesinbonbons); bei Laryngitis werden sie eingeblasen (Anästhesin, Sacchari lact. āā 5,0, S. zum Einblasen von ungefähr 1—2 Messerspitzen bei tuberkulöser Laryngitis). Sie lassen sich in Salbe (10%ig) aufnehmen und sind in dieser Form oft ein guter Cocainersatz, z. B. *bei Juckreiz, lokalen Schmerzen* infolge freiliegender Nervenendigungen — nicht dagegen bei unverletzter Haut — oder auch bei *Analfissuren* der kleinen Kinder. Sie besitzen gegenüber dem Cocain den Vorteil der fast völligen Ungiftigkeit und der lang dauernden Wirkung über viele Stunden. Innerlich hat man die Stoffe bei *Gastralgie* und bei Seekrankheit angewandt (0,3—0,5 g). Gelegentlich wird eine Überempfindlichkeit beobachtet, die sich in *akuter Schwellung der Schleimhaut* äußert; auch kann die Regeneration von Wunden verzögert werden. In hohen Dosen sind sie Methämoglobinbildner.

> **Rp.** Anästhesin 0,2
> Solution. Suprarenini 1⁰/₀₀ 0,3
> Olei Cacao 1,0
> M. f. suppos. pro infant.
> D. tal. dos. Nr. X
> S. abends ein Zäpfchen einzuführen.

Die wasserlöslichen Cocainersatzmittel. Den größten Fortschritt auf diesem Gebiet bildet die Einführung von **Novocain** (EINHORN 1905). Die Paraaminobenzoesäure wird wasserlöslich gemacht durch Esterbindung mit Diäthylaminoäthanol $OH \cdot CH_2 \cdot CH_2 \cdot N(C_2H_5)_2$ (Formel s. S. 236). Dieser Stoff erfüllt nahezu alle Forderungen, die zum Ersatz des Cocains nötig waren. Durch ein glückliches Zusammentreffen war zur gleichen Zeit das *Suprarenin* synthetisiert worden, das die gefäßerweiternde Wirkung des Novocains aufhebt (H. BRAUN). Man konnte daher auf die Gefäßkonstriktion des Cocains verzichten. Novocain ist durch keins der neueren Mittel übertroffen worden; es hat den Vorteil der *geringsten Giftigkeit* und gewöhnlich der *völligen Reizlosigkeit* (keine Infiltratbildung, keine Verzögerung der Wundheilung). Nur als *Schleimhautanaestheticum* wird es weniger verwendet, da hohe Konzentrationen erforderlich; hier hat erst die jüngste Vergangenheit mit der Einführung von *Pantocain* und *Percain* Wandel geschaffen.

Das *salzsaure Novocain* ist in wäßriger Lösung nicht unbegrenzt haltbar. Noch zersetzlicher ist das *Suprarenin*. Daher erhält die Lösung einen *Säurezusatz*, wodurch allerdings, wie auch durch das Suprarenin, die örtliche Verträglichkeit beeinträchtigt wird. Oft sind auch kleine Mengen von Natriumbisulfit zur Verhinderung der oxydativen Zersetzung und von *Kochsalz* zur Einstellung der *Isotonie* zweckmäßig oder gar unbedingt notwendig.

In Blut und Gewebe wird Novocain sehr schnell hydrolytisch gespalten, und zwar unter Bildung von p-Aminobenzoesäure (s. S. 21) und Diäthylaminoäthanol; beide Stoffe sind erst in sehr hohen Dosen pharmakologisch aktiv, so daß die eigentliche Novocainwirkung durch diese Spaltprodukte nicht modifiziert wird. Bei Hyperthyreosen tritt schnellere Spaltung ein (HAZARD).

Zur *Infiltrationsanästhesie* ist eine $^1/_2$%ige Lösung üblich. Ermöglicht wurde diese Methode durch die Erfindung von ALEXANDER WOOD, der besondere Hohlnadeln zur subcutanen Injektion einführte (1853). So konnte man eine anästhetische Quaddel setzen, von der aus die weitere Infiltration des umgebenden Gewebes erfolgt. Man kann bis zu 100 ccm dieser Lösung, entsprechend 0,5 g Novocain, anwenden. Dagegen von der 1%igen Lösung nur 40 ccm und von der 2%igen nur 15 ccm, da *konzentriertere Lösungen schneller resorbiert* werden und infolgedessen giftiger sind.

Die Konzentration für die *Nervenstammanästhesie*, z. B. bei Zahnoperationen, beträgt 2—4%. Bei einem tiefer gelegenen Nervenplexus sind 1—2%ige Lösungen üblich.

Solche Blocks werden heute an nahezu allen Nerven, eingeschlossen das autonome Nervensystem, durchgeführt. Setzt man bei peripheren Zirkulationsstörungen, z. B. in Fällen von RAYNAUDscher Erkrankung oder von Sklerodermie einen *peripheren Nervenblock*, z. B. durch Injektion von Novocain in den Nervus ulnaris, so erfolgt starke Gefäßerweiterung und Anstieg der Hauttemperatur, sofern keine Verlegung der Gefäße vorhanden war. Hierher gehört auch der *subarachnoidale Block* der hinteren Rückenmarkswurzeln, der z. B. bei unerträglichen Carcinomschmerzen im entsprechenden Segment mit Hilfe von Alkoholinjektionen durchgeführt wird (s. S. 129).

Die *tiefe Lumbalanästhesie* durch Injektion von 5—8 ccm einer 1%igen Novocainlösung in den caudalen Teil des Duralsacks ist ziemlich ungefährlich, obwohl als Zeichen der lokalen Reizwirkung sowie der Blockade wichtiger Nerven, gelegentlich Kopfschmerz, Übelkeit, Erbrechen und Blutdrucksenkung auftreten. Die *hohe Lumbalanästhesie* dagegen ist durch ziemlich hohe Mortalität belastet, da das Lokalanästheticum zu den lebenswichtigen Zentren der Medulla oblongata hinauf diffundieren kann; in einem solchen Falle haben wir das Lokalanaestheticum in der Cerebrospinalflüssigkeit nachgewiesen, die durch Suboccipitalpunktion gewonnen war. Die Injektion darf nur unterhalb des ersten Lumbalwirbels erfolgen, um die Medulla spinalis nicht zu verletzen. Hier ist auch die KIRSCHNERsche Percainplombe bekanntgeworden. Die Herstellung von Lösungen für eine Spinalanästhesie hat mit ganz besonderer Sorgfalt zu erfolgen, da eine *lokale entzündungserregende Wirkung* verheerende Folgen für das unmittelbar betroffene, hochempfindliche Rückenmark haben muß. Man greift daher zweckmäßigerweise zu den für diese Zwecke bereitgehaltenen Handelspackungen, z. B. von Pantocain (s. S. 244).

Bei jeder *Lumbalanästhesie* tritt Vasomotorenlähmung ein entsprechend der besonderen Empfindlichkeit der Gefäßnerven gegen Lokalanaesthetica (s. S. 236); davon werden besonders die unteren Extremitäten sowie das Splanchnicusgebiet betroffen. Die Folge davon sind Rötung und Temperaturerhöhung der Extremitäten, Verminderung des venösen Rückstroms zum Herzen und Blutdrucksenkung bis zum ausgesprochenen Gefäßkollaps, besonders beim Aufrichten des Patienten. Diese Kreislaufveränderungen können verhindert werden durch subcutane Injektion von 0,1 g Ephedrin oder 0,02 g Veritol i.m. $^1/_2$ Stunde vor der Lumbalanästhesie; unter Umständen muß nachdosiert werden (Abb. 50).

Bei der Lumbalanästhesie tritt auch eine Lähmung weiterer sympathischer Bahnen auf, so daß Vagussymptome, z. B. am Darm, beobachtet werden. Die erhöhte Darmtätigkeit kann bei Laparotomien von Vorteil sein. Auffällige Wirkungen finden sich bei Megacolon.

Die Sicherheit der Lumbalanaesthesie hängt ab von der Lagerung des Patienten, der Gesamtmenge an Lokalanästheticum, der Flüssigkeitsmenge, auch von der Geschwindigkeit der Injektion. Die Dauer beträgt nach Novocain etwa 1 Stunde, nach Pantocain und Percain etwa 2—3 Stunden.

In vielen Fällen ist eine *Sacralanästhesie* (bis zu 100 ccm einer 1%igen Novocainlösung in den Hiatus sacralis) zweckmäßig, um das kleine Becken und die unteren Extremitäten unempfindlich zu machen (Reithosenanästhesie). Die mögliche zentrale Schädigung durch unmittelbaren Kontakt der Novocain-

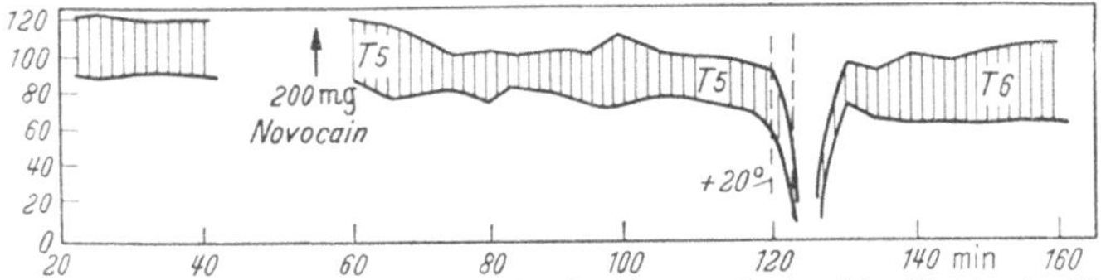

Abb. 50. Wirkung der Lumbalanästhesie mit nachfolgendem Lagewechsel auf den Blutdruck. (Nach Versuchen auf dem Kippbett.) Normale Versuchsperson unter Novocain-Lumbalanästhesie. In horizontaler Lage zeigte der Patient eine Senkung des mittleren Blutdrucks von 106 auf 90 mm. Wurde er in senkrechte Lage gekippt, so trat Ohnmacht ein, wahrscheinlich durch Absacken des Blutes in die tonuslosen Gefäße der unteren Körperhälfte. (Nach SMITH und Mitarbeiter 1939 aus GOODMAN und GILMAN 1947.)

lösung mit dem Rückenmark und durch das Hochsteigen der Lösung im Rückenmarkkanal wird bei einer solchen *Epiduralanästhesie* vermieden. Zuletzt wird Novocain auch zur *Entspannung der quergestreiften und glatten Muskulatur* sowie zur *Blockade des Sympathicus und der sympathischen Ganglien bei Gefäßspasmen* (s. S. 249) verwendet (Abb. 51).

Suprareninzusatz. In allen Fällen werden einige Tropfen Suprarenin zugesetzt; seine Konzentration in der fertigen Lösung schwankt von 1:20000 bis 1:500000, doch sollte die Suprareninmenge in der *gesamten* zur Anwendung gelangenden Novocain-Suprareninlösung die Maximaldosis von 0,001 (1 mg) = 1 ccm der Handelslösung 1:1000 unter keinen Umständen übersteigen, d. h. daß z. B. bei einer Konzentration von 1:20000 höchstens 20 ccm der Novocainlösung, gleichgültig welcher Konzentration, gespritzt werden dürfen. Die Gesamtmenge der Lösung muß von vornherein annähernd bestimmt sein und es darf nicht wahllos weitergespritzt werden, wenn diese Gesamtmenge nicht ausreicht. Der *übliche Zusatz* beträgt 0,2 ccm Suprarenin 1:1000 auf 100 ccm Novocainlösung, gleich-

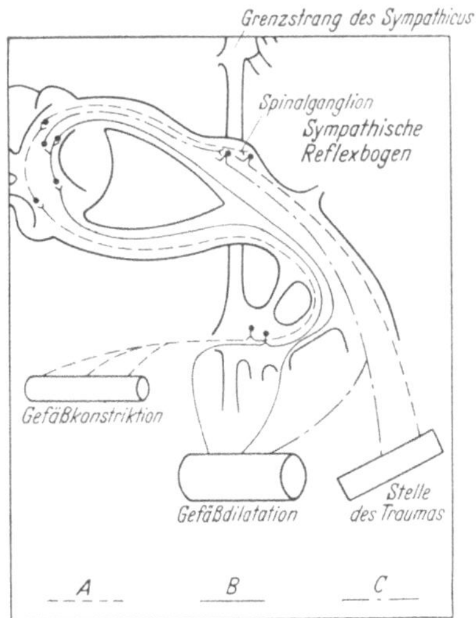

Abb. 51. Segmentale sympathische Reflexbogen, welche den Tonus der Gefäße beherrschen und durch Blockade der sympathischen Ganglien bzw. des Grenzstrangs ausgeschaltet werden. *A* Gefäßkonstriktion durch efferente Sympathicusfasern; *B* Reflektorische Gefäßerweiterung als Rückenmarkreflex; *C* Gefäßerweiterung als Axonreflex. Vorherrschend sind Gefäßspasmen. (Nach F. L. FAUST 1949.)

gültig welcher Konzentration, oder umgerechnet *1 Tropfen auf 20 ccm.* Eine zweckmäßige Form sind die Novocain-Suprarenintabletten oder die entsprechenden Ampullen des Handels.

Die Sterilisation der Tablettenlösung geschieht so, daß man die benötigte Anzahl in einem sterilen Reagensglas mit einigen Kubikzentimetern steriler Kochsalzlösung über der Spiritusflamme auflöst und kurz aufkochen läßt, dann die Lösung zu der vorbereiteten Menge von steriler Kochsalzlösung hinzugießt (HÄRTEL). Leider sind die Tabletten des Handels nicht über längere Zeit haltbar.

Durch den Adrenalinzusatz läßt sich das Novocain an Ort und Stelle festhalten und wird dadurch *wirksamer.* Es geht gleichzeitig weniger rasch in den Kreislauf über, das Novocain wird daher *ungiftiger*. Auch die durch das Suprarenin entstehende *Anämie* ist häufig erwünscht.

Man hat auch andere Verfahren ermittelt, durch die die Wirksamkeit der lokalbetäubenden Stoffe erhöht wird. SCHLEICH arbeitete mit großen Flüssigkeitsmengen, durch die eine Spannung des Gewebes und daher eine verminderte Blutzirkulation geschaffen wurde. Dieses Verfahren wirkte also ähnlich wie die Adrenalininjektion. Auch Zusatz von Kaliumsulfat verbessert die Novocainwirkung.

Nachteile des Suprarenin-Zusatzes. Der Zusatz des Suprarenins hat nicht nur Vorteile. Novocain-Adrenalin führt gelegentlich zu einer *lokalen Gewebsschädigung*. Davon werden besonders die kleinen Endglieder, Narbengewebe und die mit den Knochen verwachsenen Gewebe betroffen. Besonders soll eine Umspritzung der Finger bei Hypertension, Endarteriitis und bei anderen lokalen Gefäßveränderungen gefährlich sein. Die nekrotisierende Wirkung wird nicht nur durch den Adrenalinzusatz, sondern auch durch die saure Reaktion der Handelslösungen beträchtlich verstärkt.

Man muß weiter mit der Gefahr der *Nachblutung* rechnen, da anschließend an die Konstriktion eine Gefäßerweiterung eintritt. Der Zusatz ist auch überall dort unangebracht, wo durch *Adrenalin keine Gefäßverengung* gesetzt wird, wie häufig im entzündeten Gewebe. Unter diesen Umständen tritt weder eine Verstärkung der Novocainanästhesie noch eine Entgiftung des Novocains ein. Vielmehr muß man mit einer Giftigkeitssteigerung rechnen, wenn immer ein rascher Übergang der beiden Stoffe in den Kreislauf möglich ist, besonders aber bei zufälligem Einstechen in eine Vene, was auch geübten Spezialisten nicht selten passiert.

Besonders gefährlich sind nicht sachgemäß verordnete Rezepte, auf Grund deren der Apotheker — anstatt die Suprareninlösung tropfenweise zuzusetzen — das Novocain u. a. in Suprareninlösung 1:1000 auflöste. Die durch unzulässige Verordnung von lokalanästhetischen Mitteln, insbesondere durch zu hohen Adrenalinzusatz entstandenen tödlichen Zwischenfälle haben das damalige Reichsgesundheitsamt veranlaßt, in allen medizinischen Wochenschriften genaue Rezeptvorschriften zu publizieren, ein bisher einmaliges Ereignis.

Rp. Novocain. hydrochlor. 0,1
    Aq. dest. sterilis. (oder Solut. Natr.chlorat
      physiolog. sterilis.) 20,0
    Adde
    Solut. Suprarenin. hydrochlor. (1:1000)
    .... gtts. II
    D.S. $^1/_2$%ige Novocainlösung mit Suprareninzusatz
    NB. Ausdrückliches Rezeptmuster des R.G.A.

Rp. Pantocain. hydrochlor.. 0,05
    Aq. dest............. 10,0
    Solution. Suprarenini (1:1000)
    .... gtt X
    S. $^1/_2$%ige Pantocainlösung mit Suprareninzusatz. Für den Normalfall (Bronchographie) 5 ccm mit Tupfer zu verwenden. (Nach STUTZ.)

Empfindliche Personen, die das Novocain selbst gut vertragen, können sogar bei dem üblichen Suprareninzusatz, z. B. bei der Mandibularanästhesie, von leichten Adrenalinwirkungen betroffen werden: Herzklopfen, Gefäßstörungen; die Behandlung besteht in der Darreichung von Nitriten, besonders von Amylnitrit; auch Ohnmachten treten gelegentlich auf (Tieflagerung des Kopfes). Noch gefährdeter sind *Basedow-* und *Herzkranke,* bei denen auf Injektion der üblichen 2 ccm der 2%igen Novocain-Suprareninlösung der schwere toxische Adrenalinschock auftreten kann, so daß man zweckmäßigerweise das Suprarenin ganz fortläßt. Auch bei Sympathicusblockade sowie für jede i.v. Novocainanwendung wird Adrenalinzusatz allgemein abgelehnt.

Allgemeinwirkungen des Novocains. Die Wirkung der Lokalanästhesie ist nicht damit erschöpft, daß sie zu einer örtlichen Blockade der Nervenbahnen führt; die *Abdichtung der Zellmembranen,* die als Ursache der Lokalanästhesie angesehen werden muß, läßt sich vielmehr bereits in Konzentrationen nachweisen, die keine örtlich betäubende Wirkung haben. Daraus ergibt sich, wie FLECKENSTEIN gezeigt hat, der paradoxe Befund der *Wiederherstellung der Nervenleitung in einem durch Depolarisation blockierten Nerven.* Dieser Calcium-ähnliche Effekt hat weiter zur Folge, daß neben der Lokalanästhesie eine Reihe sonst unverständlicher Nebenwirkungen auftreten wie *Antagonismus* gegen *Kontrakturgifte* wie Coffein, Acetylcholin, Nicotin, Veratrin u. a., Verminderung der Capillarbrüchigkeit, *Verhinderung des Vorhofflimmerns* bei faradischer Reizung des Vorhofs, *Verhinderung des Kammerflimmerns,* z. B. bei Chloroformnarkose (s. S. 175). Novocain besitzt weiter eine nicht unbeträchtliche *zentralanalgetische* Wirkung. Die hierbei verwendeten Dosen (immer ohne Adrenalinzusatz!) liegen zwischen 30 und 100 mg bei langsamer i.v. Injektion; indessen sollte man bei der ersten Injektion 15 mg nur im Notfall überschreiten.

Bei noch höheren Dosen zeigt sich eine prompte *Aufhebung des* BEZOLD-JARISCH-*Effektes* durch Lokalanaesthetica (FLECKENSTEIN) sowie eine ähnliche Wirkung an den Sinus caroticus-Reflexen (HEYMANS).

Am quergestreiften Muskel und an anderen cholinergischen Gebilden (s. S. 259) zeigt sich eine *Curare-artige Wirkung,* sichtbar gemacht an der Enthirnungsstarre der Katze und früher beim Menschen ausgenutzt zur Behandlung des Wundstarrkrampfes und von PARKINSON-Symptomen. Novocain ist wie Curare ein Antagonist von Prostigmin. An der glatten Muskulatur zeigt sich eine *spasmolytische Wirkung,* z. B. am Morphin-Spasmus der Bronchien und bei *Gefäßkrämpfen.* Zuletzt ist durch Infusion hoher Novocaindosen *allgemeine Gefühllosigkeit* erzeugt worden, beim Menschen ausgenutzt z. B. zur Erleichterung des Verbandwechsels sowie bei Schmerzen unter der Geburt (0,5—1,0 g Novocain als 0,1%ige Infusion innerhalb 1 Stunde zugeführt).

Neuerdings wird angegeben, daß hohe Dosen, z. B. 1 g Novocain in 500 ccm physiologischer Kochsalzlösung über 2 Stunden intravenös infundiert zur Behandlung der *Serumkrankheit* und verwandter allergischer Zustände verwendet werden können, mit gelegentlich dramatischer Besserung. Bei höheren Infusionsgeschwindigkeiten tritt Hautrötung, Benommenheit und allgemeine Gefühllosigkeit auf. Gegen eine Novocainüberempfindlichkeit wird das Bereitstellen von intravenös injizierbaren Schlafmitteln wie Amytal (oder Evipan-Natrium) empfohlen (STATE und WANGENSTEEN).

Diese vielseitigen Allgemeinwirkungen von Novocain machen es verständlich, daß es in zunehmendem Maße bei der Behandlung innerer Erkrankungen Verwendung findet, insbesonders auch bei Migräne.

Giftwirkungen des Novocains. Unter diesen Umständen ist Novocain ähnlich dem Cocain ein *Krampfgift.* Nach 3 ccm einer 1%igen Lösung, die zufällig in die Vene injiziert wurden, traten schwere *Konvulsionen* auf. Doch liegen zentralerregende und lähmende Wirkungen nahe beieinander. Berücksichtigen muß man weiter seine *Herzwirkung;* aus diesem Grunde ist die Warnung vor zu rascher Injektion zu beherzigen. Auch verursacht es gelegentlich eine harmlose *Nierenschädigung.*

Allgemein toxische Novocainwirkungen, die trotz der außerordentlichen Verbreitung der Lokalanästhesie nur äußerst selten beobachtet werden, finden sich dann bei sehr jungen und sehr alten Patienten, bei allgemeiner Labilität und bei Anämie. Bei öfterem Hantieren mit Novocain kann sich eine unangenehme lokale Überempfindlichkeit entwickeln: *Novocaindermatitis*. Am Auge wird häufig Überempfindlichkeit beobachtet (SCHNAUDIGEL).

Eine *Maximaldosis* für Novocain ist in Deutschland nicht festgelegt. Die schweizerische Pharmacopoe (1937) führt Maximaldosen von 0,2 g! (E.M.D.) und 0,6! (T.M.D.) an; in den USA. wird geraten, bei der Infiltrationsanästhesie eine Gesamtdosis von 0,43 g nicht zu übersteigen; solche Dosen sind aber bei der Lumbalanästhesie, bei Injektionen am Kopf und Hals oder bei Injektion in stark durchblutetes Gewebe (Urethra) nicht erlaubt. Andererseits sind für bestimmte Anwendungsweisen sehr viel höhere Dosen verwendet worden, deren Giftwirkung indessen sich zwar bei i.v. Infusion, nicht hingegen bei Injektion in das Gewebe steuern läßt.

Die *Behandlung einer Novocainvergiftung* erfolgt heute durch i.v. Injektion von schnell wirkenden Barbitursäuren wie Evipannatrium, Pentothalnatrium, Amytalnatrium. Im Tierexperiment eindrucksvoll ist die antikonvulsive Wirkung der Purinkörper (s. S. 326), die sich für die Prophylaxe von Novocainzwischenfällen verwenden lassen. Bei Lähmungszuständen ist O_2-Beatmung, im Notfall ein Analepticum angezeigt (s. S. 322). — Wird das Vergiftungsbild durch die Adrenalinwirkung beherrscht, so wirken Nitrite antagonistisch (s. S. 312). Solche Gegenmittel sollten bei jeder Novocainanwendung bereitgestellt werden.

Neuere Lokalanaesthetica. Eine ungeheure Arbeit ist bei der Synthese neuer Lokalanaesthetica geleistet worden. Das eine oder andere der Geschwister des Novocains hat sich zeitweise eines großen Ansehens erfreut, und die Erfahrungen, die damit gemacht wurden, sind der Lokalanästhesie als solcher zugute gekommen. Daher soll man die wissenschaftlichen Leistungen bei der Synthese von *Alypin, Stovain, Tropacocain, Tutocain, Psicain* u. a. nicht unterschätzen. Im allgemeinen ist ihre therapeutische Breite aber geringer als die von Novocain.

Von größter praktischer Bedeutung dagegen sind *Pantocain* und *Percain* als *Oberflächenanaesthetica*; das letztere auch als Zusatz zum Novocain zur Verlängerung der Anästhesie. Eine beschränkte Bedeutung, besonders in der Augenheilkunde, besitzt auch das *Psicain* „*Neu*" (d-Benzoylpseudotropincarbonsäurepropylester) als Chlorhydrat. Ihm wird nachgerühmt, daß es kein Epithelschädling ist wie die übrigen Schleimhautanaesthetica.

Von jedem Arzt, der die Lokalanästhesie anwendet, müssen die nötigen Kenntnisse über die Eigenschaften des angewandten Lokalanaestheticums, seine richtige Dosierung und über den notwendigen Zusatz von Adrenalin verlangt werden. Die Rechtsprechung hat diese eigentlich selbstverständliche Forderung verschiedentlich zum Ausdruck gebracht. Wohin sollte es auch führen, wenn Ärzte Gifte, wie es die Lokalanaesthetica nun einmal sind, in den Körper des Kranken einführen, ohne über ihre Wirksamkeit und die Gefahren, die damit verbunden sind, im klaren zu sein!

Die Giftigkeit aller Lokalanaesthetica ist groß; daher müssen die notwendigen Vorsichtsmaßnahmen gewissenhaft beachtet werden wie: jedesmalige Kontrolle der Beschriftung der Handelspackungen! Langsame Injektion und von Zeit zu Zeit Aspiration, um i.v. Injektion zu vermeiden! Die schwächst mögliche Konzentration wählen! Mit wenig Suprarenin versetzen oder darauf verzichten! Injektion sofort beim Auftreten von Gifterscheinungen abbrechen! Kopf tief lagern! Bei Krampferscheinungen Evipannatrium oder andere Barbitursäuren i.v. injizieren! Sauerstoff zuführen!

Pantocain ist ein praktisch wichtiges Benzoesäurederivat aus der Novocainreihe (Formel s. S. 236), das als *Oberflächenanaestheticum* 10mal wirksamer ist als Cocain und das daher in der Laryngologie in 0,5—1%iger Lösung verwendet wird. Das Abschwellen der Schleimhaut ist zwar nach Cocain besser, dagegen soll die Schleimhaut nach Pantocain nicht so austrocknen wie nach Cocain. Es wird zur Urethralanästhesie in 0,1—0,2%iger Lösung angewendet, hat das Cocain auch aus der Augenpraxis, — obwohl es ebenfalls ein Epithelschädling ist —, weitgehend verdrängt, wo es gewöhnlich in 0,5%iger Lösung, aber auch in höherer Konzentration bis zu 1%iger Lösung angewendet wird.

Es eignet sich besonders gut zur Schleimhautanästhesie in der Kinderpraxis, wo Cocain zu gefährlich ist. Bei der Infiltrationsanästhesie und Leitungsanästhesie hat es im Vergleich zu Novocain nur Nachteile. Es ist dabei zu berücksichtigen, daß Pantocain sehr viel giftiger ist als Novocain und zur Injektion höchstens in $1\,^0/_{00}$iger Lösung zu verwenden ist. Pantocain ist, in Form von Trockensubstanzampullen (10 mg Pantocain) in 2 ccm Liquor zu lösen, zur Lumbalanästhesie geeignet.

Andererseits ist auch seine *Giftwirkung beim Menschen* $2^1/_2$—3mal stärker als die des Cocains. Es besitzt eine sehr starke chinidinartige Herzwirkung. Suprareninzusatz ist erforderlich (s. S. 241). Bei der obigen Dosierung ist die therapeutische Breite etwas größer als die des Cocains. Trotzdem ist bei höher konzentrierten, also 1—2%igen, Lösungen, wie bei der entsprechenden 10- bis 20%igen Cocainlösung eine tropfenweise Dosierung nötig. Die Maximaldosis von 0,02 g ist in 20 Tropfen der 2%igen Pantocainlösung enthalten. Der Tod erfolgt nach Krämpfen unter Kreislaufkollaps. Die wichtigste Maßnahme bei ernsteren Vergiftungssymptomen ist O_2-Beatmung; das Beatmungsgerät muß bereitstehen; daneben sind die Gegenmittel des Novocains (s. S. 242) am Platze.

Zur Sicherheit sind höher konzentrierte, nur für Schleimhautanästhesie brauchbare Lösungen des Handels mit Methylenblau angefärbt, um zu verhindern, daß sie ins Gewebe eingespritzt werden. Diese einfache Vorsichtsmaßnahme ist auch für höher konzentrierte Cocainlösungen empfohlen worden und sehr zu begrüßen, da beim Verwechseln von Cocain- und Pantocain- mit Novocainlösungen Todesfälle beinahe unvermeidlich sind.

Die Häufung von Todesfällen nach Pantocain beruht zum Teil auf einer irreführenden Darstellung seiner Giftwirkungen in der Literatur, woraus der Arzt oft gefolgert hat, daß es ebenso harmlos wäre wie Novocain. Sie hängt weiter damit zusammen, daß unter Supponierung der gleichen Giftwirkung fahrlässigerweise vom Arzt (oder der Krankenschwester) die übliche Novocainkonzentration auf das Pantocain übertragen wird. Auch werden an sich vielleicht zulässige Konzentrationen an Stellen verwendet, wo eine besonders rasche Resorption zu erwarten ist, wie z. B. bei Einführung in das Rectum oder in die Blase und Urethra oder bei Einspritzung in die Bronchien. Durch Einführung der Maximaldosis von 0,02 g wird viel Unglück verhindert werden. Einzelne Menschen reagieren auf Pantocain mit auffallend starkem Schnupfen, der etwa 24 Stunden anhält, so daß der Arzt unter Umständen zum Cocain zurückkehren muß. Rezept s. S. 242.

Percain gehört einer chemisch völlig anderen Gruppe an. Es ist ein Chinolinderivat, und zwar ein Verwandter des Chinins, das ebenfalls lokalanästhetisch wirkt, infolge seiner Reizwirkung aber nur wenig verwandt wird. Percain ist als Oberflächenanaestheticum ebenfalls 10mal wirksamer und nur 5mal giftiger als Cocain, entspricht daher dem Pantocain. Bei der Injektion ist es 10mal wirksamer als Novocain, aber 15—30mal giftiger. Es besitzt dabei eine lang anhaltende Wirkung über 3—6 Stunden, so daß es nur in kleinen Dosen, stets in promilliger Lösung, zur Verlängerung der Novocainanästhesie benutzt werden kann. Wegen der langsamen Entgiftung ist die Gefahr der Intoxikation bei alleiniger Verwendung von Percain besonders dringend. Die Höchstmenge beim Menschen ist 0,01 g, entsprechend 20 ccm einer Lösung 1 : 2000. Ein Todesfall hat sich nach 0,13 g Percain ohne Suprareninzusatz ereignet. Nach subcutaner Injektion sind häufiger *Nekrosen* beobachtet worden.

Mittel gegen Juckreiz. Ihre Zahl ist Legion, woraus sich ergibt, daß jedes einzelne Mittel seine Vorteile und Nachteile, auch seine bestimmten Anwendungsgebiete hat. Jucklindernd wirken neben *Schleimstoffen* (s. S. 116) organische *Säuren* wie *Citronensäure* in 2%iger alkoholischer Lösung, *Essigsäure* (1 Liter Essig auf ein Vollbad) sowie *Alkalien* (Betupfen mit Na-Bicarbonat in 1—5%iger, heißer Lösung, statt dessen auch Borax in 0,5—3%iger

Lösung, in beiden Fällen anschließend Pudern mit Talcum). Für Anwendung in Bädern wird eine Tasse $NaHCO_3$ und 3 Tassen Haferschleim auf ein Bad empfohlen. Weitere Mittel dieser Gruppe sind *Teer* (s. S. 519), *Phenol* (s. S. 520), *Menthol* (s. S. 527), *Tannin* (s. S. 445), *Methylenblau* (s. S. 411) und *Hg-Salben* (s. S. 513).

Häufig tritt Juckreiz als allergische Reaktion auf und muß durch Ausschaltung der Materia peccans behandelt werden. Daneben kann Juckreiz Symptom einer Stoffwechselkrankheit (Diabetes, Ikterus) sein. Besonders für diese letzteren Fälle ist Bedarf an allgemein wirkenden Stoffen vorhanden; dazu gehören *gefäßerweiternde Stoffe: Sympatholytica* (s. S. 318), *Nitrite* (s. S. 298), daneben *Bromide* (s. S. 187) und *Natriumthiosulfat* (s. S. 440), die *Calciumsalze* (s. S. 434) und insbesondere die *Antihistaminkörper* (s. S. 151).

Zuletzt gibt es sog. *Anaesthetica dolorosa*, wie destilliertes Wasser, hypotonische Lösungen u. a.

3. Vorbereitung der Lokalanästhesie.

Die Lokalanästhesie bedarf der gleichen sorgsamen Vorbereitung wie die Allgemeinnarkose. Die Patienten sollten am besten in möglichster Frische nach wohl durchschlafener Nacht in die Hand des Arztes kommen.

Die unmittelbare Vorbereitung zur Lokalanästhesie erfolgt vielfach durch *Barbitursäuren* (Veronal 0,5 g oder Luminal 0,15—0,2 g) eine Stunde vor der Lokalanästhesie (s. S. 199). Morphin gibt man besonders bei aufgeregten Patienten mindestens 15 Minuten vor der Novocainspritze und läßt diese selber bis zur vollen Wirkung 20 Minuten einwirken, ehe man mit der Operation beginnt. Auch Dolantin wird empfohlen.

Solche Stoffe wirken nicht nur psychisch schonend, vielmehr wird auch die periphere Lokalanästhesie in eigentümlicher Weise verstärkt. Im Tierexperiment tritt nach Abklingen der Novocainwirkung auf Zufuhr von Morphin und anderen Opiaten erneut totale Lokalanästhesie auf.

Bei genügender Vorbereitung kann man bei Menschen mit der Hälfte der sonst üblichen Novocainkonzentration auskommen. Zur Infiltrationsanästhesie kann dann eine $1/_4$%ige Lösung genügen, und zum Nervenblock braucht die 1%ige Lösung unter diesen Umständen nur noch selten überschritten zu werden. Eine Kombination von Narkose und Lokalanästhesie ist nach Tierversuchen mit erhöhter Kollapsgefahr behaftet. Bereitstellung eines Kurznarkoticums für Aufregungs- und Krampfzustände, von Sauerstoffgerät und z. B. von Cardiazol u. a. für Atmungslähmung ist erforderlich. Betr. Lumbalanästhesie s. S. 240.

Schrifttum.
Lokalanästhesie.

BRAUN, H. u. A. LÄWEN: Die örtliche Betäubung, 8. Aufl. Leipzig 1933. — GROS, O.: Die Lokalanästhesie und die Lokalanästhetica. Handbuch der normalen und pathologischen Physiologie, Bd. 9, S. 433. Berlin 1929. — HAZARD, R.: La Procaine (Novocaine) Réactif pharmacologique et biologique in Actualités pharmacologiques. Paris 1949. — LAUBENDER, W.: Lokalanaesthetica. Handbuch für experimentelle Pharmakologie, Erg.-Bd. 8, S. 1. 1939. — POULSSON, E.: Die Cocaingruppe. Handbuch der experimentellen Pharmakologie, Bd. II/1, S. 103. Berlin 1920.

III. Autonomes Nervensystem.
1. Allgemeines.

Die Funktion der *glatten Muskulatur* mit Einschluß des Herzens und die des *Drüsenapparates*, die bekanntlich der Willkür nur in geringem Maße unterworfen sind, unterstehen dem *autonomen Nervensystem*. Bezeichnend ist eine eigentümliche *Doppelinnervation*, die zur Folge hat, daß jedes glattmuskelige Organ sozusagen an zwei Zügeln hängt, die antagonistisch zueinander arbeiten: *Sympathicus und Parasympathicus* (Abb. 52). Wird der eine Zügel angezogen, so erschlafft reflektorisch der andere. Erschlafft einer der beiden Zügel, so gewinnt der andere die Oberhand. Obwohl dieses Bild von den beiden Zügeln den tatsächlichen

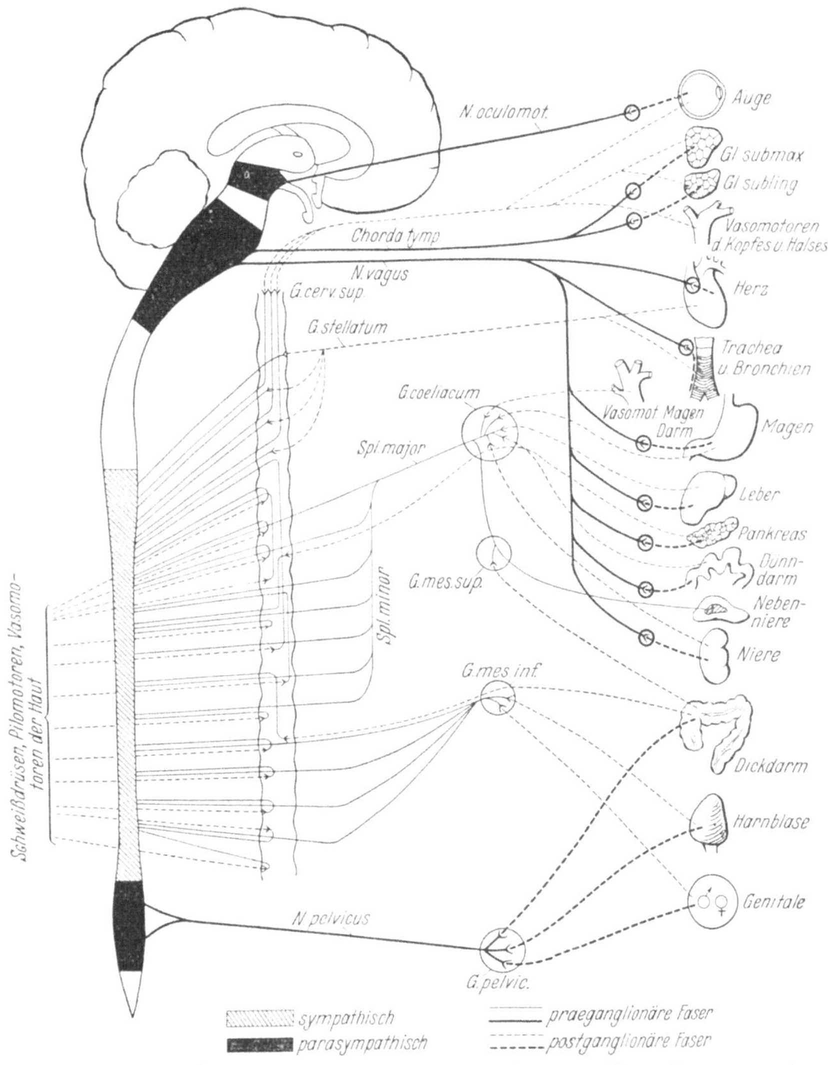

Abb. 52. Schema des autonomen Nervensystems. (Nach LANGLEY, MEYER-GOTTLIEB u. a.)

Verhältnissen nicht in allen Einzelheiten entspricht, so gibt es im großen und ganzen doch eine ganz brauchbare Einsicht in das komplizierte Geschehen. Von wichtigen *Ausnahmen* indessen werden erwähnt die inneren Genitalien, besonders der *Uterus*, der hauptsächlich durch den Hypogastricus, d. h. sympathisch, innerviert wird, während die Funktion des parasympathischen Pelvicus nebensächlich ist. Daher spricht der Uterus auch auf sympathische Arzneistoffe stärker an als auf parasympathische. Weitere Ausnahmen sind die *Gefäßmuskulatur*, da hier „parasympathische" Bahnen nur in sensiblen Spinalnerven nachgewiesen, und die sympathisch innervierten, aber cholinergischen *Schweißdrüsen.*

Erregung des Sympathicus ist hauptsächlich verknüpft mit *dissimilatorischen* Leistungen im Sinne der bekannten Notfallfunktion (*ergotrope* Wirkung s. S. 81). Diese ist häufig gekoppelt mit gleichgerichteten Leistungen des willkürlichen Nervensystems. *Erregung des Parasympathicus* führt hauptsächlich zu *assimilatorischen (restitutiven)* Leistungen mit Aufbau von Reservestoffen wie Glykogen (*histiotrope* Wirkung) bei gleichzeitig vermindertem Sauerstoffverbrauch und unter Schonung des vegetativen Systems.

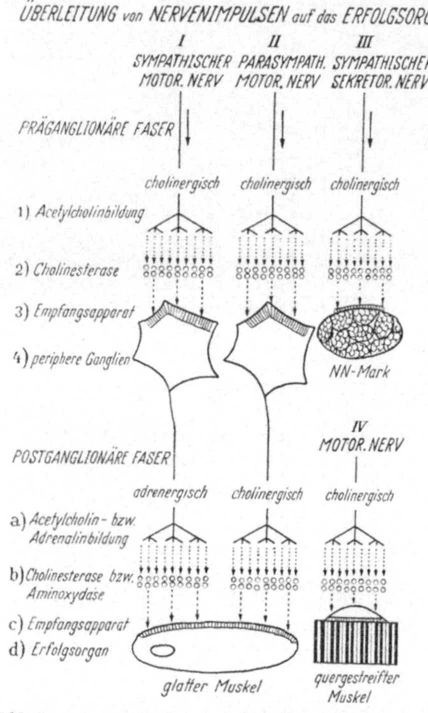

Abb. 53. Angriffspunkte der autonomen Gifte (s. Text und Tabelle 5).

Die humorale Übertragung der Nervenerregung (Neurohormone). Nach früheren Anschauungen wird die Erregung, die im Nerven zur Peripherie verläuft, unmittelbar auf das Endorgan übertragen. Durch Loewi und Dale wissen wir, daß in den parasympathischen Nervenendigungen der sog. *Vagusstoff* freigemacht wird, der alle Eigenschaften des *Acetylcholins* besitzt. Erst durch Vermittlung dieses Stoffes, dessen Moleküle durch die Synapse hindurchgeschossen werden, erfolgt die spezifische Reaktion in den Erfolgsorganen; dabei wird ein Teil der eingeschossenen Moleküle durch die *Cholinesterase* zersetzt.

Die weitere Analyse hat gelehrt, daß das Acetylcholin auch als Vermittler bei der Umschaltung in den autonomen peripheren Ganglien tätig ist; es bildet auch den humoralen Überträger bei der Kontraktion des quergestreiften Muskels und z. B. bei der Tätigkeit des NNmarks; hochdosiert besitzt es nicotinartige und in noch höherer Konzentration curareartige Wirkung. In ähnlicher Weise wird die Erregung von sympathischen Nerven durch eine chemische Substanz auf das Erfolgsorgan übertragen, nämlich durch *Adrenalin* bzw. *Nor-Adrenalin.*

Die Begriffe „sympathisch" und „parasympathisch" decken sich — soweit die peripheren postganglionären Nervenendigungen betroffen sind — weitgehend mit den exakteren, von Dale eingeführten Begriffen *adrenergisch* und *cholinergisch.* So sprechen wir heute besser davon, daß der Darmmuskel durch cholinergische Fasern erregt, durch adrenergische Fasern gelähmt wird, während bei den Schließmuskeln des Darms umgekehrt durch adrenergische Fasern Erregung, durch cholinergische Lähmung gesetzt wird (Abb. 53).

Der **Sympathicus** hat seine Hauptzentren im Dorsalmark und übergeordnete Zentren in der Medulla oblongata und im Mittelhirn. Er sendet seine Fasern durch den Grenzstrang des Sympathicus und von dort aus über periphere autonome Ganglien zum Endorgan. Durch reflektorische Umschaltungen, die in den prävertebralen Ganglien (Ganglion stellatum, Ganglion coeliacum u. a.) oder im Grenzstrang des Sympathicus vor sich gehen — ebenso auch in den parasympathischen Ganglien —, unterscheidet sich das autonome Nerven-system grundsätzlich vom somatischen Nervensystem, bei dem die Reflextätigkeit nur auf dem Umwege über die Zentralorgane erfolgt. An sich ist die sympathische Innervation peripherer Organe nicht unbedingt lebensnotwendig. Im Gegenteil läßt sich im Experiment nahezu das gesamte Gangliensystem des Sympathicus operativ entfernen, wobei die Ver-suchstiere über Jahre am Leben bleiben, und zwar unter Laboratoriumsbedingungen ohne merkliche Störungen der peripheren Funktionen (s. S. 82).

Die Unterbrechung der sympathischen Leitungsbahnen mittels Novocaininjektion (s. S. 241) entfaltet eine günstige Wirkung bei Frostschäden, trophischen Geschwüren und bei vielen anderen peripheren Gefäßerkrankungen, auch z. B. bei *Kausalgie*. Die Hauptwirkung einer solchen Blockade besteht in der Ausschaltung vasoconstrictorischer Reflexe, daher in besserer Durchblutung des betreffenden Gebietes. Da derartige Reflexe über den Grenz-strang des Sympathicus verlaufen, führt auch die *Blockade des Grenzstrangs* zu der gleichen Gefäßerweiterung in der Peripherie. Sie hat sich als besonders wirksam erwiesen bei Gefäß-veränderungen im Bereich des Nerven-, Knochen-, Knorpelsystems der Extremitäten.

Der **Parasympathicus,** der in der Regel, wenn auch nicht in allen Fällen, dem Sym-pathicus entgegenwirkt, hat seine Zentren in Mittelhirn und Medulla oblongata, daneben im Sacralmark. Seine wichtigsten Nervenstränge sind der N. oculomotorius, die Chorda tympani, der N. vagus und der N. pelvicus. Auch hier ist die Nervenbahn zwischen Vagus-kern und Endorgan durch periphere Ganglien unterbrochen, in denen eine Umschaltung durch parasympathische Ganglienzellen stattfindet.

Die peripheren Ganglien. Die peripheren autonomen Ganglien (Ganglion stellatum u. a.) sind durch ein fast unentwirrbares Netz von Nerven untereinander verbunden. Ebenso wie im Grenzstrang des Sympathicus, oder wie im Zentralnervensystem, sowie unter Be-teiligung von Axonreflexen (s. S. 113) erfolgt hier eine *Koordination der autonomen Funk-tionen.* Die peripheren Ganglien besitzen eine eigene Reaktionsfähigkeit; sie werden durch Acetylcholin u. a. sowie durch kleine Dosen von Nicotin erregt, durch große Dosen von Nicotin gelähmt. Die Ganglien des sympathischen und parasympathischen Nervensystems sind in dieser Hinsicht nicht unterschieden.

Der **intramurale Plexus.** Von dem sympathischen und parasympathischen Nerven-system ist noch der intramurale autonome Plexus zu trennen, nämlich z. B. der AUERBACH-sche und MEISSNERsche Plexus in der Darmwand sowie die intramuralen Zentren im Herzen selbst. Diese besitzen zum Teil eine eigene pharmakologische Reaktionsweise, wie z. B. der AUERBACHsche und MEISSNERsche Plexus durch kleine Dosen von Atropin erregt werden. Im großen und ganzen indessen verhalten sie sich wie die übrigen autonomen Ganglien.

Sympathischer und parasympathischer Tonus. Im physiologischen Geschehen besitzen Sympathicus und Parasympathicus einen bestimmten Tonus, der sich leicht durch Nervendurchschneidung nachweisen läßt. Auch ohne krankhafte Veränderung kann das Übergewicht des Tonus bald auf der Seite des Sympa-thicus, bald auf der des Vagus liegen. Dabei beobachtet man ausgesprochene *Ionenwirkungen,* so daß z. B. ein Mehr an Kaliumionen einen erhöhten Tonus des Parasympathicus, ein Mehr an Calciumionen einen erhöhten sympathischen Tonus zur Folge hat.

Einen *erhöhten sympathischen Tonus (Sympathicotonie)* sieht man z. B. bei schweren Anstrengungen und ganz allgemein nach Adrenalin — oder anderen sympathicomimetischen Stoffen (s. S. 312) sowie bei bekannten Krankheits-bildern (Morbus Basedow, Hypertonie, Fieberzuständen).

Den erhöhten Erregungszustand des Parasympathicus bezeichnet man als *Vagotonie.* Diese kann ebenfalls eine physiologische Regulation darstellen, wie z. B. im Schlaf. Sie kann indessen auch als mehr oder weniger definiertes Krankheitsbild vorliegen.

Der Vagotoniker kann eine bunte Mischung klinischer Symptome aufweisen, denn jede beliebige parasympathische Nervenendigung mag betroffen sein. Erhöhte Speichel- und

Magensaftsekretion, Hyperacidität mit Neigung zu Magenulcus, Magen-, Pylorus- und Darmspasmen, spastische Zustände der glatten Muskulatur von Gallenblase, Harnleiter und weiblichem Geschlechtsapparat, Bronchialspasmen, Herzverlangsamung und eine auffällige Labilität des Gefäßsystems. Von inneren Drüsen können besonders Nebenniere und Schilddrüse betroffen sein. Bald mag das eine Symptom, bald das andere im Vordergrund stehen.

Mit solchen motorischen und sekretorischen Erscheinungen ist die Tätigkeit von Vagus und Sympathicus keineswegs erschöpft, z. B. steht nicht nur das weiße Blutbild (Eosinophilie bei Vagotonie, Leukocytose nach sympathomimetischen Stoffen), sondern auch eine Reihe von Immunitätsreaktionen unter dem Einfluß des autonomen Nervensystems. Bei Sympathicusreizung werden im Sinne der Notfallfunktion Abwehrstoffe vermehrt gebildet, wie Alexine, Opsonine, Komplemente und ähnliches findet sich auch nach einzelnen sympathomimetischen Arzneistoffen. Bei Reizung des Parasympathicus sollen in vermehrtem Maße die nicht präformiert vorliegenden spezifischen Antikörper wie Antitoxine u. a. gebildet werden.

Die vegetativen Zentren. Dem gesamten autonomen Nervensystem vorgeschaltet sind Zentren im Zwischenhirn, die der Verknüpfung der einzelnen vegetativen Leistungen sowohl untereinander als auch mit dem willkürlichen Nervensystem dienen; ihre experimentelle Verletzung (W. R. Hess) oder ihre pathologische Läsion (z. B. durch Encephalitis, Lues, Vergiftungen u. a.) können schwerste Störungen in der Peripherie zur Folge haben. Daraus ergibt sich die hohe Bedeutung der Hirnstammnarkotica wie Luminal bei vegetativen Störungen (s. S. 200). Durch erhöhte Tätigkeit des Atmungszentrums kann eine totale Blockade der Adrenalinausschüttung eintreten (s. S. 413). Die Psyche kann einen großen Einfluß auf die autonomen Regulationen ausüben, andererseits kann umgekehrt durch eine Veränderung im sympathischen oder parasympathischen Tonus auch die Psyche tiefgreifend umgestimmt werden.

Einteilung der autonomen Gifte.

Cholinergische Synapsen. Im großen und ganzen läßt sich sagen, daß die Synapsen an postganglionären parasympathischen Nervenendigungen besonders arzneiempfindlich sind; den *erregenden Stoffen der Acetylcholin- und Physostigmingruppe* stehen hier die *lähmenden Stoffe der Atropingruppe* entgegen. Die Reaktion der cholinergischen Synapsen an autonomen Ganglien, quergestreifter Muskulatur und z. B. am Nebennierenmark läßt sich im allgemeinen erst nachweisen, wenn man die parasympathischen Nervenendigungen vorher durch Atropinisierung ausschaltet; dann sieht man bei höherer Dosierung eine *Erregung dieser nicht-parasympathischen cholinergischen Synapsen durch Stoffe der Acetylcholin-* und Physostigmin- und Nicotingruppe, eine *Lähmung durch die Curaregruppe.* Doch finden sich erhebliche Unterschiede in der Intensität der Wirkung an den verschiedenen Angriffspunkten, Unterschiede zwischen gesunden und kranken Menschen und solche unter den verschiedenen Arzneistoffen.

Adrenergische Synapsen. Es läßt sich weiter feststellen, daß diese durch *Sympathomimetica* der Adrenalingruppe erregt, durch Sympatholytica der Secalegruppe u. a. gelähmt werden.

Dementsprechend entstehen durch Angriff an den cholinergischen und adrenergischen Nervenendigungen eine große Reihe mehr oder weniger scharf definierter Arzneigruppen, die unter den Begriffen der „*Sympathomimetica*" (s. S. 309), der „*Sympatholytica*" (s. S. 318), der „*Parasympathomimetica*" (s. S. 251), der „*Parasympatholytica*" (s. S. 261). der „*Nicotin*" und *Curaregruppe* zusammengefaßt werden. Eine wesentliche Modifikation dieser Wirkungsbilder kann dadurch erfolgen, daß besondere pharmakologische Reaktionen der autonomen Ganglien und des Zentralnervensystems hineinspielen (s. Tabelle 5).

Die Ausschüttung von Adrenalin aus den NN, z. B. unter dem Einfluß von Acetylcholin geht einher mit Einlagerung von Adrenalin bzw. Nor-Adrenalin in die sympathischen Nervenendigungen, z. B. des Myokards; hier häufen sich derartige Stoffe biologisch nachweisbar an. Gegenmittel gegen eine solche Anhäufung sind Papaverin, Nitroglycerin und z. B. Dibenamin.

2. Die wichtigsten Arzneistoffe des autonomen Nervensystems.

a) Die Acetylcholingruppe.

Acetylcholin entsteht im Tierkörper aus Cholin und Essigsäure unter dem Einfluß der *Cholinazylase* und wird durch *Cholinesterase* gespalten. Das schwach wirksame Cholin geht durch Acetylierung in das tausendmal stärkere Acetylcholin über. Die auffallende Zersetzlichkeit von Acetylcholin zeigt sich schon im Reagensglase; die Lösung muß jedesmal frisch bereitet werden. Auch peroral gegeben ist es völlig unwirksam, da es zerstört wird. Im Blute des Menschen geht die Zerstörung des Acetylcholins wegen des hohen Gehalts an Cholinesterase besonders rasch vor sich, im Gegensatz zu vielen Tierarten, deren Blut weniger von diesem Ferment enthält, so daß Acetylcholin bei Tieren stärker wirkt als beim Menschen. An der Zelle wirkt Acetylcholin als *Potentialgift* (W. STRAUB); darunter versteht man Stoffe, die nicht durch ihre Anwesenheit im Zellinnern, sondern durch den Konzentrationsunterschied zwischen Zellinnerem und Zelläußerem wirken; indessen ist diese Ansicht umstritten.

Die chemische Weiterentwicklung auf diesem Gebiete führte zu Stoffen, die durch die Cholinesterase nicht mehr zersetzt werden, u. a. zu *Doryl, Esmodil* und neuestens zum Diisopropyl-Fluorophosphat. Die Wirkung dieser Ergänzungsmittel ist daher stärker und anhaltender; so ist Doryl beim Tier etwa 10—100fach, beim Menschen 1000fach stärker als Acetylcholin.

Cholin Trimethyloxäthylammoniumhydroxyd	$(CH_3)_3 \!\equiv\! N\!-\!CH_2 \cdot CH_2 \cdot OH$, mit OH an N
Acetylcholin Acetylester des Cholins	$(CH_3)_3 \!\equiv\! N\!-\!CH_2 \cdot CH_2O\!-\!COCH_3$, mit OH an N
Doryl Carbaminoylester des Cholins	$(CH_3)_3 \!\equiv\! N\!-\!CH_2 \cdot CH_2O \cdot CONH_2$, mit Cl an N
Esmodil Trimethyl-Methoxypropenylammoniumbromid	$(CH_3)_3 \!\equiv\! N\!-\!CH\!=\!CH\!-\!CH_2 \cdot OCH_3$, mit Br an N

Haupt- und Nebenwirkungen. Acetylcholin gehört zusammen mit Histamin, Adenosin und Adenosinphosphorsäure zu den gewebseigenen, gefäßerweiternden Stoffen (s. S. 112). Es führt bei i.v. Injektion zu einer starken Erregung *der parasympathischen Nervenendigungen*, mit Verlangsamung des Herzens. Die erste Wirkung beobachtet man bei Erwachsenen nach i. v. Infusion von 20 mg je Minute. Auch bei längerer Infusion finden sich keine Kumulationserscheinungen. Nach hohen Dosen tritt vorübergehender Stillstand des Herzens ein; hierzu genügt beim Menschen eine Anfangsdosis von 70 mg i.v., gesteigert um je 20 mg bei den nachfolgenden Injektionen, bis eine Bewußtlosigkeit für 45 Minuten erzielt wird.

Eine *Verlangsamung des Herzens* ist klinisch erwünscht bei der paroxysmalen Tachykardie. Hier wird *Cholin* in einer Dosis von 0,025—0,03 g i.v. empfohlen; für den gleichen Zweck sind auch Doryl, Mecholyl, Physostigmin u. a. verwandt worden. Acetylcholin selber darf nach den obigen Erfahrungen wegen seiner intensiven Wirkung bei Tachykardie nicht i.v., sondern nur i.m. verabfolgt werden (therapeutische Dosis 0,05—0,2 g).

Neben der Pulsverlangsamung zeigt sich eine *Erweiterung der peripheren Gefäße*, besonders bei *Gefäßspasmen jeder Art*. Dieses besitzt eine gewisse Bedeutung bei der RAYNAUDschen Krankheit (Abb. 54). Hierher gehört auch die Behandlung der durch Gefäßspasmen entstandenen *anoxämischen Zustände* und Folgezustände, wie z. B. bei gangränösen Geschwüren des Fußes

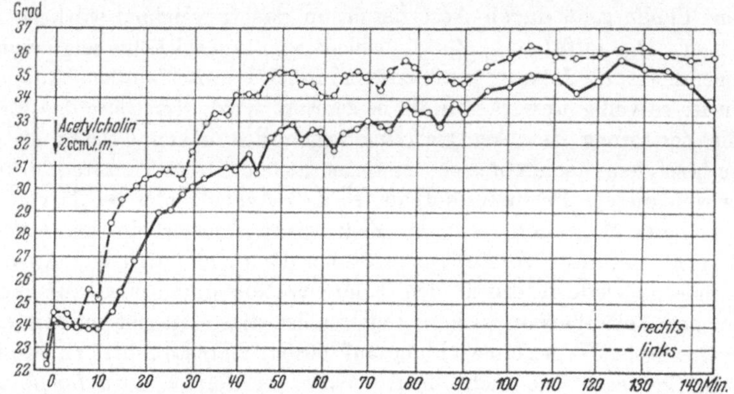

Abb. 54. Zwischenfingertemperatur unter dem Einfluß von Acetylcholin bei einer 57jährigen Frau mit spastischen Durchblutungsstörungen und Sklerodermie der Finger. (Nach O. LIPPROS 1942.)

u. a. (s. S. 115). Bei höherer Dosierung ist eine allgemeine Gefäßerweiterung auch im Splanchnicusgebiet zu befürchten, was gemeinsam mit der Herzwirkung zu einem bedrohlichen Absinken des Blutdrucks führen kann.

In letzter Zeit hat man Acetylcholin auch bei cerebralen Schlaganfällen angewandt, die sehr oft nicht auf einer Ruptur der Gefäße, sondern auf Gefäßspasmen beruhen. Als Dosis wird 0,1 g, 3—6mal täglich intramuskulär, angegeben. Erfolgt die erste Injektion *ohne Zeitverlust*, so soll man hemiplegische Lähmungen mit großer Wahrscheinlichkeit verhindern. Auch andere Spasmolytica der Gefäße wie *Eupaverin* (s. S. 302) werden empfohlen. Betr. *hypertonische Traubenzuckerlösungen* s. S. 407. Ähnliches gilt für die Behandlung von Embolien und sonstigen Gefäßkrämpfen (Amblyopien, Ulcus cruris) mit Acetylcholin. Nach unseren letzten Erfahrungen ist Acetylcholin ähnlich wie Nitrite (s. S. 298) *antikonvulsiv* wirksam (SEEMAN).

Acetylcholin findet sich auch in vielen vergorenen *Pflanzensäften*, wie in Hirtentäschel- und Mistelauszügen, aber auch in sauren Gurken, Sauerkraut usw. Es entsteht dort durch die Tätigkeit bestimmter Bakterien (KEIL). Die medizinische Wirkung solcher Säfte soll mit dem Acetylcholingehalt zusammenhängen. Das ist ein Irrtum.

Von anderen parasympathischen Reizerscheinungen ist praktisch wichtig die *Erregung des Magens, Darms und der Blase*. Von den Stoffen der Acetylcholingruppe sind solche mit längerer Wirkungsdauer vorzuziehen wie *Doryl, Esmodil* u. a.; hier greifen auch die Stoffe der Physostigmingruppe, insbesondere *Prostigmin* ein (Abb. 56).

Die Hauptbedeutung liegt hier auf dem Gebiete der postoperativen Darmträgheit und Magen-Darmparalyse, z. B. als Esmodil (O. P. mit 5 Ampullen zu

1 ccm der 0,3%igen Lösung zur intramuskulären oder langsamen intravenösen Injektion). Die Wirkung tritt nach 20—30 Minuten ein. Zur postoperativen Prophylaxe sowie zur Behandlung von Meteorismus wird Prostigmin-Methylsulfat (1 ccm 1:4000 zweistündlich) besonders empfohlen. Eine weitere Indikation für diese Stoffe sind Fälle von Blasenlähmung. Auch die übrige parasympathisch innervierte Muskulatur, darunter die des *Auges* (s. unten), oder die der *Bronchien*, wird zur Kontraktion gebracht.

Als Erregungsmittel des Parasympathicus führen diese Stoffe weiter zu einer Erregung der *Schweiß-, Schleim- und Speicheldrüsen*; von seiten des *Magens* werden erhöhte Acidität, Steigerung des Gesamtsaftes, erhöhte Pepsinausscheidung beobachtet; in dieser Hinsicht sei besonders auf das *Pilocarpin* hingewiesen. Nach hoher Dosierung finden sich aber bei allen Stoffen dieser Gruppe die Zeichen übermäßiger Sekretion, unter Umständen Lungenödem.

Die Wirkung höchster Dosen läßt sich bei allen Stoffen der Acetylcholingruppe erst nach Atropinisierung, d. h. Ausschaltung der parasympathischen Nervenendigungen feststellen. Dann zeigt sich nach Acetylcholin, aber z. B. auch nach Doryl, eine *nicotinähnliche* Wirkung auf die autonomen Ganglien, die quergestreifte Muskulatur, das NNmark u. a. Gibt man noch höhere Dosen, so zeigt sich am Tier eine *curareartige* Wirkung (s. S. 258).

Toxische Wirkungen dieser Gruppe, die bei Überdosierung zu erwarten wären, bestehen in Nausea und Erbrechen, von seiten des Kreislaufs können Kollapserscheinungen, von seiten des Herzens auch Blockerscheinungen auftreten. Asthmaanfälle wurden beobachtet.

Pilocarpin, aus Jaborandiblättern gewonnen, wurde 1874 als schweißtreibendes Mittel empfohlen. Nach subcutaner Injektion von 2—3 mg Pilocarpinum nitricum werden in den nächsten Stunden oft mehrere Liter Schweiß abgegeben. Es läßt sich auch eine lokalisierte Schweißsekretion erzeugen, z. B. durch Injektion ins Katzenpfötchen. Der pharmakologische Angriffspunkt ist in den cholinergischen Nervenendigungen der Schweißdrüsen zu suchen. Nach Injektion der therapeutischen Dosis setzt weiter eine starke Sekretion der Speichelund Bronchialdrüsen ein, so daß in den nächsten Stunden $1/_2$—1 Liter Speichel geliefert wird. Davon machte man früher Gebrauch bei trockener Bronchitis und heute bei Atropinvergiftung.

Durch hohe Dosen von Pilocarpin wird auch der motorische Anteil des Parasympathicus betroffen; von seiten des Kreislaufs finden sich kollapsähnliche Zustände. Doch steht die gewaltige Steigerung der sekretorischen Vorgänge, besonders die übermäßige Bronchialsekretion, weiter im Vordergrund des Vergiftungsbildes.

b) Die Physostigmingruppe.

Physostigmin bildet zusammen mit Prostigmin eine Gruppe spezifischer Fermentgifte, die durch *Hemmung der Cholinesterase* ihre Wirkung entfalten. Dies zeigt sich besonders auffällig an der Blutegelmuskulatur, wo nach Physostigminbehandlung eine millionenfache Verstärkung von Acetylcholin beobachtet wurde (FÜHNER); diese Reaktion dient zum Nachweis kleinster Acetylcholinmengen. Die Erregbarkeitssteigerung betrifft nicht nur die *parasympathischen Nervenendigungen*; beim Prostigmin tritt diese Wirkung in Hinblick auf Herz und Gefäße sogar weitgehend in den Hintergrund. Vorzugsweise sind vielmehr betroffen die cholinergischen motorischen Endplatten der quergestreiften Muskulatur, so daß im Gegensatz zur Acetylcholingruppe auch ohne vorherige Atropinisierung in geringer Dosierung *Verbesserung der Muskelleistung* und unter Umständen fibrilläre Muskelzuckungen auftreten,

gleichzeitig ein *Antagonismus gegen Curare* nachzuweisen ist. Ein wichtiges
Anwendungsgebiet ist die *Myasthenie.* Chemisch handelt es sich um *Urethan-
abkömmlinge.*

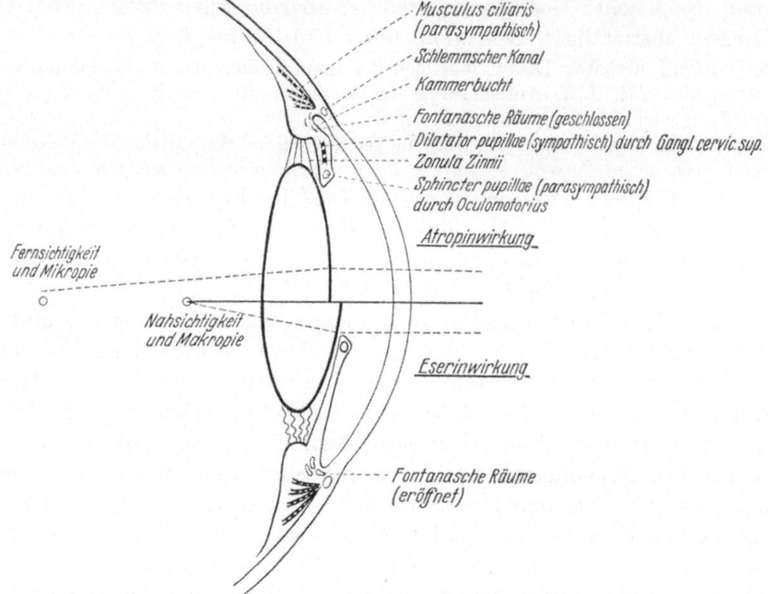

Abb. 55. Wirkung von Atropin und Eserin auf das Auge. (Schematisch.)

Physostigmin oder Eserin wird aus Kalabarbohnen gewonnen. Es besitzt
die volle Parasympathicuswirkung der Acetylcholingruppe; indessen wird nur
seine Wirkung auf das Auge, besonders auf die Pupille therapeutisch benutzt,
da seine Giftwirkungen stärker sind, als die der anderen Parasympathomimetica.

Wegen dieser *Giftwirkungen* ist die Droge in früheren Zeiten in Afrika zu „Gottes-
urteilen" verwendet worden. Leichte Vergiftungen sind schon nach Einträufeln von Eserin-
lösung ins Auge nach mehr als 1 mg vorgekommen. Als Frühsymptom zeigt sich dann
neben der verengten Pupille ein starker Speichelfluß. Später treten Muskelzuckungen,
Entleerungen von Kot und Urin, Kollaps der Zirkulation, allgemeine Muskelschwäche
und zentrale Lähmung auf. In anderen Fällen können auch zentrale Verwirrungszustände
beobachtet werden; durch diesen zusätzlichen zentralen Angriffspunkt unterscheidet sich
das Physostigmin von den Stoffen der Acetylcholingruppe und vom Pilocarpin, die rein
peripher wirken. Die letale Dosis für den Menschen wird mit rund 10 mg angegeben.

Die Wirkung von Eserin u. a. Parasympathicusmitteln auf das Auge. Eserin
ist der *Antagonist des Atropins* (s. S. 265) und das wichtigste Mittel bei der
Prophylaxe des *Glaukoms* (Abb. 55).

Durch *Verengerung* der Pupillen entfalten sich die FONTANAschen Räume,
die Kammerbucht wird weit geöffnet und der Abfluß des Kammerwassers
durch den SCHLEMMschen Kanal dadurch erleichtert. Der intraokulare Druck

fällt. So entsteht die therapeutische Wirkung des Eserins. Bringt man bei akutem Glaukomanfall oder bei Irisprolaps 2 Tropfen einer 1%igen Lösung von Eserinum salicylicum ins Auge, so tritt nach 5—10 Minuten starke Miosis ein, die 18—24 Stunden andauert. Gleichzeitig entsteht für 3—4 Stunden ein *Akkommodationsspasmus* mit *Kurzsichtigkeit* und *Makropie*, da der parasympathisch innervierte Ciliarmuskel ebenfalls auf Eserin anspricht, die Zonula Zinnii zum Erschlaffen bringt, so daß die Linse ihrer natürlichen Tendenz zur Annahme einer mehr kugeligen Gestalt folgen kann. Dadurch wird die Brechung der Linse verstärkt, so daß das Eserinauge nur noch in der Nähe scharf sehen kann; ruckartige Zuckungen der Augendeckel sind beschrieben worden.

Pilocarpin wirkt in dieser Hinsicht erheblich schwächer. Die Pupillenverengerung nach 1 Tropfen der 1%igen Lösung von Pilocarpin nitricum setzt zwar ebenfalls nach 15 Minuten ein und dauert 10—20 Stunden. Gelegentlich ist Steigerung bis auf eine 8%ige Lösung erforderlich.

Neuerdings wird auch Physostigmin purissimum in 1%iger und Pilocarpinbase in 2%iger Lösung in Olivenöl empfohlen (Physostol bzw. Pilocarpol). Auch Doryl in 0,75%iger Lösung wird zum Abwechseln genommen. Die letzte Entwicklung führte zum Diisopropyl-Fluorophosphat, das eine fast irreversible Hemmung der Cholinesterase und eine Herabsetzung des intraokularen Drucks über 4—8 Tage zur Folge hat und oft noch wirkte, wenn Physostigmin und Pilocarpin versagten.

Solche hohen Dosen von Eserin darf man zwar einmalig anwenden, bei chronischem Gebrauch dagegen tritt nach einiger Zeit eine Gewöhnung ein, so daß immer stärkere Konzentrationen zur Verengung der Pupille nötig werden. Da man bei Glaukom unter Umständen mit einer jahrelangen Behandlung rechnen muß, ist es zweckmäßig, zunächst eine möglichst geringe Konzentration anzuwenden. Man beginnt im ersten Jahr mit einer 0,02—0,1%igen Lösung von Physostigminsalicylat und steigt jedesmal auf das Doppelte an, wenn die alte Lösung nicht mehr wirkt. M. D. 0,001 und 0,003.

Prostigmin steht für parenterale Injektion als Methylsulfat (E.D. 0,5 mg) für Darreichung per os als Bromid (E.D. 15 mg) zur Verfügung. Bei diesem Stoff tritt die parasympathische Reizwirkung auf Herz, Gefäße und Augenmuskulatur in den Hintergrund; erhalten bleibt die Wirkung auf Magen-Darm- und Blasenmuskulatur; dieses wird therapeutisch ausgenützt z. B. zur Prophylaxe der postoperativen Darmparalyse. Die Wirkungen lassen sich durch Atropin leicht unterdrücken (Abb. 56a und b).

Weiterhin besitzt Prostigmin eine auffallende Wirkung auch auf die ermüdeten Muskeln z. B. bei BASEDOWscher Krankheit. Es übertrifft Physostigmin an Wirksamkeit. Für die Behandlung der Myasthenie war die Erfindung dieses Stoffes revolutionierend. Subcutane Injektion von 0,5 mg bewirkt für mehrere Stunden ein erhöhtes Kraftgefühl und eine sinnfällig nachweisbare bessere Muskelleistung bei gleichzeitiger Verminderung der Milchsäure im Blut. Die nähere Analyse hat ergeben, daß die Myasthenie auf einem Versagen der ACH-Übertragung im Muskel beruht und einer leichten Curarewirkung an die Seite zu stellen ist, während Prostigmin durch Lähmung der Cholinesterase erregend auf die Muskelsynapse einwirkt. Der Effekt läßt sich auch peroral erzielen (5 bis 10 Tabletten zu 15 mg täglich).

Eine *Nebenwirkung* besteht außer der erwähnten verstärkten Magen-Darm-Blasentätigkeit in der Auslösung einer vorher verzögerten Menstruation, die spätestens 24 Stunden nach Injektion beobachtet wird, sofern keine Gravidität vorlag. Zentral zeigt sich eine geringfügige Lähmung in Form einer Abschwächung des Patellarreflexes und anderer Streckreflexe. Prostigmin wird als Mioticum in 3—5%iger Lösung angewandt. — *Vergiftungssymptome* äußern sich u. a. in fibrillären Zuckungen der Muskulatur und Muskelschwäche, weiterhin in Asthmaanfällen, unter Umständen aufgehend in Lungenödem. Eine schwere Vergiftung ist nach 45 mg peroral beschrieben worden. Gegenmittel ist Atropin.

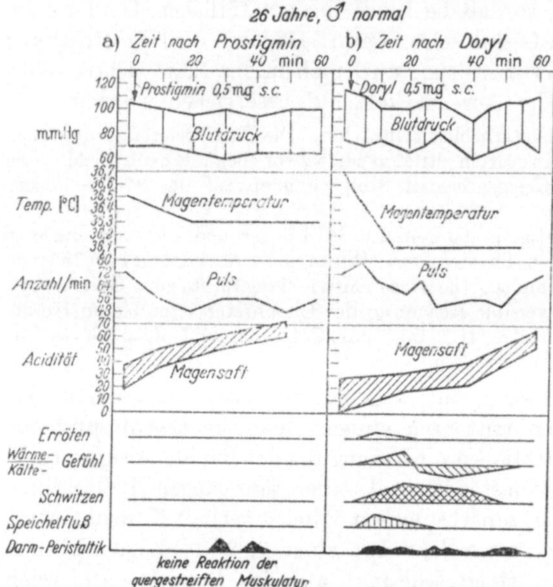

Abb. 56a u. b. Vergleich von Prostigmin und Doryl beim Menschen. 26jähriger, sonst gesunder Mann, erhält 0,5 mg Prostigmin (a), bzw. 0,5 mg Doryl (b) durch subcutane Injektion. In beiden Versuchen findet sich eine geringe Blutdrucksenkung, besonders sichtbar am systolischen Druck, sowie eine nicht sehr auffällige Verminderung der Amplitude bei erniedrigter Pulszahl. Kreislaufstörungen in der Peripherie (Erröten, Wärme Kältegefühl, Magentemperatur) sind nach Doryl ausgesprochen und sind geringer oder fehlen nach Prostigmin. Man beobachte die starke Wirkung von Doryl auf Schweißsekretion und Speichelfluß, die nach Prostigmin fehlt. Verstärkte Peristaltik und vermehrte Salzsäureproduktion finden sich nach beiden Arzneistoffen. (Versuche von HOCHREIN 1949.)

Von deutscher Seite (THOMAS) wird für das gleiche Krankheitsbild sowie für die progressive Muskeldystrophie die Aminosäure *Glykokoll* empfohlen (5,0 g 3- bis 4mal täglich). Bei den muskulären Dystrophien zeigt sich nämlich eine Störung der chemischen Umsetzungen in der Muskulatur, dadurch gekennzeichnet, daß im Harn nicht wie gewöhnlich nur Kreatinin, sondern außerdem noch Kreatin ausgeschieden wird. Glykokoll ist aber die Quelle des Muskelkreatins (s. S. 40), das seinerseits über die Kreatinphosphorsäure (Phosphagen) hinweg in engster Beziehung zur Muskelkontraktion steht. Nach Zufuhr von Glykokoll tritt zwar zunächst zusätzliches Kreatin im Harn auf; allmählich aber macht sich bei den Dystrophien am schwindenden Kreatingehalt eine bessere Verwertung des Glykokolls bemerkbar. Damit einher geht oft eine Besserung im Befinden des Kranken. Als vorteilhaft bei Myasthenie wird Kombination mit *Ephedrin* sowie mit *Kaliumsalzen* empfohlen. Betr. *Desoxycorticosteron* s. S. 84.

1. Anhang: Pilzgifte.

Fliegenpilz und andere muscarinhaltige Pilze. Zu den Erregungsmitteln des Parasympathicus gehört auch das *Muscarin* aus dem Fliegenpilz (Amanita muscaria), dessen Konstitution von KÖGL aufgeklärt wurde.

In wechselnden Mengen findet es sich auch im *Pantherpilz* (Amanita pantherina) und im *Rißpilz* (Inocybe-Arten). Die Vergiftung verläuft in seltenen Fällen tödlich und betrifft in gleicher Weise den *motorischen und sekretorischen Anteil des Parasympathicus*. Besonders schwere Symptome gehen dabei vom Magen-Darm und vom Herzen aus. Antidot ist Atropin.

Neben dem Muscarin sind noch zentralwirkende Gifte im Panther- und Fliegenpilz enthalten (Trunkenheit, Delirien, Krämpfe, in anderen Fällen frühzeitige Benommenheit). Der Gehalt an solchen Stoffen ist besonders hoch im *sibirischen Fliegenpilz,* der bei den Burjäten als Rauschmittel benutzt wird. Auch die Renntiere haben eine merkwürdige Vorliebe für diesen Pilz und fallen in einen Zustand völliger Trunkenheit. Der wirksame Stoff geht fast ohne Verlust in den Harn über, und dieser besitzt die gleiche berauschende Wirkung.

Knollenblätterpilze. Die gefährlichsten Giftpilze sind die *Knollenblätterpilze.* Der *knollig erweiterte* Fuß und die *weißen Lamellen an der Unterseite des Hutes* sind das wichtigste Merkmal gegenüber den meisten eßbaren Pilzen, besonders gegenüber dem Champignon. Der weiße Frühlingsknollenblätterpilz (Amanita verna) und die beiden im Sommer und Herbst vorkommenden Arten, der grüne und der gelbe Knollenblätterpilz (Amanita phalloides und mappa) sind die häufigsten Ursachen von Pilzvergiftungen und wirken in der Regel tödlich. Es genügt ein einziger Pilz von A. phalloides zum tödlichen Ausgang.

Merkwürdig ist die Latenzperiode von 10—12 Stunden bis zum Eintritt der ersten Erscheinungen. Das Bild wird beherrscht von schwersten Magen-Darmsymptomen mit häufigem *Erbrechen und reiswasserähnlichen Stühlen.* Dieses erste Stadium der Vergiftung ist mit der Cholera verglichen worden. Das wirksame *Phalloidin* und *Amanitin* sind Gehirngifte, besonders bei Kindern (Benommenheit, Krämpfe u. a.) und schwere Lebergifte (Schwellung und Degeneration der Leber vom 3. Tage ab). Gefährlich in den ersten Tagen sind die schweren *Wasser- und Kochsalzverluste,* später der *drohende Zerfall der Leber* (s. S. 368).

Speiselorchel. Im Gegensatz zu den ungiftigen *echten Morcheln* hat die *Speiselorchel* (Helvella esculenta) öfters zu tödlichen Vergiftungen geführt. Dieser Frühlingspilz enthält die giftige *Helvellasäure,* die am Hunde sowie im Reagensglase in hohen Konzentrationen hämolytisch wirkt, was indessen bei der menschlichen Vergiftung kaum beobachtet wird. Ein zweites Gift besitzt ähnliche, wenn auch weniger stürmische Giftwirkungen wie die Knollenblätterpilze. Erst nach 2—4 Stunden und mehr machen sich Blutzerfall und Leberschädigung bemerkbar. Die meisten Todesfälle erfolgen im Coma hepaticum nach 1—2 Tagen. Die Therapie der Vergiftung ist die gleiche wie bei den Knollenblätterpilzen. Der Pilz ist stets abzukochen (mindestens 2 Minuten lang, besser 2mal 2 Minuten lang). Das Gift geht in das Kochwasser, das immer und restlos abgegossen werden muß.

Lärchenschwamm. Der *Lärchenschwamm* (Polyporus officinalis oder Agaricus albus) enthält neben einem drastisch wirkenden Harz die Agaricinsäure, die bei Mensch und Tier nach einem Intervall von 5—6 Stunden zu einer Unterdrückung der Schweißsekretion führt, während z. B. die Speichelsekretion und die Tränendrüsen im Gegensatz zu Atropin von dem Stoff nicht berührt werden. Er besitzt auch sonst keine atropinartigen Wirkungen. Örtlich wirkt er entzündungserregend; der Staub des Lärchenschwamms verursacht daher Reizung der Atemwege und der Conjunctiva. Bei der üblichen nicht sehr verläßlichen, therapeutischen Dosis 0,01—0,05 g als Pulver oder Pille können Durchfälle auftreten.

Rp. Acidi agaricinic. 0,3
 Massae pil. q. s. fiant pil. Nr. XXX.
 S. abends 1—2 Pillen. — NB. Gegen Nachtschweiß der Phthisiker.

Bei häufiger Anwendung tritt Gewöhnung ein, so daß man mit anderen schweißhemmenden Mitteln abwechseln muß.

Auch die *Salbeiblätter* (Folia Salviae) von Salvia officinalis enthalten neben Gerbstoffen und ätherischem Öl einen noch unbekannten Stoff, der gegen Nachtschweiß wirksam ist (2 Eßlöffel auf $^1/_4$ l Wasser als Tee). Ähnlich wie *Agaricinsäure* wirkt die *Camphersäure.* Abends 0,1—1,0 g in Oblaten.

Sonstige Gifte in Pilzen. Viele Pilzvergiftungen entstehen nicht durch die spezifischen Pilzgifte, sondern aus grober Fahrlässigkeit durch die leicht verderblichen, gelegentlich von Maden und Insektenlarven durchsetzten, eßbaren

Pilze. Bei den Frühsymptomen der Pilzvergiftung (Brechreiz, Kratzen im Hals, Leibschmerzen, Schwindel) ist sofort *der Magen-Darmkanal zu entleeren* und durch *reichliche Kohlegaben* für Adsorption der Giftstoffe zu sorgen.

Neuerdings sind in vielen Pilzen, besonders in Clitocybe-Arten stark antiseptische bzw. bakteriostatische Stoffe gefunden worden (s. S. 570).

c) Curare und Curare-artige Stoffe.

Curare, hauptsächlich aus der Rinde von Strychnos toxifera und Chondodendrum tomentosum von den Eingeborenen im Gebiete des Amazonenstroms und des Orinoko als trockene, braune Masse gewonnen und als Pfeilgift benutzt, kommt in den Handel 1. als Tubocurare in Bambusröhrchen, 2. als Calebassencurare in ausgehöhlten kleinen Kürbissen, 3. als Topfcurare in irdenen Töpfen, daher die chemische Bezeichnung der vielen bis heute bereits rein dargestellten Einzelalkaloide.

Calebassen = C-Curarin I hat die Bruttoformel $C_{20}H_{21}N_2$, die wirksame Froschdosis ist 3—4 γ. C-Toxiferin I hat die gleiche Bruttoformel, wirkt jedoch schon mit 0,2 γ. Die bis heute aus Calebassencurare gewonnenen 5 Alkaloide sind quartäre Ammoniumbasen und Indolabkömmlinge. Aus dem Tubocurare wird das *d-Tubocurarin* gewonnen, im Handel als *Intocostrin* mit der wirksamen Dosis von etwa 10 γ je 20 g Frosch.

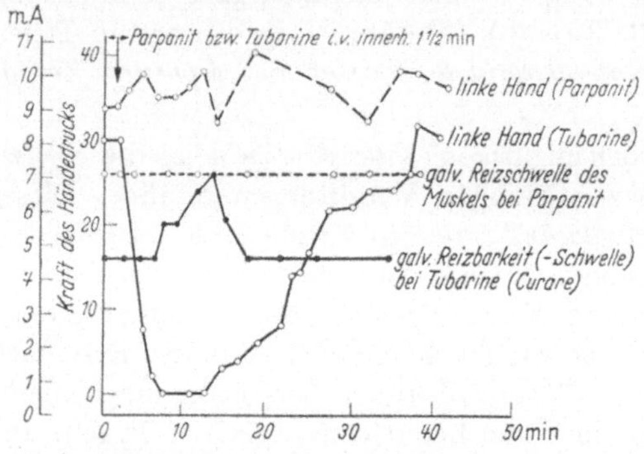

Abb. 57. Messung der Kraft des Händedrucks sowie der galvanischen Reizschwelle des Muskels im Selbstversuch. Vergleich von d-Tubocurarin und Parpanit. (Nach J. E. HEUSCHER und M.-L. SCHOELLY 1948.)

Curarepräparate sind vom Magen her unwirksam, da rasche Ausscheidung durch die Niere erfolgt. Als Pfeilgift jedoch oder bei parenteraler Injektion führt Curare unter Umständen in wenigen Minuten zu einer *Lähmung der Skeletmuskulatur*, die zuerst Augendeckel, Finger, Zehen, Augen und Ohren, dann Beine, Rumpf und Nacken, zuletzt das Diaphragma befällt. Gleichzeitig werden z. B. die proprioceptiven Reflexe, die Adrenalinausschüttung aus den NN, daneben Herzvagus, Gefäßnerven mehr und mehr gelähmt. Ein weiterer Angriffspunkt für Curare sind die *Ganglien des autonomen Nervensystems* (Herabsetzung der laryngealen und bronchialen Reflexe). Curare hat auch bestimmte *zentrale Wirkungen*, es bewirkt z. B. bei Enthirnungsstarre der Katze Atonie der Muskulatur, bevor eine nachweisbare periphere Lähmung einsetzt (LAPIQUE); jedoch wird über die praktische Bedeutung dieser Nebenwirkungen noch diskutiert. Der Tod erfolgt unter Atmungsstillstand bei wachem Bewußtsein und kann durch konsequent durchgeführte *künstliche Atmung* verhindert werden (R. WEST). Der Hund überlebt unter diesen Umständen die 15fache tödliche Dosis.

Nach der früheren, von CLAUDE BERNARD in genialen Versuchen begründeten Theorie führt Curare zu einer Lähmung der motorischen Endplatten; schärfer definiert handelt es sich um eine erhöhte Reizschwelle des Muskels gegen das einströmende Acetylcholin (myoneuraler Block, Abb. 57).

Therapeutische Anwendung von Curare. Schon vor längeren Jahren hat man Curare zur Bekämpfung des Wundstarrkrampfes benutzt, eine Behandlungsart, die von R. WEST auf eine rationelle Basis gestellt wurde. Wegen der geringen therapeutischen Breite, die zwischen Lähmung der Extremitäten und der Atmungsmuskulatur besteht, kann auf die künstliche Atmung oft nicht verzichtet werden. Bei unreinen Präparaten kann frühzeitig *Bronchospasmus* auftreten. *d-Tubocurarin* ist neuerdings zur Behandlung von Muskelspasmen, spastischen Lähmungen sowie zur völligen Muskelentspannung bei Narkosen empfohlen worden; gleichzeitig kann durch Vorbehandlung mit Curare bis zu $^3/_4$ des Narkoticums gespart werden (H. HOFMANN); in der Praxis wird hierbei *Intubationsnarkose* angewendet; es wirkt bei i.v. Injektion der üblichen Dosis von 10—30 mg in weniger als 1 Minute; die akute curarisierende Wirkung ist nach 15—20 Minuten abgeklungen, die „lissive" Nachwirkung bei spastischen Zuständen dauert indessen 4—5 Stunden; Curaregaben dürfen daher früher als 24 Stunden nicht wiederholt werden. In Kombination mit Äther (s. S. 173) ist nur $^1/_3$ der üblichen Curaredosis erlaubt. Eine vorherige Testdosis von 5 mg wird empfohlen. — Injektion von Curarepräparaten ist bei Myasthenia gravis lebensgefährlich; in allen Fällen aber muß die frühzeitige Anlähmung der Atmung in Rechnung gestellt werden (O_2-Beatmung). Das Antidot Prostigmin, am besten unter Zusatz von 1 mg Atropin, sollte bereitstehen, ist aber nicht sehr verläßlich.

Andere Stoffe mit Curare-artiger Wirkung. Hierher gehören die quartären Ammoniumbasen, darunter als einfachste Verbindung *Tetramethylammoniumhydroxyd.*

Die Verbindung findet sich als Giftstoff in den Nesselfäden von Actinina equina und dient hier wie ein Pfeilgift zum Anlähmen der lebenden Beute. Ähnliche Stoffe finden sich in den Nesselfäden der Quallen, deren Berührung beim Menschen ähnlich wirkt wie ein Insektenstich. Geraten sie ins Auge, wie es bei Hochseefischern vorkommt, so kann es zu auffälligen, aber gewöhnlich gutartigen Ulcerationen kommen.

Das nahe verwandte *Tetraäthylammoniumbromid* ist neuerdings zur Blockade der autonomen Ganglien beim Menschen benutzt worden. Weiterhin entstehen quartäre Ammoniumbasen durch *vollständige Methylierung von Alkaloiden* wie Cocain, Strychnin, Chinin u. a. und auch diese besitzen curareähnliche Wirkung. Über die Curare-artige Wirkung von *Chinin, Atropin* und *Novocain* wird an anderer Stelle berichtet (s. S. 243).

Interneuronengifte. Diese Stoffe führen in hoher Dosis zu einer Curare-artigen Lähmung der Versuchstiere, und zwar nicht durch Angriff an den Endplatten, sondern durch Lähmung der Interneuronen im Rückenmark. Spinalganglien und motorische Neuronen der Vorderhörner bleiben dabei unbeeinflußt, so daß z. B. der Patellarreflex intakt bleibt. Reflexe dagegen, die ein drittes Neuron, das Interneuron nämlich erfordern, wie der Flexorreflex der Katze werden spezifisch gelähmt; auch der durch Strychnin oder durch zentrale Reizung gesteigerte Patellarreflex verhält sich wie ein Interneuronenreflex (Abb. 58). Die Stoffe sind Antagonisten der erregenden Rückenmarksgifte (Strychnin, Pantocain u. a.); Barbitursäuren wirken synergistisch.

Myanesin, der Glycerinester von o-Kresol, führt bei allen Laboratoriumstieren zur Verminderung der Spontanbewegungen und des Muskeltonus, später zu Ataxie und aufsteigender Lähmung. Der Stoff ist in diesen Dosen ohne Einfluß auf Atmung und Blutdruck. Am quergestreiften Muskel zeigt sich nach Vorbehandlung mit Prostigmin eine deutliche lissive Wirkung.

Beim Menschen ist das Hauptanwendungsgebiet die Chirurgie mit ihrer Forderung der Muskelerschlaffung, insbesondere bei reflektorischer Übererregbarkeit; Myanesin erleichtert die Narkose, insbesondere bei erhöhter Resistenz gegen Narkotica. Die übliche Dosis in diesen Fällen beträgt 0,5—2,0 g i.v. injiziert; es ist umstritten, ob Myanesin besser oder schlechter wirkt als Curarepräparate.

In der inneren Medizin und Neurologie wirkt Myanesin gegen Tremor und Rigidität bei PARKINSONscher Krankheit; die i.v. Dosis von 1,0 g wirkt etwa 30—60 Minuten. Auch perorale Myanesinzufuhr (in Propylenglykollösung)wird empfohlen. Myanesin wirkt weiter bei athetotischen und choreaähnlichen Bewegungen sowie bei spastischen Zuständen und bei Muskelspasmen. Hier ist die Wirkung lang anhaltend über 5—6 Stunden.

Von *toxischen Nebenwirkungen* wird Hämolyse beschrieben; selten kommt es zu Urämie und Anurie, auch mit tödlichem Ausgang; im Einzelfall wurde Herzblock sowie Nekrose des Vorderarms nach zufälliger intraarterieller Injektion beschrieben. Die Entgiftung erfolgt durch Bindung an Glucuronsäure und Schwefelsäure. — Der nahe verwandte Glycerinester von Guajacol ist als *Myocain* im Handel.

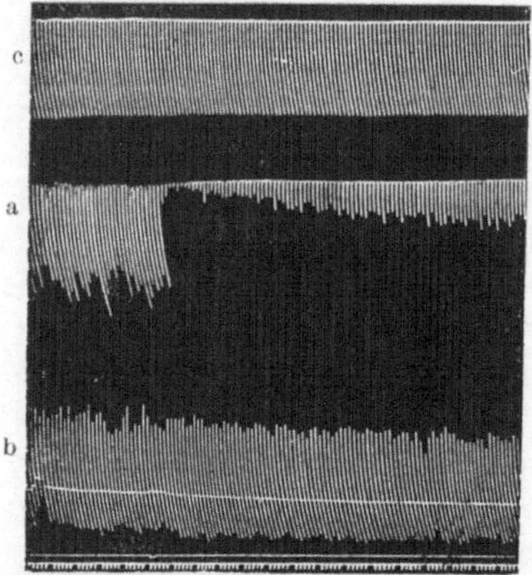

Abb. 58. Wirkung von 40 mg Myanesin intravenös bei einer Katze. Man beobachte bei dieser Dosierung die starke Wirkung auf den Multineuronen- (Flexor-) Reflex (a) die fehlende Wirkung auf den Zweineuronen-(Kniesehnen-)Reflex (b) und die ebenfalls fehlende Wirkung auf Nerv und Muskel (c). Zeit in 10 Sekunden. (Nach F. M. BERGER 1949.)

Parpanit (l-Phenyl-cyclopentan-l-carbonsäurediäthylaminoäthylesterhydrochlorid) — von DOMENJOZ eingeführt — ist eine Base mit vielseitigen Eigenschaften; sie wirkt spasmolytisch auf glatte Muskulatur, atropinartig, gefäßerweiternd und blutdrucksenkend. Der entscheidende Zug im

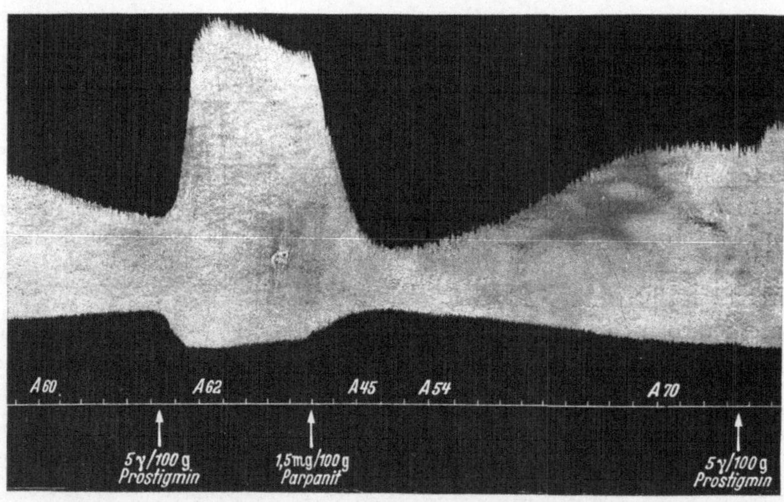

Abb. 59. Myogramm der Mm. masseter der Ratte nach Prostigmin und Parpanit. Avertinnarkose. Reizfrequenz: 1 Hz (Induktorium). Zeitschreibung: Minuten. A Atmungsfrequenz je Minute. Man beachte die rasch einsetzende Prostigminwirkung auf den willkürlichen Muskel sowie die lissive (Antiprostigmin-) Wirkung des Parpanit. (Nach HOTOVY und ERDNISS 1950.)

Wirkungsbild ist die *Interneuronenlähmung*; daneben hat es eine *Curare-artige Wirkung*; diese zeigt sich u. a. im Antagonismus gegen Prostigmin, Nicotin und Tetanustoxin, also an der übererregten quergestreiften Muskulatur (Abb. 59). Dagegen vermißt man die schlaffe Lähmung des curarisierten Tieres (Abb. 57).

Parpanit besitzt mäßige analgetische Wirkungen; indessen wird gelegentlich sogar Euphorie beobachtet.

GRÜNTHAL sah als erster die spasmenlösende Wirkung bei PARKINSONscher Erkrankung u. ä. In dieser Hinsicht verhält es sich ähnlich wie Atropin, das ebenfalls am quergestreiften Muskel leicht Curare-artig wirkt.

Die *Nebenwirkungen* von Parpanit, auch die der vegetativen Sphäre (Schwindelanfälle, Herzklopfen u. a.), entstehen wohl hauptsächlich durch die Krampfgiftwirkung des Stoffes in höherer Dosierung, werden daher durch Luminal, Coffein u. a. beeinflußt.

Weitere wichtige Präparate dieser Reihe sind *Diparcol* und *Artane*.

d) Die Atropingruppe.

Eine *Lähmung der peripheren Nervenendigungen des Parasympathicus* erfolgt durch die Stoffe der *Atropingruppe*. Diese Lähmung ist auch *beim Gesunden* nachzuweisen. Nicht alle parasympathischen Nervenendigungen sind gleich empfindlich, besonders frühzeitig wird vielmehr die Sekretion von *Schleimdrüsen* in Nase und Mund, von *Speichel* und *Magensaft* gehemmt. Auch der Herzvagus ist empfindlich. Zur vollständigen Hemmung des Pelvicus sind 1000fach höhere Dosen notwendig. Die *individuelle Variation* bei Atropinzufuhr ist erheblich. Bei 850 Versuchspersonen waren Dosen zwischen $1/_2$ und 3 mg nötig, um eine Beschleunigung des Herzschlags um 10 Schläge zu erzielen (SCOTT).

Im Zustand der *Vagotonie* — auch nach Erregungsmitteln des Parasympathicus — sind die parasympathischen Synapsen überempfindlich gegen Atropin, so daß auffällige vagotonische Symptome auf besonders kleine Atropindosen ansprechen. Da das autonome Nervensystem, vor allem beim männlichen Geschlecht, auf *seelische* und *berufliche Überbelastung* besonders häufig mit den *Symptomen der Vagotonie* antwortet, so gehören die Belladonnapräparate mit zu den unentbehrlichen Teilen des Arzneischatzes.

Atropin und seine Verwandten sind wirksame *Antidote* bei Vergiftung mit Stoffen der Acetylcholin- und Physostigmingruppe, auch mit anderen Arzneistoffen und Giften, die parasympathische Reizerscheinungen zur Folge haben, wie z. B. die Digitalisglykoside (s. S. 284).

Allgemeines über die Großhirnwirkung der Solanaceenalkaloide. Die *Solanaceen* oder Nachtschattengewächse liefern uns einige der ältesten Drogen: *Tollkirschen, Bilsenkraut, Stechapfel, Alraunwurzel* u. a. Durch gelegentliche Vergiftungen werden besonders Kinder betroffen beim Beerensuchen oder beim Spielen. Dabei zeigt sich noch ein zweiter wichtiger pharmakologischer Angriffspunkt der Atropingruppe: sie wirkt je nach der Dosierung erregend oder lähmend auf das Zentralnervensystem. Bei Kindern und bei Erwachsenen treten eigentümliche Erregungszustände mit schweren Sinnestäuschungen auf. Die Betroffenen sind leicht eigener und fremder Suggestion zugänglich, sie glauben z. B. mit Geistern oder Gespenstern zu verkehren, oder meinen, daß sie in Tiere verwandelt sind.

Es ist daher begreiflich, daß diese Drogen frühzeitig als Rauschmittel benützt worden sind. Bereiteten sie doch dem Betroffenen ein kinoartiges Erlebnis, das sich entwickelte aus den eigenen seelischen und animalischen Urgründen, und das unendlich phantastischer war, als je ein Filmdichter ersinnen könnte. Durch sie wurde die magische Welt erschlossen, die religiöse Handlung mit geheimnisvollem Schimmer verklärt. Die griechische Kultur z. B. war im Besitze der Mandragora, dieser Zauberpflanze, die bereits beim orphischen Zug der Argonauten erwähnt wird, und sie besaß die Herba Apollinaris, das Bilsenkraut nämlich, dessen maniakalische Wirkung bereits von Xenophon beschrieben wird.

Im Gegensatz zu den optischen Visionen, die nach Solanaceenalkaloiden auftreten, haben andere derartige Rauschgifte mehr Farbenvisionen zur Folge (Mescalin), wieder andere führen zu Bewegungshalluzinationen (Haschisch). Auch die übrigen Sinneszentren können durch solche Gifte spezifisch erregt werden, so daß Sinnestäuschungen von seiten der Hör-, der Geschmacks- und Geruchszentren auftreten. In solchen Fällen spricht man von Bilderregung oder *Eidese* und von *eidetischen Stimulantien* (HELLPACH).

Diese magischen Gifte gehören wohl seit frühester Zeit zum allgemeinsten Menschheitsbesitz, wie das Beispiel der mexikanischen Indianer lehrt, dieser großen „Giftmischer, Giftgenießer und Entgifter" der Neuen Welt. Nachklänge dieser Periode aus unserem eigenen Vaterlande hört man noch aus unseren Märchen und Sagen sowie aus den GOETHEschen Werken.

Die Menschheit hat dann aufgehört mit den Hexensalben, Liebestränken und anderen chemischen Verzauberungskunststücken und hat sich mehr den *euphorisch wirkenden Genußgiften* zugewandt, durch die die Stimmungslage verbessert wird (Opium, Cocain, alkoholische Getränke). Sie ist heute unter dem Druck des Zeitgeistes im Begriff, auch diese Stufe zu überwinden und sich mehr und mehr den *Leistungsstimulantien* zuzuwenden, deren Genuß zur Mobilisierung neuer psychischer Energien führt (Coffein, Benzedrin, Pervitin) (s. S. 316).

Vergleich von Atropin und Scopolamin. Die giftigen Solanaceen enthalten als Hauptwirkstoffe — nebeneinander, aber in wechselndem Mengenverhältnis — Atropin bzw. 1-Hyoscyamin und Scopolamin. Bei einzelnen Drogen, wie bei der Tollkirsche, überwiegt das Atropin bzw. 1-Hyoscyamin, bei anderen, wie bei den australischen Scopoliaarten, das 1-Scopolamin.

Diese beiden Alkaloide sind sich auch chemisch sehr ähnlich. *Atropin* besteht aus der Base *Tropin* — die dem Ekgonin der Cocablätter nahe verwandt ist —, verestert mit der *Tropasäure.* Durch Aufnahme eines Sauerstoffatoms entsteht aus dem Tropin das *Scopin*, das, mit der gleichen Tropasäure verestert, Scopolamin ergibt. Bei der Tollkirsche liegt im frischen Blatt hauptsächlich 1-Hyoscyamin vor, das leicht racemisierbar ist und dann in Atropin, d. h. in die Mischung aus r- und 1-Hyoscyamin übergeht, von denen die 1-Verbindung als Lähmungsmittel des Parasympathicus doppelt so stark ist wie Atropin; r-Hyoscyamin hat nur $^1/_{40}$ der Wirkung. — In *alkalischer Reaktion*, z. B. in Mischung mit Magnesia usta und Bismutum subnitricum, wird Hyoscyamin unwirksam.

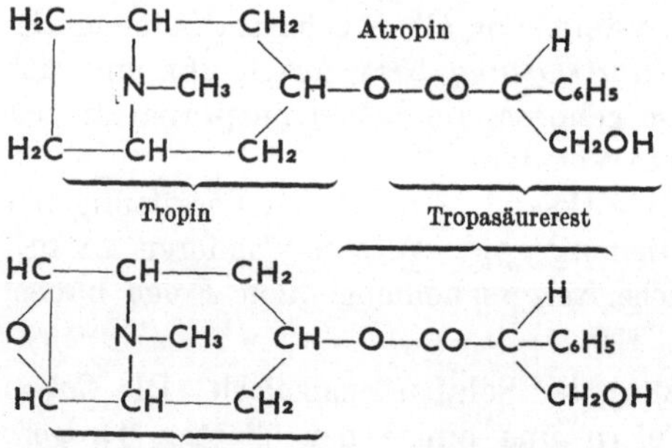

Während sich Atropin und Scopolamin in ihren *zentralen Wirkungen* grundlegend unterscheiden — vorwiegend Erregung bei Atropin, vorwiegend Lähmung bei Scopolamin —, wirken sie peripher als Lähmungsmittel des Parasympathicus, und zwar bei gleicher Dosis (z. B. 0,5 mg) annähernd mit gleicher Wirkungsintensität.

Atropin. Die wichtigste Quelle des Atropins ist die Tollkirsche — Atropa Belladonna —, deren Beeren, Wurzeln, Stengel und Blätter alkaloidhaltig sind. Es entsteht zum größten Teil erst sekundär bei der chemischen Aufarbeitung aus Hyoscyamin. Durch wäßrige Extraktion der Blätter (Gehalt 0,4—0,9%, E.D. 0,05) wird das **Extractum Belladonnae** hergestellt (1,5% Alkaloide, E.D. 0,01—0,03), das durch seinen Gehalt an Nebenalkaloiden besser wirksam, gleichzeitig weniger leicht resorbierbar und vielleicht auch verträglicher ist als das reine Atropin. Für die orale Anwendung ist es vorzuziehen, wenn nicht die mehr stoßartige Wirkung des Alkaloids erforderlich ist. Entsprechend dem Alkaloidgehalt wird das Extrakt etwa 50mal höher dosiert als Atropin. Die Belladonnawurzeln in den verschiedenen Gegenden haben äußerst verschiedenen Alkaloidgehalt, was bei der sog. bulgarischen Kur zu berücksichtigen ist.

> **Rp.** Extracti Belladonnae 0,45
> Massae pil. q. satis fiant pil. Nr. XXX.
> S. 3mal täglich 1—2 Pillen. — NB. Entsprechend einer Einzeldosis von 0,3 mg Atropin.

Ähnliche Extrakte sind als Bellafolin, Homburg 680 (s. u.) und Belladonnadispert im Handel. Ein bekanntes Kombinationspräparat liegt im *Bellergal* vor; es enthält neben 0,1 mg Bellafolin noch 0,3 mg Gynergen und 0,02 g Luminal.

Schicksal im Organismus. Atropin wird von allen Schleimhäuten rasch aufgenommen, wird im Blut und Gewebe langsam entgiftet, zum Teil durch adsorptive Bindung an Eiweißkörper. Bei Pflanzenfressern wie Kaninchen ist die physikalische Bindung besonders stark, so daß solche Tiere mit Belladonnablättern gefüttert werden können. Beim Menschen ist der hauptsächliche Ausscheidungsweg die Niere, und zwar ist bis zu $1/_3$ der eingegebenen Menge im Verlauf von 10—14 Stunden aus dem Harn wieder zu gewinnen (PULEWKA), doch sind sogar nach 36 Stunden noch Spuren von Atropin zu finden. In Vergiftungsfällen genügen einige Tropfen des atropinhaltigen Harns, in das Katzenauge eingebracht, um Mydriasis herbeizuführen. Das Alkaloid neigt wegen der langsamen Ausscheidung bzw. Entgiftung zur *Kumulation.* Andererseits kann *Gewöhnung* eintreten.

Örtliche Wirkungen. Das Alkaloid besitzt eine gewisse *lokal-anästhetische Wirkung* und wirkt dadurch unter Umständen schmerzstillend, z. B. bei Cornealulcus und schmerzhaften Hämorrhoiden. Im letzteren Fall mag die Lösung örtlicher Spasmen mit im Spiele sein.

> **Rp.** Extracti Belladonnae 0,02
> Ol. Cacao q. s. fiat supp.
> D. tal. dos. Nr. X.
> S. Bei Bedarf ein Stuhlzäpfchen einzuführen.

Aber auch Pruritus und Herpes zoster sprechen gelegentlich auf Belladonnasalben an; der Mechanismus ist unbekannt, doch sei in dieser Hinsicht erwähnt, daß Atropin bei Verbrennungen 2. Grades das Aufschießen der Brandblasen verhindern soll (KÁROLYI). In Linimenten wirkt es gegen Nachtschweiße.

Allgemeinwirkungen. Verdauungstractus. Am auffälligsten ist die Wirkung kleiner Atropindosen auf die Schleim- und Speicheldrüsen. Nach 0,5 mg werden Mund und Kehle trocken, der Patient wird durstig. *Schweiß-* und *Milch*sekretion werden vermindert; bei Kindern zeigt sich das *Atropinfieber.*

Für experimentelle Untersuchungen ist besonders die Glandula sublingualis des Hundes geeignet. Löst man einen Speichelfluß aus, z. B. durch Pilocarpin, so ist dieser leicht durch Atropin zu lähmen, und zwar entspricht ungefähr 1 Teil Atropin = 8,5 Teilen Pilocarpin. Solche Methoden sind für die Titration von Belladonnablättern verwendet worden.

Bei ähnlich kleinen Dosen, oft schon bei 0,2—0,3 mg Atropin, entsprechend 0,01—0,03 g Extractum Belladonnae, wird die Magensekretion (Abb. 60) verändert, und zwar weniger bei gesunden Personen, mehr bei *Hyperacidität*. Davon wird mehr die *Gesamtsekretion*, auch die Schleimsekretion betroffen als die Salzsäureabscheidung; die Acidität kann sogar ansteigen. Die therapeutische Dosis von 0,0003 g, auch subcutan, führt auch zur Herabsetzung der *Gallen- und Pankreassekretion*; doch sind — im ganzen gesehen — die Atropinwirkungen auf die Sekretionen in Magen und Darm geringfügig im Vergleich zur starken *Wirkung auf die Motorik des Verdauungstractus.*

Dosen von 0,5—1,0mg sind bei *Spasmen des Oesophagus*, bei *Gastralgie*, bei *Seekrankheit* und auch bei *Pylorospasmus* gebräuchlich. Besonders wichtig ist die Atropinbehandlung des kongenitalen Pylorospasmus. Sie ist vor allem aussichtsreich, wenn gleichzeitig andere Störungen des autonomen Nervensystems vorliegen. Auch hohe subcutane Dosen, wie 3mal täglich 0,00025 Atropin, werden von nicht zu stark atrophischen Kindern oft gut vertragen. Atropin besitzt eine gewisse erregende Wirkung auf den AUERBACHschen Plexus, wirkt daher unter Umständen auf atonische Obstipation.

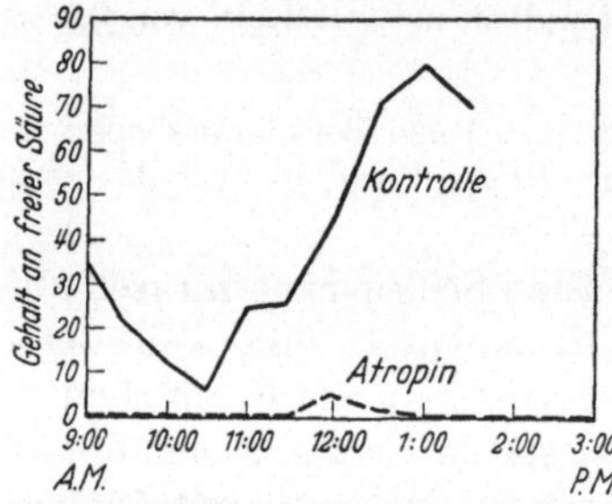

Abb. 60. Wirkung von Atropin auf die Salzsäuresekretion des Magens beim Menschen. Sekretionstest nach 100 ccm 7%igen Alkohols durch Magenschlauch. Man beachte, daß in den nächsten 4 Stunden ein stetiger Anstieg von freier Salzsäure einsetzt. 2 Tage später wurden 1,3 mg Atropin intravenös injiziert, gleichzeitig mit der Alkoholgabe. Es trat Achlorhydrie auf. (Nach PAUL und RHOMBERG 1945.)

Zu den auffallenden Eigenschaften des Atropins zählt seine Wirkung bei Spasmen auch der tiefer gelegenen Darmabschnitte (spastische Obstipation, auch Spasmen der Gallenblase, der Beckenorgane, auch Enuresis). Atropin ist ein schwacher *Antagonist von Morphin* bei seiner Wirkung auf die Schließmuskeln und wird häufig verordnet, um unerwünschte Morphinwirkungen aufzuheben. Bei Appendicitis in Form von Bellafolin angewandt, wirkt es fast als *Morphiumersatz.*

Rp. Sol. Atropini sulfur. 0,01/10,0
  D. ad vitrum patentatum.
  S. 5mal täglich 1—3 Tropfen. — NB. Zeitliche Begrenzung erwünscht.

Atemwege. Atropin führt ebenso wie Scopolamin zu einer *Verminderung der Schleimsekretion*. Das ist von Bedeutung, wenn einzelne Lungengebiete nicht genügend ventiliert werden, z. B. in der Narkose oder bei Fixation der Atemmuskulatur durch Verbände (s. S. 170). Atropin führt aber auch zu einer *Erweiterung der Bronchiolen*. Erzeugt man im Tierexperiment einen Bronchospasmus, z. B. durch Physostigmin, so tritt nach intravenöser Injektion von Atropin fast momentan eine verbesserte Atmung ein; beim Menschen ist die Wirkung weniger intensiv. Die Behandlung des Asthma bronchiale mit Atropin wurde durch TROUSSEAU 1868 eingeführt; indessen ist die Atropinwirkung hier schwach.

Bei einzelnen Tierarten, z. B. beim Hund, läßt sich bei zentraler Atemlähmung eine erregende Atropinwirkung nachweisen. Für den Menschen ist diese analeptische Wirkung des Atropins zweifelhaft. Bei der akuten Morphiumvergiftung ist es völlig zu entbehren, da heute sehr viel stärkere Analeptica wie Cardiazol und Coramin zur Verfügung stehen. Dagegen wird die Muskelwirkung hoher Atropindosen verwendet zur Bekämpfung von PARKINSON-*Symptomen,* sowie von Spasmen infolge von *Encephalitis.* Die übliche Kur beträgt 0,00025 Atropin in Tabletten oder Tropfen, z. B. 1—3 Tabletten 3mal täglich steigend und fallend. Doch werden oft sehr viel höhere Dosen verordnet, z. B. täglich 10—20 mg über Jahre oder in Form der sog. bulgarischen Kur; die damit verbundene Trockenheit im Mund verliert sich rasch, oder wird nicht mehr als störend empfunden; jedoch zeigt sich häufig Obstipation.

Homburg 680 ist ein aus bulgarischer Belladonnawurzel hergestelltes Präparat, das im Kubikzentimeter nebeneinander 2,3 mg Hyoscyamin, 0,6 mg Atropin und 0,09 mg Scopolamin oder 3 mg Gesamtalkaloide enthält. Es wird besonders zur Behandlung der postencephalitischen Störungen und des Parkinson empfohlen. Dabei sollen die dyskinetischen Symptome (Starre, mangelnder Antrieb u. a.) besser reagieren als die hyperkinetischen (Tremor, Zwangsbewegungen). Atropin allein muß in solchen Fällen nach v. WITZLEBEN in unvergleichlich höherer Dosierung gegeben werden. Sein Hauptangriffspunkt liegt im quergestreiften Muskel und nicht im extrapyramidalen System, wie man früher annahm (s. S. 259),

Kreislauf. Auf das normale Herz wirkt Atropin nur wenig, durch kleine Atropindosen kann infolge Vagusreizung sogar eine Verlangsamung eintreten (GREMELS). Sobald dagegen eine Vagotonie vorliegt (beim Vagotoniker, bei Hirndrucksymptomen, unter Digitalis und Chloroform), kann schon eine kleine Dosis zur *Beschleunigung des Herzens* um 30—40 Schläge führen (Abb. 61). Das verlangsamte Herz ist nicht immer gleichbedeutend mit Vagotonie, z. B. reagiert das Herz des Typhuskranken wenig auf Atropin. Atropin besitzt auch eine fördernde Wirkung auf die *Überleitung* (Anwendung bei Herzblock).

Augen. Die *Erweiterung der Pupille* durch 1—2 Tropfen der 0,2—1%igen Lösung beruht auf Lähmung des parasympathisch innervierten

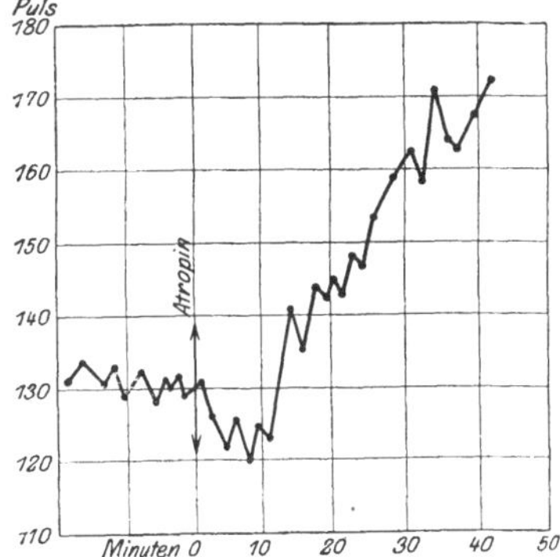

Abb. 61. Kurve der Pulsgeschwindigkeit in einem Falle von Mitralinsuffizienz nach subcutaner Injektion von 0,001 g Atropin. Die Ordinate bezeichnet die Pulsfrequenz, die Abszisse die Zeit in Abständen von 10 zu 10 Minuten. (Nach CUSHING.)

Sphincter, so daß der Tonus des sympathischen Dilatator pupillae das Übergewicht erhält. Eine solche Pupillenerweiterung erzwingt man zu diagnostischen Zwecken — wozu indessen heute Stoffe mit kurzdauernder Wirkung vorgezogen werden — und zu therapeutischen Zwecken, wobei eine lang dauernde Wirkung erwünscht sein kann (*Ruhigstellung* des entzündeten Auges bei Iritis, Hornhautentzündung und Hornhautgeschwüren entweder zum Zweck der örtlichen Sauerstoffersparnis und *Beeinflussung der entzündlichen Vorgänge*, oder zum Zweck der Verhinderung einer *Verklebung* der entzündeten Iris).

Die Pupillenerweiterung geht einher mit *Lichtscheu* und Erhöhung des *intraokularen* Drucks infolge Verlegung der Kammerbucht und Schließung der FONTANASchen Räume. Bei Personen über 40 Jahren ist daher die *Gefahr des akuten Glaukomanfalls* zu berücksichtigen. In solchen Fällen wird empfohlen, nach der Augenuntersuchung die Pupille mit Hilfe von Physostigmin-Eserin wieder zu verengern. Gelegentlich ist man gezwungen, auf die 2—4—5%ige Lösung überzugehen, um eine genügende Erweiterung zu erzielen.

Durch Wirkung auf den Musculus ciliaris erfolgt gleichzeitig eine *Akkommodationslähmung*. Das Auge ist auf den Fernpunkt eingestellt, so daß alle nahen Gegenstände undeutlich werden. Auch tritt ein leichter *Exophthalmus* sowie *Lichtscheu* ein. *Überempfindlichkeit* (Conjunctivitis) ist nicht selten.

Wegen seiner Nebenwirkungen ist das Atropin (1—2 Tropfen der 0,2—1%igen Lösung) in der Augenheilkunde teilweise durch das Salz des Mandelsäuretropinesters *(Homatropin)* (2 Tropfen der 0,5- bis 1%igen Lösung) und *Scopolamin* (0,2—0,5%igen Lösung;

NB. 1 Tropfen der 1%igen Lösung = Max. Dosis) und auch durch *Cocain* (1—2 Tropfen der 2%igen Lösung) verdrängt worden, deren Wirkung flüchtiger ist.

Bei diesen Mengen tritt eine volle Pupillenerweiterung in etwa 15 Minuten ein, nur beim Homatropin kann es etwas länger dauern, bis zu 1—2 Stunden. Die Dauer dieser Wirkung beträgt bei *Atropin* 8—10 Tage, bei *Homatropin* 6—24 Stunden, bei *Scopolamin* 2 Tage, bei *Cocain* 6—20 Stunden. Die Akkommodationslähmung dauert bei Atropin 2—3 Tage; die anderen *parasympathischen Mydriatica* sind in dieser Hinsicht schwächer, die *sympathischen Mydriatica* (Cocain, Adrenalin) wirkungslos mangels einer sympathischen Innervation des Ciliarmuskels; auch die Glaukomgefahr ist viel geringer. Dagegen treten bei den obigen Scopolamindosen in seltenen Fällen Erregungszustände auf, so daß man zu der 0,2%igen Lösung übergegangen ist; bei Cocain hat man mit Cocainerosionen zu rechnen. Von den Mitteln der Adrenalinreihe wird in letzter Zeit *Veritol* (1 Tropfen der 1—5%igen Lösung), *Ephedrin* (3%ige Lösung), daneben auch l-Phenyl-2-aminoäthan und l-Phenyl-2-aminopropan empfohlen. Auch Kombinationen von parasympathischen und mydriatischen Stoffen sind angewandt worden; so soll man mit einer Kombination *Atropin-Cocain* noch hintere Synechien sprengen können, was mit den Einzelstoffen nicht so leicht möglich ist.

Toxikologie. Bei *kleinen* Atropindosen stehen die *peripheren,* bei *Giftdosen* die *zentralerregenden* Wirkungen des Atropins im Vordergrund. Dementsprechend beobachtet man zunächst an auffälligen Symptomen: Trockenheit im Halse mit Durstgefühl und heiserer Stimme, auch Schluckbeschwerden, erweiterte Pupillen, schlechtes Sehen, dazu Aufregungserscheinungen und blühende Hautfarbe. Später treten Sinnestäuschungen, Delirien und klonische Krämpfe hinzu. Infolge Sorglosigkeit von Kindern und Eltern oder Mangel an Schulbildung sind Vergiftungen durch Solanaceen nicht selten. Todesfälle sind bei Kindern beobachtet worden nach Genuß von 3—4 Tollkirschen, 15 Stechapfel- oder Bilsenkrautsamen. Im allgemeinen indessen ist die Sterblichkeit auch bei schwerer Tollkirschenvergiftung, d. h. trotz schwerer Delirien und klonischer Krämpfe, gering. Sie wird auf 8% geschätzt. Gefährlich sind komatöse Zustände.

Die erste Maßnahme ist die Entfernung des Giftes durch Brechmittel, Magenwaschung und Abführmittel. Bei Anwendung der Sonde ist diese gut zu ölen wegen der Schluckbeschwerden. Als Gegenmittel wird Pilocarpin empfohlen in steigenden Dosen bis zum Wiedereinsetzen der Sekretionen. Bei zentraler Lähmung und Kreislaufkollaps sind Kollapsmittel angebracht. — Die therapeutische Dosis der Erwachsenen hat bei Kindern den Tod herbeigeführt.

In neuerer Zeit ist auch eine chronische medizinale Atropinvergiftung bekannt geworden. Bei lang dauerndem Gebrauch wird offensichtlich das Gleichgewicht des autonomen Nervensystems gestört; das äußert sich in einer chronischen Lähmung der Darmtätigkeit, die zu *Megacolon* führen kann.

Atropinabkömmlinge. *Methylatropin* (Eumydrin) wirkt als Lähmungsmittel des Parasympathicus etwa doppelt so stark wie Atropin; es fehlt ihm dessen zentralerregende Komponente, so daß es als Spasmolyticum an Stelle von Atropin empfohlen worden ist, insbesondere für Behandlung des Pylorospasmus der Kleinkinder. Da hierbei toxische Dosen zur Anwendung kommen, ist wie bei Atropin auf blühende Hautfarbe und Hyperpyrexie zu achten (K. O. Møller).

Homatropin (Mandelsäuretropinester) ist etwa 50mal schwächer als Atropin und wird nur als Mydriaticum benutzt (s. oben). Weitere Stoffe mit Atropinartiger Wirkung sind *Diparcol, Syntropan, Trasentin, Dolantin* (s. S. 233).

Folia Stramonii (Hauptalkaloid Atropin) sind in den bekannten Asthmaräucherpulvern und Asthmazigaretten enthalten.

e) Die Nicotingruppe.

Columbus sah im Jahre 1492 zigarrenrauchende Indianer auf der Insel Guanahani. Auf dem gesamten neuentdeckten Erdteil wurde der Tabak damals angepflanzt und von Mann und Weib geraucht. Ein Jahrhundert später wurde der Tabakgenuß durch Seeleute nach Europa und von dort in die ganze Welt verschleppt. Friedrich der Große gründete ausgedehnte Tabakpflanzungen in der Uckermark. Ein zunehmender Anteil des deutschen Eigenbedarfs wird heute von den Tabakgebieten Süddeutschlands, besonders Badens, gedeckt (Reichsanstalt in Forchheim).

Es gibt Völker, die sich gegen andere Genußgifte verschließen. Nur der Tabak ist überall eingedrungen. Er wird geraucht, geschnupft, gekaut. Eine merkwürdige Abart dieses Vergnügens beschreibt HAUER aus dem ostafrikanischen Feldzug: Die schwarzen Träger ließen Tabakbrühe in die Nasenlöcher laufen und verschlossen diese durch eine Wäscheklammer.

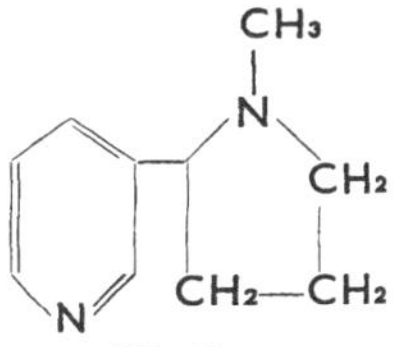

Der Nicotingehalt des Tabaks. Das wirksame Alkaloid im Tabak ist Nicotin, ein Pyridinabkömmling, eine flüssige, mit Wasserdampf destillierbare Base, die in den Blättern als Malonat enthalten ist. Nicotin wurde 1828 von den damaligen Studenten POSSELT und REIMANN in Heidelberg entdeckt. Außerdem sind im Tabak *l*-Nornicotin und andere Nebenalkaloide enthalten.

Der durchschnittliche Gehalt der trockenen Blätter beträgt ungefähr 1,2—1,5 %, doch werden auch noch nicotinreichere (bis zu 8 %), nicotinarme (weniger als 0,6—0,8 %) und nicotinfreie [weniger als 0,1 (—0,2 %)] Tabaksorten verarbeitet. Die Züchtung praktisch nicotinfreier Tabaksorten ist auch in Deutschland gelungen. Der Nicotingehalt hat nichts zu tun mit der Farbe, die im Gegenteil durch chemische Vorgänge bei der Fermentation des Tabaks entsteht, und ebensowenig mit dem Preise, der hauptsächlich durch das *Aroma* bedingt ist. Dieses wird durch Mischung der verschiedensten Tabaksorten erzeugt.

Der Nicotingehalt in der üblichen Zigarette beträgt bei einem Gewicht von 1 g 12—15 mg, bei nicotinarmen Sorten weniger als 6—8 mg, bei nicotinfreien weniger als 1 mg. Die entsprechenden Werte für Zigarren sind bei einem Gewicht von 10 g 120—150 mg, bei nicotinarmen Sorten weniger als 60—80 mg, bei nicotinfreien weniger als 10—20 mg. Da wenige Zentigramme genügen, um in kurzer Zeit einen Erwachsenen zu töten, so findet sich die tödliche Dosis in 1—2 Zigarren, bei nicotinreichen Sorten sogar in $\frac{1}{3}$ Zigarre. In ein Infus von Zigarren oder Zigaretten geht praktisch der gesamte Nicotingehalt über, so daß es gefährlich ist, eine Abkochung zu trinken oder rectal zu verabfolgen. Auch nach versehentlichem Verschlucken von Kautabak ist ein Todesfall bei einem 15jährigen Knaben mitgeteilt worden.

Das Schicksal des Nicotins beim Rauchen. Wird Tabak dagegen geraucht, so wird zunächst ein Teil des Nicotins in der Glimmzone verbrannt. Der übrigbleibende Anteil des Alkaloids wird in der *Verdampfungszone* der Zigarre mit Wasserdampf überdestilliert und kondensiert sich zusammen mit dem Wasser im Zigarrenstummel. Dieser kann 80—90 % des Gesamtnicotins enthalten. Die *Kondensationsfähigkeit* ist in dicken Zigarren besser als in dünnen, beim langsamen Rauchen besser als beim schnellen. Auch Zugvolumen, Zugzeit, Zughäufigkeit u. a. spielt eine Rolle.

Der größte Teil des verdampften Nicotins geht unmittelbar in die Luft über, so daß z. B. in stark rauchigen Lokalen Intoxikationen des Bedienungspersonals auftreten können. Dem Tabakrauch, der eingesogen wird, läßt sich ein nicht unwesentlicher Teil des Nicotins durch Adsorption des *Nicotins im Tabak*, z. B. mit Kieselwolframsäure, entziehen, andererseits auch durch besondere Filterung *des Rauchs*. Nicotin kann auf katalytischem Wege zersetzt werden, z. B. durch Eisenchloridwatte oder eisenhaltige Kohle, die in der Zigarettenspitze oder im Pfeifenrohr vorgelegt wird. Bei solchen „im Rauch nicotinarmen" Erzeugnissen soll die Herabsetzung mindestens 50% betragen, bei „im Rauch nicotinfreien" soll ein Wert von weniger als 0,05% erreicht werden.

Die Nicotinmengen, die beim Rauchen in die Atemwege übergehen, werden gewöhnlich auf $^1/_3$ des Gesamtnicotingehaltes bei Zigaretten, mit 10—15% bei Zigarren veranschlagt, sie wechseln aber erheblich, auch bei gleichem Tabak. Der größte Teil des in die Atemwege übergehenden Nicotins wird auch resorbiert, etwa 90%, wenn inhaliert wird, etwa 60%, wenn man das nicht tut. Nicotin geht unter Umständen auch durch die Haut hindurch, so daß auch bei nichtrauchenden Tabakarbeitern und sogar bei Tabakschmugglern, die Blätter auf dem Leib trugen, Vergiftungen beobachtet worden sind. Die Hautresorption ist weiter in Rechnung zu stellen beim Umgehen mit nicotinhaltigen Schädlingsbekämpfungsmitteln, auch beim Zerstäuben derselben, wobei allerdings in erster Linie die Einatmung gefährlich wird.

Das Nicotin geht rasch ins Blut über und kann dort nach FÜHNER durch Blutegel nachgewiesen werden, die bei starken Rauchern kurze Zeit, nachdem sie sich angesaugt haben, tot abfallen. Das Fehlen akuter Vergiftungssymptome beim Rauchen von Tabak ist auf die schnelle Entgiftung des Nicotins zurückzuführen.

Die Nebenbestandteile des Tabakrauchs. Neben dem Nicotin als Hauptbestandteil des Tabakrauches sind viele andere Stoffe darin nachgewiesen worden, wie Blausäure, Ammoniak, Methylalkohol, nicht unbedeutende Mengen von Kohlenoxyd und die *nebelartigen Rauchpartikel*, darunter solche von *teerartigem Charakter* (Pyridine und Collidine), die sich durch besonders hohe Haftfestigkeit an Kleidern, Haaren, Möbeln auszeichnen.

Bei der akuten Giftwirkung des Tabaks treten diese Nebenprodukte gegen das Nicotin völlig in den Hintergrund mit Ausnahme des Kohlenoxyds, das bei starken Rauchern bis zu 10% CO-Hämoglobin bilden kann. Bei der chronischen Giftwirkung dagegen sind sie zu berücksichtigen, insbesondere die *örtliche Reizwirkung* auf Mund, Atemwege und Magen (Ulcus ventriculi).

Als Ersatz bzw. Streckung des Tabaks sind eine Anzahl anderer Kräuter und Blätter benutzt oder behördlich zugelassen worden, wie die der Süß- und Sauerkirsche, der Roßkastanien, Brennesseln, Eibisch, Huflattich, Runkelrübe, Kartoffelkraut, daneben Lavendel, Thymian und Rosenblüten. Auch hat man solche Blätter zuerst mit Tabaklauge behandelt.

Pharmakologie. In der minimal wirksamen Dosis führt Nicotin an der *dekapitierten* Katze ausschließlich und allein zu einer *Ausschüttung von Adrenalin aus den Nebennieren*; darauf beruht wohl die tonisierende Wirkung des Nicotins bei Kreislaufschwäche. Eine Pupille, die infolge Degeneration des Ganglion cervicale superius oder der zugehörigen sympathischen Nerven überempfindlich gegen Adrenalin geworden ist, erweitert sich auf kleinste Dosen von Nicotin, und in einem bekanntgewordenen Falle beim Menschen genügte das Rauchen einer Zigarette, um diese Pupillenreaktion auszulösen. Auch der gelegentliche Nutzen der Zigarette bei Asthmaanfällen oder die *Hemmung der Magenbewegungen* nach Genuß einer Zigarre mag auf diesem Mechanismus, der Adrenalinausschüttung nämlich, beruhen. Bei der gleichen minimal wirksamen Dosis läßt sich indessen am gleichen Tier mit *intaktem Zentralnervensystem* bereits eine *Stimulierung höherer Zentren* nachweisen, besonders deutlich sichtbar an einer Erhöhung des Blutdrucks.

Die Blutdrucksteigerung ist besonders auffällig bei Personen mit labilem Gefäßsystem sowie bei Hypertonikern. Schon nach Rauchen einer einzigen Zigarette kann die Hauttemperatur an den Fingerspitzen um 3—7,5° absinken (WRIGHT und MOFFEL). Schon nach Rauchen von 2 amerikanischen Zigaretten wird eine auffällige *Herzbeschleunigung* um 30—40 Schläge sichtbar. Frühzeitig zeigt sich auch eine spezifische Reaktion auf den *Sinus caroticus* (Atmungsbeschleunigung, daneben Wirkungen auf *periphere autonome Ganglien* s. S. 249), sowie auf die *willkürliche Muskulatur*. Nach höheren Dosen charakteristisch ist das *Verschwinden des Depressorreflexes* (W. STRAUB). Bei noch höheren Dosen treten unter Umständen *Krämpfe* durch Reizung der motorischen Zentren sowie zentrale Lähmungen auf.

Nicotin besitzt eine gewisse *analeptische* Wirkung, deren Ursache nicht ganz geklärt ist; die nach Nicotin zu beobachtende Erregung der Atmung ist nämlich nicht, wie man früher annahm, durch zentralen Angriff bedingt, sondern entsteht über den Carotissinus (HEYMANS). Auch läßt sich eine gewisse *Euphorie* nach Tabakgenuß nicht verkennen. Offensichtlich kann beim einzelnen Erwachsenen Arbeitsfreudigkeit und auch das schöpferische Gestalten durch Tabakgenuß vermehrt werden. Andere Personen empfinden genau das Gegenteil, und die sportlichen Leistungen der Jugend werden regelmäßig verschlechtert. Bei den meisten Menschen sind auch die starken Suggestivwirkungen des Rauchens mit im Spiel. Auch bilden sich rasch „bedingte Reflexe", die ohne irgendwelche Gedankentätigkeit einem krampfhaften inneren Zwang zu entspringen scheinen. Tabakgenuß kann so zum Bedürfnis werden, besonders bei Willensschwachen. Die Gier nach Tabak kann bei hungernden Menschen beängstigend sein.

Toxikologie. Durch die Einführung von Roh- und Reinnicotin und hochprozentiger Nicotinmittel zur Bespritzung gegen Schädlinge ist das Nicotin in die Reihe der praktisch gefährlichen Gifte eingerückt. Die Herausgabe behördlicher Vorsichtsmaßregeln beim Umgehen mit solchen nicotinhaltigen Pflanzenschutzmitteln ist dadurch ebenso notwendig geworden, wie solche gegen arsenhaltige Mittel, die im Garten-, Wein- und Obstbau verwendet werden. *Gegenmittel* sind *Parpanit* u. a. Curare-ähnliche Stoffe.

Tödlicher Verlauf wird beim Rauchen von Zigaretten und Zigarren sehr selten beobachtet, da man bei den rasch einsetzenden Vergiftungserscheinungen von selbst aufhört weiter zu rauchen. Da Nicotin auch in die Muttermilch übergeht, so kann auch der Säugling dadurch geschädigt werden; er erholt sich rasch, wenn die Mutter das Rauchen aufgibt. — Die tödliche Dosis für Nicotin wird mit 20—50—100 mg angegeben, für Tabak mit 4—12 g.

Die Gewöhnung an Nicotin. Während bei Versuchspersonen, die nicht an Nicotin gewöhnt sind, bereits nach 1—4 mg Nicotin schwere Vergiftungserscheinungen auftreten, gleichgültig ob das Nicotin durch Mund, Nase oder Haut in den Körper gelangt, läßt sich bei chronischer Zufuhr eine gewisse Gewöhnung feststellen. Übelkeit, Erbrechen und andere Vergiftungssymptome, die zu Beginn des Tabakgenusses häufig auftreten, kommen später nicht mehr vor. Auch bei Tieren läßt sich allmählich eine raschere Zerstörung des Alkaloids nachweisen (DIXON). Es ist indessen durchaus unentschieden, ob die gefürchteten chronischen Folgen des Nicotingenusses durch weitere Gewöhnung überwunden oder gemildert werden. Im Einzelfall wird man besonders berücksichtigen, daß pathologisch veränderte Organe und Gewebe gegen autonome Gifte *überempfindlich* sein können. Jedes autonom regulierte Organ kann daher u. U. auf Nicotin ansprechen.

Die chronischen Nicotinschäden. Besonders auffällig sind die *Herzstörungen*, die sich bei jungen Leuten in einer mangelnden Leistungsfähigkeit beim Sport äußern, aber auch zu Veränderungen im Herzrhythmus führen können, besonders zu Extrasystolen und zu *Angina pectoris* (Nicotinherz). Ein häufiges Symptom des Tabakgenusses ist weiter die *Tabakamblyopie*, eine Sehschwäche in der Mitte des Gesichtsfeldes, die sich nach vorliegenden Untersuchungen bei 10% der Tabakarbeiter nachweisen ließ, darunter auch bei Nichtrauchern. *Angioskotome* wurden schon nach einer Zigarette, Störungen der *Dunkeladaptation* regelmäßig nach 2 Zigaretten beobachtet. Hierbei spielen *Gefäßkrämpfe* eine Rolle (s. S. 301). Wichtig ist, daß die Augenveränderungen beim Aussetzen des Tabakgenusses oder nach Berufswechsel vollständig zurückgehen können, in anderen Fällen aber eine dauernde Sehschwäche zur Folge haben. Bei solchen Arbeitern sind weiter schwere *Neuritiden* beschrieben worden. Im Tierexperiment wurde nach hohen Nicotindosen eine Störung der Spermiogenese nachgewiesen (LOESER u. a.).

Wahrscheinlich ist weiter eine häufige Beziehung zwischen Tabak und *Arteriosklerose*, zum Teil entstehend durch chronische Ausschüttung von Adrenalin. Durch solche Gefäßveränderungen erklären sich am einfachsten die gelegentlichen zentralen Störungen (Gedächtnisschwäche, Hemiplegien u. a.). Sichere Beziehungen bestehen zur *Thrombangiitis obliterans*, da in einem beträchtlichen Teil der Fälle eine Überempfindlichkeit gegen Tabak im Hauttest nachgewiesen wurde, sowie zum *intermittierenden* Hinken.

Die toxische Wirkung der Nebenprodukte. Von den Nebenprodukten des Tabakrauchs werden in neuester Zeit die teerartigen Stoffe in Beziehung zu *Lebererkrankungen*, letzten Endes zur *Lebercirrhose* gebracht, die sich im Experiment durch Teer erzeugen läßt. Bei starken Rauchern sind Vergrößerungen der Leber mit Druckempfindlichkeit beschrieben worden, die bei Rauchverbot häufig schnell zurückgehen (KÜLBS). Hauptsächlich in den teerartigen Produkten finden sich auch *carcinogene Stoffe*, die mit dem Lippen- und Lungenkrebs der Pfeifenraucher und mit dem Carcinom der Atemwege bei Zigarettenrauchern in Verbindung gebracht werden.

Die Bekämpfung der Tabaksucht. Im ganzen gesehen ist durch die moderne industrielle Entwicklung und infolge von vielen anderen Nebenumständen eine gewaltige Steigerung des Tabakkonsums eingetreten, so daß die verhältnismäßig günstigen Erfahrungen der früheren Zeit kaum noch beweiskräftig sind. Es ist aber wichtig, daß *keine Abstinenzerscheinungen* auftreten und daß man mit Hilfe des Arztes, der Ehefrau oder eines guten Freundes rasch und völlig vom Tabak loskommen kann; es genügen Willensstärke, Ablenkung und gutes Beispiel (ROST). Eine einfache technische Hilfe besteht im Spülen, eventuell Pinseln der Mundhöhle mit schwachen Lösungen von Kupfersulfat oder Silbernitrat. Eine besondere Warnung vor den Gefahren des Tabaks ist bei Jugendlichen und bei Frauen notwendig.

Nicotinähnlich wirkende Stoffe sind enthalten im Goldregen (Cytisus laburnum), dessen Hauptalkaloid *Cytisin* in allen peripheren Wirkungen nicotinähnlich ist, ja sogar die Gewöhnung des Tabakrauchens erstreckt sich auch auf Cytisuszigaretten (FÜHNER). Pharmakologisch nahe verwandt ist auch das *Coniin* (Propylpiperidin, LADENBURG 1888) aus dem gefleckten Schierling (Conium maculatum), wenngleich hier curareähnliche Symptome, verursacht durch Lähmung der motorischen Nervenendigungen, Parästhesien durch periphere sensible Lähmung, und eine aufsteigende Lähmung des Zentralnervensystems hinzutreten. Coniinähnlich wirkt auch das *Spartein* aus dem Besenginster (Spartium scoparium). Auch *Lobelin* hat nicotinähnliche Wirkung. Zum Nicotin gehört pharmakologisch auch die Gruppe der *quaternären Ammoniumbasen*, auch das Acetylcholin selbst.

Zum Abschluß wird noch einmal eine zusammenfassende Übersicht über die Pharmakologie der glattmuskeligen Organe gegeben (s. Tabelle 5).

Tabelle 5.

	Erregung	Lähmung
Autonome periphere Ganglien, Muskelsynapsen	kleine Dosen Nicotin, Acetylcholin- und Physostigmingruppe	große Dosen Nicotin, Curare, Chinin, Novocain
Sympathische Nervenendigungen	Adrenalingruppe Ephedrin Sympatol u. a. (Cocain)	Ergotoxingruppe Yohimbin
Parasympathische Nervenendigungen	Acetylcholingruppe Cholin Pilocarpin Physostigmin Muscarin	Atropingruppe Scopolamin
Glatte Muskulatur	Hypophysenhinterlappen Histamin Mutterkorn lösliche Bariumsalze	Nitrite Papaverin Pyramidon Luminal Histamin s. S. 112 Weitere Spasmolytica s. S. 301
Drüsengewebe des NNmarks	Eisen	Curare, Chinin, Novocain

Schrifttum.

Autonomes Nervensystem.

CHEYMOL, J.: Curares Naturels et Curares de Synthèse in Actualités pharmacologiques. Paris 1949. — CLAUDE BERNARD: Leçons sur les effects des substances toxiques et medicamenteuses. Paris 1857. Leçons sur les phénomènes de la vie. Paris 1879. — CUSHNY, A. R.: Die Atropingruppe. Handbuch der experimentellen Pharmakologie, Bd. 2¹, S. 599. Berlin 1924. — FAUST, E. ST.: Pilzgifte. Handbuch der experimentellen Pharmakologie, Bd. 2¹, S. 1677. Berlin 1924. — FRÖHLICH, A.: Pharmakologie des vegetativen (autonomen) Nervensystems. Handbuch der normalen und pathologischen Physiologie, Bd. 10, S. 1095. Berlin 1927. — GRAFE, E.: Pharmakologische Wirkungen auf Iris und Ciliarmuskel. Handbuch der normalen und pathologischen Physiologie, Bd. 12, 1. Hälfte, S. 196. Berlin 1929. — HOFMANN, H.: Das Pfeilgift Curare und seine Anwendung in der Medizin. Pharmazie 3, 485 (1948). — LANGLEY, J. N.: The Autonomic Nervous System. London 1921. — OETTINGER, W. F. v.: Die Atropingruppe. Handbuch der experimentellen Pharmakologie, Erg.-Werk, Bd. 3, S. 1. Berlin 1937. — PREISS, W.: Zur Regelung des Verkehrs mit nicotinarmen und nicotinfreien Tabaken. Reichsgesundheitsblatt 35, 726 (1939). — RIESSER, O.: Muskelpharmakologie und ihre Anwendung in der Therapie der Muskelkrankheiten. Bern 1950. — UHTHOFF, W.: Die Sehgifte und die Pharmakologie des Sehens. Handbuch der normalen und pathologischen Physiologie, Bd. 12, 2. Hälfte, S. 812. Berlin 1931.

IV. Blutkreislauf.

Allgemeines. Das isolierte Säugetierherz setzt bei Durchspülung mit Blut oder geeigneten Salzlösungen wie Tyrodelösung seine rhythmische Tätigkeit fort. Der Anstoß dazu geht normalerweise vom Sinusknoten aus. Er ist der Schrittmacher des Herzens, dessen Rhythmus auf Änderungen der Bluttemperatur, aber auch auf sympathische und parasympathische Impulse anspricht. Man spricht dann von nomotoper Reizbildung, im Gegensatz zur heterotopen, wenn die Reizbildung von anderen Stellen des Herzens aus erfolgt.

Von hier aus durchläuft die Erregung zunächst den Vorhof, geht dann auf den ASCHOFF-TAWARASCHEN Knoten und zuletzt durch die beiden Schenkel des HISSCHEN Bündels auf die Kammermuskulatur über (Abb. 62).

Bei jeder Kontraktion des Herzens wird die gesamte zur Zeit zerfallsfähige energieliefernde Substanz aufgebraucht (Alles- oder Nichts-Gesetz). Daher folgt auf jede Kontraktion zunächst eine Phase der völligen Unerregbarkeit, dann der Untererregbarkeit (absolutes und relatives Refraktärstadium).

Extrasystolen. In dem letzteren Stadium können durch abnorme Reize Extrasystolen ausgelöst werden, am häufigsten durch Übererregbarkeit des Kammermuskels (ventrikuläre Extrasystolen), seltener durch heterotope Reize vom Vorhof her (Vorhofextrasystolen) und nur gelegentlich durch zusätzliche Erregung der Reizbildungszentren (Sinusextrasystolen, atrioventrikuläre Extrasystolen). Hiernach muß ein Mehr an zerfallsfähiger Substanz wieder aufgebaut werden. Es tritt daher gewöhnlich nach einer Extrasystole eine kompensatorische Pause auf.

Bei Häufung von Extrasystolen und in bestimmten Fällen von Vorhofflimmern spricht man auch von einem übererregbaren Herzen und stellt es an die Seite des digitalisierten Herzens. Wichtig ist, daß das übererregbare Herz gegen Strophanthin überempfindlich ist — ebenso wie das digitalisierte Herz.

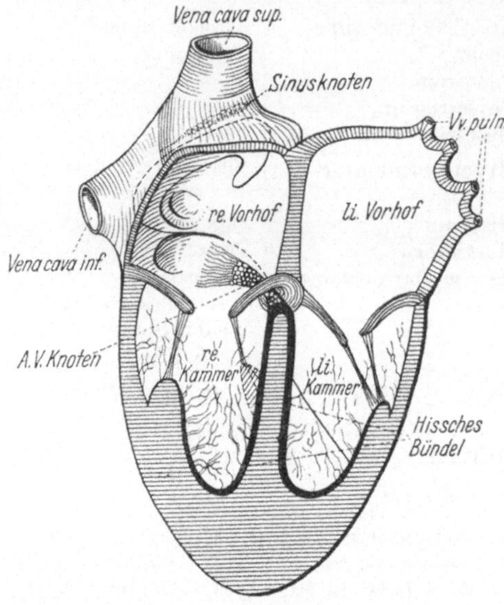

Abb. 62. Schematische Darstellung von Reizbildung und Reizleitung im Herzen. (Nach ASCHOFF-KOCH.)

Herzblock. Die auffälligste Störung der Überleitung ist der *Herzblock*. Man unterscheidet den partiellen Block, wenn die Leitung im HISSCHEN Bündel zwar erschwert, aber nicht völlig unterbrochen ist; hierzu zählt die einfache *Verlängerung der Überleitungszeit*; es können aber auch einzelne Kammersystolen ausfallen, auch unter der Erscheinung der WENCKEBACH*schen Perioden*; hierher zählt auch die Halbierung des Rhythmus *(2/1 Block)*. Derartige Veränderungen der Überleitungszeit sieht man unter Umständen nach Digitaliskörpern. Darauf beruht zum Teil ihre Wirkung bei Arrhythmia perpetua.

Ist die Leitung im HISSCHEN Bündel ganz unterbrochen (totaler Herzblock), so schlagen Vorhof und Kammer im eigenen Rhythmus. Der Puls sinkt auf 30—40, und zwar ist die Frequenz um so niedriger, je tiefer der Block liegt. Solche Zustände können viele Jahre hindurch überraschend gut vertragen werden. Es kann aber einige Zeit dauern, bis bei totalem Herzblock die Kammer anspringt. Dauert das länger als 3—5 Sekunden, so kommt es zur Bewußtlosigkeit. Hält der Kammerstillstand noch länger an — bis zu 90 Sekunden sind überstanden worden — so treten schwere asphyktische Zustände und Erstickungskrämpfe auf (ADAMS-STOKESsche Anfälle). Auch bei Hunden, bei denen das HISSCHE Bündel durchschnitten wurde, sah man über Monate epileptiforme und synkopale Anfälle. Von Arzneistoffen und Giften, die einen solchen

Block auslösen können, seien in erster Linie Digitalis, Aconit, Physostigmin erwähnt. Leichtere Störungen können sich aber auch bei Sauerstoffmangel und nach Morphin und Hypophysenextrakt einstellen. Eine gewisse Verbesserung der Überleitung erzielt man mit Sympathicusmitteln, besonders mit Adrenalin und Sympatol (STEPP). Zuletzt kann auch ein einzelner Schenkel des Hɪsschen Bündels unterbrochen sein (Schenkelblock). Dann arbeitet das rechte Herz nicht mehr koordiniert mit dem linken.

Allgemeines über die Selbststeuerung des Kreislaufs. *Herz und Gefäße* sind durch die verschiedensten Einrichtungen miteinander verknüpft. Man spricht

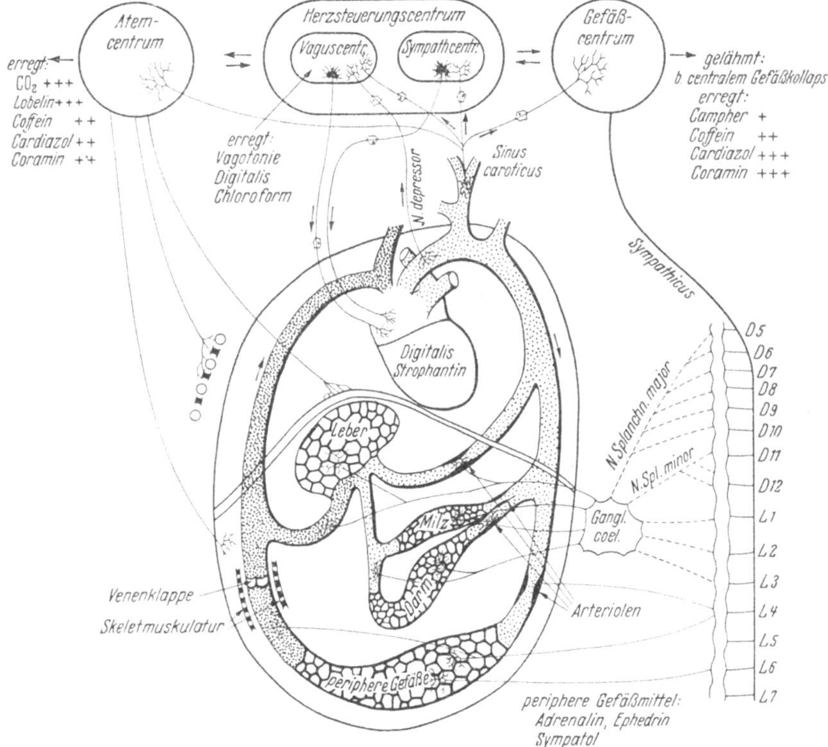

Abb. 63. Kreislaufschema (unter Benutzung der Bilder von STARLING, BROEMSER u. a.).

von der *Selbststeuerung des Kreislaufes,* die bei jeder Mehranforderung an die Herztätigkeit, z. B. bei Arbeitsleistung, bei Blutverlusten, Kreislauferkrankungen u. a., ins Spiel kommt. Die folgenden Faktoren sind an dieser Selbststeuerung beteiligt: die „Windkessel"funktion der großen Arterien, Herznerven und Herzzentrum, Gefäßnerven und Gefäßzentrum, das zirkulierende Blut, die Atmung, Hormone und Gewebshormone (Abb. 63).

Die Wirkung der autonomen Nerven. Wie jedes andere autonome Organ steht das Herz unter dem Einfluß von Vagus und Sympathicus (Accelerans). Eine *Erregung des Sympathicus* wird in Gang gesetzt, wenn an das Herz eine erhöhte Anforderung gestellt wird. Nebeneinander werden eine beschleunigte *Reizbildung* (positiv *chronotrope Wirkung*) und *Reizleitung* (positiv *dromotrope Wirkung*), eine Erhöhung der Anspruchsfähigkeit für Reize (positiv *bathmotrope*

Wirkung), sowie eine Verstärkung der *systolischen* Kontraktionen nach Kraft und Umfang (positiv *inotrope Wirkung*) beobachtet. Gleichzeitig erfolgt eine *Erweiterung* der *Coronararterien*.

Die *Wirkungen des Vagus* sind *antagonistisch* zu denen des Sympathicus. Er gewinnt die Vorherrschaft, wenn das Herz geschont werden soll, wie z. B. im Schlafe (s. S. 249). Unter Vaguswirkung ist das Herz minderbefähigt zu plötzlichen Mehrleistungen. Daraus entstehen Schwächezustände des Kreislaufs. Auch Reizleitungsstörungen können unter dem Einfluß des Vagus eintreten.

Die Blutdruckzügler. Seit langem ist die Wirkung des *Nervus depressor* bekannt, dessen sensible Endfasern auf Druckanstieg im Aortenbogen ansprechen. Reflektorisch kommt es dann über das Vaguszentrum hinweg zur

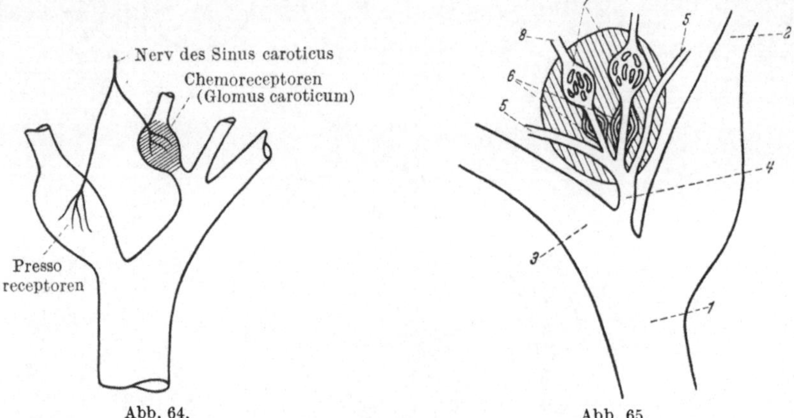

Abb. 64.   Abb. 65.

Abb. 64. Schema der Lokalisation der Pressoreceptoren und Chemoreceptoren im Sinus caroticus. (Nach C. HEYMANS.)

Abb. 65. Feinbau der Chemoreceptoren im Glomus caroticum. *1* Arteria carotis communis; *2* Carotis interna; *3* Carotis externa; *4* Arteria occipitalis, die den Glomus caroticum versorgt; *5* Äste der Arteria occipitalis; *6* Muskelkissen um die Äste der Arteria occipitalis; *7* Gewebe des Glomus caroticum; *8* Efferente Blutgefäße. (Nach C. HEYMANS 1948.)

Hemmung der Herztätigkeit. Eine besonders starke Regulierung ist notwendig, um die richtige Blutversorgung des Gehirns zu gewährleisten. Was würde ein genialer Erfinder tun, wenn er mit allen Mitteln dafür sorgen sollte, daß das Gehirn nicht zu wenig und nicht zu viel Blut, nicht zu wenig und nicht zu viel Sauerstoff und Kohlensäure erhält? Er würde den *Sinus caroticus* vorschalten (Abb. 64 u. 65).

Dieses Empfangsorgan, an der Gabelung der Carotis gelegen, ist aufs feinste eingestellt auf Steigen und Fallen des Blutdrucks, den es über Herz-, Vasomotoren- und Atemzentrum ausreguliert (Abb. 66). Auch enthält es sauerstoff-, kohlensäure- und z. B. nicotinempfindliche *Chemoreceptoren*, die reflektorisch die Atembewegungen beeinflussen, längst bevor das Atemzentrum selbst auf solche Blutveränderungen reagiert (C. HEYMANS, LILJESTRAND). Es sind neben diesen *Carotissinusreflexen* auch viele andere Gefäß-, Herz- und Herzgefäßreflexe beschrieben worden.

Wie machtvoll diese Carotissinusreflexe sind, hat C. F. SCHMIDT an einem eindrucksvollen Beispiel demonstriert. Intravenöse Injektion einer bestimmten Cyaniddosis beim Hunde führte zu epileptiformen Krämpfen und Bewußtlosigkeit, die ausschließlich auf das Eingreifen des Carotissinus zurückzuführen waren, da sie nach Denervierung dieses Sinus ausblieben. — Auch beim Menschen können vom Sinus caroticus her Zustände von Bewußtlosigkeit auftreten, so bei Einatmung von Sauerstoff nach lang anhaltender Anoxämie, was zuerst bei Fliegern beobachtet wurde.

Durch diese nervöse Selbststeuerung des Kreislaufs mit Hilfe der *Blutdruckzügler* können blutdruckwirksame Mittel, wie Adrenalin, beim gesunden Menschen fast völlig ausreguliert werden, wenn sie in niedrigen Dosen gegeben werden.

Eine weitere wichtige Kreislaufregulation besteht in dem von JARISCH wiederentdeckten „BEZOLD-*Effekt*". Es handelt sich um Reflexe, deren Ursprungsgebiet der Herzmuskel selber ist, deren afferente Bahnen im Vagus verlaufen und deren efferente Bahnen den Reiz zum Herzen (Verlangsamung) und zu den peripheren Gefäßgebieten (Erweiterung) leiten.

Dieser Reflex wird ausgelöst durch die verschiedensten Herzgifte (*Veratrin, Aconitin*, auch durch den blutdrucksenkenden Stoff der Mistel u. a.). Er äußert sich darin, daß die mit starker Blutdrucksenkung einhergehenden, obigen Reflexwirkungen durch Blockade der Herzvagusfasern aufgehoben werden. Daher steigt in der Veratrinvergiftung nach Ausschaltung des Vagus der Blutdruck steil an (BEZOLD). Der BEZOLD-JARISCH-Effekt führt zu einer wohlgeordneten Kleinstellung des ganzen Kreislaufes und gleichzeitig zu einer korrelatorischen Bremsung des Gesamtstoffwechsels und sogar zu ausgesprochenen, von Zeichen der Müdigkeit begleiteten, psychomotorischen Hemmungen. Es handelt sich um eine Schon- und Ruhestellung des gesamten Körpers und gleichzeitig um eine außerordentlich wirksame Schutzmaßnahme für das gefährdete Myokard. Die „vagovasale Synkope" des Menschen soll hauptsächlich durch einen BEZOLD-Effekt entstehen (JARISCH).

Der BEZOLD-JARISCH-Reflex, dessen klinische Bedeutung nicht ganz geklärt ist, läßt sich nach unseren Versuchen durch i. v. Injektion von lokalanästhetischen Mitteln, insbesondere von Parpanit, unterdrücken.

Minutenvolumen des Herzens. Eine weitere Verknüpfung von Herz und Gefäßen erfolgt durch den *Blutstrom*. Das durch

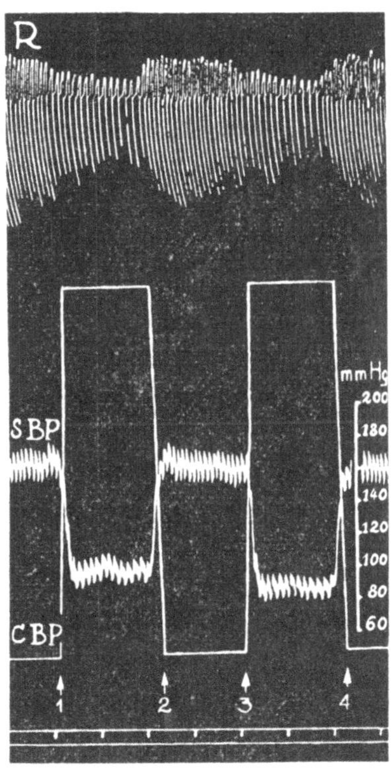

Abb. 66. Wirkung der Pressoreceptoren des Sinus caroticus auf Blutdruck und Atmung des Hundes. In Chloralosenarkose werden die Vagusnerven durchschnitten und es werden registriert: 1. Pneumogramm; 2. arterieller Blutdruck; 3. Druck im Sinus caroticus nach Ausschaltung der Chemoreceptoren. Man beobachte, wie infolge Druckveränderung im Sinus caroticus Blutdruck und Atmung ansprechen. (Nach C. HEYMANS, Nobel-Preisvortrag 1946.)

den Herzschlag zur Zirkulation gebrachte Blut wird in den großen und kleinen Arterien entsprechend der Differenz zwischen systolischem und diastolischem Druck sich rhythmisch fortbewegen. Infolge der Windkesselfunktion der großen Arterien wird dieser rhythmische Strom in einen konstanten Strom umgewandelt, der unter stetem Absinken des Drucks in Richtung des rechten Herzens sich fortbewegt, wo während der Diastole sogar ein geringer Unterdruck festzustellen ist. Die Funktion des Herzens drückt sich am exaktesten aus im *Minutenvolumen des vom Herzen ausgeworfenen Blutes*. Dieses ist wiederum abhängig von der *Menge des einströmenden Blutes*, das dem Herzen aus dem Venensystem zugeschoben wird (Abb. 63), exakter gesprochen, von der Dehnung der

Herzmuskelfaser (FRANK und STARLING). Das normale Minutenvolumen des menschlichen Herzens beträgt in der Ruhe etwa 4 Liter bei 0,3 Liter Sauerstoffaufnahme und steigt bei schwerster körperlicher Arbeit bis auf 20 Liter, bei 2,4 Liter Sauerstoffaufnahme (REIN).

Das Minutenvolumen des Herzens wird durch viele therapeutische Maßnahmen vermehrt; hierzu gehört u. a. die Infusion größerer Flüssigkeitsmengen (s. S. 36) oder das Einströmen des Gewebswassers in das Blut nach Anwendung von Salyrgan u. a. (s. S. 489). Dadurch kann eine schwere Belastung des Herzens erfolgen.

Die *Herzarbeit* entsteht dadurch, daß die geförderte Blutmenge gegen einen bestimmten Widerstand ausgeworfen wird. Sie ist um so größer, je größer das Minutenvolumen des vom Herzen ausgeworfenen Blutes, und je größer der periphere Widerstand, der hauptsächlich durch den Tonus der Arteriolen gesetzt wird. Der Blutdruck ist demnach die Resultante aus Minutenvolumen des Herzens und peripherem Widerstand.

Die zirkulierende Blutmenge. Die Menge des in das Herz einströmenden Blutes ist zunächst abhängig von der *Gesamtmenge des zirkulierenden Blutes*. Man nimmt an, daß normalerweise $1/_3$ bis $1/_2$ des Gesamtblutes in Capillaren und venösen Lacunen vollkommen von der Zirkulation abgeschlossen ist. Ein besonders großer Teil des Blutes ist — neben der Milz, den Darmgefäßen und dem venösen Plexus der Haut — in der *Leber* des Menschen deponiert. Diese normale Reserve wird mit rund 1,2 Litern angegeben. Beim Hunde ist die Milz das wichtigste Depot, so daß dort 25% der gesamten roten Blutkörperchen als Reserve abgelagert sind; bei niedriger Außentemperatur, bei Eiweiß- und Kochsalz-armer Ernährung, weiterhin z. B. nach Digitaliskörpern findet sich eine *Verminderung der zirkulierenden Blutmenge*, unter Umständen auch bei sitzender und stehender Haltung. Extreme Werte kann die von der Zirkulation abgeschlossene Blutmenge im Kollaps und Schock erreichen. Dann kann unter Umständen die Hälfte des zirkulierenden Blutes in die Peripherie absacken. Man spricht etwas ungenau von *Verbluten ins Splanchnicusgebiet* (s. S. 304).

Das Auspressen der peripheren Gefäße durch physikalische Maßnahmen. Ein rein physikalisches Auspressen der schwammartigen peripheren Gefäßgebiete im Bereich des Splanchnicus und der unteren Extremitäten und damit einen erhöhten venösen Zustrom zum Herzen erreicht man aber auch durch äußeren Druck, z. B. durch die *hydrostatische Wirkung des Wassers* im Bade. Diese wird um so größer sein, je schwerer das Gewicht des Wassers auf dem Körper lastet, d. h. je tiefer der Körper eintaucht. Sie wird bei hochkonzentrierten Salzlösungen, wie bei der Kreuznacher Mutterlauge (spez. Gew. 1,3) und der Dürkheimer Mutterlauge (spez. Gew. 1,46), besonders berücksichtigt werden müssen.

Untersucht man den Einfluß dieses äußeren Drucks am narkotisierten Tier, so findet man — abgesehen von der starken Verminderung der Reserveluft (s. S. 344) — eine erhebliche Vergrößerung der Herzamplitude als Ausdruck der in der Richtung des Herzens ausgepreßten Blutmenge. Gleichzeitig indessen steigt auch der Druck in der Bauch- und Brusthöhle und damit der venöse Druck erheblich an. Solche schweren Bäder bedeuten daher aus mehreren Gründen eine starke Belastung des Herzens. Eine ähnliche Wirkung auf die Blutverteilung können Binden und Bandagen entfalten, die um die unteren Extremitäten oder die Bauchorgane gelegt werden. Man verhindert damit ein Abströmen des Blutes in die Peripherie und z. B. den experimentellen anoxämischen Kollaps in der Unterdruckkammer.

Die Atmung als Reservemotor des Kreislaufs. Der venöse Zustrom zum Herzen kann aber noch durch andere Umstände erhöht werden. Eine Mehrförderung von Blut erfolgt physiologisch durch jeden Atemzug, besonders bei *Zwerchfellatmung.* Bis zu 25% des normalen Minutenvolumens sollen durch die Saug- und Druckwirkung der Atmung geleistet werden (EPPINGER). Bei Anhalten des Atems, bei krampfhafter Atmung oder Atemstörungen wird das Herz diese zusätzliche Arbeit übernehmen müssen; eine Regulierung der Atmung bedeutet immer eine gewisse Entlastung des Herzens. Bei starker Atmungschädigung, wie z. B. nach Morphin, kann sogar eine venöse Stauung eintreten. Auf atmungserregende Mittel wird diese Stauung reagieren (Abb. 79).

Man bezeichnet daher *die Atmung* auch als den *Reservemotor des Kreislaufs.* Von einer geregelten Atmung her erfolgen Impulse auf Blutdruck und Herztätigkeit, sowie auf Stauungszustände in den Bauchorganen, von denen man therapeutisch Gebrauch macht. Aber auch durch die Muskelarbeit selbst, sowie durch den Tonus der glatten und quergestreiften Muskulatur wird die Blutbewegung beeinflußt, wobei die Venenklappen wesentlich beteiligt sind. — Die Beziehungen des Kreislaufs zum *Gefäßtonus* und zum *Vasomotorenzentrum* sind S. 304, der Einfluß von *Kollaps* und *Schock* S. 305 geschildert.

1. Vorbemerkungen über Dekompensation.

Die akute Herzinsuffizienz. Das akute Versagen des Herzmuskels ist oft nur schwer zu unterscheiden von der Kreislaufschwäche (s. S. 305). Diese ist gewöhnlich zentral ausgelöst, so daß Bewußtseinsstörungen damit verbunden sind. Der Kranke mit Herzinsuffizienz dagegen kann infolge des dyspnoischen Zustandes sogar übererregt sein oder Angstempfindungen äußern. Bei ihm stehen die Zeichen der venösen Stauung (Cyanose, Erhöhung des venösen Drucks, Lungenkongestion) im Vordergrund, wie bei der schweren Dekompensation.

Akuter Herzkollaps ist möglich bei starker Belastung des Herzens durch sportliche Höchstleistungen, bei akuten und chronischen Lungenveränderungen, die mit schweren Hustenanfällen einhergehen, beim toxischen Lungenödem, wenn das Herz unter erheblicher Mehrarbeit ein zähflüssiges Blut zur Zirkulation bringen soll, besonders aber bei allen Myokardschäden im Anschluß an Herzfehler, Coronarerkrankungen oder nach akuter Infektionskrankheit. Akuter Herzkollaps ist besonders auch in der Rekonvaleszenz bei schwerer körperlicher Anstrengung und nach heißen Bädern sowie nach reichlichen Infusionen zu befürchten.

Der reine Herzkollaps spricht weder auf Gefäßmittel noch auf zentrale Analeptica an. Hier sind vielmehr die Herzmittel der Digitalisgruppe, besonders das rasch wirkende Strophanthin, indiziert.

Doch gibt es Fälle, in denen die Diagnose, ob Herz- oder Gefäßkollaps vorliegt, schwierig ist. Oft kann die Diagnose nur ex juvantibus gestellt werden. In solchen Zweifelsfällen ist es richtig, zuerst die Analeptica und nicht die eigentlichen Herzmittel zu versuchen. Die Wirkung all dieser Stoffe ist in schweren Fällen, besonders bei Vergiftungen, am Krankenbett abzuwarten, und je nach den Symptomen, die nach der Injektion auftreten und wieder vergehen, muß die Injektion wiederholt werden, vielleicht sogar unter Steigerung der Dosis und unter Berücksichtigung der *Herztätigkeit* (evtl. Strophanthin), der *Atemtätigkeit* (evtl. Sauerstoff, CO_2 und Lobelin), des *peripheren Gefäßtonus* (evtl. Stoffe der Adrenalingruppe) und, wenn nötig, unter Ausgleich der *Blut-, Wasser-* und *Kochsalz*-Verluste (s. S. 25).

In solchen schweren Fällen ist eine Polypragmasie oft kaum zu umgehen.

Dekompensation. Das *chronische Versagen des Herzmuskels* schließt sich an *Klappenfehler* und *Perikardschäden* an, die ursächlich in den meisten Fällen mit Gelenkrheumatismus zusammenhängen, an *Myokardschäden*, die sich aus Infektionen und aus Schilddrüsenerkrankungen entwickeln, an *Coronarerkrankungen* und an *Aortenlues*. Außer bei bestimmten Schilddrüsenerkrankungen, bei *Fettsucht* und bei Lues ist keine ätiologische Therapie möglich.

Dieses chronische Versagen erfolgt unter den *Symptomen der Dekompensation*. Sie äußert sich frühzeitig in Nykturie und Neigung zu Atemnot. Später treten Knöchelödeme auf, Abnahme der Harnausscheidung, hochgestellter Harn. Zuletzt machen sich die schweren Stauungserscheinungen bemerkbar: aufsteigende Wassersucht, Ascites, Stauungsleber, Stauungsgastritis und -diarrhöe, Stauungsurin, und als Zeichen der Stauung im kleinen Kreislauf: Stauungsbronchitis, Atemnot und Cyanose (s. S. 345).

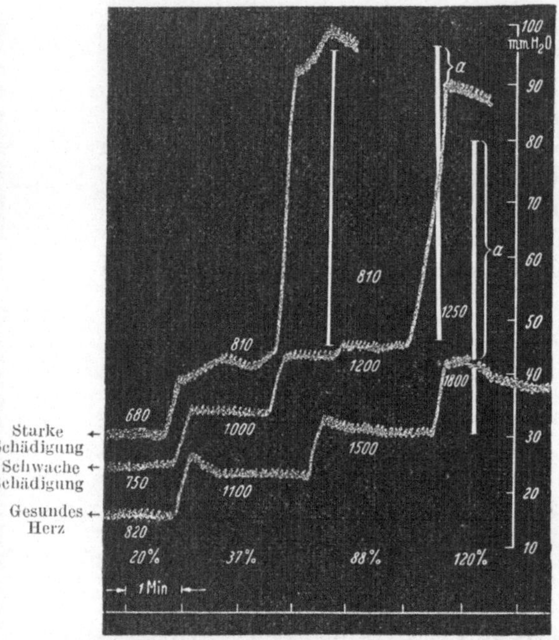

Diese Erscheinungen sind Ausdruck einer *venösen Stauung*, die darauf beruht, daß das geschwächte Herz das ihm zuströmende venöse Blut nicht mehr bewältigen kann. Das gesunde Herz wirft so viel Blut aus, als ihm zuströmt. Das dekompensierte Herz vermag den Ruhewert des Minutenvolumens von $3^1/_2$—$4^1/_2$ l noch zu schaffen; sobald dagegen mehr angeboten wird, erweitert es sich, und im rechten Herzen erfolgt gleichzeitig eine Druckerhöhung, die sich auf das gesamte venöse System fortpflanzt (Abb. 67). Dadurch wird die Blutflüssigkeit in die Gewebe gepreßt, und zwar wegen der Schwere des Blutes zuerst in die abhängigen Partien. Aus dieser Betrachtung ergibt sich, daß die Erscheinungen der Dekompensation sich schon bei einfacher Ruhigstellung der Herzkranken zurückbilden können. Die *Herzhypertrophie* dagegen ist Folge der Überdehnung des Herzmuskels, d. h. einer histologisch nachweisbaren Schädigung.

Abb. 67. Verbesserungsmöglichkeit des stark geschädigten Herzens durch Herzmittel nach KRAYER. Druck im rechten Vorhof bei gesundem und geschädigtem Herzen bei steigendem Blutangebot. Die Zahlen unter der Kurve bedeuten Minutenvolumen. Man sieht, daß das stark geschädigte Herz auf geringe Vermehrung des Blutzuflusses mit starker Druckerhöhung im Vorhof antwortet.

Das hier geschilderte pathologische Geschehen ist charakteristisch für die sog. *Rechtsinsuffizienz*; immer deutlicher hat sich von dieser die *Linksinsuffizienz* abtrennen lassen, entstanden durch Überanstrengung des hypertrophischen Herzmuskels (Hochdruck u. a.) oder myogene Schädigung (Infekte, Überanstrengung, Intoxikationen, Arteriosklerose u. a.); sie führt zur Rückstauung in den Lungen, daher sekundär auch zur Belastung des rechten Herzens. Die ausgesprochene Linksinsuffizienz geht nicht mit erhöhtem Venendruck einher, sie ist vielmehr durch vielseitige Formen der Dyskardie und bestimmte Veränderungen im Röntgenbild der Lungen ausgezeichnet, steht auch in Zusammenhang mit dem Myokardinfarkt. Strophanthin führt bei Linksinsuffizienz nicht zum Abfall, sondern zum Anstieg des venösen Drucks.

Die in der Dynamik des Herzens vor sich gehenden Veränderungen können reflektorisch oder humoral auch den übrigen Kreislauf in Mitleidenschaft ziehen. Hierher gehören Veränderungen der *zirkulierenden Blutmenge*. E. WOLLHEIM unterscheidet eine Plus- und eine Minusdekompensation, je nachdem sich zuviel oder zu wenig Blut im Kreislauf befindet. Die Plusdekompensation reagiert besonders günstig auf Digitaliskörper, da diese gleichzeitig die zirkulierende Blutmenge vermindern. Die Minusdekompensation, die sich besonders häufig nach Infekten findet, verlangt dagegen unter Umständen die Anwendung peripherer Kreislaufmittel, durch die die Blutspeicher entleert werden (s. S. 306). Weiterhin sind unter Umständen zu berücksichtigen *Veränderungen des Blutdrucks*, der *Strömungsgeschwindigkeit* u. a. Hierher gehört aber auch die *Ödembereitschaft* der Gewebe, die zum Teil mit der *Kochsalzzufuhr*, zum Teil mit *Blutstockungen*, d. h. *Anoxämie* in der Peripherie, zu tun haben. Diät und physikalische Behandlungsverfahren (CO_2-Bäder, Massage, rationelle Atemführung, KNEIPPsche Kuren u. a.) können daher zu einer rationellen Unterstützung der Digitalistherapie gehören.

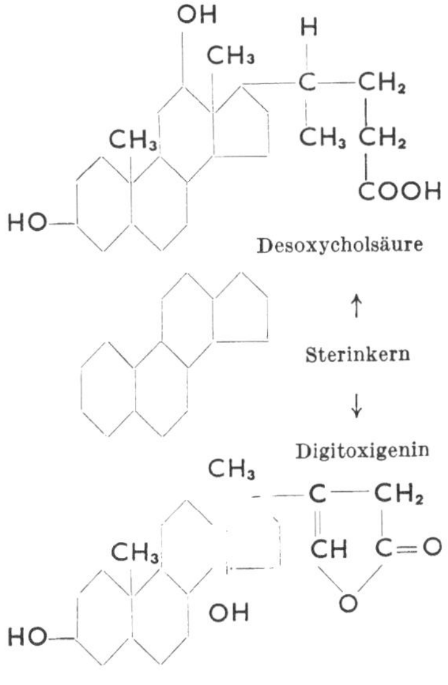

Für die Patienten besonders quälend ist die *Starre des Brustkorbes*, damit zusammenhängend, daß die *Reserveluft* beim dekompensierten Herzfehler *fast völlig fehlen kann*. Durch die erschwerte Atmung aber erfolgt eine weitere Verschlechterung der Zirkulation und damit ein zusätzlicher Anstieg des Drucks im rechten Vorhof. Es ist wichtig, daß auch im Vollbad, besonders bei hohem spezifischen Gewicht, schon beim Gesunden eine ähnliche Einengung der Reserveluft eintritt (KRAMER). Beim dekompensierten Herzfehler wird daher *im Vollbad* sofort eine schwere Atemnot und damit eine akute *Verschlechterung der Zirkulation* einsetzen (Abb. 88).

Cardiaca. Die *Behandlung der Wassersucht* gehört zu den dankbarsten Aufgaben des Arztes. Schon im alten Ägypten wurde die *Meerzwiebel* (Scilla maritima) zu diesem Zwecke benutzt. Im Mittelalter spielte in unserem Vaterlande das *Maiglöckchen* (Convallaria majalis) eine große Rolle. Der wichtigste Fortschritt erfolgte durch die Einführung des *roten Fingerhutes* (Digitalis purpurea) sowie des Strophanthins in die Therapie. Aber auch in vielen anderen Pflanzen, wie *Oleander, Adonis, Crataegus* und im wolligen *Fingerhut* (Digitalis lanata), sind herzwirksame Glykoside gefunden worden.

Die Nichtdigitaliskörper dieser Reihe faßt man auch zusammen als „*Digitaloide*". Diese sind auch enthalten in *Antiaris toxicaria*, einem früher in Borneo gebrauchten Pfeilgift (Antiarin), auch in ausländischen Apocynumarten (Cymarin), ebenso in *Helleborus niger* (schwarze Nieswurz oder Christrose) und anderen Helleborusarten, in *Evonymus europaeus* (Pfaffenhütchen), auch in *Narzissen* u. a. Das Hautsekret der gemeinen Kröte (Bufo vulgaris) enthält *Bufotalin*.

Chemisch sind die Digitalisglykoside ebenso wie die Digitaloide Sterinabkömmlinge, und zwar nahe Verwandte der Gallensäuren.

a) Digitalisglykoside.

Die Digitalisblätter wurden von WITHERING in einem Teegemisch entdeckt, mit dem ein altes Kräuterweib Kuren gegen Wassersucht machte. Er beschrieb 1785 in klassischer, noch heute gültiger Form die klinischen Symptome der Digitaliswirkung. Benutzt werden Blätter, galenische Zubereitungen und Glykoside von Digitalis purpurea (Roter Fingerhut) sowie die Glykoside von Digitalis lanata (Wollhaariger Fingerhut).

Die wichtigsten Glykoside in *Digitalis purpurea* sind Digitoxin, Gitalin und Gitoxin (Bigitalin). Diese spalten in wäßriger Lösung, z. B. als Infuse, und besonders schnell in warmer Jahreszeit und bei saurer Reaktion den Zucker

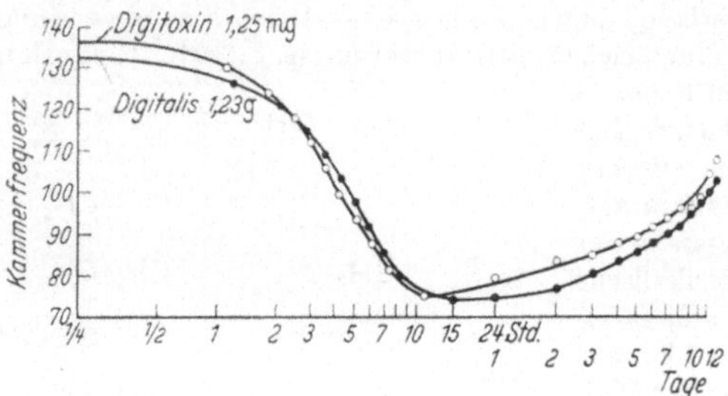

Abb. 68. Vergleich von Digitoxin und Digitalis bei oraler Anwendung bei 9 Patienten mit Herzinsuffizienz und Vorhofsflimmern. Rasche Digitalisierung mit einmaliger Dosis. Man beachte das Einsetzen der Wirkung in wenigen Stunden und das Anhalten der Wirkung über 12 Tage. (Nach GOLD 1946.)

Digitoxose ab und gehen dabei in die entsprechenden *Genine* wie Digitoxigenin u. a. über (SCHMIEDEBERG, CLOETTA, WINDAUS u.a.). Die Löslichkeit der Glykoside ist verschieden. Im Blatt und im Infus sind alle drei im natürlichen Verhältnis enthalten; in die Tinktur geht hauptsächlich das alkohollösliche Digitoxin über; in bestimmten technisch hergestellten Extrakten, z. B. im Verodigen, ist überwiegend Gitalin enthalten.

Von den Reinglykosiden ist Digitoxin (auch Digitalin Nativelle genannt) das wichtigste. 0,1 mg Digitoxin entspricht der Wirkung von etwa 0,1 g Folia Digitalis (Abb. 68).

Die meisterhafte Erforschung der Glykoside von *Digitalis lanata* verdanken wir STOLL. Es finden sich darin zunächst die 3 Nativglykoside, nämlich Digilanid A, B und C, deren Mischung als *Digilanid* im Handel ist; 0,4 mg dieses Präparats entsprechen 0,1 g von Folia Digitalis. Durch Acetyl- und Glucoseabspaltung entstehen daraus unter Auftreten von Zwischenprodukten die Glykoside Digitoxin, Gitoxin und Digoxin, aus diesen wiederum durch Digitoxoseabspaltung die entsprechenden Genine. In Digitalis lanata ist so statt Gitalin *Digoxin*, dazu dessen Nativverbindung (als *Cedilanid* im Handel) und Abbauprodukte enthalten.

Mit ähnlichen Glykosidmischungen muß man auch in den Digitaloiddrogen rechnen; so enthalten Nerium Oleander u. a. das Glykosid des Acetylgitoxigenins.

Außer den eigentlichen Herzglykosiden sind andere Stoffe im Blatt der Pflanze enthalten, wie *Digitonin*, ein Saponin, das wegen seiner hämolytischen Wirkung aus allen Digitalispräparaten, die für intravenöse Injektion bestimmt sind, gewissenhaft entfernt werden muß, und wie gewisse *Schleimstoffe*, denen — ob mit Recht oder Unrecht — die verschiedensten günstigen Wirkungen nachgesagt werden. Die Gesamtwirkung des Blattes unterscheidet sich daher im günstigen Sinne von der Wirkung der rein dargestellten Glykoside. Noch in allerletzter Zeit ergab sich aus einer vergleichenden klinischen Untersuchung, daß das Digitalisblatt bei der Behandlung der chronischen Dekompensation an die Spitze aller Herzmittel zu stellen wäre.

Physiologische Wertbestimmung. Obwohl in allen Fällen eine chemische Wertbestimmung des wirksamen Gehaltes einer Droge das Ziel sein sollte, im Interesse der harmonischen Zusammenarbeit von Pharmazie und Medizin

(STRAUB), ist es bis heute sicherer, die Titration bestimmter Arzneistoffe — dazu zählen z. B. die Hypophysen-, die Schilddrüsen- und Ovarialpräparate, Mutterkorn, auch rohe strychninhaltige Extrakte — nicht allein mit chemischen Methoden durchzuführen, sondern diese durch das Tierexperiment zu ergänzen. Ein amtlicher, pharmakologisch ermittelter Wirkungswert ist allerdings in Deutschland nur für *Digitalisblätter* vorgesehen.

Allgemein vorgeschrieben in Deutschland ist die sog. zeitlose Methode, bei der Serien von Fröschen eine steigende Dosis von Digitalis erhalten. Die innerhalb von 4 Stunden der Giftwirkung erlegenen Tiere werden zur Kontrolle der Todesursache seziert. Diese äußert sich in einer systolischen Kontraktur des Froschherzens. Diejenige Dosis wird als letal bezeichnet, nach der mehr als die Hälfte der Versuchstiere eingeht, also mindestens 4 von 6 Fröschen. Die Froschdosis wird auf 1 g Froschgewicht berechnet und beträgt z. B. für Digitoxin 3,65 γ, für Gitalin 6 γ. Der Vorteil einer solchen pharmakologischen Wertbestimmung ist die hohe Empfindlichkeit der Methode, die sich auch mit unreinem Material durchführen läßt, obwohl man z. B. von den Digitalisblättern zur Prüfung zunächst alkoholische Extrakte herstellt. 1 g Digitalisblatt soll etwa 2000 F.D. enthalten. Die endgültige Feststellung des Wirkungswertes erfolgt durch Vergleich des betreffenden Digitalispulvers mit einem internationalen Standardpräparat; der Wert des zu prüfenden Pulvers darf höchstens $\pm 25\%$ vom internationalen Standard abweichen. In anderen Ländern wird nach *internationalen Digitaliseinheiten* (I.D.E.) gerechnet. Eine I.D.E. entspricht dem Wirkungswert von 0,1 g internationalem Standard Digitalispulver. Auch ist nur ein bestimmter Wassergehalt erlaubt (höchstens 3%). Zu gewissen Zwecken ist es notwendig, andere tierexperimentelle Methoden hinzuzuziehen, besonders wird die von HATCHER-MAGNUS angegebene Methode an der Katze verwendet. Diese Tiere werden anästhesiert, dann wird ein Digitalisinfus langsam i.v. infundiert und so diejenige Dosis bestimmt, die nach $^1/_2$—1 Stunde Infusionszeit Herzstillstand zur Folge hat. Auch andere Tierarten, Meerschweinchen, Tauben, eignen sich zur Auswertung der Digitalisglykoside.

Alle heute im Handel befindlichen Digitalispräparate sind tierexperimentell ausgewertet, da der Gehalt an Digitaliskörpern bei den einzelnen Ernten verschieden ist und erst durch Mischung ein bestimmter Wirkungswert hergestellt werden muß. Die Lagerung solcher Digitalisblätter bedarf einer besonderen Sorgfalt. Die Haltbarkeit wird am besten garantiert, wenn man sie in Ampullen einschließt (Folia Digitalis in ampullis, DAB.).

Eine physiologische Wertbestimmung von *chemisch reinen Digitalisglykosiden* ist nicht erforderlich, da die chemisch-analytischen Methoden weit exakter arbeiten, daher auch die Sicherheit der Dosierung hier größer ist und sich in verminderten toxischen Nebenwirkungen äußert.

Schicksal im Organismus. Die Aufnahme der Digitalisglykoside aus dem Darmkanal erfolgt bei den einzelnen Stoffen mit verschiedener Geschwindigkeit und mehr oder weniger vollständig (s. Tabelle 6). Als Beispiel sei erwähnt, daß die Resorption von Digitoxin nahezu vollständig ist; hier setzen die therapeutischen Wirkungen einer Einzeldosis, die zum Zwecke der prolongierten Kur gegeben wird, nach etwa 6 Stunden ein; bei rascher Digitalisierung sieht man schon nach 2 Stunden deutliche Wirkungen. Auch bei starker Kongestion der Schleimhaut erfolgt sichere Resorption.

Die Latenzzeit hängt auch damit zusammen, daß die Speicherung im Herzmuskel in einzelnen Stufen vor sich geht, nämlich zunächst als *physikalische Adsorption*, dann als *chemische Fixierung*; aus dieser erst entwickelt sich die *Wirkungsphase*. Nach i.v. Injektion von rasch wirkenden Digitalisglykosiden wie Cedilanid oder Digoxin wird die erste Wirkung bereits in etwa 15 Minuten deutlich; auch in diesem Falle setzt die Wirkungsphase langsam ein und ist

Tabelle 6. Ungefähre Dosierung und Wirkungseintritt von Herzglykosiden bei Herzkranken.
(Gemäß Angaben von SOLLMANN, GOLD, EVANS, EICHNA, New and Nonofficial Remedies 1948 u. a.)

Präparat	Sättigungsdosis bei rascher Digitalisierung		Resorption bei peroraler Gabe in %	Erhaltungsdosis pro Tag per os i.v.[1]	Wirkungseintritt bei rascher Digitalisierung		Wirkungsdauer nach Sättigung in Tagen
	i.v.	peroral			□ i.v. ▽	□ peroral	
Stark kumulierende Stoffe:							
Folia Digitalis	—	1,20—1,50 g	20	0,1 g	—	2→6 Std.	7—14
Tinctura Digitalis	—	12 ccm	20—30	1,0 ccm	—	2→6 ,,	7—14
Digitoxin	1,20 mg	1,20 mg	100	0,1 mg	1→4	2→6 ,,	14—21
Digilanid	1,5 mg	7—8 mg	20	(bis 0,2 mg) 0,3 mg	$^{1}/_{2}$→4	2→4 ,,	4—5
Schwach kumulierende Stoffe:							
Gitalin	1,2—1,6 mg	4—6,5 mg	20	0,25—0,75 mg	1→4	2→5 ,,	2—3
Digoxin	(0,75—)1,5 mg	2—3 mg	20	0,25—0,75 mg	$^{1}/_{4}$→2	1→4 ,,	3—6
Scillaren	1,0—1,75 mg	9—14 mg	13	0,8—1,6 mg	—	—	—
Nicht kumulierende Stoffe:							
Lanatosid C	1,5 mg	10—15 mg	20	0,5—1,0 mg	$^{1}/_{4}$→2	$^{1}/_{2}$→3 ,,	3—6
K-Strophanthin	0,7—1,0 mg	—	—	0,25—0,3 mg[1]	$^{1}/_{4}$→2	—	1—2

□ Beginn der Wirkung ▽ Voller Effekt

Rasche Digitalisierung. Die volle *perorale Sättigungsdosis* ist nach EGGLESTON auf 12—24 Stunden zu verteilen, da es Fälle gibt, die weniger als die Sättigungsdosis gebrauchen. Die *i.v. Sättigungsdosis* muß ebenso zweckmäßigerweise in Fraktionen gegeben werden; bei Strophanthin ist das unerläßlich.

Gewöhnliche kumulative Kur. Die *Gesamtdosis* setzt sich aus Sättigungsdosis und täglicher Erhaltungs-(Aufbrauch-)Dosis zusammen; jedoch wird nach der Wirkung dosiert, *die unter Umständen erst nach vielen Tagen einsetzt!*

Nachbehandlung. Im allgemeinen wird geraten, etwa $^{2}/_{3}$ der Erhaltungsdosis zu geben.

erst nach mehreren Stunden vollständig (s. Tabelle 6). Digitaliskörper werden um so besser ausgenützt, je langsamer die Injektion erfolgt (STRAUB); gleichzeitig werden sie ungiftiger (HILDEBRANDT).

Die Speicherung im Herzmuskel ist mehr oder weniger anhaltend. Der größte Teil der Glykosidmenge wird im Körper langsam zerstört, und zwar mit ganz bestimmter, für die einzelnen Glykoside verschiedener Geschwindigkeit. Diese *tägliche Aufbrauchdosis*, auch Erhaltungsdosis genannt, beträgt z. B. bei Folia Digitalis 0,05—0,1 g, während die *Sättigungsdosis* zur Erzielung einer vollen Digitalisierung des kranken Herzens 1,25—1,5 g beträgt.

Mit der langsamen Ausscheidung hängt die *Kumulation der Digitalisglykoside* zusammen. Gibt man eine Digitalisdosis, die größer ist als die tägliche Aufbrauchdosis, so tritt Kumulation auf. Doch handelt es sich hierbei möglicherweise nicht allein um *Kumulierung der Dosen*, sondern zusätzlich um *Kumulierung der Wirkungen*.

Es wird darüber debattiert, ob die nach unzweckmäßiger Digitaliskur plötzlich einsetzenden, auch lang anhaltenden *Kumulationserscheinungen* beim Menschen als Zeichen von degenerativen Vorgängen in der Herzmuskelzelle angesehen werden müssen. An der digitalisierten Katze sieht man solche Degenerationserscheinungen nämlich regelmäßig (BAUER) und die verminderte Leistungsfähigkeit des Katzenherzens im Stadium dieser toxischen Schädigung kann im Experiment deutlich gemacht werden. Beim Menschen sind bisher indessen solche histologischen Degenerationen im Herzmuskel nicht sicher gesehen worden — auch nicht nach massiver Dosierung.

Pharmakologische Wirkung. Alle Herzglykoside haben im großen und ganzen gesehen ähnliche pharmakologische Wirkungen. Die Hauptwirkungen, therapeutisch sichtbar an der Beeinflussung von Dekompensation und Vorhofsflimmern, sind praktisch die gleichen. Die Erfahrung hat auch gezeigt, daß alle Formen der Dekompensation mit beliebiger Herzfrequenz und beliebigem Herzrhythmus auch auf alle Glykoside ansprechen. Die Digitalisglykoside unterscheiden sich vielmehr ausschließlich durch die *Intensität der Wirkung* (s. Dosierung), durch die verschiedene *Resorptionsgeschwindigkeit* im Darmtractus, die bei Digitoxin, Cedilanid, Digoxin und Gitalin gut, bei Strophanthin schlecht ist, die verschiedene *Latenzzeit der Wirkung*, die bei Strophanthin, Digoxin, Cedilanid am kürzesten, bei Digitoxin etwas länger ist, sowie durch die Geschwindigkeit von *Entgiftung und Ausscheidung*, die bei Digitoxin besonders langsam vor sich geht. Alle Herzglykoside haben in höherer Dosis toxische Wirkungen. Die toxische Dosis ist um etwa 60 % höher als die therapeutische. Die therapeutische Breite ist daher gering und es muß scharf dosiert werden.

Im einzelnen zeigen sich am dekompensierten Herzen die folgenden *Wirkungen*. Die erste Wirkung ist die einer *verstärkten Systole* (Abb. 69); am dekompensierten Herzen hat dies zur Folge, daß das Restblut besser ausgeworfen wird und ein *erhöhtes Schlagvolumen* und *Herzminutenvolumen* nachzuweisen ist. Gleichzeitig findet sich *Verkleinerung des Herzschattens*; diese tritt in allen Fällen zutage und kann beim Menschen im Schockzustand verhängnisvoll wirken. Weiterhin findet sich ein *Abfall des Drucks* im rechten Vorhof und damit ein *verminderter Venendruck*; das Gewebswasser kann aus dem ödematösen Gewebe zurückströmen, das Blut wird verdünnt und die überschüssigen Flüssigkeitsmengen werden durch die Niere abgegeben. Als Zeichen der therapeutischen

Herzmuskelwirkung tritt daher die *Diurese* ein. Allerdings mag die Vermehrung der Diurese zum Teil auch bewirkt werden durch eine Hemmung der Rückresorption in den Tubuli der Nieren (GREMELS). In etwa der Hälfte der Fälle ist die durch Digitalisierung erreichte Diurese ungenügend und muß durch *Diuretica* (s. S. 290) verstärkt werden.

Zur Entlastung des Herzens kann aber nebenher noch eine weitere Digitaliswirkung mithelfen, nämlich die *Vaguswirkung*. Wenn die Tachykardie eines dekompensierten Herzens korrelatorisch mit der Herzmuskelschwäche zusammenhängt, so verlangsamt sich der Herzschlag mit der verbesserten Muskeltätigkeit. In anderen Fällen ist aber eine unmittelbare, durch Digitalisglykoside ausgelöste, über den Sinus verlaufende Vaguswirkung im Spiel. Jedoch zeigen sich auch extravagale Faktoren, die bei höherer Dosierung überwiegen. Digitalis

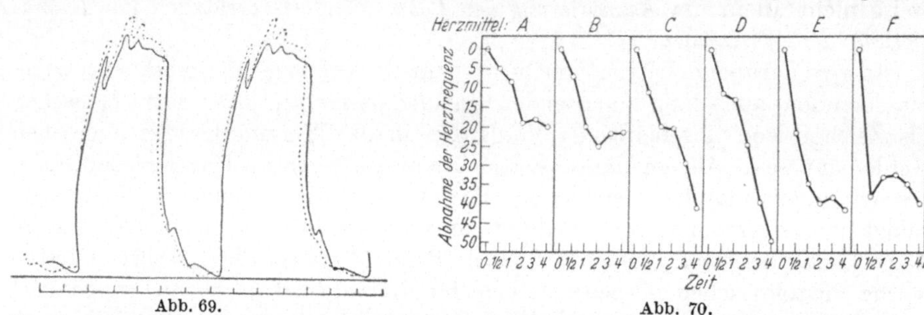

Abb. 69.   Abb. 70.

Abb. 69. Druck in der Herzkammer eines Herz-Lungen-Präparates normal (ausgezogene Linie) und nach Strophanthin (punktierte Linie). Zeit in ¹/₂₅ Sekunden. (Nach BIJLSMA und ROESSINGH.)

Abb. 70. Wiederholte rasche Digitalisierung bei einem 31jährigen Mann mit Mitralstenose und Vorhofsflimmern. A. Lanatosid C (3,0 mg per os). B. K-Strophanthosid (0,5 mg intravenös). C. Digitalin Nativelle entsprechend Digitoxin (2,0 mg per os). D. Digoxin (3,0 mg per os). E. Digitalin Nativelle (1,5 mg intravenös). F. Lanatosid C (1,5 mg intravenös). In dieser Versuchsserie ist bei A und B offensichtlich unterdosiert worden. (Nach W. EYANS et al. 1949.)

führt zu einer *Verlangsamung des Herzens,* insbesondere zu einer Verlängerung der Diastole und einer *verlängerten Gesamtruhepause des Herzens* unter *Steigerung der restitutiven Vorgänge.* Im therapeutischen Stadium soll der Puls auf 60 sinken; andere Autoren brechen schon bei einem Puls von 70 die Digitalisierung ab (Abb. 70).

Eine weitere Entlastung des Herzens entsteht unter Umständen durch *Abnahme der zirkulierenden Blutmenge.* Dieses sind die wichtigsten Herzwirkungen, die bei der Therapie der Dekompensation ins Spiel kommen.

Bei der Bekämpfung des *Vorhofflimmerns* mit Herzglykosiden kommt aber noch ein weiterer Angriffspunkt ins Spiel, nämlich eine *Verlangsamung der Überleitung im Herzen* (s. S. 291).

Nebenwirkungen. Eine auffällige Nebenerscheinung des übererregten Herzens besteht im Auftreten von *ventrikulären, myogenen Extrasystolen,* und zwar unter Umständen bereits.im therapeutischen Stadium; sie können zu *Bigeminie* führen. Auch gehäufte Extrasystolen können gefährlich werden und zu Anfällen von paroxysmaler Tachykardie überleiten. Als Folge der Überdosierung kann auch eine *toxische Vagusreizung* auftreten mit Pulsverlangsamung auf 50—40—30, sogar auf 20; dadurch kann die Dekompensation ungünstig beeinflußt werden. Es gibt Fälle, in denen die Vagusendigungen scheinbar gelähmt werden und der Puls plötzlich in die Höhe schnellt; hier handelt es sich in den meisten Fällen um das Einsetzen einer *heterotopen Reizbildung* und um *Vorhofflimmern*; auch kann *partieller und totaler Herzblock* auftreten. Die Digitaliskur kann am EKG jede beliebige Herzerkrankung imitieren. Die gewissenhafte Beobachtung des Pulses ist die beste Sicherheitsmaßnahme gegen Überdosierung, auch gegen den tödlichen Ausgang in Form von *Delirium cordis*.

Digitalisglykoside besitzen nebenher auch *vasoconstrictorische Eigenschaften*; gelegentlich tritt ein Spasmus der Nierengefäße auf, der ein Digitalisversagen vortäuschen kann, weil keine Diurese einsetzt. Der Spasmus löst sich beim Aussetzen von Digitalis und Bettruhe.

Andere Symptome deuten auf *zentrale Wirkungen* der Digitaliskörper. Schon bei den ersten therapeutischen Dosen können sich *Sehstörungen* entwickeln. Auch kann *Erbrechen* auftreten: Gelegentlich handelt es sich hierbei um eine einfache Magenreizung, die sich vermeiden läßt, wenn man die Droge in Schleim gibt oder in Form von Suppositorien rectal verwendet. Auch kann eine Stauungsgastritis vorliegen. Bei *gehäuftem Auftreten* indessen liegt eine *Erregung des Brechzentrums* vor, die sich auch bei i.v. Zufuhr noch beobachten läßt, auf Überdosierung schließen läßt und durch Abwechseln des Präparates *nicht* beeinflußt werden kann. Gemäß neuen Statistiken tritt bei rationeller Dosierung nur in etwa 2% der Fälle Erbrechen ein. Nach hohen Digitalisdosen kommt es gelegentlich zu *zentralen Muskellähmungen*, die erst nach einigen Tagen vorübergehen; auch zu *Grün- und Gelbsehen* u.a.

Von anderen Autoren wird eine *auffallende Schlafsucht* beschrieben. Im großen und ganzen gehören Erscheinungen wie „scheinbare" Lähmung der Vagusendigungen, Herzblock oder zentrale Lähmung zu den seltenen Vorkommnissen, da das vorher einsetzende gehäufte Erbrechen die Resorption weiterer Digitalismengen verhindert. Einzelne Autoren wurden durch diese „Selbstregulation" veranlaßt, geradezu massive Digitalisdosen von mehreren Gramm täglich zu verordnen, z. B. zur strittigen Behandlung der Pneumonie, wobei außerdem der fiebernde Mensch höhere Digitalisdosen verträgt. Mit dieser Selbstregulation

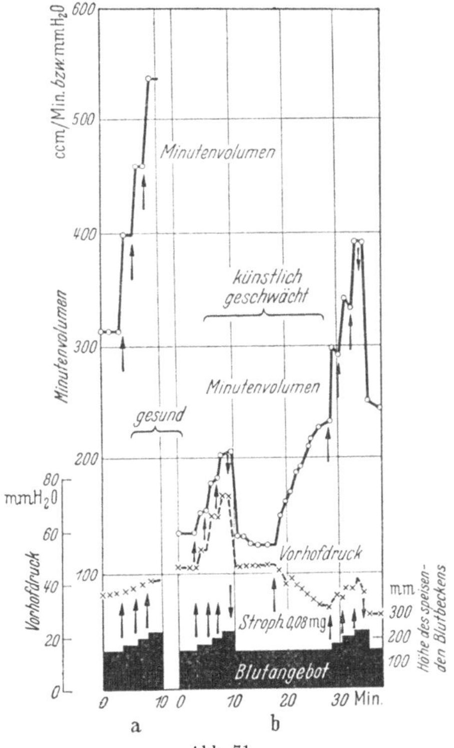

Abb. 71.
Einfluß von Blutangebot auf die Herzleistung am gesunden und am künstlich geschwächten Herzen. (Nach ANITSCHKOW und P. TRENDELENBURG.)

hängt wohl zusammen, daß man sogar bei einsetzenden toxischen Digitaliswirkungen die Droge weiter verordnet hat. Man verweist darauf, daß sogar bei den schweren Herzstörungen, die mit der Arrhythmia perpetua verbunden sind, Digitalis in höherer Dosierung keine Dekompensationserscheinungen herbeizuführen pflegt.

Eine *gefährliche Nebenwirkung* von Digitalis wird von BOWER und MENGLE beschrieben. Nach vorheriger Digitalisierung führte nämlich die Injektion von löslichen *Calciumsalzen* in der üblichen therapeutischen Dosis zu sofortigem Herztod, und diese erhöhte toxische Wirkung konnte auch im Tierversuch reproduziert werden. Auch *Strophanthin* darf bekanntlich nach Digitalisierung des Herzens erst in entsprechend vorsichtig bemessenem Abstand gegeben werden.

Die *übliche prolongierte Digitaliskur* für Kranke zwischen 15 und 50 Jahren beträgt 3mal täglich 0,1 Folia Digitalis, also die dreifache tägliche Aufbrauchdosis bis zu einer Gesamtmenge von 1,5—2,0—3,0 g. Bei Arrhythmia perpetua, auch bei Fiebernden ist eine etwas höhere Dosierung gebräuchlich (4mal täglich

0,1 g und mehr). Für die übrigen Lebensalter richtet man sich nach dem in der Klinik gebräuchlichen ROMBERGschen *Schema*.

Man nimmt an, daß bei dieser Dosierung die ersten Zeichen der verbesserten Herzarbeit nach 3—4—5 Tagen einsetzen. Diese können aber auch länger auf sich warten lassen. Man soll die Digitaliszufuhr fortsetzen bis zur erwarteten *Vollwirkung*, die erst nach einer individuell sehr verschiedenen Gesamtdosis zu erwarten ist; hierbei ist die einsetzende *Verlangsamung des Pulses* sowie unter Umständen die *Diurese* ein wichtiger Wegweiser, während die weitere Pulsverlangsamung auf etwa 60 Schläge als Zeichen der drohenden Vergiftung zu beachten wäre. Auch bei starkem Erbrechen oder Durchfall setzt man ab. Dem entspricht ungefähr die historische Vorschrift für Anwendung von Digitalis: *Man*

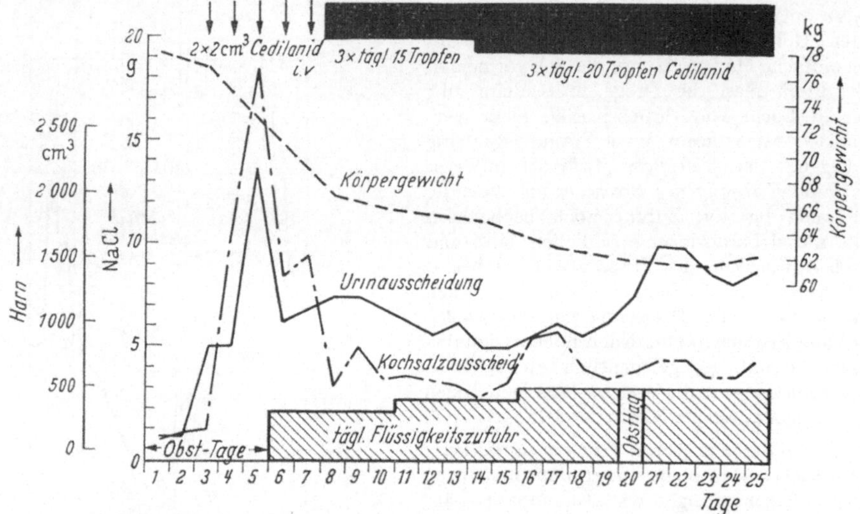

Abb. 72. Behandlung eines dekompensierten Herzens mit Cedilanid. (Nach NÜRNBERGER 1941.)

lasse sie so lange gebrauchen, bis sie auf die Nieren, den Magen, den Puls oder den Darm wirkt. Man lasse sie aussetzen, sobald die ersten Erscheinungen von irgendeiner dieser Wirkungen auftreten (WITHERING).

Neuerdings hat sich die *rasche Digitalisierung* mit hohen Digitalisdosen mehr und mehr durchgesetzt. Eine Dosis von 1,2 g Folia Digitalis oder 1,2 mg Digitoxin wird auf einmal — besser aber in 6stündigem Abstand auf 24 Stunden verteilt, z. B. 0,6 mg, 0,4 mg, 0,2 mg Digitoxin — verabreicht, wobei die günstigen Digitaliswirkungen nach wenigen Stunden sichtbar werden und Nebenwirkungen sehr selten sind. Voraussetzung für die rasche Digitalisierung ist die zweifelsfreie Feststellung, daß in vergangenen 3 Wochen keine Digitaliskörper zugeführt worden sind.

Nahezu alle Herzkranken müssen anschließend an die eigentliche Digitaliskur Folia Digitalis in der täglichen Aufbrauchdosis weiternehmen (0,05—0,1 g, 1mal täglich, selten 2mal).

Besonderheiten der ärztlichen Digitalisanwendung. Digitalis wird bei *Angina pectoris* meist schlechter vertragen als Strophanthin; doch kann die Neigung zu anginösen Anfällen gelegentlich auch durch Digitalis günstig beeinflußt werden, und zwar als Folge des wiedergeordneten Kreislaufs und wegen seiner Wirkung auf Stoffwechsellage und Ansprechbarkeit des Herzmuskels. Digitalis ist im allgemeinen nicht angezeigt, wenn atrioventrikuläre *Blockerscheinungen* im Vordergrund stehen, außer bei dekompensierter totaler Querdissoziation mit Ventrikelautomatie. EDENS vertritt auf Grund großer klinischer Erfahrung die Meinung, daß sie nur am *hypertrophischen* dekompensierten Herzen eine Wirkung entfalte, während der Strophanthineffekt nicht an diese Bedingung muskulärer Hypertrophie gebunden sei. Frisch entzündlich erkrankte Herzen *(Endo-, Myo-, Pankarditis)* und das Herz des *Basedowkranken* sprechen meist nicht oder ungenügend auf Digitalis an. *Extrasystolen, Vorhofflattern* und *-flimmern* können je nach den besonderen Zustandsbedingungen durch Digitalis sowohl beseitigt als auch hervorgerufen werden; die größten Erfolge sieht man, wenn die Dekompensation mit Vorhofflimmern verbunden ist. Bei nervösen Herzstörungen sind Schlafmittel und Baldrianpräparate eher angezeigt. Für die paroxysmale Sinustachykardie wird Atropin oder Chinidin bevorzugt empfohlen (s. S. 292); bei der paroxysmalen Ventrikeltachykardie ist Digitalis nur mit Vorsicht anzuwenden. Die *Lungenstauung* und damit die kardiopulmonalen Symptome der Mitralstenose ohne Vorhofsflimmern bei noch kräftigem rechtem Ventrikel werden durch jede Herzpeitsche nur verschlimmert. Bei *arteriellem Hochdruck* ist unter Umständen eine gefäßkonstriktorische Wirkung in Rechnung zu stellen, indessen ist die Anwendung nicht von der Drucklage, sondern von der Gesamtverfassung des Kreislaufs abhängig zu machen.

Bei schwerer *Degeneration des Myokards* (Thyreotoxikose, Myxödem, schwere Fälle von Coronarthrombose und Diphtherie, toxische und rheumatische Myokarditis) kann schließlich jeder Digitaliserfolg ausbleiben, ja das Herz kann gegen die üblichen Dosen in besonderem Grade überempfindlich werden.

Aus diesen und anderen Tatsachen und Gesichtspunkten ergeben sich eine Reihe klinischer Sonderindikationen, welche aber nur bei einer verhältnismäßig kleinen Anzahl von Herz-Kreislaufkranken den übergeordneten Satz ausnahmsweise durchbrechen, daß *jeder dekompensierte Kreislaufzustand seiner individuellen Glykosiddosis dringend bedarf* (gemäß Besprechung mit OEHME).

b) Digitaloide.

Strophanthin. Den größten Fortschritt in der Herztherapie nach WITHERING bildet die Einführung des *Strophanthins*. Es gibt verschiedene Arten von Strophanthus, die ursprünglich als Pfeilgifte verwendet wurden. FRASER wies 1850 die Herzwirkung dieser Pfeilgifte nach und führte sie in die Therapie ein. Seit A. FRAENKEL wird die intravenöse Injektion angewandt. EDENS lehrte die Anwendung bei Angina pectoris und Coronarinfarkt. Therapeutisch wichtig sind hauptsächlich *Strophanthus Kombé,* aus dem das amorphe K-Strophanthin, und *Strophanthus gratus,* aus dem ein noch wirksameres krystallisiertes Herzglykosid, das Gratus- oder g-Strophanthin des DAB. gewonnen wird, dessen Herzwirkung und toxische Wirkung etwas stärker und dessen Haltbarkeit etwas besser ist als die des K-Strophanthins. Das g-Strophanthin ist nicht ganz identisch mit dem *Ouabain,* das im Gegensatz zu den vorigen pharmakologisch testiert werden muß (Standardpräparat von TIFFENEAU).

Der gewaltige Fortschritt, den das Strophanthin uns gebracht hat, ergibt sich aus der Angabe, daß in der weiteren Umgebung der Ursprungsstätten der Strophanthintherapie — Heidelberg und Düsseldorf — fast jeder Landarzt seine Dekompensierten frei von Ödemen halten, und meist auch die Schrecken der Angina pectoris bannen kann (Angabe von WEESE). Es hat den Vorteil, daß seine Dosierung genau bekannt ist.

Pharmakologie. Strophanthin besitzt gegenüber den Digitalisglykosiden den Nachteil der leichteren Zerstörbarkeit, so daß es bei oraler Anwendung nahezu unwirksam ist. Es besitzt aber den Vorteil der *rascheren Wirkung.* Man pflegt es daher zu geben, wenn sofort wirksame Hilfe notwendig ist: bei akutem Herzkollaps, oder bei schwerster Dekompensation mit Atemnot in der Ruhe, wenn man dem Patienten die zeitraubende Digitaliskur ersparen muß (s. Tabelle 6).

Ganz anders beim Strophanthin. Bei der üblichen Dosis des amorphen Strophanthins von 0,00025 i.v. (Strophanthin Boehringer in Ampullen zu $^1/_2$ mg, $^1/_2$ ccm in 1—2 Minuten i. v.) — in schweren Fällen ist es zweckmäßig, mit 0,1 mg zu beginnen und die Injektion nach einigen Stunden zu wiederholen — zeigt sich nach einer möglichen initialen Verschlechterung infolge Verengerung der Coronararterien die *rasche therapeutische Wirkung* darin, daß der Patient nach etwa $^1/_2$ Stunde die erste Erleichterung spürt, er „bekommt wieder Luft" als Zeichen des verbesserten Kreislaufs. Der Höhepunkt der Wirkung ist in 2 bis 4 Stunden erreicht. Nach 8—10 Stunden klingt sie wieder ab.

Gleichzeitig können Sensationen in der Herzgegend, wie Druck und Herzklopfen, auftreten, während in anderen Fällen umgekehrt solche Sensationen nach Strophanthin verschwinden. Langsam werden dann auch die weiteren Wirkungen einsetzen, die man von der Digitaliskur kennt (Diurese, Vaguserregung, Verlangsamung der Überleitung u. a.).

Dieser Vorteil des Strophanthins wird noch vergrößert dadurch, daß sich am Herzen die *sauerstoffsparende Wirkung des Strophanthins* bemerkbar macht, so daß für eine bestimmte Herzleistung ein *geringerer Blutbedarf des Herzmuskels* vorhanden ist. Löst man beim Menschen durch Einatmung sauerstoffarmer Luft einen anoxämischen Herzschmerz aus, so läßt sich dieser durch Strophanthin beheben. Das ist besonders für die Behandlung der Angina pectoris und des Herzinfarktes wichtig (EDENS). Auch besitzt Strophanthin *keine Gefäßwirkung*, obwohl die Hypertension heute auch mit Digitalis behandelt wird.

Starke Unterschiede gegenüber den Digitalisglykosiden zeigt das Strophanthin in gewissen *toxischen Wirkungen*.

Bei der Digitalisüberdosierung erlebt man von Stufe zu Stufe die Zeichen der zunehmenden Vergiftung: Der Puls sinkt unter 60, Sehstörungen und Erbrechen treten auf, erst einzelne, dann gehäufte Extrasystolen, Bigeminie und vielleicht Vorhofflimmern zeigen die schweren Herzmuskelwirkungen an, blockartige Erscheinungen die Störung der Überleitung, zuletzt erfolgen Lähmungen der motorischen Zentren.

Ganz anders beim Strophanthin: Nach vorhergehenden *Herzarrhythmien* oder mit einem Schlage kann hier in seltenen Fällen das Herz versagen *(Sekundenherztod)*.

Gewöhnlich handelt es sich hierbei um Kammerflimmern. In solchen Zuständen ist jede Hilfe vergebens. Es ist daher für den Praktiker zweckmäßig, auf die Dosis von 0,5 mg zu verzichten und lieber mehrmals kleinere Dosen im Abstand von 12—24 Stunden zu geben. Auch wird das Strophanthin besser in Traubenzuckerlösung vertragen (0,25 mg in 20 ccm 25%iger Traubenzuckerlösung), wobei die Wirkung manchmal schon innerhalb von 1—2 Minuten eintritt. An diesem rasch einsetzenden Erfolg ist allerdings die unmittelbare Wirkung des Traubenzuckers auf den Herzmuskel nicht unbeteiligt. Auch wird unter diesen Umständen das Strophanthin weniger rasch injiziert, denn erst bei einer ganz bestimmten Infusionsgeschwindigkeit zeigt sich — abgesehen von der geringeren Giftigkeit — die optimale Strophanthinwirkung (F. HILDEBRANDT). Infolge der starken Verdünnung durch die Traubenzuckerlösung wird zudem die Gefahr der paravenösen Injektion und der Abszeßbildung geringer.

KREHL macht besonders aufmerksam auf die schlagartige Veränderung der Herzaktion nach hohen Strophanthindosen. Dadurch können Thromben aus dem Herzen losgelöst, infolge vermehrter Gerinnungsfähigkeit des Blutes auch neu gebildet werden und zu Embolien führen, die einen sofortigen chirurgischen Eingriff nötig machen.

Ganz besondere Vorsicht ist mit Strophanthin notwendig, wenn eine Digitaliskur vorausgegangen ist. In solchen Fällen soll man mindestens 2—3 Tage warten bis zur Strophanthininjektion. Auch das übererregte Herz (gehäufte Extrasystolen, Vorhofflimmern) wird besser mit Digitalis behandelt, obwohl grundsätzlich sogar gegen die Behandlung der Arrhythmia absoluta mit Strophanthin nichts einzuwenden ist (MARTINI). Dagegen wird häufig in schweren Fällen die Behandlung mit Strophanthin begonnen und mit Digitalis fortgesetzt. In den meisten Strophanthinfällen aber hat die gleiche Dosis, über Jahre gegeben, immer wieder die gleiche günstige Wirkung.

Die *intravenöse Herztherapie* hat letzthin an Boden verloren durch die Einführung der raschen Digitalisierung nach EGGLESTON, insbesondere aber durch die Reindarstellung der Glykoside wie Digoxin, das peroral beinahe ebenso rasch wirkt wie i.v. verabfolgtes Strophanthin (s. Tabelle 6). Sofern rascheste Herzwirkung erforderlich ist, hat sich die i. v. Injektion von Cedilanid wegen seiner geringen Nebenwirkungen als dem Strophanthin überlegen erwiesen.

Scilla maritima, die Meerzwiebel, enthält in wechselnden Mengen ein Gemisch von digitalisähnlichen Herzglykosiden. Sie wird als Bulbus Scillae DAB. in gleicher Dosierung wie Digitalisblätter verordnet. Das Hauptglykosid ist Scillaren A (STOLL), das bei höherer Temperatur und bei unsachgemäßer Behandlung der Meerzwiebel besonders leicht in das weniger wirksame Aglykon übergeht. Wichtig ist daher ein gut standardisiertes Handelspräparat wie *Scillaren* (SANDOZ). 0,8 mg der Reinglykoside entsprechen ungefähr 0,1 g Folia Digitalis.

Verglichen mit den Digitalisglykosiden, erfolgt der Abbau im Tierkörper sehr viel rascher. Die kumulierende Wirkung ist daher gering. In therapeutischer und toxischer Hinsicht besitzt Scillaren die wichtigsten Eigenschaften der Digitalisglykoside. Es ist gelegentlich noch wirksam, wenn Digitalis versagt. Es besitzt auch eine stärkere diuretische Wirkung als Digitalis. Zu beachten sind die öfters eintretenden Magen-Darmstörungen. Es wirkt expektorierend.

Folinerin. Auch das Reinglykosid des Oleanders (Nerium oleander) ist krystallisiert und chemisch völlig aufgeklärt worden (FLURY und NEUMANN). Das Aglycon dieses Glykosids ist ein Acetylgitoxigenin, ist also aufs engste verwandt mit dem des Gitoxins. Folinerin ist stabil gegen Magensalzsäure. Da zudem das Molekül kleiner ist als das der meisten anderen Herzglykoside, so wird es peroral gut resorbiert und kommt schnell zur Wirkung. Es wirkt weniger kumulierend als Digitoxin, indessen finden sich auch nach hohen Folinerindosen die typischen histologischen Veränderungen am Herzmuskel. Nach HILDEBRANDT ist Oleander am nächsten dem Strophanthin verwandt. Als besonderer Vorzug wird von der Klinik angegeben, daß es stärker diuretisch wirkt als andere Herzglykoside. 0,2 mg Glykosid entsprechen 0,1 g Folia Digitalis.

Adonis vernalis (Frühlingsröschen), eine Ranunculacee, enthält im Adoniskraut (Herba Adonidis vernalis) ein Digitaloid, das langsamer, viel schwächer und kürzer wirkt als die bisher erwähnten Herzglykoside. Die therapeutische Einzeldosis beträgt 0,1—0,8 g. Spezialpräparate sind Adovern und auch Adonigen. Ähnlich wie Adonis wirken Präparate aus Maiglöckchen *(Convallaria majalis).* Die Herzwirkung von Weißdorn (Crataegus) ist sehr schwach (1 g = 33 F.D.). Solche Präparate eignen sich nur für leichteste Fälle.

Unterstützung der Digitalistherapie.

Von Bedeutung dagegen ist der Zusammenhang von kardialen Ödemen mit Kochsalzzufuhr und die Ausschüttung der Ödeme bei kochsalzarmer Ernährung (s. S. 430). Auch unter Digitaliswirkung verlassen oft enorme Mengen von Kochsalz gleichzeitig mit dem Wasser den Organismus.

Oft kann durch Digitalis keine Entleerung der Ödeme erzielt werden. Einfache diuretisch wirkende Mittel, wie Theophyllin oder diuretische Tees, können dann mithelfen (s. S. 490). Nach Versagen solcher milden Maßnahmen pflegt die heroische Quecksilbertherapie einzusetzen, die infolge der starken Nieren- und Gewebswirkung die Mobilisierung der Ödeme beschleunigt. Einzelne Autoren

empfehlen routinemäßig *eine* intramuskuläre, selten intravenöse Salyrganinjektion
(Salyrgan in 10% Lösung in Ampullen zu 1,0, selten 2,0 ccm), wenn am 4. bis
5. Tage der Digitaliskur noch keine Diurese einsetzt. Schwere Fälle von Dekompensation können gelegentlich überhaupt nur unter Zusatz von Salyrgan beeinflußt werden und dieses wird unter Umständen jahrelang durchgeführt (Abb. 73).
Es wird angegeben, daß Bettruhe mit Digitalisierung und Flüssigkeitsbeschränkung in 50% der Fälle wirksam ist; sind dagegen Diuretica erforderlich, so

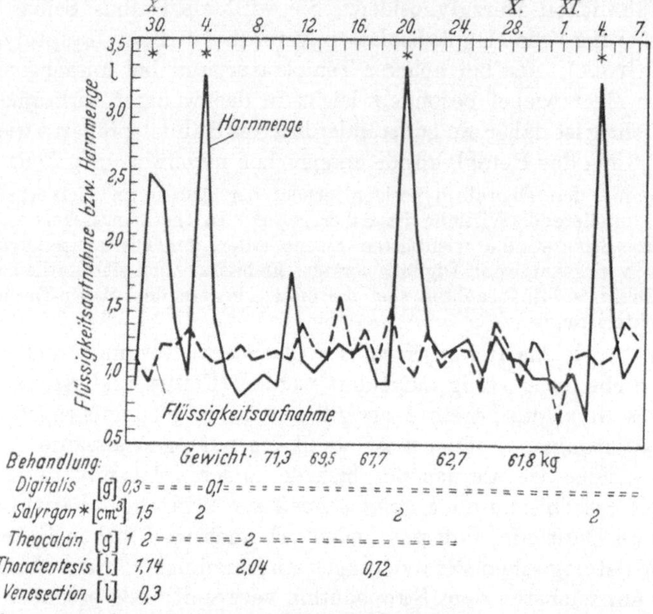

Abb. 73. Wirkung ableitender Maßnahmen bei einem herzdekompensierten älteren Mann. Die Diurese wird durch gemeinsame Anwendung von Theocalcin und Salyrgan (Mersalyl) erzwungen. Man beachte die besonders starke Salyrganwirkung bei intravenöser Injektion (s. Text). Das Leben dieses Patienten wurde durch gelegentliche Salyrgangaben erträglich gemacht und etwa 1 Jahr verlängert. Digitalisierung allein genügte nicht. (Nach P. D. WHITE 1947.)

wirken nach dieser Statistik die Quecksilberverbindungen in 92%, Harnstoff
in 83%, Purinkörper in 66% der Fälle (HAYMAN).

In neuerer Zeit versucht man die Diurese auch mit Hilfe von Schilddrüse
(s. S. 72) oder von gallentreibenden Mitteln wie Dehydrocholsäure in Gang
zu bringen (Decholin in 5% Lösung, 3 Ampullen zu 10 ccm zur i.v. Injektion,
Gesamtmenge 1,5 g Decholin). Im letzteren Fall ist auf die mögliche Blutdrucksenkung und Herzmuskelschwäche zu achten.

2. Vorbemerkungen über Vorhofflattern und -flimmern.

Vorhofflattern und -flimmern sind Zustände maximaler Beschleunigung des Vorhofs,
wobei die Kontraktionen entweder regelmäßig und vollständig sind mit einer Frequenz
von 200—400 in der Minute (Vorhofflattern) oder unregelmäßig und unvollständig mit
einer Frequenz von 400—600 (Vorhofflimmern). In beiden Fällen wird wegen des langen
Refraktärstadiums der Überleitung nur ein Teil der Erregungen die Kammer erreichen.
Bei Vorhofflattern kann die Tätigkeit der Kammer gelegentlich noch rhythmisch sein, so
daß jeder zweite, dritte oder vierte Reiz von der Kammer beantwortet wird. Bei Vorhofflimmern ist auch die Kammertätigkeit immer unregelmäßig (Arrhythmia perpetua):
nahe Beziehungen bestehen zur paroxysmalen Tachykardie.

Wichtig sind *Reflexe,* die — ausgehend von der Atmung, dem Rachen, der Speiseröhre, dem Sinus caroticus — auf das Herz einwirken, und die den Zustand der paroxysmalen Tachykardie günstig beeinflussen können (langsame, tiefe Atmung mit ausgebreiteten Armen, große Pillen, mit wenig Wasser hinuntergeschluckt, Auslösung des Brechreizes durch Reizung der Uvula, Kompression des rechten Vagus).

Andererseits müssen auch die *ätiologischen Faktoren* berücksichtigt werden (Dekompensation, akute Infektionen, nervöse Überreizung, dyspeptische Störungen, Aerophagie, Narkose, Adrenalin, Mißbrauch von Tee, Kaffee, Alkohol, Tabak). Liegt die Ursache in einer BASEDOWschen Krankheit, so werden neuerdings Thioharnstoffpräparate empfohlen. Daher kann die Therapie sehr verschiedenartig sein.

Die frühere Theorie erklärte das Vorhoflimmern als den höchsten Grad einer *heterotopen Reizbildung* (ROTHBERGER und WINTERBERG). Eine große Reihe von Stoffen, die im Experiment am Hunde ein durch elektrische Reizung ausgelöstes Kammerflimmern unterdrücken (Chinin, Chinidin, Hydrochinin,

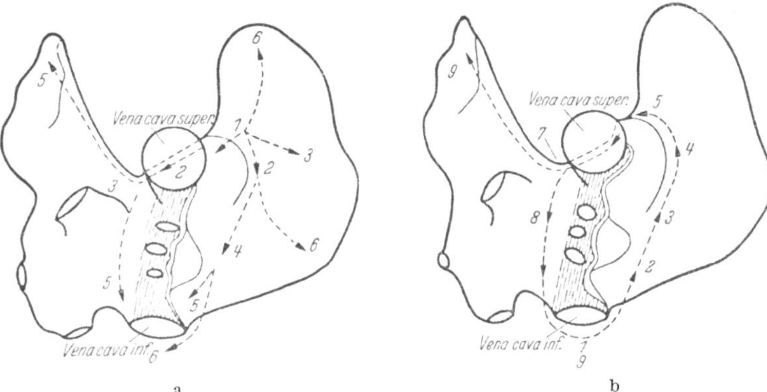

Abb. 74a u. b. Ablauf der Erregungen im Vorhof, ausgehend vom Sinusknoten. a am normalen Hundeherzen, b bei Vorhofflimmern. Die Zahlen geben die relative Zeit an, nach der die Erregungswelle an den betreffenden Punkten eintraf. (Nach LEWIS.)

Luminal, Novocain (s. S. 243), Pantocain u. a.), führen gleichzeitig zu einer Hemmung des heterotopen Rhythmus (VAN DONGEN).

Nach einer weiteren Theorie kann Vorhofflimmern auch entstehen durch kreisförmig verlaufende Erregungswellen, die — infolge eines örtlichen Blocks, der sich der normalen Ausbreitung der Erregungswelle entgegenstellt — zum Ausgangspunkt der Erregung zurückkehren, um dort — sofern das Refraktärstadium des Vorhofmuskels kurz genug ist — eine neue Erregungswelle in Gang zu setzen (Abb. 74). Nach dieser Theorie sind zum Zustandekommen des Vorhofflimmerns zwei Grundbedingungen nötig: kurze Refraktärperiode und lokaler Block.

Während Vorhofflattern u. U. mit dem Leben vereinbar ist, führt Kammerflimmern des Herzens fast regelmäßig zum Tod. Am isolierten Kaninchen- und Hundeherzen, das zum Kammerflimmern gebracht wurde, war Acetylcholin das am sichersten wirksame Mittel (s. S. 251). Notwendig waren Dosen, die einen vorübergehenden völligen diastolischen Herzstillstand bewirkten (R. FRÖHLICHER).

3. Chinidin.

Digitalis und *Chinidin* wirken nun *in völlig verschiedener Weise: Digitalis* hauptsächlich durch *Verlangsamung der Überleitung* (s. S. 284) bei relativ geringem Einfluß auf das Refraktärstadium und damit auf den Rhythmus des Vorhofs. Doch sind Fälle von Vorhofflattern beschrieben worden, die unter

Digitalistherapie in Vorhofflimmern übergingen, und nach Aussetzen von Digitalis wieder in normalen Rhythmus fielen.

Nach heutiger Meinung wirkt Digitalis bei Vorhofflimmern nur, wenn gleichzeitig Dekompensationserscheinungen vorliegen; bei toxischer Ätiologie darf Digitalis nur mit Vorsicht angewendet werden; es ist gefährlich bei Vorhofflimmern nach Diphtherie und Thyreotoxikosen.

Chinidin ist ein Nebenalkaloid der Chinarinde und stereoisomer dem Chinin, wie dieses ein *Protoplasmagift* und bei Malaria wirksam. Die Base ist besser verträglich als das schwefelsaure Salz; sie ist schlecht wasserlöslich und für den seltenen Fall der intravenösen Injektion wird als Lösungsvermittler gewöhnlich ein Zusatz von Urethan angewandt. Bei der Herzwirkung des Chinidins steht im Vordergrund eine *Verlängerung des Refraktärstadiums des Vorhofs*, und zwar unter *Verminderung der Muskelerregbarkeit* (Wirkung bei Extrasystolie) und unter *verminderter heterotoper Reizbildung*. Die Verlangsamung des flimmernden Herzens nach Chinidin ist dementsprechend nach beiden Theorien zu erklären.

Nach Chinidin soll der Vorhof selbst seinen normalen Rhythmus wiedergewinnen; oft geht das Vorhofflimmern zunächst in Vorhofflattern über und erst dieses macht dann dem normalen Rhythmus Platz. Es wurde noch Regularisierung beobachtet in Fällen mit jahrelanger Arrhythmie und die günstige Wirkung kann für lange Zeit anhalten ohne weitere Chinidingaben.

Nach Chinidin wird auch *erschwerte Reizleitung* im Vorhof, im Hisschen Bündel und Ventrikel auftreten. Die Ventrikeltachykardie, die besonders häufig nach Coronarverschluß auftritt, bildet eine der wichtigsten Indikationen der Chinidintherapie.

Auch bedeutet die *Chinidintherapie* in jedem Falle eine *zusätzliche Noxe*, die auf den Herzmuskel einwirkt. Sie ist immer mit Gefahr verbunden. Die übliche Kur wird mit Chinidinum purum in Dosen von 0,2—0,4 g 3mal täglich, höchstens 6 Tage lang, durchgeführt. Andere Autoren, wie Martini, gehen im klinischen Betrieb gelegentlich auf Dosen von 1,2—1,5 g täglich, bis sie Regularisierung feststellen. Genaueste Beobachtung des Kranken ist dabei notwendig, da in einem großen Teil der Fälle eine akute Verschlimmerung (Angina pectoris, Dekompensation), auftritt, die ein sofortiges Absetzen des Chinidins erfordert. Solche Fälle sind besonders häufig bei *gleichzeitiger Digitaliskur*; diese Kombination hat sich auch im Tierexperiment als ungünstig erwiesen, so daß zunächst digitalisiert werden sollte, bevor man Chinidin anwendet. Weiterhin wird angegeben, daß beim Übergang in den normalen Rhythmus Embolien auftreten können; plötzliche Todesfälle sind vorgekommen. Da ein unter Sympatol stehendes Herz weniger leicht zum Flimmern gebracht werden kann, empfiehlt W. Stepp den sog. Chinidin-Sympatol-Stoß.

Sonstige Nebenwirkungen von Chinidin bestehen in Schwindel, Ohrensausen, Übelkeit, Erbrechen, Diarrhöe; sie kommen nicht selten vor. An allergische Reaktionen ist zu denken; eine einmalige Testdosis von 0,2 g wird empfohlen.

Eine therapeutische Wirkung bei Vorhofflattern sieht man gelegentlich auch nach *Chinin*. Dieses wird bevorzugt für ventrikuläre Tachykardie empfohlen; in dringenden Fällen kann es auch i.v. angewandt werden (32 mg Chinin dihydrochloricum in 20 ccm Wasser).

4. Vorbemerkungen über Coronarkreislauf, über örtliche und allgemeine Gefäßspasmen.

a) Coronarkreislauf.

Die Coronararterien versorgen das Herz mit Blut, eine Funktion, die besonders auch gesichert ist durch ausgedehnte Kollateralen und Anastomosen. Diese sind zwar beim akuten Verschluß nicht fähig, auch nur vorübergehend den Herzkreislauf aufrechtzuerhalten; bei mehr chronischem Verlauf indessen erweitern sie sich und übernehmen mehr und mehr die Blutversorgung der Herzmuskulatur.

Der *Coronarkreislauf* ist *abhängig von dem Aortendruck*, der unmittelbar auf die Coronararterien übertragen wird. Er ist aber auch abhängig von der *Herztätigkeit*. Auch die *Herznerven* sind an der Regulation beteiligt, obwohl nur äußerst schwach, so daß darüber diskutiert wird, ob die sympathischen oder die parasympathischen Nerven zur Dilatation der Coronargefäße führen.

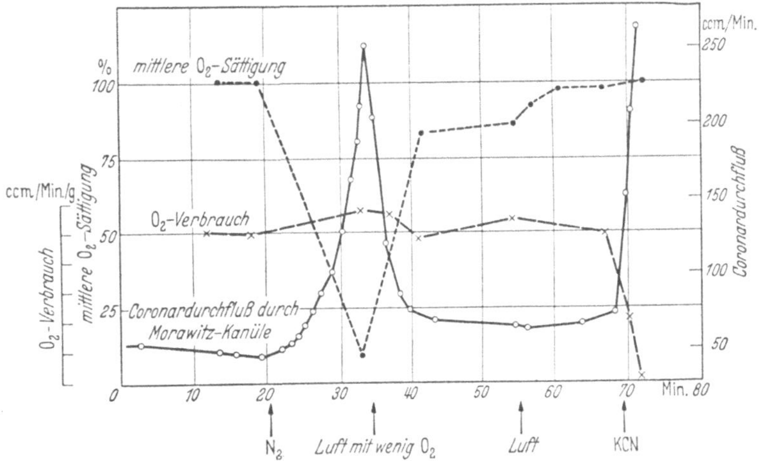

Abb. 75. Einfluß der Sauerstoffsättigung des Blutes auf Coronardurchfluß und Sauerstoffverbrauch des Herzens. (Nach HILTON und EICHHOLTZ.)

Auf diesen beiden Wegen wirken auch *Reflexe,* die vom Sinus caroticus, dem Nervus depressor oder von sensiblen Nerven im Bereich des Sympathicus, Ischiadicus, Phrenicus u. a. ausgehen und die die Weite der Coronararterien verändern. Offensichtlich reagieren diese auf jede Mehrtätigkeit der Organe und Gewebe. Gefährlich können Reflexe sein, die vom geblähten Magen-Darmschlauch ausgehen (gastrokardialer Symptomenkomplex).

Der Coronarkreislauf wird in Anpassung an den örtlichen Energiebedarf auch *chemisch reguliert* durch bekannte gefäßerweiternde Stoffwechselprodukte, wie Kohlensäure, Milchsäure, Adenin, Adenylsäure und Histamin. Besonders stark wirksam ist die akute Anoxämie durch Sauerstoffverarmung (Abb. 75).

Man stellt sich vor, daß die Lösung des akuten Anfalls von Angina pectoris automatisch vor sich geht, sobald ein bestimmtes Sauerstoffdefizit eingetreten ist. Die hierbei gebildeten wirksamen Stoffe sind noch unbekannt.

Der wichtigste pathologische Zustand im Gebiet der Coronararterien ist der *Coronarverschluß.* Er entsteht durch Thrombose oder Embolie, durch Arteriosklerose, syphilitische Aortitis, oder auch durch Schwellung des Endothels oder durch Endarteriitis. Die Folge ist eine *lokale Ischämie* in der betroffenen Herzpartie mit schwersten anginösen Schmerzen, mit lokaler Lähmung oder auch Erregbarkeitssteigerung des Herzmuskels, mit lokalen Blocks, Störungen der Überleitung u. a., die unter Umständen durch das Elektrokardiogramm zu lokalisieren sind. Dadurch entsteht gleichzeitig eine schwere Belastung des von der Ischämie nicht betroffenen Herzmuskels und infolgedessen eine neue Gefahr. Diese Störungen können rasch zum Tode führen. Sie können aber auch teilweise oder vollständig kompensiert werden durch einen neugebildeten Kollateralkreislauf. Häufiger entwickeln sich bei chronischem Verlauf infolge der Ischämie myokarditische Veränderungen, die sich im Laufe der nächsten Monate mehr und mehr verschlimmern und unaufhaltsam sind.

Angina pectoris entsteht aber gelegentlich ohne Okklusion bei vielen anderen Zuständen, bei denen der *Herzmuskel nicht genügend mit Sauerstoff versorgt wird*, so bei *akuter Überlastung des Herzens*, besonders bei gleichzeitigen Myokardschäden, bei *Blutveränderungen*, die eine zu geringe Sauerstoffversorgung zur Folge haben (Höhenklima, Blutungsanämie, perniziöse Anämie u. a.), auch bei *spastischen Zuständen* im Gefolge von Arteriosklerose, aber auch bei völlig normaler Struktur der Coronargefäße, sowie unter Umständen nach *Adrenalin*, hier sogar trotz Erweiterung der Coronarien (s. S. 312).

Bei Dekompensation ist die Herzarbeit unökonomisch, ebenso in Fällen von Tachykardie; es sind dann Anfälle von Angina pectoris leicht erklärlich. In solchen Fällen wird die Behandlung der Dekompensation oder der Tachykardie gleichzeitig die Angina pectoris beeinflussen.

Neuerdings hat man versucht, ein exzessives Einströmen von Adrenalin oder Nor-Adrenalin — welche Stoffe aus den Nebennieren, den sympathischen Ganglien oder Nervenendigungen in Freiheit gesetzt würden — für den Anginaanfall verantwortlich zu machen; demgemäß hat man zur Bekämpfung des Anfalls vorwiegend diejenigen Stoffe empfohlen, welche die Adrenalinwirkung aufs Herz aufheben wie Papaverin, Nitrite oder Sympatholytica.

Die **Behandlung** solcher Zustände hat daher in erster Linie für möglichst weitgehende allgemeine innere *Sauerstoffersparnis* zu sorgen (Ruhe, auch die chemisch erzwungene Ruhe mit Schlafmitteln und eventuell mit Opiaten).

Ihrer Entstehungsgeschichte entsprechend verlangt aber die Angina pectoris je nach den Umständen *zusätzliche Maßnahmen*. Weitaus am häufigsten sind die *spastischen Zustände der Coronararterien*, mit und ohne arteriosklerotische Veränderungen. Sie bilden die Domäne der eigentlichen Angina-pectoris-Mittel (Nitrite, Purinderivate, spasmolytische Schlafmittel, Papaverin, Organextrakte s. S. 301). Da die Angina pectoris häufig mit einer *Herzmuskelschwäche* einhergeht, so steht für solche Zwecke das Strophanthin zur Verfügung, das außerdem — im Gegensatz zu Digitalis — am Herzmuskel selbst eine sauerstoffsparende Wirkung entfaltet. Da zuletzt in nicht so seltenen Fällen mit *Entzündungserscheinungen an den Coronargefäßen* zu rechnen ist, begleitet von örtlichen ödematösen Schwellungen, so werden auch ableitende Verfahren viel angewandt (starke Diuretica, intravenöse Injektion hochprozentiger Traubenzuckerlösungen u. a.). Bekannt ist der Zusammenhang von Angina pectoris mit Tabakabusus und mit Lues.

Der *Myokardinfarkt* verlangt die sofortige Ruhigstellung des Patienten mit Opiaten; bei Delir der Herzkranken wird neuerdings eine i.m. Injektion von 3—6 ccm Paraldehyd vorgezogen. Die Einführung der *Anticoagulantien* (s. S. 453) hat zu einer beträchtlichen Einschränkung der Mortalität geführt. Die Überempfindlichkeit des Herzens gegen Digitalis, insbesonders gegen Strophanthin, muß in Rechnung gestellt werden; die übliche prolongierte Digitaliskur hat indessen bei voller Wirkung auf die Dekompensation zu keiner Verschlimmerung der anginösen Anfälle geführt. Betr. *Chinidin* s. S. 291; betr. *Papaverin* s. S. 301. Neuerdings wird prophylaktisch, auch über Jahre, Cholin in hoher Dosierung empfohlen (s. S. 48).

b) Örtliche und allgemeine Gefäßspasmen.

An die spastischen Zustände im Bereich der Coronararterien, die zur Angina pectoris führen, schließen sich andere örtliche Gefäßspasmen an, die in den betroffenen Gefäßgebieten zu schweren Störungen Anlaß geben können.

In erster Linie sind hier die *toxischen Gefäßspasmen* zu erwähnen. Diese entstehen im Tierexperiment z. B. nach hohen Dosen von *Adrenalin* oder anderen sympathomimetischen Stoffen und werden dann durch *Nitrite* antagonistisch beeinflußt. Auch toxische Adrenalinwirkungen beim Menschen können durch Nitrite weitgehend behoben werden. Ähnliches gilt für Vergiftungen mit *Secalealkaloiden*; hier sind Fälle beschrieben worden, in denen Hände und Füße wie abgestorben waren, und bei denen nach Einatmung von Amylnitrit die Haut sofort ihre normale Farbe bekam und die Extremitäten wieder warm wurden. Ähnliche Beobachtungen wurden auch bei der *Cocainvergiftung* gemacht, sofern starke Gefäßspasmen vorlagen. Bekannt sind auch die durch *Tabakabusus* entstehenden Gefäßspasmen (intermittierendes Hinken, Amblyopie) und die mannigfachen spastischen Zustände, die zum Bilde der chronischen Bleivergiftung gehören; auch diese reagieren meist auf *Nitrite*.

Dies leitet über zu den toxischen Gefäßspasmen, die im Gefolge von *Krankheiten* wie Diabetes, Urämie, Lues u. a. auftreten. In all diesen Fällen wirken die Nitrite und andere Spasmolytica der Gefäßmuskulatur antagonistisch. Eine große Bedeutung in der Praxis besitzen auch die *Gefäßspasmen*, die mit dem Auftreten von arteriosklerotischen Beschwerden, von Migräne und Epilepsie u. a. zusammenhängen. Auch sie reagieren mehr oder weniger auf die meisten Spasmolytica ebenso wie *Kälteschäden* (s. S. 213).

Andere periphere Spasmen wie die bei der symmetrischen RAYNAUDschen Krankheit, bei der ein Spasmus der größeren Digitalarterien, oder bei der Akrocyanose, bei der die Arteriolen betroffen sind, pflegen nicht auf Nitrite anzusprechen. Hier handelt es sich gewöhnlich um abnorm starke Reflexe, die über die autonomen Nerven verlaufen und die durch Lähmung vasoconstrictorischer Fasern (Novocainblock s. S. 241) oder durch Sympatholytica (s. S. 381) behoben werden. Die peripheren Spasmen, die sich besonders bei jungen Leuten in chronisch kalten Füßen und Händen äußern, reagieren auf Calcium und merkwürdigerweise häufig auch auf Lebertherapie oder Wechselbäder. Gefäßspasmen wie Migräne sprechen auch auf Coffein und andere Purinkörper, sowie auf Secalepräparate gelegentlich an.

c) Essentielle Hypertonie.

Unsere heutigen Kenntnisse über *ätiologische* Faktoren bei der Entstehung der *klinischen Hypertension* sind sehr beschränkt. Sie kann im Zusammenhang stehen mit *Wasseraufnahme* und *Ernährung:* beim sog. Bierherz wird Hypertonie beobachtet, und ein entsprechender Mechanismus mag bei der Flüssigkeitsentziehung wirksam sein, die gelegentlich eine Besserung der Symptome zur Folge hat. Auch durch *übermäßige Kochsalzzufuhr* und durch Genußmittel wie Tabak (Arteriitis obliterans) erfolgt eine Belastung des Kreislaufs; kochsalzfreie Ernährung ist eine wichtige Maßnahme zur Behebung der Hypertension.

Hypertonie entsteht auch bei *Überfunktion* der *Schilddrüse*, des Hypophysenvorderlappens, bei erhöhtem Hirndruck, bei Tumoren des Nebennierenmarks und bei *Nierenkrankheiten* (s. S. 485) und besonders bei *Fettsucht*; *Bleivergiftung* mag eine Rolle spielen (s. S. 443). Durch Behandlung dieser Grundübel sucht man den auslösenden Faktor der Hypertonie zu beseitigen.

Pressorische Reflexe. Eine reflektorische *Blutdrucksteigerung* kann vom Vasomotorenzentrum ausgehen, wenn es von ungewöhnlichen *Erregungen* bombardiert wird. Diese können aus *der Peripherie* kommen, und zwar durch Reizung sensibler Nervenendigungen und von Nervenbahnen, besonders auch durch Schmerz- und Kältereize. Rasch *vorübergehende* Blutdrucksteigerung findet sich z. B. auch bei Angina pectoris, bei tabischen Krisen, bei Bleikolik und im Experiment bei Reizung des Ischiadicusstumpfes.

Ungewöhnliche Erregungen, die auf das Gefäßzentrum einwirken, können aber auch von den *übergeordneten Gehirnteilen* stammen. Daher ist ein Zusammenhang der Hypertonie mit Gemütserschütterungen, schweren beruflichen Belastungen u. a. oft nachgewiesen worden, obwohl statistische Untersuchungen ergeben haben, daß in geistig arbeitenden Berufen die Hypertension nicht häufiger ist als bei Landarbeitern. Bei der eigentlichen chronischen Hypertension führen indessen diese zentralen Faktoren nur zu einer Verwicklung und Erschwerung des zugrunde liegenden Krankheitsbildes.

Essentielle Hypertonie. Im Gegensatz zu solchen toxisch, reflektorisch oder psychisch ausgelösten Hypertonien liegt der essentiellen Hypertonie eine Krankheit sui generis zugrunde. Hier hat das *Tierexperiment* uns sehr verschiedenartige Einsichten vermittelt, insofern, als sich hier scharf ein rein reflektorischer chronischer *neurogener Hochdruck* von einem chronischen *renalen Hochdruck* abtrennen läßt. Der erstere entsteht durch chirurgisches Ausschalten aller Blutdruckzügler und bildet sich erst zurück nach Wiedereinwachsen der Nerven. Er hat ausschließlichen Reflexcharakter und es ist kein humoraler Einfluß nachweisbar.

Für das Entstehen des *renalen Hochdrucks* werden Gifte verantwortlich gemacht, die in der kranken Niere gebildet werden. *Renin* ist ein aus der Niere gewonnener blutdrucksteigernder Stoff (TIGERSTEDT und BERGMANN), der von VOLHARD und seinen Schülern (HESSEL) in Beziehung gesetzt wurde zum essentiellen Hochdruck; nach heutiger Ansicht ist Renin selbst unwirksam, es ist vielmehr ein Ferment, das auf das spezifische Serumglobulin, nämlich Hypertensinogen, einwirkt, so daß Hypertensin entsteht (HOUSSAY). *Nephrin* ist ein weiterer Stoff, der aus der Niere isoliert worden ist, und der sich auch bei renalem und essentiellem Hochdruck im Blute vorfindet. In reiner Form injiziert, führt er zu lang anhaltender Blutdrucksteigerung. Weiterhin werden *Sympathomimetica* debattiert (HOLTZ). Zuletzt ist gezeigt worden, daß durch *partielles Abklemmen der Nierenarterie* ein chronischer Hochdruck zu erzeugen ist. Infolge der lokalen Anoxämie entsteht ein Gift, das Hypertension verursacht (HARTWICH, GOLDBLATT, VERNEY u. a.). In solchen Experimenten an Affen steigt innerhalb von 8 Monaten der Blutdruck von 130 auf 300 mm. Auch bei der essentiellen Hypertonie des Menschen finden sich in der Niere besonders häufig entzündliche und arteriosklerotische Veränderungen, und das deutet auf einen ähnlichen Mechanismus wie er dem nephritischen Hochdruck zugrunde liegt. Dafür spricht auch der häufige Übergang des *roten* in den *blassen* Hochdruck.

Allgemein entsteht der *Hochdruck durch erhöhten Widerstand in den Arteriolen* (Abb. 76). Entscheidend ist dabei die Beteiligung des Splanchnicusgebietes. Die grundlegende Frage ist nun die, ob dieser erhöhte Widerstand durch periphere oder zentrale Veränderungen entsteht. In neuerer Zeit legt man mehr Gewicht auf *periphere* Faktoren: so findet sich ein *gesteigerter Sympathotonus* z. B. bei der Hypertonie durch Nebennierentumor. Hypertonie entsteht aber auch durch chronische Zufuhr von Cholesterin (s. S. 39), Adrenalin (s. S. 312), NNRindenhormon (s. S. 85). Man erzielt dadurch u. U. arteriosklerotische Veränderungen. Eine *Rigidität der Gefäßwände* mag daher bei der Hypertension beteiligt sein. Auch die Möglichkeit örtlicher Spasmen in der Gefäßmuskulatur, sowie primär entzündliche Vorgänge am Gefäßmuskel werden debattiert.

Es mag aber auch das *Vasomotorenzentrum* selbst betroffen sein. Man stellt sich vor, daß dieses Zentrum — ähnlich wie das Temperaturzentrum im Fieber — ein höheres Erregungsniveau einnehmen kann. Die Ursache der *hypothetischen Erregbarkeitssteigerung des Vasomotorenzentrums* wird von einigen Autoren in einer lokalen Anoxämie oder in degenerativen Vorgängen gesehen, durch die physiologische Hemmungen auf das Vasomotorenzentrum in Wegfall kommen. In der Tat hat man bei Hochdruck häufig arteriosklerotische Veränderungen in der Gegend des Vasomotorenzentrums gesehen; natürlich müssen auch solche zentralen Impulse auf dem Wege über die verschiedenen Stationen der sympathischen Gefäßnerven verlaufen.

Eine Stütze für diese zentrale Genese des Hochdruckes erblickt man besonders im häufigen Auftreten anderer Symptome, die mit Mittelhirn und Hirnstamm zusammenhängen: wie Störungen der Schlaf-Wachfunktion, der Reizempfänglichkeit, des inneren Antriebs, die indessen Folgeerscheinungen des peripher erhöhten Blutdrucks sein mögen.

Somit ist bis heute nicht entschieden, ob und in welchen Fällen die essentielle Hypertonie zentralen oder peripheren Ursprungs ist. Merkwürdigerweise hat auch dasjenige Medikament, das bei dieser Erkrankung am verläßlichsten wirkt, das gleiche Doppelgesicht: Luminal wirkt zentral lähmend und peripher spasmolytisch (Luminaletten zu 0,015 g, 1—4mal täglich).

Eine entscheidende Wendung bereitet sich vor durch neuere Arzneistoffe, die an den verschiedenen Stationen der sympathischen Bahnen angreifen; hierher gehört das Tetraäthylammoniumchlorid (Etamon), das die sympathischen Ganglien lähmt (s. S. 259) sowie die Dihydroverbindungen der Mutterkornalkaloide (Hydergin s. S. 319).

Vergesellschaftet mit der Hypertonie ist häufig das *cerebrale Asthma cardiale*, das meistens in nächtlichen Anfällen auftritt. Hier kann die Druckerhöhung auf das zunächst versagende linke Herz übergreifen, bei guter Tätigkeit des

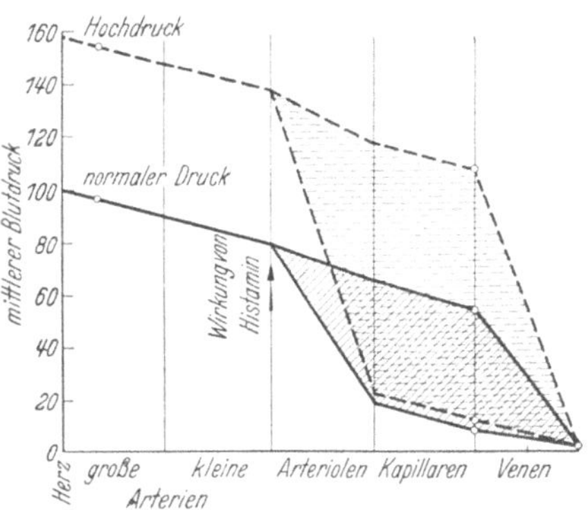

Abb. 76. Blutdruckabfall im Kreislauf bei Hypertension und bei gesunden Versuchspersonen. Die dunkelgezeichneten Flächen zeigen die Druckveränderungen in den Hautgefäßen nach Histamininjektion. Untere Grenzlinien vor Histamin, obere Grenzlinien nach Histamin. (Nach ELLIS und WEISS.)

rechten Herzens, so daß eine Stauung im Lungenkreislauf erfolgt. In solchen Fällen entsteht dann die Gefahr des kardialen Lungenödems, besonders bei gleichzeitiger Flüssigkeitszufuhr (VOLHARD) und nach nächtlicher Hyperpnoe mit vermehrtem venösem Zustrom. Dieses Ödem reagiert prompt auf Nitrite, wenn sie möglichst frühzeitig, zu Beginn der ersten Symptome von Lungenödem, gegeben werden (SCHELLONG): Nitroglycerinum solutum 1%, 4—5 Tropfen alle 2 Stunden, auch als Nitrolingual. In leichteren Fällen ist auch Diuretin 0,5 g, 2- bis 3mal täglich, oder Luminal geeignet.

5. Die Nitritgruppe.

Allgemeines über Nitrite. *Amylnitrit* wurde 1867 von L. BRUNTON zur Behandlung der Angina pectoris eingeführt. Später hat man festgestellt, daß auch Äthylnitrit, weiter einfache anorganische Nitrite, wie Kalium nitrosum (KNO_2) und Natrium nitrosum ($NaNO_2$), spasmolytisch wirksam sind, ebenso wie bestimmte organische Ester der Salpetersäure (Nitroglycerin und Erythroltetranitrat) (Abb. 77). Die Wirkung solcher Ester ist nach der herrschenden Lehre um so rascher, intensiver und kürzer, je leichter sie spaltbar sind; daher die besonders prompte Wirkung von Amylnitrit. Man nimmt an, daß die aus Nitroglycerin und Erythroltetranitrat abgespaltene Salpetersäure erst zu salpetriger Säure reduziert werden muß, bevor sie zur Wirkung kommt. Es mag aber auch der Alkaligehalt der Gewebssäfte genügen, um eine von Oddo angegebene Reaktion in Gang zu setzen: Nitroglycerin und Erythroltetranitrat spalten nämlich wie alle Nitrate von polyvalenten Alkoholen in Gegenwart von Alkali nicht Nitrat ab, sondern Nitrit. 30—40% der erwähnten Stoffe erscheinen im Harn als Nitrit oder Nitrat.

Die Nitrite wirken hauptsächlich durch direkten Angriff an der glatten Muskulatur der Gefäße. Doch ist beim Amylnitrit auch eine mittelbare Gefäßwirkung, nämlich auf dem Umwege über eine Narkose des Gefäßzentrums, auf Grund seiner Lipoidlöslichkeit, nicht ganz von der Hand zu weisen. Bei den üblichen therapeutischen Dosen erfolgt eine *Erweiterung der Blutgefäße*, zunächst

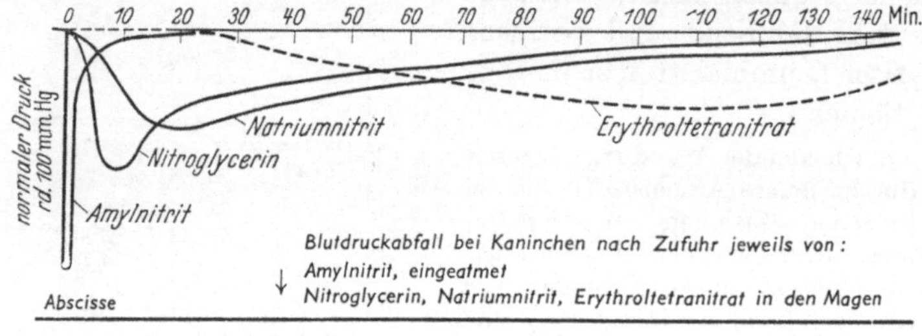

Abb. 77. Wirkung von Nitriten beim Kaninchen. (Nach Bradbury.)

ohne gleichzeitige Blutdrucksenkung, da an anderen Stellen gleichzeitig eine Gefäßkonstriktion einsetzt. Es tritt demgemäß nur eine Verlagerung des Blutes ein, was sich plethysmographisch nachweisen läßt. Besonders empfindlich sind dabei Gefäße, die sich in einem *spastischen Spannungszustand* befinden.

Daher beobachtet man z. B. bei *toxischen Gefäßspasmen* nach Einatmen von Amylnitrit oder nach Eingabe von anderen Nitriten eine besonders ausgesprochene spasmolytische Wirkung (s. S. 301).

Bei der Lösung des akuten Anfalls von *Angina pectoris* steht das Amylnitrit wegen seiner prompten Wirkung nach wenigen Atemzügen an erster Stelle. Aber auch Nitroglycerin wird zur Lösung des Anfalls verwendet. Seine Hauptbedeutung besitzt es bei der prophylaktischen Anwendung. Hier kann man auch Erythroltetranitrat und Natrium nitrosum versuchen.

Rp. Amylii nitrosi, 3 Tropfen in Glasröhrchen, 10 Stück.
S. 1 Röhrchen im Taschentuch zerbrechen und einatmen.

Nitrite wirken aber besonders bei allen *arteriosklerotischen Spasmen* und damit gegen bestimmte cerebrale und periphere Symptome der Arteriosklerose. Bei Arteriosklerose der Gehirngefäße kann gelegentlich nach höheren Dosen eine zu starke Erweiterung der Arterien stattfinden, und es können dadurch, wie bei Jodismus, diapedetische Blutungen und lokale Ödeme des Gehirns mit den entsprechenden zentralen Symptomen ausgelöst werden.

Bei der Behandlung *epileptischer Symptome*, z. B. der Aura epileptica, mit Hilfe von Nitriten kommen zwei völlig verschiedene Wirkungsweisen dieser Stoffe ins Spiel. Sofern das Krankheitsbild durch Angiospasmus beherrscht wird, ist wohl die unmittelbare spasmolytische Wirkung der Nitrite im Spiel. Die Nitrite sind aber gleichzeitig auch Antagonisten bei zentralen Krämpfen der verschiedensten Art, wie sie durch die toxische Wirkung von Krampfgiften, z. B. durch Cocain, herbeigeführt werden, und zwar hängt diese krampflösende Wirkung zusammen mit der nach höheren Dosen von Nitriten einsetzenden allgemeinen Blutdrucksenkung. Davon kann man z. B. bei Cocainvergiftung Gebrauch machen, da man nach Einatmung von Amylnitrit eine Milderung der Krämpfe sieht. Hierher ist auch die Nitritbehandlung von *Eklampsie, Schwangerschaftserbrechen, Keuchhusten, Migräne, Tabakamblyopie* u. a. zu rechnen.

Durch *höhere Dosen* werden immer weitere Gefäßgebiete von der Spasmolyse betroffen; besonders kommen die Gefäße des Splanchnicusgebietes ins Spiel, so daß eine *Blutdrucksenkung* stattfindet; bei Hypertension erfolgt diese auch nach kleinen Dosen. Damit ist unter Umständen auch eine *Entlastung des Herzens* verbunden, das gegen einen geringeren Widerstand arbeiten muß. Die Lösung eines Anfalls von Angina pectoris mag — abgesehen von der Erweiterung der Coronargefäße — auf dieser Entlastung des Herzens beruhen, wie denn auch das *Asthma cardiale* oder Aneurysmabeschwerden durch Nitrite günstig beeinflußt werden. Bei Coronarthrombose versagt die Nitrittherapie oder darf nur unter vorsichtigster Dosierung versuchsweise erfolgen. Als Folge der Gefäßwirkung beobachtet man gelegentlich Erhöhung des *intracerebralen Drucks* (heftige Kopfschmerzen) und des *intraocularen Drucks* (Glaukomgefahr).

Die Wirkung der Nitrite richtet sich besonders elektiv auf die Gefäßmuskulatur; indessen kann man eine geringgradige *Spasmolyse auch an anderen glatten Muskeln* beobachten. Besonders versucht man gelegentlich die Nitrite bei *Spasmen der Bronchialmuskulatur*, wenn andere, sonst bessere Arzneistoffe versagen.

Auch die gelegentlich beobachtete spasmolytische Wirkung von Bismutum subnitricum bei Magen-Darmulcus wird erklärt durch Freiwerden von Nitriten (s. S. 358). Eine bemerkenswerte Wirkung haben die Nitrite auch bei *Spasmen* des *Dickdarms*; hier sollen sie stärker wirken als z. B. Atropin. Weiterhin werden *Spasmen des Dünndarms* (Bleikolik), des ODDIschen Sphincters beeinflußt ebenso wie bestimmte Fälle von Gallen- und Uteruskolik. Nitrite können fortlaufend über Jahre genommen werden.

Ein Nachteil der Nitritanwendung ist die *Gewöhnung*; sie zeigt sich unter Umständen nach Tagen oder wenigen Wochen; Nitrite werden daher *beginnend mit der kleinsten wirksamen Dosis* und alternierend mit anderen Formen der Therapie (Purinkörper u. a.) angewendet. Durch kurze Unterbrechung der Therapie wird die Empfindlichkeit gegen Nitrite wiederhergestellt.

Das trifft auch für die Arbeiter in derartigen Fabriken zu, die beim Eintritt in die Fabrik unter heftigen Kopfschmerzen leiden, ebenso nach jeder längeren Unterbrechung der Arbeit; solche Männer halfen sich, indem sie in der Zwischenzeit Nitroglycerin in die Haut einrieben, um den heftigen Kopfschmerzen bei Wiederaufnahme der Arbeit zu entgehen (GOODMAN).

Toxikologie. Mit dem sinkenden Blutdruck können *leichte und schwere Zirkulationsstörungen* sich entwickeln. Höhere Nitritdosen werden in horizontaler Lage im allgemeinen gut vertragen; bei Übergang in aufrechte Haltung können dann die Zeichen eines Kollapses eintreten (Gähnen, Ruhelosigkeit, Schweißausbruch, aschfarbene Haut), beim Hinlegen tritt sofortige Erholung ein. Fälle mit Herzklopfen und Herzjagen sind hartnäckiger. Im Blut läßt sich *Methämoglobin* nachweisen. Nach hohen Dosen von *Amylnitrit* macht sich dessen *narkotische Wirkung* bemerkbar (Schwindel, Rausch, Bewußtlosigkeit). Nach chronischer Einwirkung von *Nitroglykolen* machen sich Blutdrucksenkung und nervöse Symptome bemerkbar.

Amylnitrit. Seine Wirkung nach Einatmung von 2—3 Tropfen dieser süßlich fruchtartig riechenden Flüssigkeit zeigt sich fast augenblicklich — unter gleichzeitiger Pulsbeschleunigung, die durch den Sinus caroticus vermittelt wird (LILJESTRAND) — in einer Erweiterung der Blutgefäße von Kopf und Hals, ähnlich wie bei der Schamröte. Ist das der Fall, so darf man annehmen, daß auch andere nicht sichtbare Gefäße, wie die des Gehirns, der Gehirnhäute, besonders die Coronararterien sich ebenfalls erweitern, und daß diese Erweiterung sich später auch gemeinsam mit der Gesichtsröte wieder verliert, also nach etwa 5—10 Minuten. Weitere Wirkungen s. o.

Spiritus aetheris nitrosi (versüßter Salpetergeist) wird gewonnen, indem man Salpetersäure mit Spiritus dilutus stehen läßt und daraus ein Destillat mit wirksamem Äthylnitrit gewinnt. Er wird häufiger verwendet als Lösungsmittel für Amylium nitrosum.

Nitroglycerin ist bekanntlich ein Sprengstoff, der außerordentlich explosibel ist und für praktische Zwecke erst verwandt werden kann, wenn er vorher mit Diatomeenerde versetzt wurde (Dynamit). Es ist billig und abgesehen von Amylnitrit das verläßlichste der Nitrite.

In der Apotheke ist die nicht explosible, 1%ige alkoholische Lösung vorrätig. Nitroglycerin wirkt langsamer als Amylnitrit, peroral in etwa 10 Minuten. Von der Mundschleimhaut jedoch wird die alkoholische Lösung von Nitroglycerin besonders rasch resorbiert, was z. B. zum Zwecke der Lösung eines Anfalls von Angina pectoris ausgenützt werden kann (4—5 Tropfen von Nitroglycerinum solutum 1% (DAB.). Eintritt der Wirkung nach 2—3 Minuten. Es wird auch vom Magen gut vertragen.

Die Wirkung des Nitroglycerins hält etwa 2—3 Stunden an. Durch wiederholte Gaben in geeigneten Abständen kann man daher das Gefäßsystem den ganzen Tag lang unter der Wirkung des Nitroglycerins halten, was für die *prophylaktische* Behandlung von anginösen Anfällen wichtig ist; hier wird auch 0,1 mg stündlich verabfolgt. Nitroglycerin hat eine ganz besonders *große therapeutische Breite.* Während schon nach der therapeutischen Dosis von 0,5 mg Gesichtsröte und andere Zeichen der Gefäßwirkung, seltenst schwere Kollapszustände, eintreten können, sind z. B. bei Selbstmordversuchen enorme Dosen — bis zu 18 g — vertragen worden. Die Vergiftung besteht dann in schwerem Kollaps der Zirkulation wie bei den übrigen Nitriten. Bei chronischer Zufuhr ist oft eine allmähliche Steigerung der Dosen notwendig. Unterbrechung für mehrere Tage kann die Empfindlichkeit wieder herstellen. Indessen gibt es auch Kranke, die überempfindlich werden. Dann kann schon die therapeutische Dosis von 0,5—1 mg Nitroglycerin schwere allergische Erscheinungen herbeiführen. Es gibt Arbeiter, die in Nitroglycerinbetrieben überempfindlich geworden sind und die Asthmaanfälle oder Urticaria bekommen, wenn sie nur die Tür zum Betrieb aufmachen oder einem Nitroglycerinarbeiter die Hand geben. Auch können dann die Erscheinungen der chronischen Vergiftung mit Nitroglycerin auftreten: Kopfschmerz, Schwindel, Erbrechen, daneben selten psychische Störungen; betr. Coronarthrombose s. oben.

Rp. Nitroglycerini soluti 3,0 (= 30 mg)
    Massae pil. q. satis fiant pil. Nr. XXX.
    S. Alle 2—3 Stunden 1—2 Pillen.

Erythroltetranitrat ist der nächste Verwandte des Nitroglycerins. Er entsteht durch Nitrierung des vierwertigen Alkohols Erythrit und besitzt eine besonders lang anhaltende Wirkung von etwa 3—4 Stunden, braucht demnach nicht so häufig gegeben zu werden wie Nitroglycerin, ist aber deutlich schwächer (Dosis 0,025—0,05 g). Ähnlich wirkt *Manitolhexanitrat.*

Natrium nitrosum ($NaNO_2$) ist das einzige anorganische Nitrit, das in der Therapie verwendet wird. Seine Resorptionsgeschwindigkeit ist sehr viel geringer als die des Nitroglycerins und dementsprechend setzt die Wirkung sehr langsam ein. Sie hält einige Stunden an. Es hat den Nachteil, daß bei vielen Patienten Magenstörungen auftreten. In genügenden Dosen führen auch die anorganischen Nitrite zur Bildung von *Methämoglobin* (s. S. 465). Im täglichen Leben sind sie gefährliche Gifte wegen der gelegentlichen Verwechslung mit Kochsalz; es sind viele Todesfälle vorgekommen.

Die Salze der **Salpetersäure** (HNO_3), die *Nitrate*, sind an sich harmlos. Natriumnitrat z. B. wird im Pökelfleisch an Stelle von Kochsalz verwendet, wobei es teilweise in Nitrit, die eigentlich wirksame Substanz, übergeht, ja, mit Natriumnitrit läßt sich der Pökelprozeß in mehr exakter Weise durchführen. Unter gewissen Bedingungen indessen können auch im Körper die Nitrate in Nitrite übergehen.

Bei Tieren mit Pansenmagen (Kühen, Schafen u. a.) unterliegt das Nitrat nach der Aufnahme so starken bakteriellen Reduktionsvorgängen, daß nach etwas höheren Nitratdosen tödliche Nitritvergiftungen beobachtet worden sind. Auch beim *Menschen* kann in seltenen Fällen eine Nitritbildung erfolgen. Dazu müssen bestimmte Voraussetzungen erfüllt sein (verlangsamte Exkretion der Nitrate durch Nierenschädigung, vermehrte Reduktion im Darmkanal, z. B. bei Obstipation, verlangsamte Resorption der Nitrate aus dem Darmkanal). In solchen Fällen, auch nach Bismut. subnitricum kann *Methämoglobinbildung* auftreten.

Auch durch Erhitzung können die Nitrate teilweise zu Nitriten reduziert werden. Daher versucht man gelegentlich die Nitrate bei *Spasmen der Bronchialmuskulatur*, z. B. als Charta nitrata ($^1/_4$ Quartblatt zur Räucherung). Auch in sog. Räucherpulvern sind salpetersaure Salze enthalten (Fol. Stramonii nitrata, etwa 5,0 g zur Räucherung).

Rhodanate. Diese besitzen nitritartige Wirkung auf die glatte Muskulatur und jodidartige Wirkung auf die Sekretionen. *Rhodankalium* wird gelegentlich an Stelle der Nitrite bei essentieller Hypertonie angewendet; der Rhodanspiegel im Blut soll hierbei auf eine Höhe von 8—14 mg-% einreguliert werden; die hierzu notwendige Dosis schwankt beträchtlich (0,3—1,0 g täglich). Wird der angegebene Blutspiegel überschritten, so treten sehr leicht toxische Erscheinungen auf.

Ergänzungsteil.

Sonstige Spasmolytica.

1. Stoffe mit Angriff an der Gefäßmuskulatur. Arzneimittel zur pharmakologischen Beeinflussung von örtlichen und allgemeinen Gefäßspasmen lassen sich den verschiedensten chemischen Reihen entnehmen, so den *Nitriten* (s. S. 297), den spasmolytischen *Barbitursäuren* (s. S. 200), den *parasympathisch erregenden Stoffen* (s. S. 252), den *Purinabkömmlingen* (s. S. 326), den *Geschlechtshormonen* (s. S. 97), den *sympatholytisch wirkenden Stoffen* (s. S. 318), den *gefäßerweiternden Stoffen der Gewebe* (s. S. 112); weiterhin zählen hierher viele einzelne Substanzen, darunter *Acetylsalicylsäure, Nicotinsäure, Chinin* und *Chinidin*. Hier sei auch die Blockade des Sympathicus (s. S. 241) angeführt (Abb. 78).

2. Stoffe mit Angriff an der übrigen glatten Muskulatur. Viele der eben erwähnten gefäßspasmolytischen Stoffe bleiben in ihrer Wirkung nicht beschränkt auf das Gefäßsystem, sondern greifen auf die glatte Muskulatur von Magen und Darm, von Gallenblase und Gallengängen, von Eileiter und Uterus, Harnleiter, Harnblase, Bronchien usw. über. Dieses ist insbesondere der Fall bei *Nitriten* und den *Purinabkömmlingen*. Andererseits wirken Stoffe, deren eindruckvollste Wirkung sich bei Koliken jeder Art äußert, wie etwa Papaverin und Eupaverin, nebenher auch auf die Gefäßmuskulatur.

Was den feineren Mechanismus dieser Stoffe angeht, so unterscheidet man eine *muskulotrope* Wirkung der spasmolytischen Stoffe, die man an der Bariumkontraktur auszuwerten pflegt — hier seien Nitrite, Papaverin und Eupaverin angeführt — eine rein *neurotrope Wirkung*, sichtbar gemacht am Antagonismus gegen Acetylcholin oder Adrenalin, und zuletzt eine *kombinierte neuro- und musculotrope Wirkung*, wie man sie bei Atropin, Dolantin, Trasentin u. a. sieht.

Papaverin. Seine Verwandtschaft zu Morphin ist S. 223 dargestellt. Papaverin ist das Benzylderivat eines Isochinolinabkömmlings, und es scheint bemerkenswert, daß sowohl der Benzylgruppierung, z. B. im *Benzylalkohol* und dem *Benzylbenzoat*, wie der Isochinolingruppierung in *Emetin, Eupaverin, Perparin* u. a. spasmolytische Wirkung zukommt.

Papaverin ist infolge seiner muskulotropen Wirkung ein Lähmungsmittel der *gesamten* glatten Muskulatur; es wirkt bei allen Formen von Spasmen, mögen diese durch muskulotrope oder neurotrope Erregung herbeigeführt sein. Seine Wirkung betrifft alle Hohlorgane, darunter auch Schließmuskeln, Gallengänge, Bronchien, Cervix uteri u. a. Seine Hauptwirkung betrifft auch Spasmen der Coronararterien. Erzeugt man nach KATZ u. a. bei Hunden einen künstlichen Herzinfarkt, so läßt sich dieser mit dem gefäßerweiternden Papaverin ausgleichen.

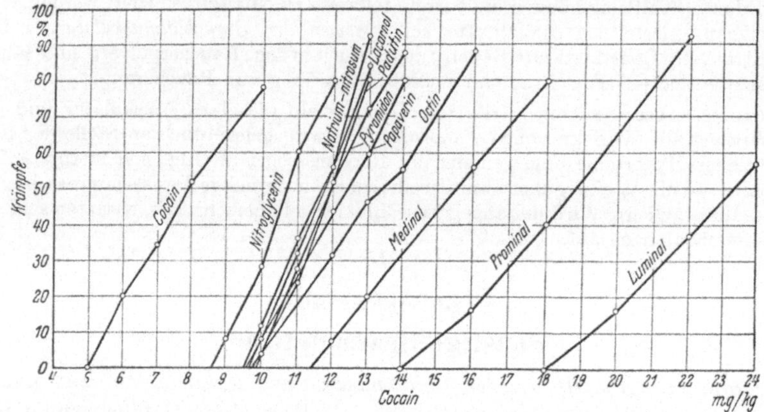

Abb. 78. Gefäßspasmolytisch wirksame Stoffe, gemessen an der Gegenwirkung gegen Cocainkrämpfe an Serien von je 25 Ratten. Man sieht z. B., daß 8 mg Cocain bei 50% der Tiere zu Krämpfen führen; nach Vorbehandlung mit Luminal sind 23 mg erforderlich. (Aus F. EICHHOLTZ und TH. KIRSCH: Naunyn-Schmiedebergs Arch. **184**, 675 [1937].)

Papaverin kann gleichzeitig Extrasystolen beseitigen und besitzt bei solchen Herzstörungen eine große therapeutische Breite. Hierbei ist auch seine *leichte analgetische und sedative Wirkung* erwünscht (s. Morphinformel von AWE); es wirkt *lokalanästhetisch*.

An dieser Stelle sei darauf hingewiesen, daß häufig Atonie des Darmes oder des Uterus u. a. mit Spasmen der Sphincteren verbunden ist. Hieraus leitet sich die öfters empfohlene Kombination von Peristaltik-fördernden Mitteln mit Papaverin, oder von wehenfördernden Mitteln mit Papaverin, z. B. bei gleichzeitigen Spasmen der Cervix uteri. Andererseits sind die Spasmolytica bei Neigung zu Gefäßkollaps nicht am Platze.

Papaverin hydrochloricum DAB ist entgegen früherer Ansicht oral gut wirksam (E.D. 0,1 g mehrmals täglich). Bei Zufuhr der Einzeldosis von 0,03 bis 0,1 g subcutan, von 0,03—0,04 g i.v. (auch wiederholt!) ist seine schlechte Wasserlöslichkeit (1:40) zu berücksichtigen.

Die *Giftigkeit* von Papaverin ist gering, insbesondere bei peroraler Zufuhr. Nach i.v. Injektion höherer Dosen können jedoch Blockerscheinungen auftreten. Weder Toleranz- noch Abstinenzerscheinungen wurden beschrieben, und es fehlt ihm die atmungslähmende Wirkung des Morphins.

Eupaverin ist ein naher, synthetisch dargestellter Verwandter des Papaverins, ebenfalls ein Isochinolinabkömmling. Es besitzt auch ganz ähnliche pharmakologische Eigenschaften. Es hat sich besonders bewährt bei Embolie der verschiedensten Lokalisation und wirkt hierbei hauptsächlich auf die durch den Reiz des Embolus spastisch kontrahierte Gefäßmuskulatur, welche die

Undurchgängigkeit der Gefäße noch verschlimmern würde (2—6 ccm Eupaverin i.v. zu 0,03 g in ccm, später alle 2—4 Stunden 1—2 ccm; zum Teil sind noch höhere Dosen notwendig). Das Präparat hat sich auch bei Gefäßkrämpfen des Auges, z. B. bei Methylalkohol- und Chininvergiftung, auch bei spastischem Ileus bewährt.

Ein weiterer synthetisch dargestellter Stoff der Papaverinreihe ist das bemerkenswerte *Perparin* (Diäthoxy-diäthoxybenzyl-isochinolin). Dieses Spasmolyticum ist auch per os wirksam und durch große therapeutische Breite ausgezeichnet. Durch starke muskulotrope spasmolytische Wirkung sind auch die neueren Arzneistoffe *Jucundal* (Tri-n-butyläthylamin), *Sestron* (Abkömmling des Tetrahydropapaverins) und *Atractyl* (Mandelsäure-Isoamylester) auffallend.

Durch *schwache spasmolytische Wirkung* ist weiter das *Pyramidon* ausgezeichnet (s. S. 217). In dieser Hinsicht aber sind auch die verschiedensten ätherischen Öle wirksam, insbesondere *Fenchel* (S. 529), *Kümmel* (S. 529), *Pfefferminze* (S. 527) und *Rettich*. Die lähmende Wirkung dieser Gruppe ist unabhängig vom autonomen Nervensystem und läßt sich an jedem beliebigen, isolierten oder in situ befindlichen glattmuskeligen Organ demonstrieren. Klinisch werden solche Stoffe bei Spasmen der glatten Muskulatur angewandt, Pfefferminztee und Rettichsaft z. B. bei leichten Gallenkoliken.

Als weiteres Spasmolyticum sei *Octinum* aufgeführt. Octinum ist Methyl-octenylamin, C_8H_{15}—NH—CH_3. Es setzt bei Krampfzuständen den Tonus der glatten Muskulatur herab und vermindert gleichzeitig durch Erregung des Sympathicus die durch Parasympathicusübererregung entstandenen Hypermotilitäten und -sekretionen im Darm und an anderen vegetativ innervierten Organen. Dieser doppelte Angriff hat zur Folge, daß es sich am Krankenbett gegenüber dem Papaverin oft als zuverlässiger erwiesen hat. Vorsicht ist geboten bei intravenöser Injektion wegen der dabei häufig auftretenden starken Blutdrucksteigerung. Hier zeigt sich ein dritter Angriffspunkt des Stoffes. E. D. von Octinum hydrochloricum 0,1 g.

Auch *Uzara*, eine in ihrer afrikanischen Heimat gegen Dysenterie und Dysmenorrhoe verwandte Droge, bildet wie Octinum einen Übergang zu den Stoffen der Adrenalingruppe. Sie enthält Glykoside, darunter Uzarigenin, dessen chemische Konstitution mit der des Digitoxigenins verwandt ist und das eine schwache digitalisähnliche Wirkung hat. Gleichzeitig entfaltet es sympathomimetische Wirkung, die sich an den Hohlorganen des Abdomens spasmolytisch äußert. Spasmolytisch wirkt auch das *Dolantin* (s. S. 233).

Hier wären weiter die wichtigen, über das autonome Nervensystem wirksamen Spasmolytica anzuführen. Die spasmolytische Wirkung von Stoffen wie Atropin, Adrenalin, Ergotamin u. a. hängt in hohem Maße davon ab, ob das periphere Erfolgsorgan auf Reizung des entsprechenden autonomen Nerven mit Erregung oder Lähmung anspricht. Für praktische Zwecke genügt es in dieser Hinsicht wohl zu wissen, daß Spasmen im Bereich des Magen-Darmtractus oft ausgezeichnet auf *Belladonnapräparate* antworten, Spasmen der Atemwege dagegen weniger gut, und Gefäßspasmen überhaupt nicht (s. S. 247). Es genügt weiter, wenn man die starke spasmolytische Wirkung des *Adrenalins* und anderer sympathomimetischer Stoffe auf die Bronchialmuskulatur kennt, während die gleichen Stoffe an den Gefäßen nicht Spasmolyse, sondern Spasmen selber herbeiführen, die dann ihrerseits durch Lähmung des Sympathicus, d. h. durch Zufuhr von Secalepräparaten unter Umständen gelöst werden können.

Ein naher Verwandter des Histamins ist das synthetische **Priscol** (Benzylimidazolin). Dieser Körper besitzt starke gefäßerweiternde und blutdrucksenkende Wirkung, führt auch zu verstärkter Magensaftsekretion, ähnlich wie Histamin, doch fehlt ihm dessen capillarschädigende Wirkung. Er ist ein starkes *Sympatholyticum* und bei peripheren Durchblutungsstörungen wirksam.

6. Vorbemerkungen über Kollaps und Schock.

Die Regulierung des Gefäßtonus durch das Vasomotorenzentrum. Die physiologische Regulierung des Blutgehaltes der peripheren Gefäßgebiete erfolgt durch die *vasomotorischen Nerven.* Wie in so vielen anderen Fällen, verläßt sich der Körper hierbei nicht auf einen einzigen Mechanismus. Vielmehr wird schon im physiologischen Geschehen der Erregungszustand der Vasomotoren auf zwei völlig verschiedenen Wegen reguliert: einerseits durch das übergeordnete *Vasomotorenzentrum,* andererseits völlig unabhängig davon durch das *aus den Nebennieren ausgeschüttete Adrenalin* (s. S. 81). Auf beiden Wegen aber werden in der Peripherie fast völlig gleiche Wirkungen erzielt.

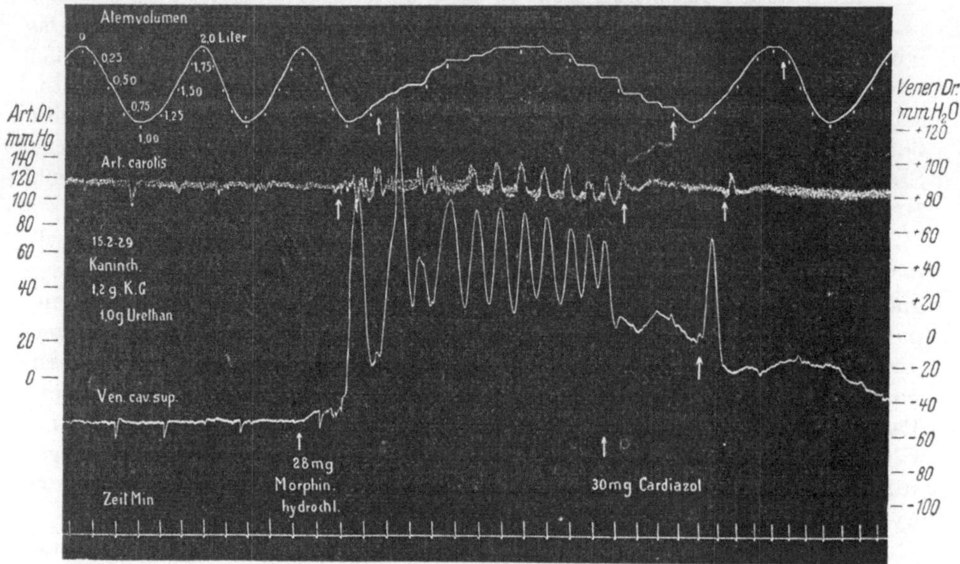

Abb. 79. Kaninchen 1,2 kg. 1,0 g Urethan. Morphinatemlähmung und sekundäre Herzinsuffizienz und Aufhebung durch Cardiazol. (Nach GREMELS.)

Das *Vasomotorenzentrum* beherrscht zunächst den *Kontraktionszustand der Arteriolen* und damit den Widerstand, der der Blutwelle entgegengesetzt wird. Dem erhöhten Widerstand paßt sich der Herzmuskel augenblicklich an durch vermehrten Druck in der linken Herzkammer: Auf diese Weise erhöht sich der Blutdruck.

Schon unter physiologischen Bedingungen können vom Vasomotorenzentrum her auch die *Blutspeicher* entleert werden, z. B. bei schweren Anstrengungen. Dabei scheinen allerdings auch die Kohlensäureüberladung, die Senkung des Blutzuckers sowie das ausgeschüttete Adrenalin hineinzuspielen. So beruht der „second wind", die Überwindung des toten Punktes bei Sportsleuten, auf Entleerung der Blutdepots. Bei Blutverlusten und bei allen Erstickungserscheinungen durch Blut-, Herz- oder Atemgifte tritt der gleiche Mechanismus in Tätigkeit.

Das Vasomotorenzentrum übernimmt zuletzt die *Verteilung des Blutes* auf die einzelnen Gefäßprovinzen. Es verschiebt durch wechselnden Kontraktionszustand der Arteriolen das Blut dorthin, wo es gebraucht wird. Hierbei setzen Reflexe ein, die besonders am tätigen Herzen studiert sind, und u. a. eine Erweiterung oder Verengung der Coronararterien zur Folge haben.

Der physiologische Tonus dieses Zentrums hat zur Folge, daß in der Ruhe vom Minutenvolumen des Herzens die Coronararterien etwa 10%, die Nieren 30%, die Schilddrüse 5%, das Abdomen 2%, die übrigen Körpergebiete rund 40% aufnehmen (REIN). Mit der wachsenden Tätigkeit des einzelnen Organs können indessen erheblich größere Mengen dahin abströmen, und zwar — sofern die zentrale Regulation nicht versagt — unter entsprechender Gefäßkonstriktion in anderen Gefäßprovinzen.

Das Gefäßzentrum wirkt in erster Linie auf die *Arteriolen*, weniger auf Capillaren und Venen. Die Hauptursache für eine ungenügende Blutzufuhr im Gebiet der Arteriolen sind daher *Gefäßspasmen* und Gefäßretraktionen (s. S. 295); Bildung von Thromben, Kompression von außen her, Anhäufung von Blutplättchen spielen demgegenüber eine geringe Rolle.

Ungenügende Durchblutung der *Capillaren* beruht gewöhnlich auf Kompression von außen her; Anhäufung von Blutplättchen tritt in den Hintergrund; noch weniger bedeuten hier Gefäßkontraktion und Thrombenbildung.

Verlegung der *kleinen Venen* beruht gewöhnlich auf *Anhäufung von Blutplättchen*; doch ist auch die Kompression von außen her zu berücksichtigen; Spasmen der Gefäße spielen eine untergeordnete Rolle.

Störungen der Gefäßregulationen entstehen in erster Linie durch *Lähmung des Vasomotorenzentrums* (s. unten). Indessen kann ein Tonusverlust der Gefäße auch durch *periphere Gefäßlähmung* entstehen.

Verantwortlich für eine periphere Gefäßlähmung sind die gewebseigenen gefäßerweiternden Stoffe (Histamin u. a., s. S. 112), weiterhin gefäßerweiternde Stoffe wie Nitrite u. a. (s. S. 297). Im Vordergrund für die Klinik steht aber die periphere Gefäßlähmung, die neben dem Versagen des Vasomotorenzentrums bei Infektionskrankheiten sowie unter der Einwirkung bestimmter Bakterientoxine, Fäulnisgifte u. a. vor sich geht.

Eine *periphere Lähmung* des gesamten Capillargebietes sieht man auch unter der Wirkung der *Capillargifte*.

Verfolgt man die Wirkung solcher Stoffe am Mesenterium des Frosches, so sieht man, wie z. B. nach Gold- oder Silbersalzen massenhaft neue Capillaren auftreten. Das Capillarnetz kann 3—4mal so dicht werden wie vorher (HEUBNER). Ähnlich wirken Arsen, Antimon, Emetin, Colchicin u. a. Man spricht in bedrohlichen Fällen dann auch von Verbluten ins Capillargebiet. Mit der Capillarlähmung ist die übliche Permeabilitätsstörung der Capillarwand mit allen Folgeerscheinungen verbunden (s. unten).

Kollaps. Nach unseren Ausführungen ist es verständlich, daß schlechter Puls und Kollaps auf völlig verschiedenem Wege zustande kommen, nämlich in seltenen Fällen durch *Insuffizienz des Herzens* (s. S. 277), gewöhnlich durch *Versagen des Gefäßzentrums* oder durch eine infolge *Blutung, peripherer Gefäß- oder Capillarlähmung* oder durch *Plasmaverluste* verursachte Verminderung der zirkulierenden Blutmenge. Als *Kollaps im engeren Sinne* bezeichnen wir das *Versagen des Gefäßzentrums* mit Absacken des Blutes in die *Blutspeicher* (Splanchnicusgebiet, Milz, Leber, Lunge, subpapillärer Plexus der Haut). Das Versagen des Vasomotorenzentrums äußert sich in leichterer Form durch eine *veränderte Blutverteilung* (Ohnmacht). In schwereren Fällen dagegen kommt es zu einem Tonusverlust der Gefäße und Blutspeicher mit *Blutdrucksenkung*, Verminderung der *zirkulierenden Blutmenge* und der *Strömungsgeschwindigkeit*, einem Anstieg des *venösen Drucks* und unter Umständen endigend in *Stauungsanoxie*. Durch mangelhafte Arterialisierung können dann die üblichen, auch irreparablen *histologischen Veränderungen des Zentralnervensystems*, aber auch anderer sauerstoffempfindlicher Organe erfolgen (s. S. 467).

Ursache solcher Zustände sind neben Infektionskrankheiten, Bakterientoxinen u. a. insbesondere Vergiftungen mit *Narkose- und Schlafmitteln*; Kollaps wird häufiger bei der Lumbalanästhesie (s. S. 240) beobachtet, weiterhin nach zentral lähmenden Alkaloiden und nach vielen anderen Giften und überdosierten Arzneistoffen.

Gegenmittel bei Lähmung des Gefäßzentrums sind *zentrale Analeptica* (Cardiazol, Coramin, Coffein, Strychnin, in geringerem Maße auch Campher).

Gegenmittel bei *peripherer Gefäßlähmung* sind die peripher wirksamen Stoffe der *Adrenalin-Ephedringruppe*. Betreffend HHlappenextrakte s. S. 102.

Auch bei peripherer Lähmung durch Gifte und Toxine steht die Gefäßmuskulatur noch unter dem Einfluß des Vasomotorenzentrums, kann daher auf *zentrale Analeptica* ansprechen. Bei schwerem Kollaps indessen wirken die peripheren Kreislaufmittel nicht selten sicherer als die zentralen Analeptica; hier wird vielfach eine Kombination von Weckmitteln und peripheren Kreislaufmitteln angewandt.

Periphere Kreislaufmittel sind gleichzeitig Antagonisten der gefäßlähmenden Gifte (Histamin, Nitrite u. a.). Da indessen die starken Sympathomimetica die Korrelationen des Körpers nicht intakt lassen, so sind bei Gefäßschwächen der Erwachsenen zunächst die zentralen Analeptica zu empfehlen, für die solche Bedenken nicht existieren.

Schock.

Als **primären Schock** bezeichnet man schlagartig auftretende Lähmungszustände, die durch sensible oder sensorische Einwirkung *(Schrecklähmung)* entstehen und die sich äußern unter dem Bilde eines *allgemeinen Vagotonus* unter *Abdrosselung des peripheren Kreislaufs* (hochgradige Blässe, relativ gute Herztätigkeit bei nur wenig vermindertem, vielleicht sogar erhöhtem Blutdruck, dazu Schweißausbruch, Erbrechen u. a.). Er tritt auf als *Nervenschock* oder bei schweren Verletzungen als *Wundschock*. Der primäre Schock kann sich zurückbilden oder aber in Kollaps übergehen. Er wird von einigen Autoren als das erethische Vorstadium des Kollapses aufgefaßt. Schwere Folgezustände sucht man dann durch *Schlafmittel* zur Beruhigung oder durch *Morphium* bei schweren Schmerzen zu verhindern (s. S. 224). In anderen Fällen ist auch der primäre Schock von vornherein durch Lähmungserscheinungen ausgezeichnet.

Der sog. **sekundäre Schock,** der sich nach einem Intervall von 2—10 Stunden nach schweren Traumen oder Operationen entwickeln kann, geht gewöhnlich einher mit den Symptomen einer zunehmenden *Oligämie*. Die Patienten haben eine kalte, feuchte Haut, sie sind blaß durch Kontraktion der peripheren Gefäße, haben kleinen, gespannten beschleunigten Puls und sind oft leicht cyanotisch. Sie leiden an Durst und gelegentlich an Erbrechen. Zu Beginn des Schocks sind sie bei erhaltenem Bewußtsein unruhig und ängstlich oder hochgradig erregt (erethisches Stadium); später erfolgt unter Umständen *Kollaps des Kreislaufs.* Im einzelnen findet sich dann ein stark — bis auf $^1/_{10}$ — *vermindertes Herzminutenvolumen*, eine stark *verminderte zirkulierende Blutmenge*, eine *Atonie der Capillaren* und kleinen Venen sowie ein *Spasmus der Arteriolen*. Übergang in *Koma* kann erfolgen.

Der sekundäre Schock läßt sich auffassen als der Folgezustand eines Kollapses; infolge des gestörten venösen Rückflusses entsteht eine Anoxie des Gewebes, die ihrerseits eine Capillaratonie mit allen Folgeerscheinungen auslöst (erhöhte Permeabilität der Capillarwände, Verlust von Plasma, insbesondere Plasmaeiweiß, Eindickung des Blutes, Stase und Ödeme, evtl. petechiale Blutungen).

Der entscheidende Faktor unter diesen Folgeerscheinungen ist der *Verlust von Plasmaeiweiß.*

Dem entspricht der bekannte Versuch, daß am gesunden Hunde nach mehrstündiger örtlicher Abdrosselung des Kreislaufs mit Hilfe der Esmarchschen Blutleere die Öffnung der Binde einen Schockzustand mit tödlichem Ausgang zur Folge hat. Durch Ödembildung in der entsprechenden Extremität können hierbei mehr als 3% des Körpergewichts an Plasma für den Kreislauf verlorengehen, unter Anstieg des Hämoglobin-, Erythrocyten- und Hämatokritwertes sowie der Viscosität.

Beim Menschen findet sich der Zustand auch bei Peritonitis, sowie nach allen Eingriffen, die Anoxie des Gewebes und daher gefährliche Capillaratonie zur Folge haben. Gefährlich können Gewebstoxine (bei mechanischem, thermischem, chemischem Trauma) werden. Eine bakterielle Verseuchung des zertrümmerten Gewebes kann hineinspielen, da beim Hund der Schockzustand unter Umständen durch neuere Sulfonamide zu beeinflussen ist. Auf die Capillarschädigung durch Bakterientoxine und Capillargifte (s. S. 305) sei hingewiesen. Schock kann auch nach Acidosis und Exsiccosis auftreten; er muß von einer inneren Verblutung (s. S. 447) oder einer Fettembolie unterschieden werden.

Im Schock lebensrettend ist daher häufig die Zufuhr von Plasmaeiweiß als solches oder in Form der Serumkonserve, bzw. als Blutübertragung (s. S. 448). Als Richtlinie wird angegeben, daß für je einen Punkt über 100 Hämoglobin nach Sahli, oder für je 100000 Erythrocyten über 5 Mill. 50 ccm Plasma, für jeden Hämatokritpunkt über 45 je 100 ccm Plasma zugeführt werden sollen. Indessen gibt es traumatische Schockzustände ohne Bluteindickung, ja mit Blutverdünnung, und zwar infolge von inneren Blutverlusten an der Stelle des Traumas, so bei schweren Brandverletzungen.

Bei mildem Schock können 500 ccm Blut oder Plasma genügen; bei größeren traumatischen Zerstörungen muß mindestens 1 Liter so schnell als möglich infundiert werden; in schwersten Schockzuständen muß man mit einem Defizit von 2 Litern und mehr der zirkulierenden Blutmenge rechnen. Die Infusion von Blut, Plasma oder Serum im Schock ist immer zu ergänzen durch die gleichen Mengen von Salzlösung (s. unten), und zwar wegen *„innerer Natriumverluste"* an das traumatisierte Gewebe.

Der sekundäre Schock kann indessen — abgesehen von den Plasmaverlusten — durch *weitere Faktoren* kompliziert sein.

Als Folge des Wundschmerzes oder eines Versagens der Atemregulation entsteht eine *Hyperventilation,* durch die der Körper an Kohlensäure verarmt (Abb. 80). Durch eine gekoppelte biologische Regulation muß nunmehr das Blutalkali in die Gewebe übergehen. Der Zustand ist daher gekennzeichnet durch Verlust an Kohlensäure bei gleichzeitiger Verminderung der Alkalireserve. Praktisch gesehen wird daher frühzeitige *Inhalation von Kohlensäure* zur Verhinderung des sekundären Schocks vorgeschlagen (s. S. 307). Bei *Hypoventilation* kann O_2-*Zufuhr* lebensrettend sein.

In solchen Schockzuständen finden sich gelegentlich, neben den oben erwähnten Ödemen und Exsudationen, auch eine Störung der Darmresorption und eine abnorme Durchlässigkeit der Schleimhautcapillaren, so daß riesige Flüssigkeitsmengen sich im Darmlumen ansammeln. In solchen Fällen entwickelt sich daher eine schwere *Störung des Wasserstoffwechsels,* verbunden mit *inneren Kochsalzverlusten.* Zudem hat das Gewebe im Schockzustand einen besonders hohen Kochsalz- und Wasserbedarf. Experimente an Hunden zeigen, daß ein durch Brandwunden oder durch Abschnürung der Beine herbeigeführter Schockzustand auf Kochsalzlösung besser anspricht als auf Plasma. Es gibt

Fälle von schwerer Verbrennung, die auf Verabreichung von 8—10 Litern in 24 Stunden einer trinkbaren Kochsalz-Natriumcitrat-Lösung (3—4 g NaCl und 2—3 g Na-Citrat je Liter Wasser) oder auf die rectale Dauerinfusion einer 0,9%igen Kochsalzlösung ausgezeichnet reagieren. Besonders wirksam sind gelegentlich — neben der Blut- und Serumübertragung — auch intravenöse Infusionen oder Dauerinfusionen von isotonischen und hypertonischen Kochsalzlösungen (s. S. 407), auch unter Zusatz von alkalischen Lösungen zur Bekämpfung der etwaigen Acidosis (s. S. 404).

Beim Menschen von 70 kg mit einer Verbrennung von 50% der Körperoberfläche haben sich die folgenden Flüssigkeitsmengen als notwendig erwiesen: In den ersten 24 Stunden 6 Liter Plasma und 3 Liter Kochsalzlösung mittels Infusion, in den ersten 48 Stunden zusätzlich 1500 ccm 0,9%ige Kochsalzlösung und 1500 ccm 5—10%ige Glucoselösung zur Erzielung einer Diurese; weiterhin 3 Liter Wasser oder Glucoselösung peroral zum Ausgleich der unsichtbaren Wasserverluste; insgesamt waren in den ersten 48 Stunden 15 Liter Flüssigkeit erforderlich. Das sicherste Zeichen dafür, daß die Exsiccose überwunden ist, ist das Einsetzen der Harnsekretion mit einem Stundenharn von 50—200 ccm.

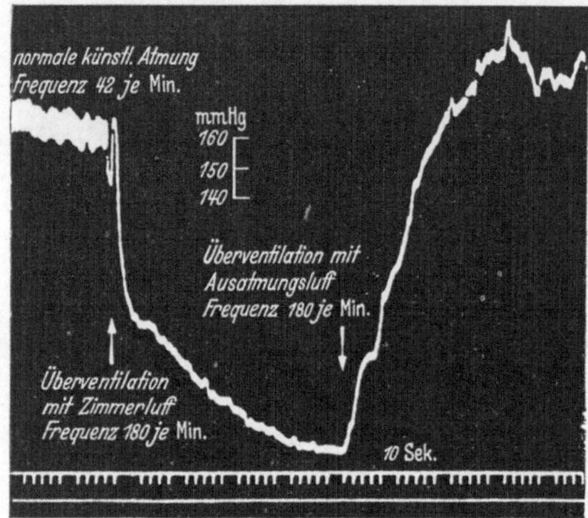

Abb 80. Wirkung von Überventilation auf den Blutdruck der spinalen Katze. Abhängigkeit des Blutdrucks vom CO_2-Gehalt der Alveolargase. (Nach DALE und LOVATT EVANS.)

Eine weitere schwere Störung entwickelt sich durch das *Versagen des Sinus caroticus* (s. S. 274) und damit der physiologischen Regulatoren des Blutdrucks; in dieser Hinsicht besonders gefährlich sind größere Blutverluste, Anoxämie, Asphyxie, Muskeltraumen, Herzinsuffizienz, Transfusion von Citratblut, bestimmte Bakterientoxine, tiefe Narkose mit Chloroform, hohe Morphindosen u. a., *nicht* dagegen Stickoxydulnarkose, Evipan-Natrium- und Pentothal-Natrium-Narkose, Lokalanästhesie, eingeschlossen die tiefe Lumbalanästhesie, Übertragung von normalem oder heparinisiertem Blut, sowie Adrenalin und Ephedrin (C. HEYMANS).

Durch Bewegung oder gar Massage des geschädigten Gewebes sind *gefährliche Kreislaufreflexe* auslösbar, die zum sofortigen Kollaps führen können. Auch der *Tonusverlust der quergestreiften Muskulatur* kann das Krankheitsbild sehr erschweren (s. S. 329). Zu berücksichtigen ist ferner die nahe Beziehung der *Leber* und *Nebennierenrinde* zum Schockzustand; u. a. zeigt sich ein Abfall des Ascorbinsäure- und Cholesteringehalts im Serum. Die Gefahr der *örtlichen* und *allgemeinen* *Sauerstoffverarmung* mit Ausgang in *Gewebsnekrose* (s. S. 115) und *Acidosis* (s. S. 404) kann sehr groß sein. Der extreme Schockzustand ist gekennzeichnet durch *Anstieg der Blutkaliumwerte* bis zur toxischen Grenze; über die Beteiligung von *Histamin* (s. S. 113) und *Adenosintriphosphorsäure* wird weiter debattiert. Auf die Kältebehandlung (örtlich oder allgemein) zur Beseitigung des Schockzustandes sei verwiesen (s. S. 213).

Bei der Behandlung solcher Kranken ist ferner zu bedenken, daß es weitere Faktoren gibt, die eine ausgesprochene Schockneigung herbeiführen, wie Kälte, Erschöpfung, Hunger, Durst, Angst und ängstliche Erwartung.

Digitaliskörper sind im Schockzustand gegenindiziert, da sie das Minutenvolumen des Herzens noch weiter vermindern würden. Zentrale Analeptica und Stoffe der Adrenalingruppe dürfen nicht verabfolgt werden, um nicht den Arteriolenspasmus zu verstärken.

7. Die Adrenalin-Ephedringruppe.
a) Adrenalin.

Die Geschichte und Chemie sowie die allgemeine physiologische und pathologische Bedeutung des Adrenalins sind S. 80 geschildert worden. Die im natürlichen Geschehen aus den Nebennieren in das Blut übertretenden Adrenalinmengen sind Mittler eines in Wirkungen und Nebenwirkungen zweckgerichteten und daher optimalen biologischen Wirkungskomplexes. Bei der künstlichen Einführung von Adrenalinlösungen in den Organismus, die an anderer Stelle, in anderer Dosis und mit anderer Injektionsgeschwindigkeit und besonders bei nicht so sorgfältig abgewogener Indikation stattfindet, kann das Wirkungsbild einen durchaus anderen Charakter besitzen. Es entbehrt nicht der toxischen Nebenerscheinungen verhängnisvollster Art, die im physiologischen Geschehen nicht zur Beobachtung kommen.

Pharmakologie. Bei *örtlicher Injektion* oder beim Aufbringen von Adrenalinlösungen auf Schleimhaut und Wunden erfolgt eine *Gefäßkonstriktion*, am einfachsten zu studieren am klassischen Objekt des LÄWEN-TRENDELENBURGschen Froschdurchströmungspräparates. Die Gefäßreaktion läßt sich aber auch an isolierten Arterien- und Venenstücken des Warmblüters sowie an Einzelcapillaren beobachten; sie betrifft daher mehr oder weniger alle Teile des peripheren Gefäßsystems. Die Wirkung hält längere Zeit an, so daß z. B. entzündete Schleimhäute zum Abschwellen gebracht werden und nässende Ekzeme weniger sezernieren (Solutio Suprarenini 1:2000). Auch lokale Blutungen werden gestillt.

Werden gleichzeitig andere Stoffe einfacher Natur, wie Milchzucker, oder pharmakologisch aktive Stoffe, wie Lokalanästhetica, zusammen mit Adrenalin injiziert, so werden diese durch die Anämie an Ort und Stelle festgehalten (s. S. 241). Dagegen schließt sich häufig an die Gefäßkonstriktion eine *Erweiterung* an: Es entsteht, besonders am Auge, die Gefahr von *Nachblutungen*. In bestimmten Gebieten, vielleicht zusammenhängend mit einer örtlichen Anoxämie oder mit Kohlensäureverarmung (REIN) kann eine paradoxe Reaktion eintreten, so daß die Gefäße nicht verengert, sondern sogar erweitert werden.

Die am ganzen Tier nach Ausschwemmung hoher Adrenalinmengen aus den Nebennieren als Notfallreaktion einsetzenden Allgemeinerscheinungen (s. S. 81) treten in ähnlicher Weise auch nach intravenöser Injektion von Adrenalin ein. Sie betreffen alle diejenigen Einzelorgane, die von sympathischen Nerven versorgt werden. Auch nach Isolierung dieser Organe, die in geeigneten Nährlösungen lange Zeit überleben können, tritt an ihnen die charakteristische Adrenalinreaktion auf. Die Art dieser Reaktion ist genau die gleiche, wie wenn man den sympathischen Nerven elektrisch reizen würde.

Therapie. Lokal werden Adrenalinlösungen angewandt zur Stillung von Blutungen, zur *Infiltration bei Gewebsdurchtrennung* (1:500000), zur Behandlung von *Schleimhautschwellungen*, auch zum Zweck der *Inhalation* (wenige Tropfen der 1%igen Lösung in exakt dosierbarem Spezialzerstäuber). Wichtiger ist der Adrenalinzusatz bei der Lokalanästhesie (s. S. 241).

Was die Allgemeinwirkung des Adrenalins angeht, so muß man scharf unterscheiden zwischen *subcutaner* und *intravenöser* Anwendung. Eine perorale Zufuhr von Adrenalin kommt im allgemeinen nicht in Frage, da die sehr empfindliche Substanz in Darm und Leber rasch zerstört wird, während sie im Magen, z. B. bei Magenblutungen, noch wirksam ist.

Bei *subcutaner* Injektion der üblichen Dosis von 0,1—0,5 g der käuflichen Suprareninlösung 1 : 1000 erfolgen im allgemeinen *keine sympathischen Reizwirkungen*. Es erfolgt keine Beschleunigung des Herzens und keine Erhöhung des Blutdrucks. Bei sonst gesunden Personen ist das so selten, daß darauf ein Test zur Diagnose des Basedow gegründet werden konnte. Basedowfälle sind nämlich wegen des bereits erhöhten Sympathicotonus überempfindlich gegen Adrenalin. Gesunde Versuchspersonen reagieren dagegen auf solche Dosen häufig mit einer Senkung des diastolischen Drucks. Es erfolgt dabei eine Verlagerung des Blutes in andere Gefäßgebiete (Abb. 81), und die nach kleinen Adrenalindosen gelegentlich beobachteten Gefäßstörungen und Kollapszustände werden dadurch verständlich. Dagegen führt die subcutane Injektion von Adrenalin regelmäßig zu einer *Erhöhung des Blutzuckers;* der dabei mobilisierte Traubenzucker entstammt den Glykogendepots in Leber und Muskulatur. In seltenen Fällen tritt auf Adrenalininjektion keine Blutzuckererhöhung ein (Glykogenspeicherkrankheit). Es findet sich weiter eine *Steigerung des Stoffwechsels* bis zu 30% nach der üblichen subcutanen Dosis sowie eine Erhöhung des Kaliumspiegels im Plasma unter Umständen um mehr als 200% (s. S. 433). Bei *allergischen Krankheiten,* besonders bei schweren Anfällen von Asthma bronchiale oder im „Serumschock" kann Adrenalin lebensrettend wirken (s. S. 155). Ebenso ist Adrenalin wirksam bei anderen allergischen Erscheinungen wie beim QUINCKEschen Ödem, doch wird meistens die ebenso wirksame und weniger gefährliche Calciuminjektion vorgezogen. Ein Frühsymptom ist das *Absinken der Hauttemperatur,* besonders an den Fingern, infolge Gefäßkonstriktion. Die gleiche obige Dosis ist auch bei ADAMS-STOKESschen *Anfällen* wirksam.

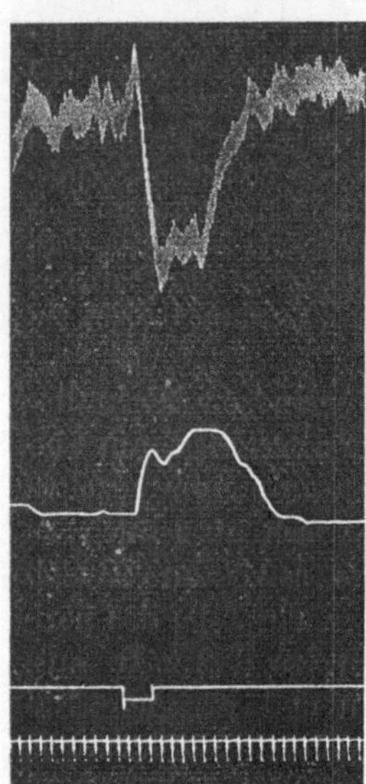

Abb. 81. Carotisdruck und Beinvolumen der Katze bei einer blutdrucksenkenden Adrenalineinspritzung. Der Blutdruck (Hg-Manometer) sinkt auf 0,0025 mg A. je Kilo in 30 Sekunden intravenös ab, gleichzeitig nimmt das Beinvolumen zu. Zeit in 10 Sekunden. (Nach EICHHOLTZ.)

Mit *sicheren sympathischen Erregungserscheinungen* (Verbesserung der Herzarbeit, Entleerung der Blutdepots, Blutdrucksteigerung) kann man nach *subcutaner* Zufuhr nur rechnen bei erniedrigtem Blutdruck (Kollaps) oder bei schlechter Herztätigkeit; oft aber erhält man eine Wirkung erst bei *intravenöser Zufuhr von Adrenalin.*

Wichtig ist für die übliche Art der intravenösen Injektion, daß die Steigerung des Blutdrucks nach 0,2—0,5 ccm der 10fach verdünnten offizinellen Lösung nur wenige Minuten anhält (Abb. 82). Anschließend kann sogar eine noch stärkere Blutdrucksenkung erfolgen. Eine gewisse vorübergehende

Blutdruckwirkung kann auch die *intramuskuläre* Injektion herbeiführen. Um eine Dauerwirkung zu erreichen, sind *Dauerinfusionen* nötig. Dadurch läßt sich der Blutdruck im Experiment am darniederliegenden Kreislauf bei Verwendung geeigneter Suprareninkonzentrationen mit fast maschinenmäßiger Sicherheit auf jede gewünschte Höhe einstellen.

Die gleiche Adrenalindosis, die am darniederliegenden Kreislauf bei Tier und Mensch ihre günstigen Wirkungen ausübt, kann bei nicht pathologisch herabgesetztem Blutdruck eine geradezu *gefährliche Reaktion* auslösen. Unter diesen Umständen wird nämlich die einsetzende Blutdrucksteigerung nahezu augenblicklich ausreguliert durch außerordentlich starke Gefäß-Herzreflexe, die hauptsächlich über den Nervus depressor und den Sinus

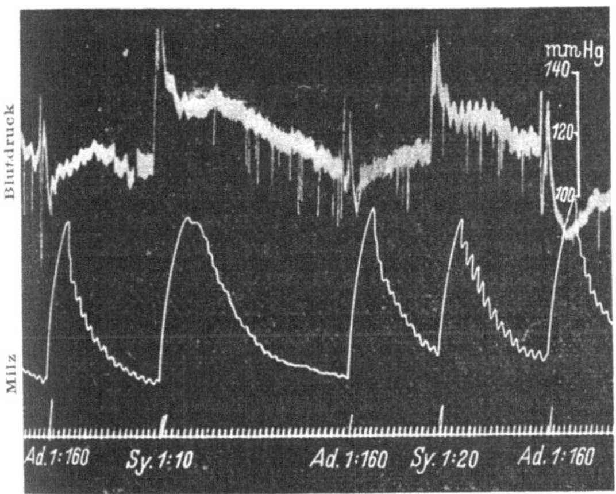
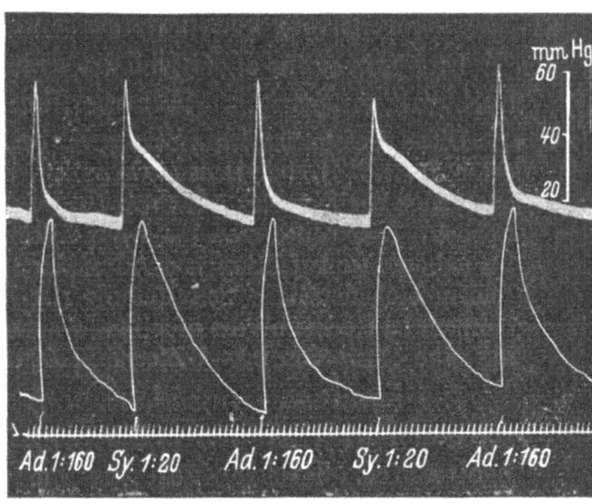

a   b

Abb. 82 a u. b. Wirkung von Adrenalin und Sympatol. a an Katze mit hohem Blutdruck; b am dekapitierten Tier. Man sieht, daß bei hohem Blutdruck nach Adrenalin Kreislaufreflexe einsetzen, die nach Sympatol fehlen trotz annähernd gleicher Milzwirkung. Die Zahlen unten bedeuten die entsprechende Verdünnung der Handelslösungen. (Nach Riechert und Schmieder.) *Sy.* Sympatol. *Ad.* Adrenalin. Zeit: 1 Minute.

caroticus verlaufen. Dadurch kann eine solche Herzschädigung eintreten, daß an Stelle der erwarteten Blutdruckerhöhung eine abrupte Blutdrucksenkung mit starken Vaguspulsen und anderen Herzerscheinungen, sowie starker Verlangsamung der Blutströmung auftritt. Grob gesprochen läßt sich sagen, daß Adrenalin auf Herz und Gefäße um so günstiger wirkt, je mehr der Kreislauf darniederliegt, und daß der gleiche Stoff in gleicher Dosis um so verhängnisvoller wirkt, je mehr der Spannungszustand von Herz und Gefäßen sich dem Normalen nähert oder gar die Grenzen des Normalen in Richtung einer Übererregung übersteigt. Auch bei Schockzuständen ist kein Vorteil zu erwarten, da die Blutspeicher bereits entleert sind, und Adrenalin kann gefährlich sein, falls vorher bereits ein hoher Kaliumspiegel bestände.

Die früher befürwortete, aber ungemein gefährliche intrakardiale Injektion von Adrenalin bei stillstehendem Herzen erübrigt sich, seitdem man weiß, daß bei künstlicher Atmung das Blut trotz anscheinend völligem Herzstillstand noch weiter bewegt wird, so daß auch in diesem Falle eine intravenöse Injektion noch ins Herz gelangen kann. Im Notfall kommen nach Thiel höchstens 1—2 Tropfen der Suprareninlösung 1:1000 mit Blut verdünnt für intrakardiale Injektion in Betracht. Nach 10 Minuten langem Herzstillstand ist noch Wiederbelebung beschrieben worden.

Toxikologie. Hohe Adrenalindosen wirken in erster Linie toxisch auf Herz und Gefäße. Leichte Symptome bestehen in Ängstlichkeit, innerer Spannung, Schlaflosigkeit, Tremor, Schwächezuständen, Herzklopfen, Labilität des Gefäßsystems, Ohnmacht; bei älteren Personen ist mit Blutdrucksteigerung zu rechnen. Durch die zunehmende Vergiftung wird besonders das Herz betroffen, das unter Adrenalinwirkung einen erhöhten Sauerstoffbedarf besitzt (s. S. 22). Es kommt zu *anginösen Anfällen*.

Diese schwere Nebenwirkung ist — nach Wenckebach in naiver Weise — sogar als diagnostische Probe auf Angina pectoris angewandt worden. Die Patienten bekommen nämlich sofort einen „typischen" Anfall.

In einem solchen Fall löste die subcutane Injektion von 1 ccm Epinephrinlösung einen heftigen Anfall von Brustschmerzen von über 8 Stunden Dauer aus sowie Kollaps, Bewußtlosigkeit, Pulslosigkeit, Atemstillstand, Bradykardie und Blutdrucksenkung von 170/115 auf 80/60 mm. Ein ähnlicher Anfall trat bei einem Assistenten Wenckebachs, einem vollkommen gesunden Mann, im Selbstversuch nach einer etwas größeren Dosis ein. — *Antidote* sind gefäßerweiternde Mittel, insbesondere *Nitrite* (s. S. 297), die auch bei schwerster Adrenalinvergiftung noch zuverlässig wirken (K. O. Møller).

Für Adrenalin spezifisch ist weiter die Neigung zu heterotoper Reizbildung, evtl. mit Ausgang in Kammerflimmern.

Diese Gefahr ist besonders groß bei geschädigtem Herzen, bei bestimmten Narkosearten (s. S. 174), bei Basedowkranken, bei Coronarsklerose und bei allen Erschöpfungszuständen des Herzens, wie nach Infektionskrankheiten, am digitalisierten Herzen sowie im Schock. Hier sollte man ganz auf Adrenalin verzichten. Die Gefahr ist auch vorhanden bei subcutaner Injektion von Adrenalin. Nach 1 ccm 1:1000 kann man vor dem Röntgenschirm eine deutliche Schwächung der Herztätigkeit feststellen, d. h. die Belastung des Herzens ist stärker als die mögliche Besserung der Herzleistung. Man ist daher grundsätzlich auf eine Dosis von 0,2—0,5 ccm 1:1000 zurückgegangen.

Die *intravenöse Injektion der Handelslösung* 1 : 1000 ist *lebensgefährlich*. In solchen Fällen hat man eine plötzliche Blutdrucksteigerung auf 300—350 mm beobachtet. Kreislaufgesunde Personen können diese Belastung überstehen. In der Tat verträgt das gesunde Gefäßsystem noch weitaus höheren Druck. Bei Kranken indessen kann entweder das Herz unter *Kammerflimmern* zusammenbrechen, oder aber die Gefäße werden unter dem hohen Druck zerreißen, besonders wenn sie arteriosklerotisch verändert sind. Sehr selten hat man auch nach subcutaner Injektion der üblichen Dosis Hemiplegie beobachtet. Nach *subcutaner Injektion* von höchsten toxischen Dosen tritt mit einer Latenzzeit von mehreren Stunden *Lungenödem* ein. *Antidote* bei höchsten toxischen Adrenalindosen sind die starken *Sympatholytica* (s. S. 318).

Die *chronische* Giftwirkung des Adrenalins äußert sich im Tierexperiment in *arteriosklerotischen Veränderungen*, die wahrscheinlich ausgelöst werden durch den chronisch erhöhten Innendruck der Gefäße.

Für diese Erklärung spricht die Tatsache, daß bei gewissen Mitralfehlern eine chronische Druckerhöhung in der Pulmonalvene eintritt und daß an dieser Stelle sich regelmäßig arteriosklerotische Veränderungen ausbilden. Auch hat man beim Kaninchen nach täglicher Fixierung in aufrechter Haltung arteriosklerotische Veränderungen in den abhängigen Partien erzielt, die durch den erhöhten hydrostatischen Druck eine zusätzliche Belastung erfahren.

Einen überzeugenden Fall beschreibt Riesser bei einem jungen Mann von 25 Jahren, der sich seine Asthmaanfälle chronisch mit Adrenalininjektionen behandelte und der an der Ruptur der völlig sklerotischen Aorta zugrunde ging. — Auch können Magengeschwüre auftreten.

b) Weitere sympathomimetische Stoffe.

Angesichts der vielen unliebsamen und oft gefährlichen Begleiterscheinungen des schlagartig wirkenden Adrenalins entstand der Wunsch nach besseren Arzneistoffen von ähnlicher Wirkung. Von diesen sind bis heute bereits eine große Reihe im Handel erschienen und haben das Adrenalin aus vielen Gebieten verdrängt, in denen es früher Alleinherrscher war. — Dabei verstehen wir unter *Sympathomimetica* solche Stoffe, die ähnliche Funktionsänderungen auslösen wie die adrenergischen postganglionären Fasern des Sympathicus.

Chemie. Das optimale Kohlenstoffskelet für die sympathomimetische Wirkung besteht aus einem Benzolkern mit zwei Kohlenstoffatomen in der Seitenkette (BARGER und DALE). Adrenalin und Corbasil sind Abkömmlinge des Brenzcatechins, — Sympatol, m-Oxynorephedrin, Suprifen, Veritol tragen noch eine einzige OH-Gruppe am Benzolkern; sie sind Phenolabkömmlinge —, Ephedrin, Benzedrin, Pervitin besitzen auch diese nicht mehr. Es hat sich herausgestellt, daß der Tierkörper um so schneller mit solchen Stoffen fertig

Adrenalin	Sympatol	β-Phenyl-äthylamin	Ephedrin	Pervitin
↓	↓	↓	↓	↓
Nor-Adrenalin	Base B (Icoral)	Mescalin	Catin	Benzedrin
↓	↓			
Corbasil	Suprifen			
↓	↓			
Aludrin	Veritol			

wird, je mehr OH-Gruppen sich am Benzolkern befinden. Daher die kurz dauernde Wirkung von Adrenalin und Corbasil — die über viele Stunden sich erstreckende von Benzedrin und Pervitin, während das Ephedrin, das wenigstens in der Seitenkette noch eine OH-Gruppe trägt, mehr den Stoffen mittlerer Wirkungsdauer zugerechnet werden muß. Mit der Zersetzlichkeit hängt auch die perorale Wirksamkeit, die den Brenzcatechinabkömmlingen völlig abgeht, zusammen. Mit dem Verlust der OH-Gruppen verlieren sich zunehmend auch gewisse Nebenwirkungen des Adrenalins (Blutzuckererhöhung, ketogene Wirkung, Arteriosklerose, Lungenödem). In letzter Zeit ist nachgewiesen worden, daß durch Einführung einer Isopropylgruppe *(Aludrin)* eine verstärkte broncholytische Wirkung erzielt wird (KONZETT).

Man hat versucht, die sympathomimetischen Stoffe auch nach einem anderen Gesichtspunkte zu ordnen. Typisch für Adrenalin sind nämlich bestimmte *Synergismen*, wie z. B. die Verstärkung der Wirkung durch Cocain. Mißt man z. B. das Zusammenwirken von Cocain mit den sympathomimetischen Stoffen am entstehenden Lungenödem der weißen Ratte, so zeigt sich, daß allein nach *Adrenalin, Corbasil* und in geringem Maße nach *Sympatol* eine Verstärkung zustande kommt. In ähnlicher Weise läßt sich die Zusammengehörigkeit dieser drei Stoffe nachweisen am *Antagonismus gegen Secalealkaloide* (Adrenalinumkehr). Bei allen anderen Stoffen dieser Reihe hingegen zeigt sich weder ein Synergismus mit Cocain, noch ein Antagonismus mit Secalealkaloiden, so daß bei ihnen die sympathomimetische Wirkung durch einen anderen Wirkungsmechanismus, wahrscheinlich durch *Lähmung der Aminoxydase*, entstehen muß. Man spricht daher von der *Pseudogruppe der Sympathomimetica*.

In chemischer Hinsicht besonders bemerkenswert ist die Häufung von Stimulantien unter denjenigen Benzolabkömmlingen, die nur noch eine OH-Gruppe enthalten, bzw. wo diese überhaupt fehlt (Ephedrin, Catin, Pervitin, Benzedrin, auch Mescalin). Neuerdings sind sympathomimetische Stoffe auch in ganz anderen chemischen Reihen gefunden worden, so z. B. das *Privin*, ein Naphthalinabkömmling, der eine lang anhaltende Kontraktion der Schwellkörper der Nase verursacht.

Pharmakologie. Im Vordergrund des Interesses steht die *Kreislaufwirkung des sympathomimetischen Stoffes*. Hier muß auf einen grundsätzlichen, in der Praxis viel zu wenig beachteten Unterschied hingewiesen werden, ob nämlich solche Stoffe auf einen kollabierten oder tief narkotisierten Organismus treffen, oder auf einen sonst völlig intakten oder vielleicht schon angespannten Kreislauf. Während nämlich der kollabierte Kreislauf auch schlagartig und intensiv wirkende Kreislaufmittel verträgt und oft benötigt, treten im letzteren Falle ebenso wie nach Adrenalin mehr oder weniger starke, gelegentlich verhängnisvolle Kreislauf- und Herzreflexe auf. Diese sind um so eher zu erwarten, je Adrenalin-ähnlicher die Stoffe sind. Beim milden *Sympatol* sind sie wenig zu befürchten.

An der Kreislaufwirkung der sympathomimetischen Stoffe sind die verschiedenen Einzelfunktionen beteiligt. Neben der Kontraktion der Arteriolen, Capillaren und Venen ist es die *Entleerung der Blutspeicher*, die durch Vermehrung der zirkulierenden Blutmenge die Kreislaufgeschwindigkeit und damit die Sauerstoffversorgung des Gewebes wesentlich verbessern kann. Unter den aufgeführten Stoffen sind auch solche, bei denen die periphere Kreislaufwirkung noch durch eine *erregende Wirkung auf das Gefäßzentrum* verstärkt wird wie bei Ephedrin und Veritol, in stärkstem Maße bei Benzedrin und Pervitin. Die bekannten gefährlichen *Herzwirkungen* des Adrenalins — wenn man von den obigen Kreislaufreflexen absieht — sind abgeschwächt oder verschwinden ganz bei den Derivaten. Nach keinem dieser Stoffe tritt die Angina pectoris in ähnlich gefährlicher Weise wie nach Adrenalin auf, und die mild wirkenden unter ihnen, besonders das Sympatol, sind in dieser Hinsicht gänzlich harmlos.

Von den übrigen Haupteigenschaften des Adrenalins verliert sich die *Stoffwechselwirkung* (Blutzuckererhöhung, d. h. Antagonismus zum Insulin, ketogene Wirkung) mit dem Verlust des Brenzcatechincharakters, ist also bereits beim Sympatol nicht mehr nachzuweisen. Die *spasmolytische Wirkung* des Adrenalins auf die Bronchialmuskulatur kommt in gemilderter Form wohl der ganzen Reihe zu, und daraus ergeben sich noch besondere Verwendungsarten der einzelnen Stoffe, wie die des Ephedrins bei Asthma bronchiale. Auch die *antiallergische Wirkung* des Adrenalins findet sich in geringerem Maße bei den anderen sympathomimetischen Stoffen, woraus sich z. B. die örtliche Verwendung von Ephedrin, Ephetonin u. a. bei allergischer Schleimhautschwellung, z. B. bei Heuschnupfen, herleitet. Bei allen Stoffen dieser Reihe muß die *Stillegung des Magen-Darmschlauchs* bei kreislaufwirksamen Dosen (eventuell mit Ausgang in Appetitlosigkeit und Obstipation) sowie die mögliche Veränderung der Verdauungssekrete in Rechnung gestellt werden. Die meisten Verwandten des Adrenalins zeigen im Tierexperiment nach wiederholter Injektion eine abgeschwächte oder sogar umgekehrte Wirkung *(Tachyphylaxie)*. Beim Menschen scheint diese Gefahr weniger zu bestehen.

α) Sonderwirkungen einzelner Stoffe der Adrenalin-Ephedringruppe.

Chemisch und pharmakologisch am nächsten mit Adrenalin verwandt ist das **Corbasil** (Brenzcatechin-propanolamin-chlorhydrat). Es ist der einzige Stoff dieser Reihe, der Adrenalin als Zusatz zu örtlich betäubenden Lösungen ersetzen kann. Es hat sich besonders in der Zahnheilkunde eingeführt, wo schon die geringen, zur Nervenstammanästhesie mitverwendeten *Suprarenin*mengen gelegentlich Herzstörungen und Kollaps herbeiführen können. In dieser Hinsicht ist Corbasil sehr viel weniger toxisch. Für alle anderen Zwecke kommt Corbasil kaum in Frage, da gelegentlich, auch schon von Zahnärzten beobachtet, eine eigenartige, akute *Schilddrüsenschwellung* auftritt, deren Ursache nicht ganz geklärt ist.

Ephedrin wurde 1887 durch NAGAI und zwei Jahre später unabhängig davon von MERCK aus Ephedra equisetina isoliert, einer uralten chinesischen Droge, die sich dort seit Jahrtausenden eines hohen Ansehens als Asthmamittel erfreute. Die Klinik wurde auf den Stoff aufmerksam, als CHEN und SCHMITT 1926 die nahe pharmakologische Verwandtschaft zu Adrenalin nachwiesen. Ephedrin wird heute als 1-Phenyl-2-methylamino-Propanol auch synthetisch dargestellt, zum Teil in der natürlichen linksdrehenden Form (als *Ephedrin hydrochloricum* im Handel), zum Teil als Racemat von gleicher pharmakologischer Wirksamkeit *(Ephetonin, Racedrin)*.

Ephedrin ist im Gegensatz zum Adrenalin, das schon im Darm zersetzt wird, auch bei *peroraler und rectaler Zufuhr* voll wirksam. Auch wirkt es *viel anhaltender* als Adrenalin. Die übliche Dosis von Ephedrinum hydrochloricum (0,025—0,05 g) wirkt bei peroraler oder rectaler Verabreichung über 3—4 Stunden. Es besitzt eine gute, aber oft schon nach einigen Wochen aussetzende *spasmolytische* und *antiallergische* Wirkung bei Heufieber, Asthma bronchiale und anderen allergischen Erkrankungen. Es ähnelt in seiner *Kreislaufwirkung* weitgehend dem Adrenalin, führt zu *Gefäßkonstriktion* und zu lang anhaltender *Blutdrucksteigerung*. Im Gegensatz zu Adrenalin fehlt ihm die reaktive Gefäßerweiterung, so daß keine sekundären Kongestionen auftreten. Betr. Lumbalanästhesie s. S. 240. Ephedrin führt häufig zu Rhythmusstörungen des Herzens, in hoher Dosis zu Chinidin-artiger Herzlähmung. Bei ADAMS-STOKESschen Anfällen wird es in kleiner Dosis (15—30 mg) viel verwendet. Es besitzt starke *zentral-analeptische Wirkung* (s. S. 317), eine gewisse stimulierende Wirkung auf die quergestreifte Muskulatur (s. S. 256); bei Nierenkolik soll es gelegentlich stärker wirken als Morphin-Atropin; bei Kindern wirkt es gegen Bettnässen. Es ist ein *Mydriaticum* (s. S. 266).

Toxische Nebenwirkungen bestehen im Auftreten von *Angstzuständen*, auch tritt häufig lästiges Herzklopfen auf; bei alten Männern werden Miktionsbeschwerden beobachtet. Kleinkinder sind hochempfindlich! Mit Novocain verursacht Ephedrin keine Gefäßverengerung.

Ephedrin und andere Schnupfenmittel. Bei akuter Rhinitis bewirkt Ephedrin in 10%iger Lösung ein Abschwellen der Schwellkörper der Nase (Ephetonin-Schnupfensalbe); im Gegensatz zu den meisten Schnupfensalben läßt es dabei die Cilientätigkeit intakt. Es unterscheidet sich auch hier in günstiger Weise vom Adrenalin, das zwar auch zunächst ein Abschwellen, dann aber eine verstärkte Schwellung zur Folge hat und gelegentlich schwere Kongestionen verursachen kann; es wird aber von neueren Stoffen, wie z. B. von *Privin* (in 1%-Lösung eingeträufelt) und von *Benzedrinbase* (inhaliert) weit übertroffen.

Ephetonin ist auch enthalten in der SEE-Mischung, die dadurch u. a. eine starke antiallergische (Serumkrankheit!) und broncholytische Wirkung erhält (s. S. 232).

Aludrin ist das schwefelsaure Salz des Dioxyphenyläthanolisopropylamin. Es unterscheidet sich vom Adrenalin dadurch, daß an Stelle der Methylgruppe die Isopropylgruppe getreten ist. Es wirkt nicht mehr blutdrucksteigernd, ist aber bei experimentellen Bronchialkrämpfen, die durch Pilocarpin, Histamin oder Reizung des Lungenvagus erzeugt wurden, zehnmal stärker als Adrenalin. Im Handel ist es in Form von Tabletten zu 0,02 g, die perlingual angewendet werden. Zur Inhalation ist eine 1%ige Lösung im Handel.

Sympatol, 1930 von P. TRENDELENBURG in die Therapie eingeführt, ist ein ganz *besonders wertvoller Stoff* dieser Reihe, vor allem als *Kreislaufmittel*; es wirkt nicht so stürmisch wie Adrenalin; in therapeutischer Dosis erhöht es das *Schlag- und Minutenvolumen* des Herzens; es fehlt ihm die Neigung zu heterotoper Reizbildung und zu Stauung im kleinen Kreislauf. Während nach Adrenalin eine plötzliche und starke Steigerung der Verbrennungen und damit verglichen eine ungenügende Erweiterung der Kranzgefäße des Herzens, also die Neigung zu Angina pectoris auftritt, führt Sympatol zu einer sehr viel langsamer eintretenden und weniger starken Steigerung der Oxydationen, zu deren Deckung die begleitende Coronarerweiterung völlig ausreicht (GREMELS); daher sind Anfälle von Angina pectoris nach Sympatol unbekannt. Auch läßt sich feststellen, daß unter der milden Wirkung des Sympatols die bei der Adrenalinanwendung so gefährlichen Gefäß- und Herzreflexe fast ausbleiben (Abb. 82). Aus diesem Grunde hat sich das Sympatol ein weiteres Anwendungsgebiet zu verschaffen gewußt, auch z. B. bei paroxysmaler Tachykardie. Es ist das einzige Mittel dieser Gruppe, dessen Anwendung auch bei weniger stark gesenktem Blutdruck und zu prophylaktischen Zwecken pharmakologisch vertretbar ist. Sympatol wird subcutan, intravenös oder intramuskulär angewandt (in Ampullen zu 0,06, 3—5mal täglich 1 Ampulle, auch mehr). Peroral ist seine Wirkung, verglichen mit der des Ephedrins, höchst unsicher.

Veritol (p-oxy-Ephedrin mit fehlender OH-Gruppe in der Seitenkette) ist ein weiterer sympathomimetischer Stoff, der, pharmakologisch gesehen, in der Mitte zwischen Adrenalin und Ephedrin steht. Seine Kreislaufwirkung ist energischer als die des Ephedrins, mit allen daraus sich ergebenden Vor- und Nachteilen. Verglichen mit dem Adrenalin hebt es sich hervor durch das lange Anhalten dieser Kreislaufwirkung über etwa 2 Stunden. Bei oraler Anwendung wirkt Veritol unzuverlässig. Es wird daher gewöhnlich parenteral gegeben (0,5, in schweren Fällen 1 ccm der 2%igen Lösung subcutan, auch intravenös). Für sonstige Zwecke — als Asthmamittel, Zusatz zu örtlich betäubenden Lösungen u. a. — ist es kaum zu gebrauchen. Betr. *Mydriasis* s. S. 266.

Als Nebenwirkung nach i.v. Injektion kann Angina pectoris auftreten.

β) Die Benzedrin-Pervitingruppe.

Ein merkwürdiges Doppelgesicht besitzen die Stoffe der Benzedrin-Pervitingruppe. In ihrer Kreislaufwirkung gehören sie zu den sympathomimetischen Stoffen und enger gefaßt ähneln sie etwa dem Veritol. Diese Grundwirkung wird aber gewöhnlich überdeckt von einer eindrucksvollen zentralen Erregung. Man bezeichnet sie nach dieser auffälligen Eigenschaft auch als *Weckamine*: ihre Wirkung bei narkotisierten Tieren und Menschen ist in geeigneter Dosierung eindrucksvoller als die der Weckmittel Cardiazol und Coramin; hierbei kommen auch die erwähnten Kreislaufeffekte ins Spiel. Sie eignen sich auch zur Bekämpfung der Schläfrigkeit nach Luminal und z. B. der Müdigkeit von PARKINSON-Kranken; bei akuter Alkoholvergiftung haben sie starke Weckwirkung. Zusammen mit Coffein, das allerdings in dieser Hinsicht sehr viel milder wirkt als die Benzedringruppe, gehören sie zu den *Leistungsstimulantien* (s. S. 262).

Auch *Ephedra vulgaris* bzw. *Ephedrin* besitzt bereits eine solche psychisch stimulierende Wirkung. Es ist durchaus möglich, daß diese Eigenschaft schon in alter Zeit bekannt war und zu seiner Verwendung als Rauschmittel und schlafvertreibendes Mittel führte. Sicher nachgewiesen ist das für eine ganz nahe verwandte Droge, „Cat" genannt, die in bestimmten Gegenden Arabiens solchen Zwecken dient, und die einen ephedrinähnlichen Wirkstoff enthält. Für die heutige Medizin beginnt die eigentliche Geschichte der Weckamine, als O. JAROTA 1930 nachwies, daß die krankhafte Schlafsucht oder Narkolepsie — ein Krankheitsbild, das bis dahin jeder Therapie, auch hohen Coffeindosen, getrotzt hatte —, durch Ephedrin beeinflußt wird. Damit war der Maßstab gegeben für weitere Versuche auf diesem Gebiet, und in kürzester Zeit erwies sich, daß *Benzedrin* bei Narkolepsie 3mal stärker wirkt als Ephedrin, und wenig später wurde durch HAUSCHILD auch der Zwillingsbruder des *Benzedrins* bekannt, nämlich *Pervitin*. Pharmakologisch ist bemerkenswert, daß sich die Pervitinerregung — ähnlich wie die nach Morphin, Atropin, Harmin, Bulbocapnin — auch an der großhirnlosen Katze zeigt und daher mit Funktionen des Hirnstammes verknüpft ist (GIRNDT).

Von der Weckwirkung wird Gebrauch gemacht bei Barbitursäurevergiftung; hier ist Pervitin eines der wirksamsten Antidote (Pervitin in Ampullen zu 0,015 g [1 ccm], 1—3 Ampullen langsam i.v., je nach Reaktion des Patienten ½stündlich wiederholt, auch als Tropfinfusion). Besonders günstig wirkt hierbei auch eine Vermehrung des Blutdurchflusses im Gehirn.

Benzedrin (1-Phenyl-2-amino-Propan) stellt eine flüchtige Base dar, die bei Gebrauch des üblichen Tascheninhalators Bruchteile eines Milligramms an die Atemluft abgibt. Gebrauch bei allergischer Rhinitis (s. S. 315) u. a. Empfindliche Personen können auch auf Inhalation mit Kreislauferscheinungen reagieren; sogar Suchterscheinungen wurden beobachtet. Benzedrinsulfat wird hauptsächlich als Stimulans verordnet (Dosis 5—30 mg); es kann auch gegen Seekrankheit wirken.

Pervitin (1-Phenyl-2-methylamino-Propan) wird als Stimulans und Weckmittel angewendet (Dosis 3—6 mg).

Im Vordergrund steht bei der üblichen Dosierung (z. B. 1—2 Tabletten Pervitin zu je 3 mg) die zentralstimulierende Wirkung der Benzedrin-Pervitingruppe. *Sie erhöhen Tempo und Sinnenwachheit, vermindern* die *Ermüdbarkeit* und können auch einen tiefen Schlaf durchbrechen. Sie sind damit aufs innigste verknüpft mit bestimmten Erfordernissen des heutigen Lebens. Sie hätten so großes Aufsehen nicht erregt, wenn sie nicht auch eine gewisse *euphorische Wirkung* besitzen würden; dadurch wurden sie zu verführerischen Stoffen, die sogar *Suchterscheinungen* veranlaßt haben. Eine *Erschöpfung* können sie nicht durchbrechen.

Die Heftigkeit ihrer zentralen Wirkung hat zur Folge, daß sie bei der gleichen Versuchsperson in gleicher Dosis je nach dem geistig-seelischen und nervösen Spannungszustand ganz verschiedene Wirkungen entfalten. Bei stärkster Ermüdung kann durch Pervitin der Zustand des Nichtermüdetseins vorgetäuscht werden. Am Nichtermüdeten muß eine Überspannung eintreten, und bei bereits Überspannten eine vielleicht gefährliche Überspannung, so daß schwerste Aufregungszustände, Desorientiertheit und Sinnestäuschungen die Folge sein können; auch die peripheren vegetativen Funktionen werden betroffen. Ein erheblicher Prozentsatz derer, die in nicht ermüdetem oder wenig ermüdetem Zustand Pervitin versuchen, reagiert daher mit Anstieg des *Blutdrucks* und des *Liquordrucks,* sowie mit gefährlichen *Kreislaufreflexen* (s. S. 311) und mit lang anhaltendem Appetitverlust oder Verstopfung.

Bei *Giftdosen* setzt neben schwersten Aufregungszuständen und einer tagelang anhaltenden, äußerst quälenden Schlaflosigkeit, ein nauseaähnlicher Zustand mit Herzklopfen, Schweißausbruch, Atemnot, Erbrechen, unter Umständen auch ein akuter Kollaps ein, was für längere Zeit eine allgemeine und Kreislaufschwäche, sowie Störungen der Herztätigkeit hinterlassen kann. Immerhin sind Dosen bis zu 200 mg vertragen worden.

Therapeutisch gesehen braucht man gewöhnlich *entweder* eine periphere sympathomimetische Wirkung — wobei gleichzeitig die Kranken Ruhe und einen ungestörten Nachtschlaf nötig haben, was durch den Gebrauch auch der therapeutischen Dosis der Weckamine in Frage gestellt wird. *Oder* man braucht eine zentralstimulierende Wirkung — wobei man die lang anhaltenden sympathomimetischen Nebenwirkungen wie Kreislaufreflexe, Appetitverlust, Obstipation u. a. gern vermissen wird, die zudem nach rein zentralen Stimulantien wie Coffein auch nicht beobachtet werden. Die in der Benzedrin-Pervitingruppe vorliegende Kombination von zentralstimulierender und lang anhaltender sympathomimetischer Wirkung kann daher nur für besondere Ausnahmefälle als zweckmäßig gelten.

Die Weckamine haben außer bei Narkolepsie eine gewisse Bedeutung für die Behandlung von Geisteskrankheiten, besonders bei depressiven Zuständen und bei postencephalitischen Störungen. Cave Hypertension und Kreislaufkrankheiten! Fälle von petit mal werden nach allgemeiner Erfahrung gebessert durch erhöhte Frische und Aktivität; in diesem Sinne kann Benzedrin auch antikonvulsiv wirken.

Wegen der vielfachen — auch gefährlichen — Nebenwirkungen der Benzedrin-Pervitingruppe sind diese Stoffe *den Bestimmungen des Opiumgesetzes* und der *Btm.-V.-V. unterstellt worden.*

8. Sympatholytica.

Als solche bezeichnet man Stoffe, welche die Wirkung einer elektrischen Reizung sympathischer Nerven, z. B. des N. accelerans, aufheben. Sie können gleichzeitig auch injiziertes Adrenalin unwirksam machen oder wenigstens bestimmte Adrenalinwirkungen unterdrücken; man spricht dann von *adrenolytischer Wirkung.* Sympatholytische und adrenolytische Wirkungen brauchen nicht parallel zu gehen.

Sympatholytische Wirkung wurde zuerst am Ergotoxin gesehen (DALE 1905) und zeigte sich erwartungsgemäß dann auch beim Ergotamin (s. S. 105), unserem bisher wichtigsten Sympatholyticum. Seitdem sind viele andere Stoffe bekannt geworden, so Yohimbin (s. S. 95), Priscol (s. S. 303) u. a. Zur Reihe der *starken Sympatholytica* gehört Dehydroergotamin und seine Verwandten sowie Dibenamin.

Stoffe wie Priscol wirken ausschließlich bei Durchblutungsstörungen der peripheren Gefäße (RAYNAUDsche und BÜRGERsche Krankheit, arteriosklerotische Gefäßspasmen u. a. Starke Sympatholytica wirken außerdem bei Angina pectoris und anderen Rhythmusstörungen des Herzens, bei Megacolon sowie möglicherweise auch bei Hochdruckerscheinungen. Das lang anhaltende Dibenamin wirkt sogar bei Kausalgie.

Ergotamin. Das pharmakologische Gesamtbild, in dessen Rahmen die sympatholytische Wirkung vielleicht nur von untergeordneter Bedeutung ist, da sie nämlich erst bei hohen Dosen auftritt, wurde S. 105 dargestellt. Die sympatholytische Wirkung erstreckt sich in der Hauptsache auf die fördernden Fasern des Sympathicus, weniger auf die hemmenden. Durch Vorbereitung mit hohen Ergotamindosen werden die Adrenalinwirkungen auf Blutdruck, Blutzucker unterdrückt. Das Adrenalinlungenödem und der Adrenalintod werden verhindert. Ein wichtiger Effekt von Ergotamin ist die sog. Adrenalinumkehr, so daß am narkotisierten Tier statt Blutdrucksteigerung -senkung eintritt. *Beim Menschen* führt Ergotamin nach subcutaner oder i.m. Anwendung in einer Dosis von 0,25—0,5 mg mit ziemlicher Sicherheit zur Beendigung des *Migräneanfalls*; dabei ist ungeklärt, ob dieser Effekt mit der sympatholytischen Wirkung zu tun hat. Man beginne mit der kleinstmöglichen Dosis; peroral ist Ergotamin erst nach stundenlanger Latenz und sehr schwach wirksam. Beim Menschen sieht man auch verminderte Adrenalineffekte auf Stoffwechsel und Blutzucker; indessen ist die Anwendung bei BASEDOWscher Krankheit und bei Hypertension sowie bei Durchblutungsstörungen der peripheren Gefäße nicht genügend begründet.

Sättigt man die Doppelbindung in der Lysergsäure, die dem Molekül der Secale-Alkaloide zugrunde liegt, durch Wasserstoffanlagerung ab, so entstehen Stoffe, die die üblichen Secaleeigenschaften (s. S. 106), insbesondere die Wirkung auf die glatte Muskulatur und die nervösen Zentren und damit verbunden auch die Toxicität weitgehend verloren haben, während die sympatholytische Wirkung erhalten ist (E. ROTHLIN).

Dihydroergotamin ist als Sympatholyticum etwa $^1/_2$ mal so stark wie Ergotamin, bei auf $^1/_{10}$ verminderter Toxicität; es besitzt keine Uteruswirkung oder gangräneszierende Wirkung. Bei der Migränebehandlung werden die Nebenwirkungen des Ergotamin nicht beobachtet. Die sympatholytische Wirkung zeigt sich u. a. in der Unterdrückung von Herzirregularitäten und von Kammerflimmern, die in Cyclopropannarkose durch Adrenalin herbeigeführt werden (s. S. 175).

Hydergin ist ein Gemisch von Dihydroverbindungen verschiedener Secalealkaloide der Ergotoxingruppe (Ergocornin, Ergocristin und Ergokryptin). Es ist das stärkste

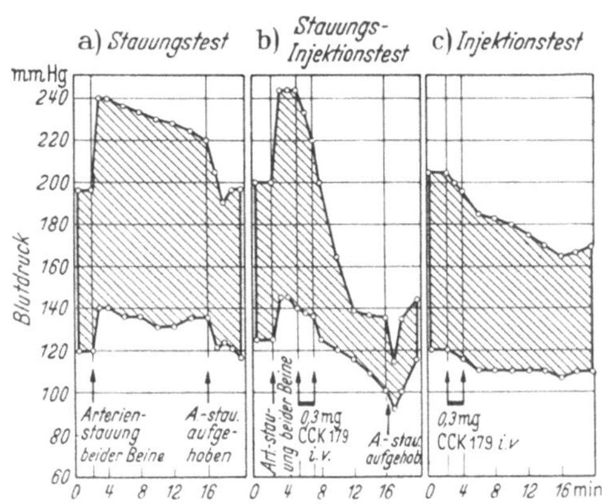

Abb. 83. Stauungstest, Stauungs-Injektionstest mit Hydergin und Injektionstest mit Hydergin bei essentieller Hypertonie. R. N., ♀, 1901. Essentielle Hypertonie. a) Nach plötzlicher arterieller Stauung an beiden Oberschenkeln starker Anstieg des systolischen und diastolischen Blutdrucks (reflektorische Vasokonstriktion in den nicht abgeschnürten Gefäßgebieten). Nach Stauungslösung Druckabfall (Stauungstest). b) Nach erneuter Stauung wieder starker Blutdruckanstieg. Durch intravenöse Injektion von 0,3 mg Hydergin intensiver Druckabfall ausgelöst (akute Gefäßerweiterung im Splanchnicusgebiet). Nach Stauungslösung weitere Blutdrucksenkung infolge Einschaltung des Gefäßgebietes der unteren Extremitäten in die Zirkulation (Stauungs-Injektionstest). c) Nach intravenöser Injektion von 0,3 mg Hydergin viel geringerer Blutdruckabfall (Injektionstest). (Nach A. KAPPERT und Mitarbeiter 1948.)

Sympatholyticum dieser Reihe. Bei peripheren Gefäßstörungen wirkt es meistens wohl nicht sicher genug. Bei Hochdruck neuraler Genese läßt sich eine Wirkung erwarten; bei renalem Hochdruck dagegen sind alle Sympatholytica bis heute unwirksam. Der Mechanismus der öfters beim Menschen beschriebenen *Blutdrucksenkung* ist nicht geklärt.

Toxikologie. Dihydroverbindungen der Mutterkornalkaloide wirken lähmend auf das Myokard (Bradykardie). Von seiten des Zentralnervensystems können sich Nausea, Erbrechen und allgemeine Schwäche, bei höherer Dosierung auch Somnolenz einstellen.

Dibenamin.

Dibenzyl-β-Chloräthylamin, von GOODMAN 1947 eingeführt, ein dem Stickstoff-Lost ähnlicher chemischer Körper, besitzt die typische schwere örtliche Reizwirkung dieser Gruppe, so·daß es ausschließlich i. v. anwendbar ist. Es ist im Handel in Ampullen zu 500 mg in Lösung von Propylenglykol, die ihrerseits wegen Thrombosegefahr reichlich in 1000 ccm physiologischer Kochsalzlösung zu verdünnen sind. Die Dosis beträgt nach O. EICHLER 4—6 mg/kg, tropfenweise über 1—1$^1/_2$ Stunden zu infundieren.

Nach einer Latenzzeit von etwa 2 Stunden erfolgt zunächst eine *vorübergehende Sympathicusreizung* (Schüttelfrost mit anschließenden Fieberreaktionen über 5—6 Stunden, Tachypnoe, Tachykardie und Blutdrucksteigerung, Blässe der Haut) — dann setzt langfristig über 4—5 Tage die *Sympathicusblockade* ein; das auffälligste Symptom ist die verstärkte Durchblutung der Haut mit Steigerung der Hauttemperatur, die gestörte Blutdruckregulation äußert sich in einer Kollapsneigung. Die übliche Blutdrucksteigerung auf Kältereiz, CO_2-Einatmung, Sympatolinjektion wird unterdrückt. Ein Effekt auf die Pupille ist noch nach 10 Tagen nachweisbar; es hat keine Wirkung auf hemmende Sympathicusfasern.

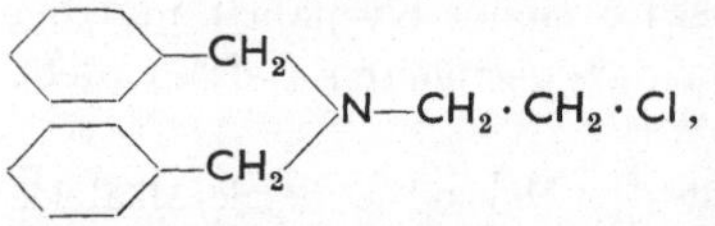

Die Krankheitsfälle reagieren nicht gleichmäßig auf die Infusion. Die Krankheitssymptome — sofern sie ansprechen — können nach Abklingen der Blockade wieder einsetzen, indessen kann der Erfolg infolge Durchbrechens eines Circulus vitiosus über Wochen und vielleicht dauernd anhalten. Besonders eindrucksvolle Wirkungen werden bei Kausalgie und bei Phantomschmerz beobachtet.

Toxische Nebenwirkungen sind auch in obiger Dosierung häufig. Auffallend sind psychotische Erscheinungen, die 1$^1/_2$—2 Stunden nach Infusion einsetzen und über Stunden anhalten können. Migräneartige Kopfschmerzen, Nausea und Erbrechen, Durchfälle sind häufig. Bei schneller Infusion können Krämpfe auftreten.

9. Zentral erregende Mittel.

Der Tod erfolgt letzten Endes durch Stillstand von Herz und Atmung; er kann sich sekundär anschließen an *periphere Funktionsstörungen,* wie bei Wasser-Kochsalz-Eiweiß-Blutverlusten, beim Versagen von Leber, Nieren und von innersekretorischen Organen, bei Herzkollaps u. a.

Oft dagegen liegt ein *primäres Versagen des Zentralnervensystems* vor. Die wichtigsten zentralnervösen Teile, deren Funktionsstörung zu einem bedrohlichen Zustand führen kann, sind *Großhirnrinde, Gefäßzentrum* und *Atmungszentrum. In schweren Fällen ist O_2-Beatmung immer am sichersten.*

Das **Versagen der Großhirnrinde** erfolgt unter den Erscheinungen zunehmender *Schwäche und Apathie.* Die nächste Stufe ist ein *nachweisbarer Tonusverlust der quergestreiften Muskulatur* und damit zusammenhängend eine Störung des venösen Rückstromes; diesem erst schließen sich *Gefäß-* und *Atmungskollaps* an. Das höchste, was man von zentralerregenden Mitteln erwarten kann, ist die Weckwirkung bei tiefer Bewußtlosigkeit. Man verlangt von solchen **Weckmitteln,** daß sie Tiere aus der Narkose, aus einer schweren Schlafmittelvergiftung, aus der Kohlenoxydvergiftung u. a. aufwecken. Als Test für solche Stoffe dient gewöhnlich die Avertin- oder Veronalnarkose. Man erreicht hier eine Weckwirkung nur mit höchsten Dosen solcher Weckmittel, nicht aber mit den in der Therapie sonst üblichen. Damit hängt zusammen, daß mit der Weckwirkung in jedem Falle eine starke Erregung von Atmungs- und Gefäßzentrum verbunden ist.

Zu diesen Weckmitteln sind in erster Linie zu rechnen *Cardiazol* und *Coramin*, Pervitin, Picrotoxin u. a., sofern sie hoch dosiert werden. Die Weckdosis des Coramins bei Erwachsenen beträgt 5 ccm der käuflichen Lösung intravenös, gleichzeitig 5 ccm intramuskulär. Die entsprechenden Dosen der käuflichen Cardiazollösung sind 3 ccm intravenös und 3 ccm intramuskulär.

Beim Menschen sieht man nach Anwendung dieser Weckmittel häufig eine Rückkehr des Bewußtseins nicht nur bei schweren narkotischen Vergiftungen, sondern auch bei anderen, durch Intoxikation und Autointoxikation oder sonstwie herbeigeführten Formen der tiefen Bewußtlosigkeit.

Während der Name *Weckmittel* jenen Stoffen vorbehalten bleiben sollte, mit deren Hilfe es gelingt, Tier oder Mensch aus tiefer Bewußtlosigkeit aufzuwecken, gibt es andere *zentralstimulierende Stoffe (Belebungsmittel)*, die nur *bei leichtem Schlaf* und bei leichten Lähmungszuständen des Zentralnervensystems als Antagonisten wirken. Zu diesen zählen Ephedrin (s. S. 315), weiter *Coffein, Cocain, Strychnin* u. a. Eine schwache Wirkung in dieser Hinsicht erzielt man auch durch Reizung der sensiblen Trigeminusendigungen mit Hilfe von Äther, Hoffmannstropfen, Hirschhornsalz (Ammonium carbonicum), Essigester (Aether aceticus) u. a. *Riechmitteln.*

Tabelle 7. Die wichtigsten Analeptica.

Substanz	Weck-wirkung	Wirkung auf		Periphere Wirkung		Bemerkungen
		Gefäß-zentrum	Atmungs-zentrum	Herzwirkung	Sonstiges	
Coffein	+	+	+	+	Diuretische Wirkung	Gutes, lang anhaltendes Analepticum
Strychnin	+	+	+	— bzw. sekundär	Wirkt oral als Bittermittel	Kreislauf — wirksam nur in höchsten Dosen
Campher	—	+	+	lähmend	Wirkt spasmolytisch	—
Cardiazol	+++	+++	++bis ++++[1]	— bzw. sekundär	—	Wird sogar in Krampfdosen vertragen
Coramin	+++	+++	++bis ++++[1]	— bzw. sekundär	Erhöhung der Bronchialsekretion	dgl.
CO_2 5—8%	—	+	++++	+	Regulierung des Säure-Basenhaushaltes	Wirksam während der ganzen Zeit der Einatmung
Lobelin	—	—	++++	lähmt in hohen Dosen	—	Wegen der Herzgiftigkeit muß streng zwischen i.v. und subc. Dosis unterschieden werden
Benzedrin u. a. Weckamine	++bis +++	++	+	— bzw. sekundär	Stärkste sympathomimetische Wirkung	Suchtgefahr

[1] Je nach Dosis.

Das **Versagen des Vasomotorenzentrums** schließt sich häufig an einem primären Versagen der Großhirnrinde. Es kann aber auch von vornherein der *zentrale Gefäßkollaps* das Bild bestimmen wie bei den Infektionskrankheiten (s. S. 305).

Die wichtigsten *Analeptica des Gefäßzentrums* sind Coffein, Strychnin, *Cardiazol, Coramin*.

Das **Versagen des Atmungszentrums** führt zu *Asphyxie* durch mangelhafte Ventilation der Lungen. Die Folgen dieser Asphyxie sind Kreislaufstörungen wie Anstieg des venösen Drucks, Herzstörungen und in schwersten Fällen die gleichen *irreparablen histologischen Veränderungen* wie beim Kreislaufkollaps. Eine weitere regelmäßige Folge schwerer Atemstörungen ist das Auftreten von *Atelektasen*, die ihrerseits zu Sekretstockung, lokalen Infektionen und zu Bronchopneumonien führen können. Die wichtigsten *Analeptica des Atmungszentrums* sind *Kohlensäure* (CO_2), *Lobelin, Cardiazol* und *Coramin*.

In vielen Fällen sind Lähmungszustände von Großhirnrinde, Gefäß- und Atemzentrum miteinander vergesellschaftet. Eins zieht das andere nach sich. Auch kann eine rein periphere Funktionsstörung hinzutreten, wie Myokardschäden des *Herzens* (bei Diphtherie, Gelenkrheumatismus und Endokarditis), aber auch ein Versagen der Leber oder der Niere. Oder es erfolgen schwere Eiweiß-, Wasser- und Kochsalzverluste durch Schwitzen, Erbrechen und Diarrhöe. Besonders bei asphyktischen Zuständen ist daher oft eine gewisse *Polypragmasie* notwendig.

Einfache Verfahren zur Anregung des Zentralnervensystems sind auch aus dem Volksgebrauch bekannt. L. BALNER beschreibt die Behandlung eines reichen chinesischen Händlers:

„Viele Zeichen sprachen eindringlich für den Ernst seines Zustandes. Ein altes Weib massierte seine Sohlen und hauchte darauf, um ihm neues Leben einzuflößen. Ein Nachbar zwickte seine Hautschwarte und erzeugte blutunterlaufene Flecke. Einer der Verwandten schleuderte schreiend Hände voll Reis durch den Raum, um den Tod zu verscheuchen. In der Hand hatte der Kranke eine Banknote, das war vor allem ein verzweifeltes Symptom, ein Zeichen, daß man das Ärgste befürchtete. Die Banknote sollte die fluchtbereite Seele bei den Annehmlichkeiten des irdischen Daseins zurückhalten."

Das wichtigste Rüstzeug des heutigen Arztes beim Versagen der zentralen Funktionen ist in der Tabelle auf S. 321 zusammengestellt.

a) Coffein.

Durch die scharfen Sinne der primitiven Völker sind die coffeinhaltigen Drogen frühzeitig entdeckt worden: Der Kaffee in Abessinien, Persien oder Arabien, der Tee in China oder Japan, der Paraguaytee oder Maté in Südamerika, die Colanuß in Westafrika und einige weitere Pflanzen von untergeordneter Bedeutung.

Die Art ihrer Entdeckung wird in Sagen und Legenden geschildert. So streitet man darüber, ob es ein armer Derwisch war im Tale Yemen, oder ein persischer Hirt, der an seinen Ziegen, als sie abends von der Weide heimkehrten, eine auffallende Munterkeit bemerkte. Wie dem auch sei, er schlich ihnen nach und bemerkte, daß sie sich die Blätter, Blüten und Früchte des Kaffeebaumes wohl schmecken ließen. Er machte dann das Experiment an sich selbst (VON BIBRA).

Die ersten historischen Nachrichten über den Kaffee, dessen Urheimat Abessinien ist, stammen aus Persien (875). Damals waren im Fernen Osten bereits große Kulturen mit dem Teegenuß verknüpft. Zur Zeit der Tangdynastie

(8. Jahrh.) pflegte der Kaiser seine Minister als Dank für hervorragende Dienste mit seltenen Rezepten der Teeblätterbereitung zu belohnen.

Die Einführung der coffeinhaltigen Getränke in das tägliche Leben der europäischen Völker hat eine tiefgreifende Veränderung der Sitten zur Folge gehabt. Kaffee und Tee waren besser verträglich mit einer schönen und würdigen Form der menschlichen und gesellschaftlichen Beziehungen als der bis dahin alles beherrschende Alkoholgenuß. „Man brauche ihm nur Kaffee einzuschenken", sagt Jean Paul, „um Sachen zu schreiben, worüber die ganze Christenheit sich entzücke."

Die Kaffeebohne aus Coffea arabica wird bekanntlich bei höherer Temperatur geröstet. Der *Coffein*gehalt beträgt dann im Durchschnitt 1,2%, wovon ungefähr 80% in das Getränk übergehen. Das bedeutet, daß die gewöhnliche therapeutische Dosis von 0,1 g Coffein in ungefähr 8—10 g Kaffeebohnen enthalten ist.

1-3-7-Trimethyl-Xanthin
Coffein

Neben diesem Hauptbestandteil sind die verschiedensten *Röstprodukte* im Kaffee enthalten. Sie entstehen hauptsächlich aus den Kohlenhydraten des Kaffees, und ganz ähnliche Röstprodukte sind auch im coffeinfreien Kaffee und im Malzkaffee enthalten. Sie bedingen den Wohlgeschmack, sind starke Säurelocker für die Magensäure, scheinen indessen auch eine geringe Wirkung auf das Gehirn auszuüben.

1-3-Dimethyl-Xanthin
Theophyllin

In der Kaffeebohne findet sich eine gerbstoffähnliche Substanz, die *Chlorogensäure*. Nach den Untersuchungen Schübels besitzt diese keine gerbenden Eigenschaften und kann als harmlos angesehen werden. Zudem wird die Chlorogensäure größtenteils durch den Röstprozeß zerstört.

3-7-Dimethyl-Xanthin
Theobromin

Das *Kaffeeöl* (etwa 13%) hat keine besondere ärztliche Bedeutung; es sei aber auf die leicht abführende Wirkung des Kaffees hingewiesen.

Die Dosis Kaffee je Tasse ($^1/_6$ l) ist verschieden je nach dem Zweck, den man damit verbindet. Als Hausgetränk für die Familie sollen 3—5 g je Tasse verwendet werden (Reichsgesundheitsamt). Die Dosis für Soldaten beträgt 8 g, bei besonderen Gelegenheiten 16 g je Tasse. Das liegt noch im Bereich der ärztlichen Coffeindosen. Als Hausgetränk sind solche Dosen viel zu hoch. Jeder kennt das Bild des Menschen nach starkem Kaffeegenuß mit hochrotem Kopf, zitternden Händen, auffallend durch Geschwätzigkeit und Ideenflucht. Im letzten Jahrzehnt hat eine gewaltige Ausbreitung des nach verschiedenen Verfahren coffeinfrei gemachten Kaffees eingesetzt. Der durch das heutige Leben überreizte Mensch empfindet offensichtlich eine zusätzliche Reizung oft als unangenehm, besonders wenn sie sich in Erregungszuständen, Schlaflosigkeit, Tachykardie u. a. äußert. In seltensten Fällen kann nach Coffein auch eine depressive Phase eintreten. Für solche Menschen kann coffeinfreier Kaffee (Coffeingehalt unter 0,08%) offenbar ein gewisses Bedürfnis werden. Andererseits fließt das der Kaffeebohne entzogene Coffein in Form coffeinhaltiger Limonaden, coffeinhaltiger Schokolade u. a. wieder in den Handel (W. Straub).

Auch der *Tee* (Teeblätter aus Thea sinensis) wird zum Teil geröstet (grüner Tee), zum Teil fermentiert und getrocknet (schwarzer Tee) und oft mit würzenden und duftenden Zutaten versetzt. Der durchschnittliche Gehalt an Coffein beträgt 2% und mehr. Daneben sind andere pharmakologisch aktive Purinderivate wie Theophyllin und Adenin darin enthalten. Die Coffeinwirkung scheint dadurch etwas gemildert zu werden. Neben den Röstprodukten ist der hohe Tanningehalt (bis 20%) bemerkenswert, der zwar nur zu geringen Teilen in das Infus, wohl aber in ein Dekokt übergeht (s. S. 143). Aus dem gleichen Grunde kann starker Tee gelegentlich eine stopfende Wirkung entfalten.

Der Gehalt an Ölen ist beim Tee gering (1%). Die vom Reichsgesundheitsamt empfohlene Dosis des Tees als Hausgetränk beträgt 0,5—1 g je Tasse (etwa $^1/_3$—$^2/_3$ Teelöffel, entsprechend 0,01—0,02 Coffein).

Als Ersatz von Tee sind viele andere getrocknete Blätter zu verwenden; während der Kriegszeit wurde z. B. eine Mischung aus $^2/_5$ Erdbeer-, $^2/_5$ Brombeer- und $^1/_5$ Huflattichblättern empfohlen.

Der Coffeingehalt von *Maté* aus Ilex paraguayensis beträgt 0,8—1,5%, der der *Colanuß* 1,5—3,5%. — Den höchsten Gehalt haben *Guaranasamen* (4—6%), die in Form der Guaranapaste trocken gekaut werden. — Im *Kakao*, aus Theobroma Cacao (Mexiko), ist ne-

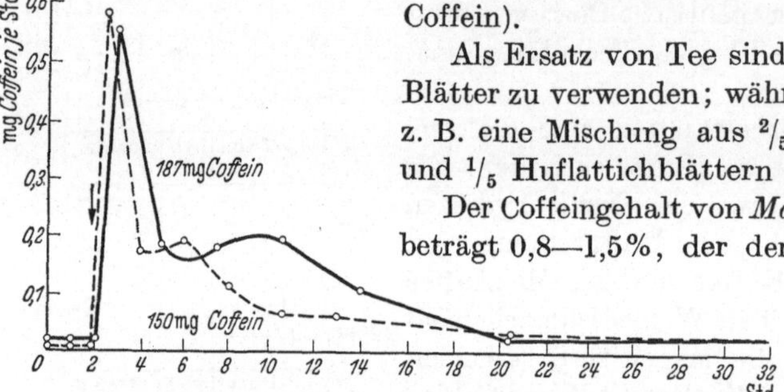

Abb. 84. Verlauf der Coffeinausscheidung bei zwei Menschen in stündlichen Harnportionen. Man sieht, daß die Hauptausscheidung innerhalb von 6 Stunden vor sich geht. (Nach KRUPSKI und Mitarbeiter.)

ben Spuren von Coffein in überwiegender Menge das nahe verwandte Theobromin (etwa 1,6%) enthalten, dessen analeptische Wirkung jedoch gering ist. Zudem ist die untere wirksame Dosis von Theobromin (0,25 g) bei der üblichen Menge von 5 g Kakao je Tasse erst in mehreren Tassen enthalten. Durch Kakaogenuß treten daher nie Erregungszustände auf. Auch besitzt der Kakao als einziges dieser Genußmittel infolge seines Fettgehaltes (Butyrum Cacao) einen gewissen Nährwert, der durch Milchzusatz entsprechend erhöht wird.

Coffein, 1820 von FERDINAND RUNGE in Kaffeebohnen aufgefunden, ist ein bitter schmeckendes Trimethylxanthin und wurde von EMIL FISCHER synthetisch dargestellt (Normdosis 0,1 g). Die durch Erhitzen hergestellte 10%ige Lösung, die notwendig wäre, um durch Injektion genügende Coffeinmengen zuzuführen, krystallisiert beim Stehenlassen langsam aus. Aus diesem Grunde macht man Gebrauch von den leichter löslichen Doppelsalzen Coffein-Natriumsalicylat (Normdosis 0,2 g) und -Natriumbenzoat (Normdosis 0,25 g). Ähnliche Doppelsalze werden von den Dimethylxanthinen Theophyllin und Theobromin hergestellt.

Coffein wird vom Verdauungskanal aus sehr rasch resorbiert. Bereits in 15 Minuten ist der Höhepunkt der Wirkung erreicht. Weniger rasch geht die Resorption der Doppelsalze im Magen-Darmkanal vor sich; auch die erregende Wirkung ist bei ihnen abgeschwächt (SCHÜLLER). Coffein wird im Körper des Menschen verhältnismäßig langsam abgebaut, und zwar werden als Zwischenstufen Dimethyl- und Monomethylxanthine durchlaufen. Coffein wird demnach entmethyliert; der größte Teil geht letzten Endes in Harnstoff über; nur geringe Mengen von Coffein erscheinen im Harn; es geht auch in die Muttermilch über (E. SCHILF). Der Hauptabbau geht in etwa 5—6 Stunden vor sich, und in dieser Zeit wird auch die größte Coffeinmenge ausgeschieden, der Rest hingegen erst nach 24 Stunden (Abb. 84). Dementsprechend hält auch die psychische Coffeinwirkung gewöhnlich 5—6 Stunden an.

Die Hauptwirkung des Coffeins betrifft die *Großhirnrinde*. Der Kaffee heitert auf und entfaltet dabei eine leicht euphorische Komponente. In dieser Hinsicht sind Kaffee und Tee die Konkurrenten der alkoholischen Getränke, haben diese bereits aus vielen Bereichen des täglichen Lebens verdrängt und darin liegt einer der Hauptvorteile des Kaffeegenusses überhaupt. Coffein gehört zu den *Leistungsstimulantien* (s. S. 316), bei Ermüdeten wirkt es stärker und in geringerer Dosis (W. STRAUB).

Für bestimmte Erfordernisse dieses Lebens ist Coffein als Leistungsstimulans offensichtlich noch zu mild. Als Notbehelf dienen dann bei strengster Indikation die Stoffe der Benzedrin-Pervitingruppe oder auch die Analeptica der Coramin-Cardiazolgruppe. Nach den vorliegenden psychologischen Proben wäre z. B. Coramin indiziert bei körperlicher Ermüdung, Pervitin bei psychischer Ermüdung, während Coffein bei beiden Zuständen wirksam ist (PELMONT). Man sucht indessen für solche Zwecke nach einem verstärkten Coffein als einem ungefährlichen, keine Suchterscheinungen mit sich führenden Stoff.

Nach Coffein wird auch das Erleben reichhaltiger, die Ideen rascher kombiniert, es bewirkt eine eigentümliche Gedankenwachheit, möglicherweise unter Schwächung der Willenssphäre (EICHLER). An Tieren, die Schwellendosen leichter Schlafmittel, wie Paraldehyd, erhalten haben, wirkt Coffein aufweckend; andererseits wird auch die Stimulation durch Coffein durch Schlafmittel beeinträchtigt. Bei tiefem Schlaf, z. B. nach hohen Alkoholdosen, ist es in dieser Hinsicht unbrauchbar, es kann im Gegenteil Schlaf und Narkose noch vertiefen. Eine ähnliche, die schmerzstillende Wirkung verstärkende Eigenschaft entfaltet Coffein fast regelmäßig in den vielen analgetischen Mischpulvern (s. S. 216). Seine eigene *schmerzstillende Wirkung* beruht hauptsächlich auf Erweiterung der Hirngefäße und äußert sich besonders bei gewissen Formen der Migräne. Doch mag auch eine weitere, bisher völlig übersehene Coffeinwirkung hier hineinspielen: obwohl selber in höchsten Dosen ein Krampfgift, ist es nach unseren neuesten Untersuchungen ein starker Antagonist anderer Krampfgifte (Cocain, Cardiazol, Coramin); dies hängt zusammen mit der *gefäßspasmolytischen Wirkung* der Purinkörper. Diese allgemeine *antikonvulsive Wirkung* hat Bedeutung bei der Behandlung der Epilepsie mit Hilfe von Luminal-Coffein oder Prominal-Coffein (Abb. 85). Es ergaben sich daraus ähnliche Indikationen wie nach Nitriten (s. S. 297). Die Intensität der Wirkung von Coffein : Theophyllin : Theobromin entspricht hier dem Verhältnis von $2:2:1$.

Die tiefer gelegenen Zentren des Zentralnervensystems werden erregt. Von der *Erregung des Vasomotorenzentrums* macht man bei Kreislaufkollaps, von der des *Atemzentrums* bei Atemstörungen Gebrauch. Damit verbunden sind eine allgemeine *Erhöhung des Stoffwechsels* und gleichzeitig unter Erweiterung der peripheren Gefäße, z. B. der Muskulatur, eine *Beschleunigung des Kreislaufs*.

Die *Herzwirkung* des Coffeins ist komplexer Natur. Auf den *Herzmuskel* wirkt es in schwachem Maße *digitalisartig*, eine Eigenschaft, die besonders bei geschädigtem Herzen zutage tritt und sich z. B. in einer Zunahme des Herzminutenvolumens äußert (ROESSLER); ähnlich wie nach Digitalis kann auch nach Coffein Verlangsamung des Herzens (s. S. 284) infolge Vaguserregung eintreten. Die bekannte *Tachykardie* nach Coffein ist dagegen gewöhnlich zentral ausgelöst, obwohl eine erhöhte Erregbarkeit des Herzmuskels beteiligt sein kann. Ähnlich wirken Theobromin und Theophyllin. Die Purinkörper werden daher bei Schwächezuständen des Herzmuskels verwendet, auch in Mischung mit Digitalis, wobei die Wirkungen auf die Reizleitung sich kompensieren.

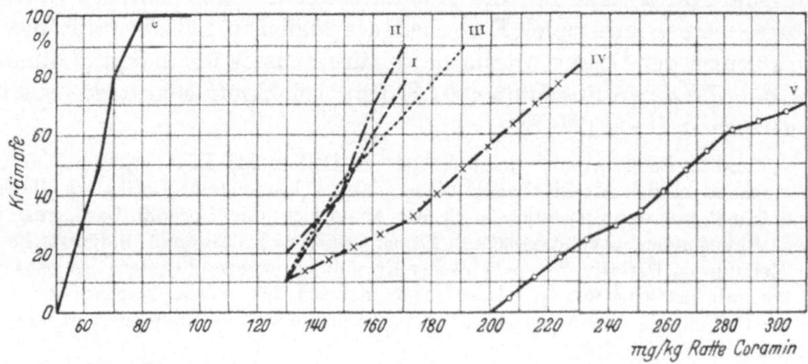

Abb. 85. Antagonistische Wirkung von Coffein 2% (I); Theophyllin 2% (II); Theobromin 4% (III); Medinal (IV); Luminal V) gegen Coramin (C). (EICHHOLTZ und VEIGEL). Man sieht, daß eine Dosis von etwa 65 mg Coramin erforderlich ist, um bei 50% der Ratten Krämpfe zu erzeugen; nach Vorbereitung der Tiere mit Purinkörpern sind etwa 155 mg Coramin hierzu erforderlich.

Rp. Coffeini 0,1
Fol. Digit. 0,1
Sacch. alb. 0,5
M. f. p. Dent. tal. Dos. Nr. XII.
S. 3mal täglich ein Pulver mit Wasser zu nehmen.

Eine ähnlich erregende Wirkung des Coffeins findet sich auch am *quergestreiften Muskel*, der nach hohen, mit dem Leben nicht vereinbaren Dosen in die sog. Coffeinkontraktur verfällt. Sie ist als toxische Erscheinung zu werten, ähnlich der Chloroform-, Chinin-, Veratrin-, Bariumkontraktur. Die verbesserte Muskelarbeit nach therapeutischen Coffeindosen ist im wesentlichen als Folge des zentralen Angriffs zu deuten; jedoch ist auch eine unmittelbare Wirkung auf die quergestreifte Muskulatur letzthin sicher nachgewiesen.

Auf die *Coronararterien* wirkt Coffein schwach erweiternd. Bei Angina pectoris ist es jedoch völlig unbrauchbar, ja gegenindiziert, da durch die Coffeinerregung das Herz zusätzlich belastet und daher der Zustand gewöhnlich verschlimmert wird. In dieser Hinsicht sind *Theophyllin* und *Theobromin* weit überlegen, da sie die Coronargefäße gut entspannen, während die zentralerregende Wirkung besonders beim Theobromin wesentlich schwächer ist. Die experimentelle Angina pectoris, die beim Menschen durch Einatmung von 10% O_2 ausgelöst wird, läßt sich durch Purinkörper verhindern.

Coffein wirkt in geringem Maße *diuretisch*, und zwar wahrscheinlich infolge Mehrdurchblutung der Glomeruli; therapeutisch werden als stärker wirksam Theobromin und Theophyllin vorgezogen, z. B. zur *Ableitung von allgemeinen und örtlichen Ödemen*, mögen diese entstanden sein durch Schwellung des Gefäßendothels, durch entzündliche Veränderungen, durch lokale Blutungen, durch Verletzung der Gefäße oder ähnliche Vorgänge. Das ist bei der Behandlung von Herzkranken zu beachten (s. S. 290).

Weitere Purinköper. Es besteht wenig Grund für die Annahme, daß Coffein, Theophyllin, Theobromin als Spasmolytica der Gefäße (Coronararterien, peripherer Kreislauf), als Stimulantien des Herzmuskels sowie der quergestreiften Muskulatur oder als Anticonvulsiva wesentlich voneinander unterschieden wären; beim Coffein allerdings werden diese Effekte zum Teil durch die zentrale Erregung überschattet. Dadurch haben sich einige Spezialindikationen für Theophyllin und Theobromin herausgebildet.

Als *Diureticum* ist Coffein am wenigsten wirksam. Stärker sind Theobromin und Theobromin-Natrio-salicylicum (Diuretin) in Normdosen von 0,4 bzw. 0,8 g mehrmals täglich sowie Theophyllin (Normdosis 0,1 g), besonders in Form von Theophyllinum Natrio-aceticum (Normdosis 0,2 g 2—4mal täglich, bei Kindern 0,03—0,05 g). — Die *Reizwirkung* auf den Magen ist bei Coffein und Theophyllin annähernd gleich unangenehm; doch sollen die Doppelsalze des Theophyllins in bezug auf Nebenwirkungen wie Übelkeit, Erbrechen u. a. günstiger sein. Die geringste Reizwirkung zeigt sich nach Theobromin (s. S. 487).

Theophyllin. Wichtige Handelspräparate, die sich durch gute Wasserlöslichkeit auszeichnen, sind *Euphyllin*, das Theophyllin zusammen mit dem Lösungsvermittler Äthylendiamin enthält (Normdosis 0,2 g, in Suppositorien 0,36 g) und *Deriphyllin*, in dem Diäthanolamin den gleichen Dienst leistet (Normdosis 0,4 g). Während Äthylendiamin stark pharmakologisch aktiv ist und die blutdrucksenkende und herzbeschleunigende Wirkung von Theophyllin verstärkt, ist Diäthanolamin pharmakologisch nahezu indifferent und daher der bessere Lösungsvermittler.

Neuerdings hat sich herausgestellt, daß Theophyllin in Form von Euphyllin, das heißt in höherer Dosis, auch *allgemein spasmolytisch* wirkt, was zur Behandlung des Asthma bronchiale ausgenützt wird; Coffein wirkt hier schwächer. Th. besitzt wie Coffein *atmungserregende* Eigenschaft.

Theobromin. Die derzeitige Zurücksetzung von Theobromin gegenüber den beiden anderen Purinderivaten ist nicht ganz zu verstehen; es besitzt in doppelter Dosis nahezu alle Eigenschaften des Theophyllins mit dem Vorteil der weitgehenden Ungiftigkeit; u. a. ist seine diuretische Wirkung zwar weniger intensiv, aber länger andauernd.

Die **Nebenwirkungen**, die bei therapeutischer Verwendung von **Coffein** auftreten können, sind bemerkenswert gering. Nach den üblichen Dosen kann Schlaflosigkeit, selten auch eine depressive Phase auftreten. Empfindliche Personen reagieren mitunter mit Herzklopfen oder Tachykardie, was besonders bei Basedowfällen zu berücksichtigen ist. Bei Herzkranken sind Anfälle von Angina pectoris beobachtet worden. Im allgemeinen indessen treten ernstliche Symptome erst bei extrem hohen Dosen von etwa 2,0 g Coffein auf: die zentrale Erregung kann dann auf die Sinneszentren überspringen und zu Halluzinationen, aber auch zu psychischer Verwirrung führen. Bei *lang anhaltendem Mißbrauch* (z. B. täglich 2—6 Tassen übermäßig starken Kaffees mit einem Gehalt entsprechend mehr als 15 g Kaffeebohnen je Tasse) können Magen-Darmstörungen, Nervosität und sogar Verminderung der geistigen Leistungen hinzutreten. An dieser Stelle ist auf eine im gerösteten Kaffee vorkommende brechenerregende Substanz hinzuweisen (BEHRENS). Alle *Purinkörper* besitzen zudem selber, gelegentlich in kleiner Dosis eine *Reizwirkung auf die Magenschleimhaut*, wodurch der therapeutische Gebrauch erheblich eingeschränkt wird.

Die wesentlichen Nebenwirkungen des **Theobromins** bei medizinischer Anwendung bestehen in schweren Kopfschmerzen, „als ob eine Eisenmaske auf dem Kopf säße" (CLOETTA). Die zentrale Erregung tritt bei diesem sehr schwachen Krampfgift so in den Hintergrund, daß viele Versuchspersonen auch höchste Theobromindosen (bis zu 7 g) ohne Störung vertragen. Nach **Theophyllin** setzen gelegentlich Übelkeit und Erbrechen als Vorboten einer unerwünschten *zentralen Erregung* ein; es kann schon in geringerer Dosis als Coffein epileptiforme Krämpfe verursachen, in seltensten Fällen schon nach Dosen von 0,5 g, auch durch *Kumulation*. Es ist daher im Gegensatz zu Theobromin rezeptpflichtig. An der Niere kann anstatt der erwarteten Diurese Diuresehemmung, seltener Albuminurie und Hämaturie auftreten.

b) Strychnin.

In den angelsächsischen Ländern wird als Analepticum neben dem Coffein das heroisch wirkende *Strychnin* angewandt. In den letzten Jahren — nachdem man nämlich auch in Deutschland zu höchsten Dosen übergegangen ist (3—4 mg, evtl. bis 5mal am Tage wiederholt) — hat sich der Ruf des Strychnins als Mittel bei schwerer Kreislaufschwäche bedeutend verbessert. Seine besondere Wirkung äußert sich in einem *erhöhten Tonus der willkürlichen Muskulatur*.

Strychnos nux vomica, ein irreführender Name, da keine Brechwirkung darin enthalten ist, wurde seit dem 16. Jahrhundert als Gift gegen Raubwild wie Wölfe und Füchse ausgelegt. Seit der **Reindarstellung des Strychnins** hat sich dieses Krampfgift immer wieder bewährt für die physiologische Analyse der zentralen Funktionen. Ähnlich wie Strychnin verhält sich das verwandte *Brucin*.

Pharmakologie. Nach der ursprünglichen Ansicht von MAGENDIE sollte der Angriffspunkt des Strychnins ausschließlich im *Rückenmark* liegen; der Tetanus bleibt nämlich bestehen, wenn man einen mit Strychnin vergifteten Frosch dekapitiert. Die Ursache liegt hauptsächlich in einer erhöhten Erregbarkeit der Hinterhornzellen, die verstärkt antworten auf die aus der Peripherie einlaufenden sensiblen Impulse. Daher läßt sich der Krampfzustand durch Cocainisierung der Körperoberfläche des Frosches (POULSSON), bei der Katze durch Durchschneidung der hinteren Wurzeln bei gleichzeitiger Abtragung des Gehirns verhindern.

Dabei sind es besonders *taktile Reize*, die den Krampf auslösen; eine leichte Erschütterung, ein auf den Vorderarm fallender Wassertropfen kann dazu hinreichen. Die Tiefensensibilität der Muskeln und Gelenke, die bei jeder veränderten Lage des Skelets in Tätigkeit versetzt wird, trägt dann zur Verlängerung des Krampfzustandes bei. Auch von höheren Zentren aus kann der Tetanus ausgelöst werden, z. B. durch Geräusche, Lichteindrücke usw.

Aber auch die feinere *Koordination der zentralnervösen Tätigkeiten* wird von Strychnin gestört. Diese sind bekanntlich gebunden an ein bestimmtes Nebeneinander von Erregung und Lähmung. Man kann sich mit GRAHAM BROWN vorstellen, daß jedes Zentrum aus zwei Halbzentren besteht, die antagonistisch zueinander arbeiten. Wird z. B. das Halbzentrum der Beinbeuger erregt, so erfolgt gleichzeitig eine Lähmung der Beinstrecker. Durch abwechselnde Erregung und Lähmung in diesem Zentrum entsteht dann der Laufreflex als Modell der vielen biologisch wichtigen rhythmischen Vorgänge, die vom Zentralnervensystem in Gang gesetzt werden.

Bei geringen Strychnindosen sind diese intrazentralen Hemmungen noch erhalten, unter Umständen sogar gesteigert, was auch zum Auftreten klonischer Krämpfe führen kann. Im Strychnintetanus, der sich aus dem klonischen Krampf entwickelt, springt die Erregung auch auf das antagonistische Halbzentrum über und jede Koordination der Reflexe kommt zum Erlöschen.

Strychnin ist das einzige in der Therapie verwandte Analepticum, das die Harmonie der zentralen Funktionen in dieser katastrophalen Weise stört. Alle anderen Stoffe dieser Gruppe (Campher, Cardiazol, Coramin) machen keine tetanischen, sondern klonische Krämpfe: auch in Krampfdosen sind sie daher ungefährlicher.

Neben den *Zentren des Rückenmarks* reagieren bestimmte Gehirnzentren mit vermehrter Erregbarkeit; so sieht man bereits nach 1—3 mg eine *Verstärkung des Patellarreflexes* u. a. Spinalreflexe, daneben Erregung der *Sinneszentren (Seh-, Hör-, Geschmacks-, Tastsinn)*. Nach 3—5 mg sieht man Erregung des *Atmungszentrums* (Anwendung bei zentraler Atmungsstörung), des *Vasomotorenzentrums* (Anwendung zwecks Erhöhung des Gefäßtonus), der Zentren des *Muskeltonus* (Anwendung bei asthenischen Zuständen sowie bei Kollaps). Strychnin besitzt auch eine *Weckwirkung*, z. B. bei Vergiftung mit Barbitursäuren, hierbei sind allerdings nach ausländischen Angaben höchste Dosen erforderlich, z. B. stündlich 10 mg intravenös injiziert bis zum Auftreten der Strychninkontrakturen (Kieferstarre u. a.). In einem solchen Fall waren innerhalb von 4 Tagen insgesamt 171 mg Strychnin und 1200 mg Ephedrin notwendig (WEISS).

Im Gegensatz zur ursprünglichen Lehre sind inzwischen auch periphere Wirkungen am Tier, *nicht* am Menschen nachgewiesen worden, so eine *erhöhte Erregbarkeit der peripheren Nervengeflechte*, insbesondere im Darmtractus, eine unmittelbare *Steigerung der Muskelerregbarkeit* (E. FREY 1923), sowie eine *curareartige Wirkung* in höchsten Dosen.

Die Wirkung auch kleinerer Dosen kann wegen der langsamen Ausscheidungsgeschwindigkeit mehrere Tage anhalten. Jede Behandlung ist abzubrechen, sobald Steife in den Nacken- oder Kaumuskeln eintritt.

Die **Strychninvergiftung** beim Menschen besteht in zunächst klonischen, dann tetanischen Konvulsionen mit Opisthotonus, geschlossenem Kiefer, Spasmen der Facialmuskulatur (Risus sardonicus) und geballten Fäusten, und zwar bei völlig erhaltenem Bewußtsein. Bis zu 10 Krampfanfälle sind bei geeigneter Behandlung überstanden worden. Der Tod erfolgt durch tonischen Krampf der Atemmuskulatur und Erstickung. Minimal letale Dosis 0,03 g, sicher tödlich 0,2 g. Der Strychnintetanus wird nach eigenen Untersuchungen wesentlich verstärkt durch hohen CO_2-Gehalt des Blutes, so daß ein Bruchteil der sonst wirksamen Strychnindosis jetzt schon Krämpfe auslöst. Darauf mag wohl die früher oft beschriebene *Strychninkumulation* beruhen. *Künstliche Atmung* unter Zusatz von *Sauerstoff* ist daher die wichtigste Gegenmaßnahme und wirkt oft lebensrettend, da hierdurch gleichzeitig auch die CO_2 abventiliert wird. Chemische Gegenmittel sind Narkotica und Schlafmittel, insbesonders i.v. injizierbare Barbitursäuren (s. S. 200); noch 2—5 g wurden überlebt.

In angelsächsischen Ländern genießt Strychnin in Mixturen mit anderen Stoffen eine große Beliebtheit als *Tonicum* und leichtes *Euphoricum*.

Der Begriff des Tonicum wird auch in unserem Lande gebräuchlicher, was nicht zu begrüßen ist. Hinter unbestimmten Schwächezuständen können sich gefährliche Krankheiten verbergen: Angeborene Schwäche und endokrine Erkrankungen (Nebennierenschwäche, Myxödem), Unterernährung, eventuell Überernährung und Stoffwechselkrankheiten, allgemeine, örtliche und Fokalinfektionen, Avitaminosen, Blutkrankheiten, Vergiftungen, metereologische und klimatische Noxen, auch Mißverhältnis zwischen Arbeit und Ruhe. Die leichtfertige Verordnung eines Tonicums würde dann einer besseren ätiologischen Therapie nur den Weg versperren.

In der Praxis ist allerdings das Desiderium einer Arznei bei unbestimmten Schwäche- und Ermüdungszuständen, bei abnorm leichter Ermüdbarkeit so zwingend, daß die pharmazeutische Industrie sich mit Macht, wenn auch mit wenig neuen Ideen dieser Frage angenommen hat. Hierbei wird regelmäßig die Unbestimmtheit und Vielseitigkeit der Ätiologie in Rechnung gestellt, auch die häufige Verwechslung von *atonischer* und *reizbarer Schwäche*, so daß die bekanntesten derartigen Tonica aus Mischungen der verschiedensten Stoffe bestehen.

Die wichtigsten immer wiederkehrenden Bestandteile sind neben Nährmitteln (s. S. 63) die folgenden Arzneimittel: Strychnin, Coffein und coffeinhaltige Drogen, Chinarinde, Gewürze, Vitamine — von anorganischen Stoffen Eisen, Arsenpräparate, phosphorsaure, hydro- und hypophosphorsaure Salze.

c) Campher.

Der natürliche d-Campher wurde ursprünglich gewonnen aus Holz und Blättern des Campherbaums, Cinnamomum Camphora (Formosa) mittels Wasserdampfdestillation. Chemisch gehört er zu den ätherischen Ölen und ist ein naher Verwandter des Pinens im Terpentinöl und des Menthols. Er wird heute synthetisch dargestellt (DAB.).

Campher ist ein fester Körper, der beim Stehen an der Luft sich verflüchtigt. Das Pulver wird daher in Wachspapier (Charta cerata) eingepackt. Die Löslichkeit in Wasser ist gering (1:600). Sie kann erhöht werden durch Zusatz moderner Lösungsvermittler, wie Gallensäure, Diäthylacetamid u. a. Es entstehen dann rasch wirkende Handelspräparate, wie Cadechol und Camphogen. Gut ist der Campher in Ölen löslich (Oleum camphoratum 10%, Oleum camphoratum forte 20%, intramuskulär, nicht subcutan). Campher wird im Stoffwechsel oxydiert und als Campherolglucuronsäure mit dem Harn ausgeschieden.

Campher

Hexeton

Pharmakologie. Campher hat eine starke *lokale Reizwirkung*. Er dient zur Erzeugung einer lokalen Hyperämie, z. B. in Form von Spiritus camphoratus (Campherspiritus), oder als Linimentum ammoniato-camphoratum bzw. saponato-camphoratum (Opodeldok). Die subcutane Injektion wird gewöhnlich vertragen, doch können besonders bei Kindern und bei Dekrepiten Abscesse auftreten. Campher wird daher besser intramuskulär gegeben. Peroral, z. B. als Camphora trita, ist er sehr viel weniger wirksam.

Die *erregende* Wirkung des Camphers betrifft in erster Linie die *Großhirnrinde*. Bei großhirnlosen Kaninchen ist er unwirksam. Andererseits sieht man bei Schlafmitteln der Großhirnrinde, wie Paraldehyd, die *schwache stimulierende Wirkung* des Camphers.

Die Erregung der Großhirnrinde strahlt dann auf die tiefer gelegenen Zentren über, daher läßt sich eine gewisse *Besserung von Kreislauf und Atmung* erwarten.

In der *Peripherie* wirkt Campher rein lähmend. Der Nachweis einer digitalis- oder coffeinähnlichen Herzmuskelwirkung ist nicht gelungen; am Warmblüter sieht man nur Lähmung der Herz- und Gefäßmuskulatur; er hat daher auch eine gewisse Wirkung bei Arrhythmia perpetua, ähnlich dem Chinidin. Die spasmolytische Wirkung des Camphers erstreckt sich auch auf den Magen-Darmkanal; er wirkt *karminativ*. Hier zeigt sich seine nahe chemische Verwandtschaft zum Menthol und zu ätherischen Ölen. Seine Anwendung bei Pneumonie ist obsolet.

Die *Nebenwirkungen* des Camphers nach oraler Zufuhr betreffen in erster Linie das *Zentralnervensystem*. Auf Dosen von 0,5 g Campher treten Schwindel, Kopfschmerz, Rötung des Gesichts und Wärmegefühl auf. Bei höheren Dosen finden sich *Erregungszustände* wie nach Alkohol mit Bewegungstrieb und subjektivem Kraftgefühl; alle Bewegungen werden ungemein erleichtert. Nach Dosen von 2,5 g tritt eine Trübung des Bewußtseins auf, auch übergehend in *epileptiforme Krämpfe*. Diese sind beim Erwachsenen harmlos und sind schon vor langer Zeit (Simmons 1784) bei psychischen Erkrankungen therapeutisch benutzt worden. Letale Dosis 10—20 g peroral, 6 g injiziert; bei Kindern indessen sind schon nach 0,75 g Todesfälle beobachtet worden.

d) Hexeton.

Einen neuen Aufschwung erlebte das Gebiet der Analeptica im Jahre 1922 mit der Einführung des Hexetons, eines nahen Verwandten des Camphers (SCHULEMANN und GOTTLIEB); die Isopropylgruppe des Camphers wurde aus dem Innern des Ringmoleküls in die Seitenketten verlagert. Das Hexeton besitzt daher noch die wesentlichen Eigenschaften des Camphers, wie schlechte Wasserlöslichkeit und lokale Reizwirkung. Seine therapeutische Breite als Analepticum der Atmung und des Kreislaufs ist gering. Die Hexetonkrämpfe sind gefährlich, und die Substanz ist daher ungeeignet als Weckmittel. Indessen bedeutet die Einführung eines stärker wirksamen Camphers einen wesentlichen Fortschritt; durch die pharmakologische und klinische Untersuchung dieses Stoffes wurde die Grundlage geschaffen für neue synthetische Versuche.

e) Cardiazol,

von SCHMIDT und HILDEBRANDT 1925 eingeführt, besitzt — chemisch gesehen — nicht mehr die geringste Verwandtschaft zum Campher. Das pharmakologische Bild indessen ist campherähnlich. Dabei besitzt es den großen Vorzug der Wasserlöslichkeit und der guten lokalen und allgemeinen Verträglichkeit, so daß es ohne Bedenken auch in der handelsfertigen 10%igen Lösung subcutan oder — sehr selten indiziert — intravenös injiziert werden kann. Die *Resorption* — auch vom Magen her — und *Elimination* erfolgen sehr rasch — die Wirkung ist daher prompt, aber kurzdauernd.

In pharmakologischer Hinsicht zeichnet sich Cardiazol aus durch eine starke Wirkung am darniederliegenden Kreislauf — mag dieser im Experiment durch Kreislaufgifte wie Histamin oder Acetylcholin oder durch hohe Dosen von Schlafmitteln geschädigt sein. Solche Formen der Blutdrucksenkung werden durch Cardiazol prompt behoben, und zwar, wie die Analyse zeigt, infolge *Erregung des Vasomotorenzentrums*. Das Tierexperiment hat weiter ergeben, daß ein zweiter pharmakologischer Angriffspunkt des Cardiazols im *Atmungszentrum* zu suchen ist. Bei hohen Dosen tritt als dritter Effekt die *Weckwirkung* hinzu; bei den meisten Schlafmittelvergiftungen, doch nicht bei allen, ist Cardiazol als Weckmittel stärker wirksam als Coramin. Die Gegenwirkung des Cardiazols bei solchen Lähmungen erstreckt sich auch auf die *motorischen Rückenmarkszentren* (Abb. 86). Für schwere Veronalvergiftung ist charakteristisch, daß Cardiazol allein als Weckmittel weniger wirksam ist als eine Kombination von Cardiazol mit Ephedrin oder Veritol. Offensichtlich führen die Barbitursäuren bei höchsten Dosen nicht nur zu einer narkotischen Lähmung, sondern auch zu schwerer toxischer Schädigung des peripheren Kreislaufs. Es ist weiter wichtig, daß bei allen zentralen Lähmungszuständen viel höhere Cardiazoldosen vertragen werden als bei intaktem Zentralnervensystem. Beim Menschen besitzt Cardiazol, den Tierversuchen entsprechend, in der üblichen therapeutischen Dosis (1—2 ccm der 10%igen Lösung) eine starke *analeptische Wirkung auf Kreislauf und Atmung*. In heroischer Dosis (3—6 ccm) ist es ein *starkes Weckmittel* durch Erregung der Großhirnrinde. Mit solchen Cardiazoldosen ist man nahe der Krampfdosis, so daß auf Spasmus der Kaumuskulatur geachtet werden muß. Indessen sind die *klonischen Cardiazolkrämpfe*, abgesehen von den gelegentlich auftretenden Knochen- und Wirbelbrüchen, als relativ harmlos anzusehen. Sie werden sogar therapeutisch — rasche intravenöse Injektion von hohen Cardiazoldosen — zur Behandlung der Schizophrenie herbeigeführt.

Sonstige *Nebenwirkungen*. Die kleinste i.v. krampferregende Dosis wird mit 0,1—0,3 g Cardiazol angegeben; besonders empfindlich sind Epileptiker sowie CO-Vergiftete. Die tödliche Dosis beträgt etwa die doppelte Krampfdosis (etwa 1 g/50 kg). Cardiazol ist auch peroral gut wirksam; tödliche Dosis etwa 6 g. Nach höchsten Krampfdosen wird außerdem in seltensten Fällen Lungenödem, und zwar durch Reizung des Sympathicus oder ein Aufflammen latenter Tuberkulose auch bleibende Gehirnschäden beobachtet.

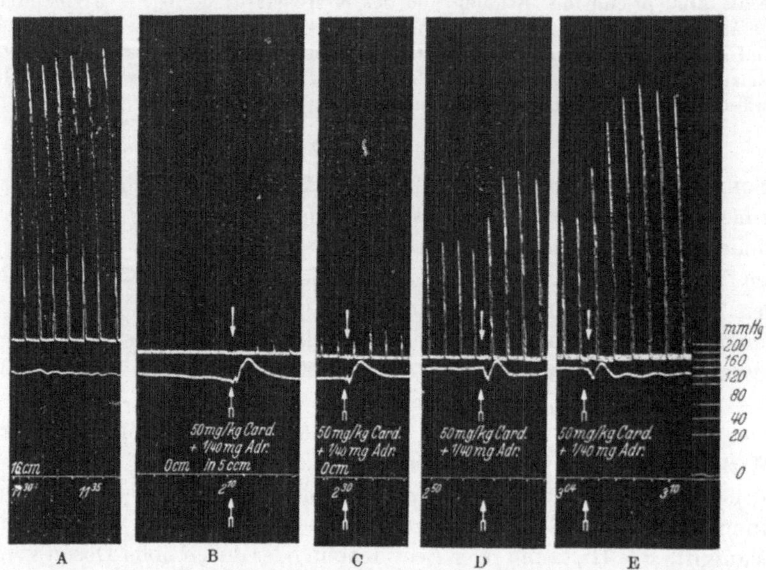

Abb. 86. Wirkung der Narkose auf die Reflextätigkeit der dekapitierten Katze und antagonistische Wirkung von Cardiazol. Versuch vom 28. 4. 33. Katze, 3,0 kg, Decerebrierung. Rückenmarksdurchschneidung. Oben: Beugereflex des linken Hinterbeines, Hebelübertragung vergrößernd 2:3, Belastung des Beines 100 g. Mitte: Blutdruck. Unten: Markierung der Reize am linken N. peroneus. Intervall: 1 Minute, Reizdauer 2 Sekunden. RA: in der Vorperiode (A) 16 cm, im Weckversuch (B—E) 0 cm. A: Vorperiode. Zwischen A und B: 1,15 g/kg Äthylurethan. B: Beginn des Weckversuchs. Zwischen B und C: Um 2³⁰ Uhr 50 mg/kg Cardiazol. Zwischen C und D: Um 2³⁰ Uhr 50 mg/kg Cardiazol. (Lineare Verkleinerung: ⁴/₁₀ des Originals.) (Nach W. KOLL.)

Eine unmittelbare digitalisähnliche Herzwirkung besitzt die Substanz beim Warmblüter nicht. Die Verbesserung der Herztätigkeit und des Pulses nach Cardiazolanwendung wird vielmehr hauptsächlich vom Zentralnervensystem her in Gang gesetzt.

f) Coramin.

Coramin, von UHLMANN 1924 eingeführt, entstammt wiederum einer völlig anderen chemischen Reihe. Es ist nämlich ein Pyridincarbonsäure-diäthylamid und auch als *Cormed* im Handel. Es wird in 25%iger Lösung subcutan und intravenös angewandt und weist alle Vorzüge des Cardiazols auf.

Die übliche therapeutische Dosis von 1—2 ccm der 25%igen Lösung besitzt ungefähr die gleichen analeptischen Wirkungen auf Kreislauf und Atmung wie die gleiche Dosis der 10%igen Cardiazollösung. Der Hauptangriffspunkt von Coramin in dieser Dosierung ist indessen nicht das Atmungszentrum, sondern der Sinus caroticus (HEYMANS). In heroischer Dosis (5 ccm i.v. und gleichzeitig 5 ccm i.m.) hat es eine *starke Weckwirkung*. Auch die klonischen Coraminkrämpfe sind ziemlich harmlos, obwohl länger anhaltend als Cardiazolkrämpfe. An diesem Arzneistoff demonstrierte

KILLIAN die Weckwirkung der Analeptica für narkotische Vergiftungen, im Gegensatz zur nur stimulierenden Wirkung von Coffein, Campher u. a. Diese Entdeckung aber ist für Wissenschaft und Praxis von weitreichenden Folgen gewesen.

Wenn es gelingt, einen komatösen Patienten ins Bewußtsein zurückzurufen, so ist das wichtiger und folgenreicher als ein mehr lokalisierter Einfluß auf Herz und Atmung; allerdings steht weiterhin eine genügende O_2-Zufuhr an erster Stelle.

Als *Nebenwirkung* von Coramin zeigt sich ein erhöhter Tonus des Parasympathicus (Speichelfluß, Bronchialsekretion); die tödliche Dosis beträgt etwa das 2—3fache der Krampfdosis (F. HAHN).

g) Weitere zentrale Analeptica.

Eine große Reihe solcher Mittel mit Cardiazol-Coramin-ähnlichen Eigenschaften ist in der Zwischenzeit in die Therapie eingeführt worden; die folgenden seien angeführt, auch wenn keine besonderen Vorteile bisher zu erkennen sind.

Azoman, ein Triazolabkömmling; beim Menschen verursacht es bereits in einer Dosis von 0,7—2,5 ccm der 5%igen Lösung i.v. nach einer Latenzzeit von 5 Minuten allgemeine Krämpfe; es wird wohl ausschließlich zur Behandlung der Schizophrenie verwendet, ist dabei etwas angenehmer für den Patienten als das Tetrazolprodukt Cardiazol, macht keine Verödung der Venen und kann in doppelter Dosis auch i.m. gegeben werden.

Cycliton, ein Oxazolabkömmling, der chemisch mehr dem Coramin verwandt ist, wie dieses in 25%iger Lösung in den Handel kommt, dient hauptsächlich als Atmungs- und Kreislaufmittel.

Neospiran, ein Phthalsäurederivat, ebenfalls ähnlich dem Coramin aufgebaut und mit ähnlichen Eigenschaften; es besitzt Weckwirkung.

Zuletzt seien noch einige Kombinationspräparate erwähnt, in denen die Wirkung eines zentralen Analepticum mit der eines sympathomimetischen Kreislaufmittels vereint ist, so *Icoral* (aus einer lobelinartigen Base A und dem stark wirksamen Oxynorephedrin), *Veriazol* (aus Cardiazol und Veritol), *Sympatol-Azoman* u. a.

h) Lobelin

ist das Hauptalkaloid von Lobelia inflata (HERMANN und HEINRICH WIELAND 1921). Die bei Asthma bronchiale wirksamen Nebenalkaloide finden sich z. B. in der Tinctura Lobeliae. Lobelin ist pharmakologisch dem Nicotin an die Seite zu stellen; es ist ein Krampfgift, das in therapeutischer Dosis in Ampullen zu 0,01 g für subcutane, zu 0,003 g für intravenöse Injektion) zu einer *spezifischen Erregung des Atmungszentrums* führt (Abb. 87). Seine Wirkung wird erklärt durch *Reflexe vom Sinus caroticus* und durch gleichzeitige *Ausschüttung von Adrenalin aus den Nebennieren*. Eine Weckwirkung besitzt das Lobelin nicht, und es ist in dieser Hinsicht mit Cardiazol und Coramin nicht zu vergleichen. Auch bei Narkosezwischenfällen ist es im allgemeinen wenig brauchbar. Dagegen eignet es sich vorzüglich zum ersten Anstoß des gelähmten Atmungszentrums (bei Stickgasen, Unfällen jeder Art wie Ertrinken, Verschüttung, Scheintod durch Blitzschlag oder elektrischen Strom sowie bei Asphyxia neonatorum; im letzten Falle 1 (—2) mg subcutan. Lobelin wird außerordentlich rasch abgebaut. Die Wirkung einer intravenösen Injektion geht nach 1—2 Minuten vorüber. Bei subcutaner Injektion wirkt Lobelin erheblich schwächer, aber 10 Minuten lang. Wegen seiner oft lebensrettenden Wirkung bei Unglücksfällen, bei der die künstliche Atmung allein nicht ausreicht, ist Lobelin auch dem Sanitätspersonal in gasgefährdeten Betrieben zur subcutanen Injektion in die Hand gegeben worden. Der Arzt pflegt die intravenöse Injektion anzuwenden. Bei Überdosierung wirkt Lobelin auf das *Vasomotorenzentrum* (Pulsverlangsamung, Blutdrucksenkung) und besonders auf das Herz. Lobelin kann zu Reizleitungsstörungen, zu Extrasystolen und auch zum Herztod führen.

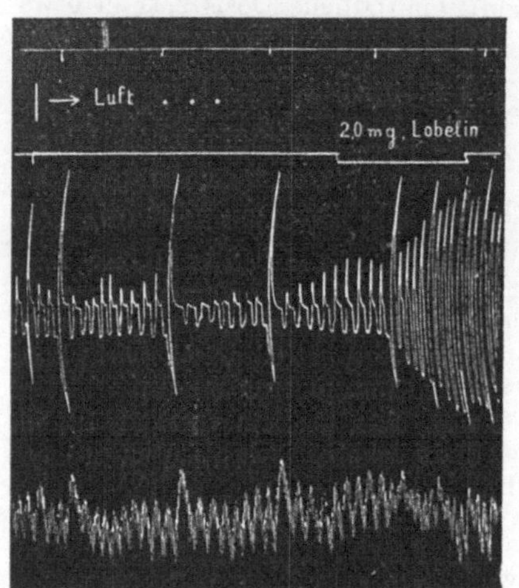

Abb. 87. Wirkung von Lobelin bei der CO-Vergiftung der Katze. a Zeit in 30 Sekunden; b Atmung; c Blutdruck. (Nach BEHRENS und PULEWKA 1924.)

i) Pikrotoxin,

ein stickstofffreies Krampfgift aus den Kokkelskörnern (Früchte von Anamirta cocculus), wird in anderen Ländern als *Analepticum* benutzt. Dort ist es früher in kleinsten Mengen wegen seines bitteren Geschmacks dem Biere statt Hopfen zugesetzt worden. Ursprünglich dienten die Kokkelskörner zum Fischfang (in Deutschland verboten!).

Pikrotoxin führt in kleinen Dosen zu einer Erregung der parasympathischen Zentren (Herzverlangsamung u. a.), zur Erregung der spinalen Schweißzentren und besitzt eine Einwirkung auf die Temperaturzentren (Abfall der Körpertemperatur!). Nach hohen Dosen treten allgemeine *tonisch-klonische Krämpfe* auf. Im Auslande wird es als *Weckmittel* empfohlen. Die Krämpfe sind indessen weitaus gefährlicher als die der gebräuchlichen Analeptica. Therapeutische Dosis etwa 3 mg in Form der 1⁰/₀₀igen Lösung; als Gesamtmenge bei schwerster Schlafmittelvergiftung sind 5—500 mg allmählich i.v. infundiert worden mit einer Geschwindigkeit von 1 mg/Minute, bis Muskelzuckungen auftraten, nicht bis zur Weckwirkung.

Eine pharmakologisch verwandte Giftpflanze ist der *Wasserschierling*, Cicuta virosa, dessen Hauptalkaloid, Cicutoxin (BOEHM), epileptiforme Krämpfe ähnlich dem Pikrotoxin auslöst. Cicuta ist eine der gefährlichsten Giftpflanzen Deutschlands.

Schrifttum.

Kreislauf.

BARCROFT, I.: Die Stellung der Milz im Kreislaufsystem. Erg. Physiol. **25**, 818 (1926). — EICHLER, O.: Kaffee und Coffein. Berlin 1938. — FRÖHLICH, A.: Pharmakologie des Zentralnervensystems. Handbuch der normalen und pathologischen Physiologie, Bd. 10, S. 1018. Berlin 1927. — HERING, H. E.: Die Carotissinusreflexe. Dresden 1927. — HEUBNER, W.: Allobiose und Kumulation. Bericht über den I. internat. Kongreß der Therapeut. Union in Bern 1937. — HEYMANS, C.: Sur le rôle des Presso- et des Chimio-Recepteurs. Les Prix Nobel. Stockholm 1946. — HILDEBRANDT, F.: Cardiazol—Coramin. Handbuch der experimentellen Pharmakologie, Erg.-Bd. V. 1937. — HILDEBRANDT F. u. H. KILLIAN: Kreislaufanaleptica. Naunyn-Schmiedebergs Arch. **181**, 89 (1936). — KISCH, B.: Pharmakologie des Herzens. Handbuch der normalen und pathologischen Physiologie, Bd. 7, 1. Hälfte, S. 712. Berlin 1926. — KISCH, B. u. a.: Kreislauf (Zusammenwirken von Herz und Gefäßen). Handbuch der normalen und pathologischen Physiologie, Bd. 7, 2. Hälfte, S. 1161. Berlin 1927. —

Krayer, O.: Die Physiologie der Coronardurchblutung. Verh. dtsch. Ges. inn. Med. **43**, 237 (1931). — Zur Pharmakotherapie der Herzinsuffizienz. Erkrankungen des Herzmuskels und der Herzklappen, S. 84. Bad Oeynhausen 1933. — Krogh, A.: Anatomie und Physiologie der Kapillaren. Berlin 1929. — Lendle, L.: Digitaliskörper und verwandte herzwirksame Glykoside (Digitaloide). Handbuch der experimentellen Pharmakologie, Erg.-Bd. 1, S. 11. Berlin 1935. — Mönckeberg, J. G. u. a.: Physiologie des Herzens. Handbuch der normalen und pathologischen Physiologie, Bd. 7, 1. Hälfte, S. 85. Berlin 1926. — Poulsson, E.: Strychningruppe. Handbuch der experimentellen Pharmakologie Bd. II, S. 322. 1920. — Rigler, R. u. C. J. Rothberger: Die Pharmakologie der Gefäße und des Kreislaufes. Handbuch der normalen und pathologischen Physiologie, Bd. 7, 2. Hälfte, S. 998. Berlin 1927. — Stoll, A.: The cardiac glycosides. London 1937. — Straub, H.: Die Dynamik des Herzens. Handbuch der normalen und pathologischen Physiologie, Bd. 7/1. — Weese, H.: Digitalis. Leipzig 1936.

V. Atemwege.

1. Vorbemerkungen über die Atmung.

Die Luft, die wir atmen, hat das ärztliche Denken seit ältesten Zeiten beschäftigt. Über eine gesunde Luft bestehen auch in Laienkreisen durchaus richtige Vorstellungen (s. S. 336). In zunehmendem Maße sind die Menschen gezwungen, eine Luft zu atmen, die krankmachende Eigenschaften besitzen kann (s. S. 346).

Einatmung und *Ausatmung* sind Funktionen, die an sich unwillkürlich verlaufen, die aber unter dem Einfluß von Sitten und Gebräuchen, von Forderungen des Berufs, von schlechter Körperpflege und Körperhaltung, von Krankheiten und Gebrechen zu ärztlichen Bedenken Anlaß geben müssen.

Die Atmungstätigkeit greift tief ein in den Funktionszustand, sogar in den anatomischen Bau des *Atmungsapparates*. Sie entfaltet oder verschließt die Luftwege von den Nebenhöhlen der Nase angefangen bis zum Alveolargebiet, (s. S. 338). Sie bildet den *Reservemotor des Kreislaufs* (s. S. 277) und ist beteiligt an der Funktion der Bauchorgane. Eine zweckmäßig veränderte Atmung kann eine andere *Verteilung des Körpergewichts* zur Folge haben, dadurch zur Entlastung bestimmter Muskeln, Knochen und Gelenke führen. Zuletzt greift die Atmung durch *Beeinflussung des NNmarks* (s. S. 413) und wahrscheinlich anderer innersekretorischer Drüsen tief in die autonomen Funktionen ein. Gerade das Beispiel der Atmung zeigt, wie im menschlichen Organismus nahezu alles mit allem in Beziehung steht.

Dyspnoe oder Atemnot ist der Zwang, stärker zu atmen als der Höhe des Stoffwechsels entspricht. Sie hat in klinischen Fällen gewöhnlich sehr komplexe Genese. Maßgebend sind *chemische Faktoren* wie Veränderung der Blutgase (Sauerstoff s. S. 469; Kohlensäure s. S. 412) und der Blutreaktion (s. S. 404); während eine Anoxämie durch Reizung chemosensibler Receptoren, aber auch durch unmittelbare Beeinflussung des Atmungszentrums bei vielen klinischen Zustandsbildern ins Spiel kommt, wird die physiologische Bedeutung des meist nur geringfügig erhöhten CO_2-Gehalts des Blutes oft überschätzt. Von *neurogenen Faktoren* sind anzuführen die physiologischen Atmungsreflexe (Hering-Breuer-Reflexe. Reflexe von seiten der Luftwege, der gestauten Lungencapillaren, des Herzens, des Carotissinus, weiterhin Reflexe, die von Muskulatur und Gelenken in Tätigkeit gesetzt werden). Weitere Ursachen einer Dyspnoe sind Fieber, Großhirn-bedingte Hyperventilation (Angst, Schmerz, Hysterie, somatische Großhirnaffektionen), zuletzt viele Arzneistoffe und Gifte. Die letzteren wirken zum Teil über Chemoreceptoren (Lobelin, Nicotin, Cyanid, Cholinderivate, Papaverin, Theophyllin, Coramin), zum Teil unmittelbar auf die Zentren (Cardiazol, Pikrotoxin, Coffein, Benzedrin).

Die Lunge besteht aus den *Luftkanälen* (Trachea, Bronchialbaum bis zu den Endbronchiolen), dem *Alveolarteil* (respiratorische Bronchiolen, Alveolargänge, Alveolarsäcke und Alveolen) und dem *interstitiellen elastischen Gewebe,* das gleichzeitig Gefäße und Nerven enthält.

Die *Luftkanäle* haben keine respiratorische Funktion. Sie gehören zusammen mit den Lufträumen in Kopf und Hals zum sog. toten Raum (140 ccm). In den oberen Teilen sind sie von Knorpelringen umgeben, die sich bei der Verästelung allmählich verlieren. Dann besteht ihre Wand aus elastischem Gewebe, das innen mit *Schleimhaut* bekleidet ist und das eine *Ringmuskulatur* enthält. Diese ist besonders stark entwickelt in den *Endbronchiolen.* Sie steht unter dem Einfluß von Vagus und Sympathicus. Sie kontrahiert sich unter dem Einfluß von Pilocarpin und Histamin und erschlafft durch Atropin, Adrenalin und seine Verwandten. Ein schlecht gelüftetes Krankenzimmer führt oft zur Schwellung der Schleimhäute und eventuell zu Spasmen der Ringmuskulatur (Frischluftbehandlung der kindlichen Pneumonie).

Eine *spezifische Behandlung* bei Erkrankungen der Atemwege ist nur in seltenen Fällen möglich (Lues, Malaria, Stauungsbronchitis, Penicillin-Fälle, Allergie u. a.). Große Anstrengungen werden zur Zeit unternommen, um mit Hilfe von *bactericiden Nebeln* die Übertragung von Infektionskrankheiten durch die Luft zu verhindern (s. S. 498). Daher ist im allgemeinen nur eine symptomatische Behandlung möglich, diese soll nach Möglichkeit den physiologischen und pathologischen Voraussetzungen Rechnung tragen.

Dem physiologischen Schutz der Luftwege durch Herausbeförderung von Staub, Gasen, Fremdkörpern, Schleim und Exsudaten dienen die *Abwehrreflexe der Atmung* (s. S. 164), insbesondere der *Hustenreflex.* Auch die Schleimhaut der Bronchien mit ihrer *Schleimbildung* stellt einen natürlichen Schutz gegen eingedrungene Schädlichkeiten dar. Eine ungenügende Schleimbildung kann außerdem den Ablauf der Entzündung aufhalten. Die Schleimdrüsen stehen unter dem Einfluß des autonomen Nervensystems (s. S. 249).

Einen weiteren Schutz der Luftwege bedeuten die *Cilien,* die die Oberfläche der Schleimhaut bedecken und durch ihren Cilienschlag Schleim und Fremdkörper nach außen befördern. Cilien besitzen keine nervöse Regulation, sind auch im allgemeinen sehr resistent gegen Gifte jeder Art. So ist die Flimmerbewegung auch noch in Chloroform- und Äthernarkose, sowie nach Einatmung vieler giftiger Dämpfe erhalten. Sie werden aber beinahe spezifisch gelähmt durch die Opiate, mit Ausnahme von Codein (s. S. 231). An dieser Stelle muß an die Tätigkeit der *Staubzellen,* sowie an die *Lymphabfuhr* erinnert werden *(Selbstreinigung der Lunge).*

Die *Ringmuskulatur* der Bronchiolen weist rhythmische Tonusschwankungen auf. Ihr Lumen erweitert sich während der Inspiration und verengert sich während der Exspiration, was im wesentlichen als Kompression anzusehen ist. Diese ist besonders auffällig beim Hustenstoß.

Unter dem Dehnungsreiz des Schleims, der sich im Lumen staut, entstehen möglicherweise auch *peristaltische Bewegungen,* die ebenfalls Schleim und grobe Materien in der Richtung der Trachea fortbewegen sollen. Die Peristaltik soll sich bei Darstellung des Bronchialbaums durch Lipiodol im Röntgenbild verfolgen lassen. Sie fehlt völlig, wenn sich eine lokale Degeneration von Ringmuskulatur und elastischem Gewebe entwickelt hat, wie bei der Bronchiektasie. Sie wird herabgesetzt durch Morphium, gefördert durch die Expectorantia. So läßt sich nach Morphiuminjektion beobachten, daß das in den Bronchialbaum injizierte Lipiodol unverändert an der gleichen Stelle liegenbleibt, ohne wie gewöhnlich fortbewegt zu werden. Andere Autoren nehmen an, daß diese Beobachtungen allein durch die Tätigkeit der Cilien oder die verminderte oder vermehrte Atmung erklärt werden können. Die Ringmuskulatur kontrahiert sich unter der Einwirkung von Lungenreizstoffen, was ebenfalls als Abwehrreflex gedeutet werden kann (s. S. 164).

Erkrankungen des Bronchialbaums können entzündlicher oder spastischer Natur sein. Häufig ist auch das gleichzeitige Auftreten beider Vorgänge bei Bronchitiden, besonders bei chronischen Bronchitiden auf allergischer Grundlage. Experimentell werden solche Spasmen durch Einatmung verstäubter Histaminlösungen erzeugt.

Diesen Vorbemerkungen entsprechend, kann eine unspezifische, symptomatische Behandlung darin bestehen, die *Kardinalsymptome der Entzündung* und *Allergie* zu beeinflussen, und zwar unter Beachtung des Flimmerepithels; sie kann zum Ziel haben etwaige *Spasmen der Bronchialmuskulatur* zu lösen oder die *Tätigkeit der Schleimdrüsen* und anderer Sekretionen zu steigern oder abzuschwächen. Sie kann zuletzt das Ziel haben, den *Hustenreflex* zu bekämpfen.

2. Die wichtigsten Arzneimittel bei Erkrankungen der Atemwege.

a) Stoffe, die in den Entzündungsvorgang eingreifen.

Die Aufgabe des Arztes kann darin bestehen, die Kardinalsymptome der Entzündung geschlossen oder einzeln zu bekämpfen. Die Arzneistoffe mit allgemein antiphlogistischer Wirkung sind S. 127ff. aufgeführt. Die Wirkung der *Mucilaginosa* ist besonders deutlich bei Kindern; bei diesen geht der Hustenreflex häufig vom trockenen oder entzündeten Pharynx oder von anderen Stellen des oberen Verdauungstractus aus; die Wirkung der *schleimhaltigen Drogen* besteht dann darin, die entzündete Schleimhaut mit einer Schutzschicht zu bedecken und dadurch die *Reizung der bloßliegenden Nervenendigungen zu verhindern*. Andererseits können die schleimhaltigen Drogen bei exzessiv gesteigerter Schleimsekretion auch zu einer *Verminderung der Bronchialsekretion* führen. Werden solche Stoffe in Form warmer Tees zugeführt, so ist wahrscheinlich auch die örtliche und reflektorische Wärmehyperämie beteiligt.

Besonders häufig benutzt werden die Eibischpräparate (s. S. 116) sowie die Species pectorales (s. S. 116). Von der antiphlogistischen Wirkung der Öle und Paraffine wird nur bei Entzündungen der Nasenschleimhaut Gebrauch gemacht (s. S. 120). Die Kamille (s. S. 126) wird hauptsächlich in Form der Inhalation angewandt und wirkt dabei gleichzeitig spasmolytisch, ähnlich wie andere *ätherische Öle* (s. S. 525). Von der starken antiphlogistischen Wirkung der Calciumsalze u. a. (s. S. 435) kann man auch bei entzündlichen Bronchialerkrankungen Gebrauch machen. *Dampfinhalationen* (s. S. 343) sind gebräuchlich.

Von den Kardinalsymptomen der Entzündung läßt sich u. U. einzeln beeinflussen die Hyperämie, und zwar durch gefäßkontrahierende Mittel. Eine sichere Wirkung wird hier nur bei Inhalation erzielt, z. B. durch zerstäubte Lösungen von Adrenalin (s. S. 310), von Ephedrin (s. S. 315), von Cocain (S. 339), auch durch Einatmung von Benzedrindämpfen (s. S. 317). O_2-Zufuhr und Tracheotomie kann nötig werden.

Der *entzündliche Tumor* läßt sich außerdem beeinflussen mit diuretisch wirkenden Mitteln; unter diesen steht Salmiak in Form der Mixtura solvens (s. S. 437) an erster Stelle. Hier sei auch auf die ableitenden Verfahren (s. S. 130) hingewiesen, durch die die Blutüberfüllung im entzündeten Gebiete günstig beeinflußt werden kann. Betreffend Senfpackungen s. S. 130. Es sei weiter auf die hydropigene Wirkung von Kochsalz (s. S. 430) und auf die antiödematöse der Calciumsalze (s. S. 434) hingewiesen. Allergische Ödeme reagieren auf antiallergische Mittel (s. S. 151); hierdurch werden nicht nur die Schwellung der Bronchialschleimhaut, sondern auch etwaige allergische Hypersekretionen beeinflußt. *Infektiös entzündliche Vorgänge*, z. B. chronische Fälle von Asthma, Bronchiektasie und Emphysem bedürfen u. U. der antibiotischen Therapie, vorzugsweise mit *Penicillin*, auch als Aerosol.

Auch die mit der Entzündung verbundenen Schmerzen bedürfen unter Umständen der Behandlung. In dieser Beziehung sei auf die Notwendigkeit des Aushustens und des tiefen Durchatmens (s. S. 171), aber auch auf die unmittelbaren Beziehungen zwischen Entzündung und Analgesie hingewiesen (s. S. 114).

Als *Desodorantien* bei chronischer Bronchitis wird Menthol-Alkohol zur Dampfinhalation oder Kreosot-Carbonat (s. S. 524) neben *ätherischen Ölen* (s. S. 526) und *Gewürzen* (s. S. 359) angewandt.

b) Mittel zur Bekämpfung von Bronchialspasmen.

Die Ringmuskulatur reagiert auch auf andere Reize, die von der Bronchialschleimhaut ausgehen; daher sind entzündliche Veränderungen der Bronchialschleimhaut oft mit spastischen Zuständen vergesellschaftet. Extrem gesteigert sind solche Spasmen beim *Asthma bronchiale*, und hier läßt sich die medikamentöse Beeinflussung der Bronchialspasmen am deutlichsten demonstrieren.

Der Anfall von Asthma bronchiale ist bekanntlich begleitet von Eosinophilie und von einer *exspiratorischen Dyspnoe*, da aus unbekannten Gründen der Bronchialspasmus die Exspiration mehr als die Inspiration beeinträchtigt. Dadurch entsteht die *Inspirationsstellung des Brustkorbes* und die Lungenblähung. Die Auslösung des Bronchialspasmus kann *reflektorisch* erfolgen, z. B. von der Rachen- und Nasenschleimhaut her. Gewöhnlich indessen handelt es sich um eine *allergische Reaktionsbereitschaft* gegen spezifische Eiweißkörper oder Arzneistoffe oder Gifte.

Die wichtigsten im Asthmaanfall (s. S. 149) auftretenden Veränderungen (Bronchospasmen, Ödembildung, Steigerung der Sekretionen) lassen sich möglicherweise zum Teil auf Histamin zurückführen; so erklärt sich eine gewisse Wirkung der *Antihistaminkörper* (s. S. 151), jedoch gilt *Aludrin* (s. S. 315) als das derzeit stärkste Mittel.

Physiologisch ist wichtig, daß jede vermehrte Atmung zu einer Erweiterung der Luftwege führt. Von einer *geregelten Atmung* her, besonders wenn sie — wegen der zentralen Bedingtheit des Anfalls — mit *Entspannungsübungen* verbunden ist, werden daher auch die Bronchiolen beeinflußt. Auch durch die Behandlung einer vorliegenden Bronchitis, eines Emphysems oder einer Tuberkulose sind Asthmaanfälle oft günstig zu beeinflussen. Im gleichen Sinne wirkt auch die *Einatmung* von *Kohlensäure*, wobei noch ein lokaler spasmolytischer Effekt auf die Bronchialmuskulatur und möglicherweise eine stärkere Ionisierung von Calcium hinzutreten; beim Abrauchen des CO_2 tritt Bronchialspasmus ein.

Bei einem Asthmakranken, der nach Luft ringt, ist die subcutane *Adrenalininjektion* (0,2—0,5 ccm 1:1000) am sichersten wirksam — auch als Inhalation oder in Form von Asthmolysin und Asthmatrin (s. S. 103). Sehr stark wirksam ist das *Aludrin* (s. S. 315) bei *Inhalation* oder perlingualer Anwendung. Neuerdings wird *Theophyllin*-Äthylendiamin (s. S. 327) auch rectal empfohlen. In solchen schwersten Fällen kann man auch von der starken spasmolytischen Wirkung des Papaverins Gebrauch machen (1 ccm der 4%igen Lösung i.v.), während die Anwendung von *Morphin*präparaten als *Kunstfehler* anzusehen ist und zu Todesfällen geführt hat.

In leichteren Fällen ist das Adrenalin durch harmlosere sympathomimetische Stoffe, wie Ephedrin und Ephetonin, zu ersetzen (s. S. 315). Darunter ragt besonders das *Ephedrin* hervor, das bei peroraler Zufuhr nicht nur broncholytische Wirkung, sondern auch antiödematöse und antiallergische Wirkung entfaltet. Daher die Beliebtheit des Ephedrin in Hustenmixturen. Es sind auch Fälle beschrieben worden, in denen eine Tasse starken schwarzen Kaffees oder eine Zigarette genützt hat, die möglicherweise auf dem Umwege über eine Mobilisierung von Adrenalin ihre Wirkung entfalten. Auch die *Nitrite* wirken bei Einatmung, sogar bei peroraler Zufuhr (s. S. 299) unter Umständen spasmolytisch. Auch an das schwach wirksame *Atropin* kann gedacht werden (s. S. 264). Bei Spasmen, die durch Lungenreizstoffe entstehen, können einige Tropfen *Chloroform*, eingeatmet, augenblicklich die Atemnot beseitigen. Bedauerlicherweise nützen die meisten dieser Mittel oft nur für kurze Zeit. Die physiologischen Verfahren sind daher, wenn immer möglich, vorzuziehen.

Oft entwickeln sich auf der nächsten Stufe des Asthmaleidens *zusätzliche Veränderungen im autonomen Nervensystem* und im Chemismus des Blutes. Es entsteht eine *Vagotonie.* Gleichzeitig wird im Blut eine Verschiebung des Ionengleichgewichts *zuungunsten des Blutkalks* und eine Veränderung des Säure-Basenhaushalts im Sinne einer *Alkalosis* sichtbar. In diesem Stadium kann *auch ohne Antigen der Asthmaanfall* ausgelöst werden. Als Zeichen dessen kann jetzt die Methode der Desensibilisierung völlig versagen. Dann sind bei der Therapie vielmehr neben genügender Kalkzufuhr die Mittel der Adrenalingruppe in erster Linie zu berücksichtigen.

Der Anfall ist fast regelmäßig verbunden mit einem akuten *Ödem der Schleimhaut* und der Sekretion eines zähen Schleims (CURSCHMANNsche Spiralen). Im tödlich verlaufenden Anfall finden sich schleimig zähe Pfropfen im Bronchiallumen, daneben Ödem der Schleimhaut und stark vergrößerte Schleimdrüsen. Die Schleimhautschwellung reagiert auf Inhalation *zerstäubter Adrenalinlösung.* Für den gleichen Zweck ist früher auch *Cocain* viel benutzt worden. Es findet sich in vielen alten Patentmedizinen (z. B. im Asthmamittel Tuckers) und wird ebenfalls mit dem Zerstäubungsapparat zugeführt. Hierbei sind die genauen Bestimmungen des Betäubungsmittelgesetzes zu berücksichtigen, wonach das Verschreiben von 10 ccm einer 1%igen Cocainlösung mit 0,1% Atropinsulfat zur Vernebelung zulässig ist.

Zuletzt wird das Asthma bronchiale besonders leicht *psychisch überlagert.* Der Anfall wird in solchen Fällen schon durch die Furcht oder als „bedingter Reflex" ausgelöst. Daher können auch *sedativ wirkende* Stoffe, wie Bromide, gute Asthmamittel sein.

Die im Asthmaanfall wirksamen therapeutischen Verfahren gelten mehr oder weniger auch für alle anderen spastischen Zustände der Bronchialmuskulatur, z. B. unter der Einwirkung von Reizstoffen oder im Gefolge entzündlicher Bronchialerkrankungen, sowie bei Emphysem.

c) Mittel zur Lähmung der Hustenreflexe.

Der *Hustenreflex* entsteht durch mechanische oder entzündliche Reizung sensibler Nervenendigungen in der Mucosa von Pharynx und Larynx mit Ausnahme der Stimmbänder, sowie der Trachea bis etwa zum Abgang des Oberlappenbronchus (E. STUTZ), aber auch z. B. durch Pleurareizung. Der Hustenreflex kann gestört sein bei zentraler Lähmung, auch bei somnolenten Kranken und besonders in der Narkose. Dann können Schleim und Exsudate sich in gefährlicher Weise ansammeln (s. S. 170). Die frühere Medizin hat bei solchen Zuständen auch Brechmittel verordnet, durch die man eine brüske Entleerung nicht nur des Magens, sondern auch der Luftwege erzielen kann. Wichtiger ist, daß bei abundantem Sputum der Hustenreflex nicht gestört werden darf, daher ist Codein hier ärztlich nicht erlaubt.

Auf der anderen Seite kann ein übertrieben starker oder lang anhaltender *Hustenreflex unerwünschte Folgen* haben, so bei unergiebigem Husten, durch den weder Schleim noch Exsudat ausgeworfen wird. Sind die Bronchiolen durch Spasmus oder durch zähen Schleim verschlossen, so kann bei Hustenstößen eine Ventilwirkung eintreten, so daß eine abnorme Druckerhöhung in den Alveolen und ein Bruch der Alveolarwände eintreten kann mit Ausgang in *Emphysem*. Auch hat man durch Lipiodolinjektion in einzelnen Fällen nachweisen können, daß bei exzessivem Husten *Fremdkörper* und damit Bakterien aus den Bronchiolen *in die Alveolen eingesaugt* werden, statt sich in Richtung zur Trachea fortzubewegen. Auch der Hustenstoß, der bei erkrankten Kindern vom Pharynx, bei erkrankten Erwachsenen von der Pleura ausgehen kann, ist unergiebig und daher unter Umständen schädlich. Zuletzt werden durch andauernden Husten nicht nur Ruhe und Schlaf und damit das allgemeine Wohlbefinden des Patienten empfindlich gestört, es kann vielmehr gleichzeitig eine schwere *Belastung des Herzens* und des Gefäßsystems erfolgen. Bei chronischem Husten hypertrophiert gelegentlich der rechte Ventrikel (STÄHELIN); es sind auch bei schweren Hustenanfällen Hirnhämorrhagien beobachtet worden.

Unter solchen Umständen ist der Gebrauch der hustenreizstillenden Mittel vom Typ des Codeins genügend begründet (s. S. 231), z. B. in Form der Pilulae contra tussim. Das Hustenzentrum wird auch gelähmt durch Morphin und seine Spielarten (s. S. 226), doch sind diese Stoffe nur in seltensten Fällen ärztlich erlaubt.

An dieser Stelle sind auch die *Keuchhustenmittel* zu erörtern, deren Wirkungsweise wenig geklärt ist. Das trifft besonders zu für *Thymianpräparate* (s. S. 527) und verwandte *ätherische Öle* (s. S. 526). Das früher viel verwendete *Bromoform* (s. S. 176) wird heute mehr und mehr verlassen. Die *Mucilaginosa* (s. S. 116) sind nur in leichtesten Fällen wirksam, aber durchaus rationell. Betr. *Antibiotica* s. S. 565.

d) Expectorantia.

Die entzündlichen Bronchialerkrankungen sind das Hauptfeld der *Expectorantia*. Diese lassen sich in 2 große Gruppen einteilen: in die der *schleimtreibenden* Mittel (Salmiak, Ipecacuanha u. a.), deren Wirkung auch als sedativ bezeichnet wird, und in die der *entzündungserregenden* Mittel (inhalierte Mineralsalze, Kreosotgruppe, Terpentin), die im Gegensatz zu der ersten Gruppe bei starker Bildung von Schleim und Exsudaten zu einer Verminderung des Sputums führen. Es gibt auch schleimtreibende und gleichzeitig entzündungserregende Mittel wie Kaliumjodid. Auch kann eine *Lösung etwaiger spastischer* oder örtlich *allergischer Zustände* mit Hilfe von *Ephedrin* (s. S. 315) die Expektoration noch erleichtern.

Schleimtreibende Expectorantia. Die örtlich beruhigende Wirkung, die der Arzt in den oberen Luftwegen mit Hilfe der schleimhaltigen Drogen wie Radix Althaeae ausüben kann, erzielt der Organismus selber in den tieferen Luftwegen durch die Tätigkeit der Schleimdrüsen. Setzt bei einer akuten Bronchitis die Schleimsekretion genügend rasch ein, so sind alle schleimtreibenden Mittel sinnlos. Hält indessen das Frühstadium der Bronchitis — mit starker Kongestion der Schleimhaut, wenig Sputum und Reizhusten — anstatt wenige Stunden einige Tage an, entwickelt sich daraus ein anhaltender trockener Husten mit wenig zähem Sputum und läßt das Heilungsstadium, in dem das Sputum reichlicher und der Husten lockerer wird, auf sich warten, so sind die schleimtreibenden Mittel am Platze. Auch bei chronischen Bronchitiden sowie bei spastischen Zuständen, die durch zähen Schleim verschlimmert werden, ist eine Verflüssigung der Sekrete oft angebracht.

Glücklicherweise verfügt der Körper über einen besonderen Reflexmechanismus, durch den eine Mehrsekretion von Schleim herbeigeführt wird. Luftwege und oberer Teil des Verdauungstractus, die entwicklungsgeschichtlich aus der gleichen Uranlage hervorgehen, gehören später dem Verteilungsgebiet der gleichen Nerven an und sind durch Reflexe miteinander verbunden. Solche Reflexe treten z. B. im Nauseastadium der Seekrankheit vor dem Erbrechen in Tätigkeit. *Alle brechenerregenden Stoffe* wirken *in kleinen Dosen* ($^1/_{10}$ der Brechdosis) *expektorierend.* Die wichtigsten hierher gehörenden Arzneistoffe sind *Radix Ipecacuanhae* (DAB.), die durch Reizung der Magennerven, und *Apomorphin*, das durch Erregung des Brechzentrums expektorierend wirkt (s. S. 362).

> **Rp.** Apomorphini hydrochlor. 0,03
> Acid. hydrochlor. dil.   1,0
> Aq. destill. ad 200,0.
> M. D. ad vitrum nigr. S. 3 stdl. 1 Eßlöffel. — NB. Expectorans (HEUBNER).

Radix Ipecacuanhae, aus Uragoga Ipecacuanha gewonnen, ein altes brasilianisches *Ruhrmittel*, ist seit 1649 in Europa bekannt. Besonders war diese Droge in einem Geheimrezept enthalten, das Ludwig XIV. für 1000 Louisdor aufkaufte und veröffentlichen ließ. In späterer Zeit legte man mehr Wert auf die Nebenwirkungen der Droge und benutzte sie als *Brechmittel* und als *Expectorans*. Heute wissen wir, daß die alten Ärzte richtig gesehen haben: Radix Ipecacuanhae ist durch ihren Gehalt an Emetin eines der wirksamsten *Amöbenruhrmittel* (s. S. 551).

Die Hauptbestandteile der Droge sind die Alkaloide *Emetin* und *Cephaelin*, beides Abkömmlinge des Isochinolins, und zwar schwankt der Gehalt der Wurzel am Hauptalkaloid Emetin zwischen 1 und 1,7%.

Emetin und ähnlich das Cephaelin besitzen starke *lokale Reizwirkung*. Beim Pulverisieren von Radix Ipecacuanhae können stark juckende Entzündungen und sogar Pusteln entstehen, die schlecht ausheilen. Auch sind gefährliche Augenentzündungen und Reizung der Atemwege beobachtet worden. Das Ipecacuanha-Asthma der Apotheker ist neben dem Pferdeasthma wohl am längsten bekannt. Von der *Magenschleimhaut* her erfolgt bei hohen Dosen eine *Brechwirkung*. In Form von Sirupus Ipecacuanhae ist es eines der sichersten Brechmittel für die Kinderpraxis, z. B. zur Bekämpfung des Laryngospasmus (Dosis $^1/_4$—$^1/_2$ Teelöffel). Bei Erwachsenen wird es bei paroxysmaler Tachykardie angewendet (3—4 Eßlöffel). Im Gegensatz zu Apomorphin ist eine unmittelbare Erregung des Brechzentrums nicht beteiligt, so daß parenteral verabfolgtes Emetin nur in toxischen Dosen zum Erbrechen führt; es handelt sich vielmehr um eine schwere örtliche Reizung; es ist ein *Capillargift* ähnlich dem Arsenik.

Nebenwirkungen. Emetin führt dementsprechend — ebenso wie Radix Ipecacuanhae — in hohen Dosen auch zu *Entzündung der Darmschleimhaut,* oder zum Auftreten bluthaltiger

Darmentleerungen, auch unter Geschwürsbildung. Emetin *kumuliert* sehr stark; die tödliche Dosis wirkt oft erst nach 5 Tagen; dann zeigt sich beim Tier eine *schwere Leberschädigung.* Daneben finden sich *Gehirnsymptome* (Kau-, Schluck-, Sprechstörungen) und *Kreislaufstörungen*; doch kommen solche Allgemeinwirkungen bei dem Gebrauch von Radix Ipecacuanhae als Expectorans nicht vor.

Wie alle anderen Brechmittel führt auch Radix Ipecacuanhae in $^1/_{10}$ der Brechdosis, und zwar hauptsächlich durch seinen Emetingehalt, zu Mehrsekretion und *Verflüssigung* von *Bronchialschleim.* Offizinell sind die Tinctura Ipecacuanhae (10 %ig) und der Sirupus Ipecacuanhae (1 %ig). Die Wurzel wird häufig auch als Infus verordnet. An der therapeutischen Wirkung ist möglicherweise die *spasmolytische Wirkung* des Emetins auf die glatte Muskulatur beteiligt.

Rp. Infus. Rad. Ipec. 0,5/175,0
    Liquor. Ammonii anis. 5,0
    Sirup. simpl. ad 200,0.
    S. 1 Eßlöffel alle 2—3 Stunden. — NB. Infus. Ipecac. R. F.

Es ist besonders beliebt in Mischung mit Opium, z. B. als Pulvis Ipecacuanhae opiatus (Pulvis Doveri), das dem Betäubungsmittelgesetz unterliegt. Man verordne vom offizinellen Pulver (Opium 1, Radix Ipec. 1, Saccharum lactis 8 Teile) 0,1—0,5 mehrmals täglich. Wegen des Opiumgehaltes soll es Säuglingen gar nicht, Kleinkindern nur mit großer Vorsicht gegeben werden. In den Expectorans-comp.-Kompretten (MBK.) ist neben Radix Ipecacuanhae noch Codein u. a. enthalten.

Wahrscheinlich wirken auch die *Kochsalzquellen* sowie das vielgebrauchte *Emser Salz* mit seinem Gehalt an Bicarbonaten bei innerlicher Verabreichung expektorierend durch Reizung der Magenschleimhaut, die reflektorisch die Bronchialdrüsen zur Schleimbildung veranlaßt; bei Inhalation der zerstäubten Lösung treten ganz andere Effekte auf (s. unten). Gleichzeitig sind beteiligt eine Verflüssigung des Sekrets durch die aufgenommenen Wassermengen, sowie die schleimlösende Wirkung des Natriumbicarbonats. Die stärkste Wirkung in dieser Reihe der anorganischen Verbindungen entfalten die Ammoniaksalze, besonders *Salmiak*, und zwar infolge zusätzlicher Eigenschaften (s. S. 436). Der Gebrauch von Tartarus stibiatus (Brechweinstein) als Expectorans ist obsolet.

Der gleiche Mechanismus der *reflektorischen Schleimsekretion* wird wahrscheinlich in Gang gesetzt durch Reizung des Pharynx und der Magenschleimhaut mit Hilfe der *saponinhaltigen Drogen*; andere Autoren nehmen eine Resorptivwirkung der Saponine an (s. S. 39).

Radix Senegae, von Polygala Senega, enthält das Saponin Senegin und Polygalasäure. Die Droge (Normdosis 1,0 g) ist auch als Fluidextrakt (Senegae extr. fluid. 10,0. S. 2stdl. 10—15 Tropfen, bei Kindern entsprechend weniger) und als Sirupus Senegae als Zusatz zu Expectorantien im Handel.

Rp. Decoct. Rad. Senegae 10,0/175,0
    Liquor. ammonii anisati 5,0
    Sirup. simpl. ad 200,0.
    S. 2stdl. 1 Eßlöffel. — NB. Auch als „Decoct. Senegae R. F." kurz zu verschreiben.

Cortex Quillajae, von Quillaja saponaria, und *Radix Sarsaparillae* (von verschiedenen Smilaxarten) waren in der früheren Medizin recht beliebt, die letztere Droge auch als Antilueticum [enthalten im ZITTMANNschen Decoct des DAB. neben Zinnober (HgS) und Calomel].

Radix Primulae, von Primula officinalis, wird vielfach an Stelle von Senega verwendet. Zweckmäßig ist die Anwendung von Primulae extr. fluidum (15—20 Tropfen 2stdl.). Die Droge ist auch in vielen Spezialitäten wie Primulatum fluidum (aus gleichen Teilen von Primel- und Veilchenwurzel [Radix Violae] hergestellt), und wie im Tussipect (mit Zusatz von Ephedrin) u. a. enthalten.

Weitere Expectorantien finden sich unter den *ätherischen Ölen* (s. S. 526).

Entzündungserregende Expectorantien. Ihre Anwendung im akuten Stadium einer Schleimhautentzündung der oberen Luftwege, besonders beim Vorliegen einer starken spastischen Komponente, ist nicht ohne Gefahr, da der Entzündungsvorgang möglicherweise verstärkt wird. Dagegen ist die Behandlung *chronisch entzündlicher* Vorgänge durch entzündungserregende Mittel ein Allgemeingut der Medizin (s. S. 127). Die Wirkung einer solchen Entzündungstherapie äußert sich bei Bronchitis, wenn trotz reichlicher Schleimsekretion keine Abheilung erfolgen will, sowie bei Bronchiektasien. In diesen Fällen kann eine rasche Verminderung von Schleim und Exsudaten eintreten.

Einen Entzündungsreiz setzt man in besonders wirksamer Form durch Inhalation von *Mineralsalzlösungen,* wozu auch einige Quellsalze, wie Emser, Kreuznacher, Heidelberger und Nauheimer Salz in etwa 2%iger Lösung geeignet sind.

Wesentlich für die Art ihrer Wirkung ist die *Tropfengröße* der zerstäubten Lösung. Dicke Tröpfchen werden in Nase und Pharynx abgelagert, mittelgroße gelangen bis in die großen Bronchien, bei feinster Zerstäubung lassen sich solche Medikamente bis in die Alveolen bringen. Darauf muß beim Einkauf und bei der Bedienung der Zerstäubungsapparate geachtet werden. Wichtig ist weiter das *Vorwärmen* der Lösung vor der Zerstäubung, um nicht einen durch Verdunsten abgekühlten Nebel zur Inhalation zu bringen, sowie das Vermeiden von Erkältungen.

Im gleichen Sinne wirken die Stoffe der *Kreosotgruppe,* die bei innerlicher Verabreichung zum Teil durch die Bronchialschleimhaut ausgeschieden werden und dort eine heilsame Entzündung setzen. Die dadurch veranlaßte Verminderung von Schleim und Exsudaten ist oft besonders auffällig bei Bronchiektasie und bei Lungenabsceß. Unter dieser Therapie soll sich gelegentlich auch der unangenehme Geruch und Geschmack des Sputums verlieren (s. S. 338). Auch ätherische Öle, wie Terpentin- und Eucalyptusöl, wirken im gleichen Sinne (s. S. 131). Diese werden häufig mit Hilfe des *Bronchitiskessels* (STIEFENHOFER-München) zugeführt (1—2mal täglich, eventuell öfters, neben dem Bett stehen lassen, bis Füllung aufgebraucht, d. h. 1—2 Stunden, unter Zusatz von einigen Tropfen Eucalyptus- oder Terpentinöl). Eucalyptusöl wird auch peroral oder intramuskulär angewandt (1 ccm mehrmals täglich intramuskulär, s. S. 131). Nebenher zeigt sich vermehrte Schleimsekretion (BOYD).

Eine Mittelstellung zwischen den schleimtreibenden und den entzündungserregenden Mitteln nimmt *Kaliumjodid* ein (s. S. 77). Es eignet sich daher nicht für die Behandlung akuter Bronchitiden. Wohl aber reagieren ältere Prozesse häufig günstig auf Jodsalze, besonders wenn sie eine stark spastische oder allergische Komponente besitzen und mit der Sekretion von zähem Schleim einhergehen; hier zeigt sich u. a. die Reizwirkung auf die Atemwege. Dagegen führt *Kaliumjodid* bei *Tuberkulose der Lungen* oft zu einer Verschlimmerung. Auch sind die nicht seltenen Fälle von Allergie gegen Jodsalze zu berücksichtigen. Spastische Zustände reagieren häufig auch auf Sympathomimetica, wie *Ephedrin, Ephetonin* u. a.

3. Alveolarraum (Physiologie und Toxikologie).

Die *Atemluft,* die in der Ruhe bei einem Atemzug ein- und ausgeatmet wird, beträgt etwa 450—500 ccm. Dem entspricht unter Berücksichtigung der Atemfrequenz ein Minutenvolumen der Atmung von $4^1/_2$—6 l. Nur ein kleiner Teil der gesamten Alveolarfläche von rund 90 qm beteiligt sich bei ruhiger Atmung am Gasaustausch, besonders diejenigen

Schichten, die nahe der Pleura liegen. Die Lunge ist der große Abzug, durch den die flüchtigen Stoffe abgedunstet und abgeraucht werden. Kräftiges Atmen kann oft als Abwehrreaktion aufgefaßt werden, z. B. zu beschleunigter Entfernung solcher Stoffe.

Bei extremer Einatmung kann *außer der Atemluft* noch eine weitere Luftmenge in die Alveolen aufgenommen werden, die sog. *Komplementärluft.* Sie beträgt ungefähr $1^1/_2$ l. Bei extremer Ausatmung dagegen wird außer der Atemluft auch noch die *Reserveluft* ausgeatmet (ungefähr $1^1/_2$ l).

Die gesamte Luft, die, beginnend mit einer extremen Ausatmung, bei maximaler Einatmung von den Lungen aufgenommen wird, bezeichnet man als *Vitalkapazität.* Diese besteht demnach aus Atemluft, Komplementär- und Reserveluft. Auch bei extremer Ausatmung bleibt noch eine gewisse Menge von Luft in der Lunge zurück, die sog. *Residualluft* (1—$1^1/_2$ l). Darin ist eingeschlossen der „Schädliche Raum" von rund 140 ccm. In der Reserve- und Residualluft werden mit der Atmung eindringende giftige Gase und Dämpfe im Verhältnis von etwa $1:8$ verdünnt; damit ist ein gewisser Schutz der Lunge verbunden.

Die Bestimmung der Vitalkapazität und Reserveluft ist ein wichtiges Verfahren, um den Funktionszustand von Lunge und Herz sowie die allgemeine körperliche Leistungsfähigkeit kennenzulernen. Sie eignet sich aber auch zur Beurteilung bestimmter therapeutischer Verfahren, z. B. der Digitaliskur. Es muß aber betont werden, daß eine große Reihe von Veränderungen in Brust- und Bauchhöhle die Vitalkapazität beeinflussen kann (Abb. 88).

Atelektasen. Bei *Atmungsstörungen* (Narkose, Bauchbandagen, Pleuraexsudate, Verlegung der Bronchien und Bronchiolen durch zähen Schleim, Exsudate sowie Fremdkörper, oder bei starken Spasmen der Ringmuskulatur) kann ein größerer oder kleinerer Teil der Lunge längere Zeit vom Luftwechsel abgeschlossen werden. Die darin befindlichen Alveolargase gehen dann langsam ins Blut über, das Lungengewebe fällt zusammen und es entsteht eine *Atelektase wechselnder Größe,* bestehend in kleinen oder größeren einzelnen oder

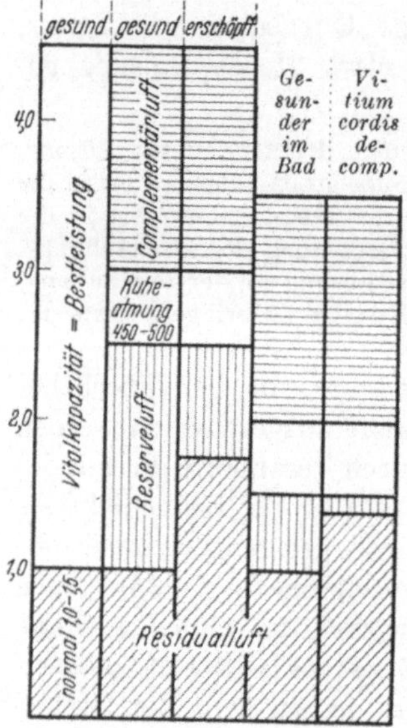

Abb. 88. Darstellung von spirometrisch erhobenen Werten. (Modifikation nach HOFBAUER.)

multiplen Herden. Es können aber auch ganze Lungenlappen und Lungenflügel betroffen sein; im letzteren Fall entwickelt sich der akute, massive Lungenkollaps: Infolge des starken elastischen Zuges, den ein solcher atelektatischer Lungenflügel entwickelt, kommt es zum Einsinken der betreffenden Thoraxseite, zur Verlagerung des Mediastinums, des Herzens und der Bauchorgane. Solche schwere Zustände lassen sich oft nur durch Absaugen der Sekrete oder durch Entfernen des Fremdkörpers überwinden.

Hält die Atelektase längere Zeit an, so entwickeln sich infolge der Sekretstockung leicht eine *Infektion der Bronchialschleimhaut und lokale Pneumonien.* Bei größeren atelektatischen Herden wirkt der starke elastische Zug des kollabierten Lungenteils auch auf die Bronchien, und es entsteht die Gefahr *bronchiektatischer Veränderungen. Die genügende Entfaltung der Alveolarräume durch häufiges Umbetten, Atemübungen oder Kohlensäurezufuhr kann demnach von größter Bedeutung werden.* Nach Operationen sind Schlafmittel zu vermeiden; *Spasmolytica* wie Ephedrin, weiterhin *Sulfonamide* und *Antibiotica* sind bereit zu halten. Betr. *Pneumonie* s. S. 563.

Lungenödem. Dieses kann entstehen aus *hydrodynamischen Gründen* wie in fortgeschrittenen Fällen von Hochdruck. Durch Versagen des Klappenapparates im dilatierten Herzen oder durch mangelndeKoordination vom rechten und linken Herzen kann in solchen Fällen eine akute Stauung im Lungenkreislauf eintreten, durch die rein mechanisch das Blutplasma in die Alveolarräume ausgepreßt wird. Auf Nitrittherapie ist ein solches Lungenödem oft schnell reversibel. Im Tierexperiment kann man z. B. durch Krampfgifte wie Cocain oder Cardiazol ein Lungenödem schwerster Art hervorrufen, das sich innerhalb von 6—8 Stunden restlos zurückbildet. *Hydrodynamische Faktoren* sind indessen auch *bei den anderen Formen des Lungenödems* zu berücksichtigen; auch das toxische Lungenödem läßt sich durch *Überdruckatmung* (3—6 mm Wassersäule) verhindern (BARACH u.a.). Immer muß peinlichst jede Maßnahme vermieden werden, durch die eine Erhöhung des allgemeinen Blutdrucks gesetzt wird. Nach Vergiftung mit Lungenreizstoffen z. B. muß jede Bewegung unterbleiben, auch während der Stunden des symptomlosen Intervalls.

Die häufigste Ursache des Lungenödems sind *entzündliche und toxische Veränderungen* der Alveolar- bzw. Capillarwände, wie bei der Pneumonie oder bei Vergiftung mit Lungenreizstoffen; es tritt indessen gelegentlich auch auf nach Vergiftungen, z. B. mit Alkohol, Barbitursäuren, Opiaten, Jod u. a.

In extremen Fällen hängen die Lungenflügel wie schwere, prall mit Flüssigkeit gefüllte, brüchige Säcke in der Brusthöhle. Künstliche Atmung kann ein sofortiges Zerreißen der Lunge zur Folge haben. Die gebildete Ödemflüssigkeit kann tagelang durch die Trachea ablaufen.

Der Übertritt der oft gewaltigen Flüssigkeits- und Kochsalzmengen in die Alveolarräume führt zu einer Eindickung des Blutes: Die Erythrocytenzahl steigt an, die Viscosität erhöht sich, in schweren Fällen kann das Blut so dickflüssig werden, daß es beim üblichen Aderlaß nicht mehr aus den Venen fließt.

Das *Auswerfen des stark viskösen Blutes* und der erhöhte Widerstand im kleinen Kreislauf bedeuten eine erhebliche Belastung des Herzens, dessen Arbeit sich vervielfacht. Auch mag die unmittelbare toxische Wirkung — der Anoxämie, der Toxine oder des resorbierten Anteils der Lungenreizstoffe — auf den bereits überlasteten Herzmuskel hinzutreten. Die Folge ist ein *Versagen des Herzens*, verbunden mit Dilatation und Stauung im kleinen und großen Kreislauf; das Aufrichten des Patienten zum Zwecke einer physikalischen Lungenuntersuchung kann dann den plötzlichen Herztod zur Folge haben. Gleichzeitig entwickeln sich *schwerste Erscheinungen der Anoxämie* (s. S. 467). Dementsprechend sind bei der Behandlung drei Faktoren zu berücksichtigen: die *allgemeine Anoxämie, der versagende Herzmuskel, das eingedickte Blut.*

Die *Behandlung der Anoxämie* erfolgt durch innere *Sauerstoffersparnis* (Ruhe, Wärme, Sprechverbot, s. S. 115) und in jedem Falle durch *Sauerstoffzufuhr* (s. S. 469). Bei starken Reizerscheinungen von seiten der Atemwege kann man den Sauerstoff vorher durch 5%igen Mentholspiritus streichen lassen.

Da die Hauptgefahr bei Lungenödem von seiten des *Herzens* zu erwarten ist, so ist bei Verschlimmerung der Cyanose vor jeder weiteren Therapie eine *Strophanthininjektion* ($^1/_4$ mg g-Strophanthin bzw. $^1/_2$ mg Kombetin intravenös) notwendig. Erst nach einer solchen vorherigen Stützung des Herzmuskels und nicht früher als 20 Minuten nach der Strophanthininjektion soll ein *Aderlaß* (mindestens 500 ccm, gewöhnlich 800—1000 ccm) angeschlossen werden. In

Fällen von *grauer Cyanose*, d. h. von Kreislaufkollaps, ist dieser Aderlaß natürlich nicht am Platze.

Der *Aderlaß* stellt das wirksamste Verfahren dar zur Entlastung des kleinen Kreislaufs. Lungenstauung und Herzerweiterung können nach diesem Eingriff fast augenblicklich zurückgehen; die Atemnot bessert sich. Der Aderlaß hat weiterhin zur Folge, daß eiweißhaltige Gewebsflüssigkeit aus den ödematösen Lungen, aber auch infolge Verminderung des Venendrucks aus anderen Geweben zurückströmt, und daß so eine *Verdünnung des Blutes* stattfindet.

Eine völlig falsche Maßnahme wäre die Infusion von Kochsalz- oder RINGER-Lösung zur Verdünnung des Blutes. Schon im gesunden Organismus tritt eine solche nicht kolloidhaltige Lösung innerhalb von 10 Minuten in die Gewebe über. Bei Lungenödem würde die Infusionsflüssigkeit in kürzester Zeit durch die geschädigten Lungencapillaren abströmen und das Lungenödem verstärken. Dagegen wird die gewünschte Blutverdünnung außer durch den Aderlaß erfahrungsgemäß auch durch *Schwitzprozeduren* herbeigeführt, die bei Massenandrang, z. B. bei toxischem Lungenödem, empfohlen werden (s. S. 211).

Bei starken Erregungszuständen, die nicht durch O_2-Atmung zu bessern sind, kann die *Ruhe auch chemisch erzwungen* werden.

In erster Linie stehen für diesen Zweck Schlafmittel von kurzer Wirkungsdauer wie Evipan zur Verfügung, da jederzeit der Übergang der blauen in die graue Cyanose erfolgen, und da die Kollapsgefahr in solchen Fällen durch langwirkende Schlafmittel verstärkt werden könnte. Erlaubt sind auch Codein, codeinhaltige Mischpulver verschiedener Art, und letzten Endes, sofern der Erregungszustand auf anderem Wege nicht zu beeinflussen, auch Morphin in vorsichtiger Dosierung (0,005 Morphin, d. h. $^1/_2$ ccm der 1%igen Lösung) (s. S. 227). Bei Reizerscheinungen von seiten der Atemwege kann auch der Bronchitiskessel unter Zusatz von Kamillen oder Terpentin angewendet werden.

Tritt statt der gewöhnlichen asphyktischen Erregung eine zentrale Lähmung auf, übergehend in Kollaps von Kreislauf und Atmung, nämlich die gefürchtete *graue Cyanose*, so werden in solchen Ausnahmefällen neben Strophanthin auch Analeptica wie Coramin und Cardiazol nötig werden. Ganz besonders wichtig ist dann aber eine möglichst freigiebige Sauerstoffzufuhr, um die drohenden irreparablen Veränderungen im Zentralnervensystem aufzuhalten. Auch empfiehlt sich die Infusion von hochprozentigen Traubenzuckerlösungen als ableitendes Verfahren (bis 50 ccm einer 25%igen Lösung).

Anhang.
Schädliche Gase und Dämpfe.

Auch in Friedenszeiten nehmen die Vergiftungen durch Einatmung von gasförmigen Stoffen, giftigen Dämpfen und Nebeln an Zahl ungeheuer zu und haben bereits das Mehrfache der Vergiftungen durch den Magen erreicht. Im folgenden können nur die wichtigsten gewerblichen Erkrankungen berücksichtigt werden, die durch chemische Schädlichkeiten in der Atmungsluft entstehen.

1. Schädlicher Staub. Unter den Staubkrankheiten ist die *Silicosis* (ähnlich Asbestosis) durch ihren fast unausweichlichen, schicksalhaften Ablauf weitaus die wichtigste und, da Arbeiten am Schleifstein allgemein gebräuchlich, vielleicht auch die älteste der Berufskrankheiten. Je reicher eine Staubart an freier Kieselsäure (SiO_2) ist, desto gefährlicher ist sie, und desto charakteristischer ist das Krankheitsbild in den Lungen. Besonders gefährdet sind Arbeiter am Sandstrahlgebläse und am Schleifstein. Als sehr gefährlich gilt der *Sericit* (= Kalium-Aluminiumsilicat), ein faseriges Mineral, dessen charakteristische Nadeln von vielen Autoren in Silicosislungen gefunden wurden.

Unter der Einwirkung der Silicate erfolgt eine Lähmung der physiologischen Staubabfuhr durch die „Staubzellen"; dann stellt sich langsam eine entzündliche Lungenfibrose ein, in der sich außerordentlich häufig die Lungentuberkulose einnistet. Ein erschreckender Prozentsatz der Betroffenen geht unter den Erscheinungen der Lungentuberkulose zugrunde.

Eine Rückbildung der Fibrose erfolgt nicht. Die Diagnose ergibt sich aus den charakteristischen Röntgenbildern. Zur Behandlung wird heute Inhalation von *metallischem Aluminiumstaub* empfohlen, der indessen seinerseits ebenfalls zu einer Verdichtung des Lungengewebes mit zunehmender Atemnot führen kann.

Andere Staubarten dagegen wie die von Kohle, Kalk, Zement, auch Tabakstaub, führen nicht zu silicoseähnlichen Krankheitsbildern. Nach Einatmung von *Thomasschlacke-, Mangandioxyd-, Berylliumstaub* werden häufiger Fälle von Pneumonie, besser Pneumonitis beobachtet. Stark örtlich reizend sind weiter der Rauch von Cadmiumoxyd, Osmiumtetroxyd, Vanadiumoxyd.

Als Staubkrankheit, und zwar durch Einatmung bestimmter chemischer Stoffe, kann auch das *Lungencarcinom* entstehen. Diese Gewerbekrankheit wird herbeigeführt durch *radioaktiven* Gesteinsstaub (Schneeberger Lungenkrebs), durch Vermahlen und Reinigen von *Chromaten*, möglicherweise durch arsenhaltigen Gesteinsstaub und durch *organische carcinogene Stoffe*, die sich in Teer, Pech, Ruß, Paraffinen und Mineralölen nachweisen lassen, sowie durch *Nickelcarbonyl*.

2. Gase und Dämpfe mit örtlicher Reizwirkung. Herkömmlicherweise unterscheidet man unter den Gasen mit örtlicher Reizwirkung die sog. Augenreizstoffe, Nasen- und Rachenreizstoffe, Lungenreizstoffe, Haut- und Lungenreizstoffe. Von diesen sind in Friedenszeiten in erster Linie die Lungenreizstoffe von Bedeutung. Indessen ist eine streng auf die Lungen lokalisierte Giftwirkung äußerst selten und viele sog. Lungenreizstoffe rufen gleichzeitig einen starken Augenreiz u. a. hervor. Das Auge ist eben besonders empfindlich, was sich z. B. auch in der Latenzzeit der Giftwirkung ausdrückt, die am Auge am kürzesten ist und in der Reihenfolge: Auge — Nase —- Rachen — Lungen — Haut — zunimmt. Betr. *Abwehrreflexe der Atmung* s. S. 164.

Die Wirkung der Lungenreizstoffe ist abhängig von der Konzentration (c) und von der Dauer der Einwirkung (t). Eine einfache Orientierung über die Giftigkeit solcher Stoffe verschafft man sich durch Bestimmung des $c \cdot t$-Produktes. In der folgenden Tabelle sind $c \cdot t$-Werte für Phosgen aufgeführt.

Doch gelten solche Zahlen nur für bestimmte Tierarten, verlieren auch ihre Geltung bei kleinen Giftkonzentrationen, können daher nicht ohne weiteres auf den Menschen übertragen werden. Die $c \cdot t$-Werte bilden daher nur einen, wenn auch praktisch sehr wichtigen Anhaltspunkt für die Beurteilung der Giftwirkung.

Die $c \cdot t$-Werte der Atemgifte sind nur gültig für Ruheatmung; bei 5fach vermehrter Atmung z. B. sind die meisten dieser Stoffe rund 5mal giftiger. Außer den Gasen mit örtlicher Reizwirkung folgen auch die Stickgase und die resorptiv wirkenden Gase und Dämpfe weitgehend dieser Regel.

Tabelle 8. Wirkung von Phosgen auf verschiedene Tierarten nach FLURY[1].

Tierart	mg/Liter	Teile in 1 Million (ccm/cbm) etwa	Dauer der Einwirkung in Minuten	Produkt aus Konzentration (ccm/cbm) und Zeit (Minuten)	Wirkung
Katze . . .	0,03—0,08	7,5—20	20—7,5	600—960	unter Umständen bereits krankmachend oder tödlich
Hund . . .	0,3—0,35	75—87	30	900—1050	etwa 50% tot binnen 48 Stunden
Maus, weiß, Ratte	0,005	1,25	—	--	erst nach 15 Minuten geringe Erscheinungen, nach mehreren Stunden tot
Maus, grau .	0,05 0,05	12,5 12,5	10 20	500 1000	überlebt tot

[1] FLURY: Schädliche Gase.

Die Vorbeugungsmaßnahmen gegen Vergiftungen sind niedergelegt in den verschiedenen *Sonderverordnungen* über den Schutz gegen gewerbliche Gifte, deren Studium dem Arzt nahegelegt wird. Der übliche, gut verpaßte Atemschützer mit Spezialfiltern schützt Gesicht und Atemwege gegen alle bekannten Atmungsgifte. Der gewöhnliche Einsatz der Gasmaske indessen ist durchgängig für Kohlenoxyd. Für den Gebrauch in kohlenoxydhaltiger Luft müssen daher besondere Gasmasken und Einsätze verwandt werden, in denen das Kohlenoxyd auf katalytischem Wege zu Kohlensäure oxydiert wird. Die Gasmaske schützt auch nicht gegen die Asphyxie, die infolge Verdrängung des Luftsauerstoffes durch hohe Gaskonzentrationen — z. B. von Kohlensäure und Phosgen — oder durch Verbrauch des Luftsauerstoffes durch chemische und biologische Vorgänge, z. B. in Brunnengasen, bei Grubenkatastrophen u. a., zu befürchten ist. In solchen Fällen ist der Gebrauch von Sauerstoffapparaten oder Frischluftgeräten notwendig.

Die *Behandlung* solcher Vergiftungen ist ausschließlich symptomatisch (s. S. 337 ff.); die Grundsätze der Behandlung eines etwaigen *Lungenödems* sind S. 345 dargestellt. Bei allen Giften, die das *Auge* treffen, kann es notwendig werden, mit reichlichen Mengen von reinem kühlem Wasser, auch mit geringem (2 m) Überdruck zu spülen. Auch kann 3%iges Borwasser, bei sauren und säureentwickelnden Stoffen (Phosphor) Borsäure-Borax-Pufferlösung oder 3%iges Natriumbicarbonat angewandt werden. Zur Nachbehandlung wird alkalische Augensalbe (s. S. 428) empfohlen. Für schwere Fälle kommt eine Anästhesierung, bei Beteiligung der Iris eine 1%ige Atropinlösung (tropfenweise) und eventuell Nachbehandlung mit Targesinlösung (3%ig) in Betracht.

Die eigentlichen **Lungengifte** zeichnen sich dadurch aus, daß sie bei Einatmung einer unter Umständen schon tödlichen Grenzkonzentration noch keine oder nur geringe Abwehrreflexe auslösen und erst nach einem mehr oder weniger symptomlosen Intervall zu den Erscheinungen des toxischen Lungenödems führen; in höherer Konzentration dagegen können sie sofortige Erstickung bewirken. Zu ihnen gehören *Chlor* und *Fluor* (s. S. 506). *Nitrose Gase* ($NO+NO_2$) bilden sich bei der Einwirkung von Salpetersäure auf organische Stoffe. Bei höherem Gehalt an NO tritt mehr zentrale Lähmung und Methämoglobinbildung, an NO_2 mehr Alveolarreizung auf. *Phosgen* entsteht auch aus Chloroform, Chloräthyl und Tetrachlorkohlenstoff durch chemische Umsetzung in der offenen Flamme. Es zersetzt sich schon in feuchter Luft, aber auch nach Eindringen des Phosgens innerhalb der lebenden Zelle (Bronchialschleimhaut, Lungenalveolen) unter Bildung von freier Salzsäure.

Da diese heimtückischen Vergiftungserscheinungen erst nach einem Intervall eintreten, müssen auch sogenannte „Beobachtungsfälle" so versorgt werden, als ob es sich um schwere Giftwirkung handelte (vollkommene Ruhe für 6 bis 12 Stunden.

3. Resorptiv wirkende Gase und Dämpfe. Während die vorerwähnten schädlichen Gase vorwiegend in der Lunge selber ihren Angriffspunkt haben, entfalten andere gewerbliche Gifte ihre Wirkung erst nach Übergang in das Blut. Sie haben dann ihren Angriffspunkt zum Teil im *Blutfarbstoff*; man spricht dann von *Blutgiften*, wie Kohlenoxyd, Arsenwasserstoff, Phosphorwasserstoff, aromatische Nitroverbindungen (s. S. 465). Sie können aber Atemwege und Blut völlig intakt lassen und finden dann ihren Angriffspunkt in den verschiedenen Geweben und Organen. Man spricht dann von *allgemeinen Fermentgiften*, wie Blausäure (s. S. 475), Schwefelwasserstoff (s. S. 476). Es entstehen so weiter die *Gehirn- und Nervengifte*, so Schwefelkohlenstoff (s. S. 476), Tetraäthylblei (s. S. 444), Trichloräthylen, Tetrachlorkohlenstoff, Chlormethyl, Brommethyl; auch Benzol (s. S. 209) und Alkohol (s. S. 202) sind in dieser Gruppe aufzuführen. Es können weiter die *Leber- und Nierengifte* abgetrennt werden, so vornehmlich der Tetrachlorkohlenstoff. Zuletzt sei erwähnt, daß die gewerbehygienisch wichtigen *Schwermetalle* auch in Form von Metallnebeln und -dämpfen zur Resorption gelangen können und von der Lunge aus ihre allgemeine Giftwirkung entfalten können, so Blei (s. S. 442), Quecksilber (s. S. 511), Mangan (s. S. 543). An dieser Stelle sei darauf hingewiesen, daß infolge der fortschreitenden Industrialisierung die *allergischen Reaktionen der Atemwege* immer häufiger beobachtet werden. Sie äußern sich in Anfällen von Asthma bronchiale oder in chronischer allergischer Bronchitis; es können indessen auch andere allergische Reaktionen nach Resorption auftreten (s. S. 149).

Anhang: Phosphor.

Die *akute Phosphorvergiftung* kann beim Kinde schon nach wenigen Milligramm gelben Phosphors, der in Form von Phosphorlebertran zugeführt wird, tödlich verlaufen. In früherer Zeit spielte der Phosphor, der in Form der heute in allen Kulturländern verbotenen Phosphorzündhölzchen leicht zugänglich war, als Abortivum eine gefährliche Rolle. Tödliche Dosis 0,05 g. Im letzten Weltkrieg sind Vergiftungen auch nach Verwundung mit phosphorhaltigen „Leuchtspurgeschossen" vorgekommen. Phosphorbrandwunden sind nicht ungefährlich; doch kommen sie äußerst selten vor und heilen wie andere Brandwunden.

Die erste Wirkung des gelben Phosphors erstreckt sich nach oraler Zufuhr auf den Magen-Darmkanal (Erbrechen von im Dunkeln leuchtenden Massen mit knoblauchartigem Geruch). Darauf folgt ein Intervall von einigen Tagen, ohne irgendwelche beunruhigende Symptome. Dann erst treten mehr oder weniger stürmisch die Zeichen der akuten gelben Leberatrophie auf, beim Kinde mit frühzeitiger Somnolenz.

Die *Behandlung der akuten Phosphorvergiftung* erfolgt durch sofortige Entleerung des Magens mit Hilfe von Brechmitteln, am besten durch Kupfersulfat. Der Arzt wird die üblichen Entgiftungsmaßnahmen einleiten (s. S. 361) unter Zusatz von Kaliumpermanganat zum Spülwasser. Auch wird empfohlen, täglich einige Kubikzentimeter altes Terpentinöl per os zu geben, wodurch eine Oxydation des Phosphors erfolgen soll. Gegen die zu befürchtende Leberschädigung sollte möglichst frühzeitig die Leberschutztherapie eingeleitet werden (s. S. 368).

Phosphorbrandwunden müssen mit Pinzette und Holzstäbchen peinlichst von Phosphor gesäubert werden. Unter Umständen wird Abspülen der Wunde mit dem scharfen Wasserstrahl zweckdienlich sein. Da die in der Wunde zurückbleibenden Phosphorreste, abgesehen von ihrer Brandwirkung, zur ätzenden Phosphorsäure oxydiert werden, so sind Umschläge und Bäder mit einer 3—5%igen Lösung von Natriumbicarbonat angebracht. W. STRAUB empfiehlt 2%ige Kupfersulfatlösung. Betr. Behandlung der Augen s. S. 417.

Bei der *gewerblichen chronischen Phosphorvergiftung* in Phosphorbetrieben ist das auffälligste Zeichen das Übergreifen von an sich harmlosen cariösen Infektionsvorgängen auf den Unterkiefer *(Kiefernekrose)*. Dem pflegt man durch regelmäßige Zahnbehandlung und Röntgenkontrollen des Kiefers vorzubeugen. Bei fortschreitender Vergiftung zeigt sich eine allgemeine *Osteoporose*, mit Aufhellung der langen Röhrenknochen, und Auftreten von Frakturen.

Schrifttum.

Atmung.

GORDONOFF, T.: Physiologie und Pharmakologie des Expektorationsvorgangs. Erg. Physiol. **40**, 53 (1938). — HESS, W. R.: Die Regulierung der Atmung. Leipzig 1931. — HEUBNER, W.: Über Inhalation zerstäubter Flüssigkeiten. Z. exper. Med. **10**, 269 (1920). —

Hofbauer, L.: Pathologische Physiologie der Atmung. Handbuch der normalen und pathologischen Physiologie, Bd. 2, S. 337. Berlin 1925. — Liljestrand, G.: Chemismus des Lungengaswechsels. Handbuch der normalen und pathologischen Physiologie, Bd. 2, S. 190. — Henderson, Y.: Atmung, Erstickung, Wiederbelebung. Übersetzt von O. Klimmer. Leipzig 1941.

VI. Verdauung.

1. Vorbemerkungen.

Der Verdauungsvorgang beginnt mit dem Kauakt und mit dem Einspeicheln der Nahrung und endigt mit der Defäkation. Alle Teile des Verdauungstractus sind miteinander koordiniert. Ein Versagen des Kauaktes oder der Speichelsekretion wird auch die Magenfunktion beeinflussen. Erkrankt der Magen, so können Dünndarm und Dickdarm in Mitleidenschaft gezogen werden, wie andererseits in aufsteigender Richtung eine Krankheit die andere nachziehen kann. Auch die Verdauungsdrüsen, besonders Leber und Pankreas, beteiligen sich oft bei Störungen im geordneten Ablauf des Verdauungsvorganges. Daraus ergibt sich, abgesehen von anderen schwerwiegenden Folgen der Gebißerkrankungen, die große Bedeutung einer geordneten Zahnpflege, durch die ein ausreichender Kauakt garantiert wird.

Speicheldrüsen. Je nach der physikalischen und chemischen Beschaffenheit der Nahrung wird ein anderer, zweckmäßig zusammengesetzter Speichel sezerniert. Bei lokaler Reizung durch Säuren, Alkalien und andere chemische Reizstoffe ist er stark mucinhaltig. Dadurch werden solche Stoffe abgestumpft.

Die Regulation erfolgt über den Parasympathicus, in geringem Maße auch über den Sympathicus. Im physiologischen Geschehen sind Reflexe von der Mundhöhle die auslösende Ursache. Pathologisch gesteigert ist die Speichelsekretion gelegentlich bei Neurosen, Helminthiasis und anderen Erkrankungen, sowie bei Gravidität. Zu den *Sialagoga* zählen z. B. die Gerbstoffe und stark gerbstoffhaltige Drogen wie Schlehen. Die Speicheldrüsen reagieren aber auch auf die Mittel der erregenden Pilocarpingruppe einerseits und der lähmenden Atropingruppe andererseits. Der Speichel ist auch vermindert nach Opiaten, nach Nicotin und Ptomainen. Der Speichel besitzt im *Ptyalin* ein wichtiges Ferment des Kohlenhydratstoffwechsels. Physiologisch ist der *Rhodangehalt* des Speichels (10 mg-%). Dieser ist genügend hoch, um im Reagensglase pathogene Keime avirulent zu halten. Im Magen entsteht daraus die besonders stark desinfizierende Rhodanwasserstoffsäure. Auch *Nitrite* sind im Speichel vorhanden.

Durch den Speichel werden einige Gifte ausgeschieden, von denen besonders *Jodide* und *Quecksilbersalze* zu erwähnen sind. Nach Jodiden nimmt der Speichel einen bitteren Geschmack an, nach Quecksilber einen metallischen, nach *Phosphor* einen knoblauchähnlichen. Bei Quecksilberstomatitis kann durch reflektorische und toxische Reizung der sekretorischen Drüsen ein enormer Speichelfluß einsetzen *(Ptyalismus)*. Es sind bis zu 10 l täglich gemessen worden. Durch den Speichel ausgeschieden werden auch Kaliumchlorat, Blei, Wismut u. a.

2. Magen.

a) Physiologie und Pathologie.

Im Magen tritt die Speise in Beziehung zum *Magensaft* und damit zur *Salzsäure,* zu den *Hauptfermenten* (Pepsin, Labferment) und zu den Fermenten von untergeordneter Bedeutung, wie der Magenlipase. Daneben finden sich im Magensaft größere oder kleinere Mengen von *Mucin.* Die tägliche Gesamtproduktion beträgt 1,2—1,5 l Magensaft.

Im ruhenden Magen wird offenbar wenig oder gar kein Magensaft gebildet. Die Sekretion wird vielmehr in Gang gesetzt auf nervösem Wege *(Appetitsaft);* dabei ist der Parasympathicus in erster Linie durch Sekretion von Wasser, Salzen und Säuren beteiligt und der Sympathicus durch Bildung von Fermenten und von Magenschleim. Der Fluß des Appetitsaftes hält ungefähr 15 Minuten, höchstens 45 Minuten an.

Die *weitere Produktion* von Magensaft wird *nicht nervös,* sondern *hormonal* ausgelöst. Die Bildung dieses Hormons erfolgt in der Pylorusgegend, und zwar unter dem Einfluß von Magensaftlockern, wie Natriumbicarbonat, Magnesia usta, Fleischextrakten, Peptonen, Gewürzen usw. Man hat dieses Hormon als „Gastrin" bezeichnet; es ist möglicherweise identisch mit Histamin, das auch (subcutane Injektion von 0,25—0,5 mg) zur Magendiagnostik dient; die Wirkung zeigt sich nach 20—30 Minuten. Bei Nebenerscheinungen (Kopfschmerz, Schwindel, Gesichtsrötung, Urticaria) ist zur Verlangsamung der Histaminresorption der Arm abzubinden. Die schwersten Formen der Achylia gastrica sind bekanntlich histaminrefraktär. Im Experiment erhält man eine völlige Zerstörung der Magendrüsen und damit eine histaminrefraktäre Achylie durch Eingießen von heißem Wasser oder von starken Säuren. Ähnlich wie Histamin verhält sich *Priscol* (s. S. 303).

Die **Bildung der Salzsäure** (s. S. 421) erfolgt in den *Belegzellen der Fundusdrüsen.* In der Pylorusgegend wird keine Salzsäure gebildet. Das Gebiet der Belegzellen entspricht ungefähr dem Magenanteil, der bei der BILLROTH-Operation entfernt wird. Die Salzsäure entsteht aus dem *Kochsalz* des Blutes. Die dabei ablaufenden Zwischenreaktionen sind nicht ganz geklärt.

Wichtig ist, daß bei großen Verlusten an Magensaft, z. B. *bei unstillbarem Erbrechen,* das Blut an Kochsalz verarmt (s. S. 25). Das gilt besonders für Fälle von hoch sitzendem Ulcus. Bei tiefem Dünndarmverschluß genügt diese Erklärung nicht, dann ist auch Kochsalz häufig wirkungslos. Man denkt hierbei an die zusätzliche Wirkung von Fäulnisgiften.

Die Salzsäure ist im Magensaft in freier und gebundener Form vorhanden. Die Konzentration an freier Salzsäure beträgt 0,05—0,15% nach einem Probefrühstück, 0,3% nach einer Hauptmahlzeit, 0,4—0,5% nach Histamininjektion. Dieser letzte Wert entspricht dem Säuregehalt des reinen Magensaftes, der von den Schleimhautdrüsen geliefert wird, solange er nicht durch Speisebrei verdünnt ist. Das p_H des Magensaftes schwankt zwischen 1,3 und 2,5. Die Gesamtmenge bei einer Hauptmahlzeit beträgt ungefähr 500 ccm einer 0,3- bis 0,4%igen, d. h. einer etwa $^n/_{10}$ Salzsäure. Nur ein Bruchteil dieser Menge kann bei Achylie in Salzsäuremixturen zugeführt werden. In solchen wird gewöhnlich Acidum hydrochloricum dilutum (12%) verwendet.

Rp. Acidi hydrochlor. dil. 5,0
Sirup. Rubi Idaei 30,0
Aqu. dest. ad 150,0.
S. 3mal täglich 1 Eßlöffel während der Mahlzeiten.

Rp. Acidi hydrochlor. dil. 20,0.
S. 15—20 Tropfen und mehr auf 1 Glas Wasser. — NB. Bei chronischer Ruhr.

Die Funktionen der Magensalzsäure sind mannigfacher Art. Sie bildet den *Säureschutz* gegen eindringende Bakterien. Bei Choleraepidemien z. B. kann der Säuremangel des Magens verhängnisvoll sein. Säuren haben eine *appetitanregende Wirkung,* die sich als Freßlust bei Tieren äußert; sie führen zu einer feinflockigen *Caseinfällung*; sie aktivieren *das Pepsin* und stehen daher in Zusammenhang mit dem Eiweißabbau. Sie sind wesentlich beteiligt an der *Resorption des Eisens.* Sie regulieren die Tätigkeit des *Pylorus:* Sobald der salzsäurehaltige Speisebrei in das Duodenum eindringt, schließt sich der Pförtner. Fehlt die Salzsäure, wie bei der Achylie, so bleibt der Pylorus offen stehen, die Speisen durchwandern schlecht verdaut und rascher als sonst den Magen *(gastrogene Diarrhöe).* Ferner führt die Salzsäure zu einer Aktivierung des *Prosekretins* in der Duodenalschleimhaut und hängt dadurch mit der Tätigkeit von Leber und Pankreas zusammen. Die Enteritis sowie chronische Darmstörungen nach Ruhr sprechen oft in überraschender Weise auf Salzsäure an.

In all diesen Wirkungen kann die Salzsäure völlig ersetzt werden durch andere anorganische und organische Säuren (s. S. 458), ebenso durch Salzsäure in organischer Bindung, wie z. B. in salzsaurem Betain (Acidol) mit 24 % Salzsäure in Pastillen zu 0,5 g. Bekannte Kombinationspräparate sind *Acidolpepsin* und *Citropepsin.* An Citronensaft sei erinnert.

Pepsin ist ein Ferment des Eiweißabbaus. Es entsteht aus Propepsin, das in den Funduszellen gebildet und durch Salzsäure aktiviert wird. Es spaltet die Eiweißkörper zu Albumosen und Peptonen, wirkt aber auch auf Mucoide, Knochen und Knorpel. Das käufliche Pepsin wird aus getrocknetem Schweine-, Schaf- oder Kalbsmagen gewonnen. 0,1 g der Substanz soll in salzsaurer Lösung bei 45⁰ 10 g gekochtes Hühnereiweiß in 3 Stunden abbauen. Es wird bei mangelnder Sekretion von Magensaft angewandt, wie z. B. bei Infektionskrankheiten und bei Achylia gastrica, gewöhnlich zusammen mit Salzsäure. Ein solches Rezept soll manchmal die Symptome der gastrogenen Diarrhöe schlagartig beseitigen (Normdosis 0,5 g).

> **Rp.** Pepsini 5,0
> Acidi hydrochlor. dil. 2,0
> Tincturae Aurantii 5,0
> Sirup. simpl. 20,0
> Aqu. dest. ad 200,0.
> M.D.S. 2stündlich 1 Eßlöffel. — NB. Bei Dyspepsie nach dem Essen.

Das *Labferment* dient der Milchgerinnung. Es fällt Casein als Caseinkalk. Das Optimum der Reaktion liegt bei p_H 6,0—6,5. In dem wenig säuernden Kindermagen ist es gut wirksam. Später wird die Produktion von Labferment langsam eingestellt. Sie kann aber durch Gewöhnung an Milch wieder in Gang gesetzt werden. Betr. CASTLEsches *Ferment* s. S. 455.

Das *Mucin des Magens* wird in seiner Bedeutung vielfach unterschätzt. Bezeichnend sind die oft erheblichen Mengen von Magenschleim, die bei akuter Gastritis gebildet werden. Das Mucin ist ganz besonders geeignet, um den Schutz der Magenwand gegen mechanisch und chemisch reizende Partikel, besonders auch gegen Salzsäure, zu übernehmen. Durch Anwendung der mit Recht beliebten Pflanzenschleime, wie Hafer-, Radix Althaeae-, Traganth- und Salepschleim, läßt sich ein vollwertiger Ersatz des natürlichen Magenmucins nicht erreichen (s. S. 116).

Die einhüllende Wirkung der Schleimstoffe wird in schöner Weise durch den Fall eines 16jährigen Knaben mit vollständigem Oesophagusverschluß und künstlicher Magenfistel demonstriert. Dieser empfand warme, in den Magen eingegossene Milch als „weich und sanft", gleiche Mengen warmen Wassers dagegen als „schwer und hart". (Fall von H. QUINCKE.)

Das **Magenmucin**, ein Glykoprotein, das aus Schweinemagen im großen hergestellt werden kann, besitzt ein sehr hohes Säurebindungsvermögen. Zur Neutralisation von 600 cm³ einer 0,3%igen HCl-Lösung wären 24 g der Trockensubstanz erforderlich. Im Mucin ist Mucoidinschwefelsäure enthalten, die dem Magenmucin gleichzeitig antipeptische Eigenschaften verleiht (BABKIN). Die Handelspräparate dienen zur Behandlung von Magengeschwüren; jedoch ist die Wirksamkeit umstritten.

An dieser Stelle muß erwähnt werden, daß der Magen auch exkretorische Funktionen besitzt. Dies läßt sich am deutlichsten demonstrieren, wenn man 5 ccm einer 1%igen Lösung von *Neutralrot* intravenös injiziert. Der Farbstoff wird dann im Magen wiedergefunden, nicht dagegen bei schwerstem Drüsenschwund. Bekannte Substanzen, die zum Teil durch die Magenschleimhaut ausgeschieden werden, sind *Morphin* und *Jodide*.

Gastritis bzw. Gastroenteritis kann entstehen durch *Infektion* (Fleischvergiftung) oder *Bakterientoxine*; eine häufige Ursache sind *antigene Nahrungsmittel*, alkoholische Getränke und scharfe Gewürze. Von *Arzneistoffen* und *Giften* sind besonders zu erwähnen: Jodide, Bromide, Salmiak, Arsen-, Blei-, Cadmium- und Quecksilbersalze, weiterhin Atebrin, Atophan, Chinin, Colchicin, Kreosot, Sulfonamide sowie ein Heer von Arzneistoffen, falls Allergie besteht. Der wichtigste Schritt zur Therapie ist die Erkennung der ursächlichen Noxe.

Die **Hyperacidität** setzt häufig nach einer akuten Überladung des Magens ein. Sie kann auch reflektorisch ausgelöst werden von der Leber her oder von anderen Teilen des Darmtractus. Sie kann aber auch der Ausdruck einer allgemeinen Vagotonie sein, oder im Gefolge von Gemütsverstimmung auftreten. Sie beruht *nicht* auf einer erhöhten Salzsäurekonzentration des Magensaftes. Dieser kann dagegen *mengenmäßig vermehrt* sein. Man hat auch die *mangelnde Bildung von Magenschleim* zu berücksichtigen. *Entscheidend* aber ist die *mangelnde Neutralisation des Magensaftes* durch zu geringes Einströmen von Alkali aus dem Duodenum.

Mit der Hyperacidität sind auch *motorische Störungen* verbunden, die die Magenfunktion und ihre Koordination mit den übrigen Teilen des Verdauungstractus beeinträchtigen und zu Magenschmerzen führen.

Die größte Gefahr der *chronischen Hyperacidität* ist das Entstehen eines **Magen-Duodenalulcus.** Letzten Endes wird die betroffene Schleimhautstelle durch die Einwirkung von *Salzsäure und Pepsin* verdaut *(Ulcus pepticum)*, und zwar unter Mitwirkung von mechanisch reizenden, unverdaulichen, harten Partikeln des Chymus, die infolge der motorischen Koordination besonders regelmäßig auf eine umschriebene Stelle der Schleimhaut auftreffen. Die bekannte Lokalisation des Ulcus im Bulbus duodeni ist durch solche mechanische Faktoren zu erklären.

Der Nachweis, daß die Magensalzsäure den entscheidenden Faktor solcher peptischen Geschwüre darstellt, läßt sich im Experiment dadurch erbringen, daß man beim Hund durch lang fortgesetzten HCl-Tropfeneinlauf in den Magen Ulcus erzeugen kann, daß andererseits nach Neutralisation des Magensaftes mit Hilfe von Alkalien solche Geschwüre nicht oder in vermindertem Umfange auftreten (s. S. 357).

Es ist aber fraglich, ob *Magengewebe mit normaler Vitalität* von den Verdauungssäften angegriffen werden kann; dafür spricht zwar die experimentelle Erfahrung, daß allein durch *Ableiten der neutralisierenden Säfte* aus *Duodenum* oder Galle oder Pankreas ein Ulcus zu erzeugen ist (MANN). Die erhöhte *Konzentration an freier Salzsäure* ist auch ausschlaggebend für die Entstehung des Ulcus durch *Histamininjektion* oder wenn Histamin vermehrt im Blute auftritt (starke Verbrennungen).

Die überwältigende Erfahrung spricht jedoch dafür, daß beim Menschen das gesunde Magengewebe durch Antifermente geschützt   und daß im allgemeinen erst eine *Schwächung der Gewebsvitalität* den Angriff der Verdauungssäfte möglich macht. Offensichtlich können die *verschiedensten Ursachen die Gewebsvitalität herabsetzen.* Diese können *allgemeiner Natur* sein. Ulcus läßt sich erzeugen durch *Fleisch* nach Erhitzung im Autoklaven, durch Mangel an bestimmten Aminosäuren, wie *Histidin,* durch *Mangel an Vitamin C,* durch Entfernen der *Nebennieren und Parathyreoiddrüsen*, durch chronische Zufuhr der verschiedensten Arzneimittel und Gifte, darunter Phenylchinolincarbonsäure. Es mögen auch allergische Reaktionen hineinspielen; dabei sei an *Milcheiweiß* und Aspirin erinnert. Ulcusbildung kann mit Läsionen im *Hypothalamus* (CUSHING) zusammenhängen. Betroffen werden vor allem Vagotoniker und darunter besonders leicht erregbare, ehrgeizige, mit zu großer Verantwortung belastete Männer, außerdem Schichtarbeiter.

Ebenso wichtig sollen *örtliche Veränderungen* sein, die die Vitalität des Gewebes an der Stelle der Ulcusbildung vermindern. Auf VIRCHOW geht die Theorie zurück, daß *lokale Thrombosen und Embolien* das Ulcus erzeugen. Es können auch andere lokale Kreislaufstörungen, z. B. die Bildung von Varicen bei cirrhotischer Leber, den Prozeß auslösen. Ulcera entstehen im Experiment durch Unterbindung von Gefäßen, aber auch durch bakterielle Embolien, z. B. durch spezifische gastrotrope Streptokokken in den Versuchen von ROSENOW. Nach KLEBS sind mehr *lokale spastische und atonische Zustände der Muskulatur* verantwortlich. Auch *trophische* Ursachen können beteiligt sein: Ulcus ventriculi ist erzeugt worden infolge Durchschneidung von Vagus oder Sympathicus, durch lang anhaltende elektrische Reizung dieser Nerven, durch sympathisch und parasympathisch wirkende Arzneimittel.

Die erste Forderung an die Therapie ist die Berücksichtigung der möglichen ätiologischen Faktoren, die sich aus solchen Tierversuchen und Erfahrungen am Menschen ergeben haben. Sollte jedoch der ätiologische Faktor unbekannt bleiben, so steht neben den verschiedenen Ulcusdiäten die symptomatische Therapie zur Verfügung: *Alkalien* und *Trinkkuren, Belladonna, Schleimstoffe* und *Adsorbentien,* und besonders *NNRindenhormone.*

b) Alkalitherapie.

Alkalien werden *zur Neutralisation des Magensaftes* bei Hyperacidität und Ulcus angewandt. Neben dieser Hauptwirkung sind erwünscht eine *Unterdrückung des Ulcusschmerzes,* eine *Lösung der Spasmen* (besonders des Pylorospasmus), *Schutz* des *Ulcus gegen Verdauung und Korrosion.* Fast alle Alkalien haben *unerwünschte Nebenwirkungen.*

Der *Ulcusschmerz* wird bekanntlich ausgelöst, wenn man 300 ccm einer 0,5%igen HCl-Lösung in den Magen einfüllt. Dabei ist nicht eine unmittelbare Reizung der freiliegenden Nervenendigungen durch die Salzsäure im Spiele, vielmehr verändert sich der Magentonus und damit werden reflektorisch Pylorus und Duodenum beeinflußt, die mit spastischen Kontraktionen und daher mit Schmerz antworten.

Führt man dem Magen Speisen zu oder gibt man kleine Mengen von Natriumbicarbonat, so erfolgt in vielen Fällen unmittelbar nach der Einnahme ein Aussetzen des *Ulcusschmerzes.* Diese Reaktion ist so prompt, daß sie wahrscheinlich nichts mit der Neutralisation des Magensaftes zu tun hat, wozu sehr viel höhere Dosen nötig wären. Sie entsteht vielmehr durch akute Dehnung der Magenwand durch den Speisebrei oder durch die rasche Gasentwicklung aus Natriumbicarbonat unter *reflektorischer Lösung der Spasmen.* In dieser Hinsicht nimmt *Natriumbicarbonat* eine *Sonderstellung unter den übrigen Alkalien* ein.

Natriumbicarbonat, doppeltkohlensaures Natrium, ist ein weißes, in Wasser mäßig lösliches Pulver. Beim Kochen wird Kohlensäure abgegeben und das

Salz geht in das Natriumcarbonat (Soda) über, d. h. die Lösung wird stärker alkalisch. Die örtliche Wirkung von $NaHCO_3$ ist S. 428 beschrieben.

Bei Einführung in den *Magen* entfaltet Natriumbicarbonat eine gewisse *Reizwirkung*, so daß reichliche Verordnung von Natriumbicarbonat eine Gastritis, sogar des gesunden Magens, herbeiführen kann. Diese wird häufig verkannt, da man in erster Linie von der erwünschten prompten Linderung des Ulcusschmerzes beeindruckt wird. Auch die Sippykur wird aus dem gleichen Grunde von einzelnen Autoren abgelehnt (KATSCH). $NaHCO_3$ in hohen Dosen — über 1,0 g — ist ein *Magensaftlocker*. Im Tierexperiment findet sich weiter nach Speisesoda eine verminderte Tätigkeit von Speicheldrüsen, Labdrüsen und Pankreas (PAWLOW). Betr. *Alkalosis* s. S. 404.

Ähnlich wie Natriumbicarbonat verhalten sich Natrium bzw. Kalium citricum sowie die entsprechenden Lactate und Acetate; doch entwickeln diese in der Magensalzsäure kein Gas. Nur diese erste Gruppe der antiaciden Mittel führt u. U. zu *Alkalosis* (s. S. 404), wodurch eine genügende Neutralisation des Magensaftes u. U. verhindert wird.

Ein gutes Mittel zur Neutralisation des Magensaftes ist die *Milch*. Milch ist einer der schwächsten Magensaftlocker, führt ebenfalls nur zu geringer Sekretion von Pankreassaft. Sie besitzt einen hohen Gehalt an Alkalien zur Abstumpfung von Säuren, an Kolloiden zu dem gleichen Zweck. Auch die antiaciden Mittel werden häufig in Milch verordnet. Diese besitzt zudem als Nahrungsmittel — was besonders bei Blutverlusten zu berücksichtigen ist — einen hohen biologischen Wert. Gelegentlich wird eine *Milchallergie* beobachtet.

Wird beim Hunde eine bestimmte Eiweißmenge in Form von Milch zugeführt, so werden davon 12—15% als Eiweißabbauprodukte im Harn ausgeschieden. Bei der gleichen Eiweißmenge in Form von Brot sind es 50% (PAWLOW). 100 ccm Milch neutralisierten die Säure von etwa 100 ccm Magensaft. Antiacide Wirkung besitzt auch der Speichel.

Die übrigen antiaciden Arzneistoffe lassen sich in drei Gruppen einteilen. *Die erste dieser Gruppen* besteht aus Magnesia usta, Magnesiumcarbonat, Di- und Trinatriumphosphat. Verordnet man diese Stoffe in kleinerer Dosis, etwa bis zu 1,0 g, so wird eine äquivalente Menge von Magensalzsäure dadurch neutralisiert. Der Magensaft wird weniger sauer. Bei größeren Dosen dagegen entsteht eine *alkalische Reaktion im Magen*. Diese wiederum ist wie nach $NaHCO_2$ die Ursache eines verstärkten *Magensaftflusses*. Es ist daher unzweckmäßig, größere Einzeldosen als 1,0 g zu verordnen.

Magnesia usta, Magnesium oxydatum (MgO), ein sehr leichtes Pulver (1 Teelöffel = 0,5 g), das in kaltem Wasser unlöslich ist, dagegen in warmem Wasser in das gallertige Hydroxyd $(Mg(OH)_2)$ übergeht, bildet mit der Magensalzsäure $MgCl_2$, und zwar ohne Gasentwicklung. In der alkalischen Reaktion des Darmes geht es in das Bicarbonat $(Mg(HCO_3)_2)$ über. Eine ähnliche Umsetzung macht auch *Magnesium carbonicum* $(MgCO_3)$ durch. Beide Verbindungen besitzen gleichzeitig eine *milde Abführwirkung*, vor allem bei Kindern; die abführende Wirkung kann durch Zusatz von Sulfaten und Phosphaten noch gesteigert werden. Besonders empfohlen wird auch das *Magnesiumperoxyd* MgO_2. Dieses ist neben der Alkaliwirkung ausgezeichnet durch die Bildung von nascierendem Sauerstoff, der die Säurebildung des Magens dämpfen soll (DIENST). Resorptive Wirkungen besitzen diese Mg-Salze nicht.

Die zweite Gruppe der Alkalien besteht aus Calciumcarbonat und Di- und Tricalciumphosphat, $Ca_3(PO_4)_2$. Calciumcarbonat darf nur als Schlämmkreide,

Calcium carbonicum praecipitatum, verordnet werden, nicht als gemahlene Kreide, weil diese die Magenschleimhaut mechanisch reizen kann. Die Mittel dieser zweiten Gruppe führen auch im Überschuß seltener zu einer alkalischen Reaktion des Magens. Sie sind infolgedessen keine *Magensaftlocker.* Sie sind als *potentielle Alkalien* bezeichnet worden, die zwar die überschüssige Säure binden, deren Wirkung indessen aufhört, sobald der Magensaft neutral ist. Der dabei nicht aufgebrauchte Teil wird mit dem Kot ausgeschieden. Calciumcarbonat (E.D. 2—4 g) ist neben Mg-Carbonat (E.D. 2 g) eines der sichersten Neutralisierungsmittel für Magensaft. Es wird auch angegeben, daß die ungelösten feinen Partikel von Calciumcarbonat und Calciumphosphat die Ulcuswände abdecken und so schützen. Es ist weiter zu bedenken die *antiphlogistische* Wirkung der Schlämmkreide, wodurch sich diese besonders eignet für Behandlung örtlicher Entzündungsvorgänge, auch solche toxischer Genese. *Calciumcarbonat* uud *-phosphat* wirken *obstipierend.* Diese Wirkung kann durch Bismutum subnitricum oder *besser Bismutum subcarbonicum* unterstützt werden; sie kann andererseits eine sehr unangenehme Nebenwirkung darstellen.

Diese große Reihe der Alkalien ist willkommen, um je nach dem besonderen Bedürfnis der einzelnen Kranken die richtige Verordnung zusammenzustellen.

Vergleicht man die antiacide Wirkung dieser Stoffe, so sind die folgenden Mengen zur Neutralisation von 600 ccm einer 0,3%igen HCl-Lösung erforderlich: 1 g MgO, 2,5 g $MgCO_3$, 3,0 g $CaCO_3$, 4,0 g $NaHCO_3$. Natriumbicarbonat, das wirksamste dieser Mittel bei *Ulcusschmerz,* wird besser vertragen in Mischpulvern. Gegen Ulcusschmerz:

Rp. Natrii bicarbonici 8,0
    Natrii phosphorici 4,0
    Natrii sulfurici 2,0
    M. f. p.
    S. Auflösen in 1 Liter kalten Wassers und langsam trinken bis zur Erleichterung.

Bei der *Sippykur* wird daher je nach Bedarf mit Calcium-, Magnesium- und Wismutsalzen abgewechselt. 1. Pulver: Natriumbicarbonat 0,5, Magnesia usta 0,5. 2. Pulver: Natriumbicarbonat 0,5, Calcium carbonicum bzw. Bismutum subcarbonicum 0,5.

Auch bei der Sippykur sind schwerste Gastritiden beschrieben worden (WESTPHAL u. a.), ja, es hat sich ergeben, daß bei peptischem Magenulcus zwar durch Zufuhr von Schlämmkreide eine gewisse Hemmung des ulcerösen Vorgangs festgestellt werden kann, daß aber bei höheren Dosen auch im Tierexperiment wie nach Natriumbicarbonat Magenreizung, sogar Ulcusbildung gelegentlich auftritt. Es entspricht der allgemeinen pharmakologischen Erfahrung, daß solche Giftwirkungen der Einzelstoffe in geeigneten Ionenmischungen weitgehend gemildert oder aufgehoben sind. Daher ist es zweckmäßig, durch Mischungen der verschiedenen Alkalisierungsmittel eine bessere Verträglichkeit zu gewährleisten.

Auch während der Mahlzeit wird kein Alkali gegeben, um nicht den Verdauungsvorgang zu stören.

Rp. Natrii bicarbonici, Magnesiae ustae, Calcii carbonici āā 20,0
    M. f. p.
    S. ½ Messerspitze alle 1—2 Stunden, beginnend 1—2 Stunden nach den Mahlzeiten.

Mißt man die oberflächlichen und tiefgehenden Ulcerationen im Magen einer Katze, die 10 Tage lang täglich eine subcutan injizierte hohe Dosis von Phenylchinolincarbonsäure erhalten hat, so läßt sich ein quantitatives Bild der Gewebszerstörungen gewinnen. In Reihenversuchen wurden nun solche Tiere gleichzeitig mit Schlämmkreide und Alkalimischung behandelt (s. Abb. 89).

Nebenher sei erwähnt, daß man auch nach bestimmten natürlichen Heilwässern, die in Form der Trinkkuren zugeführt werden (z. B. morgens 1—2 Becher Mergentheimer Karls-quelle oder Karlsbader Mühlbrunn) gelegentlich eine gewisse Heilwirkung beobachtet.

Kieselsäure-Gele gehören zur 3. Gruppe der wasserunlöslichen Antacida, wirken daher rein örtlich. Durch bestimmte Fabrikationsmethoden läßt sich eine große Oberflächenentwicklung und damit hohes Adsorptionsvermögen erzielen. Ein wichtiges Präparat ist *Gastro-Sil*, ein Calciumsilikatgel, das sich durch lang-anhaltendes Säurebindungsvermögen auszeichnet, und das ebenso wie *Neutralon*, ein Aluminium-Natriumsilikat, kein sekundärer Magensaftlocker ist. Ähnlich verhält sich das kolloide *Magnesium-Trisilikat*.

Kolloides Aluminiumhydroxyd — $Al(OH)_3$ — von CLOETTA eingeführt — gehört ebenso zu den kolloiden, wasserunlöslichen Antacida. Es vereinigt

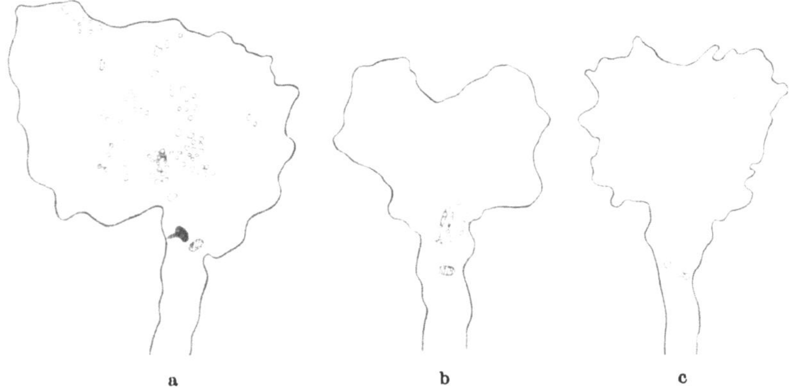

a   b   c

Abb. 80. a Ulcusbildung bei einem mit Phenylchinolincarbonsäure behandelten Kontrolltier (Katze). b Verhin-derung dieser Ulcusbildung durch Schlämmkreide. c Verhinderung dieser Ulcusbildung durch Alkaligemisch. (Nach WILKE.) (Siehe vorstehendes Rezept.)

starkes Säurebindungsvermögen ohne Gasentwicklung mit schleimartig-gela-tinösen Eigenschaften, wodurch es abdeckend wirkt auf das offen liegende Ulcus. Die im Magensaft in Spuren freiwerdenden Al-Ionen haben leicht ad-stringierende Wirkung; sie wirken durch Beförderung der Blutgerinnung blut-stillend; Aluminiumhydroxyd soll besonders in Form des Tropfeinlaufs bei Magenblutungen eine verbesserte Mortalitätsstatistik ergeben. Daneben wirkt es leicht obstipierend und verlangt u. U. gleichzeitige Gaben von Paraffinum liqu.; Kotsteine sind beobachtet worden. Ein weiterer, indessen nicht ernster Nachteil ist der Verlust von Phosphationen im Kot; aus diesem Grunde ist letzthin die Anwendung von Aluminiumphosphaten vorgezogen worden. Alu-miniumhydroxyd entfaltet auch adsorptive Wirkungen auf Toxine und Bakterien. Es wird von vielen Sachverständigen heute als das optimale Mittel dieser Reihe betrachtet. Mittlere E.D. 0,6 g.

In neuerer Zeit haben sich *Aminosäuren* in hoher Dosierung bei der Behandlung des Magengeschwürs als wirksam erwiesen; sie haben den Vorteil, daß nicht nur neutralisiert, sondern gleichzeitig auch Ersatz für verlorengegangenes Eiweiß angeboten wird (Ko Tui u. a.).

Bismutum subcarbonicum (Chemie, s. S. 542) bzw. *subnitricum* sind nicht zur Neutralisation von Salzsäure geeignet; infolge der leicht *adstringierenden Wirkung* wird aber die Magensaftsekretion eingeschränkt, auch ist eine *adsorbierende* und *umstimmende Wirkung* vorhanden. So erklärt sich z. B. die vielseitige Verwendung von Wismutsalzen in Magenpulvern. Die reinste Wismutwirkung besitzt *Bismutum subcarbonicum.* Das viel für die Behandlung von Magen-Darmkrankheiten verwendete *Bismutum subnitricum* kann unter der Einwirkung von Fäulnis- und Darmbakterien Nitrit bilden. Dadurch können typische Nitritwirkungen wie Senkung des Blutdruckes, Spasmolyse u. a. (s. S. 298) entstehen.

Bei der früher gebräuchlichen Behandlung des Magengeschwürs mit hohen Wismutdosen nach Kussmaul (15,0 g Bism. subnitr. auf 1 Glas Wasser als Aufschwemmung) ist unzweifelhaft gleichzeitig mit der stark spasmolytischen Wirkung der Nitrite zu rechnen, obwohl infolge der wechselnden Lösungs- und Reaktionsbedingungen eine sichere Dosierung des Nitritanteils nicht möglich ist. Aus diesen Gründen wird man besser zum Bismutum subcarbonicum bzw. subgallicum (E.D. 1,0) oder zu Bismutose (Wismuteiweißverbindung mit 22% Bi) greifen. Eine solche Vorschrift kann besonders bei Magenspasmus und Pylorospasmus ergänzt werden durch eine exakte Nitrit-, Atropin- oder Papaverintherapie. Auch Belladonna, deren Wirkung beim Atophanulcus sichergestellt wurde, wird zweckmäßigerweise nicht den Mischpulvern zugesetzt, sondern gesondert verordnet (s. S. 262).

Rp. Bismuti subcarbonici, Magnesiae ustae āā 10,0
    M.D. ad scatulam.
    S. 3mal täglich 1 Messerspitze.

Hohe Dosen von Bismutum subcarbonicum bzw. subnitricum (1 g mehrmals täglich) sind früher auch zur Behandlung von akutem und chronischem Darmkatarrh benutzt worden. In Gegenwart von Fruchtsäuren und -säften geht Wismut vermehrt in Lösung (Vergiftungsgefahr). Aus dem gleichen Grunde ist es als Röntgenkontrastmittel nicht geeignet.

Bei der innerlichen Verabreichug von Wismutsalzen entsteht durch chemische Reaktion mit dem Schwefelwasserstoff der Darmfäulnis unlösliches Wismutsulfid, das eine Schwarzfärbung des Kotes zur Folge hat und eine Darmblutung vortäuschen kann. Gefährliche Obstipation und Bildung von Darmsteinen wird beobachtet. Letale Dosen von Bismut. subnitr. bei Kindern 3—4 g, bei Erwachsenen 8 g. Zur weiteren *Toxikologie* des Wismuts s. S. 542.

Sonstige Beeinflussung der Magensekretionen. Zustände von *Hypo- und Achlorhydrie* des Magensaftes finden sich bei vielen akuten Infektionskrankheiten, bei Anämien, besonders bei perniziöser Anämie sowie bei *Achylie* aus anderen Ursachen. Neben den ätiologischen Maßnahmen kommt ein Ersatz des fehlenden Magensaftes durch *Salzsäure-Pepsinmixturen* in Betracht.

Bittermittel. Kein anderer Magensaftlocker kann sich in quantitativer wie qualitativer Hinsicht messen mit dem leidenschaftlichen Verlangen nach Speise (Pawlow), ja wir müssen annehmen, daß die geregelte Tätigkeit des gesamten Verdauungstractus vom Appetit beherrscht wird. Ohne Appetitsaft kommt die sekretorische Funktion des Magens nur langsam in Fluß, die Nahrung bleibt im Verdauungskanal länger als notwendig, gerät beim Mangel an Verdauungssäften in Gärung, reizt in solchen Zuständen die Darmschleimhaut und ruft Erkrankungen derselben hervor.

Für die diätetische Behandlung der sekretorischen Magenschwäche ist wesentlich — abgesehen von den chemischen Säurelockern, die in der Nahrung enthalten sein mögen (Fleischextrakt u. a., s. oben) —, daß eine Nahrung, die vom Versuchstier in kleinen Portionen genossen wurde, zu einer viel stärkeren Saftabsonderung führt, als wenn man sie auf einmal gibt.

Andererseits kann der fehlende Appetit durch schmackhafte Zubereitung der Speise, durch eine gewisse Eßkultur sowie durch *Appetitmittel* angeregt werden. Alle vier Geschmacksqualitäten süß, sauer, bitter, salzig können appetitanregend wirken, daneben auch der „gewürzhafte" und der scharfe, brennende Geschmack (s. S. 132). Die wichtigsten Appetitmittel sind *Bittermittel, Gewürze* und *Säuren.*

Bittermittel und Gewürze können ihre Hauptwirkung nur ausüben, wenn sie wirklich den Appetit anregen; bringt man dagegen z. B. Bittermittel unter Umgehung des Geschmacks unmittelbar in den Magen, so tritt kein Appetitsaft auf (JODLBAUER). Andererseits können solche Bittermittel bei gesunden Hunden total unwirksam sein, während sie bei anderen, die durch Blutentziehung in einen kachektischen Zustand gebracht worden waren, die gesuchte Wirkung durchaus entfalten (MOORHEAD). Beim Menschen ist auch eine unmittelbare Wirkung der Bittermittel auf die Magenschleimhaut nachzuweisen. Es zeigen sich

nämlich bei der Röntgendarstellung der Schleimhaut nach Extractum Gentianae eine Schwellung der Schleimhautfalten und eine starke Sekretion von Magenschleim (Abb. 90). Daneben zeigt sich eine *verbesserte Motorik des Magens.*

Wegen der Schwierigkeiten, die therapeutische Wirkung der Bittermittel nachzuweisen, was auch für die Gewürze zutrifft, sind diese jahrzehntelang in Verruf gewesen, wurden als Quacksalbereien verschrieen, während vorher Generationen von Ärzten in allen Ländern sich Mühe gegeben haben, die mannigfachen, an sich viel-

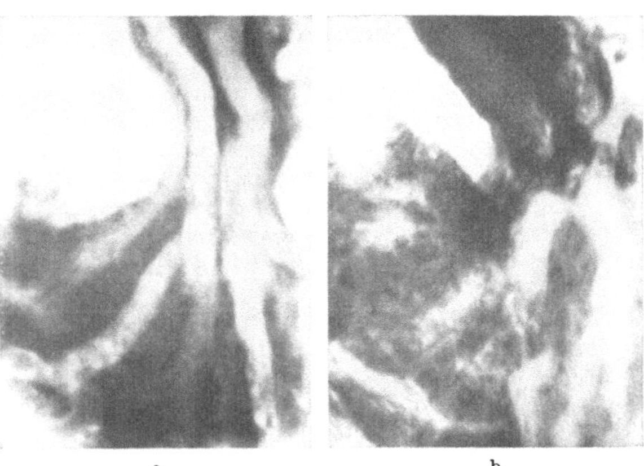

a b

Abb. 90. a Sinusreliefteilansicht des orthotonischen Langmagens. b Dasselbe nach örtlicher Einwirkung von Gentianaextrakt (20 Min.): neben Faltenverbreiterung durch Schummerungsphänomen gekennzeichnete gewaltige Schleimabsonderung, teilweise die Faltentäler ausfüllend. (Nach INVANČEVIC und KADRNKA.)

leicht geringfügig scheinenden, dyspeptischen Symptome einzeln zu bekämpfen. Gegen übelriechenden Atem z. B. verordnete man Kauen von Gewürznelken, Zimt, Vanille, gegen Aufstoßen Zittwerwurzel, Galange, gegen Magengeräusche Muskatnüsse, Essig sollte die „Magenhitz stillen und löschen" u. a. Diese Dinge pflegen die heutigen Ärzte mehr zu vernachlässigen.

Die pharmakologische Wirkung der Bittermittel wird verständlich, wenn man sich die Funktionen des Appetitsaftes vor Augen hält. Sie führen zu vermehrtem Speichel- und Magensaftfluß, wirken infolgedessen auch auf die anderen Verdauungsdrüsen, verbessern die Resorption und verhindern gelegentlich eine abnorme Zersetzung und Gärung im Magen-Darmkanal. Sie können so zur Regelung der motorischen Darmtätigkeit beitragen und entfalten sekundär auch allgemein roborierende Wirkungen. Therapeutisch werden sie verordnet $^1/_4$—$^1/_2$ Stunde vor dem Essen; während der Mahlzeiten genossen, können sie verminderte Saftsekretion zur Folge haben.

Die wichtigsten Bittermittel enthalten glykosidische Wirkstoffe. Unter ihnen steht an erster Stelle *Radix Gentianae,* die Wurzel des gelben Enzians, mit ihrem Bitterstoff, dem Gentiopikrin; gewöhnlich verordnet als *Extractum Gentianae* oder als *Tinctura Gentianae* DAB. 6. Die volkstümlichen Bitterstoffdrogen Tausendgüldenkraut, Bitterklee, Bitterdistel, Löwenzahn (mit dem Bitterstoff Taraxacin) geben den Bitterstoff in wässerige Lösung ab und werden daher auch als Tees verordnet.

POULSSON trennt von den reinen Bittermitteln *(Amara pura)* ab die gleichzeitig schleimhaltigen Bittermittel *(Amara mucilaginosa)*, deren wichtigster Vertreter die *Radix Colombo* ist, weiter die *Amara aromatica*, in denen neben dem gewöhnlich glykosidartigen Bitterstoff noch Aromatica, d. h. ätherische Öle, enthalten sind, wie in *Condurangorinde, Hopfen, Wermut, Pomeranzenschalen.* Doch unterscheiden sich diese verschiedenen Drogen zwar durch ihren Geschmack, nicht aber durch ihre pharmakologische Wirkung, abgesehen von *Radix Colombo*, die bei Diarrhöen eine stopfende Wirkung entfaltet (als 5—10%iges Dekokt, 1 Eßlöffel 4mal täglich).

Cortex Condurango ist wegen ihres aromatischen Beigeschmacks beliebt. Sie wird im Arzneibuch aufgeführt als *Extractum Condurango fluidum* DAB. 6 und als *Vinum Condurango.* Besonders zu erwähnen ist auch die Pomeranzenschalentinktur, *Tinctura Aurantii* DAB. 6.

Den reinen Bittermitteln sind einige Stoffe anzugliedern, die, abgesehen von ihrer durchaus andersartigen Hauptwirkung, einen bitteren Nebengeschmack aufweisen, insofern auch als Bittermittel verwendet werden. Dazu gehören die beiden Alkaloide *Chinin* und *Strychnin*, die in der geringen zur Erzielung eines bitteren Geschmacks erforderlichen Dosierung ihre sonstigen bekannten Wirkungen nicht entfalten können. Chinin wird als Bittermittel am besten verordnet als *Tinctura Chinae*, oder in Mischung mit anderen Bittermitteln, und Aromaticis als *Tinctura Chinae composita* DAB. 6, Strychnin als *Tinctura Strychni.*

Einen bitteren Nebengeschmack haben auch die *Tinctura Aloes* und die *Tinctura Rhei vinosa*, die gelegentlich zur Appetitanregung verwendet werden.

Da der Appetitverlust oft mit einer Anämie zusammenhängt oder während der Rekonvaleszenz auftritt, so kombiniert man häufig *Bittermittel mit Eisensalzen*, z. B. in Form von Eisenpillen, die in der Pillenmasse Extractum Gentianae enthalten. Auch lassen sich die *Bittermittel mit abführenden Drogen* der Anthrachinonreihe wie Rhizoma Rhei oder Aloe kombinieren, z. B. als Tinctura Aloes composita DAB. 50,0, S. $^{1}/_{2}$—1 Teelöffel als Stomachicum vor den Mahlzeiten mit leicht abführender Wirkung. Als Nebenwirkung einzelner Bitterstoffe (Schafgarbe [Achillea millefolium], gelber Enzian [Gentiana lutea] u. a.) findet sich eine Erregbarkeitssteigerung des Sympathicus.

Die Bittermittel werden auch gern miteinander kombiniert, so in Form der *Tinctura amara* DAB., hergestellt aus Enzianwurzel, Tausendgüldenkraut, Pomeranzenschalen, unreifen Pomeranzen und Zittwerwurzel. Man verordnet von der bitter aromatisch schmeckenden Flüssigkeit 20 Tropfen, in einem Weinglas Wasser vor der Mahlzeit zu nehmen. Solche Appetitmittel werden auch unter Zusatz von eigentlichen Gewürzen angefertigt, d. h. von Drogen, die aromatisch schmeckende bzw. riechende ätherische Öle enthalten wie Zimt, Ingwer, Gewürznelken u. a., z. B. als offizinelle *Tinctura aromatica.* Die wichtigsten Gewürze sind S. 67 aufgeführt.

Die Beeinflussung der Motilität des Magens. Die *Motilität des Magens* kann gesteigert sein (Spasmen, Pylorospasmus, Erbrechen u. a.) oder *herabgesetzt* (Atonie, akute Magenerweiterung, postoperative Magen-Darmparalyse u. a.). Spastische Zustände können funktionell oder morphologisch bedingt sein. Funktionell aufs *innigste verknüpft sind Magen und Gallenwege.*

Spasmen des Magens, des Pylorus, der Gallenblase reagieren oft auf einfache Mittel, wie *Pfefferminztee, Rettichsaft,* Kamillen- und Fencheltee. Die darin wirksamen *ätherischen Öle* besitzen eine leichte spasmolytische Wirkung auf die glatte Muskulatur (s. S. 529). Bei akuter Gastritis infolge Überladung des Magens gibt es kein besseres Mittel als Hungern und Pfefferminztee. Auch die Dehnung der Magenwand durch Natriumbicarbonat wirkt reflektorisch auf solche spastische Beschwerden. Ebenso können Nitrite, wie z. B. Inhalation von Amylnitrit oder größere Dosen von *Bismutum subnitricum* gelegentlich wirksam sein. Bei zentraler Genese solcher spastischer Zustände ist Luminal in Form der *Luminaletten* oft ausgezeichnet wirksam. Für stärkere Beschwerden sind *Atropin, Papaverin* und gelegentlich sogar die Morphiuminjektion nicht zu entbehren.

Erbrechen entsteht gewöhnlich durch *Reizung der Magenschleimhaut* oder *reflektorisch* von anderen Teilen des Verdauungstractus, auch von der Leber, dem Herzen und sogar den Atmungsorganen her. Es kann aber auch ein Zeichen einer allgemeinen *Vergiftung* sein (bei Schwangerschaft, Acetonämie und bei anderen Intoxikationen). Es kann von allen Teilen des *Zentralnervensystems* ausgelöst werden, besonders auch vom *inneren Ohr* wie bei der See- oder Luftkrankheit. Als Folgen anhaltenden Erbrechens können *Hungeracidosis* (s. S. 38), *Tetanie* (s. S. 79), *Salzmangelurämie* (s. S. 25), *Exsiccose* (s. S. 483), evtl. Mangelkrankheiten auftreten und Behandlung erfordern.

In allen Fällen erfolgt die Koordination des Brechaktes durch das Brechzentrum in der Medulla oblongata. Dem eigentlichen Brechakt gehen die Erscheinungen der Schiffskrankheit voraus (Nausea), und zwar zunächst Vermehrung der Speichel- und Schleimsekretion, später Übelkeit u. a. Die Brechmittel wirken daher gleichzeitig in vorsichtiger Dosierung ($^1/_{10}$ der Brechdosis) expektorierend. Früher viel gebrauchte Brechmittel, wie *Radix Ipecacuanhae* (und Brechweinstein), werden heute nur noch als Expectorantien verwandt.

c) Brechmittel.

Eine Entleerung des Magens ist in allererster Linie bei Vergiftung durch den Magen notwendig. Auch bei gewissen Magenkrankheiten, wie z. B. bei Magenatonie, ist sie zweckmäßig, vielleicht lebensrettend. Brechmittel werden aber auch bei Kindern angewandt, um Schleim oder Diphtheriemembranen, die durch Husten nicht entleert werden, durch Brechbewegungen zu entfernen.

Die *schnellste* Methode zur Entleerung des Magens ist die Rachenreizung mit dem Finger, einer Feder usw. Sie kann im Notfall lebensrettend sein. Sie ist besonders zweckmäßig bei *vollem Magen*, auch wenn Gifte (Pilze u. a.) in ganzen Stücken verschluckt wurden, daher mit Verstopfung des Magenschlauches zu rechnen ist. Man hat auch empfohlen, anschließend Wasser, Seifenwasser u. a. zu trinken, erneut den Rachen zu reizen und dieses zu wiederholen — so eine Art von Magenspülung zu improvisieren.

Die *wirksamste* Methode zur Entleerung des Magens ist die Anwendung des Magenschlauches, der sich gleichzeitig zur Magenspülung — bei nach unten gelagertem Oberkörper — mit 2—10—40 l körperwarmen Wassers eignet. (*Magenschlauch-Trichter* von 20—25 cm Randdurchmesser, ein $1^1/_2$ m langer Gummischlauch 2 cm dick, *Glasansatzstück* zur Verbindung mit Magenschlauch, *Kieferklammer, Kugelzange*.)

Die erste Aufgabe des Arztes bei Vergiftungen besteht daher in der *Entfernung des Giftes aus dem Magen*, immer ergänzt durch Carbo medicinalis sowie durch *Anwendung von Abführmitteln* (s. u.) und falls angezeigt durch diuretische Verfahren; oft ist indessen nur ein Teil des Giftes auf diese Weise zu entfernen.

Der Spülflüssigkeit können Zusätze von Kaliumpermanganat (nur in vorsichtiger Dosis bis zur Rotfärbung) bei Alkaloidvergiftung, von Milch, Eiweiß und Sulfur depuratum bei Schwermetallvergiftung, von Sulfaten bei Blei- und Bariumvergiftung, von Kalkwasser bei Kleesalz- und Fluorvergiftung, von Natriumthiosulfat bei Jod- und Chlorvergiftung, von Kupfersulfat oder Kaliumpermanganat bei Phosphorvergiftung gemacht werden. Bei allen Vergiftungen, besonders auch bei Arsenvergiftung, ist aber anschließend an die Spülung die stark adsorbierende Carbo medicinalis (DAB.) einzuführen (bis 50 g in ein Glas Wasser), meist unter Zusatz eines salinischen Abführmittels, wie Natrium- bzw. Magnesiumsulfat (2 Eßlöffel), zur Entfernung des Giftes aus dem Darmkanal. Von solchen Sulfaten soll man hypertonische Lösungen geben, so daß der Diffusionsstrom vom Gewebe ins Darmlumen läuft (ZANGGER), jedoch ist es wohl besser, zunächst mit isotonischer Lösung eine Entleerung herbeizuführen (s. S. 379). Bei starker Reiz- und Ätzwirkung der Gifte auf die Schleimhaut bedient man sich häufig der Schlämmkreide (s. S. 429) sowie der Schleimstoffe (Stärke-, Hafer- oder Leinsamenschleim).

Die *zweite Aufgabe* des Arztes besteht dann darin, den Rest des Giftes unschädlich zu machen; dieses erfolgt falls möglich durch *chemische Gegengifte (Antidote)*, z. B. durch Fällungsmittel, die in seltenen Fällen auch gegen die im Blute kreisenden Giftmengen i.v. gegeben werden. Ein allgemeiner anwendbares Verfahren ist die *physikalische Adsorption* (s. S. 117). Zuletzt bleibt die Möglichkeit, *pharmakologische Antagonisten* des Giftes anzuwenden, *symptomatische Behandlung* einzuleiten — d. h. die Veränderungen an Atmung, Kreislauf, weiterhin Abkühlung, Schmerz, Krämpfe, Lähmung, Schock u. a. zu bekämpfen — und insbesondere für *beschleunigte Ausscheidung des Giftes* zu sorgen.

Bei stark ätzenden Stoffen ist die Einführung des Magenschlauches mit Perforationsgefahr verbunden. Auch steht nicht in jeder Situation die oben erwähnte Vorrichtung zur Verfügung. In solchen Fällen müssen *Brechmittel* angewandt werden. Ein gutes Brechmittel soll ein möglichst kurzes Nauseastadium auslösen. Der mit dem Erbrechen zusammenhängende Kollapszustand soll möglichst milde sein. Dieser Forderung entspricht in erster Linie das *Apomorphinum hydrochloricum*.

In der Praxis wird oft Erbrechen hervorgerufen, wo es gänzlich sinnlos ist, so z. B. nach Inhalation von gasförmigen Giften, sofern, wie so häufig, Erbrechen auftritt. Dies verleitet den Arzt allzu leicht dazu, eine Vergiftung durch den Magen anzunehmen. Die Gefahr besteht dann darin, daß die eigentliche Vergiftung, z. B. durch Kohlenoxyd, unbehandelt bleibt. Eine *Gegenindikation* gegen die Anwendung von Brechmitteln liegt auch vor, wenn plötzliche starke Druckschwankungen in der Bauchhöhle schwere Folgen haben können, wie bei Gravidität, bei Hernien, Aneurysmen, Arteriosklerose, Verätzungen u. a. Ebenso ist bei alten und dekrepiten Personen Vorsicht geboten, da durch die Anstrengung des Brechaktes das Herz versagen kann.

Apomorphin entsteht aus Morphin durch H- und O-Abspaltung. Es ist kein Morphin mehr. Die wässerige Lösung ist wenig beständig und nimmt durch Oxydation rasch eine *dunkelgrüne* Farbe an, was durch Zusatz von wenig Salzsäure zu vermeiden ist. Gefärbte Lösungen können *schweren Kollaps* auslösen und sind daher nicht mehr zu verwenden. Der Apotheker darf nur farblose oder nur sehr wenig gefärbte Lösungen abgeben. In kleinster Dosierung (1—2 mg) führt Apomorphin zu *morphinähnlicher Beruhigung*, aber ohne Analgesie.

Nach einer therapeutischen Dosis von *Apomorphinum hydrochloricum* (0,5 bis 1,0 der frisch bereiteten 1%igen Lösung subcutan) tritt die Wirkung in 5—10 Minuten ein. Sie beruht auf einer unmittelbaren *Erregung des Brechzentrums*. In tiefer Narkose und bei komatösen Zuständen spricht das Brechzentrum auf Apomorphin nicht an, auch auf andere Brechmittel nicht. Dann muß man, wenn notwendig, auf die Magenspülung zurückgreifen. Gelegentlich bei der therapeutischen Dosis, häufiger bei höheren Dosen, springt die Erregung auf weitere Hirngebiete über. Es können dann bei Tier und Mensch schwere *Erregungserscheinungen* auftreten, anschließend auch *zentrale Lähmungen:* man berichtet über

Lähmungserscheinungen schon nach 0,02—0,03 Apomorphin. Im allgemeinen besitzt Apomorphin eine große therapeutische Breite, jedoch sollte man die Gegenindikationen (s. o.) wie bei allen Brechmitteln genau erwägen; bei *Überdosierung* kann das Erbrechen mehrere Stunden anhalten und sekundär zu Kollaps führen.

Ein weiteres einfaches, aber sicher wirkendes Mittel zur Auslösung des Brechaktes ist *Cuprum sulfuricum (Kupfervitriol)* in 1%iger Lösung teelöffelweise bis zum Erbrechen. Es wirkt durch Reizung und gelinde Ätzung der Magenschleimhaut, ist aber in dieser Dosierung ein völlig unschädliches Mittel. Zincum sulfuricum in $^1/_2$%iger Lösung wirkt ähnlich und ist in dieser Dosierung fast ebenso unschädlich wie Kupfersulfat. Tartarus emeticus (Brechweinstein) ist heute so gut wie verlassen.

Von *einfachen Maßnahmen* seien erwähnt: das Trinken von lauwarmem Seifenwasser, von etwa 3%iger Kochsalzlösung, von etwa 10 g (1 Teelöffel) schwarzem Senf in warmem, nicht heißem Wasser oder von anderen Übelkeit und Brechreiz erregenden Flüssigkeiten.

d) Antiemetische Mittel.

Man muß sich vorstellen, daß der Brechakt auf den verschiedensten Nervenbahnen in Gang gesetzt wird, daher auch im Einzelfalle durch die verschiedensten Eingriffe und Gegenmittel beeinflußt wird.

So z. B. wird das Erbrechen, das im Tierexperiment durch Strophanthin oder Pilocarpin ausgelöst wird, durch Atropin verhindert. Das Apomorphinerbrechen indessen spricht nicht auf Atropin, sondern auf Ergotoxin, also nicht auf ein Lähmungsmittel des Vagus, sondern des Sympathicus an. Ebenso auffällig ist die Beobachtung, daß die Brechwirkung einer großen Brechweinsteindosis, die in den Magen gebracht wird, durch Atropin aufgehoben wird, dagegen nicht, wenn diese gleiche Dosis vom Duodenum aus Erbrechen erregt (HANSLIK).

Erbrechen, das durch lokale Reizung des oberen Verdauungstractus ausgelöst wird, schwindet oft durch *einfache Maßnahmen*, wie auf ein Glas voll Wasser, auf Schlucken von Eisstücken, von Mentholbonbons oder von 1—2 Tropfen Jodtinktur in Wasser, auch mit Aqua chloroformii (Erg.B.) u. a. 0,5%ig, teelöffelweise, auch Senfpflaster auf die Magengegend. In anderen Fällen läßt sich durch lokalanästhetisch wirkende Stoffe, wie *Anästhesinbonbons*, eine Wirkung erzielen. Auch *Magnesiumperoxyd* wird empfohlen.

Selten wirkt Atropin durch Lähmung des motorischen *Parasympathicus*. Gewöhnlich ist es unwirksam, da die am Brechakt beteiligte Atemmuskulatur und die Bauchpresse nicht auf Atropin ansprechen. Letzten Endes ist auch eine *Narkose des Brechzentrums* möglich; dazu stehen Schlafmittel wie *Chloreton* und *Veronal* neben *Scopolamin* zur Verfügung. Die Wirkung einzelner narkotischer Stoffe auf das Brechzentrum wird gesteigert durch Coffein; eine zweckmäßige Kombination Chloreton—Coffein ist als *Nautisan* im Handel. Auch ist eine Mischung antiemetischer Stoffe mit verschiedenem pharmakologischem Angriffspunkt oft besser wirksam als die Einzelkomponenten (Hyoscyamin + Scopolamin = *Vasano*). In anderen Spezialpräparaten, wie Mothersills Seasick remedy, ist gleichzeitig *Campher* enthalten, der nach MAGNUS in Beziehung steht zu den Progressivreaktionen, die über das innere Ohr auf das Brechzentrum einwirken wie bei der Seekrankheit; hier können auch *Benzedrin* (s. S. 317) sowie bestimmte *Antihistaminkörper* (s. S. 153) wirksam sein.

Einem jungen gesunden Menschen wird man mit solchen Stoffen keinen Dienst leisten, da man durch narkotisch wirkende Seekrankheitsmittel die notwendige rasche Gewöhnung der betroffenen Zentren an die Schiffsbewegungen verhindert und dem Betroffenen die Freude an der bewegten See nimmt. Bei Kranken, besonders Herzkranken, sowie bei Schwangeren und älteren Personen sind Antiemetica oft notwendig. Gelegentlich ist sogar *Scopolamin* nicht zu vermeiden. Wegen der genaueren Dosierung des hochtoxischen Scopolamins sind hier besser Spezialpräparate, wie *Vasano*, anzuwenden. Wirksam ist auch das fast unlösliche, kolloidale *Ceroxalat* (Peremesin E.D. 0,1 g), dessen Wirkungsmechanismus unbekannt ist. Bei peroraler Darreichung ist zu berücksichtigen, daß antiemetische Mittel in vielen Fällen ausgebrochen werden, auch wenn sie früh genug prophylaktisch gegeben werden. In solchen Fällen sind Suppositorien besser am Platze *(Coffeminal compositum)*. Gelegentlich ist auch die Injektion nicht zu umgehen.

Ist das Erbrechen verknüpft mit zentralen Gefäßspasmen wie bei azetonämischen und Schwangerschaftserbrechen, so finden sich wirksame Mittel unter den *Nitriten* (s. S. 298), den *Purinderivaten* (s. S. 325) und insbesondere im *Luminal* (s. S. 200). An Traubenzucker (s. S. 36) sei erinnert.

Anhang.
Magenatonie und ihre Behandlung.

Leichtere Formen der Magenatonie können ohne auffallende Störungen des Verdauungsvorganges verlaufen, da entweder das Antrum pylori voll funktionsfähig ist und die Speisen in geordnetem Rhythmus zum Pylorus weitergibt, oder aber weil der Pylorus selbst einen entsprechend verringerten Tonus besitzt. *Stärkere atonische* Zustände, die oft mit allgemeiner Ernährungsstörung, Tuberkulose, chronischem Fieber und mit Anämien verbunden sind, können Beschwerden auslösen, bestehend in stark verminderten Hungerbewegungen, in Völle und Druckgefühl nach der Mahlzeit, oft vergesellschaftet mit Sekretionsstörungen des Magens und mit Veränderungen der Darmtätigkeit. Bei solchen Zuständen steht neben der Allgemeinbehandlung die geeignete Diät im Vordergrund; daneben kann Salzsäure und Pepsin und auch der Gebrauch von Bittermitteln angezeigt sein.

Ein bedrohliches, oft tödlich verlaufendes Krankheitsbild bietet die *akute Magenerweiterung,* die mit einer vollständigen Lähmung des Magen-Darmkanales endigen kann.

Dieser Zustand entwickelt sich oft nach Operationen, gelegentlich nach Allgemeinnarkose, bei dekrepiten Personen aber auch ohne auffällige Ursache. Der Magen ist dann extrem gebläht, er ist angefüllt mit Flüssigkeit und liegt regungslos und ohne peristaltische Bewegung im Abdomen; der Innendruck des Magens ist stark erhöht. Es entwickelt sich dann ein schweres Krankheitsbild: Erbrechen, Kreislaufkollaps, Schockzustand. In der Tat ist dieses Krankheitsbild — da gleichzeitig auch Störungen der Herztätigkeit auftreten — oft schwer zu unterscheiden von einem akuten Verschluß der Coronararterien, der mit den gleichen Magen-, Herz- und Kreislaufsymptomen einhergehen kann. Die Ursache dieser akuten Magenerweiterung kann in anatomischen Verhältnissen begründet sein (akute Darmverlegung); häufiger werden funktionelle Faktoren den Zustand auslösen (primäre Atonie, abnorme Flüssigkeitssekretion, Aerophagie).

Die Behandlung dieses Zustandes erfolgt durch sofortige *Magenentleerung* und *-Leerhaltung,* eine Maßnahme, die oft genügt, um die überdehnte Magenwand zur Kontraktion zu bringen. In 24 Stunden können bis zu 30 Liter Magen-Duodenalsaft entleert werden (KATSCH). Gleichzeitig müssen *Exsiccose* und *Kochsalzverluste* behoben werden. Für hartnäckige Fälle stehen stark wirksame Arzneistoffe, wie *Hypophysenhinterlappenextrakt, Prostigmin* und andere quartäre Ammoniumbasen zur Verfügung. Nach Tierversuchen ist Morphin gegenindiziert, ja mag gelegentlich den Zustand mit auslösen.

3. Leber.

a) Allgemeines.

Die Leber spielt eine wichtige Rolle bei der *Blutzirkulation*; beim Menschen ist sie der wichtigste *Blutspeicher*. Die Leber beherrscht gleichzeitig den *intermediären Stoffwechsel* der Kohlenhydrate, Eiweißkörper und Fette. Sie bildet ein *Depot für Vitamine*, Antiperniciosafaktor und die lebensnotwendigen Schwermetalle. Sie besorgt die Bildung der *Blutproteine*, darunter Fibrinogen, Prothrombin und Antithrombin.

Sie ist ein wichtiges *Wasser- und Mineralsalzdepot*. Von der Leber aus können Zustände von Anurie und sogar von Urämie entstehen. Die KUPFFERschen Sternzellen der Leber haben phagocytäre Eigenschaften. Viele *Entgiftungsvorgänge*, wie die Synthese des Ammoniaks zu Harnstoff, die Paarung giftiger Stoffe mit Glucuronsäure oder Schwefelsäure, laufen zum Teil in diesem Organ ab, es sind aber noch andere Organe beteiligt. Zuletzt nimmt sie durch *Sekretion von Galle* teil an der Ausscheidung körperfremder Stoffe und an den Verdauungsvorgängen (Neutralisation von Magensaft, Aktivierung des Prosekretins und der Pankreaslipase, Emulgierung der Fette u. a. m.).

b) Leberstoffwechsel.

Infolge ihrer Beziehung zum Kohlenhydratstoffwechsel stellt die Leber das wichtigste *Glykogendepot* dar. Ein hoher Glykogengehalt ist von größter Bedeutung für die Resistenz der Leber gegen Infektionen und Gifte, aber auch für alle entgiftenden Funktionen der Leber.

Das sicherste Mittel, um Glykogen in der Leber anzureichern, sind hohe, auch *intravenöse Traubenzuckergaben*, daneben *kohlenhydratreiche Ernährung*. „Zucker ist Digitalis für die Leber"; neuerdings wird *Lävulose* bevorzugt empfohlen. Hierbei beteiligt ist das *NNrindenhormon* (s. S. 85), in geringerem Maße das Inselhormon (s. S. 88). Vitamin B_1 hat eine glykogenstabilisierende Wirkung.

Leberglykogen entsteht auch aus der Blutmilchsäure, aus Galaktose, Lävulose, Glycerin, bestimmten Aminosäuren ebenfalls unter dem Einfluß des NNrindenhormons. Man hat Milchsäure empfohlen zum raschen Leberschutz; die nach Leberexstirpation auftretende Hypoglykämie wird indessen durch Milchsäure nicht beeinflußt, wohl aber durch Traubenzucker, Mannose, Maltose, Glykogen und Stärke; das Koma in den Endstadien der Leberzerstörung durch Tetrachlorkohlenstoff läßt sich durch Milchsäureinfusion nicht mehr beeinflussen (WILKE).

Bei gewissen *Parenchymerkrankungen der Leber* ist die *Glykogensynthese gestört*. Aus diesem Grunde wird die Belastung mit Kohlenhydraten zur Diagnose solcher Schäden benutzt. Vor allem die *Galaktoseprobe* nach BAUER leistet gute Dienste zur Erkennung eines Parenchymschadens.

40 g Galaktose werden in $^1/_2$ Liter Wasser nüchtern gegeben. Die Ausscheidung von mehr als 3,0 g im Harn (durch optische Drehung bestimmt) gilt als pathologisch.

Dagegen ist die *Lävuloseprobe* nicht so spezifisch, da schon das Darmepithel aus der Lävulose den leichter assimilierbaren Traubenzucker herstellen kann, während die Galaktose unverändert vom Darm zur Leber gelangt, und allein in der Leberzelle weiter verwertet wird.

Die Leber steht auch zum *Eiweißstoffwechsel* in Beziehung; hier erfolgen die Desaminierung der Aminosäuren unter Bildung von Harnstoff und die Zerstörung der Harnsäure. Die Beurteilung der Eiweißzufuhr bei Leberkranken hat sich grundlegend geändert, seitdem man weiß, daß damit häufig *Hypoproteinämie* einhergeht (s. S. 32). Eiweiß wirkt — neben Cholin und Methionin — stärker gegen Störungen des Fettstoffwechsels als Kohlenhydrate; indessen ist Vorsicht geboten (s. S. 34).

Die Prüfung der Desaminierung erfolgt durch den Gelatinetrunk (50 g Gelatine in $^1/_2$ l Wasser) und den Nachweis des Aminostickstoffs im Harn. Ein Abbauprodukt des Tyrosins, nämlich p-Oxyphenylbrenztraubensäure, wurde von K. FELIX neuerdings zur Funktionsprüfung in Vorschlag gebracht.

Der intermediäre *Fettstoffwechsel* verläuft größtenteils in der Leber. Durch selektive Retention ungesättigter Fettsäuren (DRUMMOND) ist die Leber besonders reich an solchen Stoffen. Die *Ablagerung der Fette* in der Leber steht unter dem Einfluß des *Cholins*. Viele Formen der experimentellen Leberverfettung lassen sich durch Cholin beheben. Man spricht von einer „lipotropen Wirkung"; auch Betain und Methionin sowie andere Methyldonatoren besitzen diese Eigenschaft.

Der *Abbau der Fette* erfolgt nach dem KNOOPschen Schema der β-Oxydation.

Phlorrhizin, ein Glykosid aus der Wurzelrinde von Äpfel- und Kirschbäumen, setzt die Zuckerschwelle der Niere herab, so daß der Blutzucker abfiltriert wird. Hunde scheiden bis zu 18% Zucker aus, wenn sie 1 g Phlorrhizin je Kilogramm peroral erhalten (v. MERING). Gleichzeitig verarmt die Leber an Glykogen. Im Gegensatz zum Diabetes mellitus findet sich beim Phlorrhizindiabetes ein nicht erhöhter, sogar erniedrigter Blutzuckerspiegel.

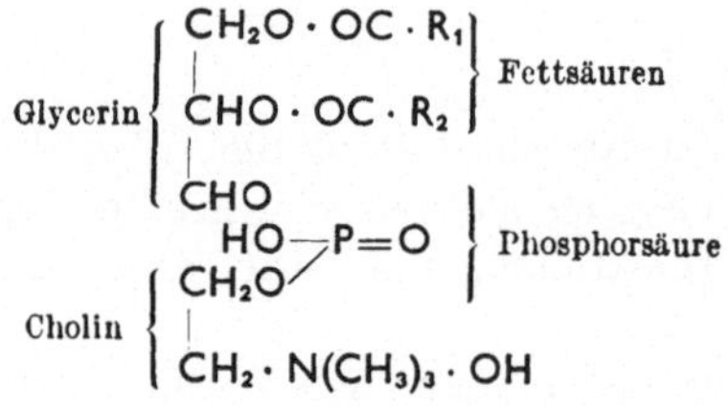

$$\text{Glycerin}\begin{cases} CH_2O\cdot OC\cdot R_1 \\ CHO\cdot OC\cdot R_2 \end{cases}\text{Fettsäuren}$$
$$CHO$$
$$HO\!-\!\!P=O \quad \text{Phosphorsäure}$$
$$\text{Cholin}\begin{cases} CH_2O \\ CH_2\cdot N(CH_3)_3\cdot OH \end{cases}$$

Lecithin

Auffallend ist weiter der hohe *Lecithingehalt der Leber*. Mit dem Fettabbau hängt wohl mehr oder weniger der *Cholesterinstoffwechsel* zusammen. Die Synthese der Cholesterinester erfolgt in der Leber. Daher findet sich der bekannte *Estersturz* bei Leberkranken; die Leber erfüllt wichtige *Entgiftungsfunktionen*.

Die *Lebergalle* ist u. a. notwendig zur *Resorption der fettlöslichen Vitamine* (s. S. 370). Bei Fehlen der Galle im Dünndarm können daher die entsprechenden Mangelerkrankungen trotz ausreichender Vitaminzufuhr auftreten. Darüber hinaus findet die Umwandlung von Carotin in Vitamin A hauptsächlich oder ausschließlich in der Leberzelle statt. Daher besteht bei Parenchymerkrankungen häufig eine *Hemeralopie* (EPPINGER s. S. 44). Betr. Vitamin K und *Prothrombinbildung* s. S. 58.

Akute Parenchymschäden. Seröse Hepatitis. Diese entsteht durch Transsudation von Plasma durch die geschädigte Capillarwand in die DISSEschen Räume. Sie bildet häufig das Anfangsstadium von schwereren Leberveränderungen. Sie läßt sich im Experiment erzeugen durch intravenöse Injektion von Histamin (s. S. 112) und histaminhaltigem Pepton. Die dadurch entstehenden Plasmaverluste können beim Menschen bis zu 400 und 500 ccm betragen. Die seröse Hepatitis bedeutet daher gleichzeitig eine Ödembereitschaft der Leber.

Auch die anaphylaktische Reaktion beruht auf Freiwerden von H.-Stoffen (s. S. 149). Sie kann als örtliche allergische Reaktion im Lebergewebe selbst entstehen, da das vom Darmkanal resorbierte Antigen zunächst die Leber trifft. Auch die allgemeine anaphylaktische Reaktion kann von einer lokalen Reaktion der Leber begleitet sein. Solche Veränderungen finden sich gelegentlich bei der Proteinkörper- und Vaccinetherapie, auch bei schweren Brandverletzungen.

Die seröse Hepatitis entsteht aber auch vom Darmkanal her durch Überbelastung mit bestimmten Aminosäuren (EPPINGER), durch Eiweißfäulnisstoffe und wird nach verdorbenem Fleisch beobachtet (alimentäre Intoxikation). Sie zeigt sich häufig nach akuter Gastroenteritis, bei der man wegen der Möglichkeit der Resorption solcher Lebergifte mit Opiaten und anderen Stopfmitteln vorsichtig sein muß (EPPINGER). Sie tritt aber auch bei vielen Infektionskrankheiten auf wie bei Tuberkulose, infektiöser Hepatitis, Paratyphus, Malaria, Lues, Eklampsie u. a. Sie findet sich gelegentlich nach Arznei- und Giftstoffen (Schlafmittel, Allylformiat, Toxine, aber auch nach Erstickungszuständen sowie bei Thyreotoxikosen). Zu beobachten ist ferner, daß mit der Transsudation in den DISSEschen Räumen eine „Transmineralisation" einhergeht. Im serösen Transsudat reichert sich Na an, während K, PO_4 vermehrt ausgeschieden werden (EPPINGER). Eine *Abdichtung der Gefäßcapillaren* der Leber wird in erster Linie dem *Nicotinsäureamid*, nebenher aber auch dem Lactoflavin zugeschrieben. Auch Pyramidon soll wirksam sein.

Bevor der eigentliche Ikterus auftritt, läßt sich der Anstieg des Bilirubins in Blut und Geweben in der Histaminquaddel nachweisen: 20 Minuten nach der Injektion tritt eine Gelbfärbung im Bereich der Quaddel auf. Auch vermag die kranke Leber das ihr vom Darm her angebotene Urobilinogen nicht mehr zu verarbeiten, so daß es in den Urin übergeht. Eigentümlich ist der sog. Foetor hepaticus, dessen Ursache unbekannt ist. Nach neuerer Meinung soll es sich um Pyridin handeln.

Ikterus kann auftreten bei allen Leber- und Gallenwegerkrankungen, bei Untergang von roten Blutkörperchen (Icterus neonatorum u. a.), auch bei Erythroblastosis foetalis (s. S. 452).

Der Ikterus darf nicht verwechselt werden mit anderen Gelbfärbungen der Haut und der Skleren, die z. B. durch Arzneistoffe, wie Trypaflavin, Atebrin, Fluorescein, Carotin und durch Gewerbegifte, wie Pikrinsäure (Trinitrophenol), Martiusgelb oder Einatmung von Safrandämpfen ausgelöst werden. Es sei auch an die Xanthosis diabetica erinnert.

Leberverfettung. Parenchymschäden der Leber zeigen häufig das mikroskopische Bild der sog. *fettigen Degeneration.* Diese bedeutet nach heutiger Auffassung zunächst eine Einlagerung von Fett aus den Fettdepots in die in ihrer Funktion beeinträchtigte Leberzelle; später erst setzen die cellulären Degenerationserscheinungen und unter Umständen die Fibrosis ein.

Leichte Formen von fettiger Degeneration der Leberzellen lassen sich im Experiment erzielen durch *cholinfreie* Ernährung (BEST), durch Mangel an *Methionin* und Cystin in der Nahrung — in weniger auffallender Weise auch bei Mangel an Nicotinsäureamid sowie den Vitaminen B_2 und B_6 — und solche Mangelerkrankungen können durch Zulage des Fehlenden beeinflußt werden.

Schwere Formen, auch übergehend in akute gelbe Leberatrophie, finden sich besonders nach Lebergiften wie Phosphor, Chloroform, Tetrachlorkohlenstoff, Phenylchinolincarbonsäure, organische Arsenverbindungen, nach Filixpräparaten und Oleum Chenopodii, auch nach Sulfonamiden und Pilzgiften. Von gewerblichen Lebergiften sind Arsenwasserstoff, Dinitrobenzol und Trinitrotoluol zu erwähnen. Auch die anorganischen Salze von Arsen, Antimon und Quecksilber sind nicht gleichgültig für die Leber. Experimentell viel studiert ist auch die Leberwirkung von Phenylhydrazin, Toluylendiamin, Kaliumchlorat, sowie die fettige Degeneration durch Exstirpation des Pankreas und des H Vorderlappens. Von Infektionskrankheiten heben sich hervor Paratyphus, Lues, WEILsche und BANGsche Krankheit.

Zuletzt können alle Zustände von Gallenstauung durch Druck auf das Leberparenchym zur allgemeinen Zellschädigung führen.

Hepatitis epidemica, auch als katarrhalischer Ikterus bezeichnet und nahe verwandt mit der Serum-Gelbsucht und ähnlichen Viruserkrankungen, ist ausgezeichnet durch Degenerationserscheinungen im Zentrum der Leberläppchen und Leukocyteninfiltration am Rande der Läppchen. Die gewöhnlich nicht ernste Erkrankung wird wie andere Leberkrankheiten behandelt. Besonders gewarnt wird vor alkoholischen Getränken. Betr. Gamma-Globulin s. S. 153.

Epidemische Hepatitis entsteht gelegentlich auch durch Blutübertragung (s. S. 453), nach Serumtherapie insbesonders nach Rekonvaleszentenserum (s. S. 154), weiterhin auch bei Gebrauch schlecht sterilisierter, nur ausgekochter Injektionsspritzen, z.B. nach Salvarsan- und Wismutinjektionen (s. S. 542). Bei solchen Epidemien wird nicht selten eine hohe Mortalität beobachtet.

Leberatrophie. Alle diese Parenchymschäden können ohne bleibende Veränderungen ausheilen; sie können aber auch rasch fortschreiten und in die akute Leberatrophie (gelbe oder rote) übergehen, die bei jedem auftretenden Ikterus mehr oder weniger zu befürchten ist. Das Leberparenchym bricht zusammen und verfällt der Autolyse, bis zuletzt im Stadium der roten Atrophie fast nur mehr der Gefäß- und Capillarapparat erhalten bleibt.

Die akute gelbe Leberatrophie wird begünstigt durch Alkoholismus, schlechte Ernährung, Schwangerschaft; sie ist gewöhnlich kompliziert durch Acidosis, Exsiccosis, Hypoglykämie und auch durch Schock.

Die **Behandlung der Parenchymerkrankung der Leber** beginnt mit der Erkennung und Ausschaltung der ursächlichen Noxe (s. S. 361). Sofern diese vom Magen-Darmkanal aus wirkt, wird von praktischer Seite immer wieder auf das *Calomel* hingewiesen, das nicht nur für eine schnelle *Entfernung des Giftes sorgt,* vielmehr gleichzeitig als *ableitendes Verfahren* die Leberschwellung beeinflussen kann. Demnächst ist die wichtigste Behandlung die diätetische, gewöhnlich kochsalzarme Ernährung, unter reichlicher Verwendung von Traubenzucker, auch von NNRindenhormon mit dem Ziel einer Auffüllung des Glykogendepots der Leber. Daneben wird zum Schutz der Leberzellen Vitamin B_1 und Lactoflavin, zum Schutz der Lebercapillaren Nicotinsäureamid empfohlen. Weiterhin läßt sich mit *Calciumsalzen* ein gewisser Leberschutz erzielen.

Viele Formen der Parenchymschädigung reagieren auf Cholin und andere „lipotrope" Stoffe (s. oben); jedoch gibt es auch cholinunempfindliche Leberkrankheiten. Die Wirkung des Cholins (2—5 g tägl.) wird verstärkt durch Beigabe von *Cystin* (2 g täglich), über Monate verabreicht. Der gleiche Effekt ist mit *Methionin* (2—5 g täglich) zu erreichen. Dabei wirkt Cholin im Experiment mehr gegen die Cirrhose, Cystin mehr gegen die Nekrose, Methionin sowohl gegen Nekrose und Cirrhose.

Auch der hohe Lecithingehalt der gesunden Leber scheint daher vor Degeneration zu schützen. Das cirrhotische Organ andererseits ist demgegenüber an Lecithin verarmt, wodurch die Resistenz gegen Gifte zusätzlich vermindert wird. Die Anwendung des Lecithins zum Leberschutz hat so eine gewisse wissenschaftliche Grundlage erhalten. Preiswert ist die Verordnung von Eigelb (4—6 Stück täglich), doch kann man auch Lecithin selber verordnen.

Rp. Lecithini 20,0
 Vitelli ovi I
 Ol. Menthae pip. gtt. I
 Sirup simpl. 40,0
 Aquae dest. ad 150,0.
 D.S. 3mal täglich 1 Eßlöffel — NB. nach Franck.

Chronische Lebererkrankungen. Die Abheilung der akuten serösen Hepatitis oder die der akuten gelben Leberatrophie kann trotz richtiger Behandlung sehr langsam erfolgen, und sich über Monate und Jahre hinziehen, oder es erfolgt ein langsamer Übergang in *Lebercirrhose*, oft erst nach vielen Jahren. Daher findet sich in der Anamnese von Kranken mit Lebercirrhose gelegentlich ein überstandener katarrhalischer Ikterus oder eine abgeheilte subakute gelbe Leberatrophie.

Im Tierexperiment ist Lebercirrhose erzeugt worden durch diätetische Faktoren, besonders Cholin-, Methionin- und Caseinarmut der Nahrung, durch Tetrachlorkohlenstoff, Teerstoffe, bakterielle Infektionen, durch Phosphor und Kombinationen desselben. Alkohol allein tut es im Tierexperiment nicht. Am besten untersucht ist der Tetrachlorkohlenstoff (MANN und BOLLMANN), der bei wöchentlich 2—5maliger Zuführung nach 2—6 Monaten zu einer typischen LAENNECschen Cirrhose mit Bilirubinämie und Ascites führte. Trotzdem trat in jedem Falle völlige funktionelle Erholung ein, wenn man den Tetrachlorkohlenstoff absetzte. Die anatomischen Veränderungen blieben zurück.

Bei allen Lebererkrankungen, die zum Untergang von Leberzellen führten, muß die starke Regenerationsfähigkeit der Leber berücksichtigt werden. Nach Exstirpation von 80% der Gesamtleber hatte das Organ nach 6 Wochen wieder die ursprüngliche Größe (PONFICK). Andererseits wird diese Regeneration durch toxische Schädigung, durch Behinderung des Gallenabflusses, durch Durchblutungsstörungen im Pfortadergebiet wesentlich beeinträchtigt.

Bei der **menschlichen Lebercirrhose** zeigt sich häufig eine Beziehung zum *Alkoholabusus*; seine Wirkung ist wohl eine indirekte, zusammenhängend mit der pathologisch veränderten Darmflora oder mit dem Fehlen bestimmter Nahrungsfaktoren, insbesonders von Cholin. Daneben werden *Blei* und *Arsen* mit Recht beschuldigt, auch Tabakmißbrauch. Die Infektionskrankheiten, die zur serösen Hepatitis oder zur akuten gelben Leberatrophie führen, können ebenfalls eine Lebercirrhose im Gefolge haben. Besonders wird auch die Malaria beschuldigt. Cholangitische Vorgänge können beteiligt sein.

Die Behandlung der Lebercirrhose entspricht weitgehend der, die bei anderen Parenchymerkrankungen der Leber üblich ist. Ein besonders wichtiger Faktor, der der Behandlung bedarf, ist die *Hypoproteinämie* (s. S. 32). Betr. *Diät* s. S. 64. Indessen treten zusätzliche Forderungen auf. Die symptomatische Behandlung von Leberstauung und Ascites erfolgt durch diuretische Maßnahmen: am wichtigsten ist die *kochsalzarme* Kost; daneben kommen diuretische Tees, Calcium-Kaliumtherapie, Theophyllinum, Salyrgan und Decholin, nach neueren Ergebnissen auch Lactoflavin in Betracht. Bei der hepatogenen Urämie soll auch Harnstoff (Urea 20—30 g täglich) gut wirken (NONNENBRUCH). Auf gute Entleerung der Gallenblase und des Darms (Calomel, Bittersalzlösung, Trinkkuren mit Karlsbader und Mergentheimer Wasser) wird vielfach Wert gelegt.

Das bei der fortgeschrittenen Lebercirrhose gefürchtete Coma hepaticum scheint gelegentlich auf Traubenzuckerinfusionen mit den üblichen medikamentösen Zusatzen (s. o.) anzusprechen. Angeraten werden hypertonische Lösungen, die gleichzeitig bestehende Stauungsvorgänge günstig beeinflussen.

Die **hepatogene Urämie,** — auch als hepatorenales Syndrom bezeichnet — entsteht häufig im Gefolge von Leberschäden. Verantwortlich sind in erster Linie Krankheiten und Gifte, die akute gelbe Leberatrophie zur Folge haben (s. o.). Doch muß man damit rechnen, daß auch Glykogen-mobilisierende Mittel wie Salyrgan, Schlafmittel u. a. zu ähnlichen Erscheinungen führen können.

c) Pharmakologie der Galle und der Gallenwege.

Die Leberzellen sind die Bildungsstätte der Galle, die durch die Gallengänge abgeführt wird. Die Gallenblase ist ein Reservoir, in dem die Galle auf $1/_{10}$ des ursprünglichen Volumens eingedickt werden kann. Beim Menschen unterscheidet man daher die dünnflüssige,. wenig gefärbte Lebergalle und die dickflüssige, dunkel gefärbte Blasengalle. Die täglich produzierte Gallenmenge wird auf 600 ccm geschätzt. Gewisse Säugetiere, wie das Pferd, besitzen keine Gallenblase.

Die wichtigsten physiologischen Bestandteile der Galle sind die Gallensäuren, die Gallenfarbstoffe, Cholesterin, Mucin und Kalksalze. Die Leber ist auch das Exkretionsorgan von Stoffwechselendprodukten und von vielen körperfremden und giftigen Stoffen (Tetrajodphenolphthalein, Hexamethylentetramin, Salicylate, *Sulfonamide*). Solche in die Galle übergehenden Stoffe können unter Umständen zur Desinfektion der Gallenwege benützt werden (s. S. 374).

Die *Gallensäuren* sind, chemisch gesehen, nahe Verwandte des Cholesterins. Sie sind die physiologisch *gallentreibenden Mittel* und zwar dadurch, daß sie nach der Ausscheidung im Darm der Rückresorption unterliegen, nunmehr auf die Leberzellen einwirken und den Gallenfluß in Gang halten. Wird z. B. durch starke Diarrhöe die Rückresorption der Gallensäuren verhindert, so kommt es gleichzeitig zur Stockung der Gallensekretion. Die Gallensäuren sind gleichzeitig die wichtigsten toxischen Stoffe der Galle. Sie werden ungiftiger, aber gleichzeitig unwirksamer in der nachstehenden Reihenfolge: Desoxycholsäure—Taurocholsäure—Cholsäure—Glykocholsäure. In hoher Konzentration machen sie *Hämolyse* und Cytolyse. Sie besitzen eine *depressive Wirkung* auf das Zentralnervensystem. Sie führen zur *Pulsverlangsamung*, zum Teil durch zentrale Vaguswirkung, zum Teil durch unmittelbare Herzwirkung. Sie besitzen neben der *gallentreibenden* eine starke *diuretische* Wirkung, insbesonders bei Ödemen, die auf veränderte Lebertätigkeit zurückgeführt werden müssen, aber auch bei gewissen kardialen Ödemen in Kombination mit Digitalis und Mercurialien.

Die durch den Ductus choledochus in das Duodenum ausgeschütteten und in der Papilla Vateri innigst mit dem Pankreassaft vermischten Gallensäuren stehen in Beziehung zur *Fettverdauung*. Sie emulgieren die Fette, bilden nach dem Choleinsäureprinzip wasserlösliche Molekülverbindungen mit den Fettsäuren und *aktivieren die Pankreaslipase*. Durch Verlegung des Ductus choledochus treten Fettstühle auf. Die Gallensäuren stehen aber auch in Zusammenhang mit der Resorption und daher mit der Wirkung anderer fettähnlicher Körper, so der Vitamine A, D, E und K. Aber auch gewisse Öle wie Ricinusöl, und Harze wie Aloe, wirken nur, wenn Galle zugegen ist; die Wirkung solcher Abführmittel wird durch Gallensäuren verstärkt. Die Gallensäuren stehen weiter in Zusammenhang mit der Bildung des *Sekretins* und dadurch mit dem Fluß des Pankreassaftes, dieses wichtigsten Verdauungssekretes. Beim Fehlen von Gallensäuren im Darmkanal kann daher die therapeutische Zufuhr geboten sein, auch für die Verdauung der Eiweißkörper und Kohlenhydrate. Galle wirkt *abführend*, z. B. nach Spezialvorschrift auch bei akutem Ileus.

Rp. Fellis tauri depurat. sicc. 15,0
        Mass. pil q. s. f. pil Nr. XXX.
        S. 3mal täglich 1 Pille. — NB. Statt dessen Decholin *in Tabletten* zu 0,25.

Dehydrocholsäure, als Decholin (Tabletten zu 0,25 g) im Handel, besitzt den stärksten choleretischen Effekt unter den Gallensäuren, liefert eine besonders verdünnte und reichliche Galle. Sie hat dabei die schwächste hämolytische Wirkung, kann daher auch intravenös gegeben werden (5—10 ccm der 10%igen Lösung) und die geringste Giftwirkung.

Gallenfarbstoffe. Die Bildung des *Bilirubins* erfolgt im Retikuloendothel, und zwar besonders im Knochenmark, aber auch in Milz und Leber. Die Gallenfarbstoffe sind Stoffwechselschlacken des Hämoglobins, besitzen aber gleichzeitig eine fördernde Wirkung auf die Erythropoese. Der Gehalt des Blutes an Bilirubin wird bestimmt durch die Produktion von Gallenfarbstoff einerseits, durch die Ausscheidung andererseits. Der normale Gehalt des Blutes beträgt 0,1—0,5 mg-%. Bei über 2,0 mg-% tritt Gelbsucht ein. Bei einem Lebergesunden verschwindet intravenös injiziertes Bilirubin sehr schnell aus dem Blute (50 mg in 3—4 Stunden). Bei Leberkranken ist der Bilirubingehalt nach dieser Zeit noch wesentlich erhöht (v. BERG-MANN).

Die tägliche Produktion an Gallenfarbstoff beträgt 100—400 mg. Der letztere Wert entspricht $^1/_{40}$ des gesamten Blutfarbstoffs, der dementsprechend täglich zugrunde gehen kann. Beim hämolytischen Ikterus werden sehr viel größere Mengen zerstört. Auch bei anderen Formen der Hämolyse und bei inneren Blutungen ist die Bildung des Gallenfarbstoffs entsprechend erhöht.

Die *Ausscheidung* der Gallenfarbstoffe wird gestört durch krankhafte *Veränderungen der sezernierenden Leberzellen* (s. S. 366) oder *Verlegung der Gallenwege* durch Entzündung, Spasmen, Gallensteine, Parasiten und Tumoren. In diesen Fällen kann Bilirubin in den Urin übertreten. Gallensäuren wirken nicht auf die Sekretion der Gallenfarbstoffe.

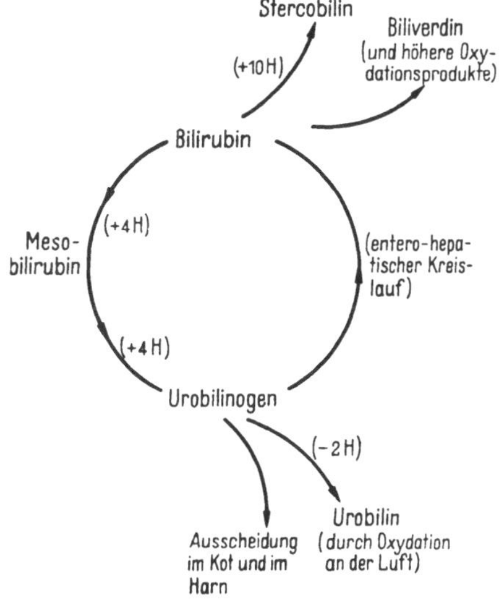

Abb. 91. Stoffwechsel des Bilirubins nach LEHNARTZ.

Im Stoffwechsel erfährt Bilirubin verschiedene Umsetzungen. Schon beim Passieren der Leber verändert es sich (direkte und indirekte Reaktion nach VAN DEN BERG). In Galle und Darm aber wird es reduziert, und zwar unter Mitwirkung der Bakterienflora. Das entstehende Urobilinogen wird zum größten Teil zusammen mit weiteren Abbauprodukten durch den Kot ausgeschieden. Ein anderer Teil, ungefähr $^1/_3$ des in der Leber ausgeschiedenen Farbstoffs, wird erneut resorbiert, passiert abermals die Leber und wird jetzt zum zweiten Male zu Bilirubin oxydiert und wieder durch die Galle ausgeschieden. Bei Verlegung der Gallenwege und bei bestimmten Erkrankungen der Leberzellen häuft Bilirubin sich im Blut an und wird jetzt durch die Nieren abfiltriert. Durch Oxydation an der Luft geht es dann in Urobilin über (Abb. 91).

α) Choleretica und Cholokinetica.

Die gallentreibenden Mittel (**Cholagoga**) wirken entweder durch *Mehrsekretion der Galle* im Leberparenchym (**Choleretica**) oder durch *Entleerung der Gallenblase* (**Cholokinetica**). Je nachdem wird dünnflüssige Lebergalle oder dickflüssige Blasengalle oder eine gemischte Galle in das Duodenum abgegeben. *Choleretisch* durch Mehrtätigkeit des Leberparenchyms wirken in erster Linie die natürlichen *Gallensäuren*, oder Dehydrocholsäure (s. oben); eine cholokinetische Wirkung besitzen sie nicht; sie eignen sich mehr zur Durchspülung der Gallenwege, nicht der Gallenblase. Gallensäuren sind in vielen Spezialpräparaten enthalten (Felamin, Bilival, Agobilin u. a.).

Rp. Decholin in 5%iger Lösung.
3 Ampullen zu je 10,0 ccm.
S. z. H. des Arztes. —
NB. 10 ccm langsam intravenös.

Zu den Stoffen, die durch unmittelbare Wirkung auf das Leberparenchym choleretisch wirken, gehören auch Salicylsäure, Histamin, ölsaures Natrium, sowie nach neueren Untersuchungen das *p-Tolylmetylcarbinol* aus dem ätherischen Öl von Curcuma domestica (auch im Curry enthalten).

Ein natürlicher Gallenfluß bei gleichzeitiger Ausschüttung von Pankreassaft kann auch auf indirektem Wege durch *Sekretin* herbeigeführt werden sowie durch alle Stoffe, die eine starke Bildung von Sekretin zur Folge haben, wie Säuren, Fette, Seifen, Eiweiß und seine Abbauprodukte und Galle selber. Zu diesen rechnet SCHWIEGK auch Magnesiumsulfat. Demgegenüber sind Kohlenhydrate und Alkalien in dieser Hinsicht nicht wirksam. Es ist fraglich, ob es andere Medikamente mit choleretischer Wirkung gibt. Von bestimmten ätherischen Ölen (Pfefferminzöl, Kümmelöl, Anisöl, Rettichsaft), von Podophyllin und z. B. von Karlsbader Wasser wird es behauptet.

Eine bekannte Spezialität ist *Chologen* Nr. 3. Es enthält neben Podophyllin zusätzlich Kalomel, Campher und Menthol.

Eine andere Gruppe wirkt cholagog durch Entleerung der Gallenblase, deren Tonus reguliert wird durch *nervöse Reflexe* einerseits und durch ein sekretinähnliches Hormon *(Cholecystokinin)* andererseits. Daneben ist auch das darmwirksame Hormon des *Hypophysenhinterlappens* beteiligt. Hypophysin (9 bis 12 V.E. intramuskulär) entleeren prompt die Gallenblase, was zur Gewinnung von Galle mittels der Duodenalsonde benutzt wird und den Vorteil hat, daß die Galle nicht weiter verunreinigt wird. Auch mag die Peristaltik des Darmes in der Gegend der Papilla Vateri melkende Bewegungen auf den Ductus choledochus ausüben.

Eine besonders heftige Gallenblasenentleerung erhält man durch *Eigelb, Sahne, Fette* und *Öle* (Abb. 92). Die Eidottermahlzeit z. B. kann wertvolle diagnostische Hilfe leisten bei der Kontrastdarstellung der Gallenblase vor dem Röntgenschirm. Auch *Olivenöl* (20 ccm körperwarm mittels der Duodenalsonde zugeführt) und *Ricinusöl* sind stark wirksam; doch besitzen auch *Sulfate* (z. B. 40 ccm einer 40%igen Lösung von Bittersalz zur Einführung mit der Duodenalsonde) und möglicherweise *Sulfatwässer* die gleichen Eigenschaften. Letzthin wurde *Mannit* (20 g oral) sowie Trinken von *Paprikapreßsaft* (12—15 ccm) empfohlen.

β) Gallensteine.

Von den Bestandteilen der Galle zeichnen sich drei durch *schlechte Wasserlöslichkeit* aus: *Cholesterin, Bilirubin* und *Kalksalze*. Bei starker Eindickung, bei Stauungszuständen, bei entzündlichen Veränderungen in der Wand der Gallengänge und der Gallenblase — sofern gleichzeitig der Stoffwechsel gestört ist — haben sie die Tendenz, auszufallen und Gallensteine zu bilden.

Der häufigste Gallenstein enthält alle drei Stoffe gleichzeitig; es gibt aber auch reine Cholesterin-, reine Bilirubin- und reine Calciumcarbonatsteine sowie alle möglichen Mischungen. Die Wirkung dieser Gallensteine wird ganz verschieden sein, je nachdem sie in der Gallenblase, im Ductus cysticus, in den feineren Gallenwegen oder im gemeinsamen Ductus choledochus liegen. Bis heute besteht keine Möglichkeit, solche Gallensteine im Körper wieder aufzulösen.

Eine *Verlegung der Gallenwege* ist häufig verbunden mit kolikartigen Schmerzen, mit allgemeiner Dyspepsie, Stauungsleber und gelegentlich mit Auftreten von Ikterus. Gleichzeitig können *autonome Reflexe* einsetzen, die durch Dehnung der Gallenblase und der Gallenwege entstehen, und die sekretorische und motorische Veränderungen in Magen, Pylorus und Darmtractus nach sich ziehen. Auch ist mit *Reflexen* auf die HEADsche Zone zu rechnen, die sich in motorischen Erscheinungen an Bauchdecken und Zwerchfell und in Schmerzen äußern, die in die rechte Schulter ausstrahlen können (s. S. 129).

Dieser Zustand entsteht nicht nur durch die Anwesenheit von *Gallensteinen*. Es kann vielmehr ein rein funktioneller *Spasmus* vorliegen, der von der Großhirnrinde, vom Hypothalamus, von peripheren Reflexen oder auch durch Opiate ausgelöst wird und der gewöhnlich den ODDISchen Sphincter betrifft. Außer einem lokalen Spasmus der Gallenwege kann aber auch ein *verminderter Tonus der Gallenblase* an der Stauung schuld sein.

Solche spastischen Zustände reagieren, abgesehen von der entsprechenden Diät, auf spasmolytische Therapie (Pfefferminztee, Rettichsaft, Nitrite, Theophyllin, Papaverin), auf *gallentreibende* und *gallenblasenentleerende* Mittel, auf *periphere Reflexe*, die etwa durch Natriumbicarbonat ausglöst werden, sowie gelegentlich auf Sedativa und auf Luminal (Luminaletten), gelegentlich auch auf Bromide. Häufig liegt gleichzeitig eine spastische Obstipation vor, durch

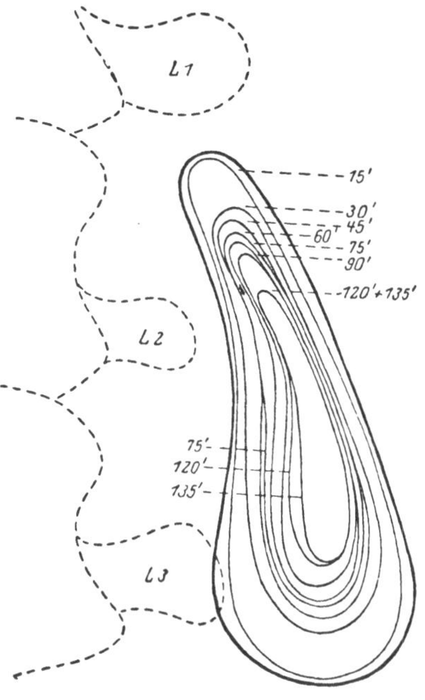

Abb. 92. Vergleichende Aufzeichnung der aufeinanderfolgenden Schatten einer menschlichen Gallenblase. Die stark gezeichnete äußere Linie ist der Schatten der Gallenblase vor der Mahlzeit aus rohem Eigelb und rund ¹/₄ Liter Rahm. *L1, 2* und *3* die transversalen Fortsätze der Lumbalwirbelsäule. Zeichnung in natürlicher Größe. (Nach BOYDEN.)

die der Spasmus der Gallenwege ausgelöst oder verstärkt werden kann. Der gleichzeitige Gebrauch von einfachen Abführmitteln ist daher oft notwendig (Milchzucker, Olivenöl usw.).

Der *Gallensteinanfall*, der oft mit entzündlichen Erscheinungen vergesellschaftet ist, verlangt die sofortige Ruhigstellung des gesamten Verdauungstractus, am besten durch eine 2—3tägige Fastenkur. Als Getränk eignet sich der spasmolytisch wirksame Pfefferminz- oder Kamillentee. Der durch einen Stein ausgelöste lokale Krampf der glatten Muskulatur kann nur symptomatisch behandelt werden mit analgetischen und spasmolytischen Mitteln. Weitere Behandlung s. S. 64.

Rp. Morphini hydrochlor. 0,2
    Atropini sulfur. 0,01
    Aqu. dest. ad 10,0
    Da ad vitrum cum collo amplo. Sterilisa!
    S. 1 ccm subcutan beim Anfall. Vom Arzt zu injizieren! — NB. Rezeptformalitäten s. S. 230.

Zum *Austreiben der Gallensteine* ist seit langem die Ölkur gebräuchlich (morgens nüchtern 100—200 ccm bestes Olivenöl 3 Tage lang). Sie darf nur unter ganz bestimmten Voraussetzungen durchgeführt werden. Es sollen besonders keine akut entzündlichen Erscheinungen vorliegen. Üblich ist die Unterstützung solcher Kuren mit warmem Karlsbader Wasser bzw. mit einer Lösung von künstlichem Karlsbader Salz oder mit Gallensäuren.

γ) Infektionen der Gallenwege.

Bei Gallenkoliken kann auch eine *Infektion der Gallenwege* vorliegen, die gewöhnlich mit entzündlichen und spastischen Zuständen (s. oben) verbunden ist.

Diese kann auf dem Blutwege entstehen, z. B. bei fokaler Infektion. Häufig jedoch wird sie von einer primären Infektion des Darms ausgehen und durch den Ductus choledochus aufsteigen. Bei der diätetischen Behandlung solcher entzündlicher Vorgänge ist daher auch der primäre Darminfekt zu berücksichtigen (Beeinflussung der Darmflora und der Regelung der Darmtätigkeit).

Medikamentös können solche Desinfektionsmittel wirksam sein, die in wirksamer Form und in genügender Konzentration in die Gallenwege und die Gallenblase übergehen. Am sichersten erhält man die notwendig hohe Konzentration durch intravenöse Injektion von Hexamethylentetramin (5 ccm der 40%igen Lösung mehrmals täglich i.v. bzw. 5 g täglich peroral). Dabei ist zu berücksichtigen, daß zwar die Lebergalle einen p_H-Wert von 8,20 und mehr besitzt, daß die Reaktion aber nach der Eindickung in der Gallenblase sauer wird (p_H 5,18 bis 6,00). Ein weiteres derartiges Mittel ist *Salicylsäure* in hoher Dosierung, vorzugsweise rectal angewandt. Betr. *Sulfonamide* s. S. 553. Betr. *Antibiotica* s. S. 563. Durch erhöhten Gallenfluß, z. B. mit Hilfe von *Decholin*, läßt sich ebenfalls ein subakuter oder chronischer Infekt der Gallenwege beeinflussen.

4. Darm.

a) Obstipation.

Die Darmbewegungen besorgen die physiologische Durchmischung und die Weiterbeförderung des Darminhalts zum Zwecke der fermentativen Aufschließung, der Resorption und Eindickung.

Die *Durchmischung* erfolgt hauptsächlich durch Pendelbewegung und rhythmische Kontraktionen der Ringmuskulatur, die beim Menschen eine Frequenz von etwa 10 in der Minute besitzen. Der *Weiterbeförderung* dienen peristaltische Schübe, die sehr viel seltener, etwa alle 3—4 Minuten auftreten. Auch setzt gelegentlich eine gegenläufige peristaltische Bewegung ein. Diese Bewegungen werden ausgelöst durch lokale Reflexe. Sie sind aber von den autonomen Ganglien der Darmwand (AUERBACHscher und MEISSNERscher Plexus), von übergeordneten Reflexen (Koordination mit Magen, Gallenblase, Blinddarm, Beckenorganen u. a.), vom Mittelhirn, sowie von der Psyche abhängig.

Die wichtigste Ursache für die Auslösung dieser lokalen Reflexe ist die *Füllung des Darmkanals*. Je stärker der Darm gefüllt ist, um so lebhafter sind die Reflexe, die ausgelöst werden. „Ein starker Esser ist nie verstopft." Beim Menschen setzt nach Zufuhr von etwa 300 ccm Flüssigkeit die Peristaltik ein. Aber auch jede Zustandsänderung im Reflexbogen selbst oder in den übergeordneten Zentren kann die physiologische Darmbewegung verändern.

Der *Inhalt des Darms* setzt sich zusammen aus Nahrungsbestandteilen und Verdauungssäften. Im Dickdarm treten große Mengen von lebenden und toten Bakterien hinzu, so daß rund 25% der Trockensubstanz des Kotes aus Bakterien bestehen; daneben finden sich die Rückstände der Nahrung und der Verdauungssäfte. Auch werden einige Stoffwechselendprodukte und viele Gifte in den Darm ausgeschieden.

Literweise ergießen sich die Verdauungssäfte von Speicheldrüsen, Magen, Leber, Pankreas und die der LIEBERKÜHNschen Drüsen in den Darmschlauch. Die Gesamtsekretion wird auf täglich 4 l geschätzt, doch kann sie erheblich größer sein. 94% des Gesamtwassers werden bereits im Dünndarm resorbiert. Die endgültige Eindickung erfolgt jedoch im Dickdarm. Sie ist nicht nur notwendig, um eine normale Konsistenz des Kotes herbeizuführen; aus dem eingedickten Kot werden vielmehr auch die Stoffwechselprodukte der Bakterientätigkeit weniger rasch resorbiert. Eine verstärkte Resorption solcher Gifte findet sich daher bei jeder Diarrhöe. Auch durch Abführmittel können unangenehme Nebenwirkungen, dyspeptische Beschwerden und besonders Blähungen entstehen.

Im normalen Geschehen sind die Wassermengen, die mit der Nahrung und den Verdauungssäften in den Darmschlauch hineingebracht werden, und andererseits diejenigen Mengen, die der Rückresorption unterliegen, aufs feinste gegeneinander einreguliert. Jede stärkere Störung dieser Regulation muß daher zu Durchfall oder Obstipation führen. Auf diesem Wege wirken auch viele Abführmittel. Bei starker Diarrhöe werden zudem wertvolle Stoffe aus dem Körper entfernt, die mit den Verdauungssäften sezerniert oder vom Darm nicht resorbiert werden (s. S. 388).

Die *Resorption* erfolgt unter Mitwirkung der Darmbewegungen und Verdauungssäfte, zum Teil durch rein physikalische Diffusion. Zum andern Teil aber sind biologische Faktoren beteiligt, wie die aktiven Pumpbewegungen der Dünndarmzotten oder die Phosphorylierung des Zuckers. Tritt eine Diarrhöe ein, so wird auch die Aufsaugung der Nahrungsbestandteile herabgesetzt. Die Abführmittel spielen daher auch bei Entfettungskuren eine große Rolle (Marienbader und Mergentheimer Wasser u. a.). Die *endgültige Koteindickung* erfolgt im distalen Ende des Dickdarms (Colon pelvicum) und — bei unvollständiger Rectumentleerung — bis zur pathologischen Konsistenz im Rectum.

Für den Arzt ist wichtig die Farbe des Kotes: er ist *schwarz* nach Tierkohle, Wismut, Eisen, auch nach Rotwein, Heidelbeeren, Brombeeren, Schokolade, Kaffee, Caramel u. a. sowie *pechschwarz* nach Blut. Er ist *gelbbraun* bis rot nach Senna, Rheum, Santonin; er ist *grün* nach Kalomel, *weiß* nach Bolus und Barium, hat *Tonfarbe* bei Ikterus. Beim Menschen existiert nach Ausweis des Röntgenverfahrens eine Verstopfung des Dünndarms nur bei Strikturenbildung. Sonst ist entweder der Dickdarm, und zwar vornehmlich im Bereich des Colon pelvicum (atonische und spastische Obstipation) oder der Enddarm (Dyschezie) verstopft.

Dyschezie. Darunter versteht man eine unvollständige Rectumentleerung, entstanden infolge fehlerhafter Lebensgewohnheiten, so daß sich allmählich immer größere Residuen im Enddarm anhäufen — bei normaler Dünndarm- und Dickdarmzeit. Sie ist häufig unter Jugendlichen — Schulkindern, Berufstätigen —, die an eine bestimmte Uhrzeit gebunden sind, so daß das notwendige Geschäft der Darmentleerung zu kurz kommt.

Die Entleerung des Enddarms ist bekanntlich in erster Linie von den Gewohnheiten, dann auch vom Willen abhängig; es ist aber zu berücksichtigen, daß die Füllung des Enddarms normalerweise erst kurz vor der Entleerung erfolgt, und zwar mit Hilfe des sog. Gastro-Colonreflexes. Dieser bedingte

Reflex bildet sich durch die *Erziehung* und bleibt in voller Stärke erhalten, solange die durch Erziehung geschaffenen Gewohnheiten nicht gestört werden. Da die Betätigung des Gastro-Colonreflexes etwas Zeit gebraucht, möchte WALTER STRAUB die Darmentleerung erst nach dem Frühstück anraten unter Gebrauch von Kaffee und Tee, die durch ihren Gehalt an Coffein Wecker des AUERBACH-schen Plexus sind und unter Benutzung des stimulierenden Einflusses des Nicotins auf die autonomen Ganglien (s. S. 269). Doch sind solche komplizierten Vorbereitungen wohl nur in seltensten Fällen erforderlich. Am besten soll der Stuhlgang vor dem morgendlichen Waschen erfolgen, und zwar mit der Regelmäßigkeit eines Uhrwerks. Kleine Hilfen, wie Massage, Zimmergymnastik oder ein Glas kaltes Wasser sofort nach dem Aufstehen, können genügen (Gastro-Colonreflex). Die wichtigste Ursache der Verstopfung ist eine für den Betroffenen unzweckmäßige Diät, die immer der Regelung bedarf (alimentäre Obstipation). Gelegentlich kann auch die Atonie des Enddarms durch ungeeignete anatomische Verhältnisse verschlimmert werden (Schwäche der Bauchdecken).

Atonische bzw. hypokinetische Obstipation ist verursacht durch Schwäche der Muskulatur des betreffenden Darmabschnitts, so daß der Dehnungsreiz zur Auslösung der Peristaltik durch die gewöhnliche Füllung nicht erreicht wird. Dieser Zustand wird im Experiment verdeutlicht durch die *Opiumwirkung;* er hängt zusammen mit allgemeiner Körperschwäche bei Senilität, mit Unterfunktion der Schilddrüse und Nebennierenrinde, und mit Lähmungszuständen des Zentralnervensystems. Häufiger findet er sich bei vitaminarmer Ernährung, wobei das Fehlen des B-Komplexes ·und das der Ascorbinsäure besonders beschuldigt wird. Die Erregbarkeit des Darmtractus kann aber auch durch Mangel an bestimmten Mineralsalzen vermindert sein.

Stärker verbreitet ist die **spastische bzw. dyskinetische Obstipation.** Sie ist meist zentralnervösen Ursprungs und vergesellschaftet mit anderen Symptomen der Vagotonie. Sie kann aber auch rein psychisch entstehen. Ebenso wichtig sind Reflexe, die von erkrankten Bauchorganen ausgehen (Spasmen der Gallenblase, des Blinddarms, der Beckenorgane, der Genitalien u. a.). Bei solchen Zuständen sind häufig lokaler Spasmus und lokale Atonie vereinigt. Eine besonders schwere Form der Obstipation ist mit der HIRSCHSPRUNGschen Krankheit (Megacolon) verbunden (s. S. 318). Auch dem angeborenen Megacolon liegt eine Störung der autonomen Regulation zugrunde, wobei die einen Autoren mehr eine Unterfunktion des Parasympathicus, die anderen mehr eine Überfunktion des Sympathicus annehmen. In der Tat kann in solchen Fällen durch die Spinalanästhesie eine fast unmittelbare Entleerung des Enddarms eintreten. Besonders schwere Fälle sind neuerdings durch Exstirpation der zugehörigen sympathischen Ganglienzellen behandelt worden.

Folgen der Obstipation. Die Folgen der chronischen Obstipation sind dyspeptische Beschwerden der mannigfachsten Art. Die eine Richtung sucht die Ursache der Beschwerden in toxischen Stoffen, die durch die Tätigkeit der Darmbakterien gebildet werden *(Autointoxikation).* Man bezeichnete den Dickdarm als den „größten Feind" des Körpers oder als den „Abfalleimer", der unter Umständen exstirpiert werden müßte. Solche Ansichten bedeuten eine gründliche Verkennung der wichtigen Funktionen dieses Organs. In der Tat ist es außerordentlich fraglich, ob die beschuldigten Stoffwechselprodukte (Indol, Histamin, Cholin u. a.) überhaupt eine chronische Giftwirkung besitzen, obwohl andererseits in pathologischen Fällen Bakterien und Bakterientoxine vom Darm aus in Blut- und Lymphgefäße übergehen können, besonders dann, wenn die Bakterien in den Dünndarm hochsteigen. In solchen Fällen läßt sich eine Umstimmung der Darmflora mit Hilfe von Milchzucker, Joghurt u. a. erzielen.

Eine andere Richtung (ALVAREZ) ist der Ansicht, daß die *dyspeptischen Beschwerden* durch *Dehnung des Darmrohrs* entstehen. Sie lassen sich experimentell durch Einführen von Watte in das Rectum erzeugen und erklären sich zum Teil durch den *Meteorismus*, der häufig zur Obstipation hinzutritt. Eine bestimmte Menge von Darmgasen ist zwar physiologisch vorhanden. Man schätzt sie auf durchschnittlich 1 l täglich. Durch die abnorme Gärung und Fäulnis bei Obstipation aber kann diese Menge erheblich steigen. Die Analyse solcher Darmgase hat ergeben, daß sie hauptsächlich aus Stickstoff bestehen und daher auf Aerophagie zurückzuführen sind. Bei dyspeptischen Beschwerden können enorme Mengen von Luft auf diese Weise in den Darmkanal gelangen. Dann setzen Reflexe ein, die sich nicht nur auf den Verdauungsapparat, sondern auch auf Herz und Blutdruck auswirken können.

b) Abführmittel.

α) Allgemeine Einteilung.

Eine Abführwirkung kann nach alledem auf den verschiedensten Wegen zustande kommen. In der alten Medizin wurden nach Zahl und Beschaffenheit der Darmentleerungen unterschieden: die *Laxantia* (vermehrte Stühle ohne physikalische Veränderung), *Purgativa* (dünnflüssige Stühle), *Hydragoga* (wasserähnliche Stühle), *Drastica* (Abführwirkung durch schwere entzündliche Reizung) Diese Bezeichnungen sind noch heute zweckmäßig, um die zunehmende Intensität der Wirkung der Abführmittel in der obigen Reihenfolge zu charakterisieren. Indessen handelt es sich dabei nicht um wesentliche Kennzeichen der einzelnen Abführmittel, sondern größtenteils um eine Dosierungsfrage.

Dem heutigen Stande der Wissenschaft entspricht es, wenn irgend zulässig, zunächst diätetische Maßnahmen einzuleiten (s. S. 62). Sofern aber Abführmittel notwendig werden, sollte man — von bestimmten Ausnahmefällen wie Vergiftungen abgesehen — nach Möglichkeit nur laxieren.

Auch erscheint es zweckmäßiger, die Abführmittel nach anderen Gesichtspunkten einzuteilen, nämlich in *Dünndarmmittel* und *Dickdarmmittel*. Die ersteren müssen besonders hervorgehoben werden, da Dünndarmmittel oft gleichzeitig auf die großen Verdauungsdrüsen wirken, die diesem Teil des Darmes angehängt sind, insbesondere auf Leber und Galle. So sei erinnert an die Entleerung der Gallenblase unter Einwirkung der Sulfate oder des Ricinusöls und an die ableitende Wirkung des Calomels, von der man bei Hepatitiden und anderen Lebererkrankungen Gebrauch macht.

Die *Dünndarmmittel* ihrerseits teilt man gewöhnlich ein in eine *erste Gruppe der osmotisch wirksamen Abführmittel*, die sich der Resorption widersetzen, dabei Lösungswasser festhalten oder anziehen und so durch stärkere Füllung des Darmkanals Peristaltik auslösen. Dazu zählen die abführenden Mineralsalze, viele Fruchtsäuren und fruchtsäurehaltigen Abführmittel wie Tamarinden, Pflaumenmus u. a. Auf diesem Prinzip der langsamen Resorption und Anziehung von Lösungswasser beruht auch die Abführwirkung von Milchzucker,

Invertzucker, Honig, Mannit und Lävulose, wobei die auftretenden Gärprodukte wahrscheinlich noch mithelfen, besonders bei Kindern. Ergänzt wird diese Gruppe durch die *Quellstoffe* wie Agar-Agar. Eine *zweite Gruppe der örtlich reizerregenden Dünndarmmittel* umfaßt Ricinusöl, Schwefel, Calomel. Betr. Galle s. S. 370.

Die *Dickdarmmittel* besitzen die obenerwähnten Nebenwirkungen auf die großen Verdauungsdrüsen nicht. Sofern ihre Wirkung auf die Nachbarorgane überspringt, wird nicht die Leber oder Gallenblase betroffen, sondern die Beckenorgane, was unerwünscht ist, z. B. durch Verstärkung der Menstruationsblutungen und bei einzelnen, wie Aloe in der Gravidität, geradezu gefährlich werden kann. Die Dickdarmmittel erfüllen aber eine in praktischer Hinsicht besonders wichtige Aufgabe: Die chronische Obstipation geht nämlich, wie wir heute wissen, häufig vom Dickdarm aus, und sollte dementsprechend hauptsächlich mit Dickdarmmitteln behandelt werden, sofern man nicht die diätetische Bekämpfung dieses Leidens vorzieht.

Zu den Dickdarmmitteln zählen die anthrachinonhaltigen Abführmittel, weiter Phenolphthalein und Paraffin. An dieser Stelle müssen aber auch die *abführenden Klistiere* erwähnt werden (Kochsalz, Glycerin, Öle usw.); ihr eigentliches Anwendungsgebiet ist die Dyschezie.

Leider läßt sich die Einteilung in Dünndarm- und Dickdarmmittel nicht scharf durchführen; so z. B. wirkt Ricinusöl, das man früher für ein reines Dünndarmmittel hielt, nach neueren Untersuchungen auch auf den Dickdarm. Auch das Dünndarmmittel Calomel wirkt auf den Dickdarm, sofern dort — infolge von Spasmen oder von Atonie — die Sperre in der Vorwärtsbewegung der Ingesta und damit die Stagnation des Calomels bestanden hat, unter örtlichem Freiwerden von entzündungserregenden Quecksilberionen.

Auch die übrigen Dünndarmmittel wirken auf irgendeinem Wege immer auch auf den Dickdarm, wie die Dickdarmmittel ihrerseits auch auf den Enddarm wirken, da sonst keine Entleerung eintreten würde. Diese Wirkung kann erfolgen nach genau denselben Prinzipien wie beim Dünndarm, nämlich entweder durch den Füllungsreiz infolge der rascheren Entleerung des Dünndarms, oder durch Reizung der sensiblen Nervenendigungen der Dickdarmschleimhaut. (Gemäß Besprechung mit O. EICHLER.)

Die durch höchstgradige Entzündungserregung wirkenden *Drastica* sind ätherische Öle und Harze wie Crotonöl, Podophyllin u. a. und wirken auf die ganze Länge des Magen-Darmkanals. Podophyllin ist gleichzeitig zusammen mit Kalomel eines der wichtigsten Mittel bei krankhaften Veränderungen der Gallenwege.

β) Dünndarmmittel.

Infolge schlechter Resorption wirksame Stoffe. Der physiologischen Darmentleerung am nächsten verwandt ist die Wirkung derjenigen Abführmittel, die bei völliger Reizlosigkeit durch stärkere Füllung des Darms die Peristaltik anregen. Das ist nur mit Stoffen möglich, die sich der Resorption widersetzen.

Zu den *schlecht resorbierbaren Stoffen* gehören die Salze der 2- und 3basischen Säuren: der Prototyp dieser Gruppe ist das **Bittersalz** ($MgSO_4 + 7 H_2O$). Sein aufdringlicher bitterer Geschmack läßt sich durch Auflösen in kohlensäurehaltigem Wasser (z. B. mit Hilfe des Tischsyphons herzustellen) überdecken. Seine Wirkung beruht auf der schlechten Diffusionsfähigkeit. Das Sulfation besitzt nämlich eine besonders große elektrische Ladung, die dazu führt, daß dieses sich mit Wasser in Form von mehr oder minder festgehaltenen Wasserschalen um den Ionenkern herum belädt *(Hydratation)*. Zwar werden kleine Dosen (bis 5,0 g) im Darm restlos aufgesaugt, werden durch die Nieren ausgeschieden und wirken leicht diuretisch, ohne die geringste Abführwirkung zu entfalten, es sei denn auf psychischem Wege. Größere Dosen dagegen (10—20—30 g) verbleiben größtenteils im Darminnern. Dabei halten sie durch osmotische Wirkung die entsprechenden Wassermengen fest, so daß die physiologische Eindickung des Darminhalts im Dünndarm und Dickdarm verhindert wird. Der vermehrte Darminhalt hat eine Beschleunigung der Peristaltik und damit eine Abführwirkung zur Folge.

Die gleiche Dosis *Bittersalz* wirkt völlig verschieden, je nachdem sie in konzentrierter Lösung (etwa $^1/_4$ l Wasser) oder in verdünnter Lösung (etwa $^3/_4$ l Wasser) verabreicht wird.

Gibt man Bittersalz mit wenig Wasser, so ist die Lösung im Darmkanal hypertonisch. Sie hat das Bestreben, aus Blut und Gewebssäften Wasser anzuziehen. Im Blut läßt sich in der Tat nach hohen Sulfatdosen eine Eindickung nachweisen (erhöhte Zahl von roten Blutkörperchen im cmm Blut) (Abb. 93). Dieses Einströmen von Blut- und Gewebswasser in den Darmkanal geht sehr langsam vor sich, so daß die Abführwirkung einer hypertonischen Sulfatlösung erst nach 8—10 Stunden eintritt.

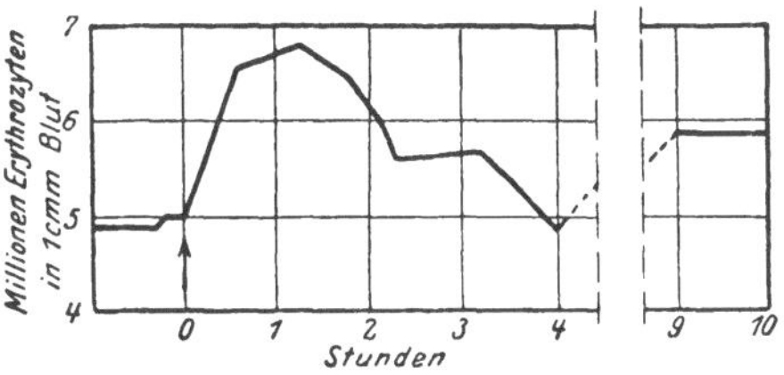

Abb. 93. Schwankungen der Erythrocytenzahlen beim Menschen nach 21 g Na$_2$SO$_4$ in 25%iger Lösung. (Nach HAY.)

Diese Art der Anwendung eignet sich besonders auch zur *Austrocknung von ödematösen Geweben*. Für solche Fälle ist Bittersalz wegen seiner fast völlig fehlenden Reizwirkung auf die Darmschleimhaut besonders geeignet und den vegetabilen Abführmitteln weit überlegen; eine *Magnesiumsulfatdiurese* tritt allerdings nur nach parenteraler Injektion ein.

Gibt man dagegen die gleiche Dosis in viel Wasser, am besten in nahezu isotonischer Lösung (Bittersalz = 3,4%, Glaubersalz = 1,8%), so braucht ein Ausgleich des osmotischen Druckes nicht mehr zu erfolgen. Da das Bittersalz schlecht resorbierbar ist, so bleibt auch die gleichzeitig eingeführte Wassermenge im Darminnern liegen, das infolgedessen von Anfang an stärker gefüllt ist. Daher erfolgt bei einer isotonischen Lösung, z. B. nach 15 g Bittersalz in $^1/_2$ Liter Wasser, die Abführwirkung bereits nach 1—1$^1/_2$ Stunden. In den deutschen Bitterwässern (Mergentheim, Friedrichshall u. a.) liegt eine $^1/_2$- bis 1%ige Lösung vor.

Die Wirkung setzt um so sicherer ein, je höher die Sulfatdosen sind. In Vergiftungsfällen oder bei Wurmkuren soll man von vornherein hohe oder höchste Sulfatdosen in viel Wasser verabreichen (20—30 g).

Es wird vielfach angenommen, daß bei der Abführwirkung der Mineralsalze neben dem osmotischen Faktor andere chemische Faktoren eine Rolle spielen. Man weist darauf hin, daß alle abführenden Mineralsalze Fällungsmittel für Calcium sind. Durch Calciumfällung in den oberflächigen Schleimhautschichten soll eine erhöhte Reflexerregbarkeit eintreten. Indessen ist auch Kochsalz ein rasch, nach $^1/_2$ Stunde zu wässeriger Entleerung führendes Abführmittel, wenn man es in isotonischer Lösung gibt (1—1$^1/_2$ l).

Für die Sulfate ist eine Reduktion durch Darmbakterien nachgewiesen worden, die zur Bildung von H$_2$S führt und möglicherweise die osmotische Abführwirkung verstärkt.

Eine Nebenwirkung des Magnesiumsulfats ist seine *gallentreibende Wirkung* bei Injektion von 30—40 ccm der 30%igen Lösung ins Duodenum. Ähnliches erreicht man durch 5 g Bittersalz morgens nüchtern, eventuell unter Zusatz von 2 g Pepton. Man nimmt an, daß auch die günstige Wirkung der Sulfatwässer bei Gallenerkrankungen auf diesem Mechanismus beruht. Auf den Darmmuskel wirken Magnesiumsalze *spasmolytisch*; im Experiment wirken sie antagonistisch gegen Acetylcholin- oder Bariumkontraktur; klinisch sind sie bei Darmspasmen, z. B. bei Sennakoliken wirksam, was zur bekannten Kombination von Folia Sennae und Bittersalz geführt hat. Weitere Allgemeinwirkungen der Magnesiumsalze sind S. 436 dargestellt worden.

Bei 30 g Bittersalz ist mit leichten *Vergiftungserscheinungen* zu rechnen, wenn das Salz länger im Darmschlauch liegen bleibt, besonders aber beim Versagen der Nieren. (Gegenmittel: Calciumsalze.) Letale Dosis etwa 50 g. Bei allen salinischen Abführmitteln muß bedacht werden, daß sie bei wiederholtem Gebrauch leicht ihre Wirksamkeit einbüßen. Betr. Sulfhämoglobinbildung s. S. 466. Bei hartnäckiger chronischer Obstipation sind daher Dickdarmmittel wie Aloe weit überlegen.

Ähnlich dem Magnesiumsulfat verhalten sich andere **Salze der 2- und 3basischen Säuren.** Allgemein ist vorauszuschicken, daß alle diese Salze, dazu die Fruchtsäuren und schwer resorbierbaren Zucker letzten Endes durch ihren osmotischen Lösungsdruck Peristaltik auslösen, und daher ungefähr in der gleichen Dosis gegeben werden müssen wie Bittersalz. In erster Linie ist *Natriumsulfat* oder *Glaubersalz* ($Na_2SO_4 + 10\ HO_2$) aufzuführen (E.D. 15,0 g). Dieses hat gegenüber Bittersalz kaum Vorteile, läßt auch die günstigen Magnesiumwirkungen vermissen, weist im Gegenteil die zusätzlichen Wirkungen des Natriumions auf. So z. B. wird die Auslösung bzw. Verstärkung allergischer Symptome durch Glaubersalz beschrieben (DELBET). Von abführenden *Carbonaten* ist besonders *Magnesium carbonicum* zu erwähnen. Diese Verbindung bildet sich im Darm auch aus Magnesia usta und Magnesiumperhydrol, die somit als milde Abführmittel zu gelten haben, sofern sie genügend hoch dosiert werden. Die *Phosphate* liefern als Abführmittel das sekundäre Natriumphosphat (*Natrium phosphoricum* $Na_2HPO_4 +$ 12 H_2O). Dieses ist in auffallend geringer Dosis, z. B. von 2—4 g, auch über den Tag verteilt, noch wirksam. Von den *Tartraten* sei das früher sehr viel verwendete *Seignettesalz*, Kalium-Natriumtartrat, angeführt. Die abführende Dosis dieser Verbindung beträgt 10 15 g, während schon nach 20 g Vergiftungssymptome (Erbrechen, Herzkollaps u. a.) auftreten können. Aus diesen Gründen wird die obige wirksame Dosis kaum noch verwendet. Ein besonders wichtiges Abführmittel entstammt den *Citraten*, nämlich das *Magnesium citricum effervescens*, eine nach Art von Brausepulver grobkörnige Mischung von Magnesium carbonicum, Acidum citricum, Natrium bicarbonicum und Zucker, die mit der Magnesiumwirkung die günstigen, bis heute noch nicht völlig geklärten Wirkungen der Citronensäure vereinigt (s. S. 424). Durch den Gehalt an *Fruchtsäuren* abführend wirken auch das *Tamarindenmus* (Pulpa Tamarindorum), das Pflaumenmus, die Feigen u. a.

Schlecht resorbierbar und durch Anziehen von Lösungswasser peristaltikanregend sind auch einige *Zuckerarten*. Von diesen wird hauptsächlich der *Milchzucker* in der Kinderpraxis angewendet (s. S. 37). Dieser wird besonders bei Blinddarmreizung empfohlen (5—10%ige Lösung, teelöffelweise). Das Arzneibuch führt *Manna* auf; dieser eingetrocknete Saft der Mannaesche enthält den schlecht resorbierbaren Zucker Mannit. Manna ist wegen seines süßen Geschmackes besonders in der Kinderpraxis beliebt (Sirupus Mannae DAB.).

Mannit selbst wirkt in Dosen von 30—50 g abführend, hat zudem eine Entleerung der Gallenblase zur Folge (7—10 g, am besten in lauwarmer Milch 1—2mal täglich).

Rp. Mannae 15,0
Aqu. Foeniculi ad 75,0.
M.D.S. 2stündlich 1 Kinderlöffel voll bis zur Wirkung. — NB. Dosierung für Kinder.

In Ergänzung der vorerwähnten schwer resorbierbaren, durch osmotischen Lösungsdruck zur Füllung des Dünndarms führenden Stoffe, sind einige Abführmittel zu erwähnen, die sich durch *starke Quellfähigkeit* im Dünndarm auszeichnen und auf diesem Wege den peristaltischen Reflex in Gang setzen; K. O. MOLLER bezeichnet sie als „raumfüllende" Mittel. An die Spitze dieser Stoffe ist *Agar-Agar* (E.D. 4,0 g) zu stellen, ein stark quellbares unverdauliches Kohlenhydrat, das aus japanischen Meeralgen gewonnen wird und in einigen Spezialpräparaten, wie *Regulin* (Agar-Agar mit Extract. Cascar. sagrad. aquos.) und *Agarol* (Paraffin-Agar mit wirksamem Zusatz von Phenolphthalein) enthalten ist. Quellend wirken auch *Pectine*, die aus Apfelrückständen hergestellt wurden. Hier sei auch an die abführende Wirkung des *Leinsamens* erinnert, bei dem möglicherweise der Ölgehalt ins Spiel kommt (s. S. 62), sowie an die *Kleie*, die durch vermehrte Darmfüllung wirkt.

Infolge Reizwirkung auf die Darmschleimhaut wirksame Dünndarmmittel. Diese Gruppe umfaßt auf der einen Seite das *Ricinusöl* und den *Schwefel*, die eine Reizwirkung auf die Darmschleimhaut ausüben, bei nur milder oder gar völlig fehlender Entzündungserregung. Im Gegenteil wird z. B. Ricinusöl auch bei entzündetem Darm empfohlen. Auf der anderen Seite steht *Kalomel* als stärker entzündungserregendes Abführmittel.

Oleum Ricini ist ein Pflanzenöl, das aus dem Samen der Ricinusstaude durch Abpressen gewonnen wird. In den Rückständen findet sich das giftige Ricin, ein Stoff, der in der Immunitätsliteratur vielfach erwähnt wird. Lassen sich doch Tiere durch tägliche kleine und steigende Mengen von Ricin allmählich unempfindlich machen; in deren Blut tritt dann der Antikörper, das Antiricin, auf. Auch für den Menschen ist das Ricin sehr giftig, sah man doch nach 20 Samen den Tod eintreten (SCHMIEDEBERG). Ricinusöl dagegen ist völlig frei von Ricin.

Ricinusöl hat eine ölige, klebrige Konsistenz und einen brechenerregenden Geschmack, der durch Anwärmen, z. B. in Kaffee, Bier, Weinbrand erträglicher wird. FÜHNER empfiehlt einen Zusatz von 0,5 g Chloroform bei Verwendung zu Wurmkuren. Bei empfindlichen Personen wird es in Kapseln verabfolgt.

Wie andere Fette und Öle wird Ricinusöl unter Mitwirkung von Galle und Pankreassaft emulgiert und verseift. Es wirkt daher nur, wenn die Fettverdauung intakt ist. Dabei bildet sich die freie Ricinolsäure, die eine milde Reizung der Schleimhaut zur Folge hat. Wie andere Öle bewirkt es eine brüske Entleerung der Gallenblase.

Die Dosis für Erwachsene beträgt 1—2 Eßlöffel. Will man — z. B. bei Vergiftungen — des Erfolges völlig sicher sein, so gibt man besser die höhere Dosis. Säuglinge erhalten $\frac{1}{2}$ Teelöffel. Die Wirkung erfolgt nach $1\frac{1}{2}$ Stunden, bei relativ kleinen Dosen oft erst 8 Stunden nach der Einnahme. Es entstehen weiche, selten wässerige Stühle. Da keine Koliken auftreten, ist Ricinusöl das beste Mittel bei Kindern und bei Schwangerschaft. Doch können sich bei den obigen Dosen dyspeptische Zustände anschließen. Bei chronischer Obstipation der Erwachsenen sucht man daher mit weniger, z. B. 1 Teelöffel, auszukommen Der hungernde Mensch braucht oft mehr als 2 Eßlöffel.

Schwefel (s. S. 438) kommt zu Abführzwecken als gereinigte Schwefelblüte (Sulfur depuratum) in grobzerteilter Form, in Dosen von 0,5—1,0 g, zur Anwendung. Unter Schwefelwirkung nimmt der Kot eine *breiartige Konsistenz* an, was z. B. bei der Behandlung der Hämorrhoiden wichtig ist.

Niemals darf der feinzerteilte *präzipitierte Schwefel* als Abführmittel benutzt werden, der infolge stürmischer Entwicklung von H_2S zu schweren Kolikschmerzen und zu Allgemeinvergiftung führen kann.

1,0 g Sulfur depuratum entwickelt nach Messungen von Zörckendörfer im Darmkanal — unter Mitwirkung der Darmflora und der Darmschleimhaut — in der Stunde gegen 3 mg Schwefelwasserstoff. Dieser ist als das eigentliche Prinzip zur Förderung der Darmperistaltik anzusehen, da sogar die 5fache laxierende Dosis Schwefel nicht mehr wirkt, wenn gleichzeitig zum Abfangen des gebildeten Schwefelwasserstoffs $2 \times 0,5$ g Ferrichlorid gegeben wurden. Neben H_2S bilden sich auch Sulfate und Polythionsäuren.

Sulfur depuratum ist auch ein Bestandteil in zusammengesetzten Abführmitteln wie im Kurellaschen Brustpulver (s. S. 384) und im Pulvis haemorrhoidalis R. F. Es wird auch bei Hautkrankheiten verordnet, die mit einer veränderten Darmtätigkeit zusammenhängen mögen (Acne vulgaris, Furunkulose).

Calomel (Hg_2Cl_2) ist eine nahezu unlösliche Quecksilberverbindung, die im Darmkanal unter der Einwirkung von NaCl und $NaHCO_3$, aber auch von organischen Stoffen unter Bildung löslicher Mercurikomplexsalze langsam ionisiertes Quecksilber abgibt, das sich toxikologisch verhält wie Sublimat ($HgCl_2$). Bei Undurchgängigkeit des Darms kann es daher zu einer akuten Sublimatvergiftung kommen (s. S. 513). Gefährlich ist auch die gleichzeitige Verordnung von Jodiden.

Das ionisierte Quecksilber wirkt entzündungserregend auf die Darmschleimhaut. Die Stärke der Entzündung regelt sich selbst, je nach dem Grade der Obstipation. Bei leichter Verstopfung wird nur eine geringe Reizung nötig sein, um den Darm zu entleeren und damit gleichzeitig den Überschuß an Calomel herauszuschaffen. Bei starker Verstopfung dagegen bleibt die Substanz länger im Darmrohr liegen, eine größere Menge von Quecksilber geht in Lösung und erzeugt eine dementsprechend stärkere Entzündung.

In früherer Zeit wurde es viel verwandt bei der *Sommerdiarrhöe von Kindern.* Man schrieb ihm eine darmdesinfizierende Wirkung zu. In der Tat verschwinden nach der üblichen Dosis von 0,05 g gewisse Darmfäulnisstoffe wie Indican und Phenole aus dem Urin. Entgegen der früheren Annahme erfolgt hierbei keine Verminderung der Darmfäulnisvorgänge, vielmehr ist die Nierenwirkung des Calomels dafür verantwortlich. Die Ausscheidung solcher Darmfäulniskörper wird durch Nierengifte besonders frühzeitig betroffen. Nach Möglichkeit sollte man bei Kindern ganz auf Calomel verzichten, z. B. auch in *Wurmpulvern,* um so mehr als die einmalige übliche Gabe *Akrocyanose,* Speichelfluß und Schwellung des Zahnfleisches hervorbringen kann, auch eine toxische Wirkung auf den wachsenden Zahn nicht abzulehnen ist. Als im Weltkriege im Beginn leichter Ruhrfälle sehr oft Calomel gegeben wurde, hat man einige Male erhebliche Quecksilbervergiftungen gesehen (Katsch).

Calomel verdankt seine frühere Beliebtheit der völligen Geschmacklosigkeit. Auch ist die Abführwirkung (0,2—0,4 g bei Erwachsenen, 0,05 g bei Kindern) ziemlich mild, aber sicher. Es scheint bei Leberstauungen, Hepatitis und Cholangitis besonders stark auf den Darm abzuleiten. Das zeigt die eigentümliche grüne, durch nicht-oxydiertes Biliverdin verursachte Farbe des Calomelkotes (s. S. 371).

γ) Dickdarmmittel.

Es müssen ganz bestimmte Lösungs- und Resorptionsbedingungen erfüllt sein, damit ein in den Magen gegebener Stoff den Dünndarm unbeeinflußt läßt und erst im Dickdarm zur Wirkung gelangt. Diese Forderung trifft für die Abführmittel der Anthrachinongruppe zu. Zu dieser sind zu zählen *Cortex Frangulae* = Faulbaumrinde von Rhamnus frangula, *Fructus Rhamni catharticae* = Kreuzdornbeeren, *Cascara Sagrada* von amerikanischen Rhamnusarten, Folia Sennae = Sennesblätter, *Aloe*, der eingedickte Saft der Blätter von Aloearten, *Rhizoma Rhei*, der Wurzelstock des tibetanischen Rhabarbers.

Darunter finden sich uralte Drogen wie Rhizoma Rhei, das in China längst vor Beginn unserer Zeitrechnung in Gebrauch war, oder Aloe, die schon von den alten Babyloniern und Ägyptern benutzt wurde. Diese Gruppe von Abführmitteln ist dadurch ausgezeichnet, daß nur *selten Gewöhnung* eintritt.

Diese Drogen enthalten als wirksame Bestandteile in wechselnden Mengen Glykoside von Emodinen, d. h. von Anthrachinonabkömmlingen, neben freien Emodinen. Nach neueren Untersuchungen sind die *Anthrachinonglykoside* wegen ihrer guten Wasserlöslichkeit, Resorbierbarkeit, auch ihrer Latenzzeit von etwa 8 Stunden, die erwünschten Stoffe in den Drogen, die *Emodine* wegen ihrer Neigung Erbrechen und Koliken herbeizuführen, die unerwünschten Bestandteile.

Für die Kreuzdornbeere wurde letzthin nachgewiesen, daß die Glykoside bei der Reifung der Beere, aber auch z. B. bei ungeeigneten Trocknungsverfahren durch Fermentwirkung gespalten werden (A. GRAHLE). Die Fermente können in diesem Falle auch noch im Darm freie Emodine abspalten. Die Glykoside werden als solche rasch in das Blut übergehen; sie entfalten ihre Hauptwirkung, die Steigerung des peristaltischen Reflexes, vom Blute aus; die *Emodine* dagegen sind in der sauren Reaktion des Magens unlöslich. Sie gehen vielmehr erst in der alkalischen Reaktion des Darmes in Lösung. Auch die Galle trägt zu ihrer Löslichkeit bei, so daß ihre *örtliche Wirkung* erst in den tiefer gelegenen Darmabschnitten einsetzen kann. Es wirken z. B. auch synthetisch dargestellte Stoffe, wie das 1,8-Dioxy-anthrachinon offiz. — Istizin.

Sowohl Emodine wie Glykoside gehen zum Teil als Chrysophansäuren in den Urin über. Auf Zusatz von Alkali wird dann der Urin blutigrot, besonders nach Rhabarber und Senna, was bei Unkundigen oft zu Verwechslung mit Blutungen in den Harnwegen geführt hat.

Genau so verhält sich der Santoninharn (s. S. 395). Schüttelt man indessen den sauren Harn mit Äther, so gehen nur die Emodinabkömmlinge in diesen über und färben ihn gelb, nach Alkalizusatz rot. Der Farbstoff des Santoninharns geht nicht in den Äther über.

Die Hauptwirkung der Emodine ist eine Reizung der Dickdarmschleimhaut. Die Glykoside dagegen wirken nach Resorption auch unmittelbar auf die Darmmuskulatur. Bestimmte Handelsformen dieser Glykoside, wie Peristaltin aus Cascara Sagrada und das entharzte Stoffgemisch Sennatin aus Folia Sennae, werden daher auch für die subcutane und die intravenöse Injektion empfohlen, die in seltenen Fällen indiziert ist.

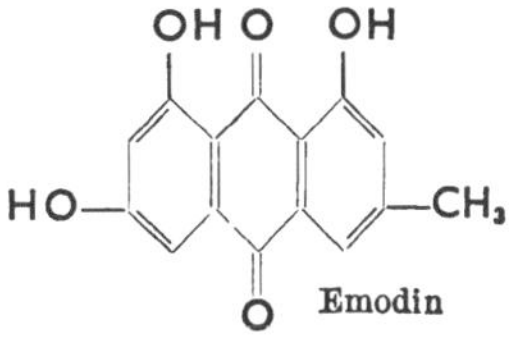

Nach dem Vorausgehenden erklärt es sich auch, daß nach allen Stoffen der Anthrachinongruppe, stärker allerdings nach freien Emodinen, kolikartige Schmerzen entstehen können. Anschließend an eine starke Abführwirkung kommt es außerdem häufig zu atonischen Zuständen der Darmmuskulatur mit Flatulenz und dyspeptischen Beschwerden. Die Stoffe dieser Gruppe werden daher öfters mit karminativ wirkenden Mitteln, Fenchel, Ingwer oder mit dem spasmolytisch wirkenden Bittersalz kombiniert.

Die heimische Droge dieser Gruppe ist **Cortex Frangulae,** die abgelagerte Rinde des Faulbaums (Rhamnus frangula). Sie ist auch als Fluidextrakt beliebt (DAB.). E.D. 10 = 40 Tropfen. Die unreifen, noch grünen Steinfrüchte liefern vollwertigen Ersatz (JARETZKY).

> **Rp.** Decoct. Cort. Frangulae 15,0:180,0
> Sirup. Rhei ad 200,0.
> M.D.S. 1—3 Eßlöffel abends zu nehmen.

Abführende Emodinderivate finden sich auch in anderen Rhamnusarten, so in Rhamnus cathartica (Kreuzdorn), und zwar auch in den Beeren. Der aus *Kreuzdornbeeren* (Fructus Rhamni catharticae E.D. 0,3 g) hergestellte *Sirupus Rhamni catharticae* (E.D. 10,0 ccm) ist in Deutschland offizinell. Von ausländischen Rhamnusarten ist der amerikanische Faulbaum (Rhamnus Purshiana) zu erwähnen, aus dessen Rinde ein als *Cascara Sagrada* bezeichnetes Extrakt hergestellt wird. Die wirksame Dosis dieses Extraktes beträgt 0,3 g. Gewöhnlich wird es als Fluidextrakt (E.D. 1 ccm) verschrieben.

> **Rp.** Extract. Cascarae Sagradae fluid.
> Sirup. Aurantii
> Aqu. dest. āā 15,0.
> S. 1—2 Teelöffel abends.

Von ausländischen Drogen der Anthrachinongruppe werden besonders Sennesblätter **(Folia Sennae)** von Cassia angustifolia und C. acutifolia verwandt (Normdosis 2,0 g). Diese enthalten eine langsam (in etwa 8 Stunden) und eine schnell (in 1—2 Stunden) wirkende Fraktion von Anthrachinonglykosiden, die im Dünndarm resorbiert und unter Auftreten des wirksamen Emodins im Dickdarm wieder ausgeschieden werden (STRAUB). Die gereinigten Glykoside sind z. B. enthalten im *Sennatin,* das zur i. m. Injektion verwendet werden kann. 1,0 ccm entspricht 0,5 g Folia Sennae; E.D. 3—5 ccm bei postoperativer Darmlähmung. Zur Herstellung eines abführenden Tees nehme man 1 Eßlöffel Blätter auf 1 Tasse Wasser und brühe kurz auf. Gerade Sennesblätter führen leicht zu *kolikartigen Schmerzen,* werden daher besonders gern kombiniert, um solche Spasmen zu verhindern, was schon durch einfache Zugabe von Bittersalz gelingt. Sennesblätter sind auch in vielen offizinellen Zubereitungen enthalten, so im *Infusum Sennae compositum* (Wiener Trank) DAB. (bestehend aus Fol. Sennae, Tartarus natronatus, Natrium carbonicum, Manna und Spiritus Vini (teelöffelweise bei Kindern, eßlöffelweise bei Erwachsenen; der Trank ist nach amtlicher Vorschrift in Fläschchen luftdicht abzufüllen), im *Sirupus Sennae* (E.D. 10 ccm), im *Electuarium Sennae DAB.* (Sennalatwerge, die Sennesblätter in Tamarindenmus und Zuckersirup aufgenommen enthält; $^{1}/_{2}$—1 Teelöffel bei Kindern); im *Pulvis Liquiritiae compositus* DAB. (KURELLAsches Brustpulver), das neben Sennesblättern auch Fenchel, gereinigten Schwefel, Süßholz und Zucker enthält. (1 Messerspitze bei Kindern, 1—2 Eßlöffel bei Erwachsenen.)

Ein beliebtes Abführmittel ist auch **Aloe,** der durch Kochen eingedickte Saft der Kap-Aloe (A. ferox u. a.); es wirkt durch seinen Aloingehalt. In kleinen Gaben (0,01—0,05 g) wirkt Aloe als Bittermittel. Wegen seiner reinen Dickdarmwirkung entfernt Aloe (E.D. abends 0,05—0,3 g in Pillen) immer nur den schon eingedickten Kot, hat also eine rein laxative Wirkung; außerdem hat Aloe den Vorzug, daß eine Gewöhnung meist auch bei längerem Gebrauch nicht eintritt, was zu seiner Verarbeitung in vielen Geheimmitteln beigetragen hat. Bei Gallenverschluß soll Aloe unwirksam sein, solange die Entleerungen tonfarbig sind, als Zeichen, daß die Lösung des wirksamen Glykosids erst unter dem Einfluß der Gallensäuren vor sich geht. Dieser Stoff ist etwas stärker reizend als die übrigen Abführmittel dieser Gruppe, sogar örtlich entzündungserregend und führt zu besonders starker Blutüberfüllung im kleinen Becken (cave Schwangerschaft, Hämorrhoiden und alle entzündlichen Zustände der Bauchhöhle und der Nieren). Rp.: *Pilulae aloeticae ferratae* DAB. (eisenhaltige Aloepillen), 3mal täglich 1—3 Pillen, auch bei Amenorrhöe, die im Gefolge von Krankheiten, nicht durch Schwangerschaft, entstanden ist. Aloe ist auch in verschiedenen offizinellen Zubereitungen, z. B. in den *Pilulae laxantes*, enthalten. Letale Dosis von Aloe etwa 8—10 g.

Eine besondere Wirkung besitzt **Rhizoma Rhei,** der Wurzelstock des tibetanischen Rhabarbers, der heute auch in Deutschland angebaut wird. Er enthält Anthrachinonglykoside und Gerbsäureglykoside. Daher wirkt er in kleinen Dosen bei Gastritis und dyspeptischen Beschwerden adstringierend, wirkt auch als Stomachicum und bei leichten Diarrhöen stopfend (Dosis 0,1—0,3).

Rp. Bismut. subnitric.
Rhizom. Rhei āā 5,0
Natr. bicarbon. 20,0
M.D.S. 3mal täglich eine Messerspitze. — NB. Auch kurz als „*Pulvis stomachicus* RF.“ zu verordnen.

In großen Dosen (0,5—1,0—2,0) ist er ein mildes Abführmittel. Wegen des Gerbstoffgehaltes ist er als solches etwas unsicher.

Rp. Rhizom. Rhei pulv. 6,0
Glycerini 2,0
Mass. pil. q. s. f. pil. Nr. XXX
S. Abends 2—4 Pillen.

Phenolphthalein, der bekannte Farbstoffindicator, ein in Wasser fast unlösliches, daher geschmackloses Pulver, löst sich in der Alkalescenz des Darmes und entfaltet nach etwa 6 Stunden durch milde Entzündungserregung seine abführende Wirkung. Gelegentlich wurden Nierenreizung, aber keine Verstärkung einer bestehenden Albuminurie beobachtet; in den USA. gilt es als die gewöhnlichste Ursache einer Arzneimittel-Allergie (FEINBERG). Er ist als *Purgen* im Handel, aber auch in einer ganzen Reihe von Spezialpräparaten enthalten, worauf wegen der möglichen Nebenwirkung zu achten ist (E.D. 0,06 g).

Abkömmlinge von Phenolphthalein werden vielfach zu diagnostischen Zwecken verwendet, so das Jodderivat zur Cholecystographie (s. S. 78), Phenolsulfophthalein (E.D. 6 mg als Na-Salz i.v. oder i.m.) zur Nierenfunktionsprüfung.

Paraffinum liquidum (Paraffinöl) besitzt auf Schleimhäuten eine örtlich reizmildernde Wirkung (s. S. 120). Seine laxierende Wirkung beruht darauf, daß es in Dosen von 1—2 Eßlöffeln, 2mal täglich, im Darminhalt emulgiert wird; es verhindert dadurch ein Festwerden des Kotes bei seiner Eindickung im Dickdarm. Auch können die feinen Paraffintröpfchen an der Oberfläche der Kotballen als *Gleitmittel* dienen. Wie die pflanzlichen und tierischen Fette und Öle besitzt auch Paraffinöl ausgesprochen entzündungshemmende, daher auch spasmolytische Eigenschaften, was bei bestimmten, mit örtlichen Entzündungsvorgängen einhergehenden Formen der spastischen Obstipation von Wichtigkeit sein kann. Es ist auch enthalten in *Paraffinum aromaticum* R. F., Mitilax u. a. (eßlöffelweise mehrmals täglich). Die Angabe, daß die Resorption von Vitamin A und von anderen fettlöslichen Vitaminen durch Paraffine gehindert wird, trifft nach neuen

Untersuchungen nicht zu. Dagegen kann Paraffin giftige lipoidlösliche Stoffe, wie Kresol in sich aufnehmen und dadurch unschädlich machen.

Abführende Klistiere finden in der Praxis weiteste Anwendung. Ihr Hauptanwendungsgebiet ist die *Dyschezie* (s. S. 375). Die üblichen Klysmata sind auch harmlos, teils wegen der Indifferenz der zugeführten Stoffe, teils aber, weil nur der kleinste Teil des Darmschlauches überhaupt in Mitleidenschaft gezogen wird.

Am häufigsten wird der *Wassereinlauf* angewandt, entweder mit gewöhnlichem, etwas angewärmtem Brunnenwasser oder unter Zusatz von etwas *Seife*, wodurch die Darmwand leicht gereizt und die Kotballen schlüpfrig gemacht werden, oder als Abkochung von *Kamillenblüten*, sofern bereits ein entzündlicher Vorgang im Enddarm vorliegt. Bei stärkerer Verstopfung ist der *Öleinlauf* besser wirksam ($^1/_2$ Liter Olivenöl, Rüböl u. a. als Klysma), und zwar wegen der stärkeren Schmierwirkung. Von chirurgischer Seite wird auch ein *Kochsalzeinlauf* empfohlen: 200 ccm einer 15%igen Kochsalzlösung, hoch in den Mastdarm eingeführt, wirken in 2—5 Minuten, spätestens in 15 Minuten abführend, ausgenommen bei Darmverschluß. Dieses Verfahren besitzt gelegentlich eine *starke* örtliche Reizwirkung. Stärker reizen soll der *Glycerineinlauf* (2—5 ccm in Suppositorien oder als Klysma), der infolge der starken örtlichen Wasserentziehung auf die Darmschleimhaut einwirkt und Peristaltik auslöst. Für den gleichen Zweck werden bei Kindern auch *Seifesuppositorien* (mit Sapo medicatus) empfohlen.

An dieser Stelle sei erwähnt, daß die einzigen Nahrungsmittel, die in den unteren Darmpartien resorbiert werden, dargestellt werden durch *Aminosäuren, einfache Zucker, Alkohol*.

δ) Drastica und andere seltener gebrauchte Abführmittel.

Eine letzte Gruppe enthält die stark entzündungserregenden Abführmittel. Zwar findet sich eine ganze Skala mit steigender Wirkungsintensität, angefangen mit mild, durch Reizung der sensiblen Nerven wirkenden Stoffen (Schwefel und Ricinusöl) zu den mittelstarken (Calomel, anthrachinonhaltige Drogen, Phenolphthalein), die schon unangenehmere, entzündliche Wirkungen haben können bis zu den drastisch wirkenden Stoffen.

Doch erst diese letzte Gruppe wirkt allein durch ihre entzündungserregende Eigenschaft, und es können durch sie höchste Grade der Darmentzündung mit Kolikschmerzen, Hyperämie, wässerigen Entleerungen u. a. herbeigeführt werden. Die Stoffe dieser Gruppe sind daher besonders vorsichtig zu dosieren. Um Schmerzen vorzubeugen, werden die Mittel oft mit Belladonna kombiniert.

Die *drastisch wirkenden Abführmittel Crotonöl* (E.D. $^1/_5$ Tropfen — 0,01 g) *Tubera Jalapae* (E.D. 0,5 g), *Podophyllinum* (E.D. 0,01—0,05 g) und *Extractum Colocynthidis* (E.D. 0,015 g) können in seltenen, besonders hartnäckigen Fällen von Nutzen sein. In Kombination mit anderen Abführmitteln findet sich das eine oder andere in Präparaten, wie Pilulae laxantes R.F. und Pilulae laxantes fortes R.F. oder wie *Chologen* s. S. 372.

Die Tätigkeit des Darmes ist im besonderen Maße abhängig vom Zustand des Parasympathicus. Zu den häufigen Symptomen der Vagotonie gehört auch die *spastische Obstipation*; ihr spezifisches Medikament ist Extractum Belladonnae, entweder allein oder besser in Kombination mit den eigentlichen Abführmitteln. Es ist, am besten in Form von Zäpfchen, auch bei *Tenesmen* wirksam (Dosis 0,05, s. S. 264).

Merkwürdigerweise hat Belladonna auch eine gewisse Wirkung bei atonischer Obstipation, und zwar durch Erregung des autonomen AUERBACHschen Plexus. Wirksamer bei Atonie sind indessen die Erregungsmittel des Parasympathicus (s. S. 252), sowie die *Hypophysenpräparate*. Beide Gruppen sind auch beim Meteorismus wirksam (s. S. 102).

ε) Anwendung der Abführmittel.

Das Hauptanwendungsgebiet der Abführmittel ist die akute und chronische Obstipation. Man benützt sie indessen auch bei vielen anderen Zuständen, so bei Kongestionen der Leber und der Gallenblase. Hier spielen die Sulfate eine besondere Rolle, da sie nicht nur die Gallenblase reflektorisch entleeren, sondern gleichzeitig durch verstärkte Tätigkeit des Duodenums den Widerstand des Oddischen Sphincters verändern.

Abführmittel dienen weiter zur Unterstützung der Entfettungskuren, zur Entleerung des Darms bei beginnenden Darminfektionen, zum Herausbefördern von Giften, Fäulnisprodukten, Darmgasen, sowie von tierischen Parasiten zur Unterstützung der Anthelminthica. Die Obstipation kann auch Hämorrhoidalbeschwerden auslösen oder verschlimmern. (Pulvis haemorrhoidalis R.F., das hauptsächlich Schwefel und Sennesblätter bzw. Faulbaumrinde enthält.)

Nach alter ärztlicher Erfahrung läßt sich auch im Beginn von Allgemeininfektionen, wie bei der Angina, durch Ableitung auf den Darm gelegentlich eine günstige Wirkung erzielen. Für Kinder und Jugendliche wird hier Magnesium citricum effervescens DAB. 6 besonders empfohlen, das unklare cerebrale Erscheinungen schnell beseitigen kann (Krecke). Ödeme können auf den Darm abgeleitet werden. Andererseits können *schwere Wasserverluste* u. a. auftreten; die Milchsekretion kann zum Stillstand kommen.

Bei allen stärker wirkenden Abführmitteln muß man mit *Nebenwirkungen* rechnen. Die erhöhte Darmtätigkeit ist fast regelmäßig gefolgt von einer Parese des physiologischen Darmtonus, besonders im Gebiet des Colons. Sie kann 2—3 Tage anhalten und ist häufig mit Flatulenz, Meteorismus und dyspeptischen Beschwerden verbunden. In dieser Hinsicht muß auf eine amerikanische Statistik verwiesen werden, derzufolge die Operationsmortalität bei akuter Appendicitis durch Verordnung von Abführmitteln erheblich verschlechtert wurde. Bei Nichtgebrauch von Abführmitteln ereignete sich 1 Todesfall auf 96 Appendektomien. Nach einem Abführmittel stieg die Mortalität auf 1:11 und nach mehreren Abführmitteln auf 1:4. Dabei ist gleichzeitig zu berücksichtigen, daß beim Warten auf die Abführwirkung wertvolle Zeit verlorengeht.

Chronischer Gebrauch der Abführmittel kann eine zunehmende Darmträgheit zur Folge haben. Auch gibt es Abführmittel mit besonderen Gefahren: Anthrachinonderivate und besonders die Drastica können zu schweren entzündlichen Veränderungen führen, die reflektorisch auf die benachbarten Beckenorgane überspringen (cave Schwangerschaft). Bei Undurchgängigkeit des Darms kann durch Kalomel eine akute, bei wiederholtem Gebrauch eine chronische Sublimatvergiftung gesetzt werden. Nach längerem Gebrauch von Atropin sind Fälle von Megacolon beschrieben worden. Phenolphthalein besitzt in seltenen Fällen eine toxische Nierenwirkung. Wegen der angerichteten Schäden hat die Pharmakopoe der USA. Crotonöl und Coloquinten nicht mehr aufgenommen.

c) Stopfmittel.

Die akute und chronische Diarrhöe entsteht gelegentlich allein durch *Störung der Motilität.* Auch isolierte Störungen der *Darmsekretion* und der *Resorptionsvorgänge* können vorliegen. Am häufigsten sind alle drei Faktoren gleichzeitig mehr oder minder beteiligt.

Die Ursache der Diarrhöe kann in einer falschen *Ernährung* liegen. Extreme Zustände dieser Art sind die Fettdiarrhöen bei Sprue und bei der HERTERschen Krankheit des Kindes (s. S. 49). Eine Diarrhöe kann hormonal bedingt sein, wie bei Basedow und Addison und in gewissem Sinne auch bei der perniziösen Anämie. Auch gibt es eine *nervöse* Form der Diarrhöe.

Häufig entsteht die Diarrhöe durch *entzündungserregende chemische Stoffe*. Diese können sich bei Störungen der Verdauung bilden *(gastrogene Diarrhöe)*; die Diarrhöe kann dann auf Salzsäure reagieren. Sie kann andererseits durch *Hyperacidität* entstehen. Auch können *entzündungserregende* anorganische und organische Gifte mit der Nahrung eingeschleppt werden. Am häufigsten ist jedoch die durch *Bakterien* und *Bakterientoxine* herbeigeführte Diarrhöe.

Die Diarrhöe kann in vielen Fällen als ein zweckmäßiger Vorgang zur Ausscheidung der eingedrungenen oder im Darm selber entstandenen, von den alten Ärzten als Materia peccans bezeichneten Schädlichkeit aufgefaßt werden; solange sie in mäßigen Grenzen bleibt, kann es unzweckmäßig sein, sie zu bekämpfen. Bei akuten und entzündlichen Darminfektionen werden sogar häufig Abführmittel gegeben, um die bestehende Diarrhöe noch zu verstärken und die Schädlichkeit schneller herauszubefördern. Die Gefahr bei einer schweren Diarrhöe besteht im *Verlust großer* Mengen von *Wasser, Kochsalz* und *Alkali* (s. S. 26). Die einsetzende Stoffwechselstörung äußert sich neben *Exsiccose* im Auftreten von intermediär gebildeten Fettsäuren und in schwerer *Acidosis*, die mit Hilfe von Traubenzucker und Insulin bekämpft werden kann. Anhaltenden Diarrhöen können sich rasch die Folgen von *Unterernährung* und der *mangelnden Resorption lebenswichtiger Stoffe*, z. B. von Gallensäuren, Vitaminen, Eisen, Kalk u. a. anschließen. Besonders bei der Sprue und der Cöliakie beobachtet man Diarrhöen mit erheblichen Kalkverlusten, da sich unlösliche Calciumsalze der Fettsäuren bilden, was zum Absinken des Blutkalks und zu Tetanie führen kann.

Die zweckmäßige Behandlung einer Diarrhöe ist offensichtlich ganz verschieden, je nach der *Ätiologie*. Liegt die Ursache in Ernährungsstörungen, in hormonalen oder nervösen Einflüssen, handelt es sich um gastrogene Diarrhön oder um die Folgen einer schweren Verstopfung, aus der sich eine Schleimhaute entzündung entwickelte, so sind die entsprechenden ätiologischen Maßnahmen angebracht. Auch hängen die diätetischen Maßnahmen davon ab, ob eine Gärungs- oder eine Fäulnisdiarrhöe vorliegt (s. S. 61).

Wegen der Häufigkeit bakterieller Infektionen reagiert die Diarrhöe in der überwiegenden Mehrzahl der Fälle auf Darminfektionsmittel vom Typus des *Sulfaguanidins* (s. S. 559) oder auf *Antibiotica* (s. S. 563). Bei einzelnen Protozoenerkrankungen des Darmes ist gleichfalls eine ätiologische Therapie angebracht, so bei der Amöbenruhr (*Emetin, Yatren*, Spirocid u. a.).

Häufig ist eine ätiologische Behandlung der Infektion nicht möglich. Hier muß man sich nach anderen Verfahren umsehen, um die Bakterien, die entzündungserregenden Bakterientoxine und abnormen Fäulnis- und Gärungsprodukte unschädlich zu machen. Hierzu steht neben der *Diättherapie* die *Adsorptionstherapie* mit Hilfe von *Kohle* und *Bolus alba* (s. S. 117) zur Verfügung

Die symptomatische Behandlung der Diarrhöe erfolgt mit *Schleimstoffen* (s. S. 116), Kalkpräparaten (s. S. 428), *Gerbstoffen* (s. S. 446) oder *Wismutsalzen*

(s. S. 357). Bei gesteigerter Motorik können Belladonnaalkaloide (s. S. 264) und Spasmolytica wie Papaverin (s. S. 301) indiziert sein. Die sicherste Ruhigstellung erzielt man, sofern ärztlich begründet, mit *Opium* (s. S. 227).

Rp. Extract. Opii 0,025
Extract. Belladonnae 0,015
Ol. Cacao q. s. f. supp.
Dent. tal. Dos. Nr. V.
S. bei Schmerzen 1—2 Stuhlzäpfchen einzuführen. — NB. Wichtige Formalitäten s. S. 230.

Ergänzungsteil.
Pankreaspräparate.

Die Verdauungssäfte der Pankreas- oder Bauchspeicheldrüse werden bekanntlich durch zwei Ausführungsgänge abgegeben (Ductus Wirsungi et Santorini). Die Gesamtmenge wird auf 1000—1500 ccm geschätzt. Die Sekretion ist von nervösen Einflüssen abhängig, steht aber hauptsächlich unter dem hormonalen Einfluß des Sekretins. Nach bestimmten Gewürzen, wie Senf, und nach Alkohol tritt ebenfalls vermehrter Saftfluß ein.

Pankreassaft enthält Lipase, Ptyalin, Trypsin und andere Fermente von untergeordneter Bedeutung. Diese Einzelfermente werden durch die Enterokinase der LIEBERKÜHNschen und BRUNNERschen Drüsen aktiviert. Bei Verlegung eines der beiden Ausführungsgänge erfolgt eine Mehrförderung durch den anderen. Eine schwere Verdauungsstörung ist daher nur bei Verlegung beider Gänge und bei der chronischen Pankreatitis und der Pankreasfibrose zu erwarten. In solchen Fällen wurden 30—70% der Proteine und 40—60% der Fette nicht verdaut, während die Stärkeverdauung weiterhin nahezu vollständig vor sich geht.

Die Behandlung von Verdauungsstörungen, die durch Ausfall der Pankreassekretion herbeigeführt wurden, erfolgt durch Zufuhr der fehlenden Pankreasfermente. Indessen läßt sich nur ein Bruchteil des fehlenden Pankreassaftes durch *Festal, Pankreasdispert, Pankreon* u. a. ersetzen. Solche Stoffe sind aber gelegentlich zur Vorverdauung von Proteinen und Fetten, z. B. bei der Achylie und auch bei Verdauungsstörungen nach schwer verdaulicher und blähender Kost, geeignet. In saurem Medium sind sie bekanntlich unwirksam, ja die eiweißhaltigen Fermente werden im sauren Magensaft teilweise zerstört und müssen daher geschützt werden (durch besondere Überzüge, durch Geloduratkapseln, durch Tanninzusatz u. a.).

Die heute im Handel befindlichen Pankreaspräparate sind meistenteils nach Fermenteinheiten standardisiert. So enthält z. B. das verbesserte Pankreon 5 Lipase-, 18 Amylase- und 28 Trypsineinheiten nach WILLSTÄTTER.

Festal, ein Enzympräparat mit festem Gehalt an Pankreas — Lipase — Amylase — Protease neben Hemicellulase, wird in Dragées verabreicht (3mal täglich 1 Dragée unzerkaut unmittelbar nach den Mahlzeiten).

Pankreasdispert enthält außer den obigen Hauptfermenten noch einige Nebenfermente, und zwar im bestimmten Mischungsverhältnis (1—3 Tabletten nach den Hauptmahlzeiten).

Pankreon enthält die Hauptfermente des Pankreassaftes unter Zusatz von Tannin zur Erhöhung der Haltbarkeit gegen die Magensäfte (9 mg je Tablette). Man verabfolgt 3mal täglich 3 Tabletten zu 0,25 g bzw. Pankreon-Dragées nach den Mahlzeiten.

d) Wurmmittel (Anthelminthica).

α) Allgemeines.

Die Infektion mit Eingeweidewürmern ist sehr weit verbreitet und hängt zusammen mit Lebens- und Ernährungsgewohnheiten.

Die Entstehung der Wurminfektionen. Ursache im weiteren Sinne der landläufigen Wurminfektionen bildet eine *ungekochte oder nicht genügend gekochte Nahrung* — Fleisch bei bestimmten Bandwürmern und bei Trichinosis — Fisch bei Fischbandwurm (Dibothriocephalus latus) und bei Infektion mit Katzenleberegeln (Opisthorchis) sowie chinesischen Leberegeln (Clonorchis) — Salate, Erdbeeren und andere möglicherweise mit menschlichem Kot verunreinigte Nahrungsmittel bei Ascariden, Oxyuren, Hundebandwurm und Peitschenwürmern. Ein Spezialfall ist der Hundebandwurm, der als Finne (Echinococcus) bei innigem Kontakt mit Hunden auf den Menschen übergehen kann.

Bei einigen tropischen Wurmkrankheiten, die gleichzeitig mit bestimmten Klimaeigenschaften zusammenhängen, kommt die Infektion dadurch zustande, daß sich die Wurmlarven aktiv in die Haut des Menschen einbohren. Das ist besonders der Fall bei den Hakenwürmern (Ankylostoma, Necator), bei Strongyloides und bei den Bilharzien. Beim Medinawurm, sowie gelegentlich· bei Bilharzien, erfolgt die Infektion durch das Trinkwasser.

Auch eine *qualitativ unzureichende Ernährung*, wie in Kriegszeiten, kann zu einer erhöhten Anfälligkeit gegen Wurminfektionen führen, wobei man besonders Mangel an Vitamin A und B_1 beschuldigt. Umgekehrt beruht wohl die anthelminthische Wirkung des ersten Weideganges im Frühjahr bei der Magenwurmseuche der Schafe auf verstärkter Vitaminzufuhr. Auch beim Menschen kann eine plötzliche Umstellung der Ernährung, z. B. auf vegetarische Kost bestimmter Zusammensetzung, massenhaft Ascariden abtreiben. Bei vielen Wurminfektionen sind *Immunitätsvorgänge* nachweisbar.

In allen Fällen sind die Wurminfektionen mit *mangelhaften hygienischen Zuständen* verbunden. Bei jeder Wurmbekämpfung zu berücksichtigen sind daher: die Art der Düngung, die Bauart und die Lage der Latrinen, die Verteilung der Abwässer, der Zustand des Schuhwerks bei Infektionen, die durch die Haut erfolgen, Sauberkeit der Analgegend bei Oxyureninfektion. Entscheidende hygienische Bedeutung hat die *Vernichtung der Wurmeier;* diese kann nicht durch Desinfektionsmittel, wohl aber durch Erhitzung auf über 55⁰ erreicht werden.

Wahl des Wurmmittels. Da wir zwar spezifische Mittel gegen einzelne Wurmarten, nicht dagegen ein universelles Wurmmittel besitzen, so ist Ausgangspunkt jeder Wurmbehandlung die *Diagnose der Parasiten*, entweder an abgegangenen Exemplaren oder Stücken von ihnen, oder häufiger durch Diagnose der Wurmeier. Auch sind in jedem Falle der Sitz der Infektion, die Lebensgewohnheiten dieser Parasiten u. a. zu berücksichtigen, wenn eine Reinfektion vermieden werden soll.

Wegen der Spezifität der gebräuchlichen Wurmmittel, die nur gegen ganz bestimmte Parasiten wirksam sind, spielt die *Wahl des geeigneten Mittels* eine ausschlaggebende Rolle. Ebenso wichtig aber ist die richtige *Vorbereitung des Patienten* zur Wurmkur, die genaue *Kenntnis der Dosis* sowie die Berücksichtigung der *Nebenwirkungen* und *Gegenindikationen* des Wurmmittels.

Bei größeren Darmwürmern läßt sich der handgreifliche Erfolg einer Wurmkur leicht feststellen. Es ist daher nicht verwunderlich, wenn die heute gebräuchlichen Wurmmittel zum Teil zum ältesten Menschheitsbesitz gehören, ja, es gibt z. B. in Ostafrika Völkerschaften, die über Dutzende der verschiedensten anthelminthischen Pflanzen verfügen, deren wissenschaftliche Auswertung noch gar nicht begonnen hat. Es gibt zum Abtreiben von lockersitzenden Würmern einige weitgehend harmlose oder völlig unschädliche Mittel, die von alter Zeit her bekannt sind, wie Karotten, rohe Zwiebeln, Kürbiskerne. Die wirklich verläßlichen Wurmmittel aber sind alle mehr oder weniger toxisch.

Den Beginn einer *naturwissenschaftlichen Prüfung der Wurmmittel* stellt eine Arbeit aus dem BUCHHEIMschen Institut in Dorpat dar, in der die Wirksamkeit der Farnkrautwurzel bei der Tänieninfektion der Hauskatze beschrieben wird (CARLBLOM 1866). Leider ist dieser rationelle Weg der Forschung wieder verlassen worden, und man hat sich jahrzehntelang damit begnügt, an Schweineascariden, die man aus dem Schlachthof holte, oder an kleinen Fischen, Strudelwürmern, Wasserflöhen u. a. die Wurmmittel zu testieren. Für bestimmte Zwecke kann das wichtig sein; die vermifuge Wirkung des Santonins z. B. läßt sich ausgezeichnet am Regenwurm demonstrieren. Eigentliche Fortschritte indessen wurden erst erzielt, als nordamerikanische Forscher die Methoden der Chemotherapie auf die Darmparasiten übertrugen (HALL, LAMSON, FAUST u. a.). Besondere Verdienste in dieser Hinsicht hat ERHARDT. Aus solchen Versuchen wird die Spezifität der Wirkung der verschiedenen Wurmmittel klar ersichtlich.

Beim heutigen Stande der Wissenschaft läßt sich der Wert eines Wurmmittels ermessen an seiner *chemotherapeutischen Breite*, wobei etwa Werte von 1:10 bis 1:20 oder mehr als Zeichen eines guten Wurmmittels gelten können, während Stoffe, die eine geringere therapeutische Breite besitzen, mehr als Notbehelf zu beurteilen sind. Daher empfehlen sich Oleum Chenopodii bzw. Ascaridol und Santonin bei Ascarideninfektion, Filixextrakt bzw. Filmaron bei Tänieninfektion. Bei Ankylostomiasis sind alle bisher auf dem Markt befindlichen Wurmmittel als unzureichend anzusehen, da sie wegen ihrer Toxizität nicht genügend hoch dosiert werden können, um eine 100% ige Abtötung der Hakenwürmer herbeizuführen. Auch für Oxyureninfektionen des Menschen ist das Optimum noch nicht erreicht.

Die Giftigkeit der Wurmmittel. Bei allen Wurmmitteln muß die drohende Vergiftungsgefahr berücksichtigt werden. Nicht jeder Wurmträger ist ein Kranker. Oft hat sich der Organismus so an seinen parasitischen Gast gewöhnt, daß keine Krankheitszeichen auftreten. Es kann besser sein, die Parasiten unbehandelt zu lassen, als das Risiko einer Wurmkur auf sich zu nehmen. Besonders Schwächezustände bei alten und dekrepiten Personen verbieten häufig eine Wurmkur. Auch die Schwangerschaft ist nicht die richtige Zeit, um Eingeweidewürmer auszutreiben, wenn dies nicht mit wenig eingreifenden Verfahren möglich ist.

Die *Toxizität* wird *stark* erhöht durch gleichzeitigen Alkoholgenuß, besonders bei Filix und Tetrachlorkohlenstoff. In alkoholischer Lösung werden nämlich alle Wurmmittel schneller resorbiert; viele Todesfälle der Literatur sind auf gleichzeitigen Alkoholgenuß zurückzuführen. Ebenso muß man mit Milch, Fetten und Ölen vorsichtig sein, da die Wurmmittel fettlöslich sind und zusammen mit dem Fett resorbiert werden. Die Toxizität wird durch Verordnung von Abführmitteln in hoher Dosis und zur richtigen Zeit erniedrigt. Der früher vor der Wurmkur eingeschobene Hungertag ist wegen der erhöhten Vergiftungsgefahr nicht zu empfehlen, knappe Ernährung jedoch nützlich.

Die Bedeutung des Abführmittels. Bei den gebräuchlichen Wurmmitteln liegt die therapeutische Dosis hart an der toxischen Grenze, man muß daher

Tabelle 9. Vergleichende Übersicht über die chemotherapeutische Breite der gebräuchlichen Wurmmittel bei der Hakenwurm-, Spulwurm- und Bandwurminfektion der Katze und der Oxyureninfektion des Kaninchens. Sämtliche Wurmmittel wurden mit der Schlundsonde einmal per os gegeben. Die Dosen beziehen sich auf 1 kg Lebendgewicht des Versuchstieres. ? = das Mittel wirkt in der angegebenen Dosis nur bei einem Teil der Versuchstiere zu 100%; — = das Mittel wurde nicht untersucht. (Nach EICHHOLTZ und ERHARDT.)

Wurmmittel	Tödliche Dosis für die Katze	Bandwurm		Spulwurm		Hakenwurm		Tödliche Dosis für das Kaninchen ccm	Oxyuren	
		wirksame Dosis	Breite	wirksame Dosis	Breite	wirksame Dosis	Breite		wirksame Dosis ccm	Breite
Filmaronöl (10%ige Lösung)	3,0—10,0 ccm	0,25 ccm	1:12—1:40	unwirksam	1:0	1,5 ccm	1:2—1:6,6	3,0	1,5?	1:2
Santonin	0,1—1,0 g	unwirksam	1:0	0,025 g?	1:4—1:40	unwirksam	1:0	0,5	unw.	1:0
Ascaridol „Bayer" (Substanz)	0,2 ccm	unwirksam	1:0	0,005 ccm	1:40	0,1 ccm	1:2	0,3	0,2	1:1,5
Thymol	0,05—0,1 g	0,05 g?	1:1—1:2	0,025 g?	1:4	0,05 g?	1:2	2,5	0,05	1:50
Tetrachlorkohlenstoff	0,33—1,0 ccm	unwirksam	1:0	0,17 ccm?	1:2—1:6	0,33—1,0 ccm?	1:1—1:2	—	—	—
Tetrachloräthylen	0,2—0,3 ccm	0,1 ccm	1:2—1:3	0,025 ccm	1:8—1:12	0,1—0,2 ccm?	1:1—1:2	—	—	—
Hexylresorcin	0,1—0,3 g	0,1 g	1:1—1:3	0,025 g	1:4—1:12	0,1—0,2 g?	1:1—1:3	—	—	—
Egressinsubstanz	> 20 g	10—20 g	> 1	0,4—1,0 g	1:20—1:40	10—20 g	> 1	> 2 g	0,1	>1:20

nicht nur alle Nebenumstände berücksichtigen, die die *antiparasitäre Wirkung* verbessern, sondern man muß gleichzeitig bestrebt sein, die *Toxizität zu verringern.* In beiden Richtungen ist die Wahl des Abführmittels von höchster Bedeutung. Man sollte aus dem gleichen doppelten Grunde auch die Maßnahmen beim Versagen des Abführmittels vorher genau ins Auge fassen (mechanische Entleerung mit Hilfe von Klistieren u. a.), da die Erhaltung des Lebens von der rechtzeitigen Entleerung des Darmes abhängen kann. Abführmittel sind auch deshalb erforderlich, weil durch die Verdauung toter Würmer (Ascariden, Hakenwürmer) Gifte frei werden.

Alle Wurmmittel werden, wenn auch langsam, resorbiert; die Einwirkung auf die Parasiten dauert daher nur wenige Stunden. Nach dieser Zeit besteht die Gefahr, daß die noch lebenden Eingeweidewürmer sich von der Vergiftung wieder erholen. In anderen Fällen, wie beim Santonin, erfolgt überhaupt keine Lähmung der Würmer, auch nicht bei sehr hohen Dosen; wohl aber versucht der Wurm, vor dem Gifte zu fliehen, und gelangt so in den Dickdarm. Bei vermifugen wie bei vermiziden Mitteln muß daher die Behandlung so geleitet werden, daß anschließend an die Wirkung des Wurmmittels der Parasit auch herausbefördert wird.

Das geschieht am besten durch $MgSO_4$ (20—30 g in annähernd isotonischer $3\frac{1}{2}$%iger Lösung, z. B. in $\frac{1}{2}$ l Wasser), durch Ricinusöl (2 Eßlöffel), bei Erwachsenen auch durch hohe Gaben von Calomel (0,5 g); bei Kindern verwendet man zweckmäßig das KURELLAsche Brustpulver (Pulvis Liquiritae comp. DAB. 1 Teelöffel). Durch diese Entleerung des Darms wird gleichzeitig die Resorption des Wurmmittels vermindert. Bei einigen Wurmmitteln, wie bei Oleum Chenopodii, kann eine mangelhafte Entleerung des Darms, wenn das überschüssige Wurmmittel nicht entfernt wird, mit Lebensgefahr verbunden sein. Erst nach dem Durchfall sollte man den Behandelten essen lassen.

Ganz besondere Sorgsamkeit erfordert weiter die *Nachbehandlung*, um Reinfektionen zu verhindern. Diese Nachbehandlung ist z. B. bei einer Oxyurenkur ebenso wichtig wie die Behandlung selber. In anderen Fällen muß der Wurmträger über die Entstehung seiner Wurmkrankheit aufgeklärt werden, um erneute Infektionen zu vermeiden.

β) Die verschiedenen Wurmkrankheiten und ihre Behandlung.

Infektionen mit Madenwürmern **(Oxyuris vermicularis)** sind häufig. Diese leben im Dünn- und Dickdarm. Zur Eiablage wandern die Weibchen aus, besonders nachts, und legen die Eier am äußeren Anus ab, wo sie starken Juckreiz verursachen. Unter den Fingernägeln der infizierten Kinder finden sich dann massenweise Wurmeier. Von da gelangen sie wieder in den Mund, werden verschluckt: der Kreislauf der Infektion beginnt von neuem; wird dieser unterbrochen, so erlischt die Infektion von selbst nach wenigen Wochen. Reinfektion entsteht auch durch *Rückwandern* der aus den Eiern am Anus ausgeschlüpften Larven (SCHÜFFNER) sowie durch *Einatmen* eihaltigen Staubs, z. B. in Schulräumen.

Man bekämpft die Oxyuren mit Einläufen, die man durch Zusatz von Kochsalz (1—3%, also etwa 1 Kaffeelöffel Küchensalz auf $^1/_2$ l Wasser), durch Zusatz von Seife, durch einen Eßlöffel Speiseessig, durch essigsaure Tonerde oder durch *Knoblauchmaceration* wirksamer machen kann. Die Wirkung aller dieser Stoffe ist annähernd die gleiche (HOEN); am ehesten zu empfehlen ist Seifenlösung. Dem früher empfohlenen Einlauf mit Tabakabkochung ist wegen Lebensgefahr zu widerraten. Es wird auch empfohlen, warme Klistiere möglichst lange im Darm zu lassen (1%ige Kochsalzlösung, $^1/_2$ Liter, 45—47^0, 3mal wöchentlich $^1/_2$ Stunde lang); doch scheint uns der hohe Wärmegrad durchaus überflüssig. Diese örtliche Therapie läßt sich nach Angabe vieler Autoren durch perorale Darreichung von Aluminiumsalzen [z. B. Aluminium acetobenzoicum = Oxymors, das in Form einer Kurpackung im Handel zu haben ist], oder von Helminal (Merck), das aus einer Rotalge hergestellt wird, unterstützen; diese Angabe entsteht wohl ausschließlich dadurch, daß auf den Nachweis der abgetriebenen Oxyuren im Kot verzichtet wird, mit der seltsamen Motivierung, die Oxyuren würden eben sofort nach dem Absterben im Darm aufgelöst; am Kaninchen, das mit Oxyuren infiziert ist, sind diese Stoffe wirkungslos. Als chemotherapeutisch wirksam empfiehlt sich das *Lubisan* (Resorcin-monobutyläther-Diäthylcarbamat) in Form einer 3tägigen Kur. Eine zweite Kur nach 4 Wochen soll zur Befreiung von Parasiten führen, die sich aus den etwa zurückgebliebenen Eiern entwickeln.

Neuerdings wird *Gentianaviolett* empfohlen (für Kinder 0,01 g je Lebensjahr, auf 3 Dosen verteilt, 10 Tage lang). Leichte Vergiftungserscheinungen wie Kopfschmerz, Erbrechen u. a. hören nach Aussetzen der Zufuhr schnell auf. Todesfälle sind nicht beschrieben.

Egressin, N-Isoamylcarbaminsäure-3-methyl-6-isopropylphenylester, ist ein neues, gut verträgliches und chemotherapeutisch stark wirksames Oxyurenmittel. Die Dosierung für Kinder beträgt 3mal täglich 1 Tablette (2 Tage lang zu 1,0 g). Am 3. Tage wird mit 5 Tabletten Istizin abgeführt. Man läßt die Egressin-Tabletten nicht lutschen, sondern zerbrochen zu kleinen Stückchen schlucken mit etwas Milch, Pudding, Marmelade oder Fruchteis. Für Erwachsene rechnet man die doppelte Menge Egressin-Tabletten (12). Bei der Anwendung von Egressin muß die gleichzeitige Aufnahme von alkoholischen Getränken und fetthaltiger Nahrung gemieden werden.

Wichtig ist die Nachbehandlung. Zur Verhinderung einer fortwährenden Neuinfektion wird der Anus mit grauer Hg-Salbe dick bestrichen; am besten soll das Kind dauernd ein Badehöschen tragen, damit die Eier durch das Kratzen nicht verschleppt werden. Hände, Nägel, und bei Mädchen das Perineum sind besonders sauber zu halten. Auch sollte man alle infizierten Angehörigen, Kinder und Erwachsene, immer mitbehandeln.

Infektionen mit **Ascaris lumbricoides** treten oft seuchenartig auf. Seine Eier können in den Darm gelangen mit Gemüsen, Salaten u. a., die mit Menschenkot oder z. B. auch mit Abwässern gedüngt werden. Durch Kochen werden alle Wurmeier abgetötet. Neben Menschenkot kann auch der Kot von Haustieren, mit Ausnahme von Pferden, Rindern und Nagetieren, Wurminfektionen verursachen.

Ascariden haben einen komplizierten Werdegang. Die Larven schlüpfen im Magen aus, durchwandern die Magenwand, gelangen in die Blutbahn und von dort in die Lunge, wo bereits nach 11 verschluckten Wurmeiern Verschattungen *(eosinophile Infiltrate)* gesehen wurden. Nach Durchwandern der Lunge gelangen sie in die Atemwege, von wo aus sie wieder verschluckt werden und sich dann erst im Darmkanal zu geschlechtsreifen Tieren entwickeln. Von dort aus können sie gelegentlich in den Magen und sogar in die Speiseröhre (Mund) wandern. Aus diesem Werdegang erklärt sich, daß bei Masseninfektionen schwere Lungenerscheinungen auftreten können. Das ist in Selbstversuchen japanischer Forscher nachgewiesen worden. Man vermutet, daß in stark wurmverseuchten Gegenden dadurch auch Pneumonien entstehen können und daß möglicherweise die Lungentuberkulose verschlimmert wird. Bei massiven Infektionen kann es durch Zusammenballen der Würmer zu Ileus kommen, besonders bei Wurmkuren. Solche Knäuelbildung wird leicht veranlaßt durch Tetrachlorkohlenstoff und Tetrachloräthylen, nicht dagegen durch Santonin oder Ascaridol (LAMSON).

Ascariden sind gewöhnlich leicht abzutreiben. Das einfachste und ziemlich sichere Mittel besteht darin, $^1/_2$ kg Karotten roh zu essen. Im Volke nimmt man rohes Sauerkraut in großen Mengen, eventuell unter Ausschluß aller übrigen Nahrung über 24 Stunden. Überhaupt scheint oft eine plötzliche Umstellung der Ernährung schon Erfolg zu haben. Erst wenn diese Hausmittel oder das unschädliche Helminal (Merck) versagen, sollte man zu Oleum Chenopodii oder Santonin greifen.

Oleum Chenopodii anthelminthici, Wurmsamenöl, zur Zeit des Columbus schon in Amerika bekannt, wird durch Wasserdampf-Destillation der ganzen Pflanze (Chenopodium anthelminthicum) gewonnen. Durch Fraktionierung wird es in die unwirksame Terpenfraktion und in die wirksame Ascaridolfraktion — letztere 60% des Gesamtöls — zerlegt. Der resorbierte Anteil wird im Organismus nur sehr langsam zersetzt, daher darf die Kur innerhalb der nächsten 2—3 Wochen nicht wiederholt werden. Oleum Chenopodii ist nach genauer ärztlicher Gebrauchsanweisung einzunehmen. Bei Kindern gibt man soviel Tropfen, als das Kind Jahre zählt, maximal 12 Tropfen; wegen der lokalen Reizwirkung gibt man es in Gelatinekapseln, aber auch in Mischung mit Oleum Ricini. Die Dosis soll nicht verzettelt, sondern auf einmal gegeben werden, weil die erste Dosis unvermeidlich eine an der Grenze der Entzündung sich bewegende Hyperämie des Darmkanals hervorruft, so daß die zweite Dosis leichter resorbiert würde. Die wirksame Dosis bei Erwachsenen hingegen wird öfters der Sicherheit halber nicht auf einmal gegeben, sondern auf 2—3 Portionen verteilt. Üblich sind 2 mal je 8 Tropfen im Abstand von 2 Stunden, so daß bei Vergiftungserscheinungen die 2. Dosis unterbleibt.

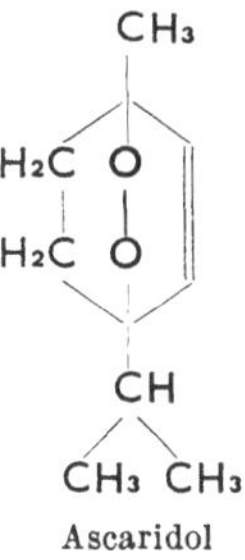

Unter allen Umständen muß eine *Abführwirkung erzwungen* werden. In allen Fällen ist *genaueste Gebrauchsanweisung* erforderlich, wie bei allen stark wirkenden Arzneistoffen. M.E.D. 0,5 g! M.T.D. 1,0 g!

> **Rp.** Ol. Chenopodii gtts. VI
> Ol. Ricini 6,0
> M.D.S. auf einmal zu nehmen; 1 Stunde später 1 Teelöffel voll Kurellasches
> Brustpulver (bzw. Glaubersalz). — NB. für ein 6jähriges Kind.

Bei Überdosierung des Wurmmittels oder bei ungenügender Wirksamkeit des Abführmittels können *Vergiftungen* auftreten; besonders Kinder sind empfindlich (hier tödliche Dosis unter 1 g) und bei schlechtem Ernährungszustand sollte man sie nicht mit Oleum Chenopodii behandeln, da dann die therapeutische Breite sehr gering ist. Betroffen wird neben der Schleimhaut das *Zentralnervensystem*. Als Frühzeichen der Vergiftung tritt Ohrensausen auf, als Warnung vor weiteren Gaben des Präparates. Dann zeigen sich Erscheinungen von Taubheit, Benommenheit, Muskelschwäche und Koordinationsstörungen. Bei fortschreitender Vergiftung treten nebeneinander Lähmungen und Krämpfe mit frühzeitiger Atmungsstörung auf. Solche Krämpfe können 24—48 Stunden andauern und enden gewöhnlich tödlich. Auch kann Oleum Chenopodii in zu hoher Dosierung als *Drüsengift* wirken (Degeneration von Leber und Niere); Hämaturie wird beobachtet. Früher ist das Oleum Chenopodii öfters grammweise gegeben worden, gewöhnlich wegen ungenügender Signatur des Rezeptes. Dabei wurden viele Todesfälle beobachtet.

Hexylresorcin, Lansom 1931, wirkt gegen Ascariden, weiter gegen Trichocephalus, Strongyloides stercoralis und Fasciolopsis Buski. Wegen stärkster örtlicher Reizwirkung werden die unzerkaubaren Tabletten mit magensaftresistentem Überzug geliefert. Da Hexylresorcin im Speisebrei unwirksam wird, ist vorherige Darmentleerung und Eßverbot für 4 Stunden unumgänglich notwendig. Etwa $1/_3$ der Menge wird durch den Harn ausgeschieden (s. S. 522). Erst nach 24 Stunden wird Bittersalz gegeben.

Bei exakter Dosierung (Erwachsene 10 Pillen zu 0,1, bei Kindern 0,1 g je Jahr, höchstens 1,0 g) sind Nebenwirkungen (dyspeptische Beschwerden u. a.) selten, der therapeutische Erfolg vorzüglich (Heilung von 80% der Patienten durch erste Kur, bis 98% durch zweite Kur).

Santonin wird gewonnen aus den Flores Cinae (Artemisia maritima s. cina), die vor mehreren hundert Jahren durch Kreuzfahrer aus Turkestan zum erstenmal nach Mitteleuropa gebracht wurden. Die erste Veröffentlichung über Santonin erfolgte 1838 durch Robert Mayer, den Entdecker des Gesetzes von der Erhaltung der Energie. Santonin ist ein Lakton der Santoninsäure, das in wässerig-saurer Lösung schwer löslich, bei der Reaktion des Darmkanals dagegen leichter löslich .wird. Es wird im Urin ausgeschieden, der dabei gelb wird und bei Zusatz von Alkali in Rot umschlägt; hierbei handelt es sich um Oxydationsprodukte des Santonins (s. S. 383). Santonin soll im Gegensatz zu anderen Wurmmitteln nicht auf leeren Magen gegeben werden. Es veranlaßt die Ascariden zu Fluchtbewegungen *(vermifuge Wirkung)*. Sie fliehen vor dem vordringenden Gift in den Dickdarm und werden dann lebend durch Abführmittel ausgetrieben.

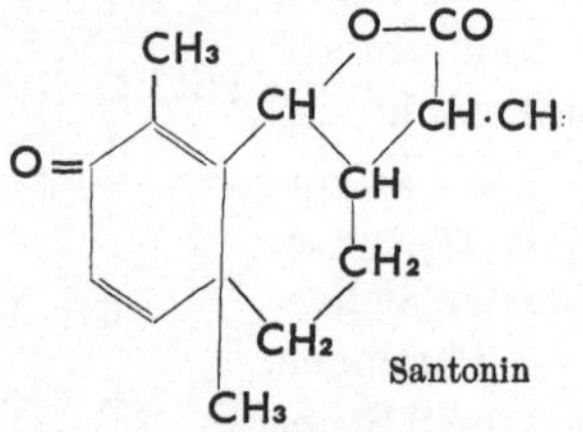

Santonin ist für die Darmschleimhaut nicht indifferent, besitzt vielmehr eine *lokale Reizwirkung* und kann daher zu Erbrechen und Diarrhöen, auch zu Schmerzen beim Wasserlassen führen. Wichtiger sind die Nebenwirkungen auf das *Zentralnervensystem*. Schon frühzeitig kann *Gelbsehen* eintreten, das nicht etwa durch die gelbe Farbe des Santonins veranlaßt wird, sondern durch Störung der Farbenempfindung. Bezeichnend sind auch der rasche Puls und auffällig kleine Pupillen. Höhere Dosen führen zu Kollaps, später u. U. zu schweren *Krämpfen* mit anschließender Lähmung des Atmungszentrums. Auch Santonin ist rezeptpflichtig, ausgenommen in Pastillen, Tabletten und anderen gebrauchsfertig dosierten Arzneiformen, die nicht mehr als je 0,05 g Substanz enthalten. Es wird bei Kindern in Dosen von 0,005 g je Lebensjahr, maximal 0,05 g bei zwölfjährigen, verordnet, doch niemals bei Kindern unter 1 Jahr. Erwachsene bedürfen täglich 0,075—0,1 g, 2—3 Tage lang, anschließend in allen Fällen Ricinusöl. Auch sind Fälle von Idiosynkrasie beobachtet worden, so daß man zweckmäßigerweise mit der Hälfte der wirksamen Dosis anfängt. Untere tödliche Dosis 0,12 g.

Ein altes Ascaridenmittel, das auf besonders merkwürdige Weise seine Wirkung entfaltet, ist ein mexikanischer Feigensaft, *Leche de Higueron*; er besitzt verdauende Eigenschaften, so daß Ascariden in 1%iger Lösung innerhalb von 2 Stunden aufgelöst werden. Der natürliche Saft zersetzt sich leicht; in letzter Zeit ist es aber gelungen, ihn zu stabilisieren.

Den Rundwürmern gehört weiter der Peitschenwurm **Trichocephalus dispar** an. Er gilt im allgemeinen als harmlos, doch können bei massiver Infektion gelegentlich Krankheitserscheinungen, wie blutige Durchfälle u. a., auftreten. In den letzten Jahren hat sich herausgestellt, daß Spirocid wirksam ist. Die Behandlung, sofern eine solche überhaupt nötig ist, erfolgt in Form einer Kur, ähnlich der Lueskur. Auch Mercurochrom wird empfohlen.

Besonders gefährlich ist die Infektion mit **Trichinella spiralis**. Diese lebt bekanntlich enzystiert im Muskelfleisch („Muskeltrichine") aller bekannten Haustiere und kann auch im Wildfleisch und im Fleisch von Tieren, die in zoologischen Gärten gehalten werden, vorkommen.

Am häufigsten ist die Infektion mit Schweinefleisch. Aus dem trichinösen Fleisch werden die Trichinen durch Verdauung freigemacht und entwickeln sich im Darm rasch zur Geschlechtsreife („Darmtrichinen"). Die Larven der Darmtrichinen durchbohren die Darmwand und wandern in die Muskulatur. Dann treten nach etwa 14 Tagen schweres Fieber, Eosinophilie, Muskelsteifigkeit und Ödeme der Augenlider, gelegentlich auch schwere Benommenheit auf. Todesfälle durch Trichinella spiralis sind durch die obligatorische, auch Bärenfleisch umfassende Beschau und die Warnung vor ungekochtem, nur geräuchertem oder eingepöckeltem Fleisch selten geworden. In anderen Ländern sind bis zur Hälfte aller Leichen trichinös. Ein Arzneimittel zur Behandlung der Trichinose, die meist gehäuft auftritt, ist unbekannt. Sofern die Trichinen sich noch im Darminnern befinden, erscheint eine Behandlung mit Oleum Chenopodii durchaus richtig.

Hakenwurmerkrankungen (**Ankylostoma duodenale** und Necator americanus) können sich überall dort seuchenartig entwickeln, wo eine ungenügende Beseitigung der Exkremente vorliegt und wo gleichzeitig eine Temperatur über 25⁰ herrscht: in Deutschland z. B. in Bergwerken, in Ziegeleien und beim Tunnelbau, in den Tropen besonders dort, wo Menschen in großen Massen zusammenleben, wie auf Plantagen. In bestimmten Gegenden sind bis zu 100% der Eingeborenen infiziert, und die Krankheit hat dort auch große wirtschaftliche Bedeutung. Die Hakenwürmer leben als Blutsauger im Darmschlauch. Die Infektion erfolgt durch ungenügende Beseitigung des Kots. In der warmen Feuchtigkeit oder in Pfützen entwickelt sich aus dem Ei die Larve, die sich in die ungenügend geschützte Haut des Menschen einbohrt und einen Wanderungsweg ähnlich dem der Ascariden durchmacht. Der beste Schutz gegen die Infektion in verseuchten Gegenden ist ein gutes Schuhwerk. Unter primitiven Verhältnissen und wenn die Leute barfuß zu arbeiten haben, ist der Schutz oft sehr schwierig, so daß immer wieder Neuinfektionen eintreten. Nicht jeder Träger von Hakenwürmern hat auch als krank zu gelten; bis zu 50 Würmer sind fast immer harmlos, für andere Distrikte sind 500 Würmer als obere Grenze für die Gesundheit bezeichnet worden.

Nach BRUMPT eignet sich die experimentelle Ankylostomiasis des Menschen zur Behandlung von Krankheiten, bei denen chronische Blutverluste erwünscht sind, wie Polycythaemia rubra. Die Infektion erfolgt durch 400—700 Larven, die man durch die Haut einwandern läßt.

Für *chemotherapeutische Versuche* eignet sich der Hakenwurm des Hundes *(Ankylostoma caninum)*, oder besser der nicht so leicht abzutreibende Hakenwurm der Katze, der derselben Spezies angehört, denn beim Hunde kann schon eine einfache Umstellung der Ernährung diese wenig festsitzenden Hakenwürmer abtreiben. Dieser Parasit kommt z. B. in bestimmten Dörfern der Rheinebene bei nahezu sämtlichen Katzen vor; seine Larven dringen auch in die menschliche Haut ein, gehen indessen wahrscheinlich sofort nach dem Eindringen zugrunde. Mit Hilfe der heutigen chemotherapeutischen Methoden sind große Fortschritte in der Behandlung der Hakenwurmkrankheit erzielt worden und noch größere zu erwarten. Man muß bedenken, daß die besten heute in der Praxis durchgeführten Behandlungsverfahren nur 95% der Parasiten abtreiben, 5% bleiben zurück und führen allmählich zur Reinfektion einer ganzen Gegend.

Da die massive Infektion beim Menschen *schwerste Blutverluste* zur Folge hat und auch eine mildere Infektion in Jahren und Jahrzehnten mit gefährlichen *chronischen Blutverlusten* verbunden ist, so können auch die schweren Folgeerscheinungen der Anämie (Entwicklungsstörung der Kinder, Herzstörungen, toxische Ödeme, allgemeine Kachexie, ja Schädigung ganzer Völker in körperlicher und geistiger Hinsicht) durch Wurmkuren beseitigt werden. In schweren Fällen ist gleichzeitig eine Allgemeinbehandlung notwendig, wobei besonders an hohe Eisendosen erinnert sei. Da die Ankylostomiasis in einzelnen Gegenden eine Mortalität von 10% besitzt, so darf eine erfolgreiche Behandlung mit wirksamen Hakenwurmmitteln (Tetrachlorkohlenstoff, Ascaridol u. a.) als lebensrettend bezeichnet werden.

Bei der Bekämpfung der Ankylostomiasis hat sich das Rockefeller-Institut in New York durch Einrichtung von Stationen in gefährdeten Gebieten besondere Verdienste erworben.

Tetrachlorkohlenstoff, CCl_4, von HALL 1921 eingeführt, ist der nächste Verwandte des Chloroforms, $CHCl_3$, das ebenfalls in früherer Zeit als Wurmmittel bei Oxyuren, Hakenwürmern u. a. angewandt worden ist, gewöhnlich in

Mischung mit Ricinusöl, und das noch heute gern tropfenweise einem Abführmittel zugemischt wird. Tetrachlorkohlenstoff hat eine sehr geringe Reizwirkung und wird, sofern er zur Resorption kommt, hauptsächlich mit der Atmungsluft ausgeschieden (bis 96%). Die therapeutische Dosis beträgt 2,5 ccm, am besten in Gelatinekapseln als besonders gereinigter Tetrachlorkohlenstoff (Seretin); gewöhnlich gibt man 1—2 Stunden später $MgSO_4$ als Abführmittel. Die Heilungsziffer bei Infektion mit Hakenwürmern beträgt 95—98%. In Ägypten sind in 3 Jahren 1,6 Millionen Menschen damit behandelt worden. Es wurden dazu 11 000 kg CCl_4 verbraucht; insgesamt 19 Todesfälle sind dabei beschrieben worden. Ursache war öfters das Versagen des Laxans bei Ascaridenknäueln. Besonders bewährt hat sich auch die Kombination von Tetrachlorkohlenstoff, der kein Ascaridenmittel ist, mit Oleum Chenopodii. Am besten werden die Hälften der angegebenen therapeutischen Dosen miteinander kombiniert. Ein solches Kombinationspräparat ist das „Bedermin".

Die **Giftwirkungen des Tetrachlorkohlenstoffes** entsprechen durchaus nicht den optimistischen Angaben der Literatur. Zwar trifft die Angabe zu, daß Hunde im allgemeinen Riesendosen vertragen (10—20 g je Kilogramm). Wir selber aber beobachteten z. B. einen jungen Hund, der nach 0,1 ccm je Kilogramm unter den typischen Vergiftungserscheinungen zugrunde ging, und zwar nach einem besonders gut gereinigten Präparat. Es ist ja typisch für alle Lebergifte, daß die tödliche Dosis außerordentlich schwankt.

Die *nahe Verwandtschaft zum Chloroform* äußert sich — abgesehen von gewisser Herzgiftigkeit — darin, daß nach der Eingabe Müdigkeit und Schläfrigkeit auftritt, oft erst nach mehreren Stunden, da der Tetrachlorkohlenstoff nur langsam resorbiert wird. Auch sind rauschähnliche Zustände beobachtet worden, ja er ist sogar vereinzelt als Rauschgift mißbraucht worden.

Gefürchtet ist die *Leberwirkung* des Tetrachlorkohlenstoffs. Viele Todesfälle sind bei gleichzeitigem Alkoholgenuß eingetreten, auch bei Alkoholikern, die keinen Alkohol erhalten hatten. Leberkranke sollen auf keinen Fall damit behandelt werden. Nach anderen Autoren soll auch gleichzeitige Darreichung von Milch oder von Fetten und Ölen die Giftigkeit erhöhen, infolge der beschleunigten Resorption des Giftes. Auch starker Fleischgenuß erhöht die Giftigkeit des Tetrachlorkohlenstoffs wegen Verminderung der Glykogenreserve der Leber.

Als besonders gefährdet gelten Fälle *mit niedrigem Blutkalkspiegel*. Hunde, die calciumarm ernährt wurden, waren überempfindlich gegen Tetrachlorkohlenstoff. Dementsprechend hat man bei Vergiftungsfällen Calciumzufuhr empfohlen (bis zu 100 ccm einer 10%igen Calciumgluconatlösung per os). Die bei schwerer Vergiftung auftretenden Konvulsionen werden durch Calciuminjektionen verhindert oder gelindert, der tödliche Ausgang wird dagegen im Tierexperiment nicht aufgehalten. Unter ungünstigen Bedingungen kann schon eine Einzeldosis von 1,5—3,0 ccm beim Erwachsenen, von 1 ccm beim Kind eine tödliche Wirkung haben.

Sofern die Kur hingegen unter allen Vorsichtsmaßregeln (2—3 Tage vorher kohlenhydratreiche, fett- und eiweißarme, calciumreiche Kost, Verbot von Alkohol und Milch, gutes Präparat, genaue Kontrolle der Abführwirkung, Eßerlaubnis erst nach Entleerung des Darms) durchgeführt wird, scheinen Todesfälle selten zu sein, nach amerikanischen Statistiken vielleicht 1:50000. Die Wiederholung einer solchen Kur soll wegen der Kumulationsgefahr nicht vor 3 Wochen erfolgen.

Ein naher Verwandter des Tetrachlorkohlenstoffs, das *Tetrachloräthylen*, $CCl_2=CCl_2$ (HALL) wird berechtigterweise (s. Tabelle S. 9) heute bevorzugt angewandt. Es wirkt therapeutisch ähnlich wie CCl_4, hinterläßt indessen auch bei chronischer Fütterung am Hunde keinen bleibenden Leberschaden und ist daher bei Massenbehandlung viel sicherer. Es kann wegen seiner verminderten Giftigkeit auch etwas höher dosiert werden (Einzeldosis 3,0 ccm, bei Kindern 0,2 ccm/kg bis 15 Jahren). In dieser Dosierung werden 60—80% der Würmer abgetrieben; selten einmal sieht man narkotische Wirkungen; bisher ist kein Todesfall bekannt.

Eine Substanz, die gegen Ascariden und Ankylostoma wirksam ist, ist *Thymol* (Bozzolo 1881, s. S. 527).

Bei der Oxyureninfektion des Kaninchens besitzt es die größte therapeutische Breite unter allen Wurmmitteln. Wie aus der Tabelle hervorgeht, erklärt sich seine Vorzugsstellung ausschließlich aus der ausnahmsweise guten Verträglichkeit beim Kaninchen.

Die Bandwurm- oder Cestodenerkrankungen haben durch die Fleischbeschau und durch die Abkehr vom Genuß rohen Fleisches in den letzten Jahren erheblich abgenommen.

Das gilt besonders für *Taenia saginata* (aus der Rinderfinne), deren Gegenwart mehr einen harmlosen Schönheitsfehler darstellt, aber auch für *Taenia solium* (aus der Schweine-finne), die nicht nur geschlechtsreif im Darm des Menschen vorkommt, sondern auch als *Finne* gefährlich wird (Cysticercus cellulosae). Aus Mecklenburg ist für das Auftreten der *Echinokokken* (aus *Taenia echinococcus*) eine Statistik bekannt, nach der bei rund 2% aller zur Sektion kommenden Fälle Echinokokkenblasen gefunden wurden. Diese In-fektion entsteht wohl hauptsächlich durch das enge Zusammenleben von Mensch und Haus-hund. Die Echinokokkenblasen können nur chirurgisch behandelt werden.

Eine besondere Bedeutung für den Osten unseres Vaterlandes besitzt die Infektion mit dem *Fischbandwurm (Dibothriocephalus latus)*. Verantwortlich für die Infektion ist gewöhnlich ungenügend gekochter oder gebratener Fisch, häufiger indessen Genuß von rohem Fischsalat — ähnlich dem Tartarenbeefsteak. Als 2. Zwischenwirt und damit als Überträger auf den Menschen kommen in Europa hauptsächlich Hechte und Quappen in Betracht.

Wirksam bei allen Bandwurminfektionen sind oft schon einfache Maß-nahmen, wie Darreichung von frischen Kürbiskernen oder $^1/_2$ l Wasser als Ver-weilklistier mit 1%igem Kochsalzzusatz, 3mal wöchentlich. Auch Cocosnüsse (Fleisch und Milchsaft gleichzeitig auf den nüchternen Magen gegeben) sollen gewisse Bandwürmer abtreiben. Im allgemeinen jedoch, besonders beim Fisch-bandwurm, kommt man mit solchen einfachen Verfahren nicht aus. Hier muß man zu den phloroglucinhaltigen Drogen (Rhizoma Filix, Flores Koso, Kamala) greifen oder zu Cortex granati. An Lebertherapie sei erinnert (s. S. 455).

Aspidium filix mas, Wurmfarn, das sicherste Bandwurmmittel und älteste bekannte Wurmmittel überhaupt, wurde bereits von griechischen Ärzten des Altertums verwendet. Seine Kenntnis ging im Mittelalter verloren. Friedrich der Große kaufte ein filixhaltiges Geheimrezept und ließ es publizieren. Wirksam ist das *Rhizom,* aus dem ätherische Extrakte hergestellt werden. Diese enthalten eine Reihe nahe verwandter chemischer Stoffe, hauptsächlich komplizierter Ester von Phloroglucin und Buttersäure. Die wirksamen Stoffe sind nicht unbegrenzt haltbar und z. B. in den Tropen werden Filixpräparate rasch un-wirksam.

Der gegen Bandwürmer wirksame Grundkörper ist das *Aspidinol,* dessen nächster Verwandter das hochwirksame *Albaspidin* darstellt. Das erstere ist in öliger Lösung, im Filmaron enthalten, und zwar so dosiert, daß 1g Öllösung die wirksame Substanz aus 1 g Extractum Filicis enthält. Normdosis 4,0 g. Extract. Filicis (M.D. 10,0!) und Aspidinolfilicinöl (M.D. 20,0!) sind rezeptpflichtig.

Bei der Behandlung verfährt man gern nach dem bewährten Schema: Einen Tag vorher leichte flüssige Diät, abends einen Hering geben, von dem man ver-mutet, daß er vermizide Stoffe enthält, am nächsten Morgen nur eine Tasse Kaffee erlauben und evtl., um Schwächezustände zu vermeiden, ein Brötchen;

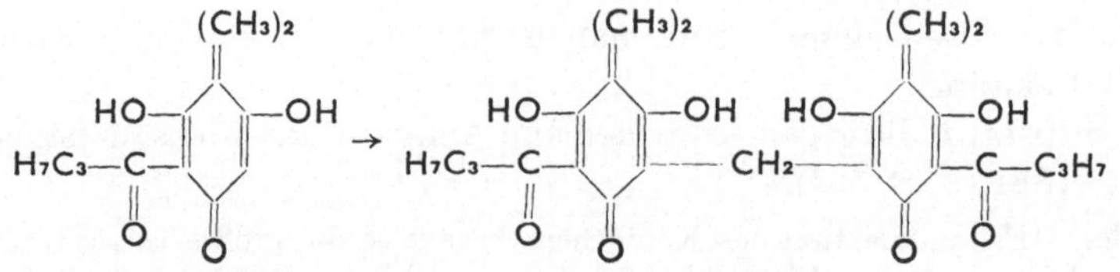

$$(CH_3)_2 \qquad (CH_3)_2 \qquad (CH_3)_2$$

Aspidinol $\rightarrow$ Albaspidin

man verordne dann Extractum Filicis DAB., 8,0—10,0 g für Erwachsene, für Kinder — nicht unter 3—4 Jahren — entsprechend dem Körpergewicht bzw. 0,5 g je Lebensjahr, höchstens 5,0 g. 1 Stunde nach der Einnahme wird ein rasch wirkendes Abführmittel, am besten 20—30 g Magnesiumsulfat, verabreicht. Eine beliebte Kur ist auch die mit dem Helfenberger Bandwurmmittel in Kapseln (enthaltend Filixextrakt einerseits, Ricinusöl andererseits). Filmaronöl wird wie Extractum Filicis dosiert.

Die überaus spezifische Wirkung von **Filixextrakt** gegen Bandwürmer geht aus der Tabelle hervor. Die Wirkung soll darauf beruhen, daß Filixextrakt ganz allgemein die glatte Muskulatur der wirbellosen Tiere lähmt, was beim Bandwurm dazu führt, daß er nicht mehr an der Darmschleimhaut festhaften kann. Es wird angegeben, daß der Bandwurmkopf gelegentlich so tief in den Schleimhautfalten des Darmes versteckt ist, daß er von dem Wurmmittel nicht erreicht wird, ja, daß er gelegentlich durch reflektorisch ausgelöste spastische Kontraktionen der Darmschleimhaut geschützt wird. Für den letzteren Fall hat man an einen Zusatz von Atropin zur Wurmkur gedacht.

Filixextrakt hat indessen nicht nur eine örtlich antiparasitäre Wirkung. Auch nach dem Übergang ins Blut und vom Gewebe her übt es noch eine Wirkung aus, z. B. bei der Leberegelinfektion der Schafe, für die eine ganze Reihe von filixhaltigen Spezialmedizinen (Distol, Distomasan) empfohlen werden. Es ist fraglich, ob diese vom Blut ausgehende Filixwirkung auch beim Abtreiben der Bandwürmer eine Rolle spielt.

Die wirksame Substanz der Rhizoma Filicis hat eine starke *lokale Reizwirkung*. Sie geht bei der alkalischen Reaktion des Darminhalts in Lösung und wird dadurch wirksamer, aber auch leichter resorbierbar. Der Abbau zu unwirksamen Phloroglucinverbindungen erfolgt erst im Verlauf mehrerer Tage. Man muß daher mit lang anhaltenden Vergiftungserscheinungen rechnen. Auch besteht Kumulationsgefahr, so daß die Kur nicht vor Ablauf mehrerer Wochen wiederholt werden sollte.

Leider besitzt Extractum Filicis beim Menschen nicht die große therapeutische Breite, wie etwa bei der Bandwurminfektion der Hauskatze. Während bei richtiger Anwendung auch nach 8—10 g selten Vergiftungserscheinungen beobachtet werden, kann bei unzweckmäßiger Verordnung, besonders bei gleichzeitigem Alkoholgenuß, eine ganze Reihe der verschiedensten Nebenwirkungen auftreten wie schwere *Gastroenteritis* (Übelkeit, Erbrechen, eventuell von blutigen und galligen Massen, Koliken und anhaltende Diarrhöen). Auch ist Filixextrakt ein *Drüsengift* (Leberschädigung mit Gelbsucht, Nierenschädigung, eventuell Hämaturie).

In hohen Dosen ist Filix jedenfalls bei Kindern ein *Krampfgift*. Auch bei Erwachsenen sind die Vorboten dieser Krampfgiftwirkung zu beobachten (Schwindel, Erregung, Sehstörungen), die einem schweren Kollaps Platz machen können, der gewöhnlich das Vergiftungsbild beherrscht. Gefürchtet war früher die *Neuritis optica*, die in seltenen Fällen zu dauernder Erblindung geführt hat, heute indessen aus unbekannten Gründen nicht mehr beobachtet wird. Die Filixkur ist daher ein anstrengendes Verfahren, das man nur kräftigen Personen zumuten sollte. Schwangere, Alkoholiker, Dekrepite sowie Herz- und Leberkranke sind auszuschließen. Überhaupt sollte man lieber eine Kur mit Kürbiskernen oder mit einer Kombination von Kürbiskernen und Filix versuchen.

Flores Koso von Hagenia abbyssinica (Einzeldosis 20,0) und **Kamala,** der haarige Überzug der Früchte von Mallotus philippinensis (Einzeldosis 10,0, bei Kindern 2—5 g) enthalten ebenfalls wirksame Phloroglucinabkömmlinge (Kosotoxin bzw. Rottlerin), die aber bei uns verhältnismäßig wenig ärztlich verwendet werden. Beim Lagern verlieren sie ihre Wirksamkeit in wenigen Monaten.

Cortex Granati, von Punica granatum, besitzt dagegen als wirksamen Bestandteil nicht ein Phloroglucin-, sondern ein Piperidinderivat, nämlich 0,4% Pelletierine ($C_8H_{15}ON$), toxikologisch gesehen Krampfgifte, die später zu allgemeiner zentraler Lähmung führen. Als Frühsymptom der Vergiftung treten häufig Sehstörungen, Schwindel und Erbrechen auf. Dosis 30—100—180 g in Form von Dekokten. Infolge des Gerbstoffgehaltes kann Obstipation auftreten. Auch die Pelletierine selbst, in Form der schwerlöslichen Tannate, werden gelegentlich verwendet.

Semen Cucurbitae, Kürbissamen. Die reifen Samen enthalten eine noch unbekannte Substanz, die die Haftfähigkeit des Bandwurmkopfes vermindert. Die notwendige Dosis für das Kind beträgt 200—400 g, für Erwachsene 400 bis 700 g der ungeschälten Samen, die nach der Schälung und mit Fruchtmus vermischt gegeben werden. 2 Stunden später reicht man das Abführmittel ($MgSO_4$). Die Samen sind wenig giftig, so daß im Gegensatz zu den toxisch wirkenden Wurmmitteln (besonders Filix und Oleum Chenopodii) die Kur sofort wiederholt werden darf. Kürbissamen eignen sich auch zur Unterstützung der Filixkur.

Bei der augenblicklichen Knappheit ist ein Hinweis auf weitere, zum Teil altbewährte, aber nicht ungiftige Wurmmittel geboten. *Chloroform* (s. S. 175); die Dosis bei Ascarideninfektion beträgt 3—4 g in Ricinusöl (s. S. 381); Leberschutz ist notwendig (s. S. 64); *β-Naphthol* (s. S. 523); die Dosis bei Ascarideninfektion beträgt 0,3—0,6 g, am besten in Stärkekapseln zu geben. In der ausländischen Literatur werden Tabletten zu 0,3 g β-Naphthol und 0,18 g Phenolphthalein empfohlen. Wenige Gramm können tödlich wirken. *Naphthalin* (s. S. 523); die Dosis bei Ascarideninfektion beträgt 0,5—0,8 g, am besten in Stärkekapseln zu geben. Schon 0,5 g können giftig wirken, daher muß wie nach β-Naphthol auf exakte Darmentleerung geachtet werden, zweckmäßigerweise mit Hilfe salinischer Abführmittel. Nach weniger als 2 g wurde beim Kind ein Todesfall beobachtet. *Bismutum subcarbonicum* (s. S. 357); die Dosis bei Ascarideninfektion beträgt 0,6—2,0 g. *Herba Tanaceti*; sie enthalten im ätherischen Öl das Thujon (s. S. 107); die Dosis für Erwachsene beträgt 1,0—1,5 g der fein gepulverten Droge 3mal täglich; die Wirkung ist sehr unsicher.

Die *Filarieninfektionen* der wärmeren Gegenden werden mehr und mehr der modernen Therapie zugänglich. Herzfilarien des Hundes wurden als erste mit dreiwertigen Antimonpräparaten im Tier abgetötet; bei Filarien des Menschen hat sich *Neostibosan* als bisher optimale Verbindung bewährt. Während die Strongyloiden des Darms auf Hexylresorcin und Gentianaviolett ansprechen, ist neuerdings auch gegen die Wanderlarven im Trichloracetamid ein stark wirksamer Stoff gefunden worden.

Schließlich sei noch kurz auf die durch **Saugwürmer** oder **Trematoden** hervorgerufenen Krankheiten eingegangen, die hierzulande nicht oder nur selten vorkommen.

Zunächst sei die *Bilharziosis* und ihre 3 verschiedenen Formen erwähnt. (Blasenbilharziosis-Erreger: *Bilharzia (Schistosoma) haematobia* —Afrika, besonders Ägypten, Vorderasien und Südeuropa; Darmbilharziosis-Erreger: *Bilharzia mansoni* — Afrika und Südamerika, sowie die ebenfalls auf den Darm beschränkte Bilharziosis japonica oder Katayama-krankheit — Erreger: *Bilharzia japonica* — Ostasien, besonders Japan und China). Diese Erkrankungen reagieren auf *Antimonpräparate* (s. S. 539) sowie auf *Emetin* (s. S. 551). Emetin wirkt auch gegen Fasciola hepatica und gegen den Lungenegel Paragonimus Westermanni. Die neueste chemische Entwicklung auf diesem Gebiet führte zum *Miracil D* (KIKUTH), eine bemerkenswerte Substanz, die an Schistosomen eine spezifische Mitose-hemmung der Gonaden hervorruft. An bestimmten Stellen Ostpreußens kommen Infek-tionen mit dem *Katzenleberegel (Opisthorchis felineus)* auch beim Menschen vor. In Rußland besitzt diese Opisthorchiasis eine große Bedeutung, während sie in China vertreten wird durch die nahe verwandte *Clonorchiasis* (Infektion mit *Clonorchis sinensis*). Sofern über-haupt eine Behandlung notwendig oder erwünscht ist, wird auf Grund der tierexperimen-tellen Erfahrungen dreiwertiges Antimon (Fuadin) verwandt, obwohl seine Wirkung beim Menschen nicht zufriedenstellend ist. Dasselbe gilt auch von der Goldtherapie, die im Tier-versuch der Fuadinkur weit unterlegen ist.

An dieser Stelle seien noch einige weitere Infektionen des Menschen durch tierische Parasiten *(Protozoen)* angeführt: Die *Lamblienruhr*, die zwar kosmopolitisch, aber besonders häufig in den Tropen ist, ist bisher mit *Neosalvarsan* behandelt worden (einmal 0,6 g intra-venös). Neuerdings hat sich das harmlosere Malariamittel Atebrin als wirksam erwiesen (3mal 0,1 Atebrin, 3—5 Tage lang). Die ebenfalls weitverbreitete *Balantidienruhr* reagiert ähnlich der Amöbenruhr auf Yatren und Emetin (s. S. 551).

Schrifttum.

Verdauung.

EPPINGER, H., H. KAUNITZ u. H. POPPER: Die seröse Entzündung. Eine Permeabili-täts-Pathologie. Wien 1935 — FREY, W. v.: Untersuchungen über Ileus und Fäulnis-gifte. Z. exper. Med. 82, 278 (1932). — KOHLSTAEDT, E.: Choleretica, Cholekinetica und Cholagoga. Die Pharmazie 2, 529 (1947). — MAGNUS, R.: Abführmittel. Handbuch der experimentellen Pharmakologie, Bd. II₂, S. 1592. 1924. — MAREK, J. u. a.: Pathologie der Verdauungsvorgänge. Handbuch der normalen und pathologischen Physiologie, Bd. 3, S. 1045. Berlin 1927. — SZIDAT, L. u. R. WIGAND: Leitfaden der einheimischen Wurm-krankheiten des Menschen. Leipzig 1934. — STRAUB, W.: Die Filixgruppe. Handbuch der experimentellen Pharmakologie, Bd. 2/1, S. 1548. Berlin 1924. — TRENDELENBURG, P.: Bewegungen des Darmes. Handbuch der normalen und pathologischen Physiologie, Bd. 3. Berlin 1927. — VERZÁR, F. u. a.: Resorption und Ablagerung. Handbuch der normalen und pathologischen Physiologie, Bd. 4, S. 3. Berlin 1929. — BRUMPT, E.: Précis de Parasitologie, 5. Aufl. Paris 1936. — OELKERS, H. A.: Pharmakologische Grundlagen der Behandlung von Wurmkrankheiten. 3. Aufl. Leipzig 1949. — BRUMPT, E. u. M. NEVEU-LEMAIRE: Parasitologie des Menschen. Übersetzt von A. ERHARDT. 2. Aufl. Berlin 1951.

VII. Blut und Gewebe.

Erster Teil.

Chemisch-physikalische Eigenschaften.

1. Allgemeine Übersicht.

a) Säure-Basenhaushalt.

Nach ARRHENIUS beruht die Leitfähigkeit des Wassers für den elektrischen Strom darauf, daß dieses teilweise in Ionen, d. h. elektrisch entgegengesetzt geladene Teilchen, dissoziiert ist. In ganz besonders reinem Wasser, dem so-genannten Leitfähigkeitswasser, sind genau so viel $\overset{+}{H}$- wie $\overset{-}{OH}$-Ionen enthalten. Gewichtsmäßig ist ihre Menge sehr klein. Sie beträgt rund 10^{-7} Grammoleküle je Liter. Neutrales Wasser enthält demnach $\frac{1}{10^7}$ g $\overset{+}{H}$-und $\frac{17}{10^7}$ g $\overset{-}{OH}$-Ionen.

In Säuren ist der Gehalt an $\overset{+}{H}$-Ionen gegenüber dem an $O\overset{-}{H}$-Ionen erhöht. Dort kann er mehr als 1 g je Liter betragen. Der Gehalt an $\overset{+}{H}$-Ionen bestimmt die Stärke der Säuren. In Laugen ist er stark erniedrigt, bis zu 10^{-14} g $\overset{+}{H}$-Ionen je Liter. Dementsprechend sind mehr $O\overset{-}{H}$-Ionen darin enthalten. Der Gehalt an $O\overset{-}{H}$-Ionen bestimmt die Stärke der Laugen.

Es hat sich als zweckmäßig herausgestellt, die Reaktion einer Lösung nicht einfach durch die tatsächlich vorhandenen Gewichtsmengen an $\overset{+}{H}$-Ionen zu definieren, sondern durch den negativen Exponenten dieser Zahl. Von einer Lösung, die im Liter 10^{-7} Grammoleküle $\overset{+}{H}$-Ionen enthält, sagt man daher sie besitzt ein p_H von 7,0. Der p_H-Wert der Säuren schwankt zwischen p_H 0 nnd 7,0, der Laugen zwischen p_H 7,0 und 14,0. Auch die Körpersäfte besitzen einen ganz bestimmten p_H-Wert (Abb. 94).

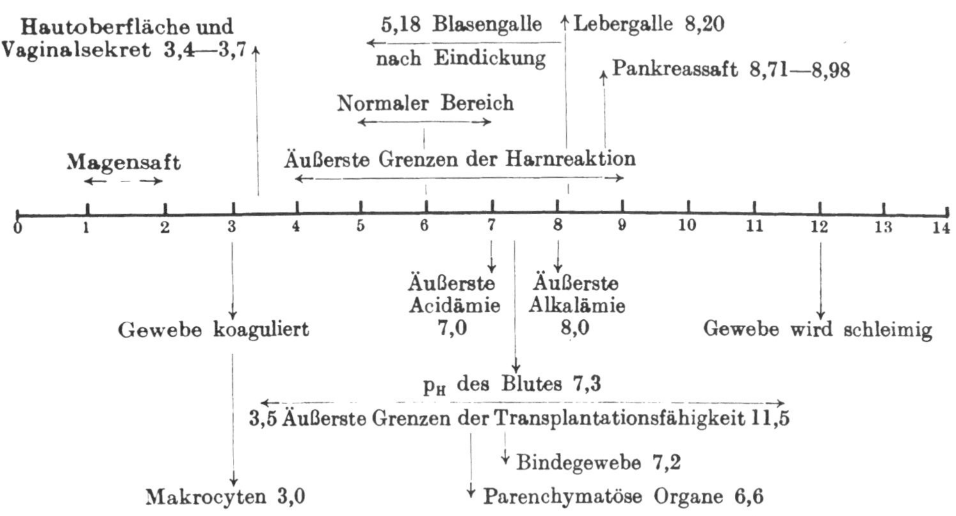

Abb. 94. Reaktion der Körpersäfte als p_H-Werte.

Man kann diese Reaktion auf einfache Weise bestimmen, da man Farbstoffe kennt, die bei einem ganz bestimmten p_H umschlagen. Solche Farbstoffe nennt man Indicatoren. Eine wässerige Lösung wie Urin kann indessen Lackmus blau färben, während gleichzeitig Phenolphthalein farblos bleibt. Nach der alten Bezeichnungsweise kann daher ein solcher Urin sauer oder alkalisch reagieren, je nach der Natur des Farbstoffes, den man als Indicator gewählt hat. Dadurch entstehen erfahrungsgemäß große Verwirrungen, und es ist offensichtlich besser, die Reaktion als Funktion des p_H anzugeben. Die Messung des p_H erfolgt mit Hilfe von bestimmten Indicatoren (L. MICHAELIS, SÖRENSEN) oder durch Messung p_H-abhängiger Potentiale gewisser Elektroden (H_2, Chinhydron) mit Hilfe von elektrischen Meßvorrichtungen.

Die normale Reaktion des Blutes liegt zwischen p_H 7,30 und 7,45. Jede stärkere Abweichung von diesem Wert (Acidosis und Alkalosis) muß zu schweren Allgemeinerscheinungen führen.

Die Ḣ-Ionen-Konzentration des Blutes entsteht dadurch, daß gleichzeitig Basen (Bicarbonate, alkalische Phosphate, alkalische Gruppen der Eiweißkörper, Oxyhämoglobin u. a.) und Säuren (Kohlensäure, saure Phosphate, saure Gruppen der Eiweißkörper, reduziertes Hämoglobin u. a.) vorhanden sind, die nach dem Massenwirkungsgesetz miteinander reagieren. Auch die bei Muskeltätigkeit entstehende Milchsäure und Brenztraubensäure oder die im intermediären Stoffwechsel entstehenden Ketokörper (β-Oxybuttersäure und Acetessigsäure) greifen in die Reaktion ein. An der Regulation des Säure-Basenhaushalts des Blutes beteiligen sich auch die roten Blutkörperchen, indem sie durch Verschiebung von Chlorionen, die in den Blutkörperchen ein- und auswandern, dem Blute je nach Bedarf Säuren oder Basen zur Verfügung stellen. Ein ähnlicher Austausch geht auch zwischen Blut und Gewebe vor sich.

Da im Blut nebeneinander große Mengen von Stoffen enthalten sind, die je nach Bedarf Säuren oder Alkalien aufnehmen, so spricht man auch von *Puffersystemen*, z. B.

$$\frac{CO_2}{NaHCO_3}; \qquad \frac{NaH_2PO_4}{Na_2HPO_4} \quad \text{u. a.}$$

Die weitaus stärkste Wirkung in dieser Hinsicht besitzt das System $\frac{CO_2}{NaHCO_3}$. Die sog. Alkalireserve des Blutes besteht größtenteils aus Natriumbicarbonat.

Acidosis entsteht durch Anhäufung von Säuren oder Verlust an Alkali. Sofern dies ohne meßbare Veränderungen der Blutreaktion vor sich geht, spricht man von *kompensierter Acidosis,* sofern gleichzeitig die Blutreaktion sich verschiebt, von *unkompensierter Acidosis* oder *Acidämie.* Beruht die Acidosis auf dem Auftreten von Ketosäuren, so spricht man auch von *Ketosis* (s. S. 38).

Acidosis kann auch dadurch eintreten, daß — wie in gewissen Fällen von sekundärem Schock — das Natriumbicarbonat in das Gewebe abwandert oder dem Körper verlorengeht (durch Erbrechen von Duodenalinhalt, durch Pankreas- und Gallenfisteln, bei schweren Diarrhöen). Dieser Zustand wird von HENDERSON auch als *Acarbie* bezeichnet.

Frühsymptome der *Acidosis* sind zu erwarten, sobald der p_H-Wert des Harns etwa 5,5 oder weniger beträgt (Harn wird mit wenigen Tropfen Methylrot rot gefärbt). Die klinischen Erscheinungen bestehen in Müdigkeit, Appetitlosigkeit, Kopfschmerz, Schwindel und *Erbrechen,* sowie von seiten der Harnwege: Harndrang, Miktionsbeschwerden, *Hämaturie.* Später kann durch Dehydratation der Kolloide eine heftige *Polyurie* einsetzen, die zu Erscheinungen der Anhydrämie führt, wie Muskel- und Leibschmerzen. Die Atmung ist von Beginn an vermehrt. Zuletzt tritt schwerer Lufthunger (große KUSSMAULsche Atmung) auf, übergehend in das *acidotische Koma* (s. S. 90). Lähmungszustände können mit schweren Kaliumverlusten der Zelle zusammenhängen. Schwere Acidosis tritt auch auf nach Methylalkohol und vielen anderen technischen Lösungsmitteln (FLURY). Die wichtigsten Mittel zum *Ansäuern des Körpers* sind S. 420 aufgeführt.

Alkalosis entsteht dementsprechend durch Verlust von *Säuren* (Hyperventilation, Erbrechen von Magen-Salzsäure u. a.), oder durch Anhäufung bzw. Verabreichung von Alkalien. Je nachdem, ob die Blutreaktion gleichbleibt oder sich meßbar verändert, spricht man von *kompensierter* oder *unkompensierter Alkalosis (bzw. Alkalämie).*

Frühsymptome der Alkalosis sind Appetitlosigkeit, Kopfschmerz, Schwindel und Erbrechen neben allgemeiner psychischer Abgeschlagenheit und einer eigentümlichen *Veränderung des Charakters*. Der Patient wird schwierig, reizbar, seltener delirös. Es tritt *Conjunctivitis* auf. Infolge der alkalischen Reaktion wird das Blutcalcium entionisiert, und es setzen leichte *Tetanie*-Symptome und Muskelschmerzen, besonders in den Beinen ein; die *Blutchloride* können *beträchtlich* vermindert sein. Auch kann eine schwere *Schädigung der Niere* eintreten, die sich frühzeitig äußert in einer Erhöhung des notwendig zu untersuchenden *Reststickstoffs* mit Auftreten von *Harneiweiß* und später in *Anurie* mit degenerativen Veränderungen des Tubulusepithels. Zuletzt erfolgt eine zunehmende Lähmung der lebenswichtigen Zentren mit Kollapserscheinungen und Lähmung der Atmung, übergehend in *alkalotisches Koma*. — *Gegenmittel* sind Natriumchlorid in hohen Dosen (z. B. 3mal tägl. 15 g), auch i.v. zu geben, im Notfall *säuernde Stoffe* (s. S. 420).

Zur Alkalisierung des Körpers werden außer entsprechender Diät (s. S. 66) hauptsächlich Natriumbicarbonat ($NaHCO_3$) und Natrium-r-Lactat verwendet.

Eine leichte Alkalisierung läßt sich am einfachsten durch Diät oder durch kleine perorale Gaben von $NaHCO_3$ (grammweise) erzielen. In therapeutischer Hinsicht ist bemerkenswert, daß Natriumbicarbonat bei der Claudicatio intermittens wirksam ist (LEWIS). Man stellt sich vor, daß örtlich entstehende saure Stoffwechselprodukte neutralisiert werden. In neuerer Zeit wird auch angegeben, daß Alkali bei starken sportlichen Anstrengungen die Ermüdung hinauszögert. Alkalosis wird als Nebenwirkung beobachtet bei der Ulcuskur (s. S. 355).

Die *schädliche Wirkung* von Natrium bicarbonicum äußert sich bei der *Ulcuskur* in üblicher Dosierung nur in seltenen Fällen, und zwar etwa 1 bis 2 Wochen nach Beginn der Kur in einer Erhöhung der Alkalireserve des Blutes, auch mit allen Folgezuständen, darunter *Verminderung der Serumchloride* (Kochsalzinfusionen!) sowie in Neigung, *Phosphatsteine* zu bilden.

Die Neigung zu dieser schweren Intoxikation muß besonders bei Nierenkrankheiten und bei Labilität des Säurebasengleichgewichts (wiederholtes Erbrechen, Pylorospasmus, Darmstenose u. a.) berücksichtigt werden. In solchen Fällen ist $NaHCO_3$ nicht angebracht, oder es muß eine regelmäßige Kontrolle der Alkalireserve erfolgen. Werden die bedrohlichen Symptome der Alkalosis frühzeitig genug erkannt, so verschwinden diese beim Aussetzen der Alkalitherapie von selbst.

Zur sicheren *Alkalisierung des Harns* genügen solche $NaHCO_3$-Dosen nicht. Injiziert man z. B. intravenös 3,75 g $NaHCO_3$ in 100 ccm Wasser gelöst, zweimal täglich, so kann man damit die Krystallurie nach Sulfathiazol u. a. nicht verhindern. Es ist eine Menge von 7,8 g in 100 ccm Wasser, zweimal täglich, erforderlich. Erst bei dieser Dosis wird der Harn in 30 Minuten alkalisch; die entsprechende Dosis von $NaHCO_3$ bei peroraler Zufuhr beträgt 12—22 g (PENNA). Ähnliche Alkalimengen sind erforderlich, um bei *hämolytischen Vorgängen* die Bildung von Thromben zu verhüten.

Eine sehr viel stärkere Alkalizufuhr ist notwendig, wenn sich abnorme Säuren im Körper angehäuft haben. Die bei der *Alkalibehandlung des Coma diabeticum* gebräuchlichen Dosen von 30—60 g $NaHCO_3$ in Form der 1,5%igen sterilen Lösung i. v. können lebensgefährlich sein, wenn sie ohne Kontrolle der Alkalireserve oder bei gestörter Nierenfunktion durchgeführt werden. Sodalösung ist nicht erlaubt.

Vom gesunden Menschen können solche Alkalimengen überhaupt nicht neutralisiert werden. So gingen von 7 Personen, die je 78 g $NaHCO_3$ rectal erhalten hatten, 4 zugrunde, und zwar zeigten sich bei dieser akuten Vergiftung Tachykardie, Leibschmerzen, profuse Schweiße, Hyperpyrexie. Als Frühsymptom trat Tetanie auf (HEALY, s. S. 355).

Um bei der Behandlung einer Säurevergiftung die Gefahr einer unkompensierten Alkalosis zu vermeiden, sind bei Zufuhr hoher Alkalidosen häufige Bestimmungen der Alkalireserve des Blutes — die auf 40—50% erhöht werden soll — oder eine dauernde Kontrolle des Harns — der auf einen p_H-Wert von 7,0 einreguliert, indessen niemals alkalisch werden sollte gegen Phenolphthalein (p_H 7,8) — erforderlich. Die Gesamtmenge an $NaHCO_3$, die hier erforderlich ist, schwankt in weiten Grenzen, z. B. bei der Behandlung der Methylalkoholacidosis zwischen 12 und 100 g $NaHCO_3$. Infundiert werden Einzeldosen von 250 ccm einer 5%igen Lösung von $NaHCO_3$, 1—4 derartige Infusionen in 24 Stunden, daneben werden alle 15 Minuten bis zur Erzielung der gewünschten Alkalireserve je 4 g $NaHCO_3$ peroral verabreicht.

Eine weniger stürmische Art eine Alkalosis herbeizuführen und eine unkompensierte Alkalosis zu vermeiden, ist die Anwendung der Natriumsalze verbrennbarer organischer Säuren, insbesondere von *Natrium-r-Lactat* in $^1/_6$ molarer Lösung. Diese wird hergestellt, indem man 160 ccm einer Mol/1-Stammlösung auf 1 Liter Flüssigkeit mit RINGER-Lösung auffüllt. Die erste Infusionsmenge richtet sich nach dem Blutbefund. Der Durchschnittsverbrauch betrug in den behandelten Fällen von schwerer Methylalkoholvergiftung 290 ccm, der Höchstbetrag 640 ccm in 24 Stunden auf 4 Infusionen verteilt, sofern gleichzeitig 4 g $NaHCO_3$, alle 15 Minuten, eventuell mit Magenschlauch bis zur Erreichung der gewünschten Alkalireserve gegeben wurden. Neuerdings wird auch die Blei- und Uranvergiftung mit Alkalitherapie, und zwar mit Lösungen von *Natrium-citrat* behandelt, letzteres auch zur Behandlung der Enuresis nocturna, falls Harn sehr stark sauer.

Das Krankheitsbild der Acidosis höheren Grades ist gewöhnlich mit Acidämie, Alkalosis höheren Grades mit Alkalämie verbunden. Beide Zustände aber können andererseits durch biologische Gegenregulationen weitgehend *kompensiert* werden, so daß sie — wie bei der Akklimatisation — symptomlos verlaufen.

Verändert sich z. B. die Reaktion des Blutes nach der sauren Seite, so versucht der Organismus dem entgegenzusteuern, und zwar hauptsächlich durch Erregung des Atmungszentrums, so daß ein zusätzlicher Teil der Blutkohlensäure abgeraucht wird. Aber auch die Niere beteiligt sich durch stärkere Ausscheidung saurer Valenzen, besonders in Form des sauren Natriumphosphates NaH_2PO_4. Gleichzeitig kann sich der Körper durch Bildung von Ammoniak aus Harnstoff zusätzliches Alkali verschaffen, obwohl NH_4-Salze auch ohne eigentliche Säurevergiftung im Harn auftreten können.

Wird die Reaktion des Blutes nach der alkalischen Seite verschoben, so kommen entgegengesetzte Regulationen ins Spiel, die den Zustand der Alkalosis völlig kompensieren können.

Calciumphosphatsteine lösen sich in saurem Harn, *Harnsäure-* und *Cystinsteine* lösen sich im alkalischen Harn, *Calciumoxalatsteine* lösen sich sowohl sauer wie alkalisch.

b) Mineralstoffwechsel.

Mineralsalze. Treffen Säuren und Basen aufeinander, so entstehen die entsprechenden Salze. Die anorganischen Salze zeichnen sich dadurch aus, daß sie einen starken *osmotischen Druck* entwickeln. Dieser entsteht bekanntlich dadurch, daß bestimmte semipermeable Membranen zwar für Wasser, nicht aber für die osmotisch wirkenden Stoffe durchgängig sind. Dann entsteht infolge der Bewegung der Moleküle und Ionen ein einseitiger Druck auf die Grenzfläche. Semipermeable Membranen finden sich im Körper an vielen Stellen, in weißen und roten Blutkörperchen, in Gewebszellen u. a. Der osmotische Druck des Blutes und der Gewebssäfte entspricht beim Säugetier dem einer 0,9%igen Kochsalzlösung. Dementsprechend enthält die physiologische NaCl-Lösung des DAB. 9 g Kochsalz im Liter. *Isotonisch* ist z. B. auch eine Lösung von 2% $NaHCO_3$, 1,8% Natriumsulfat, von 3,4% Magnesium-sulfat, von 3,8% Natriumcitrat, von 5% Trauben-zucker, von 2% Borsäure.

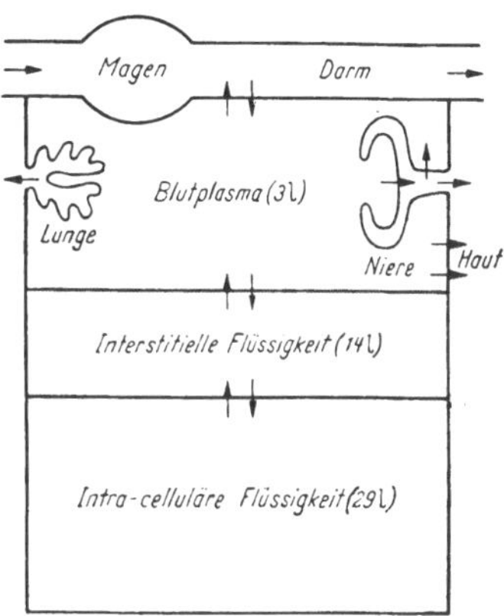

Abb. 95. Schema der Wasserverteilung im Körper. Die Zahlenangaben in Liter sind berechnet für einen Menschen von 70 kg Gewicht, dessen Gesamtwassermenge $^2/_3$ des Körpergewichts beträgt. (Nach GAMBLE-MACLEOD 1941.)

Im gleichen Sinne spricht man von *hypotonischen* und *hypertonischen* Lösungen. Bringt man *rote Blutkörperchen* in hypotonische Lösungen, so quellen sie auf, und es erfolgt Hämolyse. In hypertonischen Lösungen schrumpfen sie und werden stech-apfelförmig. In isotonischen Lösungen behalten sie ihre Form und Größe. Auch die *Blutplättchen* machen diese Veränderungen mit. In hypertonischen Lösungen, z. B. von Kochsalz oder $CaCl_2$ geben sie Thrombokinase ab, was zur Beschleunigung der Blutgerinnung führt (s. S. 448).

Ebenso verhalten sich die *Gewebszellen*, die durch Injektion nicht isotonischer Lösungen zur Quellung oder Schrumpfung gebracht werden. Damit ist ein intensives Schmerzgefühl verbunden; hypotonische Lösungen führen zur Trübung der Cornea. Man pflegt daher nach Möglichkeit alle Lösungen, die zur subcutanen Injektion bestimmt sind, durch Zusatz von Kochsalz oder von anderen Stoffen isotonisch zu machen. Aus dem gleichen Grunde sollte man solche Lösungen möglichst auf einen p_H-Wert von 7,3 einstellen, obwohl das aus Gründen der Haltbarkeit nicht immer möglich ist.

Lösungen von unphysiologischem osmotischem Druck führen auch zu *Allgemein-wirkungen*; hierbei ist vorauszuschicken, daß die gesunden Zellen für Kochsalz nicht oder wenig permeabel sind; daher müssen sich osmotische Wirkungen in erster Linie in einer Verschiebung von Wasser innerhalb und außerhalb der Zellen äußern. *Isotonische* Kochsalzlösungen vermehren das extracelluläre Wasser in Kreislauf und Interstitium ohne Veränderung des intracellulären Wassers; *hypertonische* Lösungen führen zu einer Dehydratation der Zelle unter gleichzeitiger Vermehrung des extracellulären Wassers; *hypotonische* Lösungen bzw. Kochsalz- und Natriumverluste im Plasma führen zu einer Hydratation der Zelle unter gleichzeitiger Verminderung des extracellulären Wassers (s. S. 84). Isotonische, hypotonische und hypertonische Kochsalzlösung haben daher ihre besonderen Indikationen. (Abb. 95).

α) Osmotherapie.

Infundiert oder injiziert man größere Mengen einer hypertonischen Lösung (z. B. $^1/_2$ bis 1 Liter einer 1,5%igen NaCl-Lösung — auch unter Zusatz von 5% Traubenzucker oder Calorose —, bzw. 100—300 ccm einer 5%igen NaCl-Lösung, bzw. 20 ccm einer 20%igen NaCl-Lösung, bzw. eine physiologisch ausbalancierte hypertonische Lösung von 13,5 g

NaCl, 0,45 g CaCl$_2$ + 6 H$_2$O, 0,7 g KCl auf 1 Liter Wasser) ins Blut, so setzt ein Diffusionsstrom aus den Geweben ins Blut ein, und es erfolgt eine *Auffüllung des Kreislaufs* (s. S. 450). Die Dauer dieser Wirkung ist kurz bei Krystalloiden, da diese schnell in das Gewebe eindringen, wodurch die osmotische Druckdifferenz sich rasch ausgleicht; sie ist langanhaltend nach Serumalbumin und anderen derartigen Kolloiden, da diese in der Blutbahn bleiben. Von einer 40%igen Traubenzuckerlösung genügen 30 ccm, um für kurze Zeit eine Blutverdünnung von ungefähr 500 ccm Flüssigkeit zu bewirken. Man hat bis zu 100 cm³ einer 50%igen Lösung einmalig injiziert; bei Herzkranken geht man indessen nicht über eine 20%ige Lösung hinaus. Da Wasser aus den Geweben nachdringt, so erfolgt z. B. eine sichtbare *Schrumpfung des Gehirns* und eine Drucksenkung der Cerebrospinalflüssigkeit; man machte davon Gebrauch bei Gehirnoperationen (s. S. 491), sowie bei Hirnödemen verschiedener Genese. Der *intraokulare Druck* wird erniedrigt. *Örtliche und allgemeine Ödeme* werden auf das Blut abgeleitet. Durch Schrumpfung der willkürlichen Muskulatur entsteht die Neigung zu Kontrakturen (Wadenkrämpfe). Es zeigt sich auch eine *Verminderung der Sekretionen* (Speichel, Magensaft, Milch, Schweiß). Da der injizierte Traubenzucker sehr rasch durch die Nieren ausgeschieden wird, so setzt eine starke Diurese ein (s. S. 492). Eine bei der therapeutischen Anwendung in Rechnung zu stellende Nebenwirkung ist die Erhöhung des venösen Drucks sowie des Capillardrucks (s. S. 36). Nach höchsten Mengen von hypertonischen Lösungen können auch Allgemeinerscheinungen auftreten, die vom Zentralnervensystem ausgehen: anfangs Erregung, später Lähmung. Unrationelle Anwendung kann außerdem zu *Lungenödem* führen; bei allen *Kreislaufstörungen* ist besondere Vorsicht geboten. *Hypotonische Lösungen* führen zu einer *Hirnschwellung*.

Der osmotisch am stärksten wirksame Stoff im Serum ist das *Serumalbumin*. Dieses wird mit Vorliebe in hypertonischer Lösung gegeben, z. B. 25 g in 100 ccm Flüssigkeit. Dies entspricht der Wirkung von 500 ccm Citratplasma. Man erhält ein schnelles Einströmen von Gewebsflüssigkeit in die Zirkulation, so daß sogar periphere Ödeme zum Verschwinden gebracht werden.

Neuerdings werden große Mengen von *hypotonischen Lösungen* (z. B. 0,48% NaCl oder 0,38% NaCl + 0,11% NaHCO$_3$) zur Wasseranreicherung im Gewebe angewendet.

Diese gesamten, durch Osmose entstehenden Wirkungen bezeichnet man auch als deren „*Salzwirkungen*". Diese sind um so deutlicher, je weniger chemische Wirkungen des Moleküls gleichzeitig hineinspielen. Als Beispiel seien die Sulfate oder die hypertonischen Traubenzuckerlösungen angeführt: Die hierdurch herbeigeführten Funktionsänderungen beruhen fast ausschließlich auf osmotischen Wirkungen.

Den Angriffspunkt der Salz- und Ionenwirkungen bilden in erster Linie die Kolloide der Zelle und der Zellmembranen.

β) Lyotrope Reihen.

Nach der Darstellung von O. EICHLER spielen bei der Prüfung anorganischer Salze die HOFMEISTERschen oder lyotropen Reihen eine gewisse Rolle. Diese Reihen ordnen die Anionen und Kationen in der Folge, nach der sie bestimmte physikochemische Eigenschaften unbelebter Systeme beeinflussen. Sie wurden von HOFMEISTER bei der Quellung von Gelatine gefunden.

Wurden Gelatinescheiben in Salzlösungen gleicher Konzentration gebracht (z. B. $^n/_2$ NaCl, NaBr, NaJ usw.), bei denen das Kation gleich blieb und das Anion wechselte, dann ergab sich bei manchen Anionen eine stärkere Wasseraufnahme als bei anderen. Die Reihe in einfachster Form zeigt nach Begünstigung der Quellung folgende Anordnung: SO$_4''$ < Cl' < Br' < NO$_3'$ < J' < SCN', d. h. J' und SCN' wirken stärker quellend als Cl' und Br', während z. B. SO$_4''$ noch schwächer wirkt, ja unter bestimmten Bedingungen sogar zur Entquellung, d. h. Schrumpfung, Anlaß geben kann. Das ist die Anionenreihe, in die auf der linken Seite Fluorid, Citrat, Acetat, Ferrocyanid, Phosphat, auf der rechten Chlorat, Perchlorat, Bromat, Jodat und viele andere einzuordnen sind. Nun beschränkt sich diese Anordnung nicht nur auf die Quellung; man findet z. B. bei J' und SCN' nicht nur ausschließliche Quellung, sondern auch eine Auflösung der Gelatine, d. h. eine Peptisation. Diese Peptisation findet auch therapeutische Anwendung, da es möglich ist, auf leicht zugänglichen Schleimhäuten festhaftenden zähen Schleim aufzulösen und eingeschlossene Krankheitskeime einem beigefügten Desinfektionsmittel zugänglich zu machen (Mucidan). Zu solchem Effekt bedarf es aber höherer Konzentrationen. Deshalb ist es nicht ausreichend, die Wirkung dieser Anionen im Organismus auf die Formel Quellung und Entquellung bringen zu wollen. Hier stehen noch eine Reihe anderer physikochemischer Eigenschaften der Anionen als Möglichkeit der Einwirkung zur Verfügung.

Zwei Punkte sind bei der Anwendung der lyotropen Eigenschaften der Ionen zu beachten, nämlich die Schwierigkeit, den einen oder anderen physiologischen Effekt mit einer physikalischen Eigenschaft zu identifizieren, und vor allem die Unmöglichkeit, die lyotropen Eigenschaften ausschließlich für den Effekt in vivo verantwortlich zu machen. So werden SCN′ und J′ zwar peptisieren, aber man wird schwerlich die Wirkung bei Arteriosklerose darauf exakt zurückführen können. Auch im unbelebten kolloidalen System spielt die *Ladung* für manche Vorgänge eine Rolle (Cl′, SO$_4''$, Fe (CN)$_6^{IV}$). In vivo aber treten *chemische Eigenschaften* an die Spitze: Ca-Fällung durch Phosphat oder Fluorid, Oxydationswirkung von ClO$_3'$, Oxydierbarkeit von J′ und damit Leichtigkeit, es in organische Bindung (Thyroxin) einzufügen, Komplexbildung mit Schwermetallen (F′, SCN′) usw.

Wenn schon bei der Reihe der Anionen solche Faktoren hervortreten und die Einfachheit der Betrachtung trüben, dann wird das noch deutlicher bei der Reihe der Kationen, die etwa in entsprechender Weise mit

$$\text{Ca}^{\cdot\cdot} > \text{Mg}^{\cdot\cdot} > \text{NH}_4^{\cdot} > \text{Rb}^{\cdot} > \text{K}^{\cdot} > \text{Na}^{\cdot}$$

beschrieben werden kann, mit außerordentlich häufigen Abweichungen. Wie wenig hier lyotrope Eigenschaften für die Pharmakologie in Frage kommen, ist aus dem großen Unterschied der physiologischen Bedeutung von K′ und Na′ ohne weiteres ersichtlich (nach O. Eichler).

Bei Zufuhr hoher Jodiddosen sind neben der spezifischen Wirkung der Jodionen auch die *allgemeinen Salzwirkungen* nicht zu vernachlässigen (s. S. 408). In gewissen Punkten ähneln die Jodide daher den Chloriden oder Bromiden (Mehrsekretion von Bronchialschleim, Verflüssigung des Schleims, Diurese u. a.). Doch scheint sich in diesen Einzelwirkungen immer auch der spezifische Einfluß der Jodionen geltend zu machen.

Der Mineralstoffwechsel ist abhängig von der Ernährung (s. S. 24ff.); er steht u. a. unter dem Einfluß der Verdauung (s. S. 361), der Atmung (s. S. 414); er wird reguliert durch viele innersekretorische Drüsen (s. S. 68ff.), sowie durch Leber (s. S. 367) und Nieren (s. S. 486).

c) Kolloide.

Als Kolloide oder leimähnliche Stoffe bezeichnet man jene Bestandteile, die beim Dialysieren durch eine Pergamentmembran oder beim Ultrafiltrieren durch ein Kollodium- oder Cellophanfilter von den leichtbeweglichen niedermolekularen Krystalloiden getrennt werden. Zu den Kolloiden gehören Eiweißkörper, Fette, hochmolekulare Kohlenhydrate u. a. Es handelt sich hier um große Moleküle mit starken Oberflächenkräften, die dazu neigen, sich je nach den Bedingungen zu größeren Partikeln zusammenzulagern (grobdisperse Form) oder in feinere Teilstücke auseinanderzufallen (feindisperse Form). In vielen pathologischen Zuständen besitzen die Eiweißkörper eine erhöhte Tendenz, in grobdisperse Form überzugehen. Man spricht dann von einer „erhöhten Labilität der Serumeiweißkörper". Sie äußert sich u. a. in der Sachs-Georgischen Reaktion.

Solche Kolloide sind häufig sehr empfindlich gegen geringe *Änderungen der Reaktion*. Geringste Mengen von Säuren oder Alkalien können genügen, um sie zum Quellen oder Schrumpfen zu bringen. Darauf beruht z. B. die Polyurie, die nach Zufuhr von Mineralsäuren oder von Salmiak eintritt.

Auch wird der Dispersitätszustand bestimmt durch die *Anwesenheit der Mineralsalze*. So führt das Natriumion zu einer erhöhten Dispersität der Eiweißmoleküle. Damit ist eine Aufquellung verbunden (hydropigene Wirkung von Kochsalz). Auf der anderen Seite verursacht Calcium eine Zusammenlagerung der Moleküle: Die entzündungswidrige Wirkung von Calcium wird auf diese Kolloidverfestigung zurückgeführt. Über die Hofmeisterschen Reihen s. S. 408.

Auch durch bestimmte intravenös verabfolgte *Arzneistoffe und Gifte* wird der physikalische Zustand der Eiweißkörper verändert *(anaphylaktoide Zustände)*. Es gibt auch *irreparable Veränderungen* der Kolloidstruktur von Haut und Schleimhäuten, wie die Ausfällung der Eiweißkörper mit Hilfe von *Gerb- und Ätzmitteln* (siehe S. 440).

Die Kolloide in Blut und Geweben besitzen einen *osmotischen Druck,* der indessen wegen der relativ geringen Zahl der Moleküle sehr viel kleiner ist als bei Krystalloiden. Im Serum ist er zuerst von Starling mit 30—40 mm Hg gemessen worden. Da die Glomeruluskapsel der Niere eine semipermeable Membran nicht für Krystalloide, wohl aber für die Serumkolloide darstellt, so muß bei einem Blutdruck von 40 mm die gesamte im Blut vorhandene Wassermenge osmotisch gebunden sein (Abb. 96). Unterhalb dieses Wertes kann also kein Urin mehr ultrafiltriert werden. Ist der osmotische Druck der Serumkolloide, z. B. bei schweren Nierenkrankheiten, vermindert, so bilden sich *Ödeme* (s. S. 484). Die Kolloide sind auch für den *Blutersatz* wichtig (s. S. 450).

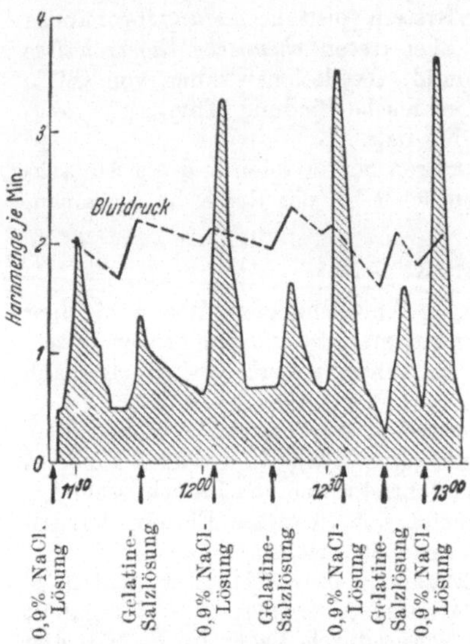

Abb. 96. Harnausscheidung nach intravenöser Injektion von Kochsalzlösung mit und ohne Gelatinezusatz. Man sieht die Abhängigkeit der Diurese vom osmotischen Druck der in der Blutbahn befindlichen Kolloide. (Nach Knowlton.)

Der Abtransport von körperfremden Kolloidteilchen, die ins Blut gelangen, erfolgt durch die Phagocytose der Leukocyten. Ein anderer Teil, besonders die negativ geladenen Kolloide, wird vom Reticuloendothel aufgenommen und gespeichert. Injizierte Farbstoffe, wie Kongorot oder chinesische Tusche, werden in den Kupfferschen Sternzellen der Leber, dem Reticuloendothel der Milz und in den Lymphdrüsen wiedergefunden. Sie können sich dort in so hohen Mengen anhäufen, daß eine „Blockade" des Reticuloendothels erfolgt. Mit solchen Versuchen kann man nachweisen, daß das Reticuloendothel mit der Bildung von Antikörpern zu tun hat (Aschoff).

d) Redoxsysteme.

Unter Redoxsystemen versteht man Stoffe, die in wässeriger Lösung bei bestimmtem p_H ein reversibles Gleichgewicht zwischen oxydierter und reduzierter Form aufweisen.

Redoxsysteme einfachster Art sind Metallionen, die in verschiedenen Wertigkeiten nebeneinander vorkommen. Mischt man von solchen Redoxsystemen gleiche Mengen von oxydierter und reduzierter Form, so bildet sich gegenüber einer Normalwasserstoffelektrode ein bestimmtes elektrisches Potential, das typisch für die verschiedenen Redoxsysteme ist. Bei den anorganischen Redoxsystemen wie Fe^{+++}/Fe^{++}, Cu^{+}/Cu^{+}, Hg^{++}/Hg^{+} stellt diese Potentialdifferenz nichts anderes dar als die bekannte Spannungsreihe der Elemente. Ähnlich liegen die Verhältnisse auch bei organischen Redoxsystemen, deren Potential gegen die Normalwasserstoffelektrode positiver oder negativer Natur sein kann.

Ordnet man solche Redoxsysteme auf Grund der Potentialdifferenz, so wirken Stoffe mit stärker positivem Potential oxydierend, mit stärker negativem

Tabelle 10. Redoxpotentiale in Volt bei Mischung gleicher Mengen von oxydierter und reduzierter Form ($p_H = 7{,}0$).

2,6 Dichlorphenolindophenol	+ 0,271	Methylenblau	+ 0,011
Hämoglobin	+ 0,152	Gelbes Ferment	— 0,06
Cytochrom	+ 0,123	Ascorbinsäure	— 0,081
Cystein	+ 0,078	Lactoflavin	— 0,18

Potential reduzierend auf die übrige Reihe. Diese Umsetzungen werden so lange weitergehen, bis ein Potential erreicht ist, das allen Redoxsystemen genügt, oder — anders ausgedrückt — bei einem bestimmten Potential werden im Reagensglase die verschiedenen Redoxsysteme in einem ganz bestimmten, jedesmal verschiedenen Mischungsverhältnis von oxydierter und reduzierter Form nebeneinander existieren. Da sich die Redoxlage des Körpers verschieben läßt, z. B. mit Hilfe von Ascorbinsäure oder Cystein, so wird gleichzeitig auch das Verhältnis von Fe^{II}/Fe^{III}, Cu^I/Cu^{II}, von oxydiertem zu reduziertem Laktoflavin, Cytochrom, Orasthin und anderen physiologischen Redoxsystemen sich ändern können. Daraus ergibt sich die große praktische Bedeutung der Redoxsysteme.

Im lebenden Körper pendeln die Redoxsysteme zwischen der oxydierten und der reduzierten Stufe hin und her — unter Beteiligung des wechselnden Sauerstoffdruckes —, so daß katalytische Wirkungen entstehen können. Auch werden die verschiedenen Redoxsysteme gegeneinander geschützt, so daß von einem zum anderen Energiegefälle entstehen. Das Potential der physiologischen Redoxsysteme im lebenden Gewebe ist daher nicht genau bekannt.

Man weiß indessen, daß es Redoxsysteme mit hohem positivem Potential, also mit stark oxydierenden Eigenschaften gibt, wie z. B. Hämoglobin:Oxyhämoglobin oder Cytochrom, andere mit mittlerem oder stark negativem Potential wie Ascorbinsäure, Cystein, red. Glutathion. Zu den letzteren gehört auch das besonders stark reduzierende Lactoflavin (Vitamin B_2), so daß WAGNER-V. JAUREGG diese Substanz auch als das ,,Methylenblau des Organismus'' bezeichnet. Bei Kuppelung des Lactoflavins mit der entsprechenden Eiweißkomponente zum WARBURGschen gelben Ferment wird das Potential erheblich positiver.

Man nimmt an, daß das Energiegefälle zwischen den einzelnen Redoxsystemen die Quelle der Arbeitsleistungen im lebenden Organismus ist, insofern, als durch das Hin- und Herpendeln zwischen oxydierter und reduzierter Form Reduktionen und Oxydationen zustande gebracht werden (HEINR. WIELAND und WARBURG). Auch können sich Redoxsysteme mit gleichem Potential in bestimmten physiologischen Funktionen vertreten, so daß z. B. gewisse Leistungen des Sauerstoffes auch mit Farbstoffen wie Methylenblau zu erzielen sind.

Methylenblau hat dementsprechend eine spezifische Wirkung auf bestimmte Redoxsysteme. Es ist ein Methämoglobinbildner und dieses ist die Ursache für die bekannte *Entgiftung* der *Blausäure*; das Anlagerungsprodukt der Blausäure an Methämoglobin ist nämlich ungiftig. Andererseits wirkt Methylenblau der *Methämoglobinbildung* entgegen. Bei Vergiftung mit Nitrophenol, aber auch z. B. mit Sulfonamiden sieht man auf die übliche Dosis von Methylenblau (10—40 cm³ einer 1%igen Lösung i.v.) einen schnellen Rückgang der Blutveränderung in etwa 15—30 Minuten; wirksam sind auch perorale Gaben von etwa 5,0 g. Bei anderen Formen der Anoxämie ist Methylenblau wirkungslos.

Der Farbstoff wirkt bemerkenswerterweise z. B. in 1%iger Lösung auf Wunden und Verätzungen auch *analgetisch,* und die Schmerzen treten wieder auf, wenn Methylenblau farblos wird. Die Wirkung hängt daher offensichtlich mit dem Redoxpotential zusammen. Bei der idiopathischen, familiären Methämoglobinämie hat noch ein weiterer starker Redoxstoff eine gewisse Wirkung, nämlich Ascorbinsäure in hohen Dosen.

Der Körper versucht die mittlere Redoxlage des Blutes ähnlich festzuhalten wie die anderen physikalischen Konstanten. Bei gewissen Krankheiten, wie Beriberi, geht die Fähigkeit zur Reduktion von Methylenblau verloren (KOLLATH).

Im Gegensatz zum Blut ist die mittlere Redoxlage der verschiedenen inneren Organe durchaus verschieden. So haben Versuche mit den Redoxfarbstoffen *Alizarinblau* und *Indophenol* den Beweis erbracht, daß die Reduktionsleistungen — kenntlich an der Entfärbung der Farbstoffe zu Leukoverbindungen — besonders auffallend sind in Leber, Niere und Lunge, während z. B. der Herzmuskel wesentlich weniger reduziert. Dieser Unterschied zeigt sich z. B. auch beim Übergang von fünfwertigem Arsen in die dreiwertige Form, was im Blut sehr schnell vor sich geht, so daß bei intravenöser Injektion die beiden Stoffe annähernd gleich toxisch sind. Im Froschherzen dagegen ist die dreiwertige Form 300mal giftiger, weil die Reduktionsvorgänge in diesem Organ sehr schwach sind (JOACHIMOGLU).

Die Redoxlage läßt sich z. B. durch Zufuhr von Cystein, Glutathion und Ascorbinsäure verändern. So erklärt sich am besten die gemeinsame Wirkung dieser drei Körper bei der Entgiftung von Diphtherietoxin und bei der Aufhellung der unbekannten Farbstoffe, die bei der ADDISONschen Krankheit in der Haut abgelagert werden.

Redox-Katalysatoren. Physikalisch-chemisch ist das Redoxpotential ein Maß für die freie Energie des Redoxsystems, und zwar kann die oxydierte Stufe nur die hydrierte Stufe aller negativeren Systeme oxydieren, die hydrierte Stufe umgekehrt nur die oxydierte positiverer Systeme hydrieren. Die Bedingungen für das Reagieren zweier Redoxsysteme sind aber nicht nur durch ihren Energieunterschied gegeben, sondern auch durch die Reaktionsgeschwindigkeit der einzelnen Komponenten. Die Reaktionsgeschwindigkeit von reinstem Cystein und reinstem Sauerstoff ist z. B. so klein, daß trotz des viel höheren Redoxpotentials des Oxydationsmittels keine Oxydation stattfindet. Fügt man aber Spuren eines weiteren geeigneten Redoxsystems hinzu, dessen Potential zwischen demjenigen von Sauerstoff und Cystin/Cystein liegt, z. B. $Cu^{\cdot\cdot}/Cu^{\cdot}$, so findet die Reaktion mit großer Geschwindigkeit statt, da innerhalb des gebildeten Komplexsalzes sowohl $Cu^{\cdot\cdot}$ mit Cystein rasch zu $Cu^{\cdot}$ und Cystin reagiert, als auch $Cu^{\cdot}$ rasch mit Sauerstoff zu $Cu^{\cdot\cdot}$ zurückoxydiert wird. Das System $Cu^{\cdot\cdot}/Cu^{\cdot}$ übt also einen katalytischen Einfluß aus und trägt deshalb die Bezeichnung Redoxkatalysator.

Die biologische Bedeutung der Redoxkatalysatoren erstreckt sich auf die ganze Stufenfolge der Oxydationen und Wasserstoffverschiebungen. An diesen Katalysatoren greifen auch die meisten *Fermentgifte* an, die Blausäure z. B. am Häminatmungsferment (s. S. 475). Zu den Fermentgiften zählen z. B. *Arsen, Antimon, Chinin, die Fluoride, Monojodessigsäure, alle Schmerzstoffe.*

2. Spezielle Kapitel.
a) Säuren und Alkalien.

Kohlensäure (CO_2) ist die wichtigste Säure zur Einstellung der Blutreaktion. Der Kohlensäuregehalt des Blutes wird reguliert durch Chemoreceptoren des Sinus caroticus und im *Atmungszentrum,* die geringste Schwankungen der Kohlen säurekonzentration im Blut mit vermehrter oder verminderter Atmung beantworten (C. HEYMANS).

Akapnie. Wird eine übermäßig große Menge von Kohlensäure abventiliert — entweder durch *willkürliche Überventilation*, oder durch *erhöhte Erregbarkeit des Atmungszentrums*, wie bei Anoxämie oder schweren Schmerzzuständen — so erfolgt eine schwere Störung des Säure-Basenhaushalts: Die *Erregbarkeit des Atmungszentrums* wird mehr und mehr *vermindert*, so daß letzten Endes Zustände von *Apnoe* auftreten können. Auch die übrigen Zentren des Gehirns sind eingestellt auf bestimmte Blutreaktion, besonders das *Gefäßzentrum*, so daß bei Überventilation ein oft bedrohliches *Absinken des Blutdruckes* eintreten kann. Durch Einatmen der physiologisch-alveolären Kohlensäuremischung erholt sich dann der Blutdruck fast augenblicklich (Abb. 80). Auch gewisse Formen des *sekundären Schocks* reagieren auf Zufuhr von Kohlensäure. Hier ist zu beachten, daß bei Abrauchen der Blutkohlensäure infolge Überventilation die Nebennieren die Fähigkeit verlieren, Adrenalin auszuschütten (Abb. 98).

Bei der Überventilation wandert gleichzeitig die Alkalireserve des Blutes in die Gewebe ab, so daß eine Neigung zu acidotischen Zuständen entsteht. Auch die meisten Organe, besonders das Herz und die Niere, letzten Endes aber auch das gesamte Fermentsystem, bedürfen einer bestimmten Kohlensäurekonzentration. Gleichzeitig verändert sich die *Ionisierung des Blutkalks* (s. S. 79).

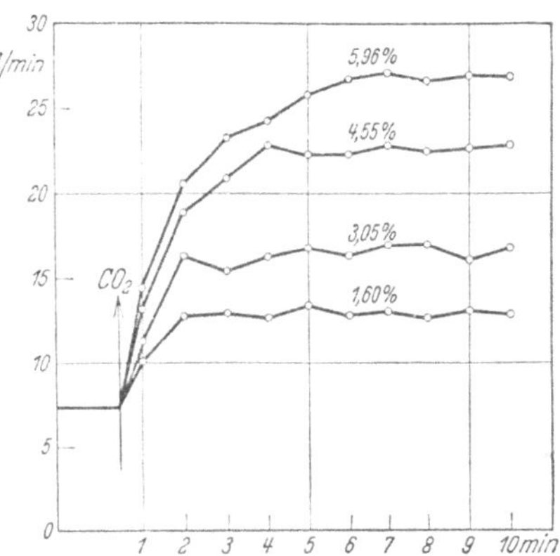

Abb. 97. Zunahme der Ventilationsgröße infolge Beimischung von Kohlensäure zur Atmungsluft. Die Stärke der Steigerung geht dem Kohlensäuregehalt parallel. Die ganze Umstellung beansprucht je nach der Konzentration 2—7 Minuten. (Aus PADGET 1928.) (Nach W. R. HESS.)

Dem entsprechen die pharmakologischen Wirkungen der zugeführten Kohlensäure. Das *Atemvolumen* läßt sich mit Hilfe von Kohlensäure-Sauerstoffmischungen auf jede gewünschte Größe einstellen (Abb. 97). Hierbei ist zu berücksichtigen, daß der Gesunde schon bei 4% CO_2 anfängt schwerer zu atmen. Für praktische Zwecke kommt eine Mischung von Luft oder Sauerstoff mit 5—7% Kohlensäure in Frage. Bei gesunden Personen beträgt dann die Atmungssteigerung gegen 400—600%. Das narkotisierte Atmungszentrum indessen spricht sehr viel schwächer auf Kohlensäure an. In solchen Fällen muß nach der Wirkung dosiert werden. Bei der Asphyxie der Neugeborenen ist es gelegentlich notwendig, die Konzentration der Kohlensäure erheblich zu steigern, ehe der erste Atemzug ausgelöst wird; so beschreibt Y. HENDERSON einen unter Morphiumwirkung stehenden Neugeborenen, der erst durch 20%iges CO_2 zum Atmen zu bringen war. Man hat sogar konzentrierte Kohlensäure für kurze Zeit in die Atemwege eingeblasen; die Zufuhr muß jedoch beim ersten tiefen Atemzug sofort eingestellt werden. Im allgemeinen wird geraten, nicht über die 10%ige Kohlensäure hinauszugehen, da bei dieser Konzentration bei Narkotisierten schon eine Lähmung der Atmung beobachtet worden ist (KILLIAN). Auch wird empfohlen, alle hohen Konzentrationen nur für kurze Zeit anzuwenden.

Die Zufuhr von Kohlensäure kann bei Stillstand der Atmung besonders nach Unglücksfällen und bei Vergiftung mit Stickgasen *lebensrettend* wirken; auch bei Zwerchfellkrampf *(Singultus)* wird sie viel verwendet.

In Notfällen kann man CO_2 gewinnen aus Sodawasser, das unter der Nase des Bewußtlosen ausgegossen wird, oder aus einem Tischsyphon, das auf den Kopf gestellt wird, und das man mit Hilfe eines Gummischlauches in Nase oder Trachea abblasen läßt.

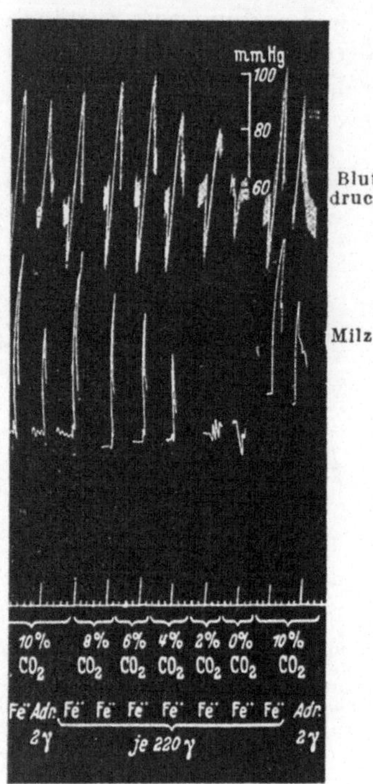

Abb. 98. Wirkung von CO_2 auf die Adrenalin - Ausschüttung durch Eisensalze. Dekapitierte Katze. (Nach WILKE und CONRATH.)

Eine weitere Wirkung der Kohlensäure ist die *Erregung des Gefäßzentrums*. Sie führt zur *Entleerung der Blutspeicher* und zu vermehrtem Angebot von Blut an das Herz. Beinahe spezifisch hierbei ist die Wirkung der Kohlensäure auf den Venendruck, und damit auf den venösen Rückstrom zum Herzen (Y. HENDERSON). Die Dosierung der Kohlensäure im Operationsschock erfolgt nach Maßgabe der besseren Venenfüllung und des wiederauftretenden Venenpulses in der Jugularis. Das *Minutenvolumen des Herzens* wird infolgedessen vermehrt, bei gleichzeitiger Mehrdurchblutung der Coronararterien. Gleichzeitig steigt auch der *Blutdruck*.

Diesen *Sofortwirkungen* der Kohlensäure sind die *Spätwirkungen* anzufügen. Dazu gehört — z. B. nach Ausschaltung des Gefäßzentrums nachweisbar — eine durch peripheren Angriff der CO_2 entstehende *Kontraktion der Milz*; auch die Nebennieren, die durch Überventilation gelähmt waren, gewinnen erst nach längerem Intervall die Fähigkeit der *Adrenalinausschüttung* zurück, etwa gleichzeitig mit dem Einströmen von Alkali aus den Geweben ins Blut. Die *erhöhte Alkalireserve* schützt den Körper gegen die intermediär entstehenden Säuren und erhöht damit die Widerstandskraft des Organismus, besonders bei schwerem Verlust von Blutalkali wie in Schockzuständen. Zuletzt sei auf die *Diurese* hingewiesen, die nicht nur durch Einatmung von CO_2, sondern auch bei Zufuhr von kohlensäurehaltigen Getränken eintritt, die zum Teil auf einer beschleunigten Resorption, zum Teil auf einer Dehydratation der Gewebskolloide beruht.

Die *lokale Wirkung der Kohlensäure* zeigt sich z. B. in Kohlensäuregas oder in Kohlensäurebädern, die zu einer *Erweiterung der Hautcapillaren* mit Prickeln und Wärmegefühl und zu einem verbesserten Flüssigkeitsaustausch im Gewebe führt. Das ist besonders bei örtlichen Stockungen des Kreislaufes und bei örtlichen Ödemen — wie in Fällen von Dekompensation — von praktischer Bedeutung. Kohlensäureschnee, 1 Minute aufgelegt, dient als Ätzmittel, z. B. bei Lupus, Lepromen u. a. Auch im Magen zeigt sich eine Wirkung kohlensäurehaltiger Getränke (Hyperämie, Wärmegefühl, erhöhte Sekretion der Magendrüsen, beschleunigte Resorption anderer Stoffe).

Die *Toxizität der Kohlensäure* macht sich bei gesunden Personen bei etwa 4% bemerkbar. Es zeigen sich Kopfschmerzen, Kongestionsgefühle, Herzklopfen u. a. Bei 8 bis 10% CO_2 erlischt die brennende Kerze, und beim sonst normalen Menschen tritt schnell — unter Angstgefühlen, Muskelzuckungen, Muskelspasmen, evtl. Konvulsionen — Bewußtlosigkeit ein, übergehend bei Konzentrationen über 18% in tiefe Narkose und in Tod.

Erfolgt durch hohe Kohlensäurekonzentration wie in Gärkellern, in Silos, in Schlagwettern u. a. eine akute Erstickung, die längere Zeit anhält, so können die entsprechenden histologischen Zerstörungen im Zentralnervensystem und damit die üblichen Nachkrankheiten eintreten (s. S. 467).

Anorganische und organische Säuren. Die Grundwirkungen der anorganischen und organischen Säuren sind abhängig vom Grade der Dissoziation. Die starken Mineralsäuren wie *Salzsäure* HCl, *Schwefelsäure* H_2SO_4, *schweflige Säure* H_2SO_3, *Salpetersäure* HNO_3, *rauchende Salpetersäure* (Lösung von NO_2 in HNO_3), *Phosphorsäure* H_3PO_4 und *Chromsäure* (CrO_3 in wässeriger Lösung) sind fast vollständig dissoziiert. Eine schwache anorganische Säure ist die *Borsäure* H_3BO_3.

Die *organischen Säuren* sind *weniger dissoziiert*. Indessen unterscheidet man die *stärkeren Säuren* wie Oxalsäure $(COOH)_2$, Trichloressigsäure $(CCl_3 \cdot COOH)$,

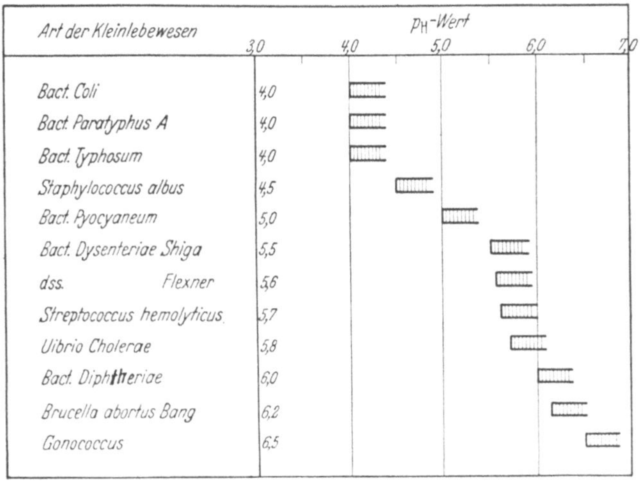

Abb. 99. Wachstumsgrenze der wichtigsten pathogenen Bakterien.

Weinsäure ($HOOC \cdot CHOH \cdot CHOH \cdot COOH$), Citronensäure ($HOOC \cdot CH_2 \cdot COH$ $(COOH) \cdot CH_2COOH$), Ameisensäure ($HCOOH$), *schwächer dissoziierte Säuren* wie Milchsäure ($CH_3 \cdot CH(OH) \cdot COOH$), Essigsäure ($CH_3 \cdot COOH$), Propionsäure ($C_2H_5 \cdot COOH$), Oxybuttersäure ($CH_3 \cdot CH(OH) \cdot CH_2COOH$), Acetessigsäure ($CH_3 \cdot CO \cdot CH_2 \cdot COOH$), Mandelsäure ($C_6H_5 \cdot CH(OH) \cdot COOH$), Salicylsäure ($C_6H_4(OH) \cdot COOH$), und ausgesprochene *schwach dissoziierte Säuren* wie die Benzoesäure ($C_6H_5 \cdot COOH$).

Für die **örtliche Wirkung** der Säuren ist außer der *Dissoziation* die *Konzentration* maßgebend. Auch die *Lipoidlöslichkeit* der Säuren muß berücksichtigt werden, da lipoidlösliche Stoffe wie Salpetersäure, Trichloressigsäure, Milchsäure und auch die Borsäure leichter in lipoidgeschützte Gewebe eindringen. Dabei sind die folgenden örtlichen Wirkungen zu bedenken:

Säuren haben eine starke *Desinfektionswirkung*, die hauptsächlich entsteht durch die abdissoziierten H-Ionen, d. h. daß die meisten Säuren bei Neutralisation unwirksam werden. Die Abhängigkeit der Desinfektionswirkung vom p_H-Wert im Kulturmedium für die wichtigsten pathogenen Keime geht aus der Abb. 99 hervor.

Indessen gibt es Säuren, die gleichzeitig als ganzes Molekül wirken, so z. B. wirken Salicylsäure und Propionsäure stark gegen Schimmelpilze, so Benzoesäure, Borsäure, Ameisensäure gegen bestimmte Fäulnisbakterien, schweflige Säure gegen Gärungserreger. Von dieser desinfizierenden Fähigkeit

macht man, soweit zulässig, Gebrauch bei der Konservierung von Lebensmitteln, und zwar benutzt man, vorwiegend auf Grund der E. Rostschen Arbeiten, die schweflige Säure (weil sie schon im Darmkanal größtenteils in die ungiftigen Sulfate übergeht), die Benzoesäure (weil sie im Körper sehr rasch durch
Kuppelung an Glykokoll unschädlich gemacht wird), sowie die Ameisensäure
und Propionsäure, die im Körper verbrannt werden (s. S. 498).

Solange die Säuren nicht neutralisiert sind, besitzen sie auch im Tierkörper
eine *bactericide Wirkung*. So spricht man vom physiologischen *Säureschutz der
Hautoberfläche* (p_H 3,4), des Magens (p_H 1,0—2,0), der Vagina (p_H 3,7). Bekanntlich lassen sich nur bei Achylie lebende Bakterien aus dem Duodenum isolieren,
nicht bei normaler Magensäuerung. Versagt dieser natürliche Schutz, dann
kann man die erforderlichen Säuremengen von außen her zuführen, z. B. in
Form von Säurelimonaden als Schutz gegen drohende Infektionen des Magen-
Darmschlauchs. Auch die Vagina wird durch den natürlichen Milchsäuregehalt
gegen die eindringenden Bakterien geschützt; als Ersatz dienen Vaginalspülungen
mit Milchsäure. Für den letzteren Zweck wird auch *Normolactol* empfohlen
vom p_H 3,7. Ein künstlicher Säureschutz der Haut läßt sich durch Aufbringen
von sauren Salben (s. S. 123) erzielen, nicht dagegen durch Borsalbe oder
Aufstäuben von Borsäure, deren Säurewirkung ja verschwindend gering ist
(s. S. 421). Oft genügt es, dem Waschwasser Essig, Citronensäure u. a. bis
zu stark saurem Geschmack zuzusetzen.

Rp. Acid. lactici 150,0.
S. Zu Spülungen $^1/_2$ Eßlöffel auf 1 Liter Wasser, Vorsicht! — NB. Bei Fluor albus.

Auch die *örtliche Verträglichkeit* der Säuren ist zum Teil abhängig vom
p_H-Wert der Lösung. Es gibt indessen Säuren, die bei bestimmtem p_H-Wert
fast reizlos sind, wie z. B. die Milchsäure, Citronensäure, Äpfelsäure, während
andere Säuren bei gleichem p_H-Wert mehr oder weniger stark örtlich reizen
wie Essigsäure und besonders Ameisensäure. Die letzteren Säuren sind nach
Neutralisierung reizlos, weil sie keine Säuren mehr sind. Die stark örtlich
reizende schweflige Säure bildet in Obst und Weinen mit den anwesenden
Aldehyden (Acetaldehyd, Traubenzucker u. a.) reizlose Komplexverbindungen.

Auch die starken Mineralsäuren sind in hohen Verdünnungen in ihrer örtlichen Wirkung weitgehend unschädlich. Die übliche Dosierung von 10 bis
20 Tropfen 25%iger Salzsäure (Acidum hydrochloricum) oder entsprechende
Mengen der 12,5%igen Salzsäure (Acidum hydrochloricum dilutum) auf $^1/_8$ bis
$^1/_4$ Liter Wasser bedeutet für die Magenwand eine physiologische Säurekonzentration (bei Salzsäuremangel, Appetitlosigkeit, gastrogenen Durchfällen, Phos-
phaturie u. a. anzuwenden). Die gleiche Menge verdünnter (16%iger) Schwefelsäure (Acidum sulfuricum dilutum) oder von Phosphorsäure (Acidum phosphoricum) wird gelegentlich in Limonaden verordnet, z. B. als kühlendes Getränk
im Fieber, wo der letzteren eine gewisse auffrischende Wirkung wohl nicht
abzusprechen ist. Auch die Milchsäure (Acidum lacticum mit 90%iger Säure)
und Citronensäure werden in entsprechender Verdünnung in der Kinderpraxis
bei Dyspepsie verordnet (s. S. 423). Bestimmte Schleimhäute, wie etwa die
Conjunctiva, aber auch die Mundschleimhaut, sind empfindlicher. Die obigen
verdünnten Lösungen bewirken hier eine *oberflächliche Eiweißfällung* und durch
Beteiligung der elastischen Gewebsbestandteile eine *Adstringierung*. Darauf

beruht der zusammenziehende Geschmack der verdünnten Säuren, die gleichzeitig auch den Schmelz der Zähne angreifen. Man läßt solche Säuren daher auch mit Glasröhrchen trinken. Bei chronischer Einwirkung von Salzsäuredämpfen in Gewerbebetrieben können gesunde Zähne bis zu kurzen Zahnstümpfen zerstört werden.

Für die *Wirkung verdünnter Säuren im Magen-Darmkanal* ist weniger der p_H-Wert maßgebend, als vielmehr die Menge der eingeführten Säure. Schon für den *Säuregeschmack* ist durchaus nicht der p_H-Wert der Lösung entscheidend, vielmehr besitzt eine bestimmte Konzentration von Salzsäure, obwohl diese völlig in Ionen gespalten ist, einen geringeren Säuregeschmack als Citronensäure und Weinsäure in gleicher molarer Konzentration, obwohl diese sehr viel weniger H-Ionen abdissoziieren. Auch bei anderen physiologischen Säurewirkungen ist die Abhängigkeit vom p_H-Wert durchaus verschleiert, weil nämlich die Säure Gelegenheit hat, sich mit den anwesenden Alkalien umzusetzen, besonders mit der Alkalireserve des Gewebes und der Gewebssäfte. In solchen Fällen kann die Konzentration der Säure eine wesentlich größere Bedeutung besitzen als die Stärke der Säure.

Wenn der Säuregeschmack eine biologische Bedeutung haben soll, und daran ist wohl nicht zu zweifeln, so stellt er eine Vorprobe dar für den biologischen Wert der Säuren, d. h. zunächst für die Säurewirkungen im Magen-Darmtractus. Aus vielen bisher schon vorliegenden Erfahrungen ergibt sich, daß gewisse physiologische Funktionen der starken Salzsäure (s. S. 351) auch mit Hilfe von schwächeren organischen Säuren wie Milchsäure, Citronensäure, Essigsäure u. a. erzielt werden können. Der starke Instinkt, der die kleinen Kinder zu bestimmten sauren Speisen, wie zu saurer Milch oder rohem Sauerkraut treibt, ist damit von der Physiologie wohl begründet gefunden worden.

Saure Getränke, an Ratten u. a. Tiere an Stelle des Trinkwassers verfüttert, können schwere Zerstörungen der Molaren zur Folge haben, indessen ist die Übertragbarkeit dieses Befundes auf den Menschen durchaus fraglich.

Die Ätzwirkung der Säuren. In hohen Konzentrationen sind die starken Säuren Ätzgifte. Am gefährlichsten in dieser Hinsicht ist die *rauchende Salpetersäure*, die gewöhnlich hochprozentig vorliegt. Ihre Sonderstellung ist auch dadurch gegeben, daß diese Säure, abgesehen von der starken Dissoziation, infolge ihrer Lipoidlöslichkeit besonders rasch in die Tiefe dringt und gleichzeitig oxydierend wirkt. Bei Unglücksfällen mit rauchender Salpetersäure stehen nur 1—2 Sekunden zur Verfügung, um das Gift mit reichlich Wasser von der Haut abzuspülen. Obwohl nach dieser Zeit auch alle Gegenmittel nicht mehr viel nützen, sollte man zur Sicherheit die letzten Säurereste abspülen und Salbe auflegen. Man sollte besonders, wenn die Gefahr einer Verätzung mit starken Säuren besteht, sich vorher überlegen, welche nächste Wasserstelle für das Abspülen geeignet ist. Obwohl man bei anderen ätzenden Säuren nicht an die gleichen 1—2 Sekunden gebunden ist, eine Behandlung vielmehr auch nach dieser Zeit noch erfolgversprechend ist, sollte man auch in solchen Fällen jeden Zeitverlust vermeiden. Das gilt besonders für die *konzentrierte Schwefelsäure*, bei der außer der eigentlichen Ätzwirkung die starke *Hitzeentwicklung* zu berücksichtigen ist, die beim Zusammentreffen mit zu wenig Wasser vor sich geht. Zur Ätzung kann dann eine Verbrennung hinzutreten. Auch *Phosphorpentoxyd* (P_2O_5) und Fluorwasserstoff (HF) sind sehr gefährlich. Die übrigen starken Säuren, wie *Salzsäure, Essigsäure, Ameisensäure*, führen auf der Haut zu weniger starken, obwohl gelegentlich auch noch bedenklichen Verätzungen. Ameisensäure zieht auf der Haut Blasen.

Das einfachste allgemeine Entgiftungsverfahren, wie bei allen Giften, die die Haut treffen, ist neben dem einfachen Abspülen das Bürsten mit Seife und Wasser.

Geraten indessen Säuren irgendwelcher Art oder andere Gifte infolge eines Unfalls ins *Auge*, so hat man sich an den einfachen Grundsatz zu halten, *daß es kein Gift gibt, weder anorganischer noch organischer Natur, das sich nicht mit reichlichen Mengen von kühlem, reinem Leitungs- oder Brunnenwasser — möglichst unter leichtem (2 m) Überdruck — aus dem Auge entfernen ließe.* Man darf damit rechnen, daß durch 5 Minuten langes Spülen auch die letzten Reste der Säuren, wenn sie noch nicht tiefer gedrungen sind, auch vielleicht schon gebundene Säure, beseitigt werden (s. S. 348).

In der *Magen-Darmwand* dagegen entstehen nach genügenden Mengen dieser konzentrierten Säuren *schwere Koagulationsnekrosen* der betroffenen Stellen, die unter den Erscheinungen des *Schocks* zum schnellen Tode führen (tödliche Dosis ungefähr 4—5 g dieser konzentrierten Säuren) oder aber durch Bildung von tiefgreifenden, oft perforierenden *Ätzungen* und von *Strikturen* das Leben bedrohen. Durch Aspiration können auch die Atemwege betroffen werden.

Die *Behandlung solcher Säureverätzungen* erfolgt nicht durch Magenspülung, da der Magenschlauch zu Perforationen führen kann. Auch die gasentwickelnden Alkalien wie Natriumbicarbonat dürfen nur vorsichtig angewandt werden, da eine stürmische Entwicklung von Kohlensäure gelegentlich eine Magenruptur verursacht. Die geeigneten Gegenmittel sind vielmehr sofortige Verdünnung der Säure mit Wasser bzw. mit dem nächst greifbarem Getränk, später auch Magnesia usta (eßlöffelweise in Wasser zu nehmen), Milch, Schleimstoffe und im Notfalle Seifenwasser, geschabte Kreide und geschlagenes Eiweiß. Gegen Schmerzen empfiehlt sich Schlucken von Eisstückchen, auch Anaesthesin u. a. Notwendig ist oft eine umfassende Schockbekämpfung. Zur Verhütung der Strikturen wird frühzeitige Sondenbehandlung empfohlen.

Ätzmittel. Die wichtigsten therapeutisch benutzten *Ätzmittel* unter den Säuren sind *rauchende Salpetersäure* ($HNO_3 + NO_2$), *Chromsäure* CrO_3, *Essigsäure* $CH_3 \cdot COOH$ (Acidum aceticum concentratum 96%ig) und *Trichloressigsäure* $CCl_3 \cdot COOH$ (in Substanz oder als 50%ige Lösung). Beim Aufbringen eines Tröpfchens von Acidum nitricum fumans auf die Haut (Warzen u. a.) bildet sich nach wenigen Sekunden eine scharfe, tiefe, begrenzte Ätzung unter Auftreten der gelbgefärbten Nitroeiweißkörper. Dabei ist es zweckmäßig, das gesunde Gewebe mit Vaseline abzudecken.

In einem Taschenbuch für Arzneiverordnungen findet sich die Angabe, man solle wegen des Wundschmerzes mit Phenol liquefactum nachtupfen. Jedoch treten hierbei unter Feuer- und Rauchentwicklung kleine Explosionen auf, wie in den meisten Fällen, wenn organische Stoffe mit stark oxydierenden Mitteln zusammentreten. Man müßte schon die restliche Salpetersäure vor Auftupfen von Phenol abwaschen.

Die **Chromsäure** (CrO_3), besser Chromtrioxyd genannt, bildet tiefrot gefärbte Krystalle, die als solche nach Anschmelzen an eine Sonde zur Ätzung bei Nasenbluten, in 5%iger Lösung zur Ätzung der Schleimhäute, in konzentrierter Lösung zur Ätzung der Haut verwendet werden. Sie wirkt dabei gleichzeitig stark oxydierend, indem sie zu grünem Chromoxyd Cr_2O_3 reduziert wird, unter Freisetzen von Sauerstoff. Der Ätzschorf wird wie nach Salpetersäure in 6—8 Tagen abgestoßen. Doch ist die Zerstörung weniger scharf lokalisiert als bei der Salpetersäure. In 5%iger Lösung wird sie zur Behandlung von Fußschweiß verwandt (einmal wöchentlich mit Pinsel auftragen). Letale Dosis 1—2 g CrO_3.

Der in Gewerbebetrieben eingeatmete Staub von Chromverbindungen führt wie auch andere Staubarten, z. B. bei Arsenikarbeitern, leicht zu schwerer Entzündung der Nasenschleimhaut und zur Perforation der Nasenscheidewand. Auch sind Fälle von Lungencarcinom beschrieben worden. Nach der Resorption sind die Chromate schwere Nierengifte.

Außer dem *Eisessig* eignet sich besonders die **Trichloressigsäure** wegen ihrer Lipoidlöslichkeit zu tiefer reichender Ätzung. Zu diesem Zwecke bringt man einen der leicht zerfließenden und scharf riechenden Krystalle mit einem Metallstäbchen oder dgl. durch Erwärmen zum Schmelzen und legt die geschmolzene Masse auf die zu ätzende Stelle. Man kann die Säure auch mit wenig Wasser verflüssigen und mit Glasstab auftragen.

Ein wichtiges Ätzmittel, das elektiv am pathologisch veränderten Gewebe angreift, wie etwa bei Tuberkulose des Kehlkopfes und bei Lupus, ist die *20- bis 50%ige* **Milchsäure.** Sie zeichnet sich dadurch aus, daß sie das gesunde Gewebe weitgehend intakt läßt. Durch allmähliche Steigerung der Konzentration läßt sich (evtl. unter Lokalanästhesie) jeder beliebige Grad der Ätzung erreichen.

In der Zahnheilkunde dient die 50%ige Schwefelsäure und die 10—30%ige Salzsäure, tröpfchenweise eingeführt, zur Erweiterung der Wurzelkanäle.

Weitere *Ätzmittel,* z. B. bei Behandlung von Lupus vulgaris u. a. sind Acid. salicyl. (s. S. 218), Pyrogallol (s. S. 522), Chrysarobin (s. S. 523), Hg-Salze (s. S. 511), Argentum nitricum (s. S. 515), Cuprum sulfuricum (s. S. 516), CO_2-Schnee (s. S. 414).

Die **Allgemeinwirkung der Säuren** ist zum Teil Folge der lokalen Ätzwirkung. Nach der Resorption indessen verhalten sich die Säuren durchaus verschieden. Herauszuheben ist nämlich zunächst eine Gruppe von Säuren, die im Körper mehr oder weniger vollständig abgebaut werden, wie Ameisensäure, Essigsäure, Propionsäure, Milchsäure, Citronensäure, Äpfelsäure u. a. Diese Säuren führen daher zu keiner Anhäufung von Säureradikalen im Körper. Sie sind nach der Resorption als mehr oder weniger harmlos anzusehen.

Die meisten anderen obenerwähnten Säuren hingegen, darunter besonders die starken Mineralsäuren, werden im Körper nicht abgebaut. Gelangen von solchen Säuren — auch ohne Ätzwirkung — größere Mengen in das Blut, so erfolgt dort zunächst durch chemische Umsetzung eine Verminderung der Alkalireserve mit gleichzeitiger Verschiebung der Blutreaktion nach der sauren Seite. Daraus können sich alle Stufen der zunehmenden Acidosis entwickeln bis hin zur acidotischen Dyspnoe und zum acidotischen Koma (s. S. 90).

Die Folgen der Reaktionsänderung im Blut und Gewebe machen sich besonders bemerkbar in einer *Exsikkose* der Gewebe. Solche Säuren haben eine schwellungshemmende Wirkung. Das dadurch freiwerdende Gewebswasser führt zur *Diurese,* die nach allen im Körper nicht abgebauten Säuren zu beobachten ist. Die Säureradikale machen sich aber auch bemerkbar an einer stärkeren *Ionisierung des Blutkalks.* Man sieht nach Säurezufuhr mehr oder weniger deutliche *Calciumwirkungen* (s. S. 434). Daher haben auch alle Säuren gleichzeitig *antitetanische Wirkung.* Für praktische Zwecke kommt in erster Linie Ammonium chloratum in Frage, das im Organismus Salzsäure in Freiheit setzt (s. S. 436). Die erhöhte Ionisierung des Blutkalks bei gleichzeitiger Verminderung des kolloidalen Anteils führt zu einer erhöhten Ausscheidung von Kalk im Urin. Der Nachschub erfolgt aus den Kalkreserven des Knochensystems. Bei jeder chronischen Säurezufuhr, die eine Acidosis zur Folge hat, kommt es daher letzten Endes zur *Osteoporose* und zur abnormen Biegsamkeit und Brüchigkeit des Knochens. Dabei hat man besonders auch eine schwere Gebißschädigung zu fürchten.

Man hat diese Tatsache dazu benutzt, um bei rachitischen Verkrümmungen die Knochen durch Salmiak weich und plastisch zu machen, sie nunmehr durch Streckverbände und Bandagen in die gewünschte Form zu bringen und sie dann unter Zufuhr von Kalkphosphat und vitaminhaltigem Lebertran neu zu verkalken.

Unzweifelhaft können infolge einer chronischen Säuerung des Organismus auch andere Funktionen schwer geschädigt werden. Die *Wärmebildung* der Tiere z. B. ist nach Säurezufuhr stark erhöht (MÖLLGART). Nach übertriebenem Essiggenuß ist Lebercirrhose beschrieben worden.

Der Hauptanteil der Säuren kreist im Blut in Form der Natriumsalze. Gleichzeitig erfolgt als Antwort auf den gestörten Säure-Basenhaushalt des Blutes eine biologische Gegenreaktion, die eine *vermehrte Ausscheidung von saurem Natriumphosphat im Harn* zur Folge hat. Nach Zufuhr aller anorganischen Säuren und nach denjenigen organischen Säuren, die nicht — wie die Milchsäure, Essigsäure, Citronensäure und andere Fruchtsäuren — im Stoffwechsel verbrannt werden, wird demnach der Harn sauer.

Die aufgenommenen Säuren werden zum Teil als solche durch die Niere ausgeschieden. Sie können dort bei genügender Konzentration zu schweren Ätzwirkungen führen. Alle im Körper nicht abgebauten oder durch Koppelung nicht entgifteten Säuren in *hohen Dosen und Konzentrationen verursachen* daher *Nierenschädigung*.

Säuerung des Harns. Für praktische Zwecke stehen zur Harnsäuerung besonders die *Phosphorsäure*, das *saure Natriumphosphat* oder Natrium phosphoricum monobasicum (NaH_2PO_4 E.D. 4,0 g) und das *Ammoniumchlorid* (NH_4Cl) zur Verfügung.

Rp. Acidi phosphorici 1,0/200,0. S. eßlöffelweise. — NB. Auch 1—$1^1/_2$%ig.

Rp. Natr. biphosphor. 30,0. Da ad scatulam.
S. 2—5 Messerspitzen täglich.

Die säuernde Wirkung von *Ammoniumchlorid* (Salmiak) entsteht dadurch, daß Ammoniak in der Leber zu Harnstoff aufgebaut wird, so daß die dadurch in Freiheit gesetzte Salzsäure (HCl) in den Stoffwechsel gelangt. Auf diese Weise lassen sich besonders einfach die nötigen *Säureäquivalente* in den Körper einführen, so daß bei einer mittleren Dosis (4,0—8,0 g täglich) der Urin rasch sauer wird. Empfehlenswert ist die *Mixtura solvens* R.F. (s. S. 437). Ähnlich verhalten sich die Chlorhydrate von *Betain* (*Acidol* mit 24% HCl in Pastillen zu 0,5 g) und *Glutamin*, deren basische Bestandteile im Organismus ebenfalls abgebaut werden.

Soll gleichzeitig eine chloridarme Ernährung durchgeführt werden, so ist statt Salmiak auch *Ammoniumnitrat* (NH_4NO_3) anwendbar, das etwas besser schmeckt und ebenso gut wirksam ist. Bei jeder starken Säuerung des Körpers tritt *Polyurie* auf, und ein solcher *Diuresestoß* ist besonders nützlich zur Verstärkung der Salyrganwirkung (s. S. 489). Praktisch werden zu diesem Zweck in $2^1/_2$—3 Tagen vor Injektion des Quecksilberpräparates etwa 12—15 g NH_4Cl oder 15—20 g NH_4NO_3 in 300 g Wasser verordnet. Kleine, verzettelte Dosen der beiden Salze sind in dieser Hinsicht wenig wirksam. Auch *Liquor Calcii chlorati* wirkt vom Magen-Darm her säuernd und diuretisch. In alkalischer Reaktion geht nämlich der größere Calciumanteil in unlösliches Calciumcarbonat über, so daß hauptsächlich die zugehörige Salzsäure neben wenig Calciumionen zur Resorption kommt. Diese Art der Harnsäuerung ist indessen weniger zuverlässig. Um die diuretische Calciumwirkung zu erhalten, wären z. B. 15—30 g $CaCl_2$ notwendig. Von organischen Säuren wird die *Gluconsäure* benutzt (10—20 g täglich in 3%iger Lösung). Auch eine Auflösung von Phosphatsteinen soll dadurch möglich sein.

Die Säuerung des Harns ist von größter Bedeutung bei der Therapie mit Hexamethylentetramin *(Urotropin)* und *Mandelsäure* (s. S. 425). Dabei muß man eine etwa beginnende *Säurevergiftung* beachten (Dyspnoe u. a.).

Sonderwirkung weiterer praktisch wichtiger Säuren.

Salzsäure scheint auf den ersten Blick eine besondere Verwandtschaft zum Körper zu besitzen. Findet sie sich doch als physiologischer Bestandteil im Magensaft von Tier und Mensch in nicht unbeträchtlichen Mengen, ohne daß durch Resorption dieser Magensalzsäure irgendwelche Vergiftungserscheinungen auftreten. Es ist aber zu bedenken, daß diese Magensalzsäure sezerniert und in gleichen Mengen auch rückresorbiert wird, so daß der Gesamtbesitz des Körpers an Säureradikalen sich nicht verändert. Bei Zufuhr von Salzsäure mit der Nahrung dagegen dringen zusätzliche Säureradikale von außen her in den Körper ein und wirken hier entsprechend ihrer Säurenatur (s. S. 404). Bei Vergiftung ist der Ätzschorf ebenso wie nach Schwefelsäure oft schwarz gefärbt, und zwar durch Hämatinbildung. Tödliche Menge 4 ccm (ein Schluck!).

Schwefelsäure hat ebenfalls nicht als körperfremd zu gelten. Sie findet sich in nicht unbeträchtlichen Mengen in Form der Sulfate in Blut und Geweben, erscheint auch als ein Endprodukt des Eiweißstoffwechsels im Harn. Ein gewisser Unterschied zwischen ihr und der Salzsäure besteht darin, daß sie im Darm weniger gut aufgesaugt wird. Bildet sie doch z. B. mit dem anwesenden Kalk eine schwerlösliche Verbindung, die mit dem Kot ausgeschieden wird. Es wird angegeben, daß die Störung des Säurebasenhaushalts etwas geringer ist als bei Salzsäure, eine Wirkung, die sie mit der Phosphorsäure teilt.

Phosphorsäure (H_3PO_4) hat zahlreiche wichtige Stoffwechselfunktionen. Phosphorylierungen spielen im Auf- und Abbau von Eiweiß, Fetten, Kohlenhydraten und von Fermenten eine große Rolle. Sie hängt in Form von *Lactacidogen* = Hexosemonophosphorsäure, *Phosphagen* = Kreatininphosphorsäure und Adenosinphosphorsäure zusammen mit dem Muskelstoffwechsel, als *Lecithin* besonders mit dem Zentralnervensystem und dem Leberstoffwechsel. Sie tritt in Berührung mit den Vitaminen B_1 *und* B_2. Sie gehört zu den *Puffersubstanzen* des Blutes und tritt in Form der Nucleinsäuren des Zellkerns in Beziehung zu den Wachstumsvorgängen. Sie ist vor allem beteiligt am Aufbau des *Knochensystems*, am *Mineralhaushalt* und an der Regulierung der *Harnreaktion*. Diese vielfachen Beziehungen haben frühzeitig auch zu therapeutischen Versuchen geführt. Besonders soll bei *Muskelermüdung* das Natrium biphosphoricum wirksam sein, und zwar durch Beteiligung an den *restitutiven Vorgängen* bei der Muskelkontraktion. Nach anderen Autoren soll eine *zentralanaleptische* Wirkung dafür verantwortlich sein. Wieder andere nehmen an, daß eine reine Suggestivwirkung vorliegt.

Die Phosphorsäureester von Kreatin und Adenosin zeichnen sich durch besonders hohen Energiegehalt aus und dienen als Energiespeicher bei der Muskeltätigkeit sowie als Überträger von Phosphat auf Zwischenprodukte des Kohlenhydratabbaues.

Der ernährungsbedingte seltene *Phosphatmangel* ist S. 28 beschrieben worden. Darüber hinaus sind allein die Regulierung der Harnreaktion mit Hilfe von Phosphorsäure sowie die abführende Wirkung (s. S. 380) von praktischer Bedeutung.

Borsäure (Acidum boricum H_3BO_3) bildet farblose, sich fettig anfühlende Krystalle, die gepulvert bei Zimmertemperatur bis zu 4% wasserlöslich sind. Sie besitzt wegen ihrer schwachen Dissoziation in der üblichen Verdünnung *keine lokale Reizwirkung*, führt vielmehr zu einer *Beruhigung der Entzündungserscheinungen*. Erst bei lang fortgesetzter Anwendung von Borsäure, z. B. in den Mundspülversuchen von ROESE u. a., haben sich leichte örtliche Reizwirkungen ergeben. 3%iges Borwasser wird bei Hautentzündungen angewandt, bei Conjunctivitis wird die 1—2%ige Lösung vorgezogen. Wegen der geringen Löslichkeit der Borsäure kann diese auch in Substanz oder als etwa 10%iger Puder aufgestäubt werden an Stellen, wo der physiologische Säureschutz der Haut leicht versagt, wie in den Achselhöhlen. Sie wird vielfach auch bei Otitis media und bei Fluor albus eingestäubt. Man sei sich aber klar darüber, daß die *Desinfektion* durch Borsäure nicht durch das Abdissoziieren von H-Ionen zustande kommt, also keine eigentliche Säurewirkung darstellt, sondern dem Borsäuremolekül zugesprochen werden muß. Zum Schutz der Haut oder von Wunden kann auch die 10%ige offizinelle Borsalbe benützt werden. Es wird angegeben, daß Borsäure besonders bei Pyocyaneusinfektion der Wunde wirksam ist. In Mischung mit Glycerin gewinnt die Borsäure die Eigenschaften einer stärkeren Säure (Glycerinborsäure) und vermag dadurch Kohlensäure auszutreiben, wozu die Borsäure allein zu schwach ist.

In der Konservierungsindustrie wird heute die Borsäure nur noch für bestimmte Ausnahmen zugelassen, z. B. für Krabbenkonserven, und zwar wegen ihrer hierbei bisher unübertroffenen fäulnishemmenden Wirkung.

Schon bei Spülung von Empyemen können tödliche Mengen zur Resorption kommen. Peroral ist sie in kleinen Dosen (0,5—1,0 g) als Entfettungsmittel angepriesen worden. Bei ihrer Verwendung ist eine ärztliche Überwachung notwendig. Tödliche Menge über 5 g.

Entsteht doch diese entfettende Wirkung, abgesehen von einer allmählich zunehmenden *Gastroenteritis*, durch eine *toxische Stoffwechselwirkung*, wodurch eine vermehrte *Fetteinschmelzung* und eine *erhöhte Wasserabgabe* herbeigeführt wird. Die *akute Vergiftung äußert sich in Aufregungszuständen* und kann in schweren *Kollaps* übergehen oder kann *Nierenschädigung* hinterlassen. Bei *chronischer Zufuhr* muß man auch mit Haut- und Schleimhauterscheinungen, Haarausfall und anderen Zeichen einer toxischen Stoffwechselwirkung rechnen.

Borax $(Na_2B_4O_7 \cdot 10\,H_2O)$, auch als Natrium biboracicum bezeichnet, war schon im Altertum als Reinigungsmittel bekannt. Er löst sich in Wasser zu 4% mit stark alkalischer Reaktion, leichter unter Zusatz von Glycerin. Er dient zur lokalen Behandlung von Soor, sofern dieser zu Dysphagie und zu brennenden Schmerzen führt, die nach Boraxbehandlung vergehen. Die Wirkung des Borax ist in keiner Weise spezifisch. Die Entwicklung von Soor kann gelegentlich schon durch Schlucken von Rotwein verhindert werden (A. GIGON). Auch wirkt z. B. die Pinselung mit einer 1%igen Gentianaviolett- oder 2%igen Trypaflavinlösung günstig.

Die Empfehlung von Borsäure, Borax bzw. von Tartarus boraxatus als Antiepilepticum ist durchaus ungesichert. Im übrigen gilt das von Borsäure Gesagte. Borax muß unterschieden werden von dem sauerstoffentwickelnden Natriumperborat (s. S. 504).

> Rp. Boracis 2,5
> Glycerin ad 10,0
> M.D.S. Zur Bepinselung der Mundschleimhaut. — NB. Bei Soor.

Ameisensäure, nach ihr Essigsäure und Propionsäure, bilden die Anfangsglieder der Fettsäurereihe. Alle drei sind flüchtige Stoffe, die in die Luft übergehen und, sofern die Konzentration hoch genug gehalten wird, eine wirksame Desinfektion der Luft herbeiführen. Sie empfehlen sich nebenher zur Konservierung von Lebensmitteln, da sie im Organismus fast restlos abgebaut werden, daher eine kumulative Schädigung bei den üblichen Mengen nicht zu befürchten ist (s. S. 473). Unter ihnen besitzt Ameisensäure die stärkste örtliche Reizwirkung; sie dient in 5%iger Lösung oder als *Spiritus formicarum* zu Einreibungen und Waschungen. Ameisensaure Salze werden zur unspezifischen Reiztherapie verwendet.

Essig wurde schon von HIPPOKRATES als Arznei verwendet. In Form des Potus, als Essiglimonade, bildete er das Erfrischungsgetränk der altrömischen Soldaten. Der *Essig* (acetum) des DAB. enthält 6% Essigsäure. Verdünnte Essigsäure darf im Handel nicht als Essig bezeichnet werden. Essigsäure kommt als solche (96%ig) und als 30%ige verdünnte Essigsäure (Acidum aceticum dilutum) in den Handel.

Der verdünnte Essig wird gelegentlich bei Vergiftung mit Alkalien verwendet Seine Wirkung, sofern er nicht augenblicklich nach der Einnahme des Giftes angewandt wird, ist äußerst zweifelhaft.

Äußerlich wird Essig angewandt zur Behandlung der Nachtschweiße der Phthisiker, auch von Urticaria und Decubitus (mit der Hand einreiben). Hier wird die Essigsäure auch vertreten durch die nahe verwandte Ameisensäure, z. B. in Form von sog. Ameisenspiritus. Der rohe, braune *Holzessig*, der einen Geruch nach Essigsäure und nach Teer besitzt, wird verdünnt zu therapeutischen Scheidenspülungen verwendet (1—2 Eßlöffel auf 1 Liter Wasser). An dieser Stelle muß auch der veratrinhaltige *Sabadillessig* (Acetum Sabadillae DAB.) erwähnt werden, der als solcher zur Waschung gegen Kopfläuse verwandt wird. Bei Kopfwunden und Kopfekzemen ist wegen der Resorption des Veratrins Vorsicht geboten, der Sabadillessig ist in solchen Fällen vor dem Gebrauch 1:3 zu verdünnen.

Zur Bereitung von Haushaltessig dient vielfach die *Essigessenz* (50% bis über 80%), die infolge Verwechslung immer wieder zu tödlichen Vergiftungen geführt hat (Ätzung des Magen-Darmtractus, Bewußtseinsstörungen, Hämaturie durch Hämolyse, Nierenschädigung). Gemäß den behördlichen Vorschriften (seit 1908) darf Essigsäure in mehr als 15%iger Lösung im Kleinhandel nur in Flaschen bestimmten Formats und Aussehens abgegeben werden. Auch sollen diese Flaschen auf besonderem Schild die Warnung: Vorsicht! Unverdünnt genossen, lebensgefährlich! tragen und sollen mit einem Sicherheitsverschluß besonderer Konstruktion versehen sein, der in der Minute nicht mehr als 30—50 ccm der Lösung ausfließen läßt. Tödliche Menge 10 g.

Milchsäure steht in Beziehung zum physiologischen Säureschutz des Körpers, wie oben dargestellt. Auch der von Mundbakterien und von der Bakterienflora des Darms entwickelten Milchsäure wird eine antiseptische Wirkung zugeschrieben. Im Stoffwechsel des Menschen nimmt die Milchsäure eine Schlüsselstellung ein. Sie steht in Beziehung zur Muskeltätigkeit (FLETCHER und HOPKINS), zum Wachstum (VOLLMER), zur Schilddrüsentätigkeit (HAFFNER) und zu vielen anderen Funktionen des Körpers.

Örtlich ist sie in mäßigen Konzentrationen völlig reizlos. Erst nach 7- bis 8%iger Lösung treten Durchfälle auf, in 20—50%iger Lösung ist Milchsäure als Ätzmittel zu bezeichnen (s. S. 418). Als Ersatz für Magensalzsäure dient eine 10%ige Lösung (15—20 Tropfen auf ein Glas Wasser).

Milchsäure wird heute wohl in allen Kinderkliniken der Welt angewandt in Form der *Säure-Milchernährung* (MARRIOTT). Die übliche Dosierung ist $\frac{1}{2}$ bis 1 Teelöffel der 10%igen Lösung von Milchsäure auf 100—200 g Milch. Durch Zusatz der Milchsäure wird die Vollmilch vor Zersetzung, Fehlgärung sowie vor aufkommenden pathogenen Keimen geschützt. Durch den Säuregeschmack

wird der Appetit der Kinder angeregt. Im Darm entfaltet die zugeführte Milchsäure antiseptische Wirkungen. So kann z. B. sogar beim Erwachsenen eine
akute Dysenterie durch täglich 1 Liter der 1%igen Lösung von Milchsäure geheilt werden (NAGARA). Auch bei Kindern ist die antidiarrhoische Wirkung der
Säure-Milchernährung deutlich. Im Magen fällt aus solcher Milch ein feinflockiges
Casein aus. Milchsäure ist auch ein wertvoller Energieträger und in dieser
Hinsicht fast ebenso wertvoll wie Traubenzucker. Milchsäure erhöht auch die
Widerstandsfähigkeit der Kinder bei Anfälligkeit gegen Erkältungen und Halsentzündungen (CZERNY-MORO). Anstatt der Milchsäure wird gelegentlich zur
Säure-Milchernährung auch Citronensäure empfohlen, besonders auch bei Ekzem und Asthma bei Kindern, die gegen Milcheiweiß überempfindlich sind.

Rp. Solutionis acidi lactici (10%), 200,0.
S. 3mal täglich 1 Teelöffel auf ein kleines Weinglas voll Wasser. — NB. Auch
mit Himbeersaft.

Citronensäure ist eine besonders starke organische Säure mit intensivem
Säuregeschmack. Die Bedeutung ihres physiologischen Vorkommens in der
Milch ist noch unbekannt; indessen führt sog. „Citronensäuremilch" nicht
zu Rachitis und 8—10 g Citronensäure täglich genügen, um eine floride Erkrankung in 3—6 Wochen zu heilen (ROMINGER). Der Saft einer großen
Citrone enthält etwa 4,0 g Citronensäure (s. S. 27). Ähnlich der Oxalsäure besitzt die Citronensäure bzw. deren Natriumsalz (Natrium citricum) eine starke
chemische Verwandtschaft zum *Blutkalk*. Es bildet sich eine wasserlösliche
Komplexverbindung, in der das Calcium in nicht ionisiertem Zustande vorliegt. Die Zugabe von 0,5% Natriumcitrat genügt zur *Verhinderung der
Blutgerinnung*, z. B. zum Zweck der Bluttransfusion. Die einfachste Methode
ist die, daß man 500 ccm Blut vom Blutspender in besonderen Gefäßen entnimmt und mit 160 ccm isotonischer 3,8%iger Natriumcitratlösung mischt. Die
Endkonzentration des Natriumcitrats im Transfusionsblut beträgt bei diesem
Vorgang 0,9%; als Gesamtmenge, die ohne Vergiftungserscheinungen vertragen
wird, werden 6,0 g angegeben. Bei Anwendung auf Schleimhäuten ist ihre
kennzeichnende Eigenschaft die *Reizlosigkeit*; neuerdings sind besondere Citratpufferlösungen zur Spülung des Nierenbeckens angegeben worden. Tödliche
Menge über 30 g.

Natriumcitratblut kann bei zweckmäßiger Aufbewahrung bei 3—5° C 7 Tage lang
benutzt werden. ACD-Blut wird hergestellt, indem man 15 ccm der ACD-Lösung (0,8 g
Citronensäure, 2,2 g Natriumcitrat, 2,45 g Dextrose (wasserfrei) ad 100,0 Aq. dest.) zu
100 ccm sterilem Blut zusetzt; ein solches Blut ist bis zu 21 Tagen verwendungsfähig; bei
ungenügendem Citratzusatz können Embolien auftreten.

Oxalsäure $(COOH)_2$ hat im wesentlichen toxikologische Bedeutung. Als
saures Kaliumsalz (Kleesalz) ist sie weiten Schichten der Bevölkerung zugänglich. Außer im Sauerklee kommt sie in größeren Mengen in anderen grünen
Blättern vor, wie in Rhabarberblättern. „Spinat" aus Rhabarberblättern ist
gefährlich. Oxalsäure und Kleesalz fallen unter die Giftvorschriften. Tödliche
Menge 2—30 g.

Oxalsäure und *Kleesalz* besitzen eine starke örtliche Ätzwirkung; nach dem Einnehmen
finden sich als auffallendes Symptom heftige Magenschmerzen mit Erbrechen von schwärzlichen Massen. Oxalsäure ist eines der stärksten Fällungsmittel für Calciumsalze. Resorptiv
beobachtet man daher Erscheinungen des Calciummangels, besonders tetanische Erscheinungen (erhöhte Reflexe, Trismus u. a.). In diesem Stadium läßt sich durch Zufuhr von

Calciumpräparaten die Vergiftung noch aufhalten. Innerlich werden hohe Dosen von Zuckerkalk empfohlen, die indessen nur gegen die Giftmengen wirken können, die sich noch im Darmtractus befinden (s. S. 361). Die schon ins Blut eingedrungenen Giftmengen können nur durch intravenöse Injektion von Calciumsalzen bekämpft werden. Eventuell jede Viertelstunde zu wiederholen! Sofern hingegen die Oxalsäure bereits im Nervensystem und in den Organen verankert ist und infolgedessen die Erscheinungen der schwersten Vergiftung (tiefe Bewußtlosigkeit, Kreislaufkollaps) bereits eingetreten sind, so ist die in einem früheren Stadium der Vergiftung lebensrettende Calciumtherapie gewöhnlich erfolglos. Nach größeren Giftmengen können schon nach wenigen Minuten Bewußtseinsstörungen auftreten und das Vergiftungsbild dem der Blausäure ähnlich sein.

Die *Ausscheidung der Oxalsäure* erfolgt durch die Nieren; dabei bildet sich in den Harnkanälchen ein Niederschlag von Calciumoxalat, der diese völlig verstopfen kann. Auch nach Überstehen der akuten Vergiftung können daher *schwere Nieren- und Allgemeinsymptome* auftreten (Strangurie, Nephritis, Urämie), so daß bei jeder Oxalatvergiftung für reichliche Flüssigkeitszufuhr zu sorgen ist.

Gewerbehygienisch ist wichtig, daß auch bestimmte technische Lösungsmittel wie Glykol, Glyoxylsäure u. a. im Stoffwechsel zu Oxalsäure oxydiert werden, so daß sich auch unter diesen Umständen chronische Formen der Oxalsäurevergiftung beobachten lassen (Gefühl der Abgeschlagenheit, Reizbarkeit, Anfälle von Nierenschmerzen und Tenesmen). Nach *Äthylenglykol* (= Glysantin) steht die schwere Gehirnwirkung (Hyperämie, Ödem, Blutungen), später unter Umständen die Urämie im Vordergrund; letale Dosis etwa 100 g.

β-Oxybuttersäure und Mandelsäure. Die Ketonkörper entstehen, wie anderswo (s. S. 38) dargestellt, im Stoffwechsel durch unvollkommenen Abbau von Fettsäuren und Aminosäuren und treten dann im Urin auf. Auch bei gesunden Menschen ist durch ketogene Diät Acidosis zu erzeugen, und unter solchen Bedingungen findet sich ein spezifischer Einfluß auf *Coliinfektionen der Harnwege.* Diese Desinfektionswirkung ist nur bei bestimmtem p_H-Wert des Urins nachzuweisen (unter p_H 5,3) und ist zurückzuführen auf die freie *β-Oxybuttersäure.* Als besser wirksam und gut verträglich hat sich eine aromatische Oxysäure, die *Mandelsäure*, erwiesen (ROSENHEIM) $C_6H_5 . CH(OH) . COOH$. Diese wird im Stoffwechsel nicht verändert, sie geht vielmehr als solche, bzw. bei alkalischer Reaktion als Natriumsalz, in den Harn über. Sie wirkt desinfizierend nur als freie Säure, so daß vor Beginn der Mandelsäuretherapie der p_H-Wert des Urins auf unter 5,5 einreguliert werden muß. Auch bei zu starker Diurese wird die Mandelsäure durch Verdünnung weniger wirksam. Die tägliche Flüssigkeitsaufnahme in Form von Getränken soll daher nicht mehr als $1^1/_4$ Liter betragen. Mandelsäure wird verabfolgt als Ammoniummandelat, das durch Harnstoffbildung in die freie Säure verwandelt wird. Die übliche therapeutische Dosis beträgt 3,0 g 4mal täglich. Sie soll bei den meisten bakteriellen Harninfektionen wirksam sein. Man soll indessen diese Therapie aufgeben, wenn innerhalb von 14 Tagen keine Heilung eingetreten ist, und zu Urotropin u. a. übergehen. Auch wird die Mandelsäure von einigen Patienten wegen schlechten Geschmacks oder wegen dyspeptischer Beschwerden abgelehnt. Bei gestörter Nierenfunktion, bei Herzinsuffizienz sowie bei dekrepiten Diabetikern darf Mandelsäure nicht verordnet werden.

Benzoesäure ist als verhältnismäßig harmlos anzusehen, da der größte Teil im Organismus unter Koppelung an Glykokoll in die unwirksame Hippursäure übergeht, da zudem auch extrem hohe Dosen, über Monate an Versuchstiere verfüttert, keine bleibenden Schäden hinterließen. In seltenen Fällen hingegen kann beim Menschen nach übertriebenem Genuß benzoesäurehaltiger Nahrungsmittel eine Reizung des Magen-Darmkanals auftreten und bei Idiosynkrasie gelegentlich auch Hauterscheinungen. Hier sei erwähnt, daß Benzoesäure und Natriumbenzoat nur in saurer Reaktion antiseptisch wirken; dies muß bei der Konservierung von Nahrungsmitteln (üblicher Gehalt 1 °/_{00}) berücksichtigt werden.

Die Benzoesäure ist ein ausgezeichnetes Beispiel, um den *Schwellenwert eines pharmakologischen Agens* deutlich zu machen. Bei Hunden von 6—10 kg ist 7 g eine Menge, die selbst
monatelang wirkungslos vertragen wird. Wird die Menge überschritten, so stellt sich, bei
einzelnen Tieren verschieden, nach 8, 9 oder 10 g ein an die menschliche Epilepsie vielfach
erinnernder Zustand von anfallsweise auftretenden klonischen Krämpfen ein.

Gelegentlich wird die Benzoesäure zur Desinfektion der Harnwege verordnet. Ihr Wert
ist zweifelhaft, da nur ein kleiner Teil davon als Benzoesäure statt als Hippursäure in den
Harn übergeht, wo sie auch nur bei saurer Reaktion wirksam wäre. Bei der heute obsoleten
Anwendung der Benzoesäure als Expectorans ist zu berücksichtigen, daß die früher aus
Benzoeharz gewonnene Säure verschiedene wirksame Beimengungen enthielt, die in der
Benzoesäure des DAB. und des Handels nicht mehr vorkommen.

Die große Bedeutung, die die Benzoesäure gewonnen hat, um Fehlgärungen, Fäulnis
und Schimmelbildung nicht nur in bestimmten zu konservierenden Lebensmitteln, sondern
auch z. B. in Pflanzenextrakten, pharmazeutischen Präparaten u. a. zu verhindern, hat zu
weiterer chemischer Arbeit auf diesem Gebiete herausgefordert. Als erster großer Erfolg
auf diesem Gebiete sind die von SABALITSCHKA hergestellten *Methyl-, Äthyl-, Propylester
der Paraoxybenzoesäure* zu werten, die unter verschiedenen Namen *(Nipagin, Nipacombin*
u. a.) im Handel sind. Verglichen mit der Benzoesäure besitzen diese im praktischen Gebrauch
etwa eine dreifache Desinfektionswirkung; auch ihre Verträglichkeit im Tierkörper
ist nach den Untersuchungen von SCHÜBEL u. a. ausgezeichnet. Die als Desinfektionsmittel
der Benzoesäure nahestehende Salicylsäure ist an anderer Stelle abgehandelt worden
(s. S. 218).

Um die im vorhergehenden abgehandelten, mit der Säurenatur der betreffenden Verbindung verkoppelten allgemeinen und speziellen Säurewirkungen
stärker ins Licht zu rücken, sei zum Schluß noch einmal betont, daß bei einer
Reihe von Säuren die Molekularwirkung so sehr in den Vordergrund tritt, daß
demgegenüber die Wirkung der abdissoziierten H-Ionen mehr oder weniger
bedeutungslos ist. Das trifft zu für die *salpetrige Säure* (s. S. 297), die *arsenige
Säure* (s. S. 461) und die *Salicylsäure* (s. S. 218). An dieser Stelle muß aber
noch einmal die besondere Molekulargiftwirkung der *Borsäure*, der *Chromsäure*,
der *Oxalsäure* erwähnt werden.

Basen. Die Stärke der Basen wird durch den Gehalt an OH-Ionen bestimmt.
Wiederum unterscheidet man stark und schwach dissoziierte Verbindungen.

Die stärksten Alkalien sind **Natronlauge und Kalilauge** (NaOH bzw. KOH
in wäßriger Lösung). Mehr als 5%ige Kali- oder Natronlauge sind Gift im Sinne
der Giftverordnung. Schwächer ist das *Ammoniumhydroxyd* (NH_4OH), das in
kleinen Mengen neben physikalisch gelöstem NH_3 im Salmiakgeist vorkommt.
An letzter Stelle steht *Calciumhydroxyd* $Ca(OH)_2$, und zwar wegen seiner
schlechten Löslichkeit in Wasser, neben anderen Basen (MgO, ZnO usw.). Zu
den Alkalien rechnet auch *Wasserglas* (Kalium-Tetrasilicat); zwei kräftige
Schluck genügen, um Schock herbeizuführen.

Die gemeinsame biologische Wirkung der *OH-Ionen* besteht in der Reaktion mit
Eiweißstoffen des Gewebes. Es bilden sich *gallertartige, leicht lösliche Alkalialbuminate*, wodurch rasch eine *Kolliquationsnekrose* herbeigeführt wird. In den
aufgeweichten Massen dringen die Alkalien langsam in die Tiefe. Schon 1- bis
2%ige Lösung von Natronlauge wirkt bei öfterem *Gebrauch*, z. B. bei der Bekämpfung der Maul- und Klauenseuche, ätzend auf die Haut. Bei hohen Konzentrationen treten schwere Verätzungen ein, deren gesamter Umfang sich erst
nach 2—3 Tagen abschätzen läßt. *Schwere Narbenbildung* (Striktur des
Oesophagus) ist häufig. Die Laugenverätzungen sind daher besonders bös-
artig. Bei innerlicher Vergiftung mit Kali- oder Natronlauge genügen wenige
Gramm der Lauge, um infolge der eintretenden schweren und tiefgreifenden

Verätzung den Tod herbeizuführen. Die Symptome sind ähnlich denen anderer Ätzmittel. Gegengifte sind Wasser oder gut verträgliche und stark neutralisierende Säuren wie Milchsäure und Citronensäure (5—10 g in $^1/_2$ l Wasser), im Notfall aber auch stark verdünnte anorganische Säuren wie Salzsäure und organische wie Speiseessig. Eine Neutralisation der in die Tiefe vorgedrungenen Laugenmengen ist indessen nicht möglich. Zum Schutz der Schleimhäute sind weiter Schleimstoffe, Milch, rohes Hühnereiweiß, Olivenöl u. a. zweckmäßig. Magenspülung ist gefährlich.

Therapeutische Anwendung der Hydroxyde: Kali- und *Natronlauge* werden gelegentlich zu kleinen Ätzungen verwendet, z. B. zur Entfernung von Naevi und bei Behandlung der Pulpagangrän (20—50%ige Lösung). Der gesamte Pulpainhalt wird dadurch in eine weiche Masse verwandelt und kann nun auf einfache Weise entfernt werden. Wichtig ist die anschließende restlose Neutralisation der Lauge mit Hilfe von verdünnten Säuren.

Salmiakgeist ist eine 10%ige Lösung von Ammoniak (NH_3) in Wasser. Beim Stehen der Lösung ist das Ammoniakgas flüchtig. Es besitzt starke Reizwirkung auf die Luftwege und kann dort einen stechenden Schmerz auslösen. In Form der anishaltigen Ammoniakflüssigkeit, Liquor ammonii anisatus, ist es ein beliebtes Mittel zur Beförderung des Auswurfs bei Husten. Es dient als *Riechmittel* bei Kollapszuständen, ebenso wie das an der Luft sich langsam zersetzende Ammoniumcarbonat (Hirschhornsalz). Es ist auch ein geeignetes Gegenmittel bei Inhalation von Säuren, auch von Phosgen, mit dem es eine ungiftige Verbindung eingeht. Indessen muß bei längerer Einwirkung von Ammoniak die Gefahr der Bronchitis und Pneumonie berücksichtigt werden. In hoher Konzentration, z. B. bei Einatmung konzentrierter Ammoniakdämpfe, kann ein einziger Atemzug akute Erstickung durch Laryngospasmus oder Glottisödem, auch Lungenödem bewirken. Auf die Haut aufgebracht führt Salmiakgeist zu örtlicher Entzündung und, in hoher Konzentration, zur Blasenbildung. Es wird zu hautreizenden Einreibungen verwendet, z. B. als Linimentum ammoniato-camphoratum. NH_3 entsteht auch aus Harnstoff durch die Einwirkung von Urease. Tödliche Menge von Salmiakgeist 20—30 g.

Ins Blut injiziert ist Ammoniak ein Krampfgift (s. S. 436). Die meisten Ammoniakvergiftungen äußern sich indessen nur in örtlichen Symptomen, und es fehlen die besonderen Erscheinungen von seiten des Zentralnervensystems, da Ammoniak nach Resorption rasch in Harnstoff übergeführt wird.

Calciumoxyd (CaO) spielt im täglichen Leben eine große Rolle als gebrannter Kalk, in der Medizin als Calcaria usta. Er ist auch der Hauptbestandteil des Zements. Er wird außerdem als *Ätzkalk* in Ätzpulvern und Ätzpasten verwendet. Betreffs gewerblicher Augenverätzung s. S. 417.

> **Rp.** Calcariae ustae 12,0
> Kalii caustici pulv. 10,0
> M. terendo fiat pulvis. D. ad ollam.
> S. Zum Bestreuen. — NB. Wiener Ätzpulver. Mit Spiritus angerührt als W. Ätzpaste.

Calciumoxyd bildet mit Zucker Zuckerkalk, der als Gegenmittel bei Oxalsäure- und Kleesalzvergiftungen angewendet wird, z. B. als Liquor Calcis saccharatus:

> **Rp.** Calcar. ustae 10,0
> Sacchar. alb. 20,0
> Aqu. dest. ad 200,0.
> M.D.S. alle 10 Minuten 1 Eßlöffel.

Calciumhydroxyd oder Kalkmilch bildet sich bei der Einwirkung von Wasser auf gebrannten Kalk. Kalkmilch dient z. B. zur Desinfektion von Latrinen usw.

Zu diesem Zwecke wird frisch gebrannter Kalk (Vorsicht beim Verstreuen) unzerkleinert in ein geräumiges Gefäß gelegt und mit Wasser, etwa die halbe Menge des Kalks, gleichmäßig besprengt. Er zerfällt hierbei unter starker Erwärmung und unter Auflösung zu Kalkpulver. Zu je 1 Liter Kalkpulver werden unter starkem Rühren je 3 Liter Wasser zugesetzt.

Calciumhydroxyd wird in der Medizin auch als *Kalkwasser*, Aqua Calcariae, in 0,16%iger Lösung benutzt. Hierin äußert sich seine säureabstumpfende, antiphlogistische und gefäßabdichtende Wirkung. Die Lösung wird eßlöffelweise bei Sodbrennen verordnet oder auch bei Darmkatarrhen der Kinder, um die entstehenden Säuren zu neutralisieren (1 Eßlöffel auf 1 Tasse Milch). Calciumhydroxyd wird in den Sekreten als Calciumcarbonat gefällt, wodurch sich eine schützende Decke über der Wundfläche bildet. Es verhält sich in dieser Hinsicht wie Schlämmkreide (Calcium carbonicum praecipitatum). Kalkwasser ist auch enthalten im *Linimentum calcariae*, Kalkliniment, das zur Behandlung von Brandwunden dient und jedesmal frisch angesetzt werden muß (DAB).

Zu den Basen sind auch die **Carbonate** wie *Natriumcarbonat* (Na_2CO_3 = Soda), *Natriumbicarbonat* ($NaHCO_3$ = doppeltkohlensaures Natrium), *Calciumcarbonat* ($CaCO_3$ = Kreide), ferner Oxyde wie *Magnesia usta* (MgO) sowie *alle Seifen* zu rechnen.

Natriumcarbonat ist in wäßriger Lösung stark hydrolysiert unter Abspaltung von OH-Ionen. Es schließt sich daher den eigentlichen Ätzalkalien an und führt konzentriert zur Bildung schleimiger Alkalialbuminate. Verhornte Hautschichten werden aufgelockert und Fette verseift, so daß der Lipoidschutz der Haut durchbrochen wird. Natriumcarbonat wirkt *örtlich analgetisch*, z. B. bei spröder Haut. Es dient auch in gesättigter Glycerinlösung als Desensibilisierungsmittel bei empfindlichen Zahnhälsen. In der ärztlichen Praxis wird es zu Reinigungszwecken und als Zusatz beim Sterilisieren chirurgischer Instrumente angewandt.

Natriumbicarbonat besitzt demgegenüber nur schwach alkalische Eigenschaften und ist fast *ohne Ätzwirkung*. Seine *innere Anwendung* ist S. 354 und S. 405 beschrieben. *Örtlich* führt es zu einer Auflockerung des Gewebes, mit Quellung der Eiweißkörper und Schleimstoffe und mit Verflüssigung der Sekrete. Es wird wegen seiner *reinigenden* und *schleimlösenden* Wirkung viel in Zahnpulvern verwendet. Es ist aber auch bei quälender Trockenheit des Mundes wirksam. Rp: Natr. bicarbonici 6,0, Glycerini 25,0, Aqu. 400,0 S. zum Mundspülen. Natriumbicarbonat ist enthalten in *Brausepulvern* und *Backpulvern*. Bei Reizerscheinungen an den Augen, z. B. durch Reizgase, wird viel verwendet die *alkalische Augensalbe*:

> **Rp.** Boracis 1,0
> Natr. bicarbon. 2,0
> Adip. Lanae anhydr.
> Aqu. dest. āā 10,0
> Vaselini ad 100,0
> M.D. Kruke mit festem Deckel. S. Vorsichtig ins Auge einzustreichen. — NB. Für Einzelperson 20 g.

Seifen sind die Alkalisalze der höheren Fettsäuren. Unter ihnen besitzen die weichen *Kaliseifen* oder Schmierseifen (Sapo kalinus) noch ziemlich stark alkalische Eigenschaften, die verstärkt werden durch die gute Wasserlöslichkeit. Sie wirken daher stark desinfizierend, keratolytisch und entzündungserregend, insbesondere reinigend bei schmutziger und übelriechender Haut.

Diese Eigenschaften treten bei den harten neutralisierten und weniger gut löslichen *Natronseifen,* z. B. bei Sapo medicatus, in den Hintergrund. Diese wirken hauptsächlich — abgesehen von der Auflockerung des Epithels — durch Entwicklung von Seifenschaum, d. h. durch Adsorption und Verdrängung von Schmutzpartikeln und Bakterien. Besonders mild bei entzündeter Haut wirken die stark überfetteten Seifen, wie Rasierseife, Caseaseife u. a.; in anderen Fällen sind Spezialseifen mit arzneilichen Zusätzen, deren Schaum man auf der Haut eintrocknen läßt, wie Ichthyolseife (5 und 10%), Afridolseife ($HgCl_2$ enthaltend), Pantoseptseife (chloraminhaltig), Schwefel-, Campher-, Perubalsamseife angebracht. Auch Seifen mit Zusatz von Teer, Schwefel, ätherischen Ölen, Salicylsäure u. a. sind im Handel; hierher gehört auch Liquor Kresoli saponatus bzw. Lysol (s. S. 521). Seifenwasser ist ein leicht zu beschaffendes Brechmittel. In den Mastdarm gebracht, wirkt es rasch abführend (s. S. 386), tötet auch Oxyuren ab (s. S. 393); dabei ist seine örtliche Reizwirkung und Schleimsekretion zu bedenken. Von der stark desinfizierenden Wirkung einer 20%igen Schmierseifenlösung hat man letzthin Gebrauch gemacht bei der *Notprophylaxe gegen Tollwut*-Bißwunden. Gegen alle auf die *Haut auftreffenden Gifte* — und zwar ohne Ausnahme — gibt es kein besseres Mittel als sofortiges Waschen mit Seife und Wasser. *Weitere alkalisierende Mittel* s. S. 355.

Calciumcarbonat ($CaCO_3$) **und Calciumphosphat** ($Ca_3(PO_4)_2$) geben wegen ihrer Schwerlöslichkeit in wäßriger Lösung sehr wenig OH-Ionen ab. Sie sind *potentielle Alkalien,* die ihre alkalische Natur erst beim Zusammentreffen mit Säuren äußern. *Calcium carbonicum praecipitatum* (Schlämmkreide und Creta praeparata) ist ein besonders fein zerteiltes Präparat, das als Hauptbestandteil in den meisten Zahnpulvern enthalten ist. Dabei ist zu beachten, daß keine grobgemahlene Kreide verwendet wird. Zahnpulver wird zweckmäßigerweise verordnet als *Pulvis dentifricius* DAB. oder als *Pulvis dentifricius cum Sapone* DAB., in denen neben Schlämmkreide noch Pfefferminzöl, im letzteren auch noch Seife enthalten ist.

Die *innere* Anwendung der basischen Stoffe ist S. 354 besprochen worden. Die *Alkalisierung des Körpers* mit Hilfe von anorganischen und organischen Alkaliträgern ist S. 405 beschrieben.

b) Mineralsalze.

α) Die physiologisch wichtigen Alkali- und Erdalkalisalze.

Der osmotische Druck des Blutes und der Gewebe wird hauptsächlich durch die Mineralsalze einreguliert, und zwar auf eine ganz bestimmte *Isotonie,* $\varDelta = 0,526°$, entsprechend ungefähr 8 Atmosphären. Die wichtigsten Kationen des Blutes sind Natrium, Kalium, Calcium und Magnesium. Sie sind mengenmäßig im bestimmten Verhältnis, z. B. im Serum von 100:6:4:1, vorhanden *(Isoionie).* Auch der Gehalt des Blutes an Anionen, von denen die wichtigsten Chlor und Bicarbonat sind, schwankt nur in einem engen physiologischen Bereich. Zusammen mit einer bestimmten H-Ionen-Konzentration *(Isohydrie)* ($p_H = 7,3$) und zusammen mit einem bestimmten *Redoxpotential* sichern die Mineralsalze ein mit größter Zähigkeit festgehaltenes *physikalisches Milieu* für den Ablauf der chemischen Reaktionen.

Kochsalz. Die Erscheinungen des Kochsalzmangels sind früher (s. S. 25) dargestellt worden. Die pharmakologischen Eigenschaften des Natriumchlorids beruhen größtenteils auf seinen osmotischen Wirkungen, die um so stärker sind, als das Kochsalz in wäßriger Lösung fast völlig dissoziiert ist. *Lokal in Form von Bädern* angewandt, unterscheiden sich hypotonische und isotonische Kochsalz-wässer wenig von gewöhnlichem Badewasser gleicher Temperatur. In hyper-tonischen Lösungen dagegen erfolgt mit steigender Konzentration eine immer stärkere *Hautreizung* (s. S. 128). Bei der *lokalen Einwirkung auf Schleimhäute* tritt die *entzündungserregende* Wirkung von Kochsalz noch stärker hervor. Innerlich gegeben führen hohe Konzentrationen zu Magenreizung und Erbrechen. Durch *Trinkkuren* mit hypotonischen und leicht hypertonischen Lösungen dagegen werden *chronische Gastritiden* häufig günstig beeinflußt. Es erfolgt ein *vermehrter Magensaftfluß* und *vermehrte Salzsäuresekretion*. Bei stärker hypertonischen Lösungen mag indessen auch die eintretende *Entzündung* einen *therapeutischen Charakter* besitzen. Mit größter Wahrscheinlichkeit nachgewiesen ist dies für die Inhalation von 2%iger Kochsalzlösung bei chronischen Entzündungen der oberen Atemwege und der Bronchien. Den günstigen ärztlichen Erfahrungen entspricht die alte Angabe, daß Arbeiter in Salinenbetrieben äußerst selten mit Erkrankungen der *Atmungsorgane* zu tun haben.

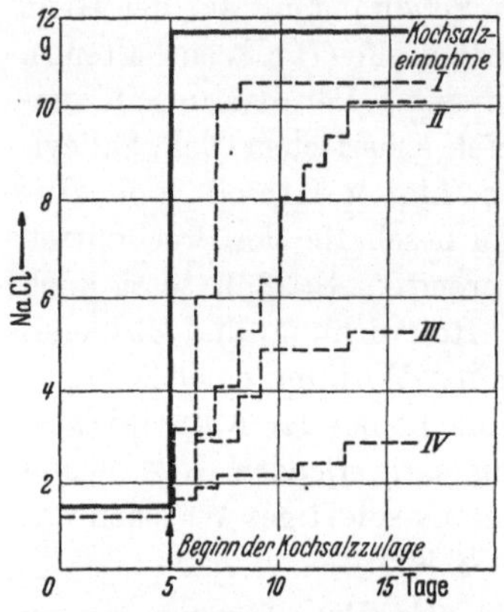

Abb. 100. Ausscheidung von Kochsalz bei kochsalzfreier Ernährung und bei Zulage von Kochsalz. *I* Gesunde Versuchsperson; *II—IV* leichte, schwere und schwerste Nierenfälle. (Nach Pasteur-Vallery-Radot.)

Nach der Resorption geht Kochsalz rasch in das Interstitium, nicht in die Zellen über. Infolge seines osmotischen Druckes muß es dabei die entsprechenden Wassermengen mitschleppen, und zwar rund 1 l Wasser auf 5 g Kochsalz. Die Haut ist als Hauptdepot des Kochsalzes anzusehen. Dort kann es sich unter Quellung der Gewebseiweißkörper gleichmäßig verteilen, so daß Neigung zu *allgemeinen Ödemen* auftritt, besonders in lockeren Geweben wie unter den Augenlidern. Kochsalz häuft sich besonders leicht in pathologisch verändertem Gewebe an und kann dann *lokale Ödeme* zur Folge haben. Man spricht auch von der *hydropigenen* Wirkung des Kochsalzes; es ist dies eine *Natriumwirkung*, da auch andere Natriumsalze ($NaHCO_3$, $NaBr$) im gleichen Sinne wirken. Diese geht einher mit einer *Verstärkung der allgemeinen Entzündungsreaktion*, *Hautjucken*, Neigung zu *Hautkrankheiten* und zu *allergischen Reaktionen* und mit schwacher Veränderung des Stoffwechsels nach der *acidotischen* oder seltener alkalotischen Seite.

Jede perorale Zufuhr von Kochsalz, auch in Speisen, hat bei Gesunden und Kranken zunächst eine *Hemmung der Diurese* zur Folge. Die Ausscheidung der retinierten Wassermengen hängt davon ab, wie schnell die zugehörigen Kochsalzmengen von der Niere abfiltriert werden. Erfolgt das ziemlich schnell wie bei Gesunden, so wird ebenso schnell die Diurese nachgeholt, und es kann sogar eine Mehrausscheidung von Wasser stattfinden (Abb. 101). Indessen sind bei gesunden Menschen mindestens 24 Stunden, bei Nierenkranken und Herzkranken oft mehrere Tage notwendig, um größere Kochsalzmengen, wie sie hierzulande bei den üblichen Ernährungsformen in Stadt und Land aufgenommen werden, auszuscheiden. Damit wächst die Ödemgefahr (Abb. 100). Gleichzeitig erfolgt eine erhöhte Calciumausschwemmung mit Neigung zu Tetanie.

Die intravenöse Zufuhr isotonischer 0,9% iger Kochsalzlösung ist in früheren Zeiten bei Blutverlusten als Blutersatz angesehen worden (s. S. 450). Ihre

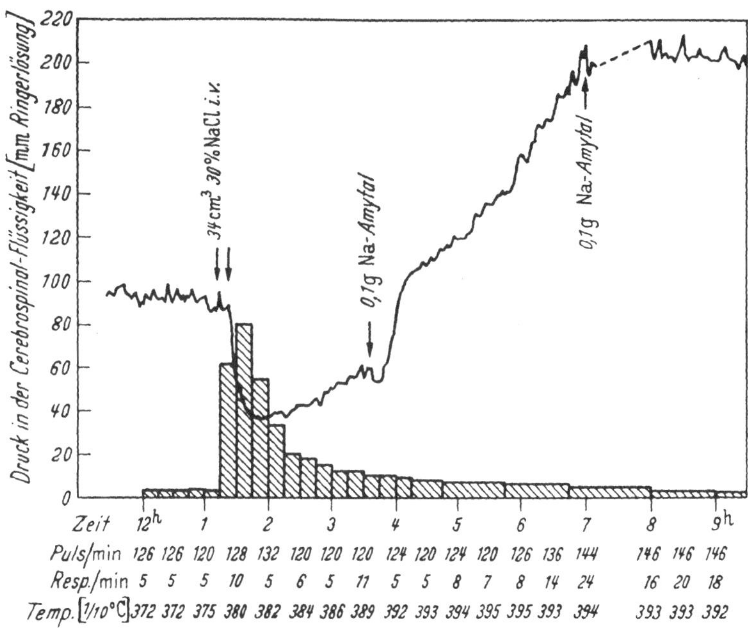

Abb. 101. Wirkung der intravenösen Injektion von hypertonischer Kochsalzlösung beim Hund. Man beobachte die rasch einsetzende Diurese, kurz darauf das abrupte Absinken des Liquordruckes als Zeichen der Dehydratation des Gehirns. Nach 2—3 Stunden steigt der Liquordruck wieder an und erreicht exorbitant hohe Werte als Zeichen der sekundären Hirnschwellung, die ihrerseits zu einer Beschleunigung des Herzens und zur Vermehrung der Atmungsfrequenz führt. (Nach MACLEOD-BARD 1941.)

lebensrettende Wirkung bei schweren Wasser- und Kochsalzverlusten ist S. 307 dargestellt. Die intravenöse Injektion von 5—10 ccm 10% iger Kochsalzlösung führt zu einer *beschleunigten Blutgerinnung* (s. S. 449).

Die meisten dieser Kochsalzwirkungen sind auf osmotische Salzwirkungen zurückzuführen (s. S. 408). Das Verständnis seiner *spezifischen Ionenwirkungen* ist noch sehr unvollständig; hier wäre hinzuweisen auf das Ungleichgewicht im Natrium- und Kaliumgehalt außerhalb und innerhalb der Zellen, das durch den Stoffwechsel aufrecht erhalten wird und z. B. die Grundlage des elektrischen *Potentials* der Zelle darstellt. Hierher gehört auch der *Antagonismus der Ionen* (s. u.).

Nach Infusion von Kochsalzlösungen ist durch RÖSSLE *trübe Schwellung* von *Leber* und *Nieren* beschrieben worden, so daß bei Erkrankungen dieser Drüsengewebe Vorsicht geboten ist. Bei *Hirnschwellung* hat man nach Kochsalzinfusion eine sofortige Verschlechterung gesehen. Eine bekannte Nebenwirkung der Kochsalzinfusion, besonders bei Kindern, ist das sog. *Kochsalzfieber*. Es ist als Kolloidwirkung zu erklären, da gleichzeitige Calciumgaben antagonistisch wirken (HEUBNER). Bei höheren Kochsalzmengen in der üblichen Nahrung ist auch mit *Wachstumsstörungen* zu rechnen. Per os zugeführte Giftdosen von Kochsalz rufen *schwere Gastroenteritis* hervor. In China wird es gelegentlich auch zu Selbstmordversuchen benutzt. Die tödliche Menge beträgt 250—500 g.

β) Physiologisch ausgewogene Salzlösungen.

Die *schädlichen Wirkungen des Kochsalzes* sind besonders am isolierten Froschherzen studiert worden, später auch an den isolierten Organen des Warmblüters und zuletzt am Menschen. Dabei hat sich die Mischung mit kleinen Mengen Kalium-, Calcium- und Magnesiumchlorid im ungefähren Verhältnis der Blutsalze als besonders günstig erwiesen. Zur Einstellung auf den p_H-Wert des Blutes ist außerdem ein Zusatz von Natriumbicarbonat gebräuchlich.

Durch eine solche Mischung der Mineralsalze wird ein bestimmter *Dispersitätszustand* der Kolloide (Eiweißkörper, Lecithin u. a.) hergestellt und damit ein bestimmtes *Wasserbindungsvermögen* sowie eine bestimmte *Permeabilität der Grenzmembranen*. Damit wiederum hängt der *Funktionszustand der Gewebe* zusammen, der durch Überwiegen einzelner Mineralsalze grundlegend verändert wird.

Auch die unerwünschten Nebenwirkungen des Natriumchlorids an isolierten Organen, das Kochsalzfieber, die allgemeine Stoffwechselwirkung (Acidosis) und auch die histologischen Degenerationserscheinungen zeigen sich nach solchen Mischungen nicht mehr. Immerhin treten nach Infusion größerer Mengen solcher Lösungen leichte toxische Erscheinungen auf wie von seiten des zentralen Nervensystems: Schwäche, Verwirrung, Erbrechen, von seiten der Niere: Oligurie mit Anhäufung von Flüssigkeit in den Geweben; die Ödeme erscheinen bei Kindern frühzeitig in den lockeren Geweben der Hände, Augen, am Scrotum; man kann Kinder mit solchen Infusionen „ertränken". Solche Erscheinungen sind besonders bei Infusionen in Äthernarkose und bei Hirnödem beschrieben worden. Die einfachste derartige Salzmischung ist die RINGER-Lösung. Dem gleichen Zwecke dient auch die einfacher zu handhabende *Normosallösung* (10,0 des steril in Ampullen eingeschlossenen Trockenpulvers auf 1 l destillierten Wassers bzw. gebrauchsfertige Lösung in Ampullen zu 500 ccm) oder die *Tutofusinlösung*.

> **Rp.** Natrii chlorati 4,0
> Kalii chlorati 0,2
> Liquoris Calcii chlorati 0,25
> Aqu. dest. ad 500,0.
> Sterilisa!
> M.D.S. RINGER-Lösung; zur Infusion. NB. Auch als „Solut. phys. RINGER R. F."
> zu verschreiben.

Die Ausscheidungsarbeit der Niere bleibt bei solchen Ionenmischungen unverändert; diese kann entweder durch Ersatz der Chlorionen durch andere Säurereste oder besser durch Ausschaltung der Na-Ionen verringert werden: *Kochsalzersatzpräparate*.

Die *Cl-freien Präparate* sind Verbindungen von Na und Ca — auch von Na, Ca, K, Mg im physiologischen Mengenverhältnis — mit den sauren Valenzen organischer Säuren (Fruchtsäuren: *Citrofinal*, aliphatische Carbon- und Oxycarbonsäuren: *Curtasal* (preiswert), Aminosäuren: *Hosal*, sonstige organische Säuren: *Titrosalz* (*Spezial* u. a.). Der organische Bestandteil wird im Körper, evtl. nach Desamidierung, zu Kohlensäure verbrannt, die teils als freie Säure mit der Atmung, teils als Bicarbonat mit dem Harn ausgeschieden wird. Wegen ihres kochsalzähnlichen Geschmacks werden sie angewandt, wenn der kochsalzarm zu ernährende Patient auf den Salzgeschmack der Speisen nicht verzichten kann. Zwar sind solche Präparate chloridfrei, enthalten aber insbesonders Na-Ionen, die für die kranke Niere eine Belastung bedeuten können.

Die *Na-freien Kochsalzpräparate* sind bei Nierenerkrankungen u. a. unentbehrlich; sie enthalten z. B. 2 Teile Kaliumchlorid, 2 Teile Kaliumcitrat, 1 Teil Salmiak. Ein zweckmäßiges Handelspräparat ist *Co-Salt* von besonderer Zusammensetzung. Neben Kochsalz müssen natürlich auch Natriumbicarbonat und andere Natriumsalze vermieden werden. Treten indessen bei Nierenkrankheit infolge Polyurie u. a. große Kochsalzverluste auf, so ist Kochsalzentziehung nicht am Platze. — Ein weiteres äußerst wichtiges Kochsalzersatzmittel ist *Glutaminsäure.*

Kaliumsalze. Kalium ist bekanntlich in erster Linie verantwortlich für die Regulation des intracellulären osmotischen Drucks und steht in nächster Beziehung zur Nervenleitung und zur Muskelkontraktion. Zufuhr von Kaliumsalzen bei gesunden Tieren führt zu *Mehrleistung der Muskulatur* und der *Herztätigkeit.* Es hat sich herausgestellt, daß *Muskellähmungen* bis zu schlaffer aufsteigender Paralyse (Extremitäten, Kaumuskulatur), schwerster lebensbedrohlicher *Lähmung der Atmungsmuskulatur* sowie charakteristischen *Veränderungen des EKG* sowohl bei zu niedrigem wie bei zu hohem Kaliumspiegel im Plasma eintreten. Bei erniedrigtem Spiegel (Kalium-Mangelernährung, Injektionen von hohen Dosen Desoxycorticosteron) zeigen sich bei den Versuchstieren Lähmungserscheinungen, die durch Verabreichung von Kaliumsalzen sofort behoben wurden. Zustände von *Kaliummangel im Serum* sind beim Menschen nicht selten; sie finden sich bei Exsiccose und Acidosis, z. B. auch in gewissen Fällen von diabetischer Acidosis; sie treten besonders häufig bei kindlicher Diarrhöe auf, wobei die folgende Salzlösung, ähnlich einer physiologischen Kochsalzlösung, aber sehr langsam i.v. oder intraperitoneal injiziert wird: $NaHCO_3$ 0,44%, KCl 0,27%, NaCl 0,3% (DARROW). Bei der menschlichen paroxysmalen Muskelasthenie läßt sich gleichfalls ein stark erniedrigter Kaliumgehalt im Blutplasma nachweisen. Der Anfall wird innerhalb von 30 Minuten unterbrochen, wenn 10—15 g Kaliumchlorid oral verabreicht werden. Prophylaktisch ist eine Dosis von 5 g Kaliumchlorid abends in vielen Fällen wirksam.

Bei *zu hohem Kaliumgehalt* des Blutes, ob durch parenterale Zufuhr von Kaliumsalzen, durch Nieren- oder durch NNrindeninsuffizienz (s. S. 84) entstanden, zeigen sich ebenfalls Lähmungszustände des Herzens und der Muskulatur. Die Symptome der NNrindeninsuffizienz werden durch Kaliumsalze verschlimmert. Bei schwerer Niereninsuffizienz ist Kaliumzufuhr lebensgefährlich. Über die Bedeutung des erhöhten Kaliumgehaltes im Blutplasma bei Schockzuständen wird debattiert (s. S. 433).

Schnelle Infusion ist besonders gefährlich; sobald der Blutspiegel von 16—20 mg-% auf 40—60 mg-% gestiegen ist, treten als Frühsymptome der Vergiftung (bei Gesunden nach 10—15 g, bei Nierenkranken nach 5 g KCl peroral) *Parästhesien der Hände und Füße,* nach höheren Dosen *Herzblock* und *schlaffe Paralyse* ein (BODANSKY).

Kalium ist wie Prostigmin ein wenn auch schwacher *Antagonist von Curare;* dies erklärt wohl, daß auch bei Myasthenia gravis (s. S. 256) eine gewisse Besserung mit Kaliumsalzen erzielt wird; Kaliumsalze wirken *antagonistisch zu Digitalis.* Betreff Anwendung von Kaliumsalzen bei MÉNIERÈscher Krankheit s. S. 197.

Kaliumionen wirken gewöhnlich als Antagonisten der Na^+- und Ca^{++}-Ionen; doch ist dies kein allgemeines Gesetz; im Komplex Calcium-Kalium-Magnesium wirkt es häufig synergistisch als *antiphlogistische, antiallergische, dehydratisierende, diuretische* Substanz.

Liquor Kalii acetici (33%ige Lösung von $CH_3 \cdot COOK$) wird besonders als *Diureticum* verwendet, auch in Mischung mit Liquor Calcii chlorati. Seine wichtigste Wirkung ist wohl die durch Kalisalze veranlaßte *Mehrausscheidung von Kochsalz* (BUNGE). Die Lösung besitzt bei ikterischem Hautjucken auch jucklindernde Eigenschaften. Zu diesen Zwecken wird die Lösung 5—10mal mit Wasser verdünnt und mehrmals täglich eßlöffelweise gegeben. Kalium wird auch in Form von Jodkalium, Bromkalium, Brechweinstein u. a. aufgenommen. Nur bei *hohen Dosen*, besonders bei gestörter Nierenfunktion, ist zu berücksichtigen, daß Kalium in jeder Form ein *Herzgift* ist, wenngleich bei starkem Kartoffelkonsum bis zu 40 g Kaliumsalze täglich ohne besondere Symptome aufgenommen und rasch ausgeschieden werden. Die Vergiftung erinnert in Einzelheiten an einen erhöhten *Vagotonus*.

Calcium gehört zu den Erdalkalien. Sein Gehalt im Blut beträgt rund 10 mg in 100 ccm. Diese Gesamtmenge setzt sich aus den verschiedensten Einzelteilen zusammen. Die pharmakologisch besonders wichtigen *Calciumionen* entstehen hauptsächlich durch Dissoziation des Calciumbicarbonats ($Ca(HCO_3)_2$). Ein anderer Teil ist in *nicht ionisierter Form* (molekulares $Ca(HCO_3)_2$, $CaHPO_4$) und in *kolloidaler Form* (kolloides Calciumphosphat, Calciumeiweißverbindungen u. a.) vorhanden. Auch stehen das apatitähnliche Calciumphosphat sowie das Calciumcarbonat und Calciumcitrat des Knochensystems zum Nachschub von Blutcalcium zur Verfügung.

Die *Ionisierung des Blutkalks* wird beherrscht von der *aktuellen Reaktion des Blutes* (s. S. 79).

Der ernährungsbedingte *Calciummangel* und seine Behandlung sind bereits früher (s. S. 26) dargestellt worden. Bei *parenteraler Zufuhr* geeigneter Kalkverbindungen treten neue *akute Allgemeinwirkungen* auf, die durch perorale Zufuhr nicht oder nur in geringem Maße ausgelöst werden.

Injiziertes Calcium erhöht vorübergehend den Serum-Kalkgehalt, wird vorübergehend im Knochensystem abgelagert (s. Abb. 4) und verläßt den Körper hauptsächlich mit dem Harn.

Will man solche Arzneiwirkungen bei milden Symptomen mit peroralen Gaben herbeiführen, so verordnet man das entsprechende Calciumsalz (z. B. 4 g Calcium lacticum pro dosi) in viel Wasser während der Mahlzeiten, d. h. während der stärksten Salzsäureproduktion. Die entsprechenden Dosen von Calcium chloratum betragen 6—8 g täglich und sind in Milch zu verordnen.

Parenterale Calciumwirkung. Nach *langsamer* — in etwa 5 Minuten durchgeführter — intravenöser Injektion von 5—10 ccm einer 10%igen Lösung von $CaCl_2$. $6 H_2O$ bzw. der 20%igen Lösung von Liquor Calcii chlorati DAB. tritt zunächst am Ort der Injektion, dann aber mit der Geschwindigkeit des Blutumlaufs, z. B. in der Mundhöhle, ein *intensives Wärmegefühl* auf. Davon werden in besonders auffälliger Weise auch kalte Zehen und Fingerspitzen betroffen. Beim Auftreten von *Erbrechen* oder von Herzklopfen muß man mit der Injektion aufhören. Bei höchsten Dosen ist eine „Taumellähmung" durch Muskelschwäche beschrieben worden; über die angegebene $CaCl_2$-Dosis hinauszugehen, ist lebensgefährlich (OEHME); Sinustachykardie u. a. sind beschrieben worden. Bei organischen Herzerkrankungen und bei Gefäßkranken wird man besonders vorsichtig sein und lieber Calciumgluconat intramuskulär anwenden.

Schlagartig setzt bei therapeutischen Dosen gleichzeitig eine *antitetanische* Wirkung ein (MACCOLLUM und VOEGTLIN 1908). Sie führt bei Laryngospasmus und bei allgemeinen tetanischen Krämpfen zur sofortigen Erleichterung und unter Umständen bei akutem Laryngospasmus — evtl. unter Vermeidung einer

Tracheotomie — zur *Lebensrettung*. Die Wirkung hält etwa 2 Stunden an. Bei leichten Tetanieerscheinungen können gelegentlich auch *hohe perorale Dosen* von Calciumchlorid und Calciumbromid (1,0 g mehrmals täglich in Schleim oder Milch bis zum Aufhören der Krämpfe) antitetanisch wirken. Hierbei zeigt sich auch die sedative Wirkung des Bromions (s. S. 187). Es zeigt sich bei parenteraler Zufuhr weiter der starke Einfluß der Calciumionen auf *Grenzmembranen:* Sie wirken entquellend, führen zu einer Verminderung der Permeabilität und besonders zu einer Abdichtung der Capillarwände. Das äußert sich in einer allgemeinen *antiphlogistischen Wirkung*; die experimentelle Pleuritis durch Injektion von Jodkalium, die experimentelle Senföl- und Abrinconjunctivitis des Kaninchens, Hautentzündungen durch Licht oder Impfung mit Toxinen u. a. werden durch Calciuminjektionen verhindert. Die antiphlogistische Wirkung äußert sich auch bei chronischer Diarrhöe; hier wird besonders Calcium phosphoricum in Dosen von 0,5—5,0 g mehrmals täglich empfohlen. Besonders zeigt sich eine starke *antiallergische* Wirkung. Im Tierexperiment sieht man z. B. überraschende Wirkungen bei tuberkulös-allergischen Empyemen der Brusthöhle. In Fällen von QUINCKEschem Ödem kann Calcium *lebensrettend* wirken. Aber auch Urticaria, Heufieber, Asthma bronchiale und andere allergische Erscheinungen sprechen gelegentlich gut an. Calciuminjektionen fördern auch die *Blutgerinnung*. Dazu sind aber sehr hohe Dosen notwendig, und auch dann ist die Wirkung noch unsicher und hat mehr theoretisches Interesse (s. S. 448).

Bei lokalen und allgemeinen Ödemen ist Calcium der stärkste *Antagonist des Kochsalzes*. Diese *antiödematöse* Wirkung, z. B. bei experimentellem Hirnödem, beruht zum Teil auf Entquellungsvorgängen. Es spielen aber auch die starke *diuretische* Wirkung sowie die *Mehrausschwemmung von Kochsalz* hinein, obwohl diese bei Zufuhr von Calciumchlorid hauptsächlich durch die säuernde Wirkung dieses Salzes entstehen (s. S. 492). Endlich ist eine starke *spasmolytische* Wirkung der Calciumionen zu beobachten, wobei an die Vergesellschaftung der Tetanie mit Spasmen der glatten Muskulatur erinnert sei. Bei der *Bleikolik* tritt fast augenblicklich die Entspannung ein. Die Schmerzstillung ist dann so prompt wie nach Morphiumpräparaten und noch dazu fast völlig gefahrlos. Bei Spasmen infolge von Darmtuberkulose, sowie bei Gallenkolik werden Calciumsalze ebenfalls angewandt, wirken jedoch weniger sicher.

Daneben reguliert der Blutkalk die *Permeabilität der Capillarwand* für die Plasmaproteine, eingeschlossen die Globuline; diese Membranabdichtung äußert sich auch in einer *lokalanästhetischen Wirkung*, die mitverantwortlich ist für die bessere örtliche Verträglichkeit, z. B. von Calcium-Aspirin, Phanodorm-Calcium, Penicillin-Calcium u. a.

Die stärkste Allgemeinwirkung wird erzielt durch *Calciumchlorid* ($CaCl_2$). Das trockene Salz (Calcium chloratum fusum) zieht begierig Wasser an und geht zunächst in Calcium chloratum crystallisatum mit rund 50% Krystallwasser über. Aber die Wasseranziehung setzt sich fort, so daß beim Stehen an der Luft sich allmählich eine wäßrige Lösung bildet. Der offizielle Liquor Calcii chlorati enthält 25% $CaCl_2$ oder rund 9% Calcium. In dieser Form ist Calcium besonders leicht und genau zu dosieren. Eine zweckmäßige Form des Chlorids ist auch dessen Harnstoffverbindung *(Afenil)*, die in Hinsicht auf Verträglichkeit und Wirksamkeit dem Calciumchlorid an die Seite zu stellen ist.

Rp. Liquoris Calcii chlorati 4,0
    Aqu. dest. ad 20,0
    Sterilisa!
    S. zu Händen des Arztes. — NB. 5—10 ccm zur langsamen intravenösen Injektion.

Diese beiden Kalkpräparate dürfen bei Injektion nur intravenös verabreicht werden. Selten bildet sich am Ort der Injektion eine Thrombose. Ganz vereinzelt sind Lungenembolien beschrieben worden. Ins Gewebe injiziert, würden die Lösungen zu erheblichen Schmerzen und *Nekrosen* führen. Die intravenöse Injektion bei kleinen Kindern, und zwar in die großen Halsvenen, ist wohl nur in der Klinik durchführbar. Die Auffindung des intramuskulär injizierbaren *Calciumgluconats* in 10%iger Lösung bedeutet daher den grundlegenden Fortschritt in der Behandlung der kindlichen Tetanie (2—5 ccm Calcium Sandoz 10% i.m.). Ähnlich verhält sich das *lävulinsaure Calcium* (Calciumgehalt, 13%). An der Stelle der Injektion werden gelegentlich bei Kindern Muskelnekrosen sowie in seltensten Fällen Ausfällung von Calciumsalzen beobachtet.

Eine wichtige Unverträglichkeit ist die von Calciumsalzen und Digitalis. Nach vorheriger Digitalisierung führte die gewöhnliche intravenöse Dosis von Calciumsalzen zu tödlichem Ausgang; die erhöhte toxische Wirkung konnte auch am Hund nachgewiesen werden.

Magnesium besitzt unter den Blutsalzen in praktischer Hinsicht eine untergeordnete Bedeutung. Nur unter extremen Versuchsbedingungen treten durch Magnesiummangel beim Säugetier Krankheitserscheinungen, z. B. Tetanie auf: der Tagesbedarf des Menschen von etwa 320 mg Mg wird indessen im allgemeinen überreichlich befriedigt. Seine biologische Funktion ist in letzter Zeit deutlich umschrieben worden. So z. B. spielt es eine Rolle bei der Aktivierung der Phosphatase. Die *Abführwirkung* von Bittersalz wurde S. 378 dargestellt; bei *parenteraler Injektion* treten neue Effekte auf; hierbei ist zu berücksichtigen, daß Magnesiumsalze — außer bei Nierenkranken — rasch mit dem Harn ausgeschieden werden.

Bekannt ist seit MELTZER (1905) die *Magnesiumsulfatnarkose*, die nach STRAUB einhergeht mit einer curareähnlichen Wirkung auf die willkürliche Muskulatur. Die Magnesiumsalze sind auch insofern etwas Besonderes, als sich die Lipoidtheorie der Narkose (s. S. 163) nicht auf sie anwenden läßt. Diese Narkoseart wurde eine Zeitlang benutzt zur Behandlung des Wundstarrkrampfes. Dabei muß eine besonders scharfe Dosierung stattfinden, da die narkotische Breite gering ist und frühzeitige Störungen der lebenswichtigen Zentren zu erwarten sind. Früher hat man Magnesiumsulfat in Form der *intravenösen Dauerinfusion* angewandt. Heute arbeitet man auch mit stündlichen intravenösen Injektionen oder mit intramuskulären Depots (s. S. 196). Bemerkenswert ist die prompte antagonistische Wirkung einer Calciuminjektion. Seit GWATHMEY haben sich kleine Magnesiumsulfatdosen zur Unterstützung der Narkose vielerorts durchgesetzt (2 ccm einer 25%igen Lösung intramuskulär). Hier zeigt sich auch eine gewisse *lokalanästhetische* Wirkung. Betr. hohe perorale Dosen s. S. 380.

Magnesiumsalze besitzen eine deutliche Wirkung bei gewissen Arrhythmien des Herzens, und zwar durch *Lähmung des Herzmuskels* und *Verlangsamung der Überleitung.* In neuerer Zeit ist nach Zufuhr von Magnesiumsalzen eine erhöhte Bactericidie des Blutes gegen Staphylokokken beschrieben worden (SCHOLTZ). Bei der Wundbehandlung mit 12%iger $MgCl_2$-Lösung nach DELBET wird eine Steigerung der phagocytären Kraft der weißen Blutkörperchen beschrieben.

γ) Sonstige Alkali- und Erdalkalisalze.

Ammonium. Die innere Anwendung von Ammoniumsalzen erfolgt hauptsächlich in Form von Ammonium chloratum (NH_4Cl = Salmiak). Es ist ein bekanntes *Expectorans*, das bei Bronchitiden zu einer Verflüssigung der katarrhalischen Sekrete führt. Da eine ähnliche, wenn auch gelinde Wirkung mit Kochsalzwässern (Wiesbadener Kochbrunnen), und mit alkalisch-muriatischen Wässern wie Emser Wasser zu erzielen ist, so scheint eine reflektorische Erregung der Bronchialdrüsen durch Reizung der Magenwand im Spiel zu sein. Es mögen aber auch andere Faktoren beteiligt sein: Ammoniumchlorid führt zu einer starken *Säuerung des Körpers* (s. S. 420) und damit zu *Dehydratationsvorgängen* im Gewebe.

So erklärt sich wohl die bisher unverständliche Anwendung von Salmiak bei den Schwindelzuständen und Paroxysmen der Malaria (nach BOERHAVE in Dosen von 1,2—4 g vor dem Paroxysmus zu nehmen), eine Therapie, die in allerletzter Zeit wieder für zentrale Pellagrasymptome angegeben wird. Die bei der Malariabehandlung üblichen Dosen sind dann später (KRAMER) auch bei Husten angewendet worden, wobei unter anderem wohl das Abschwellen der Bronchialschleimhaut zur Erleichterung führt.

Die damals für richtig erachteten Dosen wurden auch in allerneuester Zeit wieder empfohlen, z. B. für den Erwachsenen Dosen von 4—8 g täglich. Indessen werden bis zu 20 g gegeben, um einen Diuresestoß in Gang zu setzen (s. S. 489); der in der Leber entstehende Harnstoff mag die Diurese etwas verstärken. Eine wichtige Nebenwirkung ist die *stärkere Ionisierung des Blutkalks* (antitetanische Wirkung), unter *Mobilisierung der Kalkdepots* im Knochensystem.

Eine zweckmäßige Form der Verschreibung ist die Mixtura solvens R. F. (Ammonii chlorati 5,0, Succi Liquiritiae depurati 5,0, Aqu. ad 200,0. M.D.S. 2stündlich 1 Eßlöffel). Darin dient der Süßholzsaft in den obigen Fällen als Geschmackskorrigens, sonst als Hustenmittel. Ein weiteres beliebtes Präparat sind *Anistropfen* (Liquor Ammonii anisati); sie verbinden die Reizwirkung von Ammoniak mit der expektorierenden Wirkung von Anisöl (s. S. 529).

Bei höheren Dosen hat man die *Zeichen der beginnenden Säurevergiftung* (s. S. 404) *zu beachten.* Nach intravenöser Injektion von etwa 10 ccm einer 5%igen Salmiaklösung zeigte sich beim Menschen die *Krampfgiftwirkung* des Ammoniaks.

Lithium bildet ein leicht lösliches Urat. Man hat daraus folgern wollen, daß gewisse natürliche Lithiumwässer zur Lösung von Uratsteinen und zur Behandlung der Arthritis urica brauchbar wären. Die dabei in den Körper übergehenden Lithiummengen und der Lithiumgehalt des Harns sind dazu aber viel zu gering, verglichen mit dem hohen Natriumgehalt des Harnes. In Kochsalzersatzpräparaten hat es zu Vergiftungen (Muskellähmung u. a.) geführt. Lithium hat bei Kaltblütern Entwicklungsstörungen zur Folge bis zu *Cyclopie* und *Acephalie.*

Strontium ist mit Calcium nahe verwandt und kann gelegentlich an seine Stelle treten. In der Therapie ist es entbehrlich.

Barium ist als *Barium sulfuricum DAB. (purissimum ad usum internum)* ein wichtiges Röntgenkontrastmittel. Dieses besitzt eine bemerkenswerte Schwebefähigkeit. Andere Bariumsalze sind nicht erlaubt, da in Anbetracht der erheblichen Mengen, die zur Durchleuchtung des Darmkanals nötig sind (125—200 g), eine völlige Unlöslichkeit gefordert werden muß. Zur Sicherheit ist es oft zweckmäßig, ein gut verträgliches Spezialpräparat zu benützen (Citobarium ,,Merck'', Eubaryt u. a.), besonders auch, wenn der Schleimhautschatten des Magens dargestellt werden soll (Neobar u. a.). Man erreicht das letztere durch Beigabe klebriger Pflanzenschleime.

Lösliche Bariumsalze sind *schwere Herzgifte*. Sie besitzen eine digitalisähnliche Wirkung, die kompliziert wird durch Spasmen der glatten und quergestreiften Muskulatur (Gefäßkrämpfe, Erbrechen, Durchfälle). Letzthin ist es bei ADAMS-STOKESschen Anfällen benutzt worden, gelegentlich mit dramatischer Wirkung (30 mg $BaCl_2$ 3—4mal täglich i. v.). Zwischen Barium einerseits, Papaverin und Nitriten andererseits besteht ein wechselseitiger Antagonismus. Beim Menschen treten, z. B. bei Verwechslung mit löslichen Bariumsalzen, frühzeitig zentrale Lähmungserscheinungen auf. Dabei bleiben Sensibilität und Bewußtsein erhalten. Zu beachten ist, daß alle Bariumsalze durch irgendein Sulfat in unlösliches Bariumsulfat verwandelt werden. Sofern das Barium schon im Blute kreist, sind auch Injektionen eines Sulfats ins Blut angebracht. Die tödliche Dosis von löslichen Bariumsalzen wird auf etwa 0,8 g geschätzt.

c) Schwefel.

Die Schwefelblüte *(Sulfur sublimatum)* ist ein technisches Produkt mit geringem Gehalt an Arsen, Kupfer, Antimon, Selen und Blei. Durch Ammoniakwaschung werden die wichtigsten Verunreinigungen entfernt, und es entsteht das grobdisperse *Sulfur depuratum*. Durch chemische Fällung aus löslichen Schwefelverbindungen wird ein besonders fein zerteiltes und chemisch reines Pulver gewonnen *(Sulfur praecipitatum)*. Auch in allen Schwefelwässern ist der Schwefel in fein zerteilter, oft kolloider Form enthalten.

Die *äußere* Wirkung des Schwefels wird in erster Linie bestimmt durch den *Zerteilungsgrad*. Am stärksten wirksam sind daher der *kolloide Schwefel*, die wasserlöslichen Sulfide und die *Schwefelwässer*.

Der kolloide Schwefel der Schwefelwässer verdankt sein Auftreten sehr verschiedenen chemischen Reaktionen. Der erste Faktor, der eingreifen kann, ist der Sauerstoff bzw. die Berührung mit Luft. Hierdurch wird ein Teil des anwesenden Schwefelwasserstoffes zu SO_3'' und SO_4'' oxydiert, d. h. zu Sulfiten und Sulfaten. Diese Oxydationsprodukte reagieren dann ihrerseits mit Schwefelwasserstoff unter Bildung von kolloidalem Schwefel (KIONKA).

Der zweite Faktor ist die alkalische Reaktion, die in solchen Quellen herrscht. Diese führt zu den bekannten Reaktionsprodukten von Schwefel und Schwefelwasserstoff einerseits, von Sulfiten und Sulfaten andererseits, nämlich von Sulfiden, Polysulfiden, Thiosulfaten und Polythionsäuren, d. h. zu labilen Schwefelträgern, die leicht kolloidalen Schwefel bzw. Schwefelwasserstoff abgeben.

Etwas schwächer wirkt *Sulfur praecipitatum*. Das grobdisperse *Sulfur depuratum* wird nur als *Abführmittel* (s. S. 382) angewendet. Betr. schwefelhaltige Aminosäuren s. S. 33. Der Tagesbedarf des Menschen an Schwefel beträgt etwa 1200 mg.

Schicksal im Organismus. Die Schwefelwirkung beruht darauf, daß beim Kontakt mit lebendem und verhorntem Gewebe eine Reihe chemischer Umsetzungen in Gang gesetzt werden. Entscheidend ist die Reduktion zu Schwefelwasserstoff (H_2S), und zwar unter Beteiligung von Cystein und Glutathion. In der Alkalescenz des Gewebes bilden sich die Sulfide und Polysulfide. Andererseits setzen Oxydationsvorgänge ein und führen zu Sulfaten und Polythionsäuren. — Radioaktiver Schwefel S_{34}, als solcher verabreicht, wird im Stoffwechsel auch in Eiweißkörper bzw. in Cystin eingebaut.

Spuren von H_2S indessen sind bei Schwefelkuren, und zwar auch bei äußerer Anwendung, in der Atemluft, im Harn, im Schweiß, in der Muttermilch und anderswo nachzuweisen. Schmuck, der bei Schwefelkuren auf der Haut getragen wird, verfärbt sich durch Bildung von Metallsulfiden, und in seltenen Fällen soll bei Behandlung der Mutter mit Schwefel so viel wirksame Substanz in die Milch übergehen, daß der Säugling einen Durchfall bekommt.

Im Harn aber wurde der Schwefelwasserstoff schon von älteren Ärzten durch eine kuriose, aber augenfällige Probe nachgewiesen: „Tauchte man nämlich im Urin, der nach dem Baden gewonnen wurde, ein Stück Papier unter, worauf mit Cerussa Acetata (Bleiessig) geschrieben war, so wurde die unsichtbar gewesene Schrift deutlich und lesbar."

Pharmakologie. Schwefel besitzt eine *antiparasitäre* Wirkung. Er ist eins der wichtigsten *Scabies*mittel. Dazu ist notwendig, daß der Schwefel genügend tief in die Milbengänge eindringt und durch Entwicklung von H_2S neben den Milben auch die Milbeneier zerstört. Am besten erreicht man das mit Hilfe der gelbroten VLEMINGKXschen Lösung[1] (*Liquor Calcii sulfurati*, Erg.-B. 6), obwohl diese auf die schon zerkratzte und mit Eitererregern infizierte Haut eine starke Reizwirkung ausüben kann.

Schnell wirkend und einfach ist auch die Behandlung der Krätze mit Natriumthiosulfat in 40—60%iger Lösung. Diese läßt man nach gründlicher Einreibung antrocknen und läßt dann eine Einreibung mit 6%iger Salzsäurelösung folgen (2mal täglich an 2—3 Tagen). Jedoch ist die Reizwirkung dieses Verfahrens ganz beträchtlich und man sollte wohl besser reizlosere organische Säuren versuchen.

> **Rp.** Calcariae ustae 10,0
> Sulfuris depurati 20,0
> Aqu. dest. ad 200,0
> Coque ad remanent. filtr. 120,0.
> M.D.S. In den Körper mit Bürste einreiben, trocknen lassen. — NB. Wiederholung am 2., 4. und 5. Tage.

Eine besonders starke Tiefenwirkung besitzt auch das *Mitigal*, eine ölartige, schwefelhaltige (25%ige) Verbindung, die sich leicht in die Haut einreiben läßt. Auch das *Dixanthogen* ist wirksam.

Dimethyl-thianthren = Mitigal   Dixanthogen

Schwefel entfaltet gleichzeitig eine *desinfizierende* Wirkung, er wird benutzt bei Acne, Pyodermien und Pilzflechten der Haut. Eine besonders angenehme Form neben *Schwefelsalben* und *Schwefelpudern* ist *Aqua cosmetica „Kummerfeld"*, Erg.-B. 6, das als solches zu verordnen ist. (Zusammensetzung in %: Camphora trita 1,0, Gummi arab. 2,0, Sulfur praecipitat. 12,0, Aqua Calcariae 40,0, Glycerin 5,0, Aqua Rosae 40,0) Schüttelmixtur. Äußerlich. Vorsicht in der Nähe der Augen.

Solche Schwefelverbindungen führen zu *milden Hautentzündungen*, besonders bei höheren Konzentrationen (bis 30%ige Salbe) und bei längerer Anwendung. Dementsprechend sind sie auch bei hartnäckigen Ekzemen und gelegentlich bei Psoriasis und Acne rosacea wirksam.

Die *örtliche* Wirkung ist verstärkt in den *Schwefelalkalien* und — Erdalkalien, z. B. in Calcium sulfuratum (CaS) als solches oder in Form der VLEMINGKXschen Lösung, und in Kalium sulfuratum DAB. oder Schwefelleber (K_2S). Diese besitzen eine spezifische Verwandtschaft zu den verhornten Epithelien, indem sie sich mit dem darin angehäuften Cystin zu wasserlöslichen Verbindungen umsetzen (PULEWKA). Dadurch entsteht die *keratolytische* Wirkung der Schwefelalkalien, und somit ihre bedeutende Tiefenwirkung. Sie sind auch enthalten

---

[1] Als solche und nicht nach den Einzelbestandteilen zu verschreiben.

in den üblichen *Enthaarungsmitteln,* z. B. als Calcium sulfuratum in 10%iger Salbe (BEIERSDORFs Depilatorium). Demgegenüber hat 1—5%ige Schwefelsalbe eine *keratoplastische* Wirkung.

Die *Allgemeinwirkungen* des Schwefels lassen sich am deutlichsten erkennen bei parenteraler Injektion einer 1%igen Schwefel-Öllösung.

Diese entfaltet eine Wirkung im Sinne der *unspezifischen Reiztherapie* mit *Herd-* und *Allgemeinreaktion,* letztere mit hohem *Fieber.* Dementsprechend treten auch bei der Kur in Schwefelbädern milde Herdreaktionen mit anschließender analgetischer Wirkung auf. Auch stellen jene Krankheiten die meisten Besucher der Schwefelbäder, deren Symptome erfahrungsgemäß auf unspezifische Reiztherapie reagieren, wie chronischer Gelenkrheumatismus, Ischias und Neuralgien. Auch ist eine Steigerung des Grundumsatzes nach kleineren Schwefeldosen (5 mg täglich) beschrieben worden.

Schwefel wird leicht durch Haut und Schleimhäute resorbiert, und zwar hauptsächlich in Form von H_2S und Na_2S. Besonders große Mengen dieser Verbindungen treten nach Injektion des schwefelliefernden *Natriumthiosulfats* ($Na_2S_2O_3$) in Blut und Gewebe auf (Natrium thiosulfuricum in 10%iger Lösung, 5—10 ccm i.v.). Dann machen sich die starken chemischen Affinitäten des Schwefelwasserstoffs bemerkbar, und zwar nicht nur bei der Umwandlung der Blausäure in ungiftige Rhodanverbindungen (s. S. 350), sondern auch, z. B. bei der Entgiftung von Jod sowie von Schwermetallen wie Quecksilber, Blei und bei Arsen u. a. besonders bei der Behandlung der entsprechenden Hautschäden. Auch in Schwefelbädern können genügend hohe Dosen von Schwefelwasserstoff ins Blut übergehen, so daß derartige gewerbliche Vergiftungen zu den Indikationen der Schwefelbäder gehören. — Ähnlich wie die anorganischen Schwefelverbindungen wirken die Schwefelgruppen im *Detoxin* (s. S. 33), sowie die Thiogruppen im BAL (s. S. 464).

Die starke Neigung des Schwefels zur Bildung von Polysulfiden zeigt sich auch in seinen organischen Verbindungen. So findet sich z. B. im Knoblauchöl ein Allylsulfid (C_3H_5—S—C_3H_5), daneben das entsprechende Allyldisulfid (C_3H_5—S—S—C_3H_5) und sogar das Allyltrisulfid (C_3H_5—S—S—S—C_3H_5) neben Propylallyldisulfid (C_3H_5—S—S—C_3H_7). Diese schwefelhaltigen ätherischen Öle haben besonders auffällige pharmakologische Wirkung (s. S. 529).

Giftwirkungen. Bei längerer Schwefelanwendung können Zeichen einer chronischen Schwefelwasserstoffvergiftung auftreten wie Kopfschmerzen, allgemeine Schwäche, fahles Aussehen, vielleicht auch unter Auftreten von Verdochromogenen (s. S. 466). Über Toxikologie von Schwefelwasserstoff und Schwefelkohlenstoff s. S. 476.

Durch Verbrennen von Schwefel entwickelt sich Schwefeldioxyd (SO_2), stechend riechende Dämpfe, die seit ältesten Zeiten zum Durchgasen von Wohnräumen benutzt worden sind und heute noch für die Vertilgung von Insekten verwendet werden. Durch Lösung von SO_2 in Wasser entsteht die antiseptisch wirksame schweflige Säure (s. S. 416).

d) Adstringentia.

Man unterscheidet die *Adstringentien* von den *Ätzmitteln* und teilt den ersteren diejenigen Stoffe zu, die in hohen Konzentrationen irreversible Fällungen mit Eiweißkörpern ergeben, die aber gleichzeitig — selbst in Verdünnungen, die keine Eiweißfällung mehr verursachen — elektive chemische Beziehungen zum Stützgewebe besitzen.

Praktisch besteht dagegen eine ununterbrochene Reihe von Stoffen, deren Wirkung erschöpft ist, wenn sich eine oberflächliche Schicht denaturierter Eiweißkörper gebildet hat, unter besonderer Beteiligung der elastischen Bestandteile, und die so eine *oberflächliche*, zur Schrumpfung neigende Koagulationsmembran bilden (Bleisalze, Gerbsäure, auch Sulfonamide) — zu Stoffen, bei denen diese spezifische Beziehung zum Stützgewebe schwächer wird, die in niederer Konzentration Adstringierung, in höherer Ätzung zur Folge haben [Aluminium-, Silber-, Zink-, Kupfersalze, Säuren, auch Kalkpräparate (s. S. 428), Kaliumpermanganat, Formaldehyd, Pikrinsäure u. a.] — bis hin zu rein destruierenden Stoffen wie die Quecksilbersalze und bis zu den Laugen, die eine Kolliquation des Gewebes verursachen. In dieser Hinsicht sei erwähnt, daß auch die sog. Adstringentien in hoher Konzentration Ätzwirkungen entfalten, bei Überempfindlichkeit sogar in der üblichen Verdünnung (s. Abb. 104), während andererseits auch bestimmte Ätzmittel, wie z. B. Mineralsäuren verwendet werden, um eine Schrumpfung des Gewebes und eine oberflächliche Eiweißfällung herbeizuführen.

Pharmakologie. *Hauptangriffspunkte der Adstringentien* sind die kollagenen und elastischen Fasern des Bindegewebes. Hier bilden sich schwerlösliche Metall- bzw. Gerbsäure-Eiweißverbindungen.

Kollagen ist chemisch nahe verwandt mit Gelatine und besitzt die folgenden Haupteigenschaften: Es quillt in Wasser oder bei leichter Säuerung, schrumpft bei Temperaturen von 45—50° und geht dabei in Leim (Gelatine) über. *Adstringentien* verhindern demgegenüber, ebenso wie die eigentlichen Gerbstoffe, die Wasserquellung, erhöhen die Schrumpfungstemperatur, verändern den Schrumpfungsgrad, verhindern gleichzeitig die Verleimung des Gewebes, die den Beginn des Gewebsuntergangs bedeuten würde. An diesen Eigenschaften können metallische Adstringentien grob testiert werden.

Diese Vorprüfung verlangt aber die Bestätigung am biologischen Objekt. Besonders geeignet dafür ist die *Rattenschwanzsehne* (HAFFNER), das zarte dehnbare Gewebe der *Froschlunge* (DRESER), die *antihämolytische Wirkung*, die *Agglutination* der roten Blutkörperchen oder der *Gerbgeschmack*. Ein weiterer wichtiger Effekt ist die *Schorfbildung*. An den Capillaren und größeren Gefäßen des *Froschomentums*, das sich im Zustand der Entzündung befindet, sieht man unter dem Einfluß der Adstringentien Schrumpfung des Gewebes, sowie *Verhinderung der Diapedese* der weißen und roten Blutkörperchen, insgesamt Effekte, die für eine *rein oberflächliche Wirkung* auf die Zellmembranen sprechen.

Bei hoher Konzentration von Adstringentien bleibt die Eiweißfällung begreiflicherweise nicht auf die Oberfläche begrenzt. Vielmehr wird die ganze Zelle ergriffen und geht zugrunde. Auch hierbei indessen bleibt die Nekrotisierung beschränkt auf die oberflächlichen Zellschichten, und hat nicht die Tendenz, in die Tiefe überzugreifen. Erst durch wiederholte Anwendung solcher hohen Konzentrationen läßt sich auch eine begrenzte Tiefenwirkung erzielen.

Zusammengefaßt lassen sich daher bei der Anwendung von Adstringentien beim Menschen voraussehen eine quellungshemmende, *antionkische* Wirkung, wodurch gleichzeitig der weitere Abbau von Protoplasma verhindert wird, und eine *Schrumpfung des Gewebes*, die sich besonders auffällig an den Geschmacksknospen äußert. Dieser zusammenziehende Geschmack ist im Munde nur von kurzer Dauer, da das gefällte Eiweiß sich nach kurzer Zeit abstößt (KNUD O. MÖLLER). An der Schrumpfung nehmen auch die Capillaren und die größeren Gefäße teil; daraus ergibt sich die auffällige *Blässe* einer mit Adstringentien behandelten entzündeten Schleimhaut. Auch können Blutungen aus kleinen Gefäßen zum Stillstand gebracht werden. Hinzukommt eine Eiweißfällung an der Oberfläche der Zelle, so daß Wasser austritt; das Adstringens dringt außerdem in die Ausführungsgänge der Drüsen ein, die ihre Sekretion einstellen; auch erfolgt unter Umständen eine Eiweißkoagulation in den austretenden Gewebssäften, wodurch die *Trockenheit des Gewebes* hervorgerufen wird. Die gegerbte Oberfläche bildet einen *schlechten Nährboden für*

Infektionserreger jeder Art, wodurch die an sich schon beträchtliche *antiseptische Wirkung* noch verstärkt wird. Wesentlich ist auch die Gerbung der im entzündeten Gebiet freiliegenden Nervenendigungen und Nervenfasern. So entsteht die bekannte *schmerzstillende Wirkung* der Adstringentien. Diesen Gesamtkomplex von Einzelwirkungen, der im Grunde genommen durch Eiweißkoagulation an wohldefinierten Gewebsteilen und Gewebssäften vor sich geht, bezeichnet man auch als die *antiphlogistische* Wirkung der Adstringentien.

Bestimmte Adstringentien, wie z. B. Tannin, bewirken eine durch besondere Elastizität ausgezeichnete Eiweißfällung, die an der Oberfläche sezernierender Hautdefekte zur Bildung einer trockenen, haltbaren Borke führt. Von diesem *Tanninschorf* macht man Gebrauch bei der Behandlung von Brandwunden (s. S. 143). Auch die Sulfonamide sind zu den Adstringentien zu rechnen.

Bleisalze. Liquor Plumbi subacetici DAB. (Bleiessig) stellt eine wäßrige Lösung von Bleioxyd (PbO) und Bleiacetat (Pb $(CH_3 \cdot COO)_2$) dar. (1 Teelöffel auf ein Glas Wasser, zu *adstringierenden* und *kühlenden* Umschlägen zu verwenden.) Wird der Bleiessig 1:49 verdünnt, so entsteht Aqua Plumbi (DAB.), das als solches zu verwenden ist. Gegen eine kurz dauernde Benutzung solcher Bleilösungen oder gegen Anwendung von Bleipflastern (Emplastrum Lithargyri) und Bleisalben (Unguentum diachylon) bestehen keine Bedenken, außer bei ausgedehnten Wundbezirken wie bei Ulcus cruris. Eine gesättigte Lösung von Bleiacetat in 70%igem Alkohol dient zur Behandlung der Haut nach Berührung mit Rhus toxicodendron (ROST).

Blei ist unter den Metallen das *wichtigste Gewerbegift*. Ursache der Bleikrankheit sind das metallische Blei oder Bleidämpfe sowie alle, auch schwerstlösliche Bleiverbindungen. Darunter finden sich besonders viele Deckfarben, wie Bleiweiß $(PbCO_3)$, Mennige (Pb_3O_4) u. a. Dementsprechend sind Maler und Anstreicher durch Bleivergiftungen besonders gefährdet.

Die *akute* Bleivergiftung (tödliche Dosis etwa 20—50 g einer Bleifarbe) ist im allgemeinen eindrucksvoll aber harmlos, auch selten; es kann Abortus eintreten. Die *chronische Bleikrankheit* oder *Saturnismus* entsteht durch regelmäßige tägliche Aufnahme kleiner Bleidosen (1—2 mg täglich über einige Monate, und zwar entweder durch *Einatmung bleihaltigen Staubs* oder infolge *Unsauberkeit* (Essen und Rauchen während der Arbeit), besonders bei gleichzeitigem *Alkoholgenuß*. In seltenen Fällen können toxische Bleimengen auch durch die Haut aufgenommen werden.

Daneben sind chronische Bleivergiftungen beobachtet worden bei Neuanlage von Wasserleitungen — sofern zum Teil Bleirohre verwendet werden und das Wasser aggressiv ist —, in Blei- und Silberhütten, in der keramischen und chemischen Industrie (Schutzvorschriften). In neuerer Zeit dienen Bleiverbindungen (Tetraäthylblei) als Antiklopfmittel in Explosionsmotoren, andere (Bleiarsenat) als Schädlingsbekämpfungsmittel. Das Spielen mit bleihaltigem Puppengeschirr und Bleisoldaten führt zu keiner Vergiftungsgefahr, vorausgesetzt, daß diese nach den derzeitigen, nun schon seit Jahrzehnten bestehenden, reichsgesetzlichen Bestimmungen für Deutschland und die Ausfuhrländer hergestellt werden. Bleiverbindungen im Weinbau zu verwenden ist verboten.

Aufgenommenes Blei verteilt sich im Körper ähnlich wie Calcium. Größere Depots — bis zu 95% der Gesamtmenge — zeigen sich gewöhnlich im Knochensystem; von dort aus fließt ein kontinuierlicher *Bleistrom* in minimaler Konzentration durch die gesamten Gewebe, der infolge der außerordentlich *langsamen Ausscheidung* immer wieder aus den Depots gespeist wird (STRAUB); so erklären

sich auch spätere Anfälle der Bleikrankheit, evtl. über Jahre ohne weitere Bleiaufnahme.

Zu beachten sind die unauffälligen, aber gefährlichen *Frühsymptome* der
chronischen Bleivergiftung. Sie beginnt ähnlich der gewerblichen Quecksilber-
und Arsenvergiftung mit *unbestimmten Symptomen.* Die Betroffenen fühlen sich
müde, abgeschlagen, leiden an dyspeptischen Erscheinungen und magern ab.
Bei Kindern steht die *Bleianämie* im Vordergrunde. *Typische Frühsymptome*
der möglichen Vergiftung sind als Zeichen der Bleiaufnahme *Bleisaum, Blei-
kolorit der Haut, basophile Tüpfelung der roten Blutkörperchen* sowie der beim
Erwachsenen seltene, bei Kindern regelmäßige *Röntgenschatten am distalen
Femurende.* Auch *Porphyrinurie* kann als Frühsymptom gelten.

Der *Bleisaum des Zahnfleisches,* besonders im Bereiche der Vorderzähne, entsteht durch
Reaktion des im Gewebe abgelagerten Bleis mit dem durch Fäulnisvorgänge in der Mundhöhle gebildeten Schwefelwasserstoff unter Bildung
von PbS. Dementsprechend findet er sich nicht bei
Kindern und nicht bei Erwachsenen, die eine regelmäßige Zahn- und Mundpflege treiben. Andererseits
können in fortgeschritteneren Fällen die Zahnfleisch-
ränder im Gebiet des Bleisaumes geschwürig zerfallen.
Auch das Bleicolorit der Haut beruht u. a. auf Bildung
von PbS. Diese Hautreaktion ließ sich beschleunigen,
wenn man einen 0,5 bis 1 cm langen Kreuzschnitt in
die Epidermis machte und einen Tropfen einer 25 %igen
Schwefelnatriumlösung aufbrachte. Es entstand dann
eine schwärzliche Kreuzrinne.

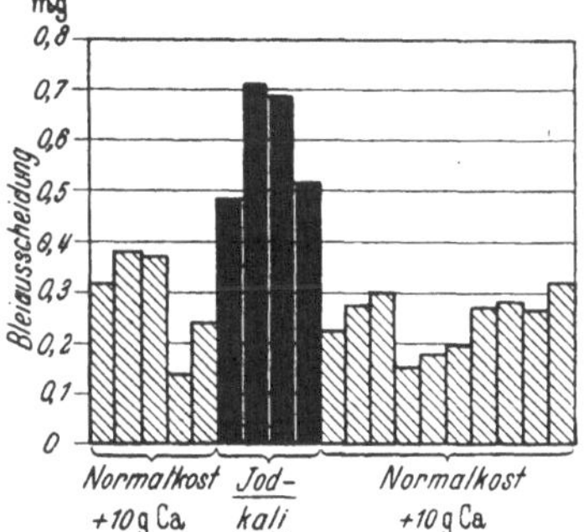

Abb. 102. Bleiausscheidung im Tages-
harn durch Jodkali.

**Werden die Frühsymptome der Bleiaufnahme
und der Bleivergiftung** nicht erkannt, so entwickelt sich die eigentliche **Bleikrankheit.** Sie
ist charakterisiert durch *Gefäßkrämpfe* allgemeiner Natur (Hypertension) oder
lokalisiert im Bereich des Dünndarms *(Bleikolik),* der Coronarien *(Angina
pectoris),* der Extremitäten (selten Gangrän), der Leber (evtl. Ikterus), der Niere
(Bleireizniere), des Gehirns (Auftreten multipler Erweichungsherde = *Ence-
phalopathia saturnina);* bei Kindern wird Meningismus beobachtet.

Neben den Gefäßen kann das *periphere Nervensystem* frühzeitig betroffen
sein; Schwäche im arbeitenden Vorderarm weist auf *Radialislähmung* hin; auch
rheumatische Schmerzen, besonders an den Gelenken, sind nicht selten (Blei-
gicht); hier kann auch eine *Störung des Harnsäurestoffwechsels* vorliegen.

Von *degenerativen Gefäßveränderungen* geht eine weitere Gruppe von Symptomen aus; die *Endarteriitis* betrifft besonders die Gehirngefäße (jugendliche
Arteriosklerose und Apoplexie). Hierher gehört auch die sehr seltene Blei-
schrumpfniere. Auch mit Degeneration anderer innerer Drüsen, z. B. auch der
Keimzellen, ist zu rechnen.

Behandlung. Bei akuten Symptomen der Bleikrankheit zielt die Therapie
auf *Bleideponierung im Knochen* hin; in diesem Sinne wirkt *Alkalisierung* (s. S.
405); Gefäßspasmen reagieren auf Calciuminjektion (s. S. 434), Nitrite (s. S. 297),
Theophyllin (s. S. 327), auf Papaverin (s. S. 301).

Im weiteren Verlauf muß eine *Mehrausscheidung von Blei durch Harn und
Kot* erzwungen werden. Bei saurer Diät oder bei *Säuerung des Körpers* (s. S. 420)
findet sich erhöhte Bleiausscheidung im Harn; jedoch kann ein neuer Anfall
dadurch ausgelöst werden. Auch BAL wirkt nicht günstig trotz erheblicher

Mehrausscheidung. Angewandt wird vor allem *Kaliumjodid* (1 g täglich), sofern
gut vertragen (Abb. 102). Allgemein wird heute auch Alkalisierung empfohlen,
z. B. mit Na-Citrat (10 g täglich), weil hier ebenfalls eine signifikante Bleiaus-
schwemmung sichergestellt ist (Abb. 103). Die durch Galle und Dickdarm ausgeschiedenen Bleimengen erliegen z. B. der Rückresorption; aus diesem Grunde
werden häufig hohe Sulfatdosen (s. S. 379) verordnet zwecks Bildung von schwer-
löslichem Bleisulfat. Betr. Schwefelbehandlung der Bleikrankheit s. S. 440.

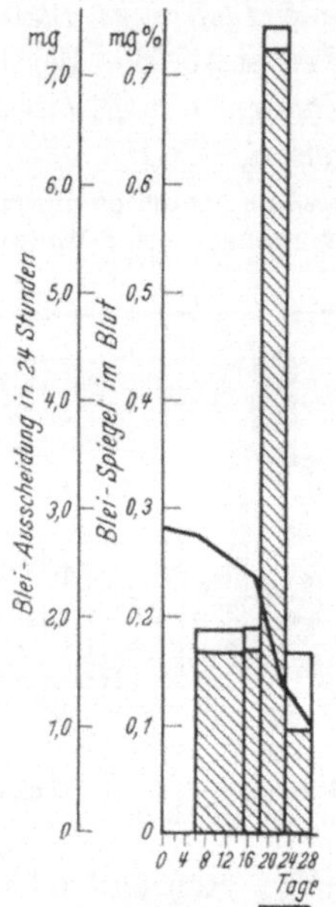

Abb. 103. Mehrausschei-
dung von Blei nach Be-
handlung einer Bleikran-
ken mit Natriumcitrat
(5 g, 3mal täglich). Fall
mitbesonders eindrucks-
voller Reaktion. Man
beobachte, daß die
Hauptexkretion durch
den Darm erfolgt. (Nach
T. V. LETONOFF und
S. S. KETY 1942.)

Die Therapie muß über lange Zeit durchgeführt werden,
da die gewerbliche Bleikrankheit erst in durchschnittlich
6—8 Monaten ausheilt, ja sogar jahrelang neue Anfälle
auftreten können.

Bleitetraäthyl, das in großem Umfange dem Leichtbenzin als
Benzinverstärker zugesetzt wird, ist in reiner Form ein schweres
Gehirngift. Die Gefährdung kann erfolgen durch Einatmung, aber
auch durch Hautresorption.

Aluminium. Das gebräuchlichste Präparat ist *Liquor
Aluminii acetici*, essigsaure Tonerde. Sie enthält gegen
8% eines basischen Aluminiumacetats. Daneben kommt
hauptsächlich Kalium-Aluminiumsulfat $[KAl(SO_4)_2 \cdot 12H_2O]$
als *Alaun*, Alumen, zur Verwendung; auch als *Alaunstift*
zur Behandlung von Blutungen im Handel.

Essigsaure Tonerde hat schwach saure Reaktion, worauf
seine antiseptische Wirkung zurückgeführt wird. Die adstringierende Wirkung soll nach HEUBNER auf dem Gehalt
an kolloidem Aluminiumhydroxyd beruhen; es kann aber
auch eine besondere Art der Eiweißfällung vorliegen. Es
kommt nämlich zu einer Gelatinierung des Gewebes, wodurch die Bakterien wie „eingemauert", nicht getötet werden.
Diese Wirkung hat ein Konzentrationsoptimum, nämlich
entsprechend einer 0,8%igen Lösung von Aluminiumacetat.
Die käufliche essigsaure Tonerde müßte demgemäß 10mal
verdünnt werden, um eine optimale Wirkung zu erzielen.
Leider werden diese Konzentrationen oft schlecht vertragen.
Bestimmte Menschen sind überempfindlich gegen Aluminiumsalze und antworten auf die üblichen Konzentrationen mit Folliculitis, gelegentlich sogar mit schweren Verätzungen.
Besonders gefährdet sind *Hautkranke*, so daß an einzelnen Kliniken ganz
auf essigsaure Tonerde verzichtet wird (Abb. 104). Aber auch die gesunde
Haut antwortet gelegentlich mit multiplen Nekrosen, besonders wenn die
Haut übermäßig lange damit maceriert wird. Grundsätzlich soll man daher
auf einen Eßlöffel essigsaure Tonerdelösung auf $^1/_4$ l Wasser, bei Spülung mit
Alaun auf die hinreichend adstringierende 1%ige Lösung zurückgehen. Belehrung des Patienten erscheint empfehlenswert. Ähnliche schwere Nebenwirkungen werden bei der *Tannin*- oder Wismutbehandlung nicht beobachtet.

Im Magen-Darmschlauch werden nur Spuren der Aluminiumsalze resorbiert und auch
nach höchsten oralen Dosen tritt nur eine örtliche Reizwirkung zutage. Die beim Kochen
in Aluminiumgeschirren freiwerdenden Metallmengen sind so gering, daß sie eine gesundheitliche Bedeutung nicht besitzen. Die Einführung von Al-Pulver zur örtlichen Behandlung
von Brandwunden an Stelle von Acidum tannicum scheint einen bedeutenden Fortschritt
darzustellen. Die Frage des aluminiumhaltigen Backpulvers ist hingegen nicht ganz geklärt
(s. S. 357). Nach 2 g Alaun innerlich wurden Vergiftungserscheinungen beobachtet.

Gerbende Eigenschaften besitzt auch die *Metaphosphorsäure*. Unter dem Namen *Dulgon S* befindet sich im Handel ein polymeres Natriummetaphosphat, das auf einen p_H-Wert von 3,5 eingestellt wird. Dieses gerbt bei saurer Reaktion, ohne Schorfe zu bilden. Es besitzt ein gutes Diffusionsvermögen. Dulgonsalbe wird zur Gerbung und gleichzeitig zum Säureschutz der Haut als Arbeitsschutzsalbe verwendet.

Gerbsäuren sind chemisch gesehen komplizierte zuckerhaltige Abkömmlinge der Gallussäure. Sie sind in der Natur weit verbreitet. Sie finden sich z. B. in Galläpfeln, Eicheln und Eichenrinden (Semen und Cortex Quercus), in getrockneten Heidelbeeren (Fructus Myrtilli), in Walnußblättern (Folia Juglandis), in Salbeiblättern (Folia Salviae) und Rhizoma Tormentillae. Als Adstringens dient auch Arnicatinktur(aus Flores Arnicae), die neben Gerbstoff noch ätherische Öle enthält (Innerlich giftig!). Gerbsäuren sind auch enthalten in Dekokten aus chinesischem Tee und in verschiedenen aus den Tropen eingeführten Drogen: Radix Ratanhiae (Ratanhiawurzel), Catechu (Extrakte aus der Rinde orientalischer Bäume), Extractum Hamamelidis (aus Hamamelis virginiana). Die

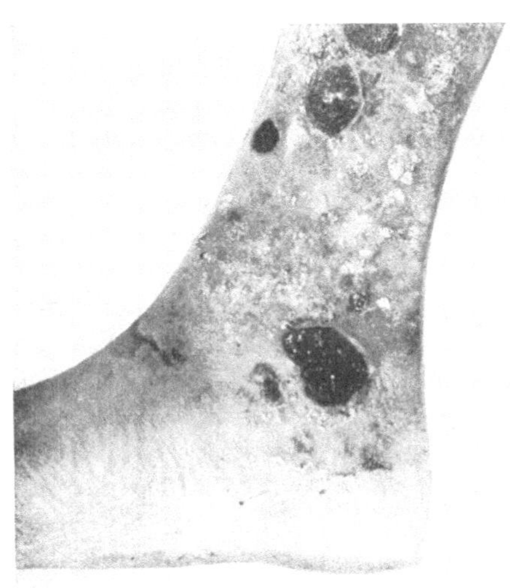

Abb. 104. Folliculitis nach Umschlägen mit essigsaurer Tonerde in unvorschriftsmäßiger Verdünnung 1:10.

Kenntnis dieser Drogen hängt zum Teil zusammen mit der *Lederbereitung*.

Gerbsäuren sind gleichzeitig bekannte, aber nicht sehr verläßliche *Fällungsmittel für Alkaloide*. Da indessen die meisten anderen sog. Gegenmittel außer Kohle bei Alkaloidvergiftung noch weniger zu gebrauchen und zum Teil giftig sind, so ist die Verabreichung tanninhaltiger Präparate in solchen Fällen doch empfehlenswert. Mit Eisensalzen bilden sie grünliche oder blauschwarze Tinten.

Tannin (Acidum tannicum DAB.) wird aus *Galläpfeln* gewonnen, die bis zu 70% Gallusgerbsäure enthalten. Es ist leicht löslich in Wasser, Alkohol und Glycerin. Seine *gerbende* Eigenschaft beruht auf der Bildung unlöslicher Tannineiweißverbindungen. Andererseits entstehen durch Reaktion mit leimbildenden Gewebsanteilen feste zusammenhängende *Häute*. Seine *adstringierende* Wirkung erfordert eine geeignete Konzentration.

Äußerlich wird Tannin angewandt bei *Brandwunden* (s. S. 143), auch als Puder (10—20%) bei nässenden Hautaffektionen, oder als Salbe (2%) bei Frostbeulen und als Schutz gegen Sonnenbrand, sowie als Hämostypticum (10- bis 20%ige Lösung).

Tannin wird weiter gebraucht zur Behandlung von *Schleimhautkatarrhen*, besonders bei Stomatitis und Pharyngitis. Im akuten Stadium wird man der Entzündung ihren Lauf lassen. Nach Abklingen der heftigen Reizerscheinungen, sowie in chronischen Fällen wird durch Spülung mit 1%iger Lösung oder Pinselung mit 5—20% Tannin in wäßriger Lösung mit Glycerinzusatz die oberflächliche Lage des erkrankten Epithels gegerbt und abgestoßen. Bei wiederholter Behandlung werden immer tiefere Schichten der Epidermis betroffen, so daß von den gesunden Epithellagen her die Regeneration erfolgen kann. Für leichtere Fälle eignet sich auch das folgende Rezept:

Rp. Tincturae Myrrhae,
Tincturae Ratanhiae āā 10,0.
S. Zur Pinselung des Zahnfleisches.

Zum Gurgeln hat sich Extractum Ratanhiae in 2—5%iger Lösung bewährt. Als *Stopfmittel bei Diarrhöen* ist das Tannin nicht geeignet, da es größtenteils im Magen zu unwirksamen Produkten zersetzt und später resorbiert wird. Für diese Zwecke sind halbsynthetische Abkömmlinge des Tannins im Handel (*Tannalbin* = Tannineiweißverbindung, *Tannigen* = Acetyltanningemisch [beide messerspitzenweise], *Eldoform* = Tanninhefeverbindung, in Pulvern oder Tabletten zu 0,5—1,0, 2—3 und mehrmals täglich).

Im ganzen gesehen stellt die Anwendung der Gerbstoffe heute günstigenfalls eine *Hilfsmaßnahme* dar, durch die wirksamere Verfahren wie Anwendung von Sulfonamiden (s. S. 559) und antibiotischen Stoffen (s. S. 563) sowie Ersatz der Wasser- und Salzverluste (s. S. 26) ergänzt werden können.

Die Testierung darmwirksamer Gerbsäurederivate erfolgt an der Milchdiarrhöe der Katze. Sie sind nur wirksam, wenn sie den Magen unzersetzt durchwandern und in der alkalischen Reaktion des Darmes die wirksame Gerbsäure abspalten. Diese mag adstringierend auf die Schleimhaut wirken, nach HAFFNER wird indessen gleichzeitig der Darminhalt gegerbt. Auch das Volksmittel *Fructus Myrtilli* (2—3 Teelöffel) und *Radix Ratanhiae* besitzen die gleiche Stopfwirkung: Tinctura Ratanhiae 20,0, 20—30 Tropfen mehrmals täglich. Stopfend wirken weiterhin die gerbstoffhaltigen Rotweine, ebenso Heidelbeerwein (FLURY).

Rp. Decoct. Ratanhiae 10,0/150,0,
Ol. Menthae. pip. gtts. V.
Sirup. simpl. 20,0.
3—4mal täglich 1 Eßlöffel.

Radix Ratanhiae kann auch durch die einheimische Gerbstoffdroge *Rhizoma Tormentillae* ersetzt werden, deren Gerbstoffgehalt gleichmäßiger ist. (1 Eßlöffel auf 1 l Wasser, 15 Minuten kochen! Mehrmals täglich 1 Tasse.)

Gerbstoffe sind auch enthalten in Simarubarinde *(Cortex Simarubae)*, und zwar neben amöbenwirksamen Stoffen, sowie in *Cortex Granati*. Extractum Granati wird in sog. indischen Pillen gegen Ruhr verwendet. Eine Kombination dieser beiden Drogen wird für Auslandsreisen auf Schiffen besonders empfohlen in Form des folgenden Rezeptes:

Rp. Extract. Granati fluid.
Extract. Simarubae fluid. āā 10,0.
S. Zu 1 Flasche Rotwein 6—8 Eßlöffel zusetzen.

Als Stopfmittel dienen auch Wismutsalze wie Dermatol (0,25—1,0, 3—4mal täglich). *Übersicht* über Stopfmittel s. S. 387. Gerbstoffdrogen werden außerdem zur *Behandlung* von *Hämorrhoidalbeschwerden* und *Pruritus* verwendet, z. B. in Form von Extractum Hamamelidis (0,1—0,2 als Suppositorien).

Pikrinsäure (Trinitrophenol). Dieser bekannte gelbe Sprengstoff hat in etwa $^1/_2$%iger Lösung eine ähnliche adstringierende und örtlich betäubende Wirkung wie Tannin. Diese äußert sich bei Brandwunden in einer baldigen Schmerzlinderung. Seine zusätzliche antiseptische Wirkung ist nicht unbeträchtlich. Im ganzen gesehen ist Pikrinsäure wegen ihrer Toxizität (Erbrechen, Schweißausbruch, Magenschmerzen, in schweren Fällen Anurie. Konvulsionen, Kollaps) dem weitgehend ungiftigen Tannin unterlegen, jedenfalls bei Gebrauch auf ausgedehnten Wundflächen, durch die es schnell resorbiert wird. Tödliche Menge 2—10 g.

VIII. Blut.

Zweiter Teil.

1. Vorbemerkungen über Blutverluste und Anämien.

Die Gesamtmenge des Blutes beträgt ungefähr 7,6% des Körpergewichtes, entsprechend 4—5 l beim Erwachsenen. 44% dieser Gesamtmenge besteht aus roten Blutkörperchen, von denen 5 Millionen im Kubikmillimeter Normalblut enthalten sind. Diese Zahl steigt bei der Akklimatisation im Hochgebirge auf 7,5—8 Millionen an. Noch größere Werte werden bei der Polycythämie gefunden. Vermindert sich die Zahl der Erythrocyten oder ist die Menge des Blutfarbstoffes gegenüber der Norm erniedrigt, so spricht man von Anämien.

Anämie kann entstehen durch **akuten Blutverlust.** Bei größeren Verlusten gesellen sich zu den Symptomen der Anämie diejenigen der Oligämie. Gelegentlich kann über die Hälfte der Gesamtblutmenge verlorengehen, ohne daß der Tod eintritt. Es setzen dann eine Reihe wichtiger Regulationen ein: Gleichzeitig mit einer *Drosselung der peripheren Gefäße* erfolgt eine *Entleerung der Blutspeicher* (subpapillärer Plexus, Leber, Milz), so daß dem Herzen mehr Blut zugeführt wird bei gleichzeitiger Erhöhung der Kreislaufgeschwindigkeit. Langsam erfolgt dann ein *Einströmen von Gewebsflüssigkeit* in die Blutbahn, so daß infolge der zunehmenden Blutverdünnung ein weiteres Absinken der Erythrocytenzahl vor sich geht.

Daraus lassen sich auch die wichtigsten Indikationen des Aderlasses entnehmen: Verbesserung der Blutzusammensetzung, exogene und endogene Vergiftungen (Urämie, Eklampsie), Entlastung des kleinen Kreislaufs (Lungenödem, Pneumonie, Lungenemphysem), Herabsetzung der Blutviscosität (Lungenödem, Polycythämie), Ableitung der örtlichen Ödeme auf das Blut.

Gleichzeitig macht sich infolge der starken Anoxämie des Gewebes eine *Reizung des Knochenmarks* bemerkbar.

Zuerst sieht man ein vermehrtes Auftreten von Reticulocyten und bei schweren Blutverlusten sogar von kernhaltigen Normoblasten. Neues rotes Knochenmark entwickelt sich an Stelle des Fettgewebes und sogar Knochentrabekel können aufgelöst werden, um dem hypertrophierenden Mark Platz zu machen. Auch können sich neue extramedullare Zentren der Erythrocytenbildung in Milz und Leber entwickeln. Gleichzeitig erfolgt eine vermehrte Bildung von Leukocyten zwecks erhöhter Abwehrbereitschaft, und von Thrombocyten zur Verhinderung weiterer Blutverluste. Ganz langsam geht in 2—5 Monaten die völlige Restitutio ad integrum vor sich.

Besser als der einmalige Blutverlust, bei dem der äußerste erträgliche Hämoglobinwert ungefähr 20% beträgt, werden **chronische Blutungen** ausreguliert (Hämoglobinwerte bis zu 10%). Diese sind gekennzeichnet durch das Auftreten zahlreicher kleiner Blutkörperchen (mikrocytäre Anämie). Gleichzeitig setzen ähnliche Allgemeinreaktionen ein wie beim akuten Aderlaß, aber in milderer Form. Später kann es zu einem schweren Erschöpfungszustand des Knochenmarks kommen, mit Verschwinden von Retikulocyten und Leukocyten.

Ähnliche Erscheinungen wie bei akuten und chronischen Blutverlusten finden sich auch bei den *übrigen Formen der Anämie*. Diese können entstehen als *Mangelkrankheit* bei ungenügender Zufuhr von *Eisen, bestimmten Vitaminen* (A, B_2, C, vor allem aber Folinsäure und Vitamin B_{12}) und möglicherweise von *Eiweißkörpern* (s. S. 49). Andere Anämien entstehen aus *hormonalen Störungen.*

Auch in der *Milz* ist ein Faktor vorhanden, der mit der Blutbildung zusammenhängt. Nach Milzexstirpation setzt zunächst eine Anämie ein, die langsam wieder ausheilt, da andere Organe diese physiologische Milzfunktion, die Reizwirkung auf die Erythropoese, übernehmen können. Durch die Herausnahme der Milz wird gleichzeitig die Resistenz der roten Blutkörperchen gegen Hämolyse gesteigert (Milzexstirpation bei WERLHOFscher Krankheit). In seltenen Fällen kann Anämie auftreten durch *Unterfunktion der Schilddrüse*.

Die Anämien, die durch Hämolyse oder Zerstörung des Blutfarbstoffs entstehen, sind S. 466 im einzelnen dargestellt. Anämie tritt auch auf durch toxische *Knochenmarkzerstörung*. Sie findet sich bei Infektionskrankheiten wie besonders bei Angina, bei der chronischen Nephritis und nach vielen Giften (Röntgenstrahlen, Radium, Blei, Arsen u. a.) und nach den meisten in der Technik verwendeten lipoidlöslichen Lösungsmitteln, darunter besonders Benzol (FLURY). Sie ist auch therapeutisch angewandt worden (s. S. 463). Die hypoplastische Form der Knochenmarkzerstörung zeigt Übergänge zur *Agranulocytose* (s. S. 477).

In schweren Fällen setzt eine völlige *Aplasie des Knochenmarks* ein mit fehlender Regeneration der Erythrocyten, allgemeiner Agranulocytosis und evtl. Thrombopenie (Panmyelophthisc). Erst nach gewissenhafter Bestimmung der auslösenden Faktoren, und nachdem eine ätiologische Therapie sich als nicht möglich erwiesen hat, können neben der Bluttransfusion die blutbildenden Arzneistoffe empfohlen werden: Leberpräparate, Eisen, Arsen.

2. Blutstillung und Blutübertragung.

Nach einer von ALEXANDER SCHMIDT 1892 begründeten, noch heute in wesentlichen Zügen geltenden Lehre spielt sich der Vorgang der Blutgerinnung in den folgenden Phasen ab:

I. Prothrombin + Calciumsalze + Thrombokinase → Thrombin

II. Fibrinogen ——————————————————————→ Fibrin

Zur Blutgerinnung sind demnach nach dieser klassischen Darstellung 4 Faktoren notwendig, nämlich Prothrombin, Calciumsalze, Thrombokinase und Fibrinogen.

Klinisch weitaus die wichtigste Ursache einer mangelnden Blutgerinnung ist ein *Prothrombinmangel*. Diese Substanz wird in der Leber unter dem Einfluß von Vitamin K gebildet. Die näheren Einzelheiten sind S. 58 dargestellt. *Prothrombinhemmend* und dadurch Blutungen erzeugend wirken Neodymacetat sowie ein Oxydationsprodukt des Cumarins (s. S. 453).

Ein *Thrombokinasemangel* ist weit seltener, ist in einzelnen Fällen von Hämophilie nachgewiesen worden, doch ist das keineswegs eine regelmäßige Begleiterscheinung dieser Krankheit. Ein solcher Mangel ist auch zu befürchten bei fehlenden Blutplättchen, die ja eine wichtige Quelle der Thrombokinase darstellen. Die Thrombopenie findet sich z. B. bei WERLHOFscher Krankheit, aber auch nach vielen Arzneistoffen als allergische Reaktion, z. B. nach Sedormid, Chinin, Goldsalzen. In solchen Fällen kann Mangel an Thrombokinase vorhanden sein, obwohl derartige Blutungen auch ohne jede Störung der Blutgerinnung durch toxische Schädigung der Capillarwände entstehen können.

Ein Versagen der Blutgerinnung durch *Calciummangel* wird klinisch nicht beobachtet, ebenso wird ein *Fibrinogenmangel* nur in allerseltensten Fällen der Weltliteratur beschrieben.

Diese klassische Lehre ist in vielen Einzelheiten erweitert und vertieft worden. So ist zur Umwandlung von Prothrombin — einem Globulin, das in der Leber gebildet wird (s. S. 58) — in das Ferment Thrombin = Globulin mit doppeltem Molekulargewicht — außer der Thrombokinase — einem lipo-proteinartigen Ferment — noch ein weiterer Faktor notwendig (WARE und SEEGERS). Weiterhin ist die Plasma-Thrombokinase von Bedeutung, die in Fällen von Hämophilie regelmäßig zu fehlen scheint (antihämophiler Faktor in der Nomenklatur von WÖHLISCH). — Weiterhin hat die *Auflösung des Thrombus* eine nähere Analyse erfahren; sie erfolgt durch das Enzym „Plasmin" (auch Fibrolysin genannt), dessen Vorstufe „Plasminogen" im Blute nachgewiesen ist.

Abgesehen von einigen wohldefinierten Krankheitsbildern ist daher eine Störung des Gerinnungsvorganges nur äußerst selten die Ursache auftretender Blutungen. Häufiger handelt es sich vielmehr — wie etwa beim Skorbut — um eine Schädigung der Capillarwände bzw. des Capillarendothels, oder um eine mangelhafte Retraktion kleinster Gefäße, die aus mechanischen, endogenen oder toxischen Ursachen zerstört oder arrodiert wurden. Für die Beurteilung blutungsstillender Mittel ist daher die *Bestimmung der Blutungszeit (vasculäre hämorrhagische Diathesen)* oft wichtiger als die der *Blutgerinnungszeit.*

So wird auch verständlich, daß der Mechanismus der blutstillenden Mittel in den allermeisten Fällen noch in Dunkel gehüllt ist, so daß eine Einteilung nach dem Wirkungsprinzip (Zufuhr fehlender Blutgerinnungsstoffe — physikalische oder chemische Beschleunigung des Thrombocytenzerfalls — Abdichtung der Capillarwände bzw. des Capillarendothels — beschleunigte Retraktion oder sonstige Abdichtung kleinster Gefäße) sich zur Zeit noch nicht allgemein durchführen läßt.

Thrombin ist ein Ferment, das die millionenfache Gewichtsmenge an Fibrin liefern kann; es ist das wirksamste aller Gerinnungsmittel, indessen nur örtlich anwendbar. Hochaktive sterilisierte Thrombinpräparate — z. B. als *Alexan* — werden mit Hilfe schwammartiger Tamponademassen, die aus Bluteiweiß hergestellt und resorbierbar sind — z. B. in Form von *Spongioprot* — oder auf Eiweißmembran aufgetragen zur Tamponade von Wunden, insbesondere bei Hirnoperationen benutzt.

Die Anwendung von Thrombinpräparaten zur *örtlichen Blutstillung* breitet sich nur langsam aus, da man in vielen Fällen auch mit einfacheren Verfahren, wie Anwendung von gereinigter Watte (Gossypium) oder Eisenchloridwatte, durch Lösung von Tannin (1—2%), von Alaun 1%ig, Suprarenin 1:1000 bis 1:500000, von Wasserstoffsuperoxyd 3%ig, zum Ziel kommen kann.

Die *Verfahren der allgemeinen Blutstillung* durch Arzneimittel beruhen zum Teil auf einer sehr unsicheren wissenschaftlichen Basis. Dieses gilt z. B. für intravenöse Injektion von *5—10 ccm einer 10%igen Kochsalzlösung* oder gleicher Mengen einer *10%igen Calciumchloridlösung* oder einer *40%igen Traubenzuckerlösung.* Man glaubt, daß unter dem Einfluß solcher hypertonischen Lösungen Blutplättchen zerstört werden unter Freisetzung von Thrombokinase; jedoch ist bekanntlich nur sehr selten ein Mangel an Thrombokinase bei Blutgerinnungsstörungen nachzuweisen. Das gleiche Bedenken gilt für die *Thrombokinasepräparate* (Coagulen u. a.). *Vitamin K* wirkt nur bei Mangel an Prothrombin (s. S. 58), *Vitamin C* hauptsächlich nur bei entsprechendem C-Mangel; *Citrin und Rutin* (s. S. 51) und andere Flavononabkömmlinge führen zwar zu einer allgemeinen Verminderung der Capillarbrüchigkeit; indessen ist dieser Effekt nur in hoher Dosis verläßlich. Die früher viel empfohlene i.v. Injektion von 5—10 ccm einer 1%igen Kongorotlösung, deren Wirkung z. B. bei Lungenblutung zwischen $^1/_2$ und 6 Stunden nach der Injektion einsetzen soll, hat sich in der Praxis wohl nicht behaupten können.

Pektine sind polymere Galakturonsäure-Ester verschiedener Molekülgröße, die stark oberflächenaktiv sind. Wir verdanken O. RIESSER den Beweis, daß die Gerinnungszeit des Blutes am Normaltier dadurch verkürzt wird; die Wirkung wird auf die sauren Valenzen im Molekül zurückgeführt. — *Sango-Stop* ist ein Pektrinpräparat von optimaler Molekülgröße, das sowohl für intravenöse wie für perorale Darreichung für die verschiedenen Blutgerinnungsstörungen, z. B. auch für Hämophilie empfohlen wird. Anti-Prothrombine wie Liquoid (Polyanetholsulfosäure), das wegen seiner Giftigkeit allerdings nur für Tierversuche in Frage kommt, werden durch Pektine antagonistisch beeinflußt. Neuerdings werden Pektine in Blutersatzflüssigkeiten angewandt.

Gelatine. Ihre Wirkung als Hämostypticum (20—24 ccm einer 10%igen Lösung von Gelatina sterilisata pro injectione) ist umstritten. Bestimmte Gelatinepräparate führen zu anaphylaktischen Reaktionen; bei nicht genügender Sterilisation besteht Tetanusgefahr. Sie findet ausgedehnte Verwendung in Gelatinekapseln u. a.

Blutersatz.

Ein durch Beschleunigung der Blutgerinnung und durch gleichzeitigen Blutersatz in vielen Fällen lebensrettendes Verfahren ist die *Blutübertragung,* deren blutungsstillende Wirkung vorübergehend ist, so daß sie gelegentlich wiederholt werden muß.

Der **Kollaps bei schweren Blutverlusten** ist zu erwarten, sobald die Selbstregulationen des Körpers gegen die Blutung (Drosselung in der Peripherie, Ausschütten der Depots, Einströmen von Gewebsflüssigkeit) versagen sollten. Er beruht in erster Linie auf einem Leerlaufen des Kreislaufs, der infolge des mangelnden venösen Blutangebots zum Herzen zu erliegen droht. Nur bei Blutverlusten von mehr als der Hälfte des zirkulierenden Blutes macht sich neben diesem hämodynamischen Faktor der gleichzeitige Verlust der roten Blutkörperchen bemerkbar, und nur in solchen Fällen besteht die ideale Behandlung in der Transfusion der annähernd gleichen Menge gruppengleichen, frischen menschlichen Blutes. Die Schwierigkeiten, die unter gewissen Bedingungen, besonders unter Feldverhältnissen, durch die Beschaffung eines geeigneten Spenders und durch die Handhabung der nötigen Apparate gegeben sind, haben zur Entwicklung eines durch gerinnungshemmende (Citrat, Heparin) und andere (Glucose) Zusätze haltbar gemachten Blutes, der „Blutkonserve", geführt, die, steril in Ampullen abgefüllt und kalt aufbewahrt, bis zu 3 Wochen verwendbar ist (SCHILLING) (s. S. 424).

Bei weniger schweren Blutungen, die nicht infolge Hämoglobinmangels, sondern allein durch Kreislaufkollaps zum Tode führen würden, genügt es indessen, den Kreislauf mit indifferenten Flüssigkeiten aufzufüllen und dadurch den Kollaps zu überwinden.

Die Technik der Infusion. Der gesamte Infusionsapparat (Flasche, Gummischlauch, Verbindungsstück, Nadel) wird sterilisiert und vor dem Einführen der Nadel peinlichst jedes Luftbläschen entfernt. Die Lösungen können auf Körpertemperatur angewärmt werden; die bei der Infusion in den Apparat eindringende Luft wird durch Wattestopfen filtriert. — Infusionen müssen in Anwesenheit eines Arztes stattfinden, der auf etwaige Nebenwirkungen achtet und aufhört, bevor die Apparatur leer ist. Vor der neuen Anwendung muß die gesamte Apparatur mehrmals mit destilliertem Wasser durchspült und erst dann sterilisiert werden, um toxische Reaktionen zu vermeiden.

Die verschiedenen Blutersatzflüssigkeiten.

Für die Bekämpfung des Blutungskollapses und seiner Folgeerscheinungen (Exsiccose u. a.) bediente man sich bisher in erster Linie der physiologischen *Kochsalzlösung,* oder besser der RINGER-*Lösung* oder der entsprechenden gebrauchsfertigen Salzlösungen (*Normosal, Tutofusin* u. a.). Diese werden gewöhnlich als Infusion oder Dauerinfusion zugeführt bis zu einer Gesamtmenge von 1—2 Liter und mehr, auch unter Zusatz von 5% Traubenzucker oder Calorose, und in Notfällen unter Beigabe von Kreislaufmitteln. Bei der geringsten Erhöhung des venösen Drucks, der in solchen Fällen direkt manometrisch gemessen wird, muß die Infusion unterbrochen werden. Bereits an anderer Stelle ist darauf hingewiesen (s. S. 408), daß man mit solchen Salzlösungen vorübergehend bei schweren Blutverlusten zwar eine prompte Wiederbelebung des Betroffenen erzielen kann, daß aber solche Salzlösungen oft rasch, und zwar u. U. bereits nach einer halben Stunde, die Blutbahn verlassen, so daß der tödliche Ausgang im Experiment nicht verhindert wird. Auch *hypertonische Lösungen* werden verwendet (s. S. 407). Dabei muß bedacht werden, daß die höchste Lebensgefahr nach einer Blutung oft erst in der 16.—24. Stunde auftritt. Betr. *Schockbehandlung* s. S. 143 und 307. Betr. *Toxikologie* s. S. 408 und 431.

Nach Infusion von Salzlösung erfolgt die Restitution des osmotischen Drucks innerhalb von 10 Minuten; kurze Zeit darauf ist auch die Isoionie im Blutplasma wieder hergestellt. Die völlige Restitution ist indessen erst erreicht, wenn Plasmavolumen und Zellvolumen ihren alten Wert aufweisen, d. h. erst in 1—2—6 Stunden (KNUT O. MØLLER).

Nach BAYLISS läßt sich dieses Abströmen der Salzlösungen in die Gewebe durch *Zusatz kolloider Stoffe* verhindern, die im Gegensatz zu den Mineralsalzen und ähnlich den Serumproteinen die Gefäßmembran nicht durchwandern, und die infolgedessen durch kolloid-osmotischen Druck die Flüssigkeit über längere Zeit innerhalb der Gefäße zurückhalten. Zweckmäßigerweise entspricht die Konzentration solcher Kolloide dem physiologischen Druck der Serumeiweißkörper (20—30 mm Hg). Diesem Zweck diente während des Weltkrieges der Zusatz von *Gummi arabicum* in 6%iger Lösung, was indessen häufiger als die Bluttransfusion zu gefährlichen Zwischenfällen geführt hat.

Peristonlösung (WEESE). Diese enthält — in isotonischer, neutraler Salzlösung aufgenommen — ein synthetisches, pharmakologisch indifferentes Kolloid, dessen Molekulargewicht dem der Albumine nahekommt, dessen Kreislaufwirkung nach intravenöser Injektion rund 12 Stunden anhält, das hauptsächlich in den KUPFFERschen Sternzellen der Leber gespeichert wird und dort zu histologischen Veränderungen führen kann, und das bis zu 14 Tagen noch deutlich im zirkulierenden Blut nachweisbar ist. Periston bedeutet gegenüber der Gummilösung einen wesentlichen Fortschritt, besitzt bei der Anwendung die Handlichkeit der physiologischen Salzlösungen und läßt auch die Nebenwirkungen vermissen, die sogar bei der technisch einwandfrei durchgeführten Bluttransfusion gelegentlich auftreten. — Ähnliches gilt für die 0,75%ige *Pektinlösung* sowie für die neuerdings eingeführten *Dextranlösungen*.

Solche Flüssigkeiten können in unbegrenzten Mengen hergestellt und vorrätig gehalten werden. Das ist unter Kriegsverhältnissen ihr Vorteil vor der Blutkonserve, auch der „*Serumkonserve*" (LANG), der ebenfalls die Erkenntnis von der überragenden Bedeutung des Flüssigkeitsersatzes zugrunde liegt und die ihrerseits vor der Blutkonserve den Vorzug der Haltbarkeit hat. Auch lassen sich dabei die gruppenspezifischen Eigenschaften ausschalten, so daß sie ohne Rücksicht auf die Blutgruppe allgemein verwendbar ist. Verglichen mit den obigen Kolloidlösungen besitzt die „*Serumkonserve*" andererseits, ähnlich wie die Blutübertragung, zusätzliche biologische Wirkungen (Knochenmarksreizung, Gerinnungsförderung, Umstimmung, Steigerung der Abwehrfunktionen u. a.). Voraussetzung für die Wirkung einer solchen Serumkonserve sind *genügende Mengen* (mindestens 500 ccm, besser 1000 ccm und mehr), *möglichst frühzeitig* und eventuell *wiederholt* zugeführt. Betr. *Übertragung von Infektionen* s. S. 453.

Die im Serum osmotisch wirksame Fraktion ist die des *Serumalbumins* (s. S. 408), das in anderen Ländern in Packungen zu 25 g im Handel ist. Gewöhnlich wird eine hypertonische Lösung (25 g in 100 ccm Flüssigkeit) angewendet; diese Menge führt zu einer Erhöhung des Plasmavolumens um etwa 500 ccm, und zwar über länger als 6 Stunden. Bei starker Exsiccose ist Zusatz von Kochsalzlösung nötig.

Natürlich können aber solche reinen Flüssigkeitsersatzmittel die Bluttransfusion nicht ersetzen in Fällen, wo es darauf ankommt, die O_2-Überträgerfunktion der Erythrocyten zu steigern (chronische Anämien).

Der Blutersatz in Fällen ohne Blutung. Die Wiederauffüllung des Kreislaufs kommt nicht nur bei Blutverlusten in Frage. Auch im *chirurgischen Schock* (Wundschock, Operationsschock, Verbrennungsschock) kommt es zu einer starken Verminderung der zirkulierenden Blutmenge, und zwar dadurch, daß Plasma in die Gewebe abströmt (s. S. 307). Ein durchaus ähnlicher Zustand findet sich auch in fortgeschrittenen Fällen von *Exsiccose* (s. S. 483). Hier sei darauf hingewiesen, daß unter dem Einfluß der Wärme schon physiologisch eine Vermehrung, unter Kältewirkung eine Verminderung des Blutvolumens stattfindet, so daß bei den obigen Krankheiten für allgemeine *Wärmezufuhr* zu sorgen ist (s. aber S. 213).

Blutübertragung. Die Blutübertragung hat in früheren Jahren zu schweren Zwischenfällen geführt. Durch Auffinden der Blutgruppen ist man dieser Gefahr Herr geworden. Bei Transfusion ungeeigneten Blutes erfolgt nämlich eine schwere Störung der Suspensionsstabilität der roten Blutkörperchen: Es tritt *Agglutination* ein. Dabei kommt es zum Zusammenklumpen der roten Blutkörperchen nicht nur im Reagensglas, sondern auch in den Blutgefäßen unter

Bildung von capillären Thromben. Besonders gefährlich sind solche Ablagerungen im Zentralnervensystem. Es können sich nebeneinander Kreislauf- und Atmungsstörungen, aber auch andere zentrale Symptome entwickeln. Gleichzeitig tritt *Hämolyse* ein. Gefährliche Symptome entwickeln sich dann von seiten der *Nieren.*

Tabelle 11.

Serum enthält		Rotes Blutkörperchen enthält
Blutgruppe	Agglutinine	Agglutinogen
0	α β	0
A	β	A
B	α	B
AB	0	AB

Das erste Zeichen der Unverträglichkeit besteht gewöhnlich in Unruhe, Zittern und heftigen Kreuzschmerzen, entstanden durch einen Spasmus der Nierengefäße. Andere *zentrale Symptome* sind leichte Bewußtseinstrübungen, Angst, Pupillenerweiterung, Brechreiz bis zum Erbrechen, auffällige *Kreislaufstörungen*, bestehend in plötzlicher Röte des Gesichts mit rasch folgender fahler Blässe, in Kleinwerden und Verschwinden des Pulses. Die Kenntnis dieser Symptome ist wichtig für die *biologische Vorprobe nach* OEHLECKER. Sofern man nämlich der Blutgruppen nicht sicher ist, verabfolgt man 10—20 ccm des Blutes langsam intravenös and achtet auf derartige Zeichen. — Diese Probe ist in den Richtlinien für Blutübertragung festgelegt und ihre Unterlassung dürfte als Kunstfehler angesehen werden; sie ist kein Indicator für die Verträglichkeit des Rh-Faktors.

Heute ist bekannt, daß diese Erscheinungen ausgelöst werden durch Iso-*Agglutinine,* die sich im Blutplasma des Empfängers finden, und die auf die *Agglutinogene* in den Erythrocyten des Spenderblutes einwirken. Enthält das Spenderblut, das übertragen wird, ein artfremdes Agglutinin, so ist das für den Empfänger ungefährlich, da dieses rasch im Plasma des Empfängers verdünnt wird. Enthält das Spenderblut indessen ein artfremdes Agglutinogen in den roten Blutkörperchen, das mit den Agglutininen im Empfängerblut nicht verträglich ist, so werden die gesamten roten Blutkörperchen des Spenders nunmehr agglutiniert bzw. hämolysiert und finden sich als Thromben im Capillargebiet des Empfängers. In solchen Fällen ist sofortige, evtl. prophylaktische *Alkalisierung* sowie die *Erzwingung einer Diurese* (mittels hypertonischer Traubenzuckerlösung sowie Flüssigkeitszufuhr von 6—7 Liter täglich) notwendig (s. S. 491).

Seit LANDSTEINER unterscheidet man die vier wichtigsten Blutgruppen 0, A, B, AB, neuerdings den Rh-Faktor und viele Untergruppen. Die Blutgruppe 0 enthält kein Agglutinogen in den roten Blutkörperchen. Das Blut solcher Spender wird daher auch mit dem artfremden Plasma von A und B und AB nicht agglutinieren. Man spricht daher von *universellen Spendern,* obwohl eine absolute Sicherheit gegen eine Blutzersetzung nicht vorhanden ist. Gehört dagegen der Empfänger der Blutgruppe 0 an, so enthält sein Serum die Agglutinine α und β. Die Blutkörperchen von Spendern der Blutgruppe A, B und AB werden demnach agglutiniert. Er darf also nur Blut von Gruppe 0 erhalten. Ein Empfänger der Blutgruppe AB besitzt keine Agglutinine. Er kann daher fremde Blutkörperchen nicht agglutinieren. Man könnte ihm daher beliebiges Blut geben (Abb. 105), obwohl sich die Auffassung durchgesetzt hat, daß, von Ausnahmefällen abgesehen, *gruppengleiches Blut übertragen werden muß.*

Der Rh-Faktor wurde von LANDSTEINER an Rhesusaffen entdeckt. Er findet sich in den roten Blutkörperchen bei 80—90% der Menschen weißer Rasse. Frauen, die keinen Rh-Faktor besitzen, verfügen — im Gegensatz zu den anderen Blutfaktoren — auch nicht über Agglutinine im Plasma; sie können dagegen durch Aufnahme des fetalen Rh-Faktors sensibilisiert werden, was unter Umständen rückwirkend zu schwerer Erkrankung des Kindes führt (Neugeborenen-Erythroblastose). Auch bei Blutübertragung muß mit dem Auftreten solcher Agglutinine gerechnet werden, was bei erneuter Übertragung zu schwersten Schockzuständen und Todesfällen geführt hat; das Spenderblut ist in solchen Fällen auf Rh-Faktor zu untersuchen.

Die Vererbung der Blutgruppen folgt den MENDELschen Gesetzen. Sie sind zum Teil auch rassenmäßig verschieden. Für solche Untersuchungen sind weitere Agglutinogene wie M und N, MN u. a. wichtig.

Bei der Bluttransfusion ist die Gefahr der *Übertragung von Infektionskrankheiten* (Infektiöse Hepatitis, Lues, Malaria und andere akute Allgemeininfektionen) sowie die *Eiweißunverträglichkeit* des Spenderblutes (Nahrungsentzug 3—4 Stunden vor der Transfusion! Gegenmittel: Adrenalin) und zuletzt die seltene Übertragung einer allergischen Reaktionsbereitschaft vom Spender auf den Empfänger zu berücksichtigen (s. S. 424).

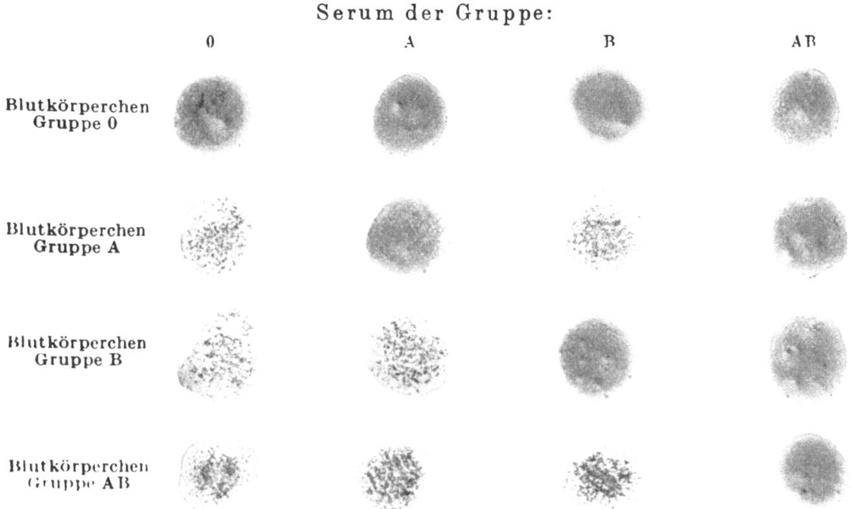

Abb. 105. Die vier Blutgruppen des Menschen, „LANDSTEINERsche Regel". (Nach WITEBSKY.)

Ergänzungsteil: Antithrombotica.

Der Vorgang der *Agglutination* muß scharf unterschieden werden von der *Blutgerinnung*, die bei der Bluttransfusion störend sein kann, und die durch Zusatz von 0,9% Natriumcitrat verhindert wird (s. S. 424). Auch stehen besondere Transfusionsgeräte (Bernstein, Thromboplast) zur Verfügung, in denen die Blutgerinnung sehr langsam vor sich geht.

Heparin, das von HOWELL in der Leber entdeckte Antiprothrombin, das den Übergang von Prothrombin in Thrombin verhindert, ist chemisch Mucoidin-Poly-Schwefelsäure und verhindert noch in einer Verdünnung 1:300000 die Blutgerinnung; 1 mg Heparin macht 40 ccm Menschenblut für 24 Stunden ungerinnbar. Heparin wird mit bestimmter (Schafplasma) Methode gegen ein Standardpräparat des Völkerbundes nach Einheiten ausgetestet. Peroral ist es unwirksam. Bei i.v. Injektion wirkt Heparin wegen seiner raschen Ausscheidung im Harn und der raschen Zerstörung des Restes nur über 1—2 Stunden auf den Blutgerinnungsvorgang. Sein Angriffspunkt ist hauptsächlich die Thrombokinase, die beim Zerfall der Blutplättchen frei wird. Zur Verhütung von Thrombosen, auch bei Endokarditis werden neuerdings prophylaktische Gaben von 3mal tagsüber 50 mg Heparin intravenös, dazu nachts 100—120 mg, empfohlen. Heparin ist ein sehr teures Präparat und kann nur parenteral angewendet werden. Da indessen seine Wirkung sehr rasch vorübergeht, so sind Prothrombinkontrollen des Blutes unnötig. Ein Antagonist des Heparins ist *Protamin.*

Dicumarol. Dieses ist ein Oxydationsprodukt des Cumarins, das heute auch synthetisch gewonnen wird. Es ist im Reagensglas unwirksam; die wirksame Substanz bildet sich erst im lebenden Tier, und zwar nach einem Intervall von 1—3 Tagen. Die therapeutische Wirkung hält andererseits bis zu 10 Tagen an; sie besteht in einer Verlängerung der Prothrombin- und Blutgerinnungszeit.

Die Dosis beträgt z. B. 300 mg jeden 2. Tag peroral; indessen sind auch täglich 75 mg über Monate verordnet worden. Tägliche Kontrolle des Prothrombinspiegels ist notwendig; die Prothrombinzeit soll 30—35 Sekunden betragen (Abb. 106).

Gemäß ausländischen Statistiken kann die postoperative Thrombose durch konsequente Heparin-Cumarol-Therapie weitestgehend verhindert werden; in 543 Fällen, die konservativ behandelt wurden, kamen 16% Todesfälle vor; diese Zahl wurde in 900 behandelten Fällen auf 0,67% erniedrigt; gleichzeitig wurde die Liegezeit im Durchschnitt auf $^1/_3$ verkürzt (I. E. JORPES). Die Therapie wird bei Thrombophlebitis über 10—14 Tage, bei Pulmonalembolie über 3—4 Wochen, bei Myokardinfarkt über 6 Monate durchgeführt.

Die *toxischen Wirkungen* von Heparin und Dicumarol bei Überdosierung oder Überempfindlichkeit besteht im Auftreten *schwerer Blutungen*; bei Blutungsgefahr (Magenulcera, Aborte, Schwangerschaft, hoher Blutdruck, Nachblutungen) darf Cumarol nicht angewendet werden. Man nimmt mit dieser Substanz auch größere Gefahren auf sich, weil toxische Läsionen der kleinen Gefäße und Blutungen in die inneren Organe und serösen Höhlen und z. B. Gehirnhämatome auftreten können. — Die Giftwirkung des Heparins wird durch Blut- oder Plasmatransfusion prompt aufgehoben; nach Dicumarol ist dies weniger sicher, da der toxische Effekt nicht auf das Blut beschränkt ist. Betr. RUTIN s. S. 51.

Das Antiprothrombin bildet sich auch vermehrt nach Injektion von *Pepton-* und Albumosenlösung, wodurch das Blut zeitweise ungerinnbar wird. Ähnlich wirkt das *Hirudin*, das aus dem Drüsensekret der Blutegel (Hirudo officinalis) gewonnen wird (JACOBI). Von synthetischen Stoffen muß noch das Polyanetholsulfosäurenatrium (Liquoid Roche) erwähnt werden.

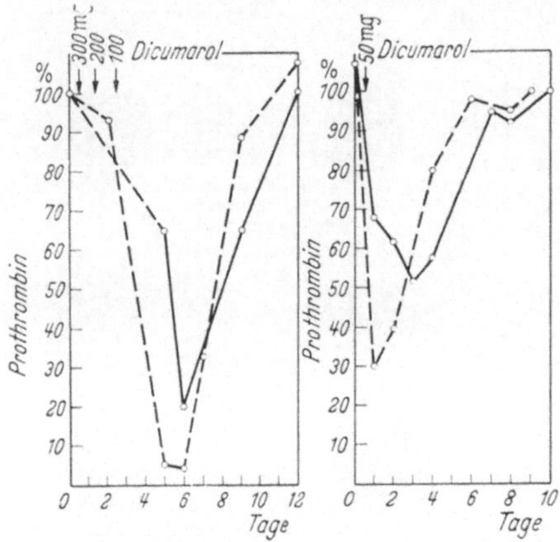

Abb. 106 a u. b. Einfluß von peroralen Gaben von Dicumarol auf den Prothrombin- und Ac-Globulinspiegel beim Menschen (Abb. 1: Pat. ♀ Ro) und beim Hund (Abb. 2: Hund ♀ Rolf). — Zweizeitige Methode. - - - - Einzeitige Methode der Prothrombinbestimmung. Die zweizeitige Methode umfaßt zusätzlich das Ac-Globulin, dessen Gehalt im Blut sich aus der Differenz beider Werte ergibt. (Nach K. FELIX und Mitarbeiter 1949.)

3. Arzneistoffe zur Behandlung der Anämien.

Was die *medikamentöse Behandlung* der Anämien angeht, so heben sich zunächst die wichtigsten *Mangelanämien* hervor. Hier seien zunächst die *makrocytären und hyperchromen Anämien* besprochen; sie sind insgesamt durch Lebertherapie zu beeinflussen — wenn man absieht von seltensten Fällen, in denen die gewünschte Reaktion des Knochenmarks durch komplizierende Begleitumstände (Vitaminmangel, Infektionen) verhindert wird. Es hat sich aber herausgestellt, daß die Leberpräparate verschiedene wirksame Faktoren enthalten (Vitamin B_{12}, Folinsäure, weitere Vitamine der B-Gruppe), daß daher eine zu weitgehende Reinigung oft gar nicht erwünscht ist. Von diesen Faktoren wirkt *Vitamin B_{12}* spezifisch auf die *neurologischen Erscheinungen* bei *perniziöser Anämie. Andere makrocytäre Anämien* (Sprue, HERTERscher Infantilismus, Schwangerschaftsperniciosa, Ziegenmilchanämie) reagieren in der Regel auf die in Leber und Hefepräparaten enthaltene *Folinsäure*, wenngleich Leberpräparate auch bei diesen Erkrankungen oft stärkere Wirkung entfalten. Ähnliches gilt für die Pellagraanämie, bei der aber die übrigen fehlenden Vitamine zu berücksichtigen sind (s. S. 49).

Die *mikrocytären, hypochromen Anämien* werden bekanntlich hervorgerufen durch Mangel an Eisen und anderen Nahrungsfaktoren (s. S. 29), gelegentlich auch durch Infekte, Blutungen oder durch endokrine Störungen; die Anämie bei Myxödem reagiert auf Schilddrüsentherapie.

a) Lebertherapie.

Die Lebertherapie geht zurück auf die Tierversuche von WHIPPLE (1920), in denen Leber besonders wirksam war bei der Regeneration des Hämoglobins. MINOT und MURPHY (1926) wiesen die Heilwirkung bei perniziöser Anämie nach; die Dosis beträgt etwa 200—400 g täglich. Auch der *getrocknete* Schweinemagen ist wirksam (E.D. etwa 30 g), zum Teil infolge Anwesenheit des sog. CASTLE*schen Fermentes*. Dieses aber stellt nach heutiger Ansicht nichts anderes dar als Stoffe unbekannter Art, durch welche die Resorption kleiner Vitamin-B_{12}-Mengen gefördert wird.

Einen großen Fortschritt bedeutete die Einführung injizierbarer Leberpräparate (Hepatrat, Campolon u. a.) allein schon aus Gründen der Sparsamkeit, da hier $^1/_{30}$ der oralen Dosis wirksam ist. Die Injektion muß *intramuskulär* erfolgen, da eine i.v. Injektion infolge der Anwesenheit toxischer Begleitstoffe, z. B. auch durch Histamin, gefährlich sein kann. Die Präparate werden haltbar gemacht, ähnlich wie die Serumpräparate des DAB, durch einen Zusatz von nicht mehr als 0,5% Phenol oder Kresol. In der Praxis wird eine weitere wesentliche Ersparnis dadurch erzielt, daß die Patienten es lernen, sich selbst i.m. zu injizieren.

Alle Leber- und Magenpräparate müssen an Perniciosakranken *testiert* werden; dies erfolgt nach *Einheiten*, worunter die am Kranken festgelegte tägliche therapeutische Dosis verstanden wird; man unterscheidet orale und parenterale Einheiten. Seit Einführung injizierbarer Leberpräparate sind Versager bei perniziöser Anämie nicht mehr beschrieben worden.

Der wichtigste chemische Bestandteil der Leberpräparate ist das **Vitamin B_{12}.** Es besitzt in reiner Form eine leuchtend rote Farbe, und zwar infolge seines *Kobalt*gehalts. Es ist schon in kleinsten Mengen wirksam und die klinische Testierung der Leberpräparate bei perniziöser Anämie bedeutet gleichzeitig einen Nachweis für die Spuren von Vitamin B_{12}, die sich darin finden.

Der zweite wichtige Stoff ist die *Folinsäure*. Es ist dies ein Kondensationsprodukt aus Glutaminsäure, p-Aminobenzoesäure und einem Pteridinabkömmling. Tägliche Dosis 10—20 mg oral, i.v. oder parenteral, auch mehr. In Leberpräparaten können auch Verwandte und Abbauprodukte der Folinsäure von noch unbekannter chemischer Konstitution auftreten, die beträchtlich wirksamer sein können als Folinsäure.

Pteridinabkömmlinge sind die gelben Farbstoffe im Flügel des Citronenfalters. Xantopterin und Leukopterin wurden dadurch bekannt, daß sie am milzexstirpierten Kaninchen ähnlich wirkten wie Leberpräparate. Die Folinsäure wurde später dadurch zugänglich, daß sie im Bakterientest als „Lactobacillus Casei-Faktor" wirksam ist. Thymin hat ähnliche Wirkungen wie die Folinsäure.

Mangel an Folinsäure führt *bei Versuchstieren* zu einer gestörten Bildung von Erythrocyten, Granulocyten und Thrombocyten mit Ausgang in makrocytäre und hyperchrome Anämie und u. U. in Agranulocytose.

Therapie. Nach Zufuhr von Leber- und Magenpräparaten oder von Vitamin B_{12} und Folinsäure in geeigneter Dosis ist eine Wirkung frühestens in 5—9 Tagen zu erwarten. Bei Perniciosa-Kranken zeigt sich dann die spezifische *Normalisierung des Knochenmarks* mit Anstieg der Reticulocyten, der Erythrocyten und des Hämoglobingehalts und unter Normalisierung des weißen Blutbildes und der Thrombocyten. Gleichzeitig treten auffällige *Allgemeinerscheinungen* auf, insbesondere *Besserung des Appetits* und der krankhaften Veränderungen

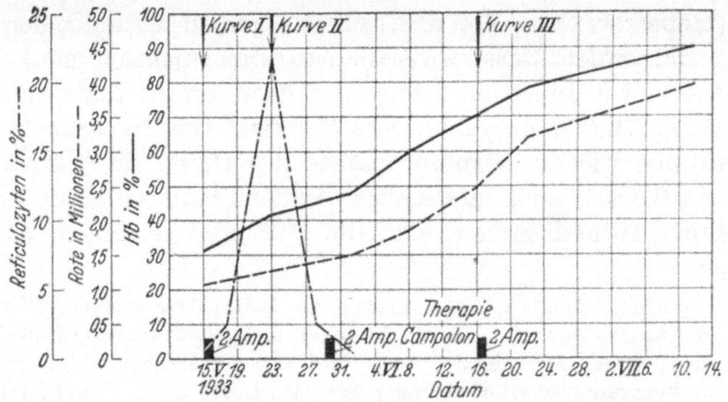

am Magen-Darmtractus sowie des *Wohlbefindens*; diese sind besonders auffällig bei der Folinsäure. Was indessen die *neurologischen* Symptome der Perniciosa angeht, so reagieren diese auf Folinsäure überhaupt nicht; im Gegenteil traten

Abb. 107. Campolonwirkung bei perniziöser Anämie. (Nach GÄNSSLEN.)

bei Perniciosakranken, die unter Lebertherapie „gesund" waren, innerhalb von 5—8 Monaten neurologische Symptome auf, als sie auf alleinige Folinsäure gesetzt wurden. Die Leberpräparate sind demnach im Augenblick weiter unentbehrlich und nur durch Vitamin B_{12} zu ersetzen.

Die meisten Perniciosapatienten, ebenso wie viele Spruepatienten, müssen das ganze Leben lang Leber erhalten, wenn man auch nach 6—12 Monaten vorsichtig die Dosis vermindern kann. Dabei ist zu berücksichtigen, daß bei Rückfällen schwere herdförmige Zerstörungen im Rückenmark eintreten können, auch bei völlig normalem Blutbild. Das Rückenmark verlangt daher höhere Dosen als das Knochenmark.

Leberpräparate enthalten nach dem oben Gesagten oft gute Wirkungen bei *Leukopenien* nach Röntgenbestrahlung, sowie bei *Agranulocytose*. Dagegen ist ihre Wirkungsweise, z. B. bei Salvarsanexanthemen und Erythrodermien, ungeklärt.

Dosierung. In allen Fällen muß *nach der Wirkung dosiert werden*. Nimmt man sich vor, die Erythrocytenzahl innerhalb von 8 Wochen auf 5 000 000 zu bringen, so sollen innerhalb der 1. Woche die folgenden Erythrocytenzahlen erreicht werden.

Einer Ausgangszahl (in Klammern) sollen die folgenden Endzahlen entsprechen:

(0,5)	(1,0)	(1,5)	(2,0)	(2,5)	(3,0)	(3,5)	(4,0)	(4,5)	(5,0)
↓	↓	↓	↓	↓	↓	↓	↓	↓	↓
1,3	1,7	2,1	2,5	2,9	3,3	3,8	4,2	4,6	5,0

An der Kontrolle dieser Zahlen sieht man, ob man die Dosis steigern oder vermindern muß. Um solche Effekte zu erreichen, genügt für leichte Fälle die orale Zufuhr; in schweren Fällen oder bei Versagen der oralen Zufuhr ist intramuskuläre Therapie, u. U. in massiver Dosis, notwendig (5—10 ccm Campolon täglich, später wöchentlich). Neuerdings wird auch *Depot-Behandlung* (z. B. mit 2—4 ccm Pernaemyl forte einmal monatlich intramuskulär) empfohlen.

b) Eisen.

Als zweite Krankheitsgruppe heben sich die hypochromen **Eisenmangelanämien** heraus (s. S. 28).

Eisen fand schon Anwendung durch HIPPOKRATES, und zwar als Symbol der Kraft. SYDENHAM (1681) verwandte Eisenspäne in Rheinwein und beschrieb ihre Wirkung bei Anämie. Andere alte Ärzte verwendeten Eisennägel, mehrere Tage in Äpfel gesteckt. PIERRE BLAUD (1831) beobachtete die Wirkung der nach ihm benannten BLAUDschen Pillen bei Chlorose. Seit IMMERMANN (1877) ist die zusätzliche Allgemeinwirkung hoher Eisendosen bekannt.

Eisen kommt in der Natur in *zwei verschiedenen Wertigkeitsstufen* vor. Unter den eisenhaltigen Bestandteilen des tierischen Körpers sind solche, die Eisen in zweiwertiger Form (Hämoglobin) oder in dreiwertiger Form (z. B. Peroxydase) enthalten. In anderen wechselt das Eisen hin und her zwischen zweiwertiger und dreiwertiger Form (Atmungsferment, Katalase, Cytochrome). Auch dem Körper zugeführtes Ferroeisen wird teilweise in die Ferriform, zugeführtes Ferrieisen teilweise in die Ferroform übergeführt.

Zweiwertiges Eisen umfaßt auch das feinzerteilte metallische Eisen, *Ferrum reductum*, das durch Reduktion von Fe_2O_3 gewonnen wird. Ein weiteres schwerlösliches Ferropräparat ist *Ferrocarbonat*, das in den offizinellen Pillen (Pilulae Ferri carbonici Blaudii) enthalten ist; diese sind in der Apotheke jedesmal frisch herzustellen. *Leicht lösliche Ferrosalze* sind Ferrochlorid, Ferrosulfat, MOHRsches Salz, *Ferrum lacticum;* diese sind in wäßriger Lösung wenig beständig, gehen an der Luft rasch in die Ferrisalze über. Auch in frisch geschöpften *Eisenwässern* sind leicht lösliche Ferrosalze enthalten; die Oxydation kann hier besonders rasch erfolgen, so daß $^1/_2$ Stunde nach Entnahme das dreiwertige Eisen überwiegt. Durch bestimmte Zusätze läßt sich die Oxydation des Ferrosalzes verhindern, so durch einfachen Zuckerzusatz (Ferrostabil) oder durch Zugabe anderer reduzierender organischer Stoffe wie Askorbinsäure *(Ferro 66)* sowie Askorbinsäure und Cystein *(Ce-Ferro)*.

Ferrocharakter besitzen, pharmakologisch gesehen, auch die dreiwertigen Eisenverbindungen vom Typ *Ferriammoniumcitrat, Ferrinatriumcitrat* oder *-tartrat*. Diese in wäßriger Lösung ebenfalls stabilen Salze gehen nämlich im Körper rasch in zweiwertige Eisenverbindungen über, und zwar infolge Oxydation des organischen Anteils durch das Ferriion, das seinerseits reduziert wird.

*Ferri*verbindungen sind Ferrum oxydatum cum Saccharo, Liquor Ferri albuminati, Liquor Ferri sesquichlorati u. a. In der letzten Verbindung ist $FeCl_3$ (auch als Eisenchloridwatte im Handel) stark hydrolytisch gespalten, reagiert daher sauer.

Metallisches Eisen, fein zerteilt, unter Zusatz von $CuCl_2$ oder Salmiak ist in neuartigen russischen Heizkissen enthalten. Es gibt in dieser Mischung nach Zusatz von Wasser unter Oxydation erhebliche Wärmemengen ab. Praktisch wichtig ist die Reaktion der Eisensalze mit *Gerbsäure* (Tintenbildung) und *Schwefelwasserstoff* (s. S. 476), womit möglicherweise die Neigung zu Obstipation nach Eisensalzen zusammenhängt.

Pharmakologie. *Ferrum reductum* ist an sich ohne Wertigkeit, ist aber als wichtigster Vertreter der Ferrogruppe anzusehen; es geht nämlich in der Magensalzsäure in Ferrochlorid über, wird dadurch löslich und wirksam.

Diese Wirkung der starken Salzsäure läßt sich auch durch schwächere Säuren erzielen, so z. B. durch Milchsäure, Citronensäure, Weinsäure; dabei sind sogar gleiche molare Mengen von Weinsäure 3mal stärker, von Citronensäure 1,5mal stärker und von Milchsäure $^1/_2$mal so stark als die der Salzsäure. Die physiologisch im Magen vorkommende etwa $^1/_{10}$ n = 0,36%ige Salzsäure läßt sich daher in dieser Hinsicht ersetzen durch eine rund 2%ige Lösung von Milchsäure oder Citronensäure und eine 0,6%ige Weinsäure.

Auch aus organischen Stoffen, wie Hämoglobin und Hämatin, die in vielen Spezialpräparaten des Handels enthalten sind, wird das Ferroeisen durch die Magensalzsäure langsam, wenn auch unvollständig, herausgespalten. Diese

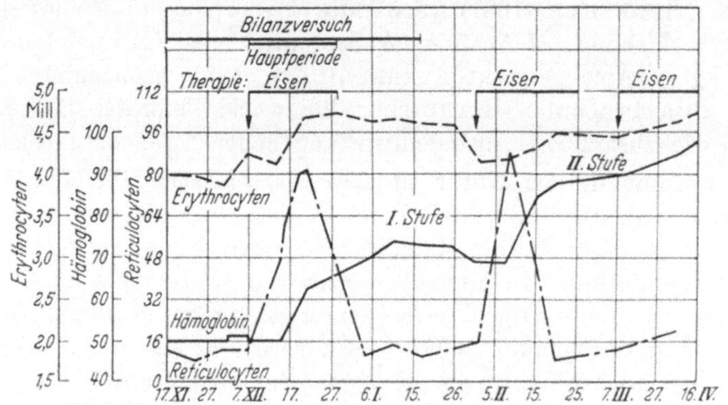

Abb. 108. „Stufenreaktion" bei achylischer Chloranämie bei einer 46jährigen Patientin; die Eisendosis betrug 100 mg Eisen täglich als Chlorid. (Nach REIMANN und Mitarbeiter 1937.)

besitzen daher ebenfalls eine geringe Ferrowirkung, sind aber nicht zu gebrauchen, wenn man stärkere Eisenwirkungen hervorrufen will. Ist keine Säure im Magen, so kann Ferrum reductum nicht gelöst werden. Auch aus Ferrocarbonat oder Hämoglobin wird dann kein Eisen abgespalten, und diese Stoffe sind dann unwirksam.

So wird der Fall einer 26jährigen Frau mit histaminrefraktärer Achylie und schwerster Anämie beschrieben, die auf 400 mg Eisen täglich nur reagierte, wenn gleichzeitig 4 ccm verdünnter Salzsäure 3mal täglich zu den Mahlzeiten verabreicht wurden. Auf Eisen allein fiel das Hämoglobin weiter ab (ZEZNIKOFF).

Nach Versuchen mit radioaktivem Eisen Fe$_{55}$ zeigt sich, daß die Darmresorption unter dem Einfluß eines Eiweißkörpers, des Apoferritin, vor sich geht, der mit Eisen Ferritin bildet. Das aufgenommene Eisen geht zum Teil in das *Knochenmark* über, um dort zum Aufbau von Hämoglobin zu dienen. Die Leber ist das Hauptspeicherorgan. Die Ausscheidung erfolgt durch den Dickdarm, in kleinen Mengen mit dem Harn. Die übliche Methode, um beim Menschen Aufschluß über die Eisenresorption zu erhalten, ist die Bestimmung des *Serum-Eisens* nach HEILMEYER.

Örtliche Wirkung. Die *Ferrosalze* machen keine Eiweißfällung, daher keine Ätzung. Sie werden daher auch in höheren Dosen, z. B. 5—10 g Ferrum reductum täglich, mit nur geringen Nebenwirkungen (Metallgeschmack und selten leichte Magen-Darmstörungen, auch Durchfälle) vertragen. Die Resorption erfolgt zum Teil schon durch die Magenschleimhaut, und zwar in kürzester Zeit. Im Experiment sieht man nach 5—10 Minuten die katalytische Eisenwirkung. Dies gilt auch für das wichtigste Ferropräparat, nämlich Ferrum reductum. Die

Ferrisalze machen Eiweißfällung, *Ätzung*, auch *Magenätzung.* Sie sollen daher nur nach den Mahlzeiten gegeben werden. Nur Bruchteile kommen dabei zur Resorption. Sie dienen aber, z. B. als Eisenchloridwatte, zur *Blutstillung.*

Allgemeinwirkung. Ferrosalze dienen *auch in geringer Dosierung* (Schwellenwert etwa 15 mg) zum *Aufbau des Hämoglobinmoleküls* und zur *Auffüllung der lebensnotwendigen Eisenvorräte*; dabei wird zuerst das Gewebseisen, dann erst das Hämoglobineisen aufgefüllt. In bestimmten seltenen Fällen haben sich hierbei Zulagen von *Kupfer-* und neuerdings von *Kobaltsalzen* als Adjuvantien erwiesen. Erst *in höherer Dosierung* zeigt sich zusätzlich eine *Reizwirkung auf die Blutbildungsstätten*, besonders im Knochenmark (Abb. 108).

Hierbei läßt sich ein eigenartiges *Schwellenphänomen* feststellen, darin bestehend, daß selbst die hohe Dosis von 2 g Ferrum reductum u. U. keine Reizwirkung ausübt, während 3—6 g stark wirksam sind; als wirksam wird auch angegeben eine Dosis von 0,8 g Ferrosulfat und von 3 g Ferriammoniumcitrat; Kinder und Kleinkinder brauchen etwa die Hälfte dieser Dosen. Die Reizwirkung zeigt sich daran, daß die Zahl der Reticulocyten, die normalerweise etwa 1% beträgt, auf das 10fache ansteigen kann; gleichzeitig kann das degenerierte gelbe Knochenmark unter Resorption des Fettgewebes durch rotes Knochenmark verdrängt werden.

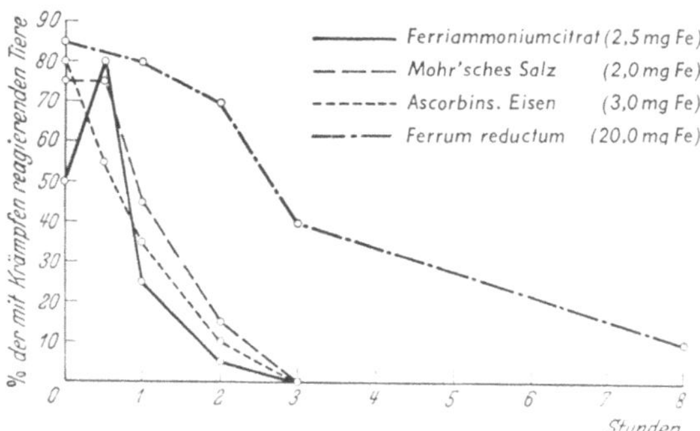

Abb. 109. Allgemeine katalytische Wirkung einiger Eisenverbindungen bei peroraler Zufuhr, gemessen an Stämmen von je 25 Mäusen mit Hilfe von Pyrogalloldisulfosäure bzw. des katalytisch entstehenden Krampfgiftes. Zu Beginn jeder Versuchsreihe wurde die angegebene Eisendosis mit der Schlundsonde verabreicht. Nach einem Intervall von 0, 1, 2 usw. Stunden wurden 5 mg der Testsubstanz subcutan verabfolgt. (Nach EICHHOLTZ und JAHN.)

Bei solchen Dosen zeigen sich im Experiment auch allgemein-katalytische Wirkungen des zweiwertigen Eisens; diese lassen sich mit Hilfe von Pyrogallol-di-sulfosäure messen aus der unter Eisenwirkung ein schweres Krampfgift entsteht (EICHHOLTZ und Mitarbeiter.)

Aus der Abb. 109 geht die katalytische *Stoßwirkung* der verschiedenen Ferroverbindungen deutlich hervor. Auch die modernen durch Ascorbinsäure u. a. stabilisierten Ferroverbindungen wirken katalytisch nur nach Maßgabe ihres Ferrogehaltes, obwohl man den Wert der Stabilisierung an sich nicht unterschätzen sollte. Dagegen wirkt die Gruppe des Ferriammoniumcitrats stärker katalytisch, da das Eisen durch die anwesende Citronensäure bzw. Weinsäure aktiviert wird. Aus der Abbildung ergibt sich aber auch, daß *Ferrum reductum* als wichtigstes Ferropräparat nicht nur die gleiche *Stoßwirkung* entfaltet wie die löslichen Ferrosalze, sondern auch eine *Dauerwirkung,* und darin liegt ein wesentlicher Vorteil des feinverteilten Eisens. Voraussetzung ist allerdings, daß das Ferrum reductum etwa 10mal höher dosiert wird als die löslichen Ferrosalze, auf Eisengehalt umgerechnet, wie das in der praktischen Therapie auch geschieht. *Kolloidales Eisen* (Eisenschwamm) ist nach unseren Messungen etwa doppelt so stark wirksam wie Ferrum reductum.

Eine weitere praktisch wichtige Eisenwirkung bei Infektanämie oder Tumoranämie besteht darin, daß in solchen Fällen das zugeführte Eisen als reaktives Eisen im Reticuloendothel gespeichert wird und hier u. U. mit der Entgiftung von Bakterientoxinen u. a. zu tun hat.

Ferroeisen besitzt eine *allgemein roborierende Wirkung.* Unsere Versuche haben es wahrscheinlich gemacht, daß diese roborierende Wirkung durch

Ausschüttung von Adrenalin aus den Nebennieren entsteht. Diese ist besonders auffallend nach intravenöser Injektion von Eisensalzen; hier können sogar toxische
Adrenalinwirkungen ausgelöst werden (WILKE). Eine Adrenalinausschüttung
ist aber auch nach oralen Gaben wahrscheinlich. Nach anderer Ansicht beruht
die roborierende Wirkung auf einfacher Befriedigung des Gewebseisenhungers
(HEILMEYER). Eisenwässer werden viel verordnet bei nervösen Erschöpfungszuständen, während der Rekonvaleszenz sowie bei verschiedenen Beschwerden
im Greisenalter.

Rp. Ferri reduct. 10,0
Sacchari lact. 50,0
Da ad scat.
S. messerspitzenweise nach dem Essen, innerhalb von 3 Tagen zu verbrauchen. —
NB. Als Stoßtherapie.

Intravenöse Eisengaben sind öfters indiziert bei Magenreizung oder bei gestörter Eisenresorption im Darm (Achylie, Magenresektion, perniziöse Anämie
u. a.); besonders geeignet ist ascorbinsaures Eisen.

Die zweiwertigen Eisensalze besitzen eine *toxische Wirkung* nur bei parenteraler,
besonders intravenöser Injektion. Es kommt zu flüchtigen vasomotorischen Störungen
(Adrenalinausschüttung), dann zu Übelkeit, und nach höchsten Dosen zu Lähmungszuständen des Zentralnervensystems ähnlich der Magnesiumnarkose.

Die Ausscheidung der Eisensalze erfolgt wie bei anderen Schwermetallen hauptsächlich
durch den Darm (Schwarzfärbung des Kots durch Eisensulfid); Bruchteile werden aber
auch mit dem Urin entfernt. Dunkelgefärbte Zähne sind mit irgendeinem Jodsalz zu reinigen.
Hohe Dosen von Ferrum reductum haben nach lange durchgeführter Darreichung in seltenen
Fällen zur Bildung von Darmsteinen geführt.

Leber- und Eisentherapie sind oft unwirksam bei Erkrankungen der blutbildenden Organe, bei denen neben der Anämie Zeichen einer versagen-
den Granulocyten- oder Thrombocytenbildung vorliegen, z. B. bei mechanischer Rückbildung des Knochenmarks (Leukämie, Osteosklerose, Neubildung)
oder durch toxische Knochenmarkzerstörung (Röntgenstrahlen, Radium, Benzol u. a.).

Immer wird man an erster Stelle die Ursache einer solchen leber- und
eisenresistenten Anämie erwägen; sie geht oft einher mit normalem oder gar
erhöhtem Serum-Eisenspiegel. Letzten Endes steht dann noch die Arsentherapie zur Verfügung. Während indessen die Kombination von Leber und
Eisen pharmakologisch durchaus begründet sein kann, ist die so häufig geübte
gleichzeitige Verordnung von Arsen und Eisen nicht rationell. Diese beiden
Stoffe sind nicht Synergisten, sondern in vieler Hinsicht Antagonisten.

Auf Grund unserer Versuche ergibt sich die folgende Einteilung der Eisensalze, die gleichzeitig weitgehend auch den praktischen Erfahrungen entspricht:

Einteilung der Eisensalze.

I. Eisensalze vom Ferrocharakter.

1. Ferrum reductum DAB.
2. Anorganische wasserlösliche Ferrosalze: Ferrobicarbonat und Ferrosulfat der Eisenwässer, Ferrochlorid oder -sulfat oder -ammoniumsulfat (MOHRsches Salz), Ferrum carbonicum cum Saccharo DAB.
3. Stabilisierte Ferrosalze: Ferrostabil, Ce-Ferro, Ferro 66.
4. Organische Ferrosalze vom Typ des Ferrum lacticum DAB.
5. Organische Ferrisalze vom Typ des Ferrum citricum oxydatum bzw. des Ferriammoniumcitrats.

II. Eisensalze vom Ferricharakter.

1. Anorganische Ferrisalze (Liquor Ferri sesquichlorati) DAB., Ferrichlorid (Eisenchloridwatte).

2. Organische Ferrisalze vom Typ des Ferrum lacticum oxydatum.

3. Gruppe des Eisenoxyds und des kolloidalen Ferrihydroxyds, Ferrum oxydatum saccharatum (Eisenzucker) DAB., Liquor Ferri albuminati DAB., aktives Eisenoxyd nach BAUDISCH.

III. Komplexe Verbindungen.

1. Mit geringer Eisenwirkung: Hämoglobin und hämoglobin- bzw. häminhaltige Präparate.

2. Ohne Eisenwirkung: *Ferri-* und *Ferro*cyankalium, Dipyridyleisen.

c) Arsen.

Es kommt in der Natur vor in elementarer Form als Scherbenkobalt (Fliegenstein) oder aber in drei- und fünfwertigen Verbindungen, hauptsächlich in Form von Sulfiden (Realgar und Auripigment), in Quellen auch als arsenige Säure (Dürkheimer Maxquelle mit 15 mg As_2O_3 pro Liter). Das Anhydrid der arsenigen Säure ist der giftige Arsenik As_2O_3, mit dreiwertigem Arsen; sein Oxydationsprodukt ist das weniger giftige As_2O_5 mit fünfwertigem Arsen. Durch Einwirkung von Kaliumcarbonat auf Arsenik bildet sich das Kaliumsalz der arsenigen Säure (K_3AsO_3), das in Form des Liquor Kalii arsenicosi (FOWLERsche Lösung) in 1%iger Lösung in der Apotheke vorrätig ist. Diese Lösung ist zur Sicherheit mit Lavendelspiritus gekennzeichnet. Mit der Einführung der FOWLERschen Lösung P.I. (= Praescriptio internationalis) begann die heutige Arsentherapie.

Wie die anorganischen Arsenverbindungen verhalten sich, therapeutisch gesehen, die aliphatischen organischen Arsenabkömmlinge, z. B. das Natriumsalz der Kakcdylsäure [$(CH_3)_2AsO—OH$] und Solarson (Ammoniumsalz der Heptinchlorarsinsäure). Diese können auch parenteral zugeführt werden. In solchen Verbindungen ist das dreiwertige Arsen komplex gebunden, so daß sein pharmakodynamischer Charakter gemildert ist. Obwohl die Kakodylsäure 71% Arsenik enthält, ist sie weitgehend ungiftig, wie schon BUNSEN gezeigt hat.

Der Nachweis des Arsens, z. B. auch in Farbstoffen wie Schweinfurter Grün, erfolgt nach Veraschung durch Reduktion im MARSHschen Apparat und Herstellung des Arsenspiegels, der im Gegensatz zum Antimonspiegel in Natriumhypochlorit löslich ist.

Schicksal im Organismus. Die *Resorption* des Arseniks ist abhängig von der Korngröße. Sie erfolgt durch die *Haut* (z. B. in Form von arsenhaltigen kosmetischen Präparaten), besonders leicht aber durch alle *Schleimhäute.* Auch eine Inhalation von Arsenverbindungen wie z. B. von Schweinfurter Grün, ist möglich. Die Schädlingsbekämpfung mit allen Arsenverbindungen im Weinbau ist seit 1942 verboten.

Arsenik wird im Magen-Darmkanal in das lösliche Natriumsalz der arsenigen Säure übergeführt. Es verbindet sich im Organismus zum Teil mit Kalk zum unlöslichen Calciumarsenit. Dieses wird in den Knochen abgelagert, wo es nach einmaliger Dosis noch monatelang zu finden ist. Zum Teil aber tritt es in chemische Bindung mit den SH-Gruppen der Gewebe (VOEGTLIN).

Die *Ausscheidung* erfolgt nach Versuchen mit radioaktivem Arsen nahezu ausschließlich durch die Nieren, daneben auch durch die *epithelialen Gebilde* (Nägel, Haare, Haut, Schleimhaut).

An den Nägeln bildet sich bei hohen Dosen ein halbmondförmiger MEESScher Streifen. Die Haare weisen eine eigentümliche helle Ringelung auf, die mit den Haaren allmählich auswächst. An solchen Symptomen kann gelegentlich die akute Arsenvergiftung noch nach Monaten erkannt werden. Die Diagnose auch der chronischen Arsenvergiftung wird dann sichergestellt durch Veraschung der Haare und Nägel und Bestimmung im MARSHschen Apparat.

Pharmakologie. *Arsenik,* in milderer Form auch Scherbenkobalt, ist gleichzeitig *Capillargift* und *Protoplasmagift.* Als *Ätzmittel* war es schon CELSUS bekannt. Es dient in Form der Arsenikpaste zur Abtötung der Zahnpulpa, die in trockene Nekrose übergeht. Die gewöhnliche Dosis entspricht der Größe eines Stecknadelkopfes und beträgt etwa 1—2 mg. Die Wirkung beginnt nach 3—4 Stunden. Läßt man Arsenik zu lange in der Pulpahöhle liegen, so greift die Entzündung, die mit heftiger Hyperämie, multiplen Capillarblutungen und seröser Exsudation einhergeht, durch den Wurzelkanal auf das Periodontium über. Durch versprengte Teilchen wird auch das Zahnfleisch angeätzt. Die so verursachte Nekrose kann sich bis auf die Knochen ausdehnen.

Die *Allgemeinwirkung* des Arseniks besteht in einer Stoffwechselwirkung (roborierende Wirkung). Diese ist besonders auffällig an Pferden: Die Haut erhält einen erhöhten Turgor, das vorher struppige, glanzlose Fell wird glatt und glänzend. Auch bei kleinen Laboratoriumstieren, z. B. bei der Ratte, findet sich nach täglich 0,1—0,3 mg Arsenik eine starke Gewichtszunahme. Gleichzeitig tritt eine Senkung des Grundumsatzes ein, nebenher zeigen sich nach Arsenik vielseitige Veränderungen des Eiweiß-, Zucker- und Fettstoffwechsels (KEESER).

Beim Menschen tritt eine *Verbesserung des Ernährungszustandes* auf, besonders durch erhöhte Ablagerung von Fett im Unterhautbindegewebe. Das *Knochenwachstum* wird gefördert, die Muskeltätigkeit erleichtert. Diese stimulierende Wirkung des Arseniks hat früher sogar zur mißbräuchlichen Anwendung geführt. Die Arsenikesser in Steiermark, die infolge zunehmend schlechterer Resorption im Magen-Darmkanal hohe Dosen von Arsenik vertragen, diesen auch in porzellanartigen Stücken zu sich nahmen (z. B. 2mal wöchentlich 0,4 g), sollen leistungsfähig bleiben bis ins hohe Alter.

Mit der allgemeinen Stoffwechselwirkung einher geht eine *Knochenmarkreizung.* Bei gewissen eisenfesten Anämien läßt sie sich therapeutisch verwenden. Man findet dann im Blutbild einen *Anstieg der Reticulocyten.* Wichtig aber ist, daß durch hohe Arsengaben neben der Leber und Niere auch das Knochenmark schwer *geschädigt* werden kann (Arsenanämie). So erklärt sich die Arsentherapie bei Polycythaemia rubra und HODGKINscher Krankheit und besonders bei chronischer myelogener Leukämie; die symptomatische Remission stellt sich etwa 12 Tage nach Beginn der Arsenkur (0,2—0,7 ccm FOWLERsche Lösung, 3mal täglich, steigend und fallend) ein und wird sichtbar an der verminderten Leukocyten- bzw. Erythrocytenzahl (Abb. 110). Die Wirkung bei Chorea ist umstritten.

Bei der Ausscheidung des Arsens durch die Haut kann eine *lokale Umstimmung* erfolgen (Lichen ruber, Mycosis fungoides, gelegentlich bei Psoriasis u. a. chronischen Hautkrankheiten), während akute Zustände verschlimmert werden.

Bei der therapeutischen Anwendung des Arsens ist es oft zweckmäßig, die Kur bis zur Grenze der Verträglichkeit fortzusetzen. Dazu eignet sich neben Arsenpillen (Einzeldosis 1 mg), z. B. Pilulae asiaticae (DAB.) die 1%ige FOWLERsche Lösung. Dabei ist ein *Eintasten* erforderlich. Eine Kombination mit Eisen ist unzweckmäßig, da diese beiden Elemente sich zum Teil antagonistisch beeinflussen. Die Dürkheimer Maxquelle ist im Gegensatz zu anderen Arsenquellen (Levico, Roncegno) eisenfrei.

Rp. Liquoris Kalii arsenicosi 10,0.
D. ad vitrum patentatum; S. täglich 1—8 Tropfen steigend, dann fallend. — NB.
Nach genauer mündlicher Anweisung seitens des Arztes.

Von praktischer Bedeutung für die Viehzucht in gewissen Gebieten ist der *Antagonismus von Arsen und Selen.* Die chronische Selenvergiftung wird durch gleichzeitige Gaben von Arsen verhindert; u. a. vermißt man die üblichen Zeichen der Selenvergiftung in Leber, Niere, weiterhin die verminderte Freßlust, Gewichtssturz, Anämie und Ascites (M. RYAN).

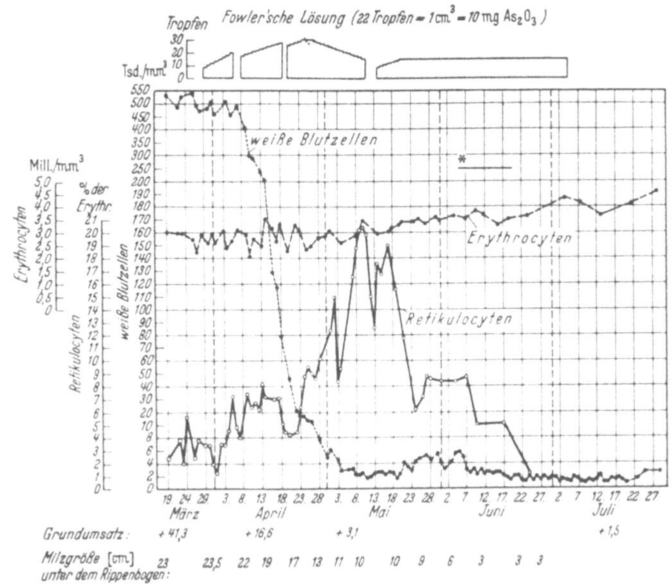

Abb. 110. Wirkung von Liquor Kalii arsenicosi (FOWLERsche Lösung) in einem Falle von chronischer myelogener Leukämie. Arseniktherapie führte zu einem raschen Absinken in der Zahl der weißen Blutkörperchen bis auf normale Werte; die absolute und relative Zahl unreifer Leukocyten wurde vermindert. Die gleichzeitige Anämie wurde unter Anstieg von Hämoglobin und Erythrocytenzahl und unter starker Reticulocytosis beseitigt. Gleichzeitig wurde der Grundumsatz sowie die Milzgröße normalisiert. * Hier wurde zusätzlich die Milz von vorn und hinten mit 560 R. bestrahlt. (Nach FORKNER 1938 aus GOODMAN und GILMAN 1947.)

Toxikologie. Verordnet man höhere Dosen von Arsenik, z. B. 8 Tropfen der FOWLERschen Lösung, ohne vorherige Gewöhnung, so kann eine *lokale Ätzwirkung* auftreten (Magenschmerzen, Erbrechen, Durchfall).

Bei der eigentlichen Vergiftung (kleinste tödliche Dosis 0,1—0,3 g Arsenik) können *zwei verschiedene Vergiftungsbilder* entstehen.

Die *gastrointestinale Form* ist neben der lokalen Ätzwirkung charakterisiert durch eine *Capillarlähmung,* die besonders den Verdauungstractus befällt. Sie verläuft *choleraähnlich: Durst, Brennen im Magen,* Erbrechen und Schmerzen im Unterleib, *Reiswasserstühle, Bluteindickung* durch schwere Wasserverluste, Übererregbarkeit der Gewebe mit zentraler *Erregung* und *Wadenkrämpfcn,* schwere *Acidosis,* zuletzt *Kreislaufkollaps.* Bei wiederholten kleineren Dosen kann der Darmbefund sehr gering sein bzw. ganz fehlen. Wird die akute Vergiftung überstanden, so kann dennoch die Drüsenwirkung des Arseniks (Leber, Niere u. a.) zu bedrohlichen Symptomen führen. Merkwürdigerweise wurden bei perniziöser Anämie die NEISSERschen Arsenstöße unerwartet gut vertragen.

Die *paralytische Form* der akuten Arsenvergiftung bildet sich nur bei höchsten Dosen aus: Allgemeine Lähmung der Capillaren und Kollaps des Kreislaufs, verbunden mit zentralen Krämpfen und Lähmungen. Dieses Vergiftungsbild ist gelegentlich mit Urämie und Apoplexie verwechselt worden.

Betreff *Behandlung* der akuten Arsenvergiftung s. S. 361. Neuerdings sind wirksame *Antiarsenikalien* gefunden worden (BAL = 2,3 Dithiopropanol), die auch bei chronischer Arsen-, Salvarsan-, Quecksilbervergiftung ihre Wirkung entfalten (3 mg BAL je Kilogramm in 10%iger Öllösung i. m. alle 4 Stunden, in schweren Fällen einige Tage lang). Bei der symptomatischen Behandlung sind Wasser- und Kochsalzverluste (Infusion von physiologischer Kochsalzlösung) sowie die schwere Acidosis (Traubenzucker und Insulin) zu berücksichtigen.

Die *chronische Arsenvergiftung* kann durch Arzneistoffe, unter Umständen durch Cosmetica und auch durch Nahrungsmittel entstehen. Bemerkenswert war früher der gelegentlich hohe Arsengehalt von gespritzten Weintrauben und von Weinen, sowie die *gewerbliche Arsenvergiftung* der Weinbauern selber. Die Arsenikalien wie Schweinfurter Grün sind heute weitgehend durch Nirosan u. a. Schädlingsbekämpfungsmittel ersetzt, jedoch ist die Arsenvergiftung nicht ausgerottet, wie die Heppenheimer Jedermannskrankheit gelehrt hat.

Als *Frühsymptome* der Vergiftung finden sich warzenartige Verhornungen an der Innenfläche der Hände und stalaktitförmige, verhornte, beim Auftreten sehr schmerzhafte Zapfen an den Fußsohlen. Später finden sich weitere *Haut- und Schleimhautsymptome* (Arsenmelanose, Khaki-Krankheit), Conjunctivitis, Stomatitis, Schnupfen, Leukoplakien mit Trockenheit des Rachens und frühzeitiger Heiserkeit). Sollte die Diagnose trotz dieser auffallenden Symptome nicht gestellt werden, so treten zunächst periphere, dann zentrale *Nervenerscheinungen* hinzu, beginnend mit *aufsteigender Polyneuritis*, die gelegentlich auf Vitamin B_1 reagiert (Hyperästhesien der Fußsohlen, Paresen besonders der Fußstrecker, Pseudotabes, später Beteiligung der Kopfnerven wie Opticus und Acusticus). In seltenen Fällen treten auch *schwere Degenerationserscheinungen im Zentralnervensystem* mit psychischen Störungen auf. Von einzelnen Autoren werden leichte psychische Symptome, wie Müdigkeit, Arbeitsunlust, Charakterschwächen u. a., zu den Frühsymptomen der Arsenvergiftung gerechnet. Sie würde hiernach ganz ähnlich der chronischen Quecksilbervergiftung beginnen.

Das Vergiftungsbild endigt mit *Degeneration* der *Leber (Ascites) und der Niere, allgemeinem Marasmus*, oder auch mit den Erscheinungen einer zunehmenden *Herzlähmung*.

Die Behandlung der chronischen Arsenvergiftung erfolgt durch Schwefelpräparate und Schwefelwässer. Im übrigen ist sie symptomatisch. Auch wird Lebertherapie und Leberschutz empfohlen.

Arsenwasserstoff, AsH_3, entsteht bei der Einwirkung von ungereinigter, gewöhnlich arsenhaltiger Salzsäure oder Schwefelsäure auf oft ebenfalls arsenhaltige Metalle (Zink [cave Zinkbadewannen], Cadmium, Ferrosilicium), bei der Herstellung von Wasserstoff sowie aus arsenhaltigen Tapeten unter der Einwirkung eines Schimmelpilzes (Penicillium brevicaule). Nach neueren Forschungen soll es sich im letzteren Fall um Tetradiacetylarsinoxyd bzw. Trimethylarsin handeln. Die Neuherstellung solcher Tapeten ist seit langem verboten. AsH_3 verrät sich durch knoblauchartigen Geruch; es ist 10—20mal giftiger als CO; wenige Bläschen (0,3—0,6 g) können tödlich wirken.

AsH_3 wird durch Hämoglobin in Gegenwart von Sauerstoff katalytisch oxydiert unter Bildung von Diarsinen (HEUBNER) und Methämoglobin. Dabei tritt ein noch unbekanntes Zwischenprodukt auf — LABES denkt hierbei an elementares Arsen in kolloider Form —, das nach einer Latenzzeit von 6—24 Stunden eine Zerstörung der roten Blutkörperchen (Hämolyse und Hämaturie) und schwere Degeneration der inneren Organe (Zentralnervensystem, Leber, Niere) zur Folge hat, daher *äußerst giftig* ist. Die Behandlung ist bis heute *symptomatisch* (Alkalitherapie s. S. 405, Bluttransfusion, Leberschutz, Nierendiathermie).

Phosphorwasserstoff, PH_3, kommt vor als Verunreinigung des Acetylens und entwickelt sich neben AsH_3 aus Ferrosilicium als Nebenprodukt. Er riecht nach faulenden Fischen und führt unter ähnlichen Symptomen wie AsH_3, aber unter starker Reizwirkung auf die oberen Atemwege und ohne Hämolyse, gelegentlich zu tödlichen Vergiftungen. In nicht so schweren Fällen erfolgt die Erholung in wenigen Stunden.

4. Die Funktionen des Hämoglobins.
a) Allgemeines.

Die Masse der roten Blutkörperchen besteht zu 36% aus Hämoglobin. Die Gesamtmenge des roten Blutfarbstoffes beim Erwachsenen beträgt 500—700 g, entsprechend 20—28 g (4%) Hämatin und ungefähr 2,0 g (rund $^1/_2$%) Eisen.

Hämoglobin dient zum Transport von Sauerstoff. 1 g Hämoglobin kann 1,36 ccm Sauerstoff aufnehmen. Es ist nicht genau bekannt, an welcher Stelle des Moleküls der Sauerstoff sich anlagert, doch behält das Eisen dabei seine zweiwertige Form. Hämoglobin dient gleichzeitig dem Transport von Alkali und Kohlensäure.

Die wichtigste Störung der Hämoglobinfunktion besteht in der mangelnden Aufnahme von Sauerstoff. Ist das Defizit nur gering, so kann langsam eine Anpassung ähnlich der Akklimatisation zustande kommen. Bei höherem Grade tritt innere *Erstickung* ein.

Blockade des Hämoglobins. Störungen des Sauerstofftransportes treten auch auf bei *chemischen Veränderungen des Hämoglobinmoleküls.* Infolge seines Eisengehaltes besitzt das Hämoglobin spezifische Affinität zu bestimmten Giften, wie Kohlenoxyd, Blausäure, Stickoxyd u. a. Es bilden sich dann die entsprechenden Anlagerungsprodukte wie *CO-Hämoglobin,* Cyanhämoglobin u. a. m., die ebenfalls keine Sauerstoffüberträger mehr sind, die aber infolge Ausatmung oder chemischer Zerstörung dieser Gifte langsam wieder in Hämoglobin rückverwandelt werden.

Methämoglobin entsteht durch Übergang des zweiwertigen Hb-Eisens in die dreiwertige Form. Die Oxydation ist reversibel. — Methämoglobin entsteht durch *oxydierende* Stoffe wie Ferricyankalium, Kalium chloricum, Nitrite u. a., aber auch durch reduzierende Stoffe wie Arsenwasserstoff, Phosphorwasserstoff, Hydrochinon, Pyrogallol, Anilin, Plasmochin, auf Grund von Zwischenreaktionen. Von gewerblichen Giften sind hauptsächlich die aromatischen Amido- und Nitroverbindungen des Benzols (d. h. Anilin und Nitrobenzol sowie ihre Abkömmlinge, besonders die *Sulfonamide*) zu erwähnen. Die Vergiftung kann auch durch die intakte Haut erfolgen, wie bei Anilin, Anilinfarbstoffen, Di- und Trinitrotoluol.

Der *Nachweis von Methämoglobin* erfolgt zweckmäßigerweise nach dem folgenden einfachen Verfahren: Man füllt in ein geeignetes Reagensglas 5 ccm dest. Wasser und läßt Tropfen für Tropfen des Patientenblutes einlaufen, bis bei Betrachtung mit dem Taschenspektroskop der grüne und blaue Teil des Spektrums völlig verdunkelt ist. Dann sieht man bei einer Wellenlänge von ungefähr 630—650 $\mu\mu$ im Rotorange den neuen Streifen des Methämoglobins. Dieser verschwindet nach Schwefelammonium. Statt dessen tritt bei Verdünnung mit destilliertem Wasser vor dem ersten Streifen des Hämoglobins ein „Vorschlagschatten" bei 590—600 $\mu\mu$ auf (Abb. 111). Die Banden des Methämoglobins sind eventuell auch sichtbar bei Durchleuchtung der etwas angespannten Ohrmuschel mittels Glühlampe.

Die Symptome der Methämoglobinbildung (Cyanose, Kopfschmerz, Dyspnoe bei Arbeit) sind beim Menschen bis zu einem Wert von 30—45% Methämoglobin wenig störend; ein kleines Kind war bei einem Wert von 71% noch nicht komatös. Der höchste Wert bei Sulfonamidvergiftung des Menschen wurde mit 37% bestimmt, so daß ein therapeutischer Eingriff (s. S. 557) nur äußerst selten erforderlich. Die letale Konzentration bei Hunden beträgt 80—85%.

Reine Methämoglobinbildner sind die *Nitrite;* hier ist die Methämoglobinbildung nach Aufhören der Giftwirkung in wenigen Stunden reversibel, so daß auch bei chronischer Vergiftung nach solchen Stoffen keine Anämie auftritt.

Es gibt andere Methämoglobinbildner wie die Sulfonamide, bei denen neben dem Methämoglobin die typischen Banden des *Sulfhämoglobins* auftreten mit Ausgang in Anämie s. S. 466).

Eine dritte Gruppe weist nicht nur eine Zerstörung des Hämoglobinanteils, sondern zusätzlich noch eine Zerstörung *des Globins* im Hämoglobin auf, sichtbar an den sog. HEINZschen Körperchen, deren Auftreten im Blut oft als die Vorstufe einer Anämie anzusehen ist. Als besonders gefährlich in dieser Hinsicht haben die Chlorate, die Hypochlorite, sowie das Acetanilid zu gelten. Bei ihnen finden sich auch Schollen halbzerstörten Blutfarbstoffes im Blut, die gelegentlich zu einer Infarzierung der Niere führen. Für das Auftreten einer Anämie nach bestimmten Methämoglobinbildnern kann auch eine *Giftwirkung auf die blutbildenden Organe* verantwortlich sein.

Sulfhämoglobin, auch als *Verdochromogen* bezeichnet, ist kein Hämoglobin mehr und kann nicht in Hb zurückverwandelt werden infolge *Aufspaltung des Porphyrinrings.* Sulfhämoglobin kann auftreten bei der Resorption großer Schwefelwasserstoffmengen aus dem Darmkanal, wie z. B. bei chronischer Verstopfung oder besonders nach Verabreichung der Sulfate als Abführmittel. Die Verdohämochromogenbildung geht leichter vor sich, wenn der Körper unter der Einwirkung bestimmter Medikamente, wie Phenacetin oder Prontosil und anderer Sulfonamidverbindungen, steht. Die in solchen Fällen — gewöhnlich nach dieser durchaus unzulässigen Sulfatdarreichung — auftretende Cyanose bedeutet also eine irreparable Zerstörung des Blutfarbstoffes, ist insofern ernster zu bewerten als die harmlosere Cyanose durch Methämoglobinbildung, da sie *Anämie* nach sich zieht.

Hämatoporphyrin entsteht durch Abspaltung von Eisen aus Hämoglobin; auch hier liegt eine irreparable Zerstörung vor, evtl. mit Ausgang in Anämie.

Das Uro- und Koproporphyrin verrät sich durch starke Fluorescenz. Die Hämatoporphyrinurie entsteht als kongenitale Stoffwechselstörung, aber auch nach Arzneistoffen und Giften, wie Sulfonal, Trional, Schwefelkohlenstoff, Blei u. a. Bis zu $^1/_{17}$ der gesamten Hämoglobinmenge kann bei Sulfonalvergiftung täglich mit Harn und Kot ausgeschieden werden. Charakteristisch für das Auftreten größerer Mengen von Hämatoporphyrin im Körper ist die Sensibilisierung durch Licht, die man auch bei anderen fluorescierenden Stoffen beobachtet (Eosin u. a.). Hierdurch können schwere Haut- und Augenentzündungen entstehen. Für einzelne dieser Gifte ist eine günstige Wirkung von Nicotinsäureamid beschrieben worden (s. S. 49).

Das Endprodukt des Hämoglobinabbaues sind das *Bilirubin* und seine Abkömmlinge. Das täglich gebildete Bilirubin ist ein Maß des physiologischen Blutzerfalls. Eine starke Mehrbildung von Bilirubin bedeutet daher zusätzliche Hämoglobinverluste (s. S. 371).

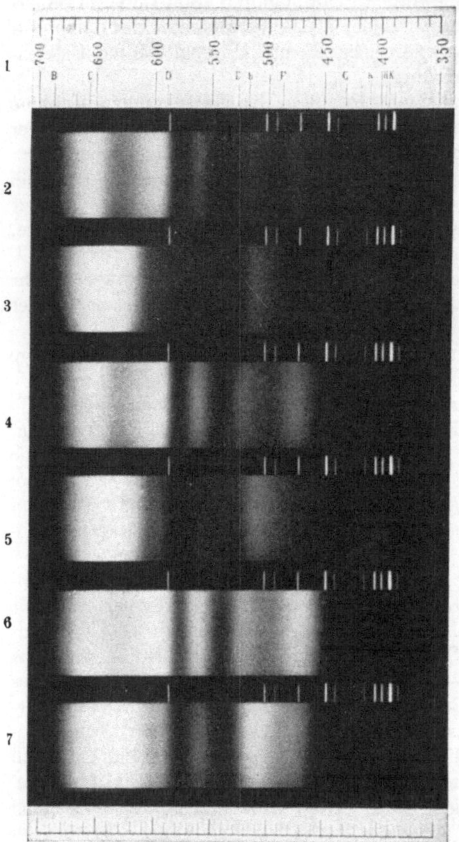

Abb. 111. Methämoglobin-Blutlösung in drei verschiedenen Verdünnungen (1 : 50, 1 : 60, 1 : 80) bei neutraler (2, 4, 6) und alkalischer Reaktion (3, 5, 7). (Nach ROST.)

Hämolyse bedeutet Auflösung und Untergang der roten Blutkörperchen; der in das Plasma übergetretene Blutfarbstoff wird zum großen Teil durch die Niere abfiltriert. Aber der im Körper verbleibende Rest ist noch zu groß, um auf dem üblichen Wege zu Gallenfarbstoff verarbeitet zu werden. Das freigewordene Hämoglobin wird daher teilweise in neugebildeten roten Blutkörperchen zusätzlich abgelagert *(Hyperchromasie).* Die Reste der zugrunde gegangenen roten Blutkörperchen können sich zusammenklumpen, so daß *capilläre Thromben* entstehen. Diese können schwere zentrale Symptome oder Störungen der Nierentätigkeit auslösen (s. S. 452). Betr. Alkalitherapie s. S. 405.

Hämolyse kann gelegentlich bei Gesunden auftreten (Marsch-Hämoglobinurie), leichter bei Luetikern und z. B. durch Kälteeinwirkung. Hämolytische Streptokokken können bei Puerperalsepsis und bei Scharlach das schwere Krankheitsbild verursachen. Bei der tropischen Malaria kann Chinin den Anfall auslösen (Schwarzwasserfieber). Der kongenitale hämolytische Ikterus ist ausgezeichnet durch eine besonders kurze Lebensdauer der roten Blutkörperchen, die statt ungefähr 150—200 Tage 8—10 Tage betragen kann.

Im Experiment kann man Hämolyse erzielen durch osmotische Einflüsse wie Infusion von destilliertem Wasser, sowie durch Stoffe, die die Oberflächenspannung verändern wie Seife, Helvellasäure in der Frühjahrsmorchel und Saponine. Auch durch Vergiftung mit *Schlangengiften* und mit *Arsenwasserstoff* (AsH_3) werden die roten Blutkörperchen aufgelöst.

b) Erstickung.

Es ist notwendig, die Wirkungen des Sauerstoffmangels genau zu kennen, da sonst ein Verständnis der meisten giftigen Gase nicht möglich ist. Hierbei muß nämlich unterschieden werden, welche der auftretenden Vergiftungssymptome wirklich auf die unmittelbare Wirkung des Giftgases zurückzuführen sind, welche darauf, daß der lebensnotwendige Sauerstoff fehlt. Der Organismus ist imstande, eine *Sauerstoffschuld* auf sich zu nehmen, und zwar dadurch, daß die bei Muskelarbeit anaerob entstehende Milchsäure nicht verbrannt wird, sondern sich im Blut und Gewebe anhäuft. Es sind bis 19 Liter Sauerstoffschuld gemessen worden, entsprechend ungefähr 150 g unverbrannter Milchsäure.

Von der anoxämischen *Erstickung* wird in erster Linie das *Zentralnervensystem* betroffen. Dauert die völlige Erstickung bei normalem Stoffwechsel länger als 8—15 Minuten, so ist eine Erholung nicht mehr zu erwarten, da histologische Zerstörungen im Zentralnervensystem (Ödem, Degenerationserscheinungen, Blutungen) eingetreten sind. Das Atmungszentrum ist hierbei besonders empfindlich. „Sauerstoffmangel stoppt nicht nur die Maschine, sondern zerstört sie" (HALDANE). Bei vielen Formen von Anoxämie, wie bei Lungenödem, Pneumonie, CO-Vergiftung u. a., erfolgt oft der Tod nicht unmittelbar durch die Erkrankung oder Vergiftung, sondern sekundär durch die Zerstörung lebenswichtiger Zentren. Man muß damit rechnen, daß vom Zwischenhirn aus besonders frühzeitig warnende Symptome auftreten.

Andere Organe sind demgegenüber weniger empfindlich gegen Sauerstoffmangel. Gleichwohl findet man am *Herzmuskel* bei länger dauerndem Sauerstoffhunger neben Blutungen auch die Zeichen der fettigen Entartung, besonders z. B. bei schweren Anämien. Auch *Leber* und Niere können Blutungen und degenerative Veränderungen aufweisen.

Die *Frühsymptome* der Anoxämie gehen ebenfalls vom Zentralnervensystem aus. Sie sind besonders bei der *Höhenkrankheit* untersucht worden, die im allgemeinen in Höhen von über 3000 m zu erwarten ist. Die erste Folge der zunehmenden Sauerstoffverarmung ist eine zum Teil über den Sinus caroticus verlaufende Erregung des Atmungszentrums, die zu einer vermehrten Sauerstoffaufnahme führt; hierbei sind aber noch weitere Faktoren beteiligt: Durch das vermehrte Atemvolumen werden *weitere Lungenteile* in den Gasaustausch eingeschaltet. Die Lungengefäße erweitern sich, die *Lungencapillaren* sind strotzend gefüllt, so daß der Sauerstoff schneller ins Blut diffundieren kann. Auch die Blutumlaufgeschwindigkeit und das Minutenvolumen des Herzens können erheblich zunehmen.

Nicht nur die tieferen Zentren des Gehirns, sondern auch die Großhirnrinde reagiert auf Sauerstoffmangel. Es treten asphyktische Rauschzustände auf, unmotivierte, ausgelassene Fröhlichkeit oder Verstimmungen, die an eine akute Alkoholvergiftung erinnern.

„Im Jahre 1875 machten CROCE, SPINELLI und TISSANDIER ihren berühmten Ballonaufstieg, den nur TISSANDIER überlebte. Obgleich sie auf die Notwendigkeit hingewiesen waren, Sauerstoff anzuwenden, trat bei allen die Lähmung ein, ehe sie noch die Notwendigkeit erkannten, ihn einzuatmen. Bei 7500 m Höhe ist der Zustand der Erstarrung, der einen überkommt, erstaunlich. Körper und Geist werden schwächer und schwächer, allmählich, nur unmerklich. Man empfindet keine Leiden, im Gegenteil fühlt man eine innere Freude. Man denkt nicht an die gefahrvolle Lage, man steigt und freut sich zu steigen (TISSANDIER). Der Ballon stieg bis 8790 und sank dann herunter" (FLACK). Andererseits sind Bergsteiger am Himalaja schon ohne Sauerstoff bis 8500 m gestiegen.

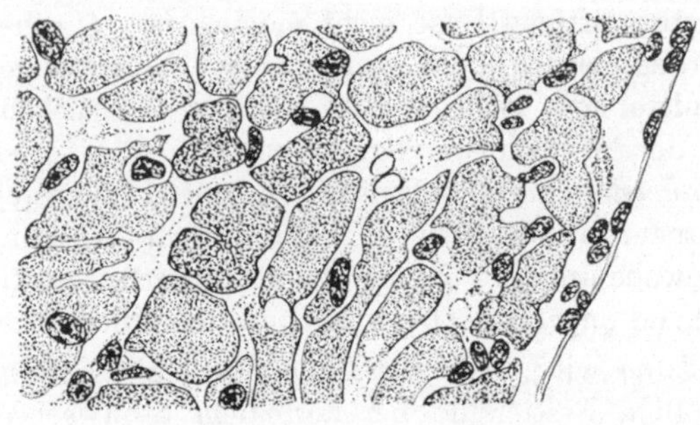

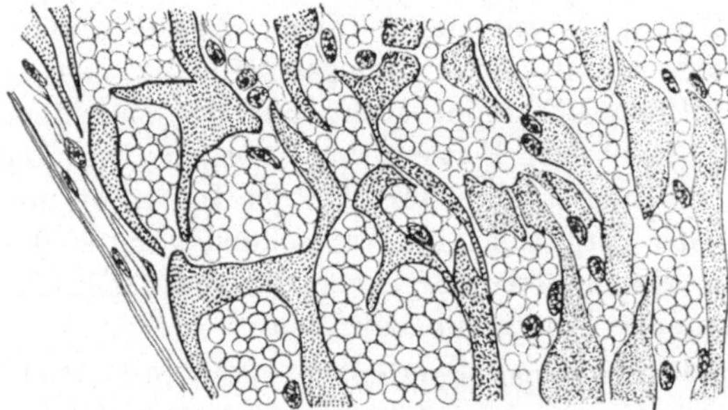

Abb. 112. Zeichnung des Herzmuskels einer normalen Maus (oben) und einer infolge Sauerstoffmangels erstickenden Maus (unten). Man beachte die strotzende Füllung der Capillaren mit Erythrocyten bei Erstickung und die dadurch herbeigeführte Störung der normalen Zusammenarbeit der Herzmuskelfasern. (Nach A. CAMPBELL und F. C. POULTON.)

Bei hohen Graden von Anoxämie werden nach und nach die einzelnen Sinnesempfindungen gelähmt. Mit am ersten verschwindet die Schmerzempfindung, mit am letzten das Gehör. Bei hohem Grad von Sauerstoffmangel tritt *Muskelsteifigkeit* nach Art der „Decerebrate rigidity" auf, unter Umständen auch Zuckungen und *allgemeine Konvulsionen* übergehend in *Kollaps*. Von seiten des Stoffwechsels findet sich schwere *Acidosis* infolge Anhäufung von Milchsäure und Brenztraubensäure; in der Leber zeigt sich ein Versagen der Desaminierung und Glykogenbildung, es zeigt sich weiter eine starke Ausschwemmung von Phosphaten und Kalium mit dem Harn, die den entwässerten Körperzellen entstammen. Dann setzt das Koma ein unter gleichzeitiger *schwerer Herzmuskelschwäche*, die zum Teil durch die strotzende Überfüllung des Herzcapillarsystems herbeigeführt wird (Abbildung 112) und u. U. in *Myokardschaden* übergeht; darüber hinaus erfolgt eine allgemeine *Capillarschädigung* (Ödeme. auch Hirnödem, erhöhter Hirndruck, petechiale Blutungen u. a.); sie läßt sich z. T. verhindern durch Verfestigung der Capillaren (NNrindenhormon, Rutin u. a.). Es ist wichtig zu wissen, daß im Gegensatz zu einer früheren Lehre der *Sauerstoffbedarf des Körpers* bei Sauerstoffmangel unverändert groß ist, wenn nicht bereits ein Abfall der Körperwärme, ein Verlust des Bewußtseins und andere Lähmungserscheinungen eingetreten sind.

Die Empfindlichkeit der einzelnen Menschen gegen Sauerstoffmangel ist durchaus verschieden. Sinkt bei gewöhnlichem Luftdruck der Sauerstoffgehalt der Luft auf unter 10—12%, so können einzelne Menschen bereits unter Bewußtlosigkeit und Herzstörungen zusammenbrechen. Andere vertragen bis zu 6% Sauerstoff. Sauerstoffarme Luft wird am besten erkannt mit einer brennenden Kerze, eine Probe, die in großen Höhen ungenau ist.

Brunnengase werden dadurch gefährlich, daß der im engen Raum abgeschlossene Sauerstoff durch Gärungs- und Fäulnisvorgänge verbraucht wird, so daß der Arbeiter, der nicht durch die erlöschende Kerze gewarnt wird, ahnungslos in mehr oder weniger reinen Stickstoff eintaucht und nach wenigen Atemzügen bewußtlos zusammenbricht, unter den Erscheinungen der Anoxämie (fälschlich „Stickstoffnarkose").

Die gleichen Erscheinungen erfolgen bei der Einatmung anderer inerter Gase, wie Wasserstoff, Methan u. a.

Auch die *Teilsymptome der Anoxämie* treten durchaus nicht gleichmäßig auf. Der auftretende Kopfschmerz z. B. beruht zum Teil auf Blutüberfüllung des Gehirns, zum Teil auf der Ausbildung eines Hirnödems, wobei es Personen gibt, bei denen diese Veränderungen besonders leicht entstehen.

Der Sauerstoffbedarf ist besonders groß bei körperlicher Anstrengung. In höchsten Höhen können viele Atemzüge nötig sein, um einen einzigen Schritt vorwärts zu tun. Auch die Erscheinungen der *Bergkrankheit* (Erbrechen, Schwindel, Kopfschmerz, Kollaps) entstehen durch Anoxämie, werden daher besonders durch Steigen ausgelöst und gehen in der Ruhe rasch zurück. Ein weiteres mit der Höhenkrankheit verknüpftes Symptom, nämlich die Ausdehnung der Darmgase, hängt nicht ab vom Sauerstoffmangel, sondern vom Barometerdruck, findet sich daher nicht bei den Blutgiften.

Während Sauerstoffmangel in der Atemluft die Gefahr der Atemgifte beträchtlich steigert und umgekehrt, wissen wir bis heute nicht, inwieweit die Wirkung anderer Arzneistoffe und Gifte sich in großen Höhen verändert. Solange diese Frage nicht geklärt ist, tut man gut, mit der Anwendung von Arzneistoffen bei Höhenflügen vorsichtig zu sein.

Akklimatisation. Die Erscheinungen der Bergkrankheit können sich bei der *Akklimatisation* völlig verlieren. Diese geht in folgenden Stufen vor sich: Infolge der Mehratmung kommt es zu einem vermehrten Abrauchen der Kohlensäure und damit zu einer Alkalosis. Alkalosis aber bedeutet verminderte Atmung, die im Schlaf den CHEYNE-STOKESSchen Typus annehmen kann.

Durch eine biologische Reaktion wird hierbei das überschüssige Alkali in das Gewebe abwandern. Nach der Akklimatisation finden sich daher häufig verminderte Alkalireserve, verminderter CO_2-Gehalt des Blutes und normale Atmung. Diese „Acidosis" scheint bei Sauerstoffmangel für die Atmung der Gewebe günstig zu sein, da Zufuhr von Salmiak den Ausbruch der Bergkrankheit verhindern soll. Eine weitere biologische Regulation besteht in der Steigerung der Knochenmarkstätigkeit, die zum Anstieg der Reticulocyten und Erythrocyten führt; diese können auf das Doppelte vermehrt sein. Mit diesen Regulationen allein würde jedoch noch keine Akklimatisation erfolgen. Das hauptsächliche Organ, durch das die Akklimatisation bestimmt wird, ist vielmehr das *Herz*, das im Tierexperiment nach der Akklimatisation ausgesprochene *Hypertrophie* aufweist.

Asphyktische Zustände, „Bergkrankheit" und die zugehörigen akuten Regulationen — daneben langsam einsetzende Akklimatisationserscheinungen entstehen auch unter der akuten und chronischen Wirkung von *Atmungs- und Blutgiften.*

Sauerstoffmangel allgemeiner oder *örtlicher Natur*, dessen Bedeutung für den glücklichen oder unglücklichen Ausgang vieler Krankheiten bereits früher geschildert worden ist (s. S. 115), kann bekämpft werden durch *innere Sauerstoffersparnis* oder *Sauerstoffzufuhr.*

Auch die Arzneistoffe teilt man zweckmäßigerweise in solche ein, durch die die Ökonomie der Leistung erhöht wird, durch die also Sauerstoff gespart wird, wie z. B. am Herzen nach Strophanthintherapie, und in solche, durch die diese Ökonomie verschlechtert wird, wie z. B. am Herzen durch Adrenalin. Im Dienst der inneren Sauerstoffersparnis stehen auch das Herabdrücken des Fiebers (z. B. durch Antipyretica) und besonders der Gebrauch von Chinin. Auch die Behandlung der BASEDOWschen Krankheit mit Luminal und Prominal wäre hier einzuordnen.

Sauerstoff ist das fast unfehlbar wirkende Mittel bei Sauerstoffverarmung der Atemluft oder des Blutes, solange keine unheilbare Zerstörung lebenswichtiger Funktionen vorliegt. Er wird in Stahlbomben geliefert und kann von den Rettungsstationen und Feuerwachen angefordert werden. Das ist für Massenunglücke wichtig. Ein besonders findiger Arzt hat einmal 10 Verunglückte gleichzeitig mit Hilfe von Gummischläuchen, T-Stücken und Röhrchen, die in den Mund eingelegt wurden, an die gleiche Sauerstoffbombe angelegt. Die O_2-Zufuhr erfolgt gewöhnlich mittels *Nasen- und Mundkatheter*, mittels *festschließender Narkosemaske* oder Atemschutzgerät oder mit *Sauerstoffzelten* und *Sauerstoffsäcken*, besonders aber im rhythmischen Einblasen von O_2 nach *Intubation*.

Durch geeignete Technik muß man dafür sorgen, daß das Gas auch tatsächlich in *hoher Konzentration ununterbrochen* und *genügend lange* eingeatmet wird. 6—8 Liter pro Minute sind die üblichen Mengen, entsprechend täglich bis zu 30000 Liter. Es gibt Patienten, die nach kürzester Zeit cyanotisch werden, wenn man ihnen weniger zuführt, und die sofort die Cyanose verlieren, wenn man richtig dosiert. Nur in Notfällen empfiehlt es sich, Sauerstoff intermittierend einatmen zu lassen, z. B. 10 Minuten Atmen, 10 Minuten Pause.

Der im hochkomprimierten Zustand befindliche Sauerstoff hat schon oft zu Explosionen geführt. Sogar im kalten Zustand, z. B. durch Umstürzen, können solche Flaschen ähnlich einer Granate in viele kleine Stücke zerspringen. Bei zu heftiger Öffnung des Ventils kann Selbstentzündung leicht brennbaren Materials, sogar des Eisens eintreten, besonders, wenn Öl oder Fett am Ventil der Flasche vorhanden ist. Durch Hitzeentwicklung kann jetzt die Flasche zerknallen. Die Ventile sind daher vorher mit trockenem Lappen zu reinigen oder besser *Sauerstoffventile* zu benutzen. Ähnliches ist bei Vorratsflaschen von Wasserstoff, Acetylen, Ammoniak-Luftmischungen und auch bei der Druckluft zu berücksichtigen.

Man wird Sauerstoff in allen Fällen von Anoxämie versuchen. Man wird ihn aber besonders dann anwenden, wenn infolge Sauerstoffmangels mit Blutungen und degenerativen Veränderungen in Gehirn und Herz zu rechnen ist; das ist bei vielen *Narkose-*, *Kollaps-* und *Schockzuständen* der Fall; O_2 kann hierbei prompter und nachhaltiger wirken als irgendein sog. Analepticum.

Der reine Sauerstoff führt, wenn er im Experiment über Tage zugeführt wird, schon bei Atmosphärendruck bei den meisten Laboratoriumstieren durch Schädigung des ungeschützten Lungenepithels zu entzündlichen Lungenveränderungen. Das trifft auch für den Menschen zu, wenn bereits entzündliche Lungenveränderungen vorliegen oder die Zufuhr reinen Sauerstoffs länger als 6—12 Stunden durchgeführt wird. Er besitzt beim Menschen eine besonders starke Giftwirkung, wenn er unter höherem Druck eingeatmet wird. Bei 3 Atmosphären treten schon nach $^3/_4$ Stunden krampfhafte Zuckungen in den Beinen auf (BORNSTEIN), später kann es zu Krämpfen kommen. Benutzt man dagegen die übliche, nicht enganliegende Gesichtsmaske, so wird der reine Sauerstoff durch die beigemengte Luft so verdünnt, daß eine Giftwirkung nicht auftreten kann. Mit solchen Erscheinungen ist auch bei Überdruck nicht mehr zu rechnen, wenn weniger Sauerstoff in Stickstoff oder Luft oder neuerdings, um die Gefahr der Caissonkrankheit auszuschalten, in Helium eingeatmet wird.

Paradoxe O_2-Wirkung. Anoxämie wirkt nebenher intensiv auf die Chemoreceptoren des Sinus caroticus; dies hat zur Folge, daß nach langanhaltender hochgradiger Anoxämie — zuerst bei Fliegern beobachtet — eine Einatmung von O_2 zu sofortiger Bewußtlosigkeit führen kann.

Zufuhr von Sauerstoff ist nicht nur wichtig bei Sauerstoffarmut der Atemluft, sondern auch bei mechanischer Verlegung der oberen *Luftwege* (durch Krampf oder Schwellung des Larynx, durch Stenosen, Tumoren oder bei aspirierten Fremdkörpern), durch Verlegung der *feineren Luftwege* (Bronchialspasmen, Pneumonose, Pneumonie), oder durch Verlegung der *Alveolen* selbst (nach Lungenreizstoffen, bei Lungenödem, Ertrinken u. a.), auch bei Emphysem.

Diese Formen der Anoxämie sind dadurch ausgezeichnet, daß gleichzeitig eine Ansammlung von CO_2 im Blute stattfindet. Das hier beobachtete Bild der Atemnot unterscheidet sich daher grundsätzlich von dem der reinen Anoxämie. Es entsteht nicht wie bei Sauerstoffmangel der angenehm betonte Rauschzustand, sondern der mit Angstgefühlen verbundene schwere Lufthunger, der für Überladung mit CO_2 kennzeichnend ist (s. S. 414), sofern nicht, wie bei der zentralen Atmungslähmung, infolge der gleichzeitigen Lähmung der Großhirnrinde andere Allgemeinsymptome in den Vordergrund treten.

Das soll indessen nicht darüber hinwegtäuschen, daß auch in diesen Fällen die Anoxämie ihre verheerende Wirkung auf die Struktur des Zentralnervensystems und des Herzens ausüben kann. Dabei ist zu berücksichtigen, daß eine Verminderung der Sauerstoffsättigung des Hämoglobins auf 85—80% dem Leben in einer Höhe von 4000 m entspricht. Unter solchen Umständen muß man mit Erscheinungen der Höhenkrankheit (s. o.) rechnen, die sich der eigentlichen Krankheit aufpfropfen, und die die Wendung zum Schlimmeren herbeiführen können. Therapeutisch ist daher in allen schweren Fällen eine *Sauerstoffzufuhr* nötig.

O_2 wird aus verschiedenen Gründen nicht in allen Fällen wirksam sein; es sollte indessen als Regel gelten, daß Sauerstoffinhalation versucht wird, sobald Erscheinungen der Anoxie vorliegen. Bei schwerem Lufthunger, z. B. bei Lungenödem, kann Sauerstoff eine zauberhafte Wirkung besitzen und die schweren Erregungszustände momentan beseitigen.

Auch in der Rekonvaleszenz verlangen solche Patienten immer wieder nach Sauerstoff. Zur Beruhigung hat man ihnen dann Sauerstoff, in kleine Luftkissen gefüllt, zum Einatmen gegeben (MINKOWSKI).

Eine weitere Form des Sauerstoffmangels entsteht durch alle Veränderungen des Blutes, durch die der Sauerstofftransport leidet *(anämische Anoxämie)*. Hierbei mag es sich um eine Verminderung der Erythrocytenzahl, des Hämoglobins oder um eine Bildung von *Methämoglobin* oder *CO-Hämoglobin* handeln. Die dabei einsetzenden Allgemeinreaktionen können in vielen Einzelheiten an die Höhenkrankheit und die Akklimatisation erinnern.

Die Wirkung der Sauerstoffinhalation bei anämischen Anoxämien ist unsicher, indessen nicht aussichtslos. In diesen Fällen ist das funktionsfähige Hämoglobin beim Verlassen der Lunge vollständig mit Sauerstoff gesättigt. Eine zusätzliche Sauerstoffwirkung kann nur dadurch eintreten, daß bei höherem Partialdruck dieses Gas in vermehrter Menge im Plasma gelöst wird. Schüttelt man 100 ccm Blut mit Luft oder mit reinem Sauerstoff, so nehmen die roten Blutkörperchen in jedem Falle 20 ccm Sauerstoff auf; der beim Schütteln *physikalisch im Plasma gelöste Sauerstoff* beträgt im ersten Falle 0,6 ccm, im letzteren 3,0 ccm. Bei Sauerstoffüberdruck können im Tierexperiment so große O_2-Mengen im Plasma gelöst werden, daß eine tödliche CO-Vergiftung überstanden wird.

Auch bei jeder *zentral* (durch Narkotica, Stickgase, Toxine u. a.) oder *peripher* (Curare u. a.) ausgelösten *Lähmung der Atmung* ist Sauerstoffzufuhr wirksam, auch u. U. unter Zusatz von 5% CO_2 (s. S. 413).

Demgegenüber wird die Anoxämie infolge *lokaler* oder *allgemeiner Kreislaufstockung* auf Sauerstoffzufuhr nicht ansprechen, wenn nicht gleichzeitig eine mangelnde Sauerstoffsättigung des arteriellen Blutes vorhanden ist. Auch die Erstickung durch *Lähmung der Gewebsatmung* (Blausäure) wird durch Sauerstoff wenig beeinflußt.

O_2 wird neuerdings auch bei starkem *Meteorismus* (z. B. bei paralytischem Ileus) angewandt: die Darmgase bestehen hier hauptsächlich aus Stickstoff, der mit dem Stickstoff der Atmungsluft im Gleichgewicht steht und der bei O_2-Atmung (75—90%) allmählich den Körper verläßt.

c) Stickgase.

Kohlenoxyd ist die häufigste Ursache der gewerblichen Vergiftungen und es wird allzuoft als Selbstmordmittel verwandt. Es entsteht überall dort, wo

Kohle oder kohlenstoffhaltige Stoffe unvollständig verbrennen, sei es durch Schwelen, offenes Brennen oder Explosion.

Es kommt vor im Leuchtgas (3—15%), im Wassergas ($H_2 + CO$), das in der chemischen Industrie vielseitig verwendet wird, in den Abgasen von Kohlenöfen, Gasbrennern, Explosionsmotoren und in vielen industriellen und gewerblichen Betrieben. Beim Laufenlassen des Motors in einer geschlossenen Garage kann in 10 Minuten die tödliche Konzentration von 0,2—0,3% entstehen. Ähnliche Konzentrationen findet man in der Nachbarschaft von Brandherden.

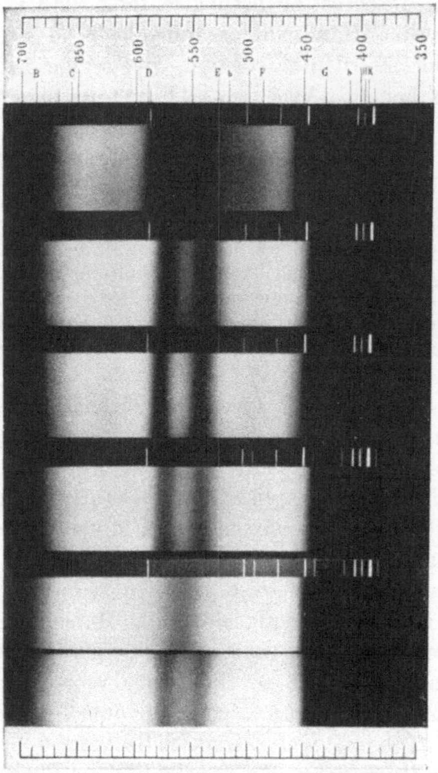

Bei der Detonation von Brisanzmunition kann in den Sprenggasen bis zu 50% CO auftreten. 1 kg Sprengstoff entwickelt nämlich 400 Liter CO; es kann sich z. B. nach Bombentreffern über beträchtliche Entfernungen im Erdboden verbreiten, dort auch über Tage hängen bleiben und langsam herausdiffundieren. Merkwürdig ist das Auftreten von CO bei der Oxydation des Leinöls, und zwar unter gleichzeitigem Verbrauch des Luftsauerstoffs; ein mit frischem Ölanstrich versehener Schiffsraum enthielt 2—3% CO und nur 2—3% O.

CO in reiner Form ist geruchlos, unsichtbar und ohne Reizwirkung. Beim Bruch von Leuchtgasrohren können die stinkigen Bestandteile des Leuchtgases im Erdreich absorbiert werden, so daß reines CO in die Wohnungen eindringt. Es verrät sich dann nur durch die Zeichen der Vergiftung.

Nachweis. CO-Hämoglobin ist ausgezeichnet durch 2 Absorptionsstreifen mit der maximalen Absorption bei Wellenlänge 567 und 542 $\mu\mu$ gegenüber den charakteristischen Streifen des O-Hämoglobins bei 577 und 542 $\mu\mu$. Nach Zusatz von frischem Schwefelammonium bleibt CO-Hb im Gegensatz zu O-Hb unreduziert. Bei dieser Probe werden die Streifen des CO-Hb verdunkelt durch das gleichzeitig vorhandene reduzierte Hb (Abb. 113).

Abb. 113. CO-Blut im Vergleich zu normalem Blut (Verdünnung 1 : 70, 1 : 200, bei den reduzierten Blutproben 1 : 200), normales Blut (2, 4 und reduziert 6), CO-Blut (3, 5 und reduziert 7). [Nach ROST: Arb. Reichsgesundh.-Amt 32 (1909).]

LESCHKE empfiehlt das folgende einfache Vorgehen: „Man nimmt dem Vergifteten sofort Blut ab und verdünnt es mit der 5—10fachen Menge Wasser. Einen Teil der Blutlösung füllt man in eine Flasche, und zwar möglichst voll, damit wenig Kohlenoxyd entweicht, den anderen Teil — oder jedes beliebige andere Menschen- oder Tierblut — benutzt man zum Kohlenoxydnachweis in der Außenluft. Das geschieht in einfacher Weise dadurch, daß man durch die mit Wasser 10fach verdünnte Blutlösung möglichst viel Luft mit einem Gummigebläse durchpumpt, wie es jeder Arzt an seinem Blutdruckapparat besitzt. Je mehr Luft hindurchgepumpt wird (was durch jede Hilfsperson geschehen kann), um so größere Mengen von Kohlenoxyd werden vom Blutfarbstoff absorbiert."

Kohlenoxyd lagert sich nach der *Einatmung* an das Hämoglobin an, unter Auftreten von CO-Hämoglobin. Die Bindung des CO ist darin rund 300mal stärker als die des Sauerstoffs. Die Wiederabspaltung des Kohlenoxyds geht daher nur langsam vor sich. Auch nach einer zu Bewußtlosigkeit führenden Vergiftung ist indessen das Kohlenoxyd bei zweckmäßiger Behandlung am nächsten Tage wieder *ausgeatmet,* das Hämoglobin wieder intakt, so daß nach den Erfahrungen aus gewerblichen Betrieben gegen 90% der Betroffenen und mehr nach einer solchen Vergiftung am nächsten Tage wieder bei der Arbeit sind. Nur 10% haben Nachkrankheiten.

Bei *hohen Konzentrationen* von Kohlenoxyd genügen wenige Atemzüge zur tödlichen Vergiftung. So stürzte WITTE im Selbstversuch nach 3 Atemzügen bewußtlos hin und konnte erst nach ½stündiger Sauerstoffbeatmung wieder ins Leben zurückgerufen werden

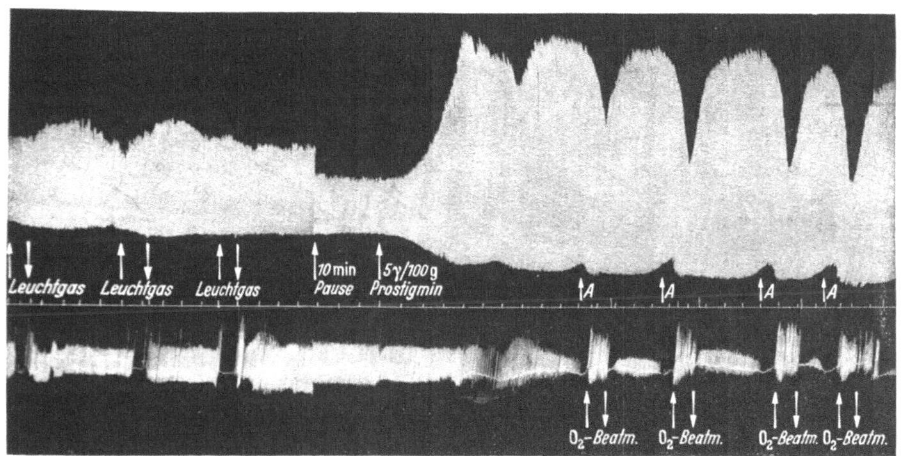

Abb. 114. Myogramm der Mm. masseter der Ratte nach Leuchtgaserstickung und Prostigmin. Avertinnarkose. Minuten- und Atmungsregistrierung. Pause = Kymographionstillstand. Reizfrequenz: 1 Hz (Induktorium). Man beobachte die anfallsweise auftretenden Kollapszustände, sichtbar an der einsetzenden Muskelschwäche, die jedesmal durch O₂-Beatmung behoben werden. (Nach VEIGEL 1950.)

(TREMBUR). Auch in Explosionsschwaden muß man mit der Anwesenheit hoher CO-Konzentrationen rechnen. Solche selbst blitzartig verlaufenden Todesfälle werden leicht verwechselt mit psychischem Schock, auch mit Vergiftung durch Blausäure, Benzol u. a., sogar mit urämischen und epileptischen Anfällen oder mit Apoplexien.

Weit wichtiger sind die Fälle, in denen eine *langsame Aufnahme* der tödlichen Dosis erfolgt. Die kritische Konzentration von CO in der Atemluft bei einstündiger Einwirkungszeit beträgt etwa 0,1%. Dem entspricht eine CO-Sättigung des Hämoglobins von etwa 25%. Es ist hier ein deutliches Schwellenphänomen nachzuweisen, denn die Hälfte dieser Konzentration, also etwa 0,05% macht innerhalb einer Stunde überhaupt keine Beschwerden, vielleicht etwas Kopfschmerz, Mattigkeit und Unbehagen, sowie eine auffällige *Leistungsverminderung,* die übrigens für das Frühstadium vieler Vergiftungen charakteristisch ist. — Arbeitende Personen sind stärker gefährdet als Personen in Ruhe.

Die ersten Vergiftungserscheinungen treten auf, wenn etwa 30% des Hämoglobins mit CO gesättigt sind: Kopfschmerz, Schwindel, Erbrechen u. a. Bei zunehmender Vergiftung tritt *Atemnot* hinzu, später auch eine eigentümliche *Muskelschwäche,* meistens schon bei getrübter Verstandestätigkeit, der den Betroffenen daran hindert, den Raum zu verlassen. Erst bei etwa 50% CO-Hämoglobin setzt dann *tiefe Bewußtlosigkeit* mit allen Folgen schwerer Anoxämie (s. S. 467), bei 60—70% Tod durch Erstickung ein.

Besondere Krankheitsbilder zeigen sich bei *Mischvergiftungen*, z. B. durch Auspuffgase oder Brandgase. Hier sind neben CO noch CO_2, SO_2 u. a. anwesend.

Behandlung. Liegt bei einem Leuchtgasvergifteten eine *einfache Bewußtlosigkeit* vor und ist die Atmung in Ordnung, so genügt es, den Patienten an die frische Luft zu bringen. Ist indessen die Atmung erloschen und der Herzschlag nicht mehr festzustellen, so kann wie bei anderen Unglücksfällen (Ertrinken, Verschüttung, elektrischer Strom, Vergiftung durch Schlafmittel, Alkohol, Morphium u. a.) ein *Scheintod* vorliegen. Dieser kann bis 24 Stunden andauern. Liegen also nur *unsichere Zeichen des Todes* vor: Stillstand der Atmung und Fehlen des Herzschlages, so muß *künstliche Atmung* zur *Ausatmung des Kohlenoxyds* und zur *Sauerstoffversorgung* gemacht werden. Diese wird so lange fortgesetzt, bis der Patient wieder genügend atmet oder bis die *sicheren Zeichen des Todes* eintreten (Totenflecke, Totenstarre, Körpertemperatur unter 24°, Gerinnung des Blutes und andere Leichenerscheinungen).Man kann im allgemeinen damit rechnen, daß Totenflecke und Totenstarre $^1/_2$ Stunde nach dem sicheren Tode sich ausprägen.

Die künstliche Atmung ist durch kein Medikament zu ersetzen und ist in jedem Fall von Atmungsstillstand genügend lange durchzuführen. Sie kann wesentlich unterstützt werden durch die Einatmung von reinem Sauerstoff (Abb. 114) oder besser durch 5% CO_2—O_2-Gemische (Abb. 115), da nämlich die Ausscheidung von CO abhängig ist von der Größe der Ventilation.

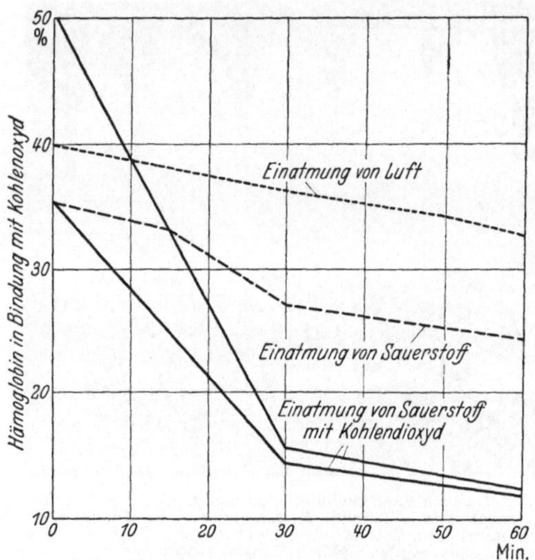

Abb. 115. Abrauchen von CO aus dem Blut bei Einatmung verschiedener Gase. (Nach HENDERSON.)

Zur etwaigen medikamentösen Behandlung stehen *Lobelin* (siehe S. 333), *Weckmittel* wie Coramin (s. S. 332), *Gefäßmittel* wie Sympatol (s. S. 316) und *Herzmittel* wie Strophanthin (s. S. 287) zur Verfügung. 1—3 ccm Cardiazollösung i.v. macht dagegen Krämpfe (Diagnosticum!). Ein Aderlaß käme nur bei etwaiger zentraler Blutung oder bei Hirnödem in Frage. Infusion von Kochsalzlösung würde ein solches Hirnödem u. U. verstärken oder dieses sogar auslösen. Morphin und alle Opiate sind gegenindiziert (CLOETTA).

Nach Wiedereinsetzen der Atmung kann der Patient an *Nachkrankheiten* erkranken. Gefürchtet ist die häufig durch Abkühlung verursachte *Bronchopneumonie*. Eigentümlich sind die als Folgen von Capillarschädigung eintretenden *Blutungen* in Haut — hier auch mit Blasenbildung einhergehend — und Schleimhäuten, aber auch in den inneren Organen. Diese entstehen frühestens 10—12 Stunden nach Ablauf der akuten Vergiftung, oft erst nach 3—5 Tagen. Von seiten des Gehirns beobachtet man außer gelegentlichen *pallidären Symptomen psychische Störungen* der verschiedensten Art. Die Erfahrung hat gelehrt, daß in vielen gerichtlichen Fällen, wenn ein vorher Gesunder eine unverständliche Handlung begeht, häufig eine gewerbliche Vergiftung vorliegt. Hierbei steht Kohlenoxyd an erster Stelle — dann Quecksilber-, Blei-, Bleitetraäthyl- und Benzolvergiftungen. Nach der Kohlenoxydvergiftung selber besteht in der Regel eine vollständige *Amnesie*.

Bei der ärztlichen Versorgung eines Kohlenoxydvergifteten wird häufig unterlassen die *Zufuhr von frischer Luft* und das *Verstopfen der Kohlenoxydquelle*. Auch darf man den Vergifteten *keine Nahrung* reichen, da diese sich leicht verschlucken. Es entstehen weiter Unglücksfälle dadurch, daß die Betroffenen, die *sehr schwach* sind, bei Gehversuchen hinstürzen. Auch muß die *Gefahr der Explosion* in Rechnung gestellt werden.

Als **„chronische Kohlenoxydvergiftung"** wird eine Erkrankung beschrieben, die nach ständiger oder sich rasch wiederholender Einatmung geringer CO-Mengen entstehen soll. Die Erscheinungen sollen äußerst vielgestaltig sein, und nahezu jedes psychische und periphere Symptom soll dabei auftreten können. Kohlenoxydkonzentrationen unter 0,01 % sollen unwirksam sein und nach Entfernung aus der Gasatmosphäre soll vollständige Erholung eintreten. Die Möglichkeit einer solchen chronischen CO-Vergiftung, sofern nicht zeitweise erhebliche Mengen von Kohlenoxyd im Blut nachweisbar sind, oder sofern nicht deutliche Erscheinungen der Akklimatisation vorliegen, ist sehr umstritten und wird von den meisten Sachverständigen abgelehnt. — Indessen ist bei Fliegern festgestellt worden, daß — bei oft wiederholten Flügen in größeren Höhen — sich allmählich Gehirnveränderungen entwickeln können.

Blausäure, HCN, entsteht aus Cyanalkalien durch Einwirkung von Säuren. Schon der Kohlensäuregehalt der Luft macht Blausäure aus den Salzen frei.

Blausäure ist weit verbreitet in Pflanzensamen (Kürbis, Pflaumen, Äpfeln, besonders in bitteren Mandeln). Diese enthalten *Amygdalin*, das mit Hilfe des Fermentes Emulsin in Blausäure, Bittermandelöl und Zucker gespalten wird. Blausäure wird technisch viel angewandt, besonders in der Goldindustrie und bei der *Schädlingsbekämpfung*, ist auch in vielen *Silberputzmitteln* enthalten. Die tödliche Dosis für den Menschen beträgt ungefähr 50 mg. Sie kann mit einem einzigen Atemzug in den Körper gelangen. Von bitteren Mandeln sind 60 Stück beim Erwachsenen tödlich gewesen. Die letale Dosis von KCN wird mit 0,2—0,3 g angegeben; die Vergiftung verläuft hier langsamer als nach Blausäure; auch durch die Haut sind tödliche Vergiftungen möglich.

Geringe Konzentrationen von Blausäure verraten sich durch *Kratzen im Hals*, später angeblich, aber nicht bei allen Menschen, im *Geruch nach bitteren Mandeln.* Bei genügend *hohen Dosen* kommt es zur *Erregung des Atmungszentrums*, verbunden mit Angstzuständen, Schwindel, Erbrechen und gelegentlich mit Atemkrämpfen. Wird die *tödliche Dosis* rasch inhaliert, so kann der Betroffene wie vom Blitz getroffen zusammenstürzen *(apoplektiforme Vergiftung).*

Die Vergiftung beruht nicht auf der geringfügigen Bildung von Cyanhämoglobin im Blut, sondern auf einer spezifischen *Lähmung des Häminatmungsferments* (s. S. 475) der Gewebszelle. Diese ist nicht mehr imstande, den ihr reichlich angebotenen Sauerstoff aufzunehmen. Das Oxyhämoglobin passiert also unzersetzt das Capillargebiet und das venöse Blut wird arteriell. Auch das Leichenblut ist kirschrot. Bei solchen histiotoxischen Stoffen ist daher Sauerstoffzufuhr wenig wirksam.

Sofern der Betroffene eine schwere akute Vergiftung überlebt, so können in seltenen Fällen chronische Folgen dieser inneren Erstickung ebenso zurückbleiben wie bei anderen Formen des Sauerstoffmangels (degenerative Vorgänge in der Ganglienzelle, Verschwinden der Nisslschen Schollen, Blutungen im Hirnstamm).

Die Behandlung der apoplektiformen Vergiftung ist nahezu aussichtslos. Ist indessen das Gift in den Magen gelangt, so wird man durch Magenspülung, auch unter Zusatz von 3%igem Wasserstoffsuperoxyd oder etwas Kaliumpermanganat oder von Kohle zur Spülflüssigkeit eine Entgiftung versuchen. Daneben sollte man genügend Sorge tragen für das Atmungszentrum (Sauerstoffbeatmung), und für den Kreislauf (Cardiazol- und Adrenalingruppe).

Die *sicherste Methode* der Entgiftung besteht indessen in der *Erzeugung von Methämoglobin*: dieses hat stärkere Affinität zu HCN als das Hämin-Atmungsferment und geht mit ihm eine ungiftige Verbindung ein. Am exaktesten läßt sich die Methämoglobinbildung beherrschen mit Hilfe von *Nitriten.*

Verwendet wird in erster Linie *Natrium nitrosum* (0,3 g in 10 ccm Wasser langsam i.v., in Abständen von je 10 Minuten eventuell mehr); daneben wird Inhalation von *Amylnitrit* (15—30 Tropfen pro Minute) empfohlen. Von sonstigen Methämoglobinbildnern kommt Methylenblau (10—40 ccm einer 1%igen Lösung) in Betracht. Empfohlen wird weiter die i.v. Injektion von 10—20 ccm einer 10%igen Lösung von Natriumthiosulfat oder von kolloidem Schwefel zwecks Entgiftung der Blausäure zu Rhodansalzen. Auch mit Dioxyaceton (Forst) und mit Insulin-Traubenzucker läßt sich eine gewisse Entgiftung erzielen.

Blausäure ist eines der wichtigsten Schädlingsbekämpfungsmittel und dient z. B. zur Durchgasung von Mühlen, Schiffen, auch zum Pflanzenschutz, hierbei ist seine Toxizität zu berücksichtigen. Es ist in letzter Zeit durch das sog. T-Gas ersetzt worden; dieses ist Äthylenoxyd, $(CH_2)_2O$, das eine hohe Giftigkeit für tierische Schädlinge, eine geringere für den Menschen besitzt (Leberschäden); in Mischung mit Luft ist es hochexplosibel.

Schwefelwasserstoff, H_2S, entsteht außer in chemischen Laboratorien bei Fäulnis von Eiweißkörpern. Die Muttersubstanz sind das Cystin, Methionin u. a.

Daher findet es sich in Darmgasen, faulen Eiern, Kloaken (2—8%), Lohgruben (8—13%) und gelegentlich auch in Brunnenschächten.

Eine Konzentration von 0,2% wirkt nach wenigen Atemzügen tödlich. Die Vergiftung verläuft apoplektiform wie die durch Blausäure (coup de plomb). In solchen schweren Fällen findet man im Blut spektroskopisch die Absorptionsstreifen des Sulfhämoglobins (s. S. 466). Die Ursache des Todes ist nicht diese Veränderung des Hämoglobins, sondern eine unmittelbare Lähmung der *lebenswichtigen Zentren* oder die Vergiftung des Atmungsferments.

Schwefelwasserstoff wird zum Teil durch die Lunge wieder ausgeatmet. Es ist aber bemerkenswert, daß die durch Bleipapier nachweisbare Ausscheidung mit der Atmungsluft nur so lange anhält, als Schwefelwasserstoffwasser in gesättigter Lösung in einer Dosis von 4 ccm in der Minute einem Hunde i.v. injiziert wird. Wenige Minuten nach Schluß der Injektion ist die Atmungsluft frei von Schwefelwasserstoff. Dieser wird nämlich nach der Einatmung rasch zu Sulfaten oxydiert und damit ungiftig.

Niedrige Konzentrationen unterscheiden sich von der Blausäure durch starke örtliche Reizwirkung. Weit unterhalb der letalen Mengen beobachtet man daher Speichelfluß, Conjunctivitis, Bronchitiden und selten sogar Lungenödem. Diese örtliche Reizwirkung steht auch bei der *gewerblichen chronischen Vergiftung* im Vordergrund. Schwächezustände, Gewichtsverlust, Anämie durch Hämatinzerstörung können hinzutreten. Merkwürdigerweise beobachtet man bei einzelnen Personen keine Gewöhnung, sondern eine Überempfindlichkeit nach wiederholter Einatmung.

Anhang. *Schwefelkohlenstoff*, CS_2, ein viel verwendetes Lösungsmittel der Chemie, besonders der Kautschukindustrie, wirkt in hoher Konzentration narkotisch. Gefährlicher ist die gewerbliche *chronische Vergiftung*. Er ist ein schweres Gehirn- und Nervengift. Neben Polyneuritis und Degeneration der Sehnerven finden sich die verschiedensten zentralen und psychischen Störungen, die häufig dauernd bestehen bleiben und auf Degeneration der Ganglienzellen beruhen. Daneben ist CS_2 ein schweres *Nierengift* (Urämie).

5. Die weißen Blutkörperchen.

Die weißen Blutkörperchen (Leukocyten) werden ihrer Herkunft entsprechend eingeteilt in *drei* verschiedene Gruppen:

a) Granulocyten.

Dem Knochenmark entstammen die Granulocyten. Die Granulocyten bilden die Hauptmasse im weißen Blutbild (60—70%); sie zeichnen sich durch eine Granulation im Protoplasma aus, die durch die Oxydasereaktion noch deutlicher werden kann.

Ihre Vorstufen im Knochenmark sind Myeloblasten und Myelocyten, die bei Massenausschüttung von Granulocyten, oder bei Störung des Reifungsvorgangs mit in die Blutbahn ausgeschwemmt werden, und die sich daher auch bei der *myelogenen Leukämie* finden.

Die Granulocyten gliedern sich in 3 Untergruppen, und zwar in Neutrophile, in Eosinophile und Basophile. Von ihnen sind in biologischer Hinsicht die polynukleären Neutrophilen die wichtigsten. Sie enthalten im Jugendstadium eine einzige Kernmasse, die sich beim Altern immer mehr, bis zu 6 Läppchen, aufteilt. Bei Mehrausschwemmung treten die Jugendformen vermehrt auf, mit ein oder zwei Kernlappen. Man spricht dann von einer *Linksverschiebung.* Enthält das weiße Blutbild mehr gealterte Zellen, so liegt eine *Rechtsverschiebung* vor.

Die Granulocyten bilden die *Kampftruppe* unter den weißen Blutkörperchen. Sie sind amöboid beweglich, sind als Phagocyten wirksam, indem sie unter dem Einfluß unspezifischer und spezifischer Opsonine die Bakterien in sich aufnehmen. Sie sezernieren Proteinasen, die ähnlich wie Trypsin wirken und die z. B. bei der Auflösung des Fibrins und bei der Verflüssigung von Infiltraten wirksam sind. Sie sezernieren auch Lipase und andere Verdauungsfermente, sie beteiligen sich beim Fetttransport, bei der Involution des Uterus nach der Geburt und bei vielen anderen Rückbildungsvorgängen.

Durch diese Eigenschaften werden die Granulocyten befähigt, bei der Abwehr gegen Infektionen aktiv einzugreifen. Das Mehrauftreten jugendlicher Formen, d. h. die Linksverschiebung, ist dabei als besonders günstig zu betrachten.

Der besondere biologische Sinn der Eosinophilen und Basophilen ist unbekannt. Die ersteren sind für die Diagnose von allergischen Zuständen wichtig. Man nimmt an, daß sie bei der Verteidigung gegen artfremde Proteine eine Rolle spielen.

Das weiße Blutbild ist bei dem einzelnen Menschen gekennzeichnet durch rasch einsetzende Veränderungen. *Leukocytose* findet sich während der Verdauung, nach schwerer körperlicher Anstrengung, auch unter der Geburt, nach Krampfgiften und entsteht dann durch Entleerung der Blutspeicher oder durch Eröffnung neuer Capillaren. Das vermehrte Auftreten bei örtlichen und allgemeinen Infektionen beruht auf der chemotaktischen Wirkung bestimmter Stoffwechselprodukte (s. S. 114). *Leukopenie* dagegen gilt als toxisches Zeichen.

Die *Agranulocytose* ist ein sehr seltener, aber lebensbedrohender Zustand, der gewöhnlich durch toxische Wirkung auf das Knochenmark, seltener als allergische Reaktion ausgelöst wird, z. B. nach lange fortgesetztem Gebrauch von Pyramidon und Pyramidonmischpulvern, Thiouracilderivaten, Arsen und Goldpräparaten, Sulfonamiden (s. S. 557) und vielen anderen; gelegentlich genügt die therapeutische, auch einzige Dosis solcher Medikamente. Die klinischen Erscheinungen sind oft schlagartig: Mattigkeit, Schüttelfrost, Kopfschmerz, gelegentlich auch Nasenbluten und häufig verbunden mit *Angina* und sogar mit schweren, durch Infektion komplizierten *Ulcerationen im Hals.* Im Blutbild, das allein die Diagnose ermöglicht, fehlen dann — auch unter Anstieg der Eosinophilen — die granulierten Leukocyten. In solchen Fällen versagen oft auch die anderen Knochenmarkfunktionen unter Auftreten von „*aplastischer Anämie*" (radioaktive Stoffe, Blei, Arsenikalien, Benzol, Sulfonamide u. a.), von *Thrombopenie* (Gold, Benzol, Arsenikalien, Dinitrophenol, Sedormid), selten auch von *Eosinophilen*-Mangel.

Zur Behandlung wird neben *Bluttransfusion* in erster Linie *Knochenmarkschutz* (Leberpräparate, Folinsäure) empfohlen. Bei komplizierenden Infektionen ist Penicillin nicht zu umgehen. *Nucleinsäurepräparate* wie Nucleotrat (2mal täglich 10 ccm der handelsfertigen 7%igen Lösung i.m.) werden mehrere Tage verabreicht, bis die erwünschte Knochenmarksreaktion eintritt. Die Wirkung aller dieser Verfahren ist durchaus umstritten, da allein die Entziehung der materia peccans, z. B. von Pyramidon, zur raschen Erholung des Knochenmarks führt.

Nach H. DENNIG sollte jeder Patient, der eine Agranulocytose durchgemacht hat, über die mögliche *Lebensgefahr* bei weiterer Anwendung von Medikamenten aufgeklärt werden, auch in Form eines *Merkblattes,* das jedem behandelnden Arzt vorzulegen ist.

In dieser Hinsicht ist ganz besonders das Selbstmedizinieren der Patienten zu verurteilen. Die Kenntnis der Pharmakologie wird demgegenüber den Arzt veranlassen, zurückhaltend zu sein bei der unnötigen Verordnung von Arzneistoffen, und diese nur dort anzuwenden, wo *ärztlich geboten,* in *ärztlich verordneter Dosis* und nur *solange als unbedingt notwendig.* Wachsam sei der Arzt gegenüber drohenden Nebenwirkungen; besonders oft ist eine Kontrolle des Blutbildes nicht zu umgehen.

b) Lymphocyten.

Die *Lymphocyten* entstammen dem lymphatischen Gewebe (Lymphfollikel, Tonsillen, Thymus u. a.) und erreichen das Blut auf dem Wege über die Lymphbahn.

Ihr Anteil beträgt 20—22% des weißen Blutbildes. Sie treten vermehrt auf im Höhenklima, bei trockener Hitze und als Nachwirkung akuter Infektionen. Man verbindet die Lymphocyten mit der *Heilphase* der Krankheit. In der Tat enthalten sie in hohem Maße

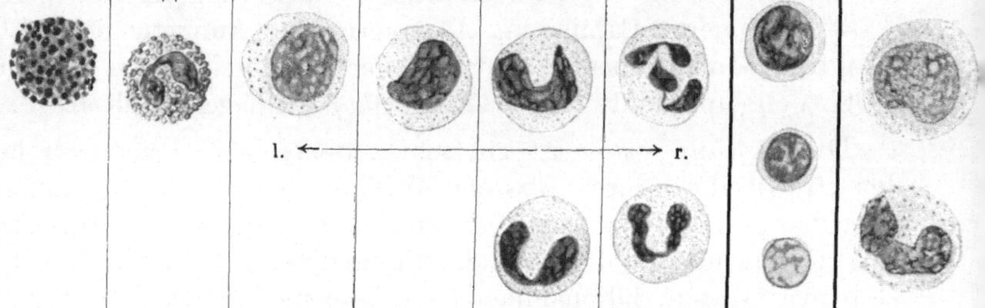

Veränderung des weißen Blutbildes (%) während einer Infektion	Zahl der Leukocyten	Basophile L.	Eosinophile L.	Granulocyten				Lymphocyten	Gr. Monocyten
				Neutrophile Leukocyten					
				Myelocyten	Jugendliche	Stabkernige	Segmentkernige		
Normal	←			60—70%			→	20—22%	5—7%
z. B. Normal	6000	1	2	—	—	4	63	23	6
Neutrophile Kampfphase	vermehrt	—	—	—	16	8	55,5	18	2,5
Monocytäre Abwehrphase	hoch normal	—	2	—	—	7,5	58,5	15	17
Lymphocytäre Heilphase	hoch normal	—	7	—	—	4	33,5	42,5	13
Fall von Agranulocytosis	4100	—	—	—	—	—	9	24	67

Abb. 116. Verhalten der Granulocyten und der nicht granulierten weißen Blutkörperchen bei Infektionen.

besondere Stoffe, sog. *Trephone,* durch die das Wachstum von Gewebszellen beschleunigt wird (CARELL). Die Lymphocytenvermehrung im Nachstadium einer Infektion gilt als *prognostisch günstig* (Abb. 116).

c) Monocyten.

Monocyten stammen wahrscheinlich gemeinsam mit den Histiocyten aus dem Retikuloendothel.

Vermehrtes Auftreten von Monocyten erfolgt in einem späteren Stadium der Infektion und bedeutet eine Überfunktion des Retikuloendothels. Neben Granulocyten und Retikuloendothel und Histiocyten sind auch die Monocyten phagocytär tätig. Der normale Anteil im weißen Blutbild beträgt 5—7%.

Es ist unbekannt, ob andere Grundeigenschaften des Retikuloendothels, wie Bildung von Bilirubin oder von Immunkörpern, bei ihnen erhalten sind. Dagegen liefern sie Proteasen, die in saurem Medium wirksam sind. Man stellt sich vor, daß sie dadurch auch bei schlechter Blutversorgung des infizierten Gebietes die Aufräumung der Gewebstrümmer übernehmen können. Man spricht von der *Abwehrphase* der Infektion.

Anhang.

Radioaktive Stoffe.

Radiumstrahlen wurden von BEQUEREL entdeckt und das Metall selbst durch das Ehepaar CURIE aus Uranpechblende gewonnen. Es zerfällt stufenweise unter Abgabe von negativ geladenen Elektronen (β-Strahlen) und positiv geladenen Heliumatomkernen (α-Strahlen), sowie von magnetelektrischen kurzen Wellenstrahlen (γ-Strahlen) in der folgenden Weise:

Radium $\rightarrow$ Radiumemanation $\rightarrow$ Radium A $\rightarrow$ B $\rightarrow$ C $\rightarrow$ D $\div$ u. a.

Halbwertzeit: 1580 Jahre 3,38 Tage 3,05 min 28,8 min 19,05 min

Die letzten Zerfallsprodukte, beginnend mit Radium D, sind wieder langlebige Elemente. Bei diesem Zerfall wird erhebliche Energie frei; 1 g Radium liefert 140 Calorien je Stunde, davon 92% α-Strahlen, 3,2% β-Strahlen, 4,8% γ-Strahlen. Ähnliche Zerfallsreihen entwickeln sich aus *Aktinium* und *Thorium*.

Obwohl alle Strahlenarten (α-, β-, γ-Röntgenstrahlen, Neutronen) im Prinzip die gleichen physiologischen Wirkungen haben, so sind doch die γ-Strahlen in erster Linie verantwortlich für die therapeutische Wirkung der radioaktiven Verbindungen. Sie entstehen aus dem metallischen Radium oder seinen Salzen durch Vermittlung der gasförmigen und daher flüchtigen Emanation. Eine starke und gleichmäßige lokale Radiumwirkung läßt sich daher nur erzielen, wenn das Radium in kleine, gasdichte Kammern eingeschlossen wird, in denen die Emanation sich langsam anreichert, bis ein Gleichgewicht zwischen sich bildendem und zerfallendem Radon, und damit zwischen Radium und Radon erreicht ist. Andererseits läßt sich mit einer konzentrierten Emanation, die in solchen gasdichten Kammern eingeschlossen wird, die gleiche Wirkung erzielen wie mit Radium.

γ-Strahlen, ebenso wie die nahe verwandten Röntgenstrahlen, die vom Gewebe absorbiert werden, verhalten sich völlig anders als die Lichtstrahlen. Sie vermögen nämlich wegen ihrer starken kinetischen Energie aus den absorbierenden Atomen Elektronen herauszuschlagen und mit erheblicher Energie davonzuschleudern. Diese Erscheinung bezeichnet man als den *photoelektrischen Effekt*. Die elektromagnetischen Wellen können aber auch gestreut werden. Dieser Vorgang besteht darin, daß ebenfalls ein Teil der Energie an das Elektron des absorbierenden Atoms weitergegeben wird, das dadurch fortgeschleudert wird. Ein anderer Teil der Energie der elektromagnetischen Welle indessen wird als längerwellige Strahlung weiterlaufen (Comptoneffekt), um ihrerseits andere Elektronen zu aktivieren.

Die davongeschleuderten Elektronen, mögen sie durch den photoelektrischen Vorgang oder durch den Comptoneffekt entstehen, werden im Gewebe auf Atome auftreffen, sie ionisieren, oder zu chemischen Umsetzungen anregen, wobei die Energie der Elektronen sich allmählich erschöpft.

Die weichen, langwelligen *Grenzstrahlen* wirken nur photoelektrisch und erlöschen durch Absorption, wenn sie erst eine kurze Strecke des Gewebes durchlaufen haben. Sie wirken daher rein oberflächlich.

Auch die Röntgenstrahlen wirken hauptsächlich photoelektrisch, obwohl die gebildeten Elektronen stärkere Durchschlagskraft besitzen als die Grenzstrahlen. 25% der Röntgenstrahlen geben indessen schon den Comptoneffekt. Man muß daher mit einer erheblichen Streustrahlung rechnen.

Die energiereichsten Strahlen sind die γ-Strahlen. Sie liefern nur Compton-Ionen, deren Reichweite besonders groß ist.

Die *örtliche Wirkung* von Röntgen- und γ-Strahlen besteht in einer *Wachstums-hemmung*, bei höherer Energiezufuhr in einer *Verbrennung* des Gewebes und Aus-bildung schlecht heilender Ulcerationen (Röntgenulcera); die Wirkung richtet sich in erster Linie gegen den *Zellkern*, genauer gesagt gegen dessen *Chromosomen*. Wahrscheinlich werden durch die strahlende Energie lokale *Mutationen* ausgelöst und zwar bei einer bestimmten Röntgendosis unabhängig davon, ob man diese Dosis in 10 Minuten oder in 100 Stunden zuführt. Daraus schließt man, daß auch kleine Röntgendosen *irreparable* Störungen der Chromosomen setzen können, die, oft wiederholt, sich addieren und bei bestimmter Gesamtdosis manifest werden. Besonders empfindlich sind junge, lebhaft wachsende Zellen, wie Leukocyten und insbesondere *Lymphocyten* (Lymphosarkom, Endotheliom), weiter die *Schleimzellen der Mundhöhle*, sowie die männlichen und weiblichen *Geschlechtszellen*. Am Auge wird Reizung der Conjunctiva und *Katarakt* beob-achtet. Es gibt indessen auch *reparable* Wirkungen der strahlenden Energie wie das *Hauterythem*.

Die *Allgemeinwirkung* von Radium und von Radiumemanation muß scharf unterschieden werden. *Radiumsalz* wird auf Grund seiner Ähnlichkeit mit Ca, Ba und Pb im Knochensystem abgelagert und ist dort noch nach Jahren nach-weisbar. Radium hat daher eine stark *kumulierende* Wirkung. Es wird aber ebenso, wie Ca, Ba, Pb, durch Säuerung des Körpers (Salmiak) vermehrt aus-geschieden.

Radiumemanation wird als Gas eingeatmet und verläßt den Körper mit der Atemluft, größtenteils in wenigen Minuten. Nur die Zerfallsprodukte der Emanation bleiben etwas länger im Körper zurück, bevor sie wirkungslos sind. Um eine Allgemeinwirkung zu erreichen, sind daher, auf den Strahlungswert berechnet, ungleich höhere Mengen von Emanation oder von anderen kurzlebigen radioaktiven Elementen als von langlebigem Radiumsalz notwendig. Dementsprechend unterscheidet man in der Balneologie die *Emanationsbäder*, wie in *Brambach* und *Oberschlema* von den eigentlichen *Radiumbädern*, wie in *Heidelberg*.

Auch die Allgemeinwirkung der Stoffe der Radiumgruppe trifft in erster Linie den unter ihrer Wirkung zerfallenden Zellkern; außer einer Diurese findet sich eine *Mehrbildung* und *Mehrausschwemmung von Harnsäure*; daraus werden irrtümlicherweise auch die wich-tigsten Indikationen der Radiumbäder wie Rheumatismus, Gelenkerkrankungen und Neuralgien abgeleitet, deren wissenschaftliche Begründung vielmehr durchaus ungeklärt ist.

Die therapeutische Dosis von Radiumemanation wird angegeben mit 1000, sogar bis zu 100000 Mache-Einheiten täglich, die auf 4—5 Portionen verteilt, mehrere Wochen lang verordnet werden, um als Zeichen der Wirkung Schwellungen und Schmerzen am Krank-heitsherde auszulösen. Es wird diskutiert, ob durch Inhalation von Emanation bronchogenes Carcinom entstehen kann.

Die Anwendung solcher Verbindungen bei Impotenz oder zu Verjüngungskuren ist ohne jegliche wissenschaftliche Begründung. Die vorübergehende Stimulierung der Blut-bildungsstätten war Veranlassung, radioaktive Stoffe zur Behandlung der Anämie zu empfehlen. Die anfängliche Reizung schlägt aber bei weiterer Behandlung schnell in Lähmung um. Neuerdings wird an Stelle von Radium und Radon das kurzlebige P_{32} bei den früheren klinischen Indikationen der Radiumtherapie empfohlen. Auch seine Wirkung ist höchst umstritten. Dagegen zeigt sich regelmäßig nach allen diesen Elementen die Lähmung der Erythropoese (Polycythaemia rubra). *Radioaktives Jod* ist wegen seiner spezifischen Affinitäten zum Schilddrüsengewebe zur Behandlung des Schilddrüsen-carcinoms empfohlen worden.

Toxische Wirkungen. Im Versuch von BIKINI, d. h. bei höchster Energiezufuhr, beob-achtete man eine *mechanische Zerstörung*, eine *unspezifische Hitzeentwicklung*, sowie die *spezifische Strahlenwirkung*. Die dabei entstehenden *Explosionsgase* können in kürzester Zeit tödlich wirken durch *Toxämie* und Schock; bei weniger akuter Vergiftung entwickeln sich Lymphopenie, Thrombopenie, Agranulocytose; der Tod erfolgt an *aplastischer Anämie*. Bei *chronischer Einwirkung* oder falls größere Depots radioaktiver Stoffe im Knochensystem abgelagert sind, tritt zunächst *Osteitis* ein (Kiefernekrose, Knochenbrüche, Rückgratverkrümmungen u. a.), evtl. mit Übergang in *Knochensarkom*. Im *Knochenmark* werden besonders die hochempfindlichen Erythroblasten betroffen mit vorübergehender Stimulierung, aber Ausgang in perniziöse Anämie. Wenn mehr als $0,1\,\gamma$ Radium im Gesamtkörper enthalten ist (GEIGERscher Zählapparat), ist ärztliche Behandlung notwendig.

Die *toxische Dosis* von Radium beim Menschen soll unter Umständen Bruchteile eines Milligramms betragen, auch wenn diese Menge auf mehrere Jahre verteilt ist. In dem einzigen genau bekannten Fall hatte ein Stahlindustrieller in 5 Jahren eine tödliche Gesamtmenge von 2,8 mg Radium und Mesothorium zu sich genommen. *Radiumsalze* haben wiederholt zu gewerblichen Vergiftungen geführt, wie z. B. beim Bemalen der Zifferblätter von Uhren mit radiumhaltigen Leuchtfarben durch Ablecken der Pinsel; in solchen Fällen wurden 5—20 γ Radium im Körper nachgewiesen.

Da die Ausscheidung der radioaktiven Elemente durch Niere und Dickdarm erfolgt, können auch dort Reizwirkungen entstehen. Bei chronischer Einatmung radiumhaltigen Gesteinsstaubes wird *Lungenkrebs* (z. B. Schneeberger Lungenkrebs) beobachtet (s. S. 532). Häufiger Umgang mit Röntgenstrahlen führt möglicherweise zu einer erhöhten Anfälligkeit gegen leukämische Erkrankungen.

Schrifttum.

Blut und Gewebe.

Blut. Handbuch der normalen und pathologischen Physiologie, Bd. 6, 2. Hälfte, S. 667 Berlin 1928. — Deutsches Bäderbuch. Bearbeitet unter Mitwirkung des Kaiserlichen Gesundheitsamts. Leipzig 1907. — GLATZEL, H.: Das Kochsalz und seine Bedeutung in der Klinik. Erg. inn. Med. 53, 1 (1937). — GOLLWITZER-MEYER, KL.: Die Regulierung der Wasserstoffionenkonzentration. Handbuch der normalen und pathologischen Physiologie, Bd. 16, 1. Hälfte, S. 1071. Berlin 1930. — HAFFNER, F.: Wasserstoff- und Hydroxylionen. Handbuch der experimentellen Pharmakologie, Bd. 3, 1. Hälfte, S. 133. Berlin 1927. — HEILMEYER, L.: Die Eisentherapie und ihre Grundlagen. Leipzig 1944. — HENDERSON, Y.: Adventures in Respiration. Baltimore 1938. — HEUBNER, W.: Schwefel. Handbuch der experimentellen Pharmakologie, Bd. 3, 1. Hälfte, S. 418. Berlin 1927. — HEUBNER, W. u. a.: Mineralstoffwechsel. Handbuch der normalen und pathologischen Physiologie, Bd. 16, 2. Hälfte, S. 1416. Berlin 1931. — LOEPER, M.: Le soufre. Paris 1943. — STARKENSTEIN, E.: Eisen. Handbuch der experimentellen Pharmakologie, Bd. 3^2, S. 682. Berlin 1934. — STODTMEISTER, R. u. P. BÜCHMANN: Moderne Eisentherapie. Stuttgart 1943. — VANNOTTI, A. u. A. DELACHAUX: Der Eisenstoffwechsel und seine klinische Bedeutung. Basel 1942. — VOGT, H.: Lehrbuch für Bäder- und Klimaheilkunde. Berlin 1940. — VOGT, H. u. H. EVERS: Indikationen der deutschen Heilquellen. Klinische Fortbildung 1938. — WÖHLISCH, E.: Theoretische und angewandte Physiologie der Blutgerinnung. Pharmazie 4, 489 (1949).

IX. Pharmakologie der Niere.

Während die wasserunlöslichen Stoffwechselendprodukte durch Galle und Darm abgegeben werden, sind die Nieren das wichtigste Exkretionsorgan der wasserlöslichen Stoffe. Gleichzeitig regulieren die Nieren die Zusammensetzung des Blutes in Hinsicht auf Wassergehalt, Isotonie und Isoionie der wichtigsten Ionen. Auch dienen sie der Ökonomie des Stoffwechsels.

Diese vielseitigen Funktionen erfüllen die Nieren mit scheinbar einfachen Vorrichtungen. Der Harnbildungsapparat beginnt mit Glomerulus und BOWMANscher Kapsel. Von dort gehen die Tubuli contorti I. Ordnung aus, endigend in den HENLEschen Schleifen. Diese setzen dem abfließenden Primärharn einen Widerstand entgegen und stauen ihn zurück — offensichtlich zum Zweck der Rückresorption; hier geht auch die *osmotische Arbeitsleistung* vor sich. Jenseits der HENLEschen Schleifen folgen die Tubuli recti und Tubuli contorti II. Ordnung, die in die Sammelröhren ausmünden (Abb. 117).

Die Bildung des Harns in diesem Apparat ist im einzelnen nicht völlig geklärt. Seit langer Zeit standen sich hier die *Filtrationstheorie von* CARL LUD-WIG und die *Sekretionstheorie von* HEIDENHAIN entgegen. Heute wissen wir, daß physikalische *Filtrationsvorgänge* in der BOWMANschen Kapsel vor sich gehen, deren Inhalt mit feinsinnigenMethoden durch Punktion gewonnen und analysiert wurde. Es hat sich erwiesen, daß dieser *Primärharn* ein Ultrafiltrat des Blutes darstellt. In pathologischen Fällen kann die BOWMANsche Kapsel für weitere Bestandteile des Blutes durchgängig werden; so wird z. B. bei akuter Anoxämie die Permeabilität erhöht, so daß auch Albumine im Harn auftreten (orthostatische Albuminurie). Auch nimmt man an, daß die Albuminurie der Nierenkranken eine Funktionsstörung der Glomeruli ist.

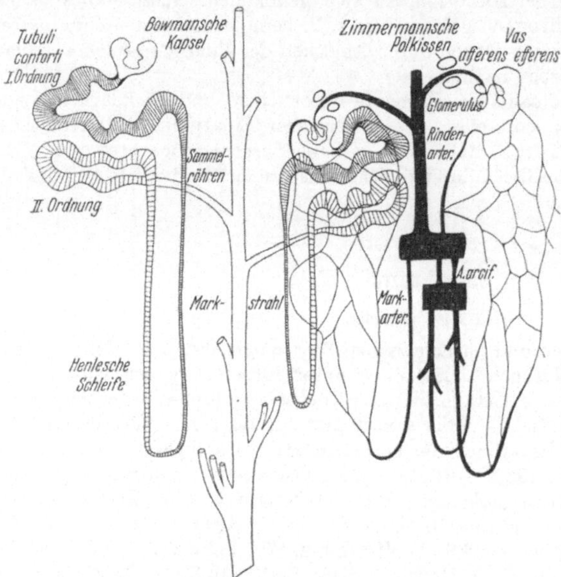

Abb. 117. Nierenschema. (Nach E. FREY.)

Nach der CUSHNYschen Theorie werden gewisse Bestandteile des Primärharns im tubulären Apparat *rückresorbiert*. Davon werden alle Stoffe betroffen, die für den Körper wichtig sind, wie Wasser, Kochsalz, Zucker, zum Teil auch Harnstoff u. a. Die Niere erfüllt eine Sparfunktion (GREMELS). Diese Funktionen lassen sich nach REHBERG mit der Technik des sog. „Clearance" erfassen; dem liegt ein sehr einfacher Gedanke zugrunde.

Wenn eine Substanz durch die Glomeruluskapsel filtriert und in den Tubuli nicht rückresorbiert wird, dort auch nicht sezerniert wird, so ergibt sich aus dem Verhältnis der Konzentration in Blut und Harn die genaue Menge des Wassers, das in den Tubuli rückresorbiert wurde. Weiterhin läßt sich die Menge des Glomerulusfiltrats z. B. für 1 Stunde berechnen, wenn man die Gesamtmenge des je Stunde mit dem Harn ausgeschiedenen Stoffes dividiert durch das Mittel seiner Blutkonzentration während dieser Zeit. Unter Clearance versteht man dann die geringste Plasmamenge, die — bei bestimmter Konzentration (P) an Clearancesubstanz (Inulin u. a.) — im Laufe 1 Minute die Niere durchströmen müßte, damit in der gleichen Zeit die bestimmte Gesamtmenge an Inulin u. a. (die sich aus Konzentration im Harn (U) und Diurese in ccm/Min. [D] berechnet) ausgeschieden wird. Die Formel lautet

$$\text{Clearance} = \frac{U \times D}{P}.$$

Daneben spielen unzweifelhaft auch *Sekretionsvorgänge* mit. Bestimmte Farbstoffe können auf ihrem Weg durch die Tubuluszellen verfolgt werden.

Organische Phosphorsäureester des Blutes werden durch die Nierenphosphatase zu anorganischen Phosphaten gespalten, die im Urin erscheinen. Benzoesäure wird mit Glykokoll zu Hippursäure verestert. Ein spezifischer Ausscheidungsmechanismus scheint bei der *Harnsäure* vorzuliegen. So erfolgt nach Phenylchinolincarbonsäure (Atophan) eine spezifische Mehrausscheidung von Harnsäure, aber ohne Vermehrung der Harnmenge oder der übrigen Harnbestandteile. Bei der Diurese dagegen nimmt die absolut ausgeschiedene Menge zu, da dann weniger Harnsäure rückresorbiert wird.

Im Mittelpunkt der Nierenfunktion steht die *Ausscheidung von Wasser*. Dieses wird vom Blut abfiltriert, das dem Nierengewebe durch die nahe am Aortenstamm abgehenden Arteriae arciformes zuströmt.

Einzelne Glomeruli können indessen auch von der Zirkulation abgeschaltet werden, und zwar unter Mitwirkung der ZIMMERMANNschen Polkissen. Dann treten arteriovenöse Kurzschlüsse ein, so daß der effektive Filtrationsdruck auf die funktionierenden Glomeruli ansteigt, und es kommt zu einer Druckdiurese, ohne daß eine allgemeine Blutdrucksteigerung notwendig ist. Nach FREY werden die Tubuli jenseits der HENLEschen Schleifen noch als ein zusätzliches Wasserausscheidungsorgan aufgefaßt.

Wasser ist der Hauptbestandteil aller Gewebe mit Ausnahme des Knochengerüstes. Es spielt hinein in nahezu sämtliche Funktionen des Körpers (Abb. 95).

Die tägliche Wasserabgabe beträgt etwa 3 Liter, und ebenso groß sind — unter Berücksichtigung von rund 400 g Wasser, die bei der üblichen Ernährung durch die Verbrennungsvorgänge entstehen — die zugeführten Flüssigkeitsmengen. Der regelnde Faktor dieser *Wasseraufnahme* ist das *Durstgefühl*.

Bei schwerer Arbeit an heißen Tagen in Deutschland können bis zu 6 Liter Wasser allein durch den Schweiß abgegeben werden, unter außergewöhnlichen Bedingungen in den Tropen bis zu 16 Litern. Dann müssen die entsprechenden Wassermengen zusätzlich zugeführt werden. Riesige Wassermengen werden gelegentlich auch bei Diabetes insipidus aufgenommen. Unter solchen Umständen können Gifte, die in sonst harmlosen Mengen im Trinkwasser vorhanden sind, zu schweren Vergiftungserscheinungen führen. Das gilt besonders für Spuren von Blei, Arsen und von Fluor.

Die gewissenhafte, vollständige und häufige *Entleerung der Blase* kann bei vielen Affektionen der Harnwege eine hohe Bedeutung besitzen, insbesondere bei Prostatahypertrophie, die sich oft auf diese einfache Weise beherrschen läßt; für Steinleiden gilt ähnliches. Die *Harnverhaltung* bei Bewußtlosen, insbesondere bei Vergifteten kann lebensgefährlich sein (Katheterisierung alle 5—6 Stunden).

Die *Wasserabgabe* wird in erster Linie geregelt durch die *Niere*. Indessen gehen mehr oder weniger große Flüssigkeitsmengen schon bei gewöhnlicher Temperatur und Feuchtigkeit durch Haut, Atemluft und Faeces verloren und solche und andere Verluste können beträchtlich zunehmen. So wird verständlich, daß die Regulierung des Wasserhaushaltes eine im Gesamtgeschehen sehr empfindliche Funktion darstellt.

Allgemeines über Exsiccose.

Als Exsiccose bezeichnet man eine Verarmung des Körpers an Wasser. In fortgeschrittenen Stadien ist auch das Blut betroffen (Anhydrämie), was wiederum eine Verminderung der zirkulierenden Blutmenge nach sich zieht (Oligämie), so daß letzten Endes unter schweren Allgemeinerscheinungen (unerträgliches Durstgefühl, Versagen der Sekretionen, besonders der Verdauungssäfte, Austrocknung besonders der Haut und der Schleimhäute, Muskelkrämpfe, Acidosis u. a.) ein Versagen des Kreislaufs zu befürchten ist.

Ursache dieser Exsiccose kann eine zu geringe Flüssigkeitszufuhr sein (SCHROTHsche Kur). Wichtiger sind abnorme Wasserverluste durch den Schweiß, durch Polyurie oder Diarrhöen, durch Erbrechen, durch Blut- oder Plasmaverluste. In Betracht kommen weiterhin Verluste an osmotisch wirksamen Salzen, besonders Kochsalz (s. S. 430). Zur

Exsiccose führen außerdem die intravenöse Injektion hypertonischer Lösungen, sowie die Anwendung bestimmter Diuretica, besonders der Quecksilberverbindungen. Bei der Bekämpfung der Exsiccose ist ihre Entstehungsweise zu berücksichtigen. Bei Krankheiten, die mit Exsiccose einhergehen, wird man alle Eingriffe vermeiden, die selber diesen Zustand herbeiführen. — In klinischen Fällen kann bis zu $^1/_3$ des extracellulären Mineralbestandes verloren gehen (Darrow), so daß man bis zu $^1/_3$ des Körpergewichts an isotonischer Salzlösung infundieren mußte bis zur Normalisierung des Salz-Wasser-Haushalts (s. S. 433). Bei fieberhaften Erkrankungen muß man mit einem täglichen Wasserverlust von 3—4 bis 6 Liter rechnen, der dann durch Limonaden, Fruchtsäfte, Teezubereitungen zu ersetzen wäre; bei schweren Brandverletzungen müssen bis zu 15 Liter Flüssigkeit in 48 Stunden zugeführt werden, bevor die normale Harnsekretion in Höhe von 50—200 ccm in der Stunde einsetzt.

Allgemeines über Ödeme.

Bei einem Zuviel an Wasser in den Geweben spricht man von **Ödem.** Dieses kann auf durchaus physiologischen Vorgängen beruhen: Am arteriellen Ende der Capillaren fließen nämlich immerzu gewisse Mengen von Wasser und Salzen unter dem Einfluß des Filtrationsdruckes in die Gewebe und Lymphbahnen, während am venösen Ende — wo der hydrostatische Druck verringert, der kolloidosmotische Druck erhöht ist, Wasser und Salze wieder in die Capillaren zurückfließen. Weitere Faktoren sind die *Permeabilität der Capillarwand*, der *Gewebsdruck* bzw. die *Gewebsspannung*, der *Lymphfluß*, der *Kochsalzgehalt des Gewebes* (s. S. 430). Das Ödem kann auch eine kompensatorische Funktion ausüben: lebenswichtige Organe und Zellsysteme werden entlastet dadurch, daß übergroße Mengen von Wasser und Salzen von den weniger vitalen Geweben aufgenommen werden. Man hat auch von einer Schutzfunktion des Ödems gesprochen (Verdünnung der Toxine u. a.). In der Regel indessen ist das örtliche und allgemeine Ödem als eine Erkrankung anzusehen, die der Behandlung bedarf.

In klinischen Fällen sind gewöhnlich mehrere dieser Faktoren beteiligt. Auch im Experiment genügt ein einzelner Faktor gewöhnlich nicht, um Ödeme hervorzurufen. So kann z. B. durch übermäßige intravenöse Infusion von Kochsalzlösung zwar ein Ödem der inneren Organe und Ascites hervorgerufen werden; um aber ein Ödem der Haut und der Subcutis zu erzielen, muß man gleichzeitig eine Gefäßschädigung setzen, z. B. durch Arsenik (Magnus). Auch eine Nierenschädigung hat im Experiment erst Ödeme zur Folge, wenn gleichzeitig eine hydrämische Plethora und eine Gefäßschädigung hinzutreten (zitiert nach Sollmann). — Wasser an sich wird nicht retiniert; durch viel Wasser können Ödeme sogar ausgeschwemmt werden, vorausgesetzt, daß kochsalzfrei ernährt wird.

Örtliche Ödeme entstehen durch eine *Verlegung der Lymphbahnen oder Venen.* Erwähnenswert sind besonders Ödeme bei thrombotischen Vorgängen und bei Neubildungen sowie solche, die durch die Gegenwart von Parasiten in den Lymphgefäßen (Filariosis) zur Entwicklung gebracht werden. Das *entzündliche Ödem* beruht teilweise auf einer Capillarerweiterung, wodurch eine Erhöhung des Filtrationsdruckes zustande kommt. Es kann aber auch eine Thrombose der abführenden Venen beteiligt sein. Weiter muß man mit einer erhöhten Permeabilität der Capillaren rechnen, die unter dem Einfluß eines — mit der verschlechterten Zirkulation zusammenhängenden — örtlichen Sauerstoffmangels zustande kommt oder auch mit der örtlichen Bildung histaminartiger Stoffe zusammenhängt. Was den letzten Faktor angeht, so finden sich Übergänge zu örtlichen und allgemeinen *allergischen Ödemen.*

Örtliche Ödeme, gleichviel welcher Genese, können zu einer Reihe auffälliger Veränderungen führen. Gleichzeitig mit dem behinderten Gasaustausch findet sich ein vermindertes Angebot an lebensnotwendigen Stoffen und eine verschlechterte Abfuhr der Stoffwechselprodukte. Damit verbunden ist eine *verschlechterte Heilungstendenz* bei Gewebsdefekten, eine *erhöhte Anfälligkeit* gegen Infektionen und eine schlechte Ausheilung entzündlicher Veränderungen. Es zeigt sich weiter als Folge der Anoxämie eine auffällige Neigung zu *fibrösen Wucherungen* und zu starker *Narbenbildung,* dazu auch *Pigmentierungen* der Haut. Wegen solcher Folgen sollte das Ödem, wenn keine strikten Gegenindikationen vorliegen, bekämpft werden.

Allgemeine Ödeme können entstehen durch *Hypoproteinämie* und der damit verbundenen Verminderung des kolloid-osmotischen Druckes, durch allgemeine Veränderung des capillären Blutdruckes oder durch allgemeine Erhöhung der Gefäßpermeabilität, auch durch Kombination dieser drei Einzelfaktoren. Sehr häufig ist auch eine Anreicherung von osmotisch wirksamen Salzen, besonders von Kochsalz, im Gewebe nachzuweisen. Das *kardiale Ödem* ist hauptsächlich zurückzuführen auf eine venöse Stauung. Die Filtrationsgeschwindigkeit in den Capillaren ist nämlich direkt proportional der Erhöhung des Venendruckes, während eine Erhöhung des arteriellen Druckes demgegenüber zu vernachlässigen ist. So erklärt sich auch der große Einfluß des hydrostatischen Druckes; da dieser in den abhängigen Partien am größten ist, so finden sich hier die ersten Erscheinungen des Ödems. Die Filtration hört auf, sobald der Gewebsdruck infolge von Ansammlung von Flüssigkeit so gestiegen ist, daß er dem Filtrationsdruck in den Capillaren das Gleichgewicht hält. Die *Ödeme bei Nierenkrankheiten* werden weiter unten beschrieben. Besondere Formen des allgemeinen Ödems sind das *Hungerödem*, die *Ödeme bei Avitaminosen*, das *Hitzeödem*.

Ein *allgemeines toxisches Ödem* beobachtet man z. B. nach *Paraphenylendiamin*; es ist in diesem Falle besonders auffällig im Gesicht. Doch kann es z. B. auch durch *Insulin* ausgelöst werden. Eine besondere Neigung zum Ödem läßt sich am Gehirn nachweisen; eine solche *Hirnschwellung* wird bei vielen Krankheiten (Eklampsie, Urämie u. a.) und nach vielen Giften beobachtet (Alkohol u. a.). Viele toxische Ödeme sind allergischer Natur.

Pathologische Physiologie der Niere. a) *Wasserausscheidung.* Die *Wasserausscheidung* durch die Niere dient der *Regulierung des Wasserhaushaltes*, der Erhaltung der *Isotonie* des Blutes, aber auch des richtigen Gehaltes an roten Blutkörperchen, der Viscosität u. a. Die normale Niere hat die Fähigkeit je nach den zugeführten Wassermengen den Urin zu konzentrieren oder zu verdünnen, daher schwankt das spezifische Gewicht des Menschenharns zwischen 1,001 und 1,03. Die pathologische Niere verliert unter Umständen die Fähigkeit zu verdünnen und zu konzentrieren und liefert dann das unverdünnte Ultrafiltrat des Plasmas entsprechend einem spezifischen Gewichte von 1,010.

Versagen der Wasserausscheidung (Oligurie, Nykturie bis zur Anurie) findet sich bei der *akuten Glomerulonephritis* durch Thrombosierung und Epithelwucherung der entzündeten Glomerulusgefäße und durch die dadurch bedingte Einschränkung der filtrierenden Oberfläche, die den Primärharn bildet. Die Membran der Bowmanschen Kapsel wird gleichzeitig durchlässig für Eiweiß, sogar für Erythrocyten und Leukocyten, während die Tubuli bei dieser Erkrankung, obwohl ihre Blutversorgung durch das Ausschalten der Glomeruli schon aus anatomischen Gründen beeinträchtigt ist, relativ intakt sind und die Fähigkeit der Rückresorption erhalten bleibt. Die gleichzeitige Erhöhung des Blutdrucks, auch die etwaige Herzerweiterung und Netzhautveränderung beruhen auf einer abnormen Reaktion des gesamten Gefäßsystems und sind nicht etwa als Folge der Nierenveränderung aufzufassen.

Die *Nephrosen* weisen im allgemeinen keine verminderte Wasserausscheidung auf; daher auch keine Retention harnfähiger Stoffe, es sei denn, es läge Oligurie oder Anurie vor. Diese entstehen in solchen Fällen wahrscheinlich durch erhöhte Resorption von Wasser in den Tubuli, obwohl auch die Glomeruli trotz anscheinend normalen Aussehens funktionell schwer geschädigt sein können. Bemerkenswert ist bei dieser Erkrankung die gut erhaltene Konzentrierungsfähigkeit der nephrotischen Niere, die in merkwürdigem Gegensatz zu den anatomischen Degenerationserscheinungen an den Tubuli steht.

Bei *chronischer Glomerulonephritis*, wie bei der *Schrumpfniere* geht die Konzentrierungsfähigkeit infolge einer zunehmenden Degeneration der Tubuli mehr und mehr verloren. Infolge Störung der Resorption wird ein Harn von niedrigem spezifischem Gewicht gebildet, der beim Zentrifugieren einzelne rote Blutkörperchen und Harncylinder aufweist — bei oft minimalem Eiweißgehalt. Der drohenden Azotämie begegnet die Schrumpfniere durch Polyurie infolge erhöhten Blutdrucks, der wohl zu deuten ist als Kompensationserscheinung gegen die Einschränkung der filtrierenden Oberfläche. Der bei solchen chronischen Nierenerkrankungen beträchtlich erhöhte Blutdruck ist renaler Genese (s. S. 296). Dem Einsetzen einer Oligurie in solchen Fällen muß durch Zufuhr größerer Flüssigkeitsmengen entgegengewirkt werden, da sonst die Gefahr der Urämie akut wird. Man muß aber gleichzeitig auch unter Umständen mit starken Kochsalzverlusten rechnen (cave kochsalzarme Diät!). Das Krankheitsbild ist oft kompliziert durch *Anämie, Lipämie, Cholesterinämie.*

b) *Ausscheidung der Stoffwechselendprodukte.* Wasser ist aber gleichzeitig das Lösungsmittel für die *harnfähigen Stoffwechselendprodukte*, die bei ungenügender Wasserausscheidung mit betroffen werden. Diese sind zum Teil *spielend wasserlöslich*, wie *Chloride, Sulfate, Harnstoff* u. a. Trotzdem geht ihre Ausscheidung nicht immer parallel der Wasserausscheidung, da der Wasser-, Kochsalz- und Harnstoffbedarf des Körpers verschieden sein kann. Gelegentlich, wie bei gewissen Nierenerkrankungen, leidet die Kochsalz- oder Harnstoffausscheidung früher als die Ausscheidung von Wasser. Eine besonders empfindliche Nierenfunktion ist auch die Ausscheidung der Darmfäulniskörper wie Indol und Skatol, auch von Phenolen. Solche Stoffe sollen nach Becher die Urämie auslösen.

Ein anderer Teil der harnfähigen Stoffwechselendprodukte, wie *Phosphate, Urate, Oxalate* und *Cystin* besitzt eine *geringere Löslichkeit.* Diese haben die Tendenz zur Steinbildung; Phosphate und Oxalate fallen in alkalischem Milieu, die Harnsäure in saurem Urin aus. In solchen Fällen muß man für besonders gute Durchspülung der Niere sorgen. Man erreicht das, indem man entweder jeden Morgen *nüchtern* ein großes Glas Wasser oder aber, nach Volhard, einmal jede Woche 1—2 Liter auf einmal trinkt *(,,Wasserstoß"!).* Indessen ist auch die Diät wichtig (Vitamin A und B_1, auch die Beachtung von saurer oder alkalischer Harnreaktion).

In letzter Zeit wird zum Austreiben der Steine Glycerin empfohlen in Dosen von 50 g 3mal täglich an drei aufeinanderfolgenden Tagen. Die Glycerinkonzentration im Urin kann danach bis zu 5% betragen. Die einen Forscher nehmen eine lokalbetäubende Wirkung an, die anderen eine spasmolytische; auch mag die einsetzende Diurese mithelfen. Es werden auch geringere Dosen empfohlen, z. B. die sog. Normdosis zu 4,0. Phosphatsteine soll man mit Hilfe von Gluconsäure auflösen können (s. S. 420).

Zuletzt ist *Wasser* auch das Lösungsmittel für viele Arzneistoffe und Gifte und deren Abkömmlinge.

c) Albuminurie (besser Proteinurie genannt, da sich neben Albuminen regelmäßig auch Globuline, selten sogar Fibrinogen im Harn· finden), wird beobachtet als *gutartige Form* (Orthostatische —, Graviditätsalbuminurie u. a.). Sie hängt dann zusammen mit einer Verlagerung bzw. Abknickung der Nierengefäße mit der Folge einer relativen Anoxämie des Nierenblutes; hierbei wird die Bowmansche Kapsel reversibel durchlässig für Plasmaeiweißkörper. Ähnliche gutartige Albumine finden sich auch bei übertriebenem Eiweißkonsum, nach kaltem Bad, im Fieber, sowie bei Herzkrankheiten infolge der venösen Stauung.

Die Albuminurie bei der *akuten Glomerulonephritis* entsteht durch Schädigung des Glomerulus, aber auch die extrem starke Albuminurie der *Nephrosen* ist nur durch gleichzeitige Schädigung der Glomeruluskapsel zu erklären.

d) Der Hauptfaktor bei **Ödembildung** besteht in der *Hypoproteinämie* (Gesetz von E. H. Starling). Besonders bei Nephrosen können so hohe Eiweißverluste entstehen, daß unter Umständen das Plasma-Albumin von 4—5% auf 2,5%, das Gesamtprotein von 7—8% auf 5,5% sich erniedrigt. Es entsteht dadurch eine starke Verminderung des osmotischen Drucks der Plasma-Eiweißkörper (Normalwert etwa 25—30 mm); und sofern dieser auf unter 20 mm absinkt, setzt das Ödem ein (van Slyke). Experimentell lassen sich solche Ödeme auch durch Eiweißentziehung erzeugen, und mit Hilfe der osmotischen Saugkraft von i.v. injiziertem Eiweiß wieder heilen.

Ödeme können aber auch ohne Proteindefizit sich bilden, z. B. im Beginn der Glomerulonephritis; hier spielt eine abnorme Capillardurchlässigkeit eine wichtige Rolle; man findet diese besonders bei Capillargiften, wie z. B. nach Scharlachtoxinen. So ist auch der hohe Eiweißgehalt der Ödemflüssigkeit in solchen Fällen zu erklären. Nebenursache ist indessen auch die etwaige Salzretention (s. S. 430).

Die *Vergiftungen* äußern sich zum Teil mehr in einer Störung der Glomeruli, zum Teil mehr in einer solchen der Tubuli. In den allermeisten Fällen indessen werden beide Nierenabschnitte gleichzeitig betroffen. Von akut wirkenden Nierengiften sind besonders einige Schwermetalle wie Quecksilber, Uran, daneben z. B. die Chromate, die verschiedensten Arsen- und Antimonverbindungen und von organischen Stoffen — abgesehen von Chloroform und Tetrachlorkohlenstoff — besonders Methylalkohol, Schwefelkohlenstoff, Canthariden und viele giftige ätherische Öle zu erwähnen. Chronische Vergiftungen der Niere werden nach Blei, Quecksilber, Arsen, aber auch nach Alkohol, Benzol, Anilin, Phenol und z. B. nach Terpentinöl beobachtet.

Phenolsulfophthalein ist ein wichtiges diagnostisches Mittel zur Prüfung der Nierenfunktion. Die Dosis beträgt 6 mg i.v. oder i.m. Er ist neuerdings weitgehend verdrängt worden durch Perabrodil (s. S. 78) und p-Amino-Hippursäure, Stoffe, die nahezu elektiv durch die Tubuluszellen abgegeben werden (Testsubstanzen für die Sekretionstätigkeit der Niere).

Diuretica.

Eine *Diurese* kann auf verschiedene Weise entstehen: Es können *renale oder extrarenale* Faktoren, oder beide zugleich im Spiele sein. Doch ist der genauere pharmakologische Angriffspunkt der harntreibenden Stoffe bei nahezu allen diuretischen Stoffen weiter heftig umstritten.

1. Renale Faktoren. **a) Glomerulusdiurese.** *Der wichtigste renale Faktor ist der physikalische Filtrationsvorgang im Glomerulus,* der hauptsächlich vom *Filtrationsdruck im Glomerulus* abhängig ist. Steigender Blutdruck bedeutet erhöhten Filtrationsdruck und daher Mehrausscheidung von Wasser; daher führen die blutdrucksteigernden Stoffe, sofern sie bei Kollaps angewandt werden, zur Diurese. Fällt der Blutdruck, so wird die Diurese gehemmt; unterhalb von 40 mm Hg wird überhaupt kein Wasser mehr ausgeschieden, da dieses durch den osmotischen Druck der Plasmakolloide festgehalten wird. Der Filtrationsdruck wird aber auch ohne Änderung des allgemeinen Blutdruckes durch den Widerstand in den kleinen arteriellen und venösen Gefäßen beeinflußt; so können kleine Adrenalinmengen durch Verengerung des Vas efferens den Glomerulusdruck steigern und so Druckdiurese zur Folge haben, während nach größeren Mengen eine Minderdurchblutung der Glomeruli und damit verminderte Wasserausscheidung eintritt.

Die Ausscheidung von Wasser hängt weiter ab von der *filtrierenden Oberfläche,* d. h. von der Zahl und Füllung der durchbluteten Glomeruli. Eine Mehrdurchblutung wird z. B. nach Coffein (s. S. 327) gesehen, dann öffnen sich unter Umständen auch die letzten Glomeruli. Man nimmt weiter an, daß Coffein wie die übrigen Purinkörper gleichzeitig auch den Glomerulusdruck verändert. Mit der Clearance-Methode beim Menschen untersucht, soll sich diese Glomeruluswirkung dagegen nicht zeigen; hier soll die Diurese eindeutig auf einer verminderten Rückresorption in den Tubuli beruhen; auch eine extrarenale Coffeinwirkung wird debattiert (s. S. 493).

Die meisten Purinkörper wirken oft am besten diuretisch in kleinen Dosen, die immer zuerst versucht werden sollen. Bei höherer Dosierung kann sogar eine Diuresehemmung eintreten, besonders nach mehrfachen Gaben. Diese *Nierenermüdung* beruht auf Kumulation und wird durch intermittierende Behandlung vermieden. Purinkörper haben gegenüber den Quecksilbersalzen den Vorteil, daß sie auch bei schweren Nephrosen noch versucht werden können. Auffällig ist eine Diuresehemmung durch Purinkörper bei Diabetes insipidus.

E. FREY läßt sich bei der Einteilung der Diuretica vornehmlich leiten vom histologischen Bild der Niere während der Diurese und andererseits von der Änderung in der Zusammensetzung des Harns während der Diurese. Bei den Glomerulusmitteln nähert sich nach dieser Ansicht mit steigenden Harnmengen der Harn immer mehr der Zusammensetzung des Glomerulusfiltrats, bei der Wasserdiurese mehr der des destillierten Wassers. Unter dieser Voraussetzung zählen auch alle Salzdiuresen (Kochsalz, Nitrate, Sulfate), weiter Harnstoff, Traubenzucker sowie die Quecksilberverbindungen zu den Glomerulusmitteln. Die Vertreter der Clearance-Methode haben eine völlig andere Anschauung entwickelt, obwohl die Situation keinesfalls geklärt scheint.

b) Tubulusdiurese. Als weiterer renaler Faktor bei der Wasserausscheidung ist auch der *Tubulusapparat* beteiligt durch größere oder geringere Rückresorption des Wassers; etwa 99% des Wassers, etwa 95% der Elektrolyten, die sich im Glomerulusfiltrat finden, sollen in den Tubuli rückresorbiert werden. *Eine Verminderung der Rückresorption um 1% würde die Harnmenge verdoppeln.* Die Steuerung der Rückresorption von Wasser erfolgt durch den Hypophysenhinterlappen (s. S. 103); die Rückresorption der Elektrolyten erfolgt entsprechend den Bedürfnissen des Körpers. Die veränderte Rückresorption kann durch physikalisch-osmotische Kräfte verursacht sein. Wenn immer osmotisch wirksame Stoffe infolge Nichtresorption in den Tubuli in den Harn übergehen, müssen sie die entsprechenden Wassermengen mit sich schleppen. So tritt auch nach kleinen Dosen von *Sulfaten* eine Diurese ein, und zwar dadurch, daß die im Glomerulus ultrafiltrierten Moleküle infolge ihrer geringen Diffusionsgeschwindigkeit sich der Rückresorption widersetzen und dabei gleichzeitig die entsprechende Wassermenge osmotisch festhalten. Man hat dann auch von einer *Tubulusdiarrhöe* gesprochen, da die abführende Wirkung größerer Sulfatmengen auf genau dem gleichen Prinzip beruht. Ebenso wirken intravenös injizierte hypertonische *Traubenzucker-* und *Kochsalzlösungen*, sofern sie in den Urin übergehen und die entsprechenden Wassermengen mit sich führen. Mit jedem Gramm Kochsalz, das im Harn erscheint, müssen so etwa 50 ccm Wasser ausgeschieden werden. Bei hypertonischen Lösungen setzt gleichzeitig eine Verdünnungsdiurese ein. Auch die *Harnstoffdiurese* wird als Erschwerung der Rückresorption von Wasser in den Tubuli durch osmotische Kräfte aufgefaßt.

Harnstoff, *Urea* pura, $CO(NH_2)_2$, wird als Diureticum in Dosen von 10 bis 30 g, sogar bis zu 60 g täglich (Vorsicht!) verabfolgt. Die in Wasser lösliche und äußerst beständige Substanz geht rasch in das Blut und von dort in den Urin über, indem sie die entsprechenden Wassermengen mit sich führt. Bei gesunder Niere dauert die Ausscheidung und damit die Diurese ungefähr 24 Stunden. Die insuffiziente Niere, besonders bei drohender Urämie, ist nicht imstande, den Harnstoff rasch genug auszuscheiden. Im Gegenteil kann in solchen Fällen eine akute Verschlimmerung der Symptome erfolgen.

Harnstofftherapie wird daher vor allem bei Nephrose und Lebercirrhose angewandt. Die oben erwähnten hohen Dosen sind nach den Erfahrungen des Tierexperiments auch bei guter Nierenfunktion nicht unbedenklich. Zu berücksichtigen ist der *Ureasegehalt* der im Verdauungsschlauch anwesenden Bakterien, aber auch die Anwesenheit dieses Ferments in ungekochten Pflanzen. Dadurch kann es zu einer stürmischen Entwicklung von Ammoniak und Kohlensäure kommen. Bei Fütterung von Rindvieh mit gelöstem Harnstoff sind tödliche Vergiftungen beschrieben worden. Auch bei Kindern ist Harnstoff nicht unbedenklich, da eine abnorme Durchlässigkeit der Darmwand und möglicherweise Peritonitis auftreten kann.

Die **Rückresorption des Wassers** in den Tubuli kann aber auch durch funktionelle oder gar histologische *Veränderung der Tubuluszellen* beeinträchtigt werden. Zu den stärksten und sichersten Arzneistoffen, die so eine Diurese herbeiführen, gehören die **Quecksilbersalze,** die bekanntlich in hohen Dosen spezifische Nierengifte sind (Sublimatniere), in kleineren Dosen bei gesunder Niere aber zu Mobilisierung von Ödemen verwendet werden. Der Angriffspunkt des Quecksilbers ist die Niere selber, da eine unter Quecksilberwirkung stehende Niere — an die Halsgefäße eines normalen Hundes transplantiert — weiter vermehrt Wasser ausschied. Es mag aber gleichzeitig eine Glomeruluswirkung sowie eine Entquellung der Gewebe beteiligt sein, wie z. B. bei Leberstauung.

Das früher gebräuchliche *Calomel* wird in der üblichen Dosis (0,2 g, 3mal täglich, 2 Tage lang, dann Pause) erst in vielen Tagen ausgeschieden. Es hat daher eine lang anhaltende Diurese zur Folge mit starker Kochsalzausschwemmung; andererseits ist bei dieser Dosierung die Gefahr einer schweren Diarrhöe oder einer Quecksilbervergiftung sehr groß (s. S. 382).

Novasurol, eine wasserlösliche Komplexverbindung von Quecksilber und Barbitursäure, wird bereits in 6—8 Stunden vollständig ausgeschieden. Trotzdem beobachtet man in höherer Dosierung, z. B. auch bei zu rascher Wiederholung der therapeutischen Dosis, noch die typische Quecksilberwirkung (Stomatitis, schwere evtl. hämorrhagische Magen-Darmentzündung, Nierenschädigung mit Anurie).

Salyrgan enthält etwa 39% Quecksilber in so maskierter Form, daß nach therapeutischen Dosen allein die spezifisch diuretische Wirkung erhalten ist (Salyrgan in 1 ccm Ampullen in 10%iger Lösung mit Zusatz von 5% Theophyllin, 1 selten 2 ccm i.m.). Zwischen die einzelnen Injektionen von Salyrgan sollen Zwischenräume von 2 bis 8 Tagen gelegt werden, um eine kumulative Nierenwirkung nach Möglichkeit zu vermeiden. Bei *kardialen Ödemen* können dabei bis zu 35 Liter Flüssigkeit mit den entsprechenden Kochsalzmengen ausgeschieden werden. Quecksilbersalze sind auch besonders wirksam, um *örtliche Ödeme* über die Niere abzuleiten. So wird angegeben, daß bei *Hirnschwellung* die Quecksilberpräparate stärker wirken als andere Diuretica. Das gleiche trifft z. B. für *Leberschwellung* und Ascites zu. Die Wirkung kann durch vorherige Salmiakgaben, z. B. durch Ammonium chloratum (1,0 g 4mal täglich und mehr, in Schleim zu geben), auch in Form von Mixtura solvens oder als Ammoniumnitrat (s. S. 437) verstärkt werden (Abb. 118); es handelt sich hier um Stoffe, die in der notwendigen Dosierung bereits selbst eine diuretische

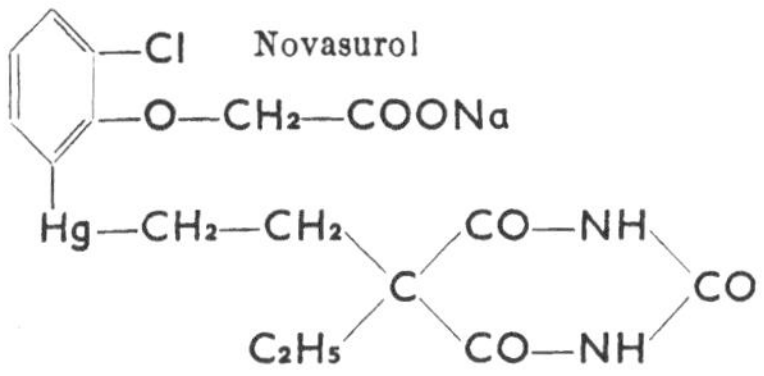

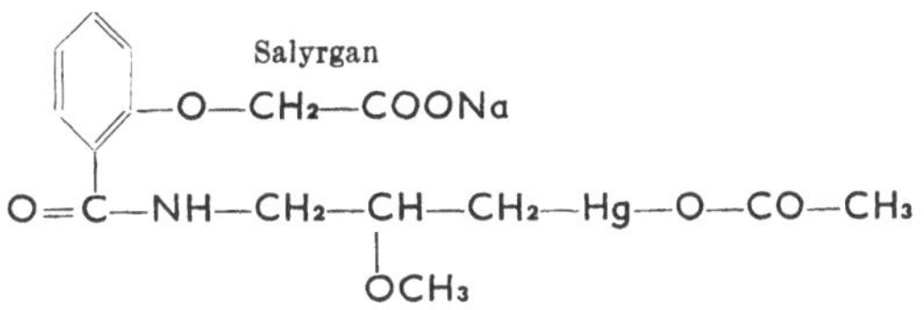

Wirkung besitzen; durch Kochsalz und Natriumbicarbonat wird demgegenüber die Salyrganwirkung aufgehoben. Die Wirkung des Salyrgans hängt auch zusammen mit den *Gallensäuren*. Nach Ableitung der Galle durch eine Gallenfistel verschwindet nämlich die diuretische Wirkung des Salyrgans und kehrt wieder, wenn Gallensäuren gegeben werden.

Toxikologie. Salyrgan darf nicht i.v. injiziert werden, da Herztod durch Kammerflimmern nicht selten vorkam; nach i.m. Injektion ist bisher kein derartiger Fall bekannt. Bei der Mobilisierung extremer Flüssigkeitsmengen (s. o.) kann eine schwere Belastung des Herzmuskels gesetzt werden (JAGIČ). Ohne vorherige Stützung des Herzmuskels durch Strophanthin u. a. Salyrgan zu injizieren, kann gefährlich sein. Infolge der gleichzeitigen Kochsalzverluste können Symptome ähnlich wie bei Hitzekrämpfen (s. S. 25) auftreten.

Bei den meisten Nieren- und Leberkrankheiten, sowie bei schwerer Kachexie können die Mercurialien sofortige *Anurie* herbeiführen. — Andererseits wird Salyrgan u. U. jahrelang verordnet, auch nach Verschwinden der sichtbaren Ödeme, falls Zeichen von Pulmonalödem u. a. vorliegen.

Bei der seltenen subakuten Salyrganvergiftung sind die üblichen Hg-Symptome (s. S. 513) nicht vorhanden; es zeigen sich vielmehr an zentralen Symptomen Ataxie, Sehstörungen u. ä., und peripher Degenerationserscheinungen an den sensiblen Nerven.

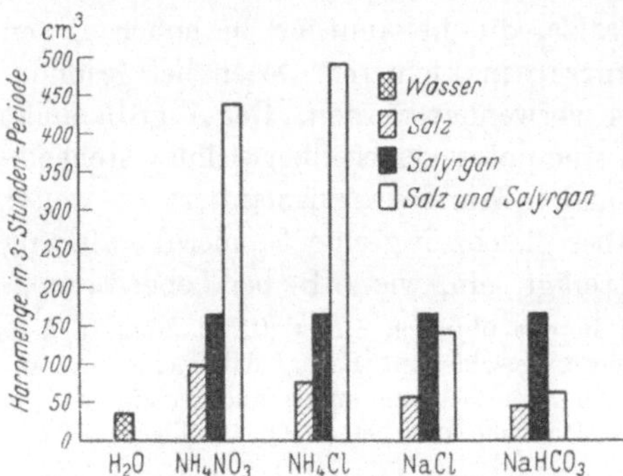

Abb. 118. Wirkung von säuernden, neutralen und alkalisierenden Salzen auf die Salyrgandiurese. Jede Zahl gibt das Mittel aus 4 Hundeversuchen an. Neutralsalze geben keine sichere Wirkung auf die Salyrgandiurese, während alkalisierende Salze hemmen und säuernde Salze eine gesteigerte Salyrgandiurese zur Folge haben. (Nach ETHRIDGE, MYERS und FULTON 1936.)

Diuretica aus dem Pflanzenreich. Diese wirken vorzugsweise durch Störung der Rückresorption. Darunter finden sich solche, die durch ihren *Gehalt an ätherischen Ölen* wirken wie Fructus Juniperi *(Wacholderbeeren)* und Radix Levistici *(Liebstöckelwurzel)*. Wacholderbeeren haben eine besonders starke diuretische Wirkung, verursachen indessen in höheren Dosen Nierenreizung, werden daher gewöhnlich in Mischung mit anderen Drogen verwendet, wie unter anderem in Form der *Species diureticae* DAB; in diesem Mischtee ist neben Wacholderbeeren und Liebstöckelwurzel noch die *Hauhechelwurzel* (Radix Ononidis) enthalten. Auch das Oleum Petroselini *(Petersilienöl)*, das tropfenweise diuretischen Mixturen zugesetzt wird, gehört in diese Gruppe. Es soll in großen Dosen eine abortive Wirkung besitzen.

Durch ihren *Gehalt an Saponin* wirken diuretisch die *Birkenblätter* (Folia Betulae), deren wirksame Einzeldosis etwa 20 g beträgt. In Österreich wird die saponinhaltige Herba Herniariae *(Bruchkraut)* sehr viel als Diureticum verwendet und war auch in der österreichischen Pharmakopoe enthalten. Auch die *Goldrute*, Solidago virga aurea ist stark harntreibend, ferner *Schachtelhalmkraut* (Herba Equiseti), dessen Wirkung man früher auf den Gehalt an Kieselsäure zurückführte; doch besitzt die Kieselsäure durchaus keine diuretischen Eigenschaften. Man nimmt von Schachtelhalmkraut etwa 1 Eßlöffel voll auf 1 Tasse Wasser. Nichtflüchtige wirksame Stoffe neben diuretischen ätherischen Ölen kommen in der Radix Ononidis vor. (Gemäß Besprechung mit H. VOLLMER.)

2. *Extrarenale Faktoren*. Neben den renalen Faktoren können auch solche *extrarenaler* Natur eine Diurese herbeiführen, wobei entweder eine Verdünnung des Blutes wirksam ist (Verdünnungsdiurese) oder eine Entquellung des Gewebes (Gewebsdiurese).

a) Verdünnungsdiurese. Der Wassergehalt des Blutes ist im allgemeinen aufs feinste eingestellt. Wird das Blut durch Wasserverluste (Durst, Schwitzen, Diarrhöe u. a.) eingedickt, so kann die Harnbildung aufhören. Die einfachste *Verdünnungsdiurese*, die überdies die einzige physiologische Diurese darstellt, ist die

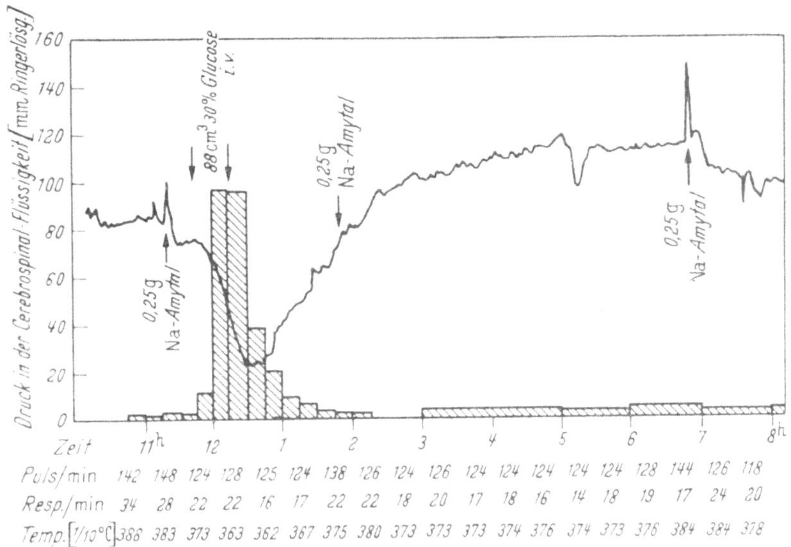

Abb. 119. Intravenöse Injektion von hypertonischer Traubenzuckerlösung. Man beachte die rasch einsetzende Diurese und die annähernd gleichzeitige Dehydratation des Gehirns, kenntlich am Absinken des Liquordrucks. Man beachte weiter die sekundäre Druckerhöhung im Gehirn, die indessen weitaus geringer ist als nach hypertonischer Kochsalzlösung (vgl. Abb. 101). (Nach MACLEOD-BARD 1941.)

durch Flüssigkeitszufuhr (*Trinken von Quell- oder Leitungswasser*, von harmlosen Tees, von bestimmten Mineralwässern u. a.). Nach VERNEY sind im Hypothalamus aufs äußerste empfindliche Osmoregulatoren nachweisbar, die geringste Schwankungen des osmotischen Drucks ausregulieren, indem sie auf dem Wege über den HHlappen die Rückresorption in den Tubuli beeinflussen. Die Wasserdiurese verhält sich wie ein „Diabetes insipidus im kleinen". Wasser wirkt besonders schnell, wenn auf den nüchternen Magen getrunken. Es wird dann vollständig ausgeschieden, während es nach Mahlzeiten zum Teil zurückgehalten wird. Schon ein geringer Salzgehalt des Wassers beeinträchtigt die Diurese, verglichen mit destilliertem Wasser, das im Experiment zugeführt wird (Abb. 120). Dagegen ist der Kohlensäuregehalt des Wassers im allgemeinen diuresefördernd (STARKENSTEIN).

In Fällen von Ödem kann durch buchstäbliche Überschwemmung des Patienten mit Wasser (3, sogar 6—7 Liter Wasser täglich) das Ödem ausgeschwemmt werden, vorausgesetzt, daß gleichzeitig kochsalzfreie Diät verordnet wird (unter 1 g täglich). Man läßt neuerdings sogar bei Herzdekompensation Wasser trinken, soviel der Patient will. Bei Hämolyse sollen 6—7 Liter Flüssigkeit täglich gegeben werden unter gleichzeitiger Alkalisierung (s. S. 405); sonst richtet man sich nach der Harnmenge, die 50—200 ccm in der Stunde betragen soll.

Eine Verdünnungsdiurese läßt sich auch erzielen durch *Infusion isotonischer Lösungen*, wie Ringer- oder Normosallösung. Auch läßt sich das Blut verdünnen durch Injektion hypertonischer Lösungen von Traubenzucker (übliche Dosis 50 ccm einer 50%igen Lösung i.v.) (Abb. 119) oder Kochsalzlösung (Abb. 101). Obwohl bei dieser Gruppe der Diuretica die einsetzende Hydrämie eine wesentliche Rolle spielt, so sind offensichtlich auch andere Faktoren nicht unbeteiligt, in erster Linie der Übergang dieser Stoffe in den Harn, wobei sie Wasser mitschleppen, weiterhin der geringere Salz- und Eiweißgehalt des Blutes, vielleicht auch hormonale Einflüsse.

Besonders wirksam in dieser Hinsicht soll der Zuckeralkohol *Sorbitol* sein, der in 50%iger Lösung nach intravenöser Zufuhr eine heftige Diurese ohne toxische Symptome herbeiführt. Im Gegensatz zur Glucose, bei der im Anschluß an die entquellende Wirkung eine sekundäre Drucksteigerung im Gehirn beobachtet wird, und zwar infolge Durchlässigkeit des Plexus chorioideus für Glucose, sollen diese Erscheinungen nach Sorbitol nicht auftreten. — Rohrzucker ist als Nierenschädling für solche Zwecke ungeeignet.

b) Gewebsdiurese. Es gibt auch andere diuretische Verfahren, die *die Wasserbindung im Gewebe verändern*.

Der wichtigste Faktor ist der *Kochsalzgehalt des Gewebes* (s. S. 430). Daher ist die streng kochsalzarme Diät nach VOLHARD, bei der — wegen des Kochsalzgehaltes — auch auf die Milch verzichtet wird — eines der wirksamsten diuretischen Verfahren. Die Tagesausscheidung bei dieser Diät beträgt nicht mehr als 1 g Kochsalz im Harn.

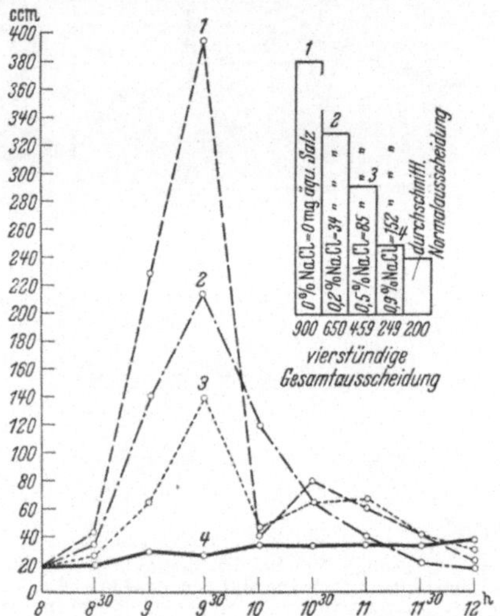

Abb. 120. Halbstundenwerte der Wasserausscheidung nach Trinken von 1 Liter Kochsalzlösung verschiedenen Salzgehalts. (Nach STARKENSTEIN.)

Wird Kochsalz den Geweben entzogen, so gewinnt gleichzeitig der entquellend und diuretisch wirkende pharmakologische Komplex *Calcium-Kalium-Magnesium* im Gewebe das Übergewicht. Bei der basenreichen Rohkost tritt auch die direkte Wirkung des Komplexes hinzu. Calcium wirkt diuretisch erst auf einer Basis von Kalium (STARLING und EICHHOLTZ), wobei neben der Gewebswirkung eine unmittelbare Nierenwirkung, vermutlich durch Veränderung der Rückresorption zu beobachten ist.

Rp. Liqu. Calcii chlorati (50%)
  Liqu. Kalii acetici āā 40,0
  Aqu. dest. ad 150,0.
  S. eßlöffelweise alle 2—3 Stunden.

Calciumchlorid, in Dosen von etwa 10 g täglich per os gegeben, führt bekanntlich gleichzeitig zu einer Säuerung des Gewebes (s. S. 420).

Der Gebrauch von Kaliumsalzen als Diuretica ist Jahrhunderte alt. Der Angriffsort ist die Niere selber. Die toxischen Wirkungen (Magenschmerzen, Übelkeit u. a.) hoher Dosen, z. B. des Kaliumnitrates (bis zu 9 g täglich) werden durch Mischung mit Kalksalzen vermieden.

Auch die diuretische Wirkung der *Säuren* (s. S. 419) und anderer Stoffe, die Säureradikale im Körper entstehen lassen (s. S. 420), sowie der *Schilddrüsen-*

präparate (s. S. 72) beruht hauptsächlich auf einer Gewebswirkung; bei der Anwendung von Salmiak, Ammoniumnitrat, Calciumchlorid u. a. ist ihre *acidotische Wirkung* im Auge zu halten; eigentümlich ist die Verstärkung der Hg-Diurese (s. o.). Auch die bei bestimmten pathologischen Zuständen beobachtete *Lactoflavin*-Diurese wird als Gewebsdiurese aufgefaßt.

Von einigen Autoren wurde auch eine Gewebswirkung der *Quecksilbersalze* nachgewiesen, obwohl unzweifelhaft die direkte Nierenwirkung dieser Stoffe in erster Linie zu berücksichtigen ist. Auch die *Purinkörper* besitzen möglicherweise gleichzeitig eine extrarenale diuretische Wirkung. In den *Gallensäuren* ist die diuretische mit einer cholagogen Wirkung vereinigt. Angewandt wird besonders die *Dehydrocholsäure* (Decholin, 5 bis 10 ccm einer 5%igen Lösung, langsam i. v.). Auch einzelne Schlafmittel, wie *Paraldehyd*, wirken diuretisch. Hier könnte man an eine Beeinflussung des Hypophysenhinterlappens denken.

Das Kapitel der Diuretica ist sinngemäß zu ergänzen durch Stoffe, die ohne notwendige Beeinflussung der Wasserausscheidung einen pharmakologischen Angriffspunkt an *spezifischen Ausscheidungsmechanismen* besitzen, wie die *Phenylchinolincarbonsäure*, die auf die Harnsäureausscheidung wirkt (s. S. 221), oder das *Phlorrhizin*, das einen Nierendiabetes zur Folge hat (s. S. 366).

Den diuretischen Stoffen lassen sich die **diuresehemmenden Stoffe** gegenüberstellen, wobei nicht nur Wasser, sondern auch andere Harnbestandteile im Körper retiniert werden. Es sei hingewiesen auf bestimmte Hormone wie *Insulin* (s. S. 87), *Hypophysenhinterlappen* (s. S. 102), *Adrenalin* in hohen Dosen (s. S. 309). Von Mineralstoffen kommen neben *Kochsalz* (s. S. 430) auch *Jod- und Bromsalze* in hohen Dosen, sowie die *Alkalien* in Betracht (s. S. 405). Diuresehemmend wirken auch alle in die Blutbahn injizierten Kolloide, wie *Serumalbumin* (s. S. 451), *Gelatine* (s. S. 450), *Gummi arabicum* und *Peristonlösung* (s. S. 451), sowie jede *Vermehrung der Serumkolloide*, z. B. bei starker Eiweißzufuhr. Von bekannten Arzneistoffen sei auf die *Schlafmittel* (außer Chloralose und Paraldehyd), auf die *Opiate*, sowie auf die meisten *Narkotica* (mit Ausnahme der Gasnarkotica) hingewiesen. Auch nach *Theophyllin, Quecksilbersalzen, ätherischen Ölen* kann gelegentlich statt Diurese Diuresehemmung auftreten. Das *Versagen der Niere bei Kochsalzmangel* ist S. 25 beschrieben. Bei *toxischer Anurie* können alle Diuretica versagen und die *hohe Lumbalanästhesie* oder gar *Dekapsulation der Niere* nötig werden. Anurie kann auch Folge eines Schocks sein (s. S. 307).

Therapie. Die *Anwendung der Diuretica* verfolgt den Zweck, Stoffwechselendprodukte, Giftstoffe, Wasser und Salze aus dem Körper zu entfernen, und insbesondere auf *Wasseransammlungen* aus *allgemeiner* (renaler, kardialer, cerebraler u. a.) oder auch *örtlicher* Ursache einzuwirken. — Entscheidend für die Wahl des geeigneten diuretischen Stoffes ist der Zustand der Nierenfunktion; bei auffälliger Schädigung sind Mercurialien, säuernde Stoffe, Kaliumsalze und Harnstoff gegenindiziert, dagegen sind Purinkörper und hypertonische Traubenzuckerlösung gelegentlich auch bei schwereren Nierenerkrankungen noch gut wirksam.

Die *akute Glomerulonephritis* ist ätiologisch eine Streptokokkeninfektion. Sie ist nach VOLHARD gekennzeichnet durch einen Krampf der Nierengefäße, wahrscheinlich unter Beteiligung eines allergischen Faktors und verlangt die völlige Entlastung und Entspannung der Niere: das wird am besten erreicht durch Hunger- und Durstkur über 5—14 Tage. Die Wirkung äußert sich im entscheidenden Abfall des Blutdrucks, im Einsetzen der Harnflut und in der Ausscheidung oft gewaltiger Kochsalzmengen. Unerläßlich erscheint die gleichzeitige Stützung des Herzens mit Strophanthin, am besten in Lösung mit Traubenzucker. Wichtig ist, daß nach der Hauptkur eine Diät fortgesetzt wird, die eine möglichst geringe Belastung der Niere bedeutet (Traubenzucker, Fruchtsäfte, CARREL-Kur). Später ist salz- und fleischfreie, flüssigkeitsarme Kost angezeigt. Bei Oligurie und Anurie gilt Ansetzung von 10—12 Blutegeln in der Nierengegend als aussichtsreich (VOLHARD). Solange Entzündungserscheinungen vorliegen, würden alle Diuretica der Niere eine Mehrarbeit aufbürden. Setzt die Hunger- und Durstkur zu spät ein, so ist Übergang in sekundäre Schrumpfniere möglich.

In *späteren Stadien*, sowie bei der *chronischen Glomerulonephritis*, bei denen weiter die Diät im Vordergrund steht, ist gegen mild wirkende diuretische Tees kein Einwand zu erheben. Die Purinderivate sind gewöhnlich wirkungslos, da der Glomerulus nicht anspricht. *Quecksilberverbindungen* können, was besonders hervorzuheben ist, eine sofortige Anurie zur Folge haben.

Eine ähnliche Behandlung, beginnend mit Hunger- und Durstkur, wird auch bei der *Eklampsie* mit gutem Erfolg verordnet. Hier tritt die sedative Behandlung, mit Hilfe von Luminal oder in Form der STROGANOFFschen Morphium-Chloralhydratkur, hinzu. Dabei ist die ausgesprochen antidiuretische Wirkung von Morphium zu berücksichtigen (s. S. 227).

Liegt dagegen eine *Nephrose* vor (hoher Eiweißgehalt des Urins, starke Ödeme, Harnzylinder, kein Blut), so wird zwar wieder die kochsalzarme Ernährung im Vordergrund stehen — mit reichlich Fleischzulagen wegen der bedrohlichen Verminderung des Blutalbumins (VOLHARD) — (s. S. 32); solche Ödeme können durch Erhöhung des kolloid-osmotischen Drucks im Plasma (Plasma-Eiweiß u. a.) zur Ausschwemmung gebracht werden; gleichzeitig indessen kann man mit diuretisch wirkenden Mitteln, besonders Calcium, Kalium und Purinkörpern, freigiebiger sein. Bei sehr hartnäckigen Ödemen werden von einigen Autoren sogar Quecksilberverbindungen verordnet, besonders in Kombination mit Säuretherapie. Bei starker extrarenaler Beteiligung sind nach EPPINGER auch Schilddrüsenpräparate wirksam (s. S. 72).

Bei chronischen Nierenerkrankungen, *Schrumpfniere* und *arteriosklerotischer Schrumpfniere*, sind die Diuretica natürlich nicht am Platz. Man würde eine zusätzliche Belastung und damit eine Schädigung der Niere befürchten müssen. Bei Retention von Reststickstoff ist für genügende Wasserzufuhr zu sorgen. Kochsalzbilanz (s. S. 430) und Acidosis (s. S. 404) sind zu beachten. Der *chronische Hochdruck* entsteht u. U. infolge eines chemisch noch unbekannten Giftes, das im Nierengewebe durch partielle Drosselung der Blutzirkulation erzeugt werden kann (s. S. 296). Die Eigenschaften dieses Giftes sind bisher nicht genügend studiert. Eine rationelle Therapie des chronischen sog. blassen Hochdruckes ist daher unbekannt (s. S. 297).

Urämie. Die Ursache ist wahrscheinlich komplexer Natur. Eines der auffallendsten Symptome ist die *Azotämie*; diese findet sich aber auch bei vielen extrarenalen Erkrankungen (anhaltendes Erbrechen, anhaltende Diarrhöen, bei Lebererkrankungen [s. S. 366], bei schwerem Diabetes, in der ADDISON-Krisis, bei Schockzuständen, bei schweren Herzkrankheiten u. a.). Azotämie tritt weiterhin auf bei Störungen in der Blutversorgung der Niere und bei Verlegung der Harnwege, auch bei vielen Intoxikationen (Sublimat u. a.). Die schweren Erscheinungen der Urämie werden nicht hervorgerufen durch Azotämie; sie kann nur bei leichteren Symptomen (Kopfschmerz, Somnolenz, gastrointestinale Symptome) hineinspielen.

Die Rolle der Phenolkörper (s. S. 486), der hohe Kalium- und der niedrige Calciumgehalt des Blutes, der Retention von Phosphaten und Sulfaten, der mangelhaften Bildung von Ammoniak und deren Folge, der Acidosis sowie der Alkalosis, der Hypertension bei der Entstehung der Urämiesymptome sind bisher exakt nicht zu erfassen.

Bei der *Behandlung der Urämie* stehen Verfahren, wie Aderlaß, Strophanthin, Lumbalpunktion, und bei der Krampfurämie die Verordnung narkotischer Stoffe, möglichst mit blutdrucksenkender Wirkung, im Vordergrund (Chloralhydrat, Luminal). Diuretica sind unbrauchbar, abgesehen vielleicht von Traubenzuckerinjektionen (50% Traubenzucker in Ampullen zu 100, seltener 200 ccm i.v.), letztere insbesondere bei der acetonämischen Urämie. Neuerdings sind *künstliche Nieren* zur Behandlung urämischer Erscheinungen beim Menschen konstruiert worden (KOLFF).

Rp. Chlorali hydrati 10,0
  Mucilag. Gummi arabici 30,0
  Aqu. dest. ad 150,0
  S. 30—50 ccm als Einlauf.

Neben der Niere nehmen auch die Schweißdrüsen teil an der Ausscheidung wasserlöslicher Stoffe. Man schätzt, daß beim Menschen täglich 1000—1500 ccm Wasser mit dem Harn, 500—900 durch die Haut und 250—350 mit der Atmungsluft abgegeben werden. Die Nierenfunktion kann daher in erheblichem Maße von den Schweißdrüsen übernommen werden, die ein in seiner Zusammensetzung dem Harn ähnliches Sekret abgeben. Die Steigerung der Schweißsekretion erfolgt mit Hilfe der Diaphoretica (heiße Tees, Salicylpräparate u. a.) und von diaphoretischen physikalischen Verfahren. Das Verhältnis der Wasserausscheidung beim Menschen durch Nieren, Haut, Lungen und Darm bei Ruhe und in gemäßigtem Klima wird auf 6:2:2:1 geschätzt. Dieses Verhältnis läßt sich durch zweckmäßige Verfahren erheblich verändern, die jedoch für die Behandlung der Urämie nicht in Frage kommen.

Schrifttum.

Pharmakologie der Niere.

CUSHNY, A. R.: The secretion of urine. London 1926. Übersetzung von Noll u. Püschel. Jena 1926. — FREY, E. u. J. FREY: Die Funktionen der gesunden und kranken Niere. Berlin 1950. — HAAS, H. T. A.: Quecksilber-Diuretica. Die Pharmazie **2**, 1 (1947). — HEUBNER, W.: Quecksilber als Diureticum. Weg zur rationellen Therapie, S. 24. Heidelberg 1932. — MARX, H.: Der Wasserhaushalt des gesunden und kranken Menschen, Bd. 33. Berlin 1935. — MÖLLENDORF, W. v. u. a.: Exkretion. Handbuch der normalen und pathologischen Physiologie, Bd. 4, S. 183. Berlin 1929. — MØLLER, K. O.: Salyrganarbeiten. Naunyn-Schmiedebergs Arch. **1930—1932**. — PARNAS, J. K. u. a.: Der Wasserhaushalt. Handbuch der normalen und pathologischen Physiologie, Bd. 17, S. 137. Berlin 1926. — Prinzipien der Konkrementbildung (Bildung der Gallensteine und Harnsteine). Handbuch der normalen und pathologischen Physiologie, Bd. 4, S. 591. Berlin 1929. — VERNEY, E. B.: Die Wasserausscheidung der Säugetierniere und ihre physiologische Regulation. Naunyn-Schmiedebergs Arch. **181**, 24 (1936). — VOLHARD, E.: Die doppelseitigen hämatogenen Nierenerkrankungen. Handbuch der inneren Medizin, Bd. 6, Teil 1. 1931.

Dritter Teil

Desinfektion und Chemotherapie.

I. Desinfektion.

a) Allgemeines.

Die Kenntnis von Mitteln und Verfahren zur Verhinderung der Fäulnis ist uralt. Auf diesem Gebiete lagen bereits reiche Erfahrungen vor, bevor man überhaupt etwas von Bakterien, Hefen und anderen Kleinlebewesen wußte. Die Desinfektionsverfahren stammen zum Teil schon aus der Sammlerzeit des primitiven Menschen, als es notwendig wurde, größere Vorräte anzulegen, wobei man die fäulniswidrige Wirkung bestimmter Stoffe und Zubereitungsverfahren als größten Segen empfinden mußte. Daher gehört das *Konservieren der Nahrungsmittel* durch Kälte, Hitze, Wasserentziehung, durch Zusatz von Kochsalz, Zucker, Essig, durch Bearbeiten mit *Holzrauch*, Einleiten einer alkoholischen oder milchsauren Gärung zum ältesten Menschheitsbesitz.

Auch auf dem Umwege über andere primitive Erfindungen wurde dieses Gebiet bereichert. So machte man die Erfahrung, daß bei der *Lederherstellung* die Fäulnis tierischer Häute verhindert wird, woraus sich die Kenntnis der *Gerbstoffe* und *Adstringentien* herleitete.

Solche Erfahrungen sind frühzeitig auch auf dem großen Feld der Krankheiten angewandt worden. Es war der Neid der Götter oder das Spiel der Dämonen, die mit all diesen Vorgängen in Zusammenhang gebracht wurden. Die konservierende Wirkung der Schwefeldämpfe, die schon in der Antike bei der Weinbereitung geschätzt war, wurde so übertragen auf die Seuchenbekämpfung in Form der Durchgasung der Wohnhäuser mit dem „fluchabwehrenden" Schwefel (HOMER).

Aber auch die Zersetzungs- und Fäulnisvorgänge, die in der Mundhöhle, im Darm, im Urin, in den Atemwegen, in der Wunde vor sich gehen, ließen sich im gleichen Lichte betrachten. Das entzündete, eiternde, penetrant riechende *Zahnfleisch*, die *fäkulenten*, mit Blut und Eiter durchmischten *Darmentleerungen*, der *Urin*, der beim Stehenlassen Fäulnisvorgänge aufweist, die eitrige, häufig übelriechende *Sekretion der Atemwege*, Entzündung, Eiterung und Jauchung der *Wunde*, alles dies wurde zusammengefaßt unter dem Begriff der Fäulnis und wurde dementsprechend behandelt. Um die Wirksamkeit fäulniswidriger Verfahren zu beurteilen, genügte ja offensichtlich die einfache Beobachtung; sonst hätte jene graue Vorzeit uns nicht eine solche Fülle von *gerbenden, adstringierenden, desodorierenden Stoffen*, von *Desinfektionsmitteln* des *Mundes*, des *Darmes*, des *Urins*, der *Atemwege*, der *Wunden* hinterlassen können. Auch das *Einbalsamieren der Leichen* mit Hilfe fäulniswidriger Stoffe ist frühzeitig geübt worden und hat zur Kenntnis der Desinfektionsmittel beigetragen.

Einen ungeheuren Aufschwung erlebten die Desinfektionsmittel mit dem Auftreten von SEMMELWEIS, PASTEUR, ROBERT KOCH, LISTER. Seitdem haben die Desinfektionsmittel die wirksame Bekämpfung vieler Menschen- und Tierseuchen erleichtert. Sie ermöglichten die rasche Entwicklung von Chirurgie, Geburtshilfe, Zahnheilkunde in den letzten beiden Menschenaltern. Seit der Begründung der Chemotherapie durch EHRLICH, UHLENHUTH u. a. haben die meisten Protozoenerkrankungen ihre furchterregende Wirkung verloren und die Tropen sind bewohnbar geworden für die weiße Familie. Mit den Sulfonamiden und dem Penicillin ist das Gebiet der bakteriellen Infektionen erschlossen worden. Die Desinfektionsmittel haben aber auch das öffentliche Leben umgestaltet, wobei besonders an die Verfahren zur Haltbarmachung (Konservierung) der Nahrungsmittel erinnert sei, aber auch an die neuen Versuche, die Raumluft von pathogenen Bakterien zu befreien.

Fast in jedem einzelnen Falle werden andere Anforderungen gestellt, so daß ein einziger idealer Stoff für alle Zwecke nicht existiert. Oft genügt es, das Wachstum der Bakterien zu hemmen *(antiseptische* oder *bakteriostatische Wirkung),* in anderen Fällen soll der behandelte Gegenstand nicht mehr infizieren können *(Desinfektion)* oder völlig keimfrei sein *(Sterilisation).* Die Sterilisation bietet die absolute, die Desinfektion nur die relative Sicherheit. Besonders aber werden *spezifische Stoffe* für die einzelnen Arten von Bakterien und anderen Kleinlebewesen gesucht.

Daher erklärt sich die erdrückende Mannigfaltigkeit der Desinfektionsmittel und der physikalischen Desinfektionsverfahren, daneben auch die vielseitigen Methoden zur Prüfung der Desinfektionsmittel auf Wirksamkeit.

Mechanismus der Desinfektionswirkung. Die Desinfektionsmittel wirken nach einer früheren Theorie insgesamt als *Protoplasmagifte.* In der Tat beobachtet man häufig vereint mit einander Desinfektionswirkung und Gewebsgiftigkeit; diese Erklärung trifft demnach z. B. zu für diejenigen Stoffe, die durch osmotischen Druck desinfizierend wirken, wie Kochsalz, Zucker u. a., weiter für grobchemisch wirkende Gifte, wie starke Säuren und Alkalien oder für einzelne Schwermetalle, die Metallalbuminate bilden, wie Blei u. a.

Wir wissen heute, daß viele Desinfektionsmittel das **Wuchsstoffsystem** der Bakterien spezifisch beeinflussen (s. S. 21); es können weiter die *Oxydations-* und *Reduktions*vorgänge der Zelle gestört sein, z. B. durch die reduzierenden und oxydierenden Desinfektionsmittel; ja, es läßt sich voraussagen, daß ein Desinfektionsmittel in den weitaus meisten Fällen infolge eines solchen spezifischen Angriffspunktes im Chemismus der Zelle seine Wirkung entfaltet. So werden die vielen gewebsfreundlichen Desinfektionsmittel verständlicher.

Physikalische Verfahren. Schon das Sonnenlicht wirkt abtötend auf Bakterien, und zwar ist es eine bestimmte Zone im Ultraviolett, die für die Desinfektion von Trinkwasser und von anderen Flüssigkeiten geeignet ist. Wichtiger ist die Sterilisation durch Wärme. Bei trockener Hitze sind sehr hohe Wärmegrade notwendig, z. B. 60 Minuten bei 180° C, bzw. gemäß DAB. 2 Stunden bei 160° im Lufttrockenschrank. Praktisch werden für diesen Zweck gelegentlich auch bestimmte Weichmetalle benutzt, die bei 200° schmelzen und in die der zu behandelnde Gegenstand eingetaucht wird. Zum Ausglühen geeignet stehen Tantal- und Platiniridiumnadeln der Injektionsspritzen zur Verfügung. Die einfachste Schnellsterilisation von Gefäßen geschieht bekanntlich durch Abbrennen von Spiritus.

Wirksamer ist die feuchte Hitze. Schon durch einfaches $^1/_2$stündiges Abkochen in 1%iger Sodalösung oder durch $^1/_2$stündiges Behandeln in strömendem Wasserdampf werden die meisten Bakterien abgetötet, nicht dagegen bestimmte pathogene Sporen, die indessen nach der Wärmebehandlung auskeimen, so daß mit einer zweiten Behandlung völlige Abtötung erfolgt *(fraktionierte Sterilisation,* z. B. als Pasteurisierung der Milch, hier bei niederen Temperaturen [50—60°], wiederholt je $^1/_2$ Stunde durchgeführt). Oft ist gespannter Wasserdampf praktischer, der bei 1 Atmosphäre Überdruck eine Temperatur von 120° besitzt und in ungefähr $^1/_4$ Stunde auch die Sporen abtötet.

Man kann auch *osmotische Verfahren* zur Abtötung der Bakterien benutzen. Sie sind besonders bei der **Konservierung von Lebensmitteln** gebräuchlich (20%ige Kochsalzlösung bzw. Salzlaken, konzentrierte Zuckerlösung u. a.). Diese für die Volksgesundheit wichtige Frage wurde besonders brennend, als neuere

Desinfektionsmittel für diesen Zweck in Gebrauch kamen. Die Anwendung von *Säuren* steht dabei im Vordergrund (s. S. 415). Betr. *Gewürze* s. S. 526.

Zu Beginn des Jahrhunderts wurden noch die wichtigsten und meistgebrauchten, auch in großen Mengen genossenen Lebensmittel, wie Fleisch, Butter, Margarine, sogar die Kindermilch, zur Haltbarmachung mit Stoffen, wie Borsäure, Salicylsäure, Ammonium-fluorid, Formaldehyd, Wasserstoffsuperoxyd versetzt, die bei den notwendigen Zusatz-mengen nicht als unbedenklich, ja als gesundheitswidrig, vorwiegend nach E. ROSTS Unter-suchungen angesehen werden müssen. Diese Gifte sind dann durch harmlose Stoffe er-setzt worden.

Konservierungsmittel dürfen in der Lebensmittelindustrie nur dann verwendet werden, wenn aus gesundheitlichen, technischen oder wirtschaftlichen Gründen die Notwendigkeit der Zulassung für bestimmte Lebensmittel nachgewiesen ist.

Die **chemische Desinfektion** von *infizierten Gebrauchsgegenständen*, von *Arbeitsräumen, Sputum, Exkrementen* muß billig und doch wirksam sein. Die Arbeitsräume und Krankenzimmer werden mit *Kresolwasser* (aus Kresolseifen-lösung hergestellt), mit Lösungen von Sagrotan ($^1/_2$—1%ig), von Rohchloramin (1%ig), von Zephirol ($^1/_2$—1%ig) abgewaschen, wobei man nicht nachtrocknet, sondern auftrocknen läßt. Zum Unschädlichmachen von Sputum und Exkremen-ten benutzt man hauptsächlich verdünntes Kresolwasser (s. S. 521), Kalkmilch (s. S. 428), Chlorkalkmilch (s. S. 506), auch wäßrige Formaldehydlösungen (1- bis 3%ig), in der Veterinärpraxis auch rohe Schwefelsäure und Natronlauge.

Die *Desinfektion der Gesamträume* erfolgt durch die Verdampfung von wäßriger Formaldehydlösung, gelegentlich auch durch Erhitzung von Para-formaldehyd in besonderen Apparaten.

Infizierte Wäsche läßt man in Kresolseifenlösung (1%ig), in Lösungen von Sagrotan (1%ig), von Zephirol ($^1/_2$%ig) u. a., einweichen und über Nacht stehen. *Leder* und *Gummi* werden abgewaschen oder eingelegt in Lösungen von Form-aldehyd (1%ig), von Zephirol (1%ig), von Sublimat (0,05—0,1%ig). Die Lösungen läßt man auftrocknen. *Injektionsspritzen* werden am besten in Heißluft sterili-siert, sonst in 1%iger Sodalösung aufgekocht und steril und trocken aufbewahrt. Eine Aufbewahrung in Alkohol oder Sublimat darf nicht in Frage kommen, wohl aber, wenn erforderlich, in $^1/_2$%iger Zephirollösung (s. S. 525).

Desinfektion durch die Luft. Solche Versuche sind uralt und beginnen mit der Schwefelung von Wohnräumen längst vor Beginn unserer Zeitrechnung. Für Zwecke der Konservierung von Lebensmitteln hat man in neuerer Zeit die verschiedensten leicht flüchtigen Desinfektionsmittel zum Teil mit Erfolg herangezogen, wie *narkotisch wirkende Stoffe* (Chloroform, N_2O, Olefine, Äthylenoxyd), daneben *Säuren* (Ameisen-, Essig-, Propionsäure), zuletzt *Ozon* und *Formaldehyd*.

Bekanntlich entstehen viele *Infektionskrankheiten* (Grippe, Bronchitis, Tonsillitis, Erkältungen, Pneumonie, Tuberkulose) durch Inhalation von bakterienhaltigem Staub oder durch Tröpfcheninfektion. Dabei ist zu berücksichtigen, daß das infizierte Tröpfchen nach dem Aushusten bis zu 7 m Entfernung und wie bei Grippevirus noch nach 1 Stunde in der Luft nachzuweisen ist. Durch Ventilation läßt sich eine Reduzierung des Keimgehalts der Luft erreichen. Andererseits lag es nahe, die Desinfektion der Luft, z. B. in Kranken-häusern und Gewerbebetrieben mit Hilfe von *bactericiden Gasen* (Ozon, Chlor u. a.) oder *bactericiden Nebeln* (Resorcin, Glykolderivate wie Propylenglykol und besonders Triäthylen-glykol, Natriumhypochlorit- und Milchsäurenebel) durchzuführen. *Resorcinnebel* wird erzeugt durch Erhitzen eines festen Kegels von Resorcin in einem Metallbehälter auf der elektrischen Heizplatte, die auf bestimmte Temperatur eingestellt wird. Ein ähnliches Verfahren wird bei flüssigem *Triäthylenglykol* durchgeführt; 1 g der letzteren Substanz soll genügen, um mehrere 100 Mill. Kubikmeter Luft bakterienfrei zu machen.

Nach einiger Zeit setzen sich die Infektionserreger mit dem Staub zu Boden; um das Wiederaufwirbeln zu verhindern, wird heute eine *Ölbehandlung* der Fußböden und sogar der Bettwäsche durchgeführt.

Zur **Ungezieferbekämpfung** eignen sich Antiseptica wie *Blausäure* und blausäurehaltige, mit warnendem Geruchsstoff versetzte Mischungen, wie *Cyclon*, oder auch *schweflige Säure*, die man durch Verbrennen von Schwefel erzeugt, erstere durch eine staatlich zugelassene Gesellschaft unter Beachtung bestimmter Vorsichtsmaßregeln, daneben auch *Schwefelkohlenstoff* (s. S. 476), Äthylenoxyd (s. S. 476) u. a. Neuere Rattenmittel sind α-Naphtylthioharnstoff (Antu) und Natriumfluoracetat neben dem alten Bariumcarbonat und der Meerzwiebel. Bekannte Läusemittel sind *Cuprex*, *Petroleum*, *Naphthalin*, *Tricresolpuder*, *Sabadillessig*. Abstoßend auf Mücken wirken Kreosot u. a. (s. S. 524).

Ein weiteres äußerst wichtiges Mittel ist *Gesarol* (s. S. 507) und neuestens Hexachlorocyclohexan mit ähnlicher, zum Teil überlegener Wirkung. Zum Pflanzenschutz werden auch Verbindungen von Kupfer, Arsen, Blei, Fluor neben Nicotin und Pyrethrum verwendet.

Für die **Desinfektion der Haut** wesentlich ist die völlige Unschädlichkeit auch bei täglich wiederholtem Gebrauch. Der eigentlichen Desinfektion geht im allgemeinen eine Reinigung der Hautoberfläche, 10 Minuten lang mit fließendem heißem Wasser und Seife voraus, durch die gleichzeitig die Poren geöffnet werden. Seife wirkt dadurch reinigend, daß die Bakterien zusammen mit Schmutzpartikeln und Hautfett in Seifenschaum eingehüllt und so entfernt werden. Sie reinigt meist nur, wenn sie schäumt. Sie besitzt aber auch an sich eine Desinfektionswirkung ähnlich der von Phenol, die man bei Hauterkrankungen durch Zusatz stärkerer Desinfektionsmittel noch steigern kann. Bei wiederholter Anwendung ist es indessen besser, zunächst eine reine Seifenlösung ohne Zusatz zu verwenden, und die chemische Desinfektion (5 Minuten lang) anzuschließen.

Hierzu stehen Sublimat (0,1%), Lysol (0,6%), Sagrotan (0,5—1%), Chloramin (1%), Zephirol (1%) Chinosol (2%) u. a. zur Verfügung. Diese bekannten Desinfektionsmittel führen auch bei chronischer Anwendung nur sehr selten zu lokalen Reaktionen (Phenolgangrän, Sublimatekzem u. a.). Sie sind jedoch nicht wirksam gegen die Bakterien, die sich in der Tiefe der Schweißdrüsen und Talgdrüsen und der Haarfollikel angesiedelt haben; ein einziger Schweißtropfen, der hervortritt, würde die vorher sterile Hautoberfläche aufs neue infizieren können. Für eine solche Tiefendesinfektion eignet sich die Nachbehandlung mit 70%igem Alkohol, 2—5 Minuten lang, wodurch gleichzeitig die Oberhaut gehärtet wird, gelegentlich auch mit Glycerinzusatz. Dieser ist auch bei lokalen Infektionen günstig, z. B. als Alcohol. absolut. und Glycerin. anhydric. zu gleichen Teilen, zum Einträufeln ins Ohr bei Furunkulose.

Neuerdings wird vielfach gegen die chemische Hautdesinfektion Stellung genommen, da man mit keinem chemischen Desinfektionsmittel mehr erreichen soll als mit Seife und Wasser und da überdies mit Hautschädigungen zu rechnen ist. Ein wohldurchdachtes Verfahren der Händedesinfektion ist das von WULFF.

1. 3 Minuten Waschen mit Seife und Wasser (2 Nagelbürsten, Nagelreinigung). 2. Trocknen mit grobem, sterilisiertem Handtuch. 3. 3 Minuten Waschen mit 70%igem Alkohol, dem evtl. 0,5% Jod zugesetzt werden, mit einer Bürste. 4. Abtrocknen mit grobem, sterilisiertem Handtuch. 5. Einreiben mit steriler Lanolinsalbe (Adeps lanae 80,0, Oleum Arachidis 20,0); Aufstreuen von Talkpuder, Gummihandschuhe.

Für den Notfall wird empfohlen 5 Minuten Waschen mit Seifenspiritus.

Viele der obigen Desinfektionsmittel sind indessen unwirksam gegen Sporenbildner. Tetanussporen z. B. sind gegen die erwähnten Lösungen von Sublimat,

Lysol und Alkohol weitgehend resistent, während sie durch Hypochlorite, wie DAKINsche Lösung, Chloramin und Jodtinktur, mit abgetötet werden.

Kann man eine leichte Gewebsreizung in Kauf nehmen wie bei der Hautdesinfektion zum Zwecke der Incision, so steht als souveränes Mittel zur Fixierung und Abtötung der Bakterien die 7% Jod enthaltende Jodtinktur des DAB. zur Verfügung. An empfindlichen Stellen, wie an Schleimhäuten oder in der Analgegend, darf nur die verdünnte 2%ige Lösung verwendet werden.

Bei der Behandlung der *bakteriellen und parasitären Hauterkrankungen* ist oft eine *Dauerwirkung* der Desinfektionsmittel notwendig. Gelegentlich läßt sich das durch ihre Anwendung in Salben erreichen, die meistens gut von der Haut vertragen werden. Es hat sich aber herausgestellt, daß einzelne Desinfektionsmittel wie Sublimat und Phenol ihre Desinfektionswirkung in Salbenform völlig verlieren; die meisten anderen werden weitgehend abgeschwächt. Auch wird oft der Abfluß der Wundsekrete durch Salben verhindert, und dadurch die Infektionsgefahr erhöht. Daher ist man immer mehr zu Bädern, Umschlägen, Pinselungen, Linimenten und ähnlichen Anwendungsformen der Desinfektionsmittel übergegangen. Die wichtigsten Desinfektionsmittel der Haut bei infektiösen Vorgängen sind *Chlor* und seine Abkömmlinge (s. S. 506), *Jod* und Jodderivate (s. S. 508), *Schwefel, oxydierende Stoffe, Schwermetallsalze*, besonders die des Quecksilbers, und *Farbstoffe*, darunter als besonders reizlos *Rivanol* und *Gentianaviolett*. Für Pilzinfektionen der Haut wurden letzthin außer dem Calciumpropionat, *Gentianaviolett*, Wintergrünöl und Pfefferminzöl besonders empfohlen (s. S. 531).

Da unter den augenblicklichen Lebensbedingungen die Gefahr von Hautinfektionen jeder Art beträchtlich erhöht ist, da weiter bei eingetretener Infektion auch die Hautflora an gesund scheinenden Stellen Krankheitskeime enthält, so muß dem Arzt geraten werden, häufiger als bisher an Desinfektion zu denken. Dabei wird die Desinfektion der Körperoberfläche, ein Sitzbad oder Vollbad, z. B. mit Kaliumpermanganat, besser Chloraminlösungen, eine besondere Bedeutung haben. Auch an Chloramin-Talkumpuder sei erinnert (s. S. 506).

Oft erweist sich auch eine besondere *Tiefenwirkung der Hautdesinfektionsmittel* als notwendig. Sie läßt sich erreichen durch Zusatz von Seife, Alkohol, Aceton, Glycerin, von bestimmten Fetten oder Ölen, auch durch viele Emulgatoren (s. S. 116); diese dienen dann als Schleppersubstanzen, da sie den Lipoidschutz der Haut durchbrechen und zum Teil auch in die Tiefe dringen und dabei das gelöste Desinfektionsmittel mitschleppen. Auch durch einfaches Anwärmen kann man die Haut auflockern und dadurch die Tiefenwirkung erhöhen. Daher wirken alle Desinfektionsmittel besser in heißem als in kaltem Wasser.

Eine andere Methode ist die Auflösung der oberflächlich verhornten Schichten des Epithels, die die nötige Tiefenwirkung verhindern. Dazu stehen Salicylsäure und Alkalisulfide zur Verfügung (VLEMINGKXsche Lösung u. a.). Neben dieser *keratolytischen* wird oft eine *keratoplastische* Wirkung gefordert. Sie wird erzielt mit Borsäure (1%) oder Schwefel (bis 5% in Salben) oder Resorcin (0,1%).

Die *Desinfektion verschmutzter Wunden* ist S. 141 dargestellt.

Durch Reizlosigkeit müssen sich diejenigen Stoffe auszeichnen, die bei der Sterilisation der Pulpahöhle angewandt werden, und die unter Umständen wochenlang an Ort und Stelle liegen müssen, ohne daß die Entzündung durch den Wurzelkanal auf das Periodontium überspringt. Besonders harmlos in dieser Hinsicht ist das Thymol, das in warmem, geschmolzenem Zustand in die Pulpahöhle eingeführt wird, dort erstarrt und im Laufe der nächsten Wochen und Monate langsam in Lösung geht. Man hat es in Wurzelkanälchen noch nach einem halben Jahr nachgewiesen (KEESER).

Auch Benzolderivate wie Phenol, Kresol, Chlorphenol u. a. zeichnen sich hierbei durch gute Verträglichkeit aus, besonders wenn sie in Campher oder Menthol aufgenommen werden (Pufferantiseptica). Für ähnliche Zwecke eignen sich auch Paraformaldehyd, Jodoform, Resorcin, Rivanol und Trypaflavin, die in den bekannten Wurzelfüllpasten in geringer, nicht reizender Konzentration enthalten sind.

Bei der Behandlung von Schleimhautinfektionen werden *gewebsfreundliche* antiseptische Stoffe immer dort angezeigt sein, wo bereits ein starker lokaler Reizzustand vorliegt. Als gewebsfreundlich gelten die adstringierenden Metallverbindungen (besonders Wismutsalze), sowie die gerbsäurehaltigen Drogen (Tinctura Tormentillae bzw. Ratanhiae), die eine Tiefenwirkung nicht besitzen. Als besonders mild gilt die Borsäure (Ac. bor. sol., 3%ig zu Aufschlägen bei Conjunctivitis), die gleichzeitig eine geringe entzündungshemmende Wirkung besitzt. Weitgehend reizlos sind auch die Silber-Eiweißverbindungen (Protargol 1—2%ig für Auge und Urethra), Chloraminlösung ($1^0/_{00}$), Kaliumpermanganat in violettgefärbter Lösung, das gleichzeitig adstringierend wirkt, Calomel. Von neueren Desinfektionsmitteln ist besonders Rivanol anzuführen, das in $1^0/_{00}$iger Lösung von Schleimhäuten ausgezeichnet vertragen wird, ebenso wie Gentianaviolett in 1%iger Lösung. Trypaflavin in $^1/_4{}^0/_{00}$iger Lösung kann etwas reizen. Surfen wirkt ähnlich, ohne zu färben. Sulfonamide werden in steigendem Maße verordnet.

In anderen Fällen werden indessen *entzündungserregende* Antiseptica besser am Platze sein, um die biologische Abwehrreaktion des betroffenen Gewebes zu unterstützen. Man spricht von Entzündungen, die einen therapeutischen Charakter besitzen (TROUSSEAU). Sie sind auch mit einfachen physikalischen Verfahren hervorzurufen (Applikation und Inhalation von Salzlösungen, Wärme u. a.). So werden stärker reizende Desinfektionsmittel sogar am Auge verwendet, wie Argentum nitricum (1—2 Tropfen einer 2%igen Lösung zur CREDÉschen Prophylaxe, der 5—10%igen bei Cervicitis, chronischer Laryngitis u. a.), Zincum sulfuricum (s. S. 517).

Bei der Desinfektion der Mundhöhle ist zu beachten, daß infolge der dauernden Neuinfektion durch die Atmungsluft u. a. eine völlige Keimfreiheit nicht zu erzielen ist. Oft ist es aber notwendig, die Keimverarmung bis an die Grenzen des Möglichen zu treiben und jede kleinste Verunreinigung, deren Ausschaltung überhaupt möglich erscheint, mit allen zur Verfügung stehenden Mitteln zu bekämpfen (M. KIRCHNER).

Die meist verwendeten Antiseptica der Mundhöhle sind *Wasserstoffsuperoxyd* bzw. Derivate desselben, wie *Ortizon.* Auch *Kaliumpermanganat* kann benutzt werden (s. S. 504). Von jodhaltigen Desinfektionsmitteln kann das *Yatren* empfohlen werden. Mundwässer sind häufig thymolhaltig, wobei an das gelegentliche Auftreten thyreotoxischer Erscheinungen erinnert sei. Eine Desinfektionswirkung in der Mundhöhle erzeugt man auch durch Aufpinseln von *Jodtinktur* (MANDLscher Lösung), *Argentum nitricum* (5—10%ige Lösung), *Kupfersulfat* (10%ig). Bei diesen Stoffen tritt gleichzeitig eine heilende Entzündungsreaktion in die Erscheinung. Demgegenüber ist das Aufpinseln von *Protargol* (10—20%ig) oder *Gentianaviolett* (1%ig) reizlos. Wasserstoffsuperoxyd eignet sich auch besonders zur Entfernung des nekrotischen Gewebes bei *Angina Plaut-Vincenti*, da die spezifischen Spirochäten gegen alle oxydierenden Stoffe besonders empfindlich sind. Wenn das Geschwür offen liegt, ist die *lokale* spezifische Behandlung durch *Sulfonamide* (z. B. Sulfathiazol, 1 Tablette zu 0,5 g alle 2 Stunden auf der Zunge zergehen lassen), durch Aufstäuben von Neosalvarsanpulver oder Bepinseln mit Neosalvarsan-Glycerinlösungen (10% von beiden, alle 4 Stunden wiederholt) indiziert. In schweren Fällen ist die Allgemeinbehandlung mit Salvarsan oder Wismutpräparaten notwendig. Zur Spülung des Rachens oder zum Gurgeln eignen sich Traubenzucker, Kochsalz oder Natriumbicarbonat (1—2 Teelöffel auf $^1/_2$ l Wasser), Kaliumpermanganat (bis zur bordeauxroten Farbe), Wasserstoffsuperoxyd DAB. (1 Eßlöffel der 3%igen Lösung auf ein Glas Wasser), sowie Chinosol (o-Oxychinolinsulfat und Kaliumsulfat). Formaldehydpräparate werden viel verwendet; ihre wissenschaftliche Bewertung ist nicht einheitlich.

Die perorale Anwendung von Desinfektionsmitteln erfolgt zum Zwecke der **Desinfektion des Darms** und **der Harnwege.** Das weite Gebiet der Chemotherapie wird an anderer Stelle erörtert (s. S. 533 ff.).

Vorbedingung für die Anwendung solcher Stoffe ist die gute Verträglichkeit. Die meisten sog. *Darmdesinfektionsmittel* wie Calomel, Salol u. a. werden zwar viel empfohlen, sind aber aller Wahrscheinlichkeit nach zur Desinfektion des Darmes ungeeignet. Eine geringe Wirkung bei bakterieller Darminfektion scheint das Kreosot zu besitzen (Pilulae Kreosoti je 0,05 und 0,1). Auch ein Gemisch verschiedener ätherischer Öle (Anisöl, Juniperusöl, Cajeputöl) soll z. B. bei der Cholera wirksam sein. Besondere Erwähnung verdient das Knoblauchöl bei infektiösen Darmerkrankungen (als Allisatin u. a.).

Weitaus stärkere Wirkungen erzielt man bei bakteriellen Darminfektionen durch geeignete *Diät* (s. S. 61) und andere Verfahren (s. S. 388) sowie durch *Chemotherapie* (s. S. 563). Starke Desinfektionsmittel finden sich auch unter den Wurmmitteln (s. S. 390).

Desinfektionsmittel der Harnwege müssen in genügender Konzentration in den Harn übergehen. Bis heute ist kein universelles, sicher wirkendes Mittel bekannt. Die Aussichten jeder Behandlung sind daher um so besser, *je höher die verabfolgte Dosis* ist. Dann aber sollte man die üblichen Nebenwirkungen fast aller Desinfektionsmittel auf den Magen-Darm einerseits, auf die Harnwege andererseits bedenken.

Bei vielen Desinfektionsmitteln ist eine bestimmte *Harnreaktion* erforderlich. Der Harn muß sauer sein (unterhalb von p_H 5,5) bei *Hexamethylentetramin*, bei *ketogener Diät* und bei *Mandelsäure*, aber auch bei der schwach wirksamen *Salicyl-* und *Benzoesäure.* Andere Antiseptica, wie *Bärentraubenblättertee, Caprokoll, Pyridinabkömmlinge*, wie *Pyridium* und *Neotropin*, sowie *Trypaflavin* wirken auch in alkalischem Urin. Bei Verabfolgung von bestimmten *Sulfonamiden* ist Alkalisierung aus toxischen Gründen erforderlich (s. S. 555). Die stärksten Harndesinfektionsmittel finden sich unter den *Antibiotica* (s. S. 563).

Die *Wirkung* solcher Stoffe wird sichtbar am Klarwerden des Urins und am Zurückgehen der örtlichen Symptome. Der Harn selber gewinnt *fäulniswidrige* Eigenschaften, so daß er, in den Brutschrank gebracht, tagelang nicht fault. Impft man in einen solchen Urin spezifische Infektionskeime ein, so läßt sich erkennen, ob eine genügende Konzentration des wirksamen Stoffes vorhanden ist. Alle bekannten Antiseptica und Antibiotica aber wirken *nur gegen bestimmte Gruppen von Infektionserregern,* während andere Bakterien auch bei höchsten Dosen unberührt bleiben.

Besondere Harndesinfektionsmittel sind nötig bei der Gonorrhöe. Altherkömmliche, der exotischen Volksmedizin entstammende Arzneistoffe, wie Sandelöl und Copaivabalsam sind dem Ansturm der modernen Chemotherapie schnell zum Opfer gefallen. Näheres unter Sulfonamiden (s. S. 560) und Penicillin (s. S. 567).

Die Desinfektion der Galle ist S. 374 dargestellt.

b) Oxydationsmittel.

Ozon ist in den äußeren Schichten der Atmosphäre enthalten. Der Gehalt wechselt in den Jahreszeiten und ist besonders hoch im Frühling. Es führt zu einer Absorption der ultravioletten Strahlen. Wir leben im „Schatten des Ozons". Auf der Erdoberfläche entsteht es hauptsächlich durch Kondensation von Sauerstoff durch den elektrischen Funken und bei elektrischen Entladungen der Atmosphäre neben Stickoxyd (NO) und nitrosen Gasen (NO_2). Es ist beständig in Luft und reinem Wasser. Bei Anwesenheit organischer Stoffe indessen zersetzt es sich rasch unter Bildung von nascierendem Sauerstoff. Der Ozongeruch der Luft in Waldgegenden, auch Kurorten, der sich bei einer Mindestkonzentration von 1:1 Million bemerkbar macht, ist daher ein Test für die Reinheit der Luft, da organische Staubteilchen in kurzer Zeit das Ozon zerstören würden. Ebenso schnell wird Ozon in wäßriger Lösung verbraucht, wenn organische Stoffe anwesend sind. Trockene ozonhaltige Luft ist nicht bactericid, da die Ozonzersetzung nur in Gegenwart von Feuchtigkeit vor sich geht.

In wäßriger Lösung ist Ozon wie alle starken Oxydationsmittel ein hochwirksames *Desinfektionsmittel.* Noch durch eine Verdünnung 1:1 Million wird Trinkwasser sterilisiert, ein Verfahren, das heute durch die Chlorbehandlung ersetzt ist. Höhere Konzentrationen von Ozon in geschlossenen Räumen können toxisch wirken durch Reizung der Atemwege und sogar durch Entwicklung von Lungenödem.

In neuerer Zeit wird ein besonders gereinigtes Ozongas zur Behandlung putrider Wunden und in der Zahnheilkunde bei Alveolarpyorrhöe angewandt.

Wasserstoffsuperoxyd, H_2O_2, gibt schon in wäßriger Lösung, besonders in der Wärme, bei Einwirkung des Lichtes, unter dem Einfluß von Glasalkali langsam Sauerstoff ab ($H_2O_2 \rightarrow O + H_2O$). Diese Zersetzung wird beschleunigt durch das Ferment *Katalase,* das sich in Blut, Eiter, Gewebsmassen, im Epithel- und Wundgewebe findet. Auch in Haaren tritt diese Gasentwicklung ein, sie werden dadurch gebleicht. In Statu nascendi ist Sauerstoff besonders reaktionsfähig, so daß die anwesenden oxydablen Stoffe — Geruchs- und Geschmacksstoffe, Farbstoffe, Toxine u. a. — der Oxydation anheimfallen. Neben diese *desodorierende, entfärbende und toxinzerstörende* tritt die allgemeine Protoplasmawirkung. H_2O_2 ist ein *starkes Desinfektionsmittel,* ungefähr so wirksam wie Sublimat. Es wird besonders bei infektiösen Vorgängen in der Mundhöhle, z. B. auch bei Angina Plaut-Vincenti und zur Reinigung anderer Ulcerationen empfohlen.

> **Rp.** Hydrogenii peroxydati soluti 30% 3,0
> Glycerini ad. 30,0
> S. zum Bepinseln der Mandeln.

Bei dieser Art der Anwendung führt H_2O_2 zu *Entzündungserscheinungen* und ist in hohen Konzentrationen ein *oberflächliches Ätzmittel.* Der stürmisch entwickelte Sauerstoff kann von den oxydablen Substanzen nicht vollständig aufgenommen werden, so daß sich freies Sauerstoffgas bildet. Auf lebendem und totem Gewebe schäumt die Lösung. Dadurch findet eine *mechanische Reinigung* statt. Da die H_2O_2-Lösung unzersetzt in die feineren Gewebsbuchten eindringen kann, so werden diese oft besser gesäubert, als durch die gewöhnlichen mechanischen Reinigungsverfahren. Davon macht man z. B. Gebrauch zur Reinigung von stark verschmutzten oder granulierenden Wunden (3%ige Lösung) (s. S. 141). Nach Anwendung der 30%igen Lösung wurde Gangrän der Kopfhaut beobachtet.

Gelangt Wasserstoffsuperoxyd in größere, abgeschlossene Räume, wie z. B. in Kieferhöhlen oder in die Brusthöhle bei Reinigung von Empyemen, so kann ein Emphysem des Gewebes und sogar durch Eindringen des Gases oder des unzersetzten H_2O_2 in die Venen eine tödliche Gasembolie auftreten. Intravenös injiziert wirkt es in entsprechender Dosis augenblicklich tödlich.

Bei chronischem Gebrauch von H_2O_2 als Mundwasser können leichte *Reizungen des Pharynx* auftreten. In seltenen Fällen sind sogar *Leukoplakien* beobachtet worden.

Eine offizinelle Form von H_2O_2 ist das 3%ige *Hydrogenium peroxydatum solutum*. Äußerlich 1 Eßlöffel auf ein Glas Wasser als Mund- und Gurgelwasser und als Wunddesinfiziens. Die richtige Konzentration äußert sich in geringem Schaumigwerden des Speichels oder der Wundsekrete.

Daneben ist auch die 30%ige Lösung in der Apotheke vorrätig (z. B. als Perhydrol). Sie dient z. B. zum vorsichtigen Bleichen der Zähne und zur Desinfektion der Wurzelkanälchen. Als Mundwasser werden 10—20 Tropfen auf ein Glas Wasser verordnet.

Mit Harnstoff liefert H_2O_2 feste Körper, die eine bequemere Dosierung ermöglichen (*Ortizon* u. a.).

Zu den Peroxyden gehört auch *Magnesiumsuperoxyd* (MgO_2), das in saurer Reaktion, z. B. im Magensaft, unter Freisetzen von MgO Sauerstoff liefert. Das Präparat vereint also die Wirkung von Magnesia usta mit der desodorierenden und desinfizierenden Wirkung des H_2O_2. Eine wesentliche Gasentwicklung tritt dabei nicht ein.

Rp. Magnesii peroxydati 20,0
    Natrii bicarbonici.
    Calcii carbon. āā 10,0.
    M. f. p. S. 3mal täglich ein Teelöffel.

Auch andere anorganische Peroxyde, wie Zinkperoxyd (ZnO_2 = Ektogan) und *Natriumperborat* (im Persil) sind im Handel, das letztere eine Additionsverbindung von Natriummetaborat und Wasserstoffsuperoxyd ($NaBO_2 \cdot H_2O_2 \cdot 3H_2O$). Betr. Organische Peroxyde s. S. 526.

Kaliumpermanganat, $KMnO_4$, wirkt wie H_2O_2 durch Abspaltung von Sauerstoff und Bildung von MnO_2 (Braunstein). Die Sauerstoffentwicklung im Kontakt mit organischem Material geht so langsam vor sich, daß kein Gas auftritt und daher keine mechanische Reinigung stattfindet. Demgegenüber steht der gesamte abgespaltene Sauerstoff zu Oxydationszwecken zur Verfügung und setzt sich quantitativ mit den oxydablen Stoffen um. Die *desodorierende* und *antitoxische* Wirkung des $KMnO_4$ ist daher besonders stark bei guter *desinfizierender* Wirkung. Von der desodorierenden Wirkung macht man besonders Gebrauch bei übelriechenden Wunden (bis 1%, z. B. zum Aufpinseln), bei Foetor ex ore, Ozaena, Fuß- und Handschweiß in schwach rosa gefärbter Lösung (ungefähr 1:3000). Bei der lokalen Behandlung der Gonorrhöe (0,05 bis 0,5%ig) hat es in andern Ländern die Silberpräparate mehr und mehr verdrängt. Die *antitoxische* Wirkung des $KMnO_4$ äußert sich auch bei Schlangenbissen (s. S. 158).

Der gebildete fein verteilte Braunstein (MnO_2) setzt sich mit den Gewebseiweißstoffen zu Mangan-Eiweißkomplexen um. Daraus ergibt sich eine leicht *adstringierende* Wirkung in verdünnter Lösung von 1:1000—1:4000. Solche Lösungen werden nicht nur bei *entzündeten Schleimhäuten*, sondern besonders auch bei allen *nässenden Hauterkrankungen* angewandt, auch in Form von Bädern (5—10 g je Bad); hierbei vollzieht sich langsam eine künstliche *Schorfbildung*. Bei Pinselung von Variola und Varicellen mit 1%iger Lösung sollen sich Narben vermeiden lassen. Konzentriertere Lösungen sind für Schleimhäute und Wunden schwere *Ätzgifte*. Letale Menge 5—10 g. Braunsteinflecken sind durch Essig oder Citronensaft entfernbar.

$KMnO_4$ dient auch zur Zerstörung von Alkaloiden, Blausäure u. a., solange diese Stoffe noch im Mageninhalt sind (s. S. 361).

Kaliumchlorat oder chlorsaures Kalium, $KClO_3$, gibt in Substanz beim Verreiben mit organischen und leicht oxydablen Stoffen wie Zucker, Schwefel, Kohle u. a. seinen Sauerstoff so leicht ab, daß *Explosionen* auftreten. Das ist keine Eigenart des $KClO_3$, kommt vielmehr auch vielen anderen Oxydationsmitteln, wie Kaliumpermanganat, Salpetersäure und sogar H_2O_2 zu. In wässeriger Lösung dagegen gibt Kalium chloricum keinen Sauerstoff ab. Nahezu die gesamte Menge (90—96%) dieses Stoffes, die in den Magen gegeben wird, geht vielmehr *unverändert in den Urin* über. Pharmakologisch gesehen ist daher Kaliumchlorat, wie es in Form von Zahnpasten wie Pebeco, Kaliklorapaste u. a. oder in Mundwässern verwendet wird, kein Oxydationsmittel, sondern hauptsächlich ein osmotisch wirksames, chemisch stabiles Salz ähnlich dem Kochsalz, wenngleich eine gewisse *Straffung der Schleimhäute* unter der Wirkung des Chloráts wohl nicht abzuleugnen ist. Kaliumchlorat ist ein *Methämoglobinbildner*, der von einzelnen Menschen noch in Dosen von 10—20 g, sogar von 50 g vertragen wurde, bei anderen indessen aus unbekannten Gründen schon in bedeutend geringeren Mengen die schokoladebraune Farbe des Methämoglobins herbeiführte. Bei Kindern sind nach *Bruchteilen eines Gramms Todesfälle* vorgekommen.

Eine weitere nicht so häufig vorkommende Eigenart der Chlorate ist eine *Zerstörung des Hämoglobins* unter Bildung von Verdochromogenen und unter Beteiligung des Globinanteils (Auftreten von HEINZschen Körperchen) und damit zusammenhängend eine *Zerstörung der roten Blutkörperchen*. Die Reste werden agglutiniert und bilden gelatinöse Thromben, die die feinen Gefäße verstopfen. Gefürchtete Symptome kommen dann von seiten des *Gehirns* (Kollaps, Atmungsstörung u. a.) und der Niere (Verstopfung der Glomeruli mit Gerinnsel und evtl. auch der Tubuli mit ausgeschiedenem Methämoglobin), mit anschließender *Urämie*.

Es gibt immer noch Ärzte, die Chlorate zur Mundspülung und zum Gurgeln verschreiben, obwohl genügend empfehlenswerte Stoffe für diese Zwecke zur Verfügung stehen (H_2O_2, $KMnO_4$, Tinctura Ratanhiae, Folia Salviae u. a.). Auch muß berücksichtigt werden, daß beim Gurgeln gewöhnlich die Tonsillengegend von der Flüssigkeit überhaupt nicht berührt wird, daß daher örtliche Pinselungen vorzuziehen sind. Bei Kindern Kaliumchlorat als Gurgelmittel zu verordnen, ist als Kunstfehler anzusehen, da Kinder jedes Gurgelmittel zum Teil verschlucken. Die innerliche Anwendung ist in jedem Fall unbegründet.

Gelegentlich tödliche Vergiftungen sind vorgekommen, weil Kalium chloricum ($KClO_3$) statt Kalium chloratum (KCl) gegeben wurde, z. B. bei der Herstellung der RINGER-Lösung.

c) Halogene.

Von den Halogenen *Fluor, Chlor, Brom* und *Jod* sind Fluor und Chlor gasförmig, Brom ist eine Flüssigkeit, Jod ein fester Körper. Für Desinfektionszwecke sind *Chlor* und *Jod* von Bedeutung.

Chlor wurde von SCHEELE 1774 dargestellt und Chlorwasser (*Aqua chlorata* Erg.-B. 0,5%ig) wurde schon 1803 in Holland als fäulnishemmendes Mittel angewandt. Die Einführung des Chlorkalks als Prophylaxe gegen Wundfieber verdanken wir SEMMELWEIS. Die neuere Entwicklung führte zu den gewebsfreundlichen Chlorverbindungen (DAKINsche Lösung u. a.). Neuerdings wird Chlorgas (in Form von Chlorgastabletten angewendet) zur Behandlung von Pulpainfektionen empfohlen (WEIGELE).

Das gasförmige Chlor wirkt zerstörend auf viele organische Stoffe, an die es sich rasch chemisch anlagert und zu *Chlorierungen* führt. Bei Anwesenheit von Wasser wie in lebenden Geweben setzt es sich außerdem um nach der folgenden Gleichung $Cl_2 + H_2O = 2\,HCl + O$. Es besitzt dementsprechend starke *oxydierende, säuernde* und *toxinzerstörende* Eigenschaften; Chlor ist bemerkenswert durch das breite Spektrum seiner *antiseptischen* Wirkung — im Gegensatz zu den Sulfonamiden und zum Penicillin.

Bei der Einwirkung von Chlor auf *Alkalien* wie NaOH und $Ca(OH)_2$ (gelöschter Kalk) entstehen außerdem Hypochlorite, wie *Natriumhypochlorit* (NaOCl), das im Eau de Javelle vorkommt, und *Chlorkalk* (Calcaria chlorata), eine Verbindung von $Ca(OCl)_2$ und $CaCl_2$ daneben ein Rest $Ca(OH)_2$. Chlorkalk wird in dicht verschlossenen Gefäßen, kühl und trocken aufbewahrt, und sollte einen stechenden Chlorgeruch besitzen. Aus ihm wird *Chlorkalkmilch* in der Weise gewonnen, daß man zu je 1 Teil Chlorkalk allmählich unter starkem Rühren 5 Teile Wasser hinzusetzt. Sie ist jedesmal vor Gebrauch frisch herzustellen und wird zur Desinfektion von Exkreten, Sputum u. a. benutzt. Hypochlorite finden sich auch in der vielverwendeten DAKINschen Lösung. Um solche Lösungen besser haltbar zu machen, bedarf es eines Überschusses von Alkali. So z. B. bleibt die alkalihaltige DAKINsche Lösung in verschlossener Flasche monatelang unzersetzt. Indessen genügt schon die Kohlensäure der Luft, um aus Hypochloriten Chlor abzuspalten, das sich durch stechenden Geruch verrät. Chlorgas lagert sich an gewisse organische Stoffe in reversibler Form an; die wichtigsten Derivate sind das leicht wasserlösliche *Chloramin* (oder Mianin), Para-Toluolsulfonchloramidnatrium mit 25% wirksamem Chlor und 5,7% aktivem Sauerstoff, und das ähnlich gebaute, schwer in Wasser, gut in organischen Lösungsmitteln wie Paraffin lösliche Dichloramïn T in 5 bis 10%iger Lösung zur Wundbehandlung. Sie haben chemisch gesehen den großen Vorteil, daß sie in Substanz vollkommen, in Lösung 2—3 Wochen beständig sind; sie wirken dadurch, daß sie nicht ionisierte unterchlorige Säure bilden.

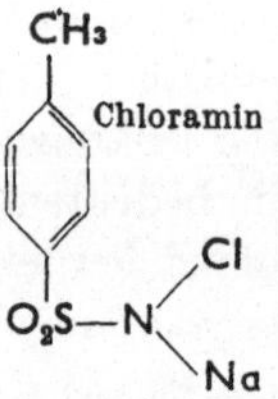

Chlorpräparate — sofern nicht alkalisch — sind ausgesprochen *gewebsfreundlich*. Das trifft besonders für die DAKINsche Lösung und für *Chloramin* zu.

Die DAKINsche Lösung reagiert rasch mit den Wundsekreten, so daß ihre Wirkung nur vorübergehend ist. Sie wird daher nur zur *Dauerberieselung* angewandt und führt dann zur sicheren Sterilisierung der Wunde, während die Regeneration der Wunde unbeeinflußt bleibt. Dabei ist zu berücksichtigen, daß zum Teil infolge der alkalischen Reaktion der Lösung Eiweiß abgebaut, tote und zersetzte Gewebsmassen aufgelöst und abgespült werden, so daß die bactericide Wirkung stärker in die Tiefe greift. Das gilt besonders auch für die konzentrierte Na-Hypochloritlösung (Antiforminlösung), die zur *Auflösung* der Pulpa und Reinigung der Pulpahöhle, jedoch nicht im apikalen Teil verwendet wird. Seidenligaturen und Wollfasern — nicht aber Catgutligaturen, Leinen und Baumwolle — sind in Hypochloriten löslich. Gebrauch von Watte macht Hypochloritlösungen unwirksam; hier sei an Asbestwatte erinnert. Gelegentlich kann eine Blutungsneigung eintreten.

    Rp. Calcar. chlorat. 20,0
        Natr. carbon. 40,0
        Acid. bor. q. s. ad neutral.
        Aq. dest. ad 1000,0
        M. Filtra. D.S. DAKINsche Lösung.

*Chloramin*lösungen dagegen wirken länger nach. Sie werden in 0,25—0,5%iger Lösung bei purulenten und stinkenden Wunden, zur Händedesinfektion (während 10 Minuten) und zur Spülung der Mundhöhle verwendet. Auch Chloraminstreupulver (10%ig in Talkum) und Chloraminsalben (1—10%ig) sind im Gebrauch. Durch solche Konzentrationen werden die meisten pathogenen Organismen innerhalb von wenigen Minuten abgetötet. Eine wachstumshemmende Wirkung ist noch bei 1:10000 bis 1:50000 festzustellen. Dagegen fehlt dem Chloramin die starke reinigende Wirkung der Hypochlorite.

Diesen gewebsfreundlichen Präparaten gegenüber ist Chlorkalk selbst nur in Frostsalben enthalten (Unguentum contra Perniones R. F.). Es dient hauptsächlich zur billigen Desinfektion von Gebrauchsgegenständen. Chlorgas wird zur Sterilisation von Trinkwasser und Badewasser benutzt.

$$Cl-\!\!\!\left\langle\;\right\rangle\!\!\!-\overset{\displaystyle H}{\underset{\displaystyle C\cdot Cl_3}{C}}-\!\!\!\left\langle\;\right\rangle\!\!\!-Cl$$

Gesarol = D.D.T.

Durch resorptive *Giftwirkung* ist besonders das Chlorgas ausgezeichnet (Reizung der Atemwege und *Lungenödem*). Als gewerbliche Vergiftung kann auch *Chloracne* auftreten. Reiner Chlorkalk in Substanz oder als Chlorkalkbrei führt nach kürzester Zeit zur *Ätzung der Augen* und zu einer *Hautätzung*, wenn man ihn länger als 5 Minuten liegen läßt. Bei den obigen gewebsfreundlichen Präparaten dagegen sind resorptive Giftwirkungen bei Anwendung als Wundmittel bis heute unbekannt. Chloramin, als Tabletten geschluckt, hat indessen tödliche Vergiftung ausgelöst (letale Dosis 1—2 g).

Anhang. **Gesarol.** Ein neues wichtiges Chlorderivat ist das Gesarol Dichlor-Diphenyl-Trichlormethylmethan D.D.T.. ein Kontaktgift, das zum Vernichten von Insekten dient. Betroffen werden Läuse (die Überträger von Fleckfieber und Rückfallfieber), Flöhe (Überträger von Pest), Moskitos (Überträger von Malaria, Gelbem Fieber, Denguefieber), Fliegen (Überträger von Typhus und Dysenterie), *Wanzen* (Überträger von Leishmaniosen) und viele andere Insekten. Weiterhin ist es wirksam gegen *Zecken* (Überträger der Rickettsien-Erkrankungen und der Tularämie) und gegen *Milben* (Abtötung der Krätzenmilbe durch Gesarol in Öllösung). D.D.T. dringt auf Grund seiner Lipoidlöslichkeit über Nervenendigungen oder Tastorgane in das Nervensystem der Insekten ein und führt zu klonischen

Krampfzuständen; bei Fliegen finden sich Koordinationsstörungen bereits 3—20 Minuten nach dem Kontakt. Zur insecticiden Wirkung benötigt man etwa 0,6—1,6 g/m². Das Präparat ist für diesen Zweck in Form der verschiedensten Handelslösungen, gewöhnlich 0,2%ig, zu haben; auch kann es als 5%iger Puder (mit Talcum) eingestäubt werden.

Das Tragen von Unterzeug, das mit D.D.T. imprägniert ist, führt zu keiner Hautreizung und keinen allgemeinen Vergiftungserscheinungen, auch nicht unter günstigsten Resorptionsbedingungen; chronische Vergiftung (Leberschaden) ist indessen beobachtet worden durch anhaltenden Genuß von Milch aus Ställen, die mit Gesarol bestäubt wurden, was in anderen Ländern bereits verboten ist. Erst nach höchsten Dosen (mehr als 1,0 g peroral) treten neben einer auffälligen Leukocytose nervöse Erscheinungen auf (Übelkeit, Erbrechen, Muskelschwäche, Tremor). Nach Inhalation von Gesarolstaub oder -nebeln sind Schleimhautreizungen häufig.

γ-Hexachlorcyclohexan, eines der stärksten Insecticide, hat sich in der Therapie als hochwirksames, geruchloses Antiscabiosum (z. B. Jacutin-Emulsion, 0,3% γ-H.) und auch nach Verdampfung als Insecticid gegen Läuse, Wanzen und andere Insekten hervorragend bewährt. Die Verträglichkeit bei äußerer Anwendung ist gut; Idiosynkrasien wurden selten beobachtet. Durch Resorption größerer Mengen von γ-Hexachlorcyclohexan können Krämpfe ausgelöst werden. Toxische Dosis bei Kindern 1 Tablette.

Jod. Die Verwendung von Jod (s. S. 29) zur Desinfektion der trockenen Haut, von Schleimhäuten und von kleinen Wunden erfolgt als *alkoholische Tinctura Jodi* (7%ig für die Haut), als Lugolsche Lösung (s. S. 75) oder für die Schleimhäute in bekannten Rezepten wie der Mandlschen Lösung. Durch *Jodkaliumzusatz* wird die Haltbarkeit des Jods auch in alkoholischer Lösung erhöht und damit das Auftreten gewebsreizender Stoffe verhindert. Gleichzeitig wird die Ausfällung von Jod in den obersten Gewebsschichten verhindert und eine besondere Tiefenwirkung erzeugt. Die Tinctura Jodi des DAB. enthält 3% Kaliumjodid neben 7% Jod. Auch durch *Glycerinzusatz* wird die Diffusion des Jods erleichtert.

> **Rp.** Jodi 0,5
> Kalii jodati 2,0
> Olei Menthae pip. gtts. II
> Glycerini ad 20,0.
> D.S. zum Bepinseln der Mandeln. — NB. Mandlsche Lösung.

Der wichtigste Faktor für die *Desinfektionswirkung* von Jod ist seine unmittelbare Wirkung auf die Bakterien, und zwar dadurch, daß es chemische Reaktionen mit Bestandteilen des Bakterienleibes eingeht. Gleichzeitig aber bildet sich durch Umsetzung mit dem Wasser und den Alkalien des Gewebes Jodnatrium, und zwar unter Freiwerden von *Sauerstoff* aus dem als Zwischenprodukt entstehenden Hypojodit. Jod besitzt demnach gleichzeitig stark oxydierende Eigenschaften. Bekannt ist die *Zerstörung von Bakterientoxinen* durch Jod (Behring).

Bei der Desinfektionswirkung ist aber auch das lebende Gewebe nicht unbeteiligt Jod führt nämlich zu einer *oberflächlichen Verschorfung* bzw. zu einer Härtung und Straffung der Oberhaut und des Wundgewebes. In der Umgebung entwickelt sich langsam eine *fibrinöse Entzündung* mit Neigung zu Verklebungen der Gewebsspalten, so daß die Infektion enger begrenzt bleibt. Im Entzündungsgebiet wird eine starke *Leukocytose* bemerkbar. Auch die *Freßtätigkeit der Leukocyten* ist offensichtlich verstärkt. Alle diese Vorgänge gehen ohne Eiterung und besonders ohne Nässen der Wunde vor sich.

Zusammengefaßt ist daher die Wirkung des Jods *zweiphasisch*, nämlich eine unmittelbare desinfizierende und toxinzerstörende Wirkung, und eine mittelbare, nämlich eine Steigerung der Abwehrvorgänge im Wundgebiet. Im Experiment am Meerschweinchen gelingt es noch nach Stunden, eine mit Gartenerde, d. h. mit Tetanusbacillen und anderen Anaerobiern infizierte Wunde mit Jodtinktur so zu desinfizieren, daß trotz sofortigen Vernähens der ungereinigten Wunde die Tiere gerettet werden (KONRAD BRUNNER). Jodtinktur eignet sich auch besonders zur sofortigen Desinfektion kleiner verschmutzter Wunden, wenn eine Mischinfektion befürchtet wird. Hier ist auch Jodkollodium zu gebrauchen, das gleichzeitig die Wunde nach außen abschließt.

Die oben beschriebene *Gewebsentzündung* entwickelt sich erst langsam in einigen Stunden, oft dagegen erst nach 12—24 Stunden. Durch öftere Wiederholung der Bepinselung kann jeder beliebige Grad der Entzündung eingestellt werden (s. S. 128). Jodtinktur wird daher als *resorptionsförderndes* Mittel angewandt bei chronischen Entzündungsvorgängen wie Periostitis, Periodontitis, Cervicitis, Orchitis, bei Sehnenscheidenentzündung und auch bei tiefer liegenden Eiterherden, wenn eine Incision nicht in Frage kommt. In Hydrocelen injiziert (2—3 Tropfen Jodtinktur, mit Hydrocelenflüssigkeit verdünnt), wirkt sie durch ihre Gewebsreizung. Betr. Innere Anwendung s. S. 75.

Idiosynkrasie gegen Jod ist weit verbreitet. Dann kann schon bei der üblichen Jodpinselung eine tiefgehende Infiltration der Haut mit Bläschen- und sogar *Geschwürsbildung* eintreten. Ähnliche Erscheinungen zeigen sich auch an den Schleimhäuten. Jodtinktur, die tropfenweise in Wasser verordnet wird, wirkt gelegentlich bei Erbrechen und dient zur Prophylaxe gegen Schnupfen u. a. (s. S. 77). Toxische Dosen von Jodtinktur dagegen, innerlich genommen, führen zu schwerer Ätzwirkung, zu schwerer Nierenschädigung und zu Tod im Kollaps. — Letale Menge 3—4 g Jod, 20—30 g Jodtinktur. Gegenmittel ist Natriumthiosulfat. Bei chronischer Anwendung von Jodtinktur kann *Jodbasedow* auftreten (s. S. 76).

Jodoform, CHJ_3, bildet fettig anzufühlende, gelbe Krystalle von unangenehmem Geruch. Es wird seit langer Zeit als Antisepticum in der Wundbehandlung benutzt. Dazu tragen die verschiedensten Eigenschaften bei. Jodoform besitzt eine *trocknende und sekretionsbeschränkende* Wirkung. Damit hängt wohl auch die *blutungsstillende* Wirkung des Jodoforms zusammen. Jodoform schafft bei purulenten Wunden bessere Heilungsbedingungen, da sich die Wund- und Fäulnisbakterien auf dem trockenen Untergrund schlecht entwickeln können. Jodoform wirkt gleichzeitig *desodorierend.*

Jodoform selber besitzt *in vitro* keine Desinfektionswirkung. Schlämmt man z. B. eine 4%ige Hefesuspension in 10%iger Traubenzuckerlösung auf und bebrütet das Gärungsröhrchen bei 38°, so findet sich nach Jodoformzusatz im Gegensatz zu den eigentlichen Desinfektionsmitteln nicht die geringste Hemmung des Gärungsvorganges; Jodoformgaze muß daher sterilisiert werden. Dagegen zersetzt sich Jodoform in *Berührung mit den Wundsekreten* und Gewebsteilen allmählich unter *Abspaltung von freiem Jod*; es wirkt als Depot, aus dem ununterbrochen antiseptische, indessen nicht gewebsreizende Konzentrationen von Jod abgegeben werden. In den Versuchen von K. BRUNNER war Jodoform innerhalb der ersten Stunde lebensrettend. Aus diesen Gründen wird Jodoform vielfach verwendet, sowohl um vor Sepsis zu bewahren, als auch um septische Wunden wieder aseptisch zu machen, wie bei putriden Eiterungen, gangränösen Stomatitiden, tuberkulösen Ulcerationen, Analfissuren u. a.

Jodoform ist in hoher Dosis, z. B. beim Aufstreuen auf ausgedehnte Wunden und bei Tamponierung größerer Wund- und Körperhöhlen ein schweres *Gehirngift.* Dort wird es auf Grund seiner starken Lipoidlöslichkeit angereichert und führt zu Aufregungs- und Angstzuständen, zu Schlaflosigkeit und zu leichten, in seltenen Fällen zu schweren psychischen Störungen. Die Vergiftung dauert auch bei sofortiger Entfernung des Giftes infolge langsamen Abbaues lange Zeit an, gelegentlich über Wochen. Durch Zufuhr von Alkalien, z. B. von Natriumbicarbonat, läßt sich der Abbau beschleunigen.

Bei empfindlichen Personen können auch die aus Jodoform entwickelten Jodmengen genügend groß sein, um leichte Symptome der *Jodintoxikation* wie Jodschnupfen, Kopfschmerz und ähnliches herbeizuführen. Schließlich ist Jodoform ein Stoff, der außerordentlich häufig zu *allergischen Reaktionen* jeder Art, auch zu tiefgreifenden Hautentzündungen, führt.

Wegen seiner vielfachen Nebenwirkungen ist das Jodoform mehr und mehr verlassen worden, besonders zugunsten anderer jodabspaltender, aber weniger giftiger und weniger stark riechender oder geruchloser Verbindungen. Als solche sind das *Vioform* (Jodchloroxychinolin) und das *Isoform* (Parajodoanisol) zu erwähnen, die beide geruchlos, gewebsfreundlich und ungiftig sind. Der letztere Stoff besitzt im Experiment am Meerschweinchen die volle Jodoformwirkung. Vioform (0,25 g 2—4mal täglich, 10 Tage lang) wurde letzthin an Stelle des Yatrens für Amöbenruhr empfohlen. In besonderen Handelspräparaten dient es als Einlauf bei Colitis ulcerosa. Bekannt ist die Jodoform-Wismutpaste zur Behandlung der Osteitis und Osteomyelitis.

Jodoform ist auch zum Teil verdrängt worden durch die unlöslichen und sehr viel weniger giftigen *Wismutverbindungen* (Dermatol, Xeroform u. a.). Besonders das *Xeroform* (Tribromphenolwismut) ist wegen seiner guten adsorbierenden, adstringierenden und austrocknenden Wirkung bei fast völliger Geruchlosigkeit und Ungiftigkeit vor allem zu empfehlen, wenn man auf die Jodwirkungen verzichten kann. An dieser Stelle sei auch die Behandlung der Wunddiphtherie mit *Chinosol* (o-Oxychinolinsulfat-Kaliumsulfat) in Lösung (1:1000—1:2000) erwähnt (KILLIAN).

Jodoxychinolinsulfonsäure. Sie ist im Handel als Yatren, und zwar versetzt mit Na-Bicarbonat; Yatren ist ein geruchloses, süßlich schmeckendes Pulver ohne jede örtliche Reizwirkung. In 0,5—2,5%iger Lösung dient es zur Spülung von Wundhöhlen u. a., auch zur rectalen Anwendung.

Es handelt sich um ein sehr *stabiles Molekül* (Jodgehalt 26%), aus dem im Körper nur verschwindend kleine Jodmengen freigemacht werden; Jodismus ist daher nicht zu befürchten. Die Hauptmenge wird rasch mit dem Kot wieder ausgeschieden; aus diesem Grunde ist die Säure sehr wenig toxisch, wodurch sie sich vorteilhaft unterscheidet von anderen Amöbenmitteln wie Emetin. Ein kleiner Teil verläßt den Körper mit dem Harn und ist dort bereits in 5—10 Minuten nachzuweisen; nach 5 Stunden hat sie den Körper verlassen.

Yatren

Yatren wirkt spezifisch gegen akute und chronische Amöbenruhr (MÜHLENS) (3mal täglich 3—4 Pillen zu 0,25, etwa 10 Tage lang, gleichzeitig abends 300—400 ccm einer 1,0—1,5%igen Lösung als Dauereinlauf). Dabei werden nur diejenigen Parasiten betroffen, die vom Darminnern her zugängig sind, wie das für die meisten akuten und chronischen Fälle zutrifft. Es ist unwirksam bei parenteraler Anwendung und daher auch bei Leberabsceß, der bekanntlich medikamentös nur auf dem Blutwege beeinflußt wird, z. B. mit Hilfe des Emetins (s. S. 551). — Emetin andererseits wirkt nicht gegen die Cysten im Darminnern, wird daher immer ergänzt durch Jodpräparate wie Yatren und Vioform oder durch Carbarson (s. S. 536).

Giftwirkungen besitzt das Yatren nicht, außer einer gelegentlichen, mit Spasmen verbundenen Magen-Darmreizung mit Erbrechen und Durchfällen. Während der Kur wirkt es gleichzeitig als mildes Abführmittel (dunkelgrüne, dünne Stühle). Wegen der auftretenden Spasmen wird es öfters mit spasmolytischen Mitteln kombiniert, eine Zeitlang war es sogar mit Opiumzusatz im Handel.

d) Schwermetalle.

Die *Schwermetalle* tragen — zusammen mit anderen Metallen, zum Teil auch mit einigen Metalloiden wie As und Sb — eine Reihe gemeinsamer Züge: ihre anorganischen Salze sind gewöhnlich, sofern sie in wässerige Lösung gehen, in positiv geladene Metallionen und negativ geladene Säurereste dissoziiert. Aus organischen Verbindungen können ebenfalls Metallionen abgespalten werden; häufig dagegen sind die Metalle in dieser Form so stark komplex gebunden, daß die Ionen nicht ohne weiteres frei werden; im Kontakt mit dem Gewebe oder im Stoffwechsel wird dann oft der organische Anteil abgespalten oder abgebaut, so daß noch nachträglich die typischen Ionenwirkungen zum Vorschein kommen, jedoch langsamer und milder (Beispiele: Novasurol, Salyrgan). Ähnliches trifft für die schwerlöslichen anorganischen Salze zu (Beispiele: Bismutum subnitricum, Calomel).

Die *örtliche Wirkung* aller Metalle ist weitgehend abhängig von der *Ionisierung.* Nicht-ionisierte Verbindungen besitzen gewöhnlich eine geringere örtliche Wirkung, oder diese fehlt völlig. Die Ionen treten dabei in physikalische oder chemische Bindung mit den Ei-weißkörpern des Gewebes: sie entfalten dadurch eine *örtliche Reizwirkung,* wirken mehr oder weniger *adstringierend und ätzend.* Doch gibt es auch stark ionisierte Metallsalze, die diese örtliche Wirkung nicht entfalten, wie die Salze des zweiwertigen Eisens (s. S. 457). Eine weitere, vielen Metallen zukommende Eigenschaft ist die *oligodynamische Wirkung* (s. S. 516). Viele unter ihnen sind *Desinfektionsmittel.*

Nach der Resorption wirken die meisten Metalle als *Herz- und Capillargifte.* Die Herz-muskellähmung ist besonders ausgesprochen nach intravenöser Injektion. Capillarverände-rungen beobachtet man vor allem nach Goldsalzen. Dagegen besitzen z. B. Kupfersalze erst in höchsten Dosen eine Capillargiftwirkung (SANTESSON). Kreislauferscheinungen können auch als Folge der Blutgerinnung durch Metallsalze auftreten. Eine große Reihe von Metallen, in erster Linie Bi, Hg, Au, besitzen *chemotherapeutische Wirkung.*

Im Organismus treten die Metalle auch in Beziehung zu bestimmten Mineralstoffen (Phosphaten, Sulfaten u. a.), oder zu organischen Gewebsbestandteilen (Aminosäuren, Hormone, Fermente u. a.); je nach der Natur und der physiologischen Bedeutung dieser Stoffe, auf die das einzelne Metall einwirkt oder der Organe, an denen es vorzugsweise angreift, und je nach Geschwindigkeit der Umsetzungen, wechselt das Vergiftungsbild.

Die *Ablagerung der Metalle* erfolgt in erster Linie in Leber oder Niere. Bestimmte Metalle wie Blei, Radium u. a. finden sich vorzugsweise im Knochen wieder. In kolloider Form intravenös injiziert, werden sie wie alle Kolloide vom Retikuloendothel aufgenommen.

Die *Ausscheidung der Metalle* erfolgt hauptsächlich durch *Galle und Dickdarm.* Viele Metalle wirken bei Ausscheidung als *Nierengifte* und können entzündliche und degenerative Veränderungen mit oder ohne Glykosurie herbeiführen (s. S. 487).

Da die Ausscheidung vieler Metalle sehr langsam vor sich geht, sich in einzelnen Fällen über Monate hinzieht, so entsteht leicht eine *kumulative Vergiftung,* besonders nach Hg, Pb, As, Mn und gelegentlich sogar nach einer einzigen höheren Dosis. Andere Metalle wie Cu, Zn, Cd wirken nicht kumulativ.

Quecksilber kommt in der Natur frei vor und als einwertige Mercuro- und als zweiwertige Mercuriverbindung. Die Wirksamkeit dieser Verbindungen hängt unter anderem ab vom Grade der Dissoziation. Allerdings ist für Hg-Salze charakteristisch, daß diese Dissoziation — gemessen an der molaren Leit-fähigkeit — weitaus geringer ist als bei anderen Metallsalzen. Die eigentliche Wirkung wird heute erklärt durch komplexe Bindung an die SH-Gruppen in der Bakterienzelle (s. S. 438).

Stärker dissoziierte lösliche Quecksilbersalze. Die löslichen Quecksilbersalze vom Typus des Sublimats verhalten sich wie *hochionisierte Verbindungen:* Starke Eiweißfällung, stärkste Fällung mit Schwefelwasserstoff. Sie bringen Metalle zum Rosten, die in solchen Lösungen aufbewahrt werden. Sie entfalten stärkste örtliche Reizwirkung und Ätzwirkung sowie stärkste Desinfektionswirkung.

Der Prototyp der stärker dissoziierten Quecksilberverbindungen ist das Mer-curichlorid ($HgCl_2$) oder **Sublimat.** Dieses ist *leicht wasserlöslich,* besitzt eine *tiefgreifende Ätzwirkung* und ist gleichzeitig ein *starkes Gift.* Wie Sublimat ver-hält sich auch das Mercurinitrat *(Hydrargyrum nitricum).*

Die *Sublimatpastillen* (Pastilli Hydrargyri bichlorati DAB. 6 mit 50% Koch-salz) sind mit Eosin oder anderen Farbstoffen angefärbt und in schwarzes Papier mit der Aufschrift ,,Gift'' eingewickelt, um einer Verwechslung vorzubeugen.

Sublimat wird von der Haut in einer Verdünnung 1:1000, von den Schleimhäuten in einer solchen von 1:20000 bis 1:5000 im allgemeinen ohne entzündliche Schädigung vertragen. Die Konzentration 1:1000 genügt, um die meisten Wundbakterien in weniger als 1 Minute abzutöten. Die meisten nicht sporenbildenden Bakterien werden auch noch von 1:20000 langsam abgetötet, während eine Entwicklungshemmung noch bei 1:300000 beobachtet wird; gegen Sporenträger ist es wenig wirksam.

Auf der Haut würden Konzentrationen von über 1%, auf der Schleimhaut auch weniger, eine *Ätzung* hervorrufen unter Bildung löslicher Quecksilber-Eiweißkomplexe. Auch die bekannte *Protoplasmagiftigkeit* trägt zu dieser Tiefenwirkung des Sublimats bei. Die lokale Reizwirkung der Quecksilbersalze wird enorm gesteigert, wenn gleichzeitig Jodide gegeben werden. Es entsteht dann das noch stärker ätzende Quecksilberjodid.

So sind schwere Verätzungen beschrieben worden, wenn bei gleichzeitiger innerlicher Jodkalitherapie Calomel ins Auge eingestäubt wurde, oder bei Blasenspülung mit Sublimat. Auch gibt es eine *Überempfindlichkeit* gegen Quecksilber (Abb. 121).

Wenig ionisierte lösliche Quecksilbersalze. Zu den wenig ionisierten löslichen Quecksilberverbindungen gehört in erster Linie das *Quecksilberoxycyanat*; auch *Mercurochrom*, das Quecksilbersalz eines Fluoresceinabkömmlings, ist zu erwähnen: Diese zeigen keine Eiweißfällung, keine Fällung mit Schwefelwasserstoff, kein Rosten der Metalle und sehr geringe örtliche Reizwirkung, so daß Hydrargyrum oxycyanatum in den Lösungen 1:4000 bis 1:1000 sogar von den empfindlichen Schleimhäuten der Conjunctiva und Urethra vertragen wird. Mercurochrom führt erst in 2%iger Lösung zu kurz andauernder Reizung dieser Schleimhäute, erst eine 5%ige Lösung hat eine Schädigung der Gewebszellen zur Folge.

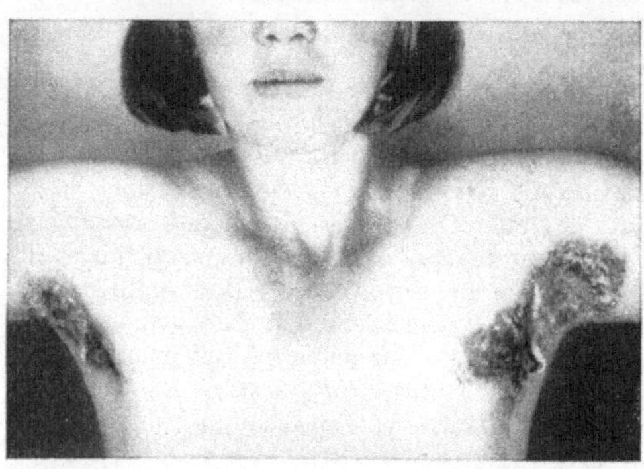

Abb. 121. Seltener Fall von Hg-Überempfindlichkeit gegen Sublimatspuren, die an einem Thermometer hafteten. (Nach SCHÖNFELD.)

Hydrargyrum oxycyanatum, Hg·(CN)$_2$·HgO, wird häufig an Stelle des Sublimats verwendet. Die Pastillen (Pastilli Hydrargyri oxycyanati) sind mit blauem Farbstoff und durch die Verpackung ebenfalls als „Gift" gekennzeichnet.

Organische, wenig dissoziierte Quecksilberverbindungen werden hauptsächlich auch als *starke Diuretica verwandt (Salyrgan* u. a. s. S. 489).

Die unlöslichen Quecksilbersalze. Die unlöslichen Quecksilbersalze rufen keine unmittelbare Wirkung hervor. Da sie indessen im Kontakt mit Gewebsproteinen langsam Ionen abgeben, so können sie eine lang anhaltende antiseptische Wirkung entfalten. Die örtliche Reizwirkung richtet sich danach, mit welcher Geschwindigkeit die Ionisierung vor sich geht. Sie fehlt daher dem metallischen Quecksilber sowie dem fast unlöslichen Calomel. Die etwas leichter in Lösung gehenden Stoffe wie Hydrargyrum oxydatum (rubrum und flavum) sowie das weiße Quecksilberpräcipitat entfalten eine oberflächliche örtliche Reizwirkung, dagegen keine Ätzung.

Mercurochlorid, Hg$_2$Cl$_2$, oder **Calomel** ist an sich *nur in Spuren* löslich, daher fast *reizlos* und ziemlich *ungiftig*; bei peroraler Anwendung ist indessen auf Unverträglichkeiten (s. S. 382) zu achten, da Sublimatbildung bei bestimmtem Darminhalt leicht eintreten kann.

Calomel ist ein starkes *lokales Desinfiziens.*

Als 33%ige Calomelsalbe ist es ein bekanntes *Prophylacticum gegen Lues,* das, wie bekannte Versuche am Menschen gezeigt haben, innerhalb der ersten 4 Stunden nach der Infektion wirksam ist. Auch dient es zum Einpudern von Primäraffekten und Papeln. Ein besonders fein zerteiltes Calomel *(Calomel vapore paratum),* dem auch jede mechanische Reizwirkung fehlt, kann bei Infektionen der Conjunctiva unmittelbar in den Bindehautsack eingestäubt werden, wobei in einem Einzelfalle Verwechslung mit Sublimat vorkam (Erblindung). Dem gleichen Zweck dient heute auch die gelbe Quecksilberoxydsalbe.

Das schwerlösliche Quecksilberoxyd (HgO) existiert in zwei verschiedenen Zubereitungen. In feinzerteilter Form hat es gelbe Farbe (*Hydrargyrum oxydatum flavum, via humida paratum*); es wird angewandt als 1%ige Augen- und Wundsalbe. In grober Zerteilung hat es rote Farbe *(Hydrargyrum oxydatum rubrum)* und führt auf der Haut in Salbenform (10%ig) zu einer lokalen, wenn auch oberflächlichen Abschilferung des Epithels, und zwar ohne Bildung eines entzündlichen Ödems, wie man es z. B. nach Jodtinktur sieht. Vorausgesetzt ist dabei, daß keine Quecksilberüberempfindlichkeit vorhanden ist. Es besitzt weiter eine starke Wirkung auf lokale infektiöse Vorgänge, wie z. B. bei Staphylokokken- und Streptokokkeninfektionen. Ähnlich wirkt das ebenfalls schwer lösliche, weiße Quecksilberpräcipitat *(Hydrargyrum praecipitatum album)*. Dieses entsteht durch Fällen von $HgCl_2$ mit Ammoniaklösung. Es ist ein Gemenge der Amino- $(NH_2Hg)Cl$ und Diammoniumverbindung $(N_2H_6Hg)Cl_2$. Es dient besonders zu rein oberflächlichen Schälkuren, wie bei Sommersprossen, wirkt aber auch besonders günstig bei infektiösen Hauterkrankungen, auch gegen Nissen sowie bei Impetigo — nach Entfernung der Krusten — in Form der 10%igen Salbe; die 5%ige ist rezeptfrei.

Chemotherapie. An dieser Stelle sei die Chemotherapie mit Quecksilbersalzen vorweggenommen (s. S. 534). Empfohlen wird die Einreibung mit metallischem Quecksilber in Form der grauen Salbe (Unguentum Hydrargyri cinereum P. J. mit einem Gehalt von 30% Hg). Die übliche Dosis beträgt 2,0—6,0 g Salbe täglich.

Diese Menge wird durch geschulte Kräfte an 5—6 aufeinanderfolgenden Tagen $^1/_4$ bis $^1/_2$ Stunde lang an bestimmten Stellen des Körpers in bestimmter Reihenfolge unter Vermeidung behaarter Stellen eingerieben (z. B. linker Unterschenkel, linker Oberschenkel und Hüfte, linker Oberarm und Brust, dann rechte Seite). Nach dem Turnus erhält der Patient ein Reinigungsbad. Die Kur wird im Laufe des Jahres 5—10mal wiederholt bis zu einer Gesamtmenge von 180 g Salbe. Die Quecksilberschmierkur wird jetzt gewöhnlich in Kombination mit Salvarsan angewandt. Die graue Salbe soll auch bei Wunddiphtherie wirken, sofern sie 2—4 Tage liegen bleibt (E. Seifert).

Calomel dient in 10%iger Emulsion in Öl oder Paraffin zur Anlegung *intramuskulärer* Depots, 0,1 ccm jeden 5. Tag. Aus diesen wird täglich 1% an das Blut abgegeben, so daß nach 6 Wochen noch 50% der Gesamtmenge an Ort und Stelle wiedergefunden werden. Man erzielt dadurch eine sehr nachhaltige Quecksilberwirkung. Ähnlich wirkt das Oleum cinereum, graues Quecksilberöl, mit 40% Hg (0,2 ccm = 0,08 Hg einmal wöchentlich, 5 Wochen lang).

Nebenwirkungen. Von Wunden und Schleimhäuten, z. B. von der Vagina her, wird *Sublimat* rasch resorbiert. Auf diese Weise sind tödliche *akute Quecksilbervergiftungen* entstanden, bei stark verdünnten Lösungen auch ohne lokale Ätzwirkung. Die Ausscheidung erfolgt hauptsächlich durch den Dickdarm. Kleinere Mengen werden aber auch abgegeben durch den Speichel und die Nieren; Spuren davon treten in den Schweiß und sogar in die Milch über.

Abgesehen von der *lokalen Ätzwirkung* des eindringenden Sublimats (blutiges Erbrechen, Glottisödem, Perforationen u. a.), zeigen sich an den Ausscheidungswegen die schweren Vergiftungserscheinungen: *Speichelfluß* und *Quecksilberstomatitis, Verätzung des Dickdarms* mit *Tenesmen,* Geschwürsbildung und blutigen Durchfällen, und besonders die *schwere Nephrose* mit eigentümlichen Kalkeinlagerungen, *Anurie* und *Urämie.* — Letale Menge von $HgCl_2$ 0,5 g, von Hg_2Cl_2 2—3 g, von Hg-Oxycyanat 1 g. Bei kleinen Kindern — z. B.

nach Anwendung calomelhaltiger Wurmpulver — zeigen sich nicht selten allergische Reaktionen, u. a. *Akrocyanose*.

Die *Behandlung* muß rasch erfolgen, am zweckmäßigsten durch Milch oder Eiweiß-suspensionen. Das Eiweiß mehrerer Eier wird schnell mit der mehrfachen Wassermenge feinst verteilt zerschlagen. Mit diesem einfachen Eingriff soll man 1 g Sublimat unschädlich machen (ZANGGER). Die weitere Behandlung erfolgt nach der üblichen Vorschrift (s. S. 361). Zusätzlich werden intravenöse Injektionen von Natriumthiosulfat (s. S. 440), neuerdings auch von BAL (s. S. 464) i. m. empfohlen.

Der Ausgang der Vergiftung wird in den meisten Fällen entschieden durch das Verhalten der *Niere*. Mit allen Mitteln muß die Diurese in Gang gesetzt werden. Abgesehen von intravenöser Infusion von RINGER- und *Traubenzucker-Lösung* (20%ig, 50—100 ccm täglich) wird auch Diathermie und sogar die chirurgische Dekapsulation der ödematös geschwollenen Niere empfohlen.

Subakute Giftwirkungen des Quecksilbers fanden sich früher häufig bei Hg-Kuren. Wegen der einsetzenden *Stomatitis* und des *Ptyalismus mercurialis* muß auf gute Mund- und Zahnpflege geachtet werden. Weiter sind die *Hautsymptome* zu beachten, und zwar neben der lokalen Quecksilberfolliculitis (Puderbehandlung und Entfernen der Haare) die allgemeine Dermatitis exfoliativa. Diese lassen sich ebenso wie auftretende Darm- und Nierenerscheinungen durch rechtzeitiges Abbrechen der Kur im Entstehen unterdrücken.

Die *gewerbliche Hg-Vergiftung* entsteht durch Inhalation von Quecksilberdämpfen in Thermometerfabriken, beruflich in Laboratorien und zahnärztlichen Instituten bei der Herstellung von Amalgamen. Bei empfindlichen Menschen können wenige Milligramm täglich, über längere Zeit inhaliert, oder durch die Haut resorbiert, bzw. mit den Speisen aufgenommen, zur chronischen Vergiftung führen. Diese wird stark beeinflußt durch gleichzeitigen Alkoholgenuß. Die Gefahr der Amalgamplomben indessen ist übertrieben dargestellt worden. Da solche geringen Quecksilbermengen den Körper fast quantitativ mit dem Urin verlassen, so kann eine Bestimmung des *Harnquecksilbers* durch Spezialanalyse die Diagnose der Vergiftung erleichtern.

Die Symptome gehen, ähnlich wie bei der seltenen chronischen medizinalen Vergiftung, vom *Zentralnervensystem* aus. Am Anfang stehen *unbestimmte Erscheinungen*, wie Arbeitsunlust, Abgeschlagenheit, mangelnde Konzentrationsfähigkeit u. a. Daraus entwickelt sich der *Erethismus mercurialis* mit *Tremor mercurialis* (Abb. 122) und u. U. *allgemeiner Kachexie*.

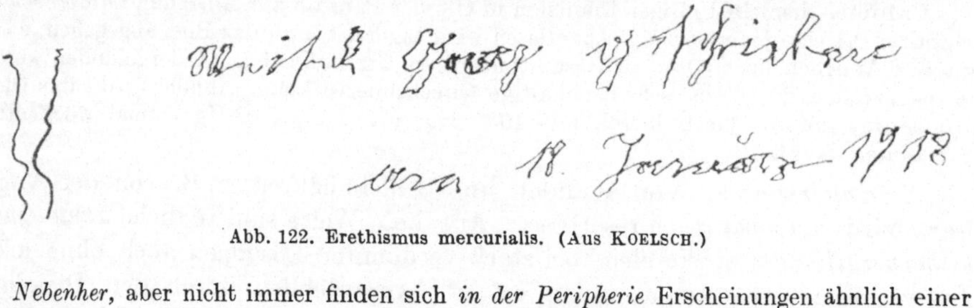

Abb. 122. Erethismus mercurialis. (AUS KOELSCH.)

Nebenher, aber nicht immer finden sich *in der Peripherie* Erscheinungen ähnlich einer leichten akuten Hg-Vergiftung, wie *Stomatitis* und Quecksilbersaum, Speichelfluß und *Magen-Darmstörungen*. Gelegentlich kann auch als Zeichen der Nierenschädigung *Eiweiß im Harn* oder hoher Blutdruck auftreten. Die Behandlung erfolgt unter Wechsel der Arbeitsstelle durch Zufuhr von Schwefel in Form von Natriumthiosulfat oder von Schwefelwässern wie denen von Aachen, Gauting und Nenndorf, die sich auch zur Behandlung der chronischen Blei- (s. S. 440) und Arsenvergiftung eignen.

Silber. Legt man eine Folie von metallischem Silber (Argentum foliatum) auf eine mit Bakterien beimpfte Agar-Agarplatte, so findet in einer bestimmten

Zone rings um die Silberplatte kein Wachstum statt. Von dem metallischen Silber, ähnlich wie von Kupfer und anderen Metallen, gehen nämlich meßbare Mengen von $\overset{+}{\text{Ag}}$-Ionen in Lösung, und zwar unter der Einwirkung örtlicher elektrischer Ströme und entfalten eine *oligodynamische Wirkung.*

Blattsilber dient seit LISTER zum Bedecken von Epitheldefekten, besonders bei Brandwunden. Die Imprägnation mit metallischem Silber wird in der Zahnheilkunde benutzt zur Behandlung cariöser Prozesse der Milchzähne; zu diesem Zweck läßt man Silbernitrat in konzentrierter, z. B. 50%iger Lösung auf das Dentin einwirken, und reduziert anschließend zu metallischem Silber durch Behandlung mit reduzierenden Stoffen wie Glucose- oder Formaldehydlösung. Silbernitrat wird auch durch Sonnenlicht bei Gegenwart von organischen Substanzen reduziert und geschwärzt.

Von Silberverbindungen steht an Bedeutung das *Silbernitrat* $AgNO_3$ als eines der wichtigsten *Ätzmittel* an erster Stelle. Es ist als sog. harter Höllensteinstift im Handel, der sich mit dem Messer spitzen läßt.

Eine konzentrierte Lösung von Silbernitrat bzw. Touchieren mit dem Lapis infernalis bewirkt auf der Haut einen oberflächlichen Ätzschorf, der zuerst weiß-grau ist, später durch Reduktion die schwarze Farbe des freiwerdenden Silbers annimmt. Auf den *Schleimhäuten* entsteht fast augenblicklich unter brennenden Schmerzen eine ähnliche rein oberflächliche, zuerst weißgraue, später dunkel werdende Ätzung. Ist für solche Zwecke der Höllensteinstift zu stark wirksam, so steht der *Lapis infernalis mitigatus* (Argentum nitricum cum Kalio nitrico 1:2) zur Verfügung. Auf *Wundflächen* bleibt diese Ätzkruste längere Zeit erhalten, sogar bis zu 14 Tagen. Während dieser Zeit werden dauernd kleine Mengen von Silberionen aus der Ätzkruste an das umliegende Gewebe abgegeben, so daß eine Bakterienentwicklung in der Wunde verhindert wird.

Die praktische Erfahrung hat weiter gezeigt, daß Rhagaden, Fisteln oder schmierige, schlecht oder zu üppig granulierende Wunden dadurch günstig beeinflußt werden (10%ige Lösung). Für solche Zwecke werden auch die *Schwarzsalben* verwendet wie die LANGENBECKsche Schwarze Salbe.

In verdünnten Lösungen, z. B. $^1/_{10}$—$^1/_2$%ig zu Spülungen, 1—5%ig zu Pinselungen in Mund, Rachen und Kehlkopf besitzt Silbernitrat eine *adstringierende* Wirkung, die auf die Oberfläche beschränkt ist, da die Silberionen sich rasch mit Eiweiß und Kochsalz umsetzen. Das kann beschleunigt werden durch Neutralisation des Überschusses mit einem in Kochsalzlösung getauchten Tupfer. Das sich bildende Silberchlorid besitzt noch oligodynamische Wirkung. Silbernitrat besitzt aber auch u. U. eine *Reizwirkung*; es kann bei akuten Entzündungsvorgängen zur Verschlimmerung führen, andererseits in hartnäckigen Fällen örtliche chronische Infektionsherde günstig beeinflussen.

Rp. Argenti nitr. 1,0
Balsam. peruvian. 10,0
Lanolini ad 100,0.
M. f. ung. D. ad ollam.
S. Schwarze Salbe. — NB. LANGENBECK. Ähnlich Erg.-B. 6.

Weitere Anwendungsgebiete sind die CREDÉsche *Prophylaxe* bei gonorrhöegefährdeten Neugeborenen (1—2 Tropfen der 1%igen Silbernitrat- oder Silberacetatlösung, am besten in Form von *Paretten*) sowie — heute nur in Notfällen — in Behandlung *subakuter und chronischer Gonorrhöe* (0,01 bis 0,1—0,3%). Bei höherer Konzentration (z. B. Blasenspülung mit 2%iger Lösung) ist mit 1%iger Kochsalzlösung nachzuspülen. Es wird auch in Form von Urethralstäbchen (1—2%ig) angewandt. Wie Argentum nitricum verhalten sich viele andere Silbersalze, wie Argentum aceticum, citricum, lacticum u. a.; doch bieten sie keine Vorteile.

Auf der anderen Seite steht das *Argentum proteinicum* DAB. *(Protargol)* (Silbergehalt rund 8%). Es beruht auf der wichtigen Feststellung, daß die Verbindung des Silbers mit Proteinen noch starke desinfizierende Eigenschaften besitzt, während die Reizwirkung stark zurücktritt. Dementsprechend wird das nahezu reizlose Protargol noch in *2—10%iger wäßriger Lösung*, die kalt und stets frisch zuzubereiten ist, von der Schleimhaut des Auges, des Rachens (z. B. bei Angina Plaut-Vincenti) und der Nase (Nasendiphtherie), sowie als Schutzmittel gegen Gonorrhöe (10%ig) vertragen. Auch kann es im Gegensatz zu Silbernitrat bei akuten gonorrhoischen Entzündungsvorgängen verwandt werden, z. B. in $^1/_4$—1%iger Lösung. Dabei ist zu berücksichtigen, daß derartige organische Silberverbindungen ein weniger reaktionsfähiges Silber enthalten und daher eine größere *Tiefenwirkung* entfalten (O. GROS). Besonders zweckmäßig ist auch das Protargolgranulat.

Ähnlich dem Protargol verhalten sich andere komplexe Silbersalze wie *Albargin* (Silbergelatose), *Targesin* (Diacetyltanninsilbereiweiß) sowie kolloide Silberpräparate, z. B. *Collargol (70%* kolloides Silber) und *Choleval* (kolloides Silberpräparat mit 10% Ag und gallensaurem Natrium als Schutzkolloid).

Durch zwangsweise prophylaktische Anwendung von 2—6 ccm einer 2%igen Protargollösung, die in die Harnröhre injiziert und 5 Minuten darin festgehalten wird, erniedrigte sich die Zahl der Gonorrhöefälle gemäß ausländischen Statistiken auf etwa ein Drittel. Die Prophylaxe soll innerhalb von 1—2 Stunden nach der Ansteckung durchgeführt werden, später als 5 Stunden ist sie wirkungslos. Hierzulande erzielt man noch bessere Resultate mit 10%iger Protargollösung bzw. mit 10%igen Protargol- oder Targesinstäbchen nach RUGE.

Die Go.-Prophylaxe wird gewöhnlich kombiniert mit einer solchen gegen Lues. Hierzu wird eine 33%ige Calomelsalbe oder eine $^1/_2$%ige Sublimat-Eucerinsalbe in die Glans penis eingerieben. Solche und ähnliche Vorbeugungsmittel sind in zweckmäßig angeordneter Form im Handel, so als *Asygon* (Byk-Guldenwerke), im *Duantibesteck* (Merck) u. a. Neuerdings werden der Calomelsalbe *Sulfonamide* zur gleichzeitigen Prophylaxe gegen Schankroid beigemischt. *Penicillin*-Prophylaxe wird vielfach geübt.

Toxikologie. Die *innere Anwendung* von Silbersalzen ist heute nahezu obsolet; sie führte früher öfters zur sog. *Argyrie*.

Diese beruht auf der Resorption der Silberionen, die in Form von *Silbersulfid* in den Geweben, Organen und auch in der Haut niedergeschlagen werden und die an Stellen, die dem Licht ausgesetzt sind, zu bleibender Dunkelfärbung führen (s. oben). Die Verfärbung tritt zuerst an den Nagelgliedern der Finger auf, manchmal am Saume des Zahnfleisches. Argyrie wird auch nach chronisch durchgeführter äußerer Behandlung, z. B. nach Schleimhautpinselungen, beobachtet; dann ist sie zunächst lokalisiert, breitet sich aber von dort langsam aus. In früheren Zeiten ist ein negerhautähnliches Kolorit der gesamten Körperoberfläche öfters beschrieben worden. Argyrie ist nur ein kosmetisches Problem.

Nach der heute obsoleten i.v. Injektion wirkt Silber als *Capillargift* (s. S. 305). *Lokal angewendet* sind dagegen die Silbersalze ziemlich *harmlos*. Auch das Verschlucken von Höllensteinstiften, wie es gelegentlich beim Ätzen im Rachen vorkommt, ist ziemlich bedeutungslos; sofern der Stift nicht erbrochen wird, bedeckt er sich in der Magensalzsäure mit einer unlöslichen Schicht von Silberchlorid und wird dann ohne weitere Ätzwirkung mit dem Kot ausgeschieden. Ist indessen keine Magensalzsäure vorhanden, wie bei Säuglingen und Kleinkindern, so muß mit Vergiftung gerechnet werden (Magenspülung mit Kochsalzzusatz).

Kupfer ist ebenso wie Eisen ein lebensnotwendiges Element. Es ist in bestimmten Zellfermenten wirksam, ist auch beteiligt beim Aufbau des Hämoglobins. Kupferfrei ernährte Ratten erkranken an Anämie, die durch Zulage von Kupfer geheilt wird (s. S. 29).

Kupfer tritt in seinen Verbindungen *einwertig* (Cuprosalze) und *zweiwertig* (Cuprisalze) auf. Therapeutisch werden die Cuprisalze, besonders Cuprum sulfuricum oder Kupfervitriol ($CuSO_4 + 5 H_2O$), angewandt.

Kupfer besitzt eine *oligodynamische Wirkung* (NÄGELI). Wird Wasser in Kupferröhren destilliert oder läßt man es in Kupferwannen stehen, so gewinnt es antiseptische Eigenschaften. Die meisten pathogenen Keime, wie Coli- und Typhusbacillen, Streptokokken und Staphylokokken werden nach einiger Zeit abgetötet. Daraus ergibt sich auch ein gewisser hygienischer Wert von Kupfermünzen, Türklinken u. a. Die Alge Spirogyra wird durch Kupfer noch in einer Konzentration von 1:1 Milliarde abgetötet. Indessen wird diese oligodynamische Kupferwirkung durch Spuren von organischen Stoffen aufgehoben.

Cuprum sulfuricum ist in verdünnter Lösung (0,1—0,5%ig) ein *Adstringens*; als solches ist es nach eigenen Untersuchungen bei saurer Reaktion unterhalb eines p_H-Wertes von 5,0 wirkungslos; in konzentrierter Lösung ist es ein *Ätzmittel*. Äußerlich angewandt dient es vor allem zur Behandlung des *Trachoms*. Für diese Zwecke kann es in Krystallform zum Touchieren angewandt werden. Oder aber es wird verordnet in Augentropfen und -salben. Bekannt ist auch die Anwendung des *Lapis divinus* (Kupfer-Alaunstift), der durch Zusammenschmelzen von Kupfersulfat, Alaun, Kaliumnitrat und etwas Campher entsteht (DAB.) und der milder ätzt als Silbernitrat. Betr. Phosphorbrandwunden s. S. 349. *Innerlich* in 1%iger Lösung (0,5 g/50,0) teelöffelweise bis zur Wirkung verabreicht, ist Kupfersulfat ein sicher wirkendes und ungefährliches *Brechmittel* (s. S. 362).

Im Gegensatz zu seinem Ruf ist Kupfervitriol ebenso wie die meisten anderen Kupfersalze weitgehend *ungefährlich*, da größere Salzmengen fast augenblicklich erbrochen werden, geringere Mengen aber außer einer *Ätzung des Magen-Darmkanals* keine wesentliche Störung zur Folge haben. Nur unter besonderen extremen Bedingungen, wie etwa bei Selbstmordversuchen, tritt die *Capillargiftwirkung* des Kupfers zutage (SANTESSON). Immerhin sind Dosen von 30 g überstanden worden. Kupferhaltige Speisen, besonders auch mit Bordelaiser Brühe gespritzte Früchte, die keinen Metallgeschmack haben, können auch keine Ätzung herbeiführen. Das Kupfer in mit $CuSO_4$ gegrünten Gemüsekonserven wirkt dagegen nachteilig auf den Vitamingehalt. Ein ursächlicher Zusammenhang von Kupfer mit der Lebercirrhose ist unwahrscheinlich.

Zink. Für die heutige Pharmakologie ist Zink „der Bruder und getreue Begleiter des Kupfers". Es ist ein konstanter Bestandteil der tierischen Zelle und der Gewebssäfte.

Die *lokale Ätzwirkung der Zinksalze* wird bestimmt durch die Natur des Säurerestes. Zincum chloratum oder Zinkchlorid ($ZnCl_2$) ist stark dissoziiert und stark hydrolytisch gespalten. Es besitzt daher in wäßriger Lösung eine stark saure Reaktion. Dementsprechend ist es ein *kräftiges Ätzmittel*, das z. B. in der Mundhöhle wegen seiner örtlich scharf begrenzten Ätzung zur Entfernung von Papillomen und Schleimhautwucherungen und zur Behandlung von überempfindlichen Zahnhälsen in 8—10%iger Lösung angewandt wird.

Zincum sulfuricum oder Zinksulfat ($ZnSO_4$) ist in wäßriger Lösung weniger stark hydrolytisch gespalten. Seine Ätzwirkung ist viel geringer und es dient in 0,1—1—2%iger Lösung als Adstringens. Es besitzt in $1^0/_{00}$iger Lösung eine spezifische Heilwirkung bei der Diplobacillenconjunctivitis (AXENFELD).

Rp. Zinci sulfurici 0,01/10,0.
    D.S. Augentropfen. — NB. Zum Touchieren wird es in 1—2%iger Lösung verwendet.

Zincum oxydatum, Zinkoxyd, ZnO, ist ein weißes in Wasser unlösliches Pulver, das sich wegen seiner schwach adstringierenden Eigenschaft besonders zur Wundbehandlung eignet. Es wird in Salben und Pasten bei den verschiedensten Hautleiden angewandt. Offizinell ist die *Pasta Zinci* (s. S. 137). Sie kann bei nässenden Wunden und Ekzemen verwandt werden. Bei längerem Gebrauch sieht man aber Ätzwirkungen. Ein lipophiler Puder ist *Zinkstearat* (s. S. 518).

Zinkleim wird hergestellt aus Zincum oxydatum 15,0, Gelatina alba 15,0, Glycerin 25,0, Aq. dest. ad 100,0, eventuell unter Zusatz von 5% Ichthyol u. a. Das Gemisch wird im Steingut- oder Blechtopf im Wasserbad mit kleiner Flamme unter öfterem Umrühren erwärmt, ohne daß es zum Aufkochen des Leims kommen darf. Noch warm wird der Leim mit dem Pinsel aufgetragen (MIETKE).

Alle Zinksalze, auch Zinkoxyd lösen sich im Magensaft, auch in Wundsekreten und werden dadurch giftig, z. B. 10 g ZnO. Gegenmittel bei Vergiftungen sind Kohle, Milch und Eiweiß (s. S. 361).

Das *Vergiftungsbild* wird beherrscht von der *Magen-Darmätzung*. In hohen Dosen kann Zink auch als *Capillargift* wirken. Es tritt dann gleichzeitig eine eigentümliche Wirkung auf die *quergestreifte Muskulatur* zutage, beginnend mit *Muskelzittern* und *Paresen* und endigend in vollständiger Muskellähmung durch peripheren Angriff. Leichte Erscheinungen dieser Art sollen beim Menschen auch nach Anwendung von Zinkoxyd auf ausgedehnten Wunden auftreten können (STEPP). Die alte Medizin hat in Verkennung des Angriffspunktes von „mineralischem Mohnsaft" oder „metallischem Opium" gesprochen.

Eine eigentümliche gewerbliche Erkrankung ist das *Zinkgießfieber*, das auch beim Gießen von Messing und beim autogenen Schneiden von Altmetall auftreten kann. Infolge der großen Flüchtigkeit des geschmolzenen Zinks und infolge Oxydation der Zinkdämpfe zu Zinkoxyd sind die Arbeiter beim Gießvorgang wie in ein Schneegestöber eingehüllt. 7 bis 10 Stunden nach Einatmung von Zinkdämpfen setzt dann ein leichtes, mit Schüttelfrost verbundenes Fieber ein, das ohne weitere Nachwirkung schnell vorübergeht (ROST). Offensichtlich handelt es sich um eine foudroyant sich äußernde Vergiftung mit Zinkoxyd-Eiweißkomplexen, die sich in den Atemwegen bilden. Solche Metalldampffieber werden auch nach Kupfer, Nickel, Eisen und Antimon beobachtet. *Zinkstearat-Puder*, von Kleinkindern inhaliert, hat häufig tödlich verlaufende Pneumonien zur Folge gehabt.

e) Organische Desinfektionsmittel.

Formaldehyd entsteht durch Verdampfen wäßriger Lösungen von Formaldehyd solut. DAB. (35%ige Lösung) bzw. Formalin, durch Erhitzen von Paraformaldehyd oder auch durch Einwirkung von Kaliumpermanganat auf Formaldehydlösung. In Gegenwart von Wasserdampf oder Wasser dient es der *Raumdesinfektion*. Ist die Vergasung ordnungsmäßig verlaufen, so dürfen aufgestellte Bakterienkulturen nicht mehr zur Entwicklung kommen. Die Abstumpfung des Gases erfolgt durch Ammoniak.

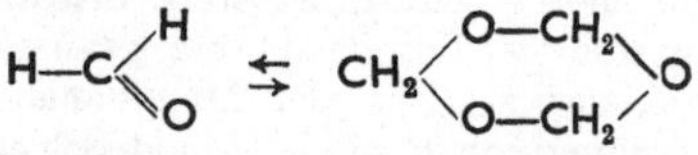

Formaldehyd ⇄ Paraformaldehyd

Gebräuchlich zum Abwaschen von infizierten Gegenständen ist eine 1- bis 3%ige Lösung (auf Formaldehyd berechnet): 30—90 g von Formaldehyd sol. werden mit Wasser zu 1 Liter Desinfektionsflüssigkeit aufgefüllt und gut durchgemischt. Seifenzusatz verbessert die Wirkung (Liquor Formaldehydi saponatus-Lysoform). Zur Desinfektion der Haut und der Schleimhäute wird er kaum benutzt, da er oberflächliche *Nekrosen* und langwierige *Dermatitis* herbeiführen kann. Nur in der Zahnheilkunde wird er Mundwässern zugesetzt zum Härten des stark aufgelockerten Zahnfleisches, allerdings nur in großen Verdünnungen; dann aber ist die antiseptische Wirkung minimal.

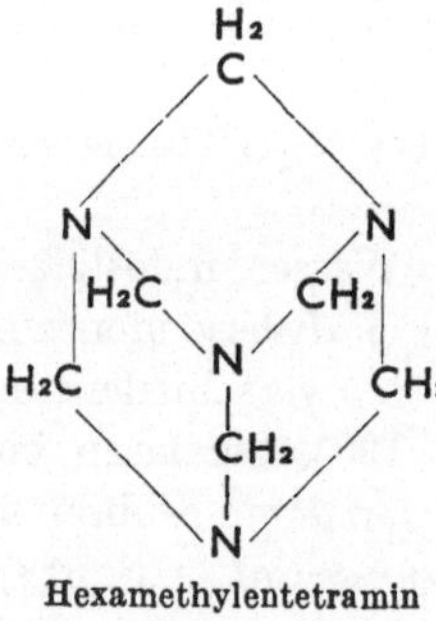

Hexamethylentetramin

Formaldehyd führt bei Einwirkung auf totes und lebendes Gewebe zu einer eigentümlichen „Gerbung". Diese setzt so langsam ein, daß der unzersetzte Formaldehyd in die Tiefe diffundieren kann, bevor er sich mit dem Gewebseiweiß verbindet. Die chemische Natur der entstehenden Verbindungen läßt sich besonders eindrucksvoll am Casein demonstrieren: Es entsteht das hornartige Galalith. Formaldehyd dient in 3,5%iger, auf Formaldehyd berechneter Lösung mit Weingeistzusatz, an 3 aufeinanderfolgenden Tagen aufgetragen, zur Behandlung von Fußschweiß und unter Abdecken der Umgebung in sogar 15%iger Lösung zur Entfernung spitzer Kondylome. In der Zahnheilkunde wird er in Form von Paraformaldehyd, aus dem sich langsam Formaldehyd abspaltet, zur Devitalisierung von Pulpagewebe verwandt.

Formaldehyd ist ein Nasen-, Augen- und Lungenreizstoff; Gegenmittel der Vergiftung (letale Menge von Formaldehyd solutus 10—30 g) sind Ammoniumsalze wie Salmiak oder *stark* verdünnte 0,2%ige Ammoniaklösung oder Riechen an Hirschhornsalz.

Hexamethylentetramin (Urotropin) entsteht durch Reaktion von Formaldehyd und Ammoniak.

Das Molekül ist in neutraler Reaktion stabil; es wird auch im Gewebsstoffwechsel nicht angegriffen und erscheint zunächst unverändert in Harn und Galle; wegen der mangelnden Reaktionsfähigkeit ist die Substanz weitgehend ungiftig; bis zu 30 g wurden peroral vertragen; bei i.v. Anwendung ist indessen Vorsicht geboten.

Bei *saurer Reaktion* dagegen zerfällt Urotropin langsam unter Abspaltung des wirksamen Formaldehyds. Diese Zersetzung geht schon im sauren Magensaft vor sich, besonders, wenn die Substanz lange im Magen liegen bleibt. Dann kann bis zu 70% zersetzt werden (Brechwirkung). Es ist daher wichtig, daß Hexamethylentetramin den Magen schnell wieder verläßt. Man pflegt es vor den Mahlzeiten, d. h. bei geöffnetem Pylorus, in viel Wasser zu geben.

Die Wirkung von Hexamethylentetramin als Harndesinfektionsmittel ist von verschiedenen Faktoren abhängig: Entscheidend ist die *Harnreaktion,* die zwischen p 5,0 und 5,5 liegen soll, und die durch vorherige Gaben von saurem Natriumphosphat (5—15 g), Phosphorsäure oder Salmiak eingestellt und kontrolliert wird. Bei zu hohem Säuregrad des Harns kann infolge von stürmischer Formaldehydentwicklung Reizung der Harnwege auftreten. Bei *Polyurie* kann eine zu starke Verdünnung des Formaldehyds erfolgen. Die Flüssigkeitszufuhr ist daher zu beschränken. Auch ist die Frage der *Dosierung* wesentlich: Kleine Dosen sind vollständig unwirksam. Hohe Dosen indessen (Hexamethylentetramin in Tabletten zu 0,5 g, bis zu 10 Tabletten täglich) sind unter den obigen Bedingungen ungefährlich und wirksam bei den meisten Infektionen der Harnwege. In refraktären Fällen läßt sich auch die intravenöse Injektion versuchen (40%ige Urotropinlösung in Ampullen 1—10 ccm täglich), doch sind damit größere Gefahren verbunden (Kreislaufkollaps). Auch Säuglinge sollen die Substanz gut vertragen (bis 1,0 g täglich); doch sind zuerst etwas geringere Dosen zu versuchen. Betr. Behandlung von Infektionen der Gallenwege s. S. 374.

Teere. Die Teerarten — mögen sie aus Nadelhölzern gewonnen sein, wie *Pix liquida* (Holzteer), oder aus anderen Holzarten, wie *Pix betulina* (Birkenteer), *Pix Fagi* (Buchenholzteer), *Pix Juniperi* (Wacholderteer) oder aus Steinkohle *(Pix Lithanthracis)* — enthalten nebeneinander eine große Reihe aromatischer Verbindungen, wie Kohlenwasserstoffe, Phenole, neben harzähnlichen Körpern. In alter Zeit wurden Holzteere gegen Zahnschmerzen, zum Einbalsamieren von Leichen, als Mittel gegen Läuse und zum Vertreiben von Ratten verwendet. Die Holzteerarten reagieren sauer durch organische Säuren, wobei man erinnert wird an den physiologischen Säureschutz der Haut (s. S. 416), die Steinkohlenteere alkalisch durch die Anwesenheit von Anilin und anderen Basen. Sie sind löslich in Ölen, Salben und Weingeist und führen, als 10—30%ige Salbe oder in 5—50%iger alkoholischer Lösung, auf die Krankheitsstelle gebracht (Acne, Scabies, Ekzeme, Psoriasis) unter schneller *Linderung des Juckreizes* zu einer lang anhaltenden tiefgreifenden *Entzündung,* die mit einer auffallenden ödematösen Infiltration einhergeht (s. S. 128). In akuten Fällen dürfen sie nicht angewendet werden; es kann sich dann die Haut in Blasen abheben. Gereinigte und dadurch reizlosere Teere sind als *Anthrasol, Balnacid* u. a. im Handel.

Rp. Picis betulinae 3,0
    Lanolini, Vaselini āā ad 30,0.
    M. f. unguentum. D. ad ollam
    S. Äußerlich.

Bei Anwendung von Teer auf ausgedehnten Hautflächen kann eine phenolartige Vergiftung mit akuter Nephritis auftreten. Durch Verstopfung der Ausführungsgänge kann sich eine pustulöse Entzündung der Talgdrüsen entwickeln.

Gelegentlich kann Juckreiz auftreten. Auch wird nach Teerbehandlung eine Sensibilisierung gegen Licht beobachtet. Gefürchtet sind bekanntlich die *gewerblichen Teercarcinome* (s. S. 532).

Ichthyol, Ammonium sulfoichthyolicum, enthält 13% Sulfidschwefel und entsteht durch Schwefelsäurebehandlung der teerartigen Destillationsprodukte von bituminösen — fossile Fischreste und z. B. die schwer zerstörbaren oestrogenen Stoffe enthaltenden — Schiefern (Stinkstein). Dadurch wird der Teer wasserlöslich.

Phenol

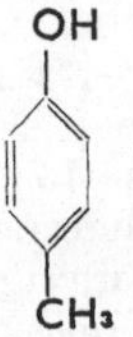

p-Methylphenol = p-Kresol

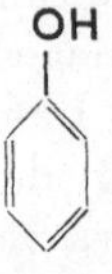

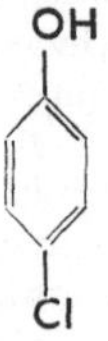

p-Chlorphenol

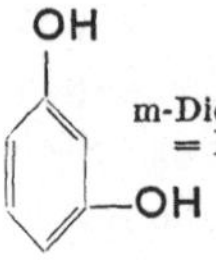

m-Dioxybenzol = Resorcin

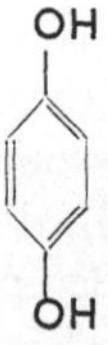

p-Dioxybenzol = Hydrochinon

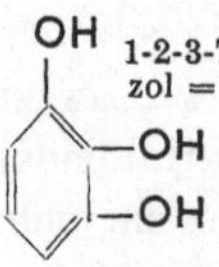

1-2-3-Trioxybenzol = Pyrogallol

Wegen seiner leicht reduzierenden, *antiseptischen*, mild *entzündungserregenden, jucklindernden* und keratoplastischen Wirkung bei guter lokaler Verträglichkeit wird die dicke, braune Flüssigkeit, das Ichthyol, in der Dermatologie vielfach benutzt, z. B. unverdünnt oder in der gleichen Menge von Salbe aufgenommen bei Analfissuren und Furunkeln, in Salbenform (z. B. als Unguentum Ichthyoli F.M.B. mit einem Gehalt von 10%) bei Pruritus, Intertrigo, Ekzemen und früher auch bei Erysipel. In der Frauenheilkunde wird es zur Resorptionsförderung bei Cervicitis, Endometritis, Parametritis angewandt. Innerlich gegeben macht Ichthyol Durchfälle, besitzt aber keine ausgeprägten Giftwirkungen. Ähnliche Präparate sind das farblose *Leukichthol* und das braungefärbte *Tumenolammonium*. Äußerlich in 2—10%iger wäßriger Lösung oder 2—10%iger Salbe.

Rp. Ammonii sulfoichthyolici 2,0
Glycerini ad 20,0
M.D.S. Äußerlich, nach ärztlicher Vorschrift. — NB. Auf Tampon aufzutragen und in die Vagina einzuführen.

Phenol, früher Carbolsäure genannt, entsteht bei der fraktionierten Destillation von Steinkohlenteer. Phenol zeigt ein eigentümliches Verhalten zu Wasser. Die farblosen oder rötlich gefärbten Krystalle nehmen Wasser auf und es entsteht *Phenolum liquefactum* mit ungefähr 90% Phenol. Setzt man indessen mehr Wasser zu, so fällt das Phenol unter Bildung einer milchigen Emulsion aus und geht erst bei 5—6% Phenol wieder in Lösung.

Phenol wirkt *stark desinfizierend*. Die gewöhnlichen Wundbakterien werden durch die 2—3%ige Lösung innerhalb von wenigen Minuten abgetötet. Die Carbolsäure war in früheren Zeiten das universelle Desinfektionsmittel (Lister 1867), mit dem systematisch Operationswunde, Operateur und Assistenten, Instrumente und Verbandstoffe durch „Spray" behandelt wurden. Das bedeutete den wichtigsten Schritt zur heutigen Asepsis.

Aus jener Zeit stammt auch die immer noch volkstümliche Behandlung von Wunden mit Carbolwasserumschlägen (Aqua phenolata DAB. 2%ig). Dadurch sind *schwere Zwischenfälle* entstanden, so daß es aus den Verbandkästen ausgemerzt wurde. Andererseits wird Phenol (oder Trikresol) in kleinen Mengen viel verwendet als antiseptischer Zusatz bei Injektionsflüssigkeiten

(0,5%ig); bei der gelegentlichen Anwendung von exorbitant hohen Serummengen kann es zu schwerer Phenolvergiftung kommen (MARQUARDT).

Phenol ist, wie alle Glieder dieser Reihe, ein allgemeines *Protoplasmagift*, das neben den Bakterien auch die Gewebszellen zerstört. Auf die Haut oder gar auf Schleimhäute als Phenolwasser aufgebracht, führt es zur *örtlichen Empfindungslosigkeit*. Es hat *juckstillende* Eigenschaften, z. B. bei der Schuppung nach Scharlach (0,5%ige Lösung in Paraffinöl). Im Gegensatz zur üblichen örtlichen Schmerzbetäubung ist die Phenolanästhesie kaum reversibel, vielmehr gehen die betroffenen Zellen und Nervenendigungen langsam zugrunde, und es entsteht leicht an der empfindungslosen Stelle eine örtliche, oft tiefgreifende *Ätzung*. Bei Umschlägen mit Phenolwasser kann an Fingern und Zehen sogar *Gangrän* auftreten. Die eigentümliche Kombination von *Empfindungslosigkeit* und *Ätzung* kann andererseits erwünscht sein, z. B. bei der Abtötung der Zahnpulpa durch kurzes Auflegen von Phenolkrystallen.

Löst man Phenol in Öl oder in Campher, so wird es auf Grund seines Verteilungsquotienten nur langsam in die umgebende wäßrige Lösung übergehen können. Aus einer *Phenol-Camphermischung* von 30—40% Campher wird so lange Phenol herausdiffundieren, bis die Phenolkonzentration in der umgebenden Gewebsflüssigkeit ungefähr 1% beträgt. Solche Mischungen bilden daher ein Depot, aus dem langsam, aber lang anhaltend Phenol **in nicht** *ätzender,* aber *lokalanästhesierender* und *desinfizierender* Konzentration abgegeben wird. Solche Mischungen bezeichnet man auch als *Pufferantiseptica*. Sie werden hauptsächlich in der Zahnheilkunde angewandt.

Eine medizinale Vergiftung mit Carbolsäure, die früher an der Tagesordnung war, kommt wegen deren zunehmenden Unbeliebtheit (Carbolekzem) und wegen der weitaus besseren Wirkung anderer Desinfektionsmittel kaum noch vor.

Vergiftungen sind auf Unfall oder kriminelle Handlung zurückzuführen. Die toxische Dosis liegt zwischen 1—4 g, die letale Dosis zwischen 5—10 g.

Auf Schleimhäuten tritt in kürzester Zeit eine schwere, tiefgreifende Ätzung auf, die zu sofortigem *Schock* führen kann. Die resorptive Wirkung nach Aufnahme des Phenols durch Schleimhäute oder ausgedehnte Wundflächen kommt von seiten des *Zentralnervensystems*. Bezeichnend ist beim Menschen das Nebeneinander von Erregung (Rausch, Delirium, Muskelzittern u. a.) und Lähmung (Mattigkeit, Gefäßkollaps). Bei Tieren, selten beim Menschen, treten klonische Krämpfe hinzu. Der Tod erfolgt im Koma. Von den Drüsen werden besonders die *Nieren* betroffen. Diese sezernieren nach Phenolzufuhr einen braungrünen bis nahezu schwarzen Urin. Diese Farbe entsteht durch Oxydationsprodukte wie Hydrochinon und dessen Abkömmlinge. Der größte Teil des Phenols wird indessen unversehrt an Glucuronsäure oder Schwefelsäure gepaart ausgeschieden. Bei Kindern ist gelegentlich nach Carbolwasserumschlägen *Hämaturie* beobachtet worden.

Gegenmittel sind Zuckerkalk zur Ausfällung eines unlöslichen Phenolats neben den üblichen Entgiftungsverfahren (s. S. 361).

Kresole sind Abkömmlinge des Phenols der obenstehenden Konstitution. Je nach der Stellung der CH_3-Gruppe erhält man Ortho-, Meta- oder Para-Kresol. Die *Rohkresolfraktion* des Steinkohlenteers (Cresolum crudum DAB.) enthält ein Gemisch dieser 3 Kresole, das in gereinigter Form als *Trikresol* im Handel ist. Es wirkt etwas stärker desinfizierend als die Einzelbestandteile und erheblich, ungefähr 3mal, stärker als Phenol.

Die Wirkung wird weiter verstärkt durch Aufnahme des Rohkresols in Seifenlösung. Es bildet sich eine klare, rotbraune Flüssigkeit, Kresolseifenlösung = *Liquor Cresoli saponatus* (DAB.) mit rund 50% Rohkresol. Ähnlich ist das Lysol zusammengesetzt. 3—4 Eßlöffel Kresolseifenlösung (50 g) auf 1 Liter Wasser ergibt das *Kresolwasser* (*Aqua cresolica DAB.* ist 10%ig), das zur Desinfektion im Krankenzimmer dient. In 1—2%iger Lösung wird es auch zur Desinfektion der Hände angewandt.

Örtliche Schmerzbetäubung und Ätzwirkung, Giftigkeit und Vergiftungssymptome und auch die Indikationen des Kresols sind ähnlich denen des Phenols. 50—100 g Lysol können tödlich wirken.

Chlorierte Phenole. Durch Einführung von Chlor in das Phenolmolekül erhält man *stärker wirksame* Desinfektionsmittel von *verminderter Giftigkeit*. Das *Para-Chlorphenol* ist 3—5mal stärker als Phenol, seine übrigen Eigenschaften sind nicht wesentlich verschieden von ihm.

Auch unter den Chlorabkömmlingen des Kresols sind besser wirksame Stoffe gefunden worden, z. B. das p-Chlor-m-Kresol, das in Mischung mit dem stark wirksamen Chlorxylenol in Seifenlösung als *Sagrotan* im Handel ist. Es wird wegen seiner Geruchlosigkeit besonders in der Geburtshilfe verwandt ($^1/_2$—5%ig).

Dioxybenzole. Von diesen Stoffen besitzt allein das *Resorcin* eine medizinische Bedeutung, während Brenzkatechin nur als Methyläther (Guajakol) und Hydrochinon nur in Form des Arbutins im Bärentraubenblättertee eine Rolle spielt. Chemisch sind die Dioxybenzole durch starke *Reduktionswirkung* ausgezeichnet. Sie nehmen begierig Sauerstoff auf. Diese Reduktionswirkung ist in Trioxybenzolen wie Pyrogallol und besonders im Chrysarobin und Cignolin noch erheblich gesteigert. Zu den reduzierenden Stoffen gehören auch die Schwefelteere wie Ichthyol und die eigentlichen Teere, die etwas stärker wirken als Resorcin. Alle reduzierenden Stoffe wirken in starker Verdünnung *keratoplastisch*. Entsprechend der zunehmenden Reduktionswirkung Resorcin < Pyrogallol < Chrysarobin und Cignolin finden sich eine zunehmende *Epithelauflockerung* und *juckstillende* Wirkung sowie eine sich steigernde *Entzündungsreaktion*. Man macht von solchen reduzierenden Stoffen Gebrauch bei der Behandlung der Psoriasis.

> **Rp.** Resorcini 4,0
>   Sulf. praecipit. 10,0
>   Vaselini ad 100,0.
>   M. f. ung. D. ad ollam. S. Nach ärztlicher Vorschrift. — NB. Nach Entfernen der Schuppen mit 1%iger Salicylsalbe 3—4 Tage lang auftragen, dann eventuell Resorcingehalt steigern.

Resorcin ist, verglichen mit den beiden anderen Dioxybenzolen und verglichen mit dem Phenol, durch *verringerte Giftigkeit* ausgezeichnet. Auch die *Ätzwirkung* ist im Resorcin gegenüber dem Phenol vermindert. Sie äußert sich nur noch rein oberflächlich und beschränkt sich auf eine *Auflockerung der Epithelschicht* (Schälsalben und -pasten mit 5—10% Resorcin und mehr). Gleichzeitig setzt eine *milde Entzündung* ein. Die Desinfektionswirkung und auch das *Vergiftungsbild* der Dioxyphenole sind *phenolähnlich*.

Nach 5%iger Resorcinsalbe sind bei Säuglingen, und bei 10—20%iger Salbe auch beim Erwachsenen tödliche Vergiftungen auch mit Methämoglobinbildung vorgekommen, wenn größere Hautbezirke damit behandelt wurden. Es wird Nierenreizung beobachtet. Im Harn findet man nach diesen Stoffen *dunkelgefärbte* Oxydationsprodukte neben Glucuron- und Sulfosäuren. — Hydrochinon wird zur Heringskonservierung empfohlen.

Hexylresorcin (= Caprokoll) und seine Homologen (Heptyl-, Oktyl- usw.) werden örtlich (z. B. bei Pilzinfektionen) und innerlich (als Harndesinfektionsmittel, s. S. 502, oder Wurmmittel, s. S. 395) angewendet. Trotz örtlicher Reizwirkung zeichnen sie sich durch weitgehende Ungiftigkeit aus. Überempfindlichkeiten!

β-Naphthol, ein Oxydationsprodukt des Naphthalins, besitzt der Konstitution entsprechend phenolähnliche Wirkungen. Es ist ein starkes Desinfiziens und wurde früher auch als Wurmmittel verwendet. Gelegentlich erweist es sich als schweres Nierengift und kann auch Hämolyse auslösen (s. S. 466). Tödliche Menge wenige Gramm.

Naphthalin, ebenfalls ein schweres Blut- und Nierengift, das in hohen Dosen zentrale Krämpfe auslöst (s. S. 401). An der Augenlinse kann im Experiment „Naphthalinstar" erzeugt werden. Tödliche Menge 2—3 g.

Anhang.

Folia uvae ursi, Bärentraubenblättertee, enthalten als wirksames Harndesinfektionsmittel das Arbutin neben Methylarbutin (Gesamtgehalt etwa 9%). Diese Glykoside gehen zum Teil unzersetzt in den Harn über und wirken als solche schwach desinfizierend, zum Teil aber spalten sie sich in Zucker und Hydrochinon bzw. Methylhydrochinon, und nach dieser Spaltung scheinen neue Desinfektionsmittel durch Oxydation zu entstehen. Wichtig ist, daß Bärentraubenblättertee auch bei alkalischem Harn wirksam ist (E.D. 2,0 g).

Der hohe Gerbsäuregehalt (ungefähr 30%) wirkt adstringierend, ist aber für die Harndesinfektion unwesentlich.

Sehr hoch ist der Arbutingehalt (bis 7%) in den *Preißelbeerblättern* (Vaccinium Vitis Idaea) bei sehr geringem Gerbstoffgehalt. Bei etwas höherer Dosierung leisten sie das gleiche wie Bärentraubenblätter. Bemerkenswert ist auch der Arbutingehalt (bis 4,7%), der *Birnbaumblätter*. Arbutin ist auch im *Heidekraut* (Erica vulgaris) enthalten, das gelegentlich in der Volksmedizin verwendet wird.

Pyrogallol und **Phloroglucin** sind die wichtigsten *Trioxybenzole*. Davon ist Pyrogallol, 1,2,3-Trioxybenzol, eines der wichtigsten Lupus- und Psoriasismittel (in 5—10%iger Salbe). Es nimmt begierig Sauerstoff auf. Haut und Haare werden dabei braunschwarz gefärbt. Infolge seiner starken Reduktionskraft wirkt Pyrogallol weitaus energischer als Resorcin. Man muß unter Umständen mit starker Ätzwirkung und heftiger Entzündung rechnen. Daher sollte der Gebrauch dem Facharzt oder dem erfahrenen Allgemeinpraktiker vorbehalten bleiben, ebenso wie der des Chrysarobins und Cignolins.

Pyrogallol besitzt die *Gehirnwirkung* des Phenols. Außerdem ist es ein starker *Methämoglobinbildner* und kann *schwere Nierenschädigung* herbeiführen, ausgehend in Anurie durch Verstopfung der Harnkanälchen mit abgestoßenen Epithelien und Blutkörperchen. Bei der Behandlung größerer Hautflächen mit Pyrogallolsalbe ist diese hohe Giftigkeit zu beachten. Letale Dosis etwa 10 g.

1,3,5-Triphenol
= Phloroglucin

Phloroglucin, 1,3,5-Trioxybenzol, ist die Muttersubstanz der wichtigsten Bandwurmmittel wie Filix, Flores Koso u. a. (s. S. 399).

Chrysarobin aus Goapulver (Andira araroba) ist, abgesehen vom synthetischen Cignolin (Dioxyanthrachinon), die am stärksten reduzierende Verbindung, die in der Medizin angewandt wird. Es enthält ein Gemisch von Anthrachinonabkömmlingen. Infolge Sauerstoffaufnahme bildet sich daraus Chrysophansäure, die auch im Harn erscheint, der sich nach Zusatz von Alkalien rot färbt. Es ist der gleiche Farbstoff, der nach Gebrauch von Rhizoma Rhei in den Harn übergeht. Chrysarobin und Cignolin bilden die Ultima ratio bei der

Chrysarobin

Behandlung der Psoriasis — in $^1/_2$—5%igen Salben, in Kollodium (10%) oder Chloroformlösung (10%) — werden aber auch bei anderen hartnäckigen Hautkrankheiten verwandt. Cignolin ist etwa 10mal wirksamer als Chrysarobin und muß entsprechend niedriger dosiert werden. Wegen der schweren Ätzwirkung sollen beide Stoffe am Kopf nicht verwandt werden, da gefährliche Hornhautgeschwüre und auffallende Verfärbungen der Haut und Haare auftreten (rot, braun, braunviolett). Trotz dieser Vorsicht soll nach Chrysarobin in 4—5% aller Fälle Conjunctivitis auftreten; auch ist Überempfindlichkeit sehr häufig. Bei Anwendung auf größeren Flächen kann *Nierenreizung* (Albuminurie und Hämaturie) entstehen.

Kreosot wird gewonnen durch Destillation von Birkenteer (Pix betulina) oder Buchenholzteer (Pix fagi). Es enthält ein *Gemisch der verschiedensten Phenolderivate.* Neben kleinen Mengen von Kresol, Xylenol u. a. und neben Kohlenwasserstoffen ist der wichtigste Bestandteil (60—90%) das Guajacol, ein Methyläther des Brenzcatechins. Kreosot besitzt in Substanz ätzende Eigenschaften und einen rauchähnlichen Geruch, der Mücken fernhält (in 20%iger Salbe anzuwenden). Solche Präparate bezeichnet man als „*Mosquito repellents*". Darunter findet sich unter anderem das *Dimethylphthalat.*

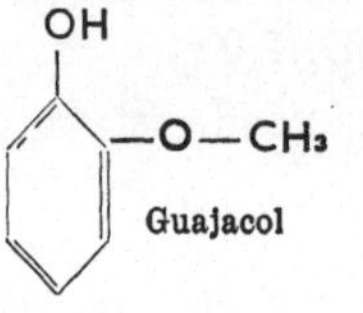

Von solchen Mückenmitteln muß gefordert werden, daß sie nicht nur die Mücken sicher abstoßen, sondern obendrein keine Haut- und Schleimhautreizung verursachen und nicht oder wenig durch die Haut resorbiert werden. Entsprechend diesen scharfen Bedingungen wurde Dimethylphthalat aus 4000 weiteren Stoffen ausgesiebt.

Der Konstitution des Hauptbestandteils entsprechend besitzt Kreosot *phenolartige* Eigenschaften. Indessen ist seine Desinfektionswirkung stärker und die lokale Reizwirkung geringer, obwohl in starker Konzentration Ätzwirkungen am Magen-Darm auftreten.

Lokal wird es gelegentlich an Stelle des Phenols angewendet und besitzt dann ähnliche örtlich schmerzbetäubende und desinfizierende Eigenschaften.

Die wichtigste Allgemeinwirkung nach Verordnung von zuckerüberzogenen Kreosotpillen (Pilulae Kreosoti DAB. zu 0,05 bzw. 0,1 g, täglich 3—8 Pillen) beruht auf einer, wenn auch *geringen Ausscheidung durch die Bronchialschleimhaut.* Hier führt Kreosot zu einer lokalen Umstimmung und damit zu einer *Sekretionsbeschränkung* und gleichzeitig zu *Desodorierung* bei stark sezernierenden akuten und chronischen Bronchitiden.

Diese wertvolle Eigenschaft des Kreosots hat zu vielen synthetischen Versuchen geführt. Ein häufig verwendetes Prinzip bei allen Stoffen, die vom Magen schlecht vertragen werden, besteht darin, diese in schwerlösliche Form überzuführen, aus der erst in der Alkalescenz des Darmes sich der wirksame Stoff wieder abspaltet, wie das z. B. beim Kreosotcarbonat und Guajacolcarbonat der Fall ist. *Guajacol carbonicum* DAB. — auch als Duotal im Handel — und *Kresival* (kresolsulfosaures Calcium in sirupöser Lösung) haben sich unter derartigen Hustenmitteln, auch durch gute Verträglichkeit, bewährt. Kreosot ist in früherer Zeit viel bei Lungentuberkulose verordnet worden. Hier mag eine spezifische Reizung der Magenschleimhaut beteiligt sein, die eine Appetitverbesserung zur Folge hat, aber auch zu Verdauungsstörungen führen kann. Seine desinfizierende Wirkung äußert sich auch im Darm; nach genügend hohen Dosen ist eine Verminderung der Darmflora nachzuweisen.

Die Allgemeinvergiftung ist phenolartig unter starker Beteiligung der Niere, durch die das Kreosot in Form seiner Oxydationsprodukte oder als gepaarte Schwefelsäure und Glucuronsäure ausgeschieden wird. *Kreosotphosphat* ist früher an Stelle von Kreosot empfohlen worden. Es ist ein schweres Nervengift (s. S. 108).

Zephirol. Eine neue Gruppe von Desinfektionsmitteln ist mit dem *Zephirol* auf dem Markt erschienen. Es handelt sich um eine wäßrige Lösung von Fettsäureabkömmlingen (hochmolekularen Alkyl-Dimethyl-Benzyl-Ammoniumchloriden), die wie Seife schäumt und dadurch reinigt, die gleichzeitig farb-, geruch- und weitgehend reizlos, auch ungiftig ist und die gegen die meisten nicht sporenbildenden Bakterien und gegen Pilze stärker wirkt als Kresolseifenlösung. In seife- und eiweißhaltigen Medien ist ihre Wirkung u. U. stark abgeschwächt. Ebenso wie Sublimat zeichnet sich Zephirol durch größte Haltbarkeit unter den Desinfektionsmitteln aus. Ein Zusatz von 0,5% Natriumnitrit schützt Metalle gegen Rosten. Auf etwaige Überempfindlichkeit ist zu achten.

f) Ätherische Öle.

Die Wasserdampfdestillation der natürlichen Geruchsstoffe aus Blättern, Blüten und Früchten ist mit einfachen Vorrichtungen möglich und war den Kulturvölkern des Altertums, aber auch vielen primitiven Völkern bekannt, ebenso wie deren Anwendung bei Wunden und Infektionen. In Büchern des Deutschen Mittelalters finden sich Pläne von Destillationsanlagen mannigfachster Konstruktion als Zeichen für eine ausgedehnte Anwendung derartiger ätherischer Öle.

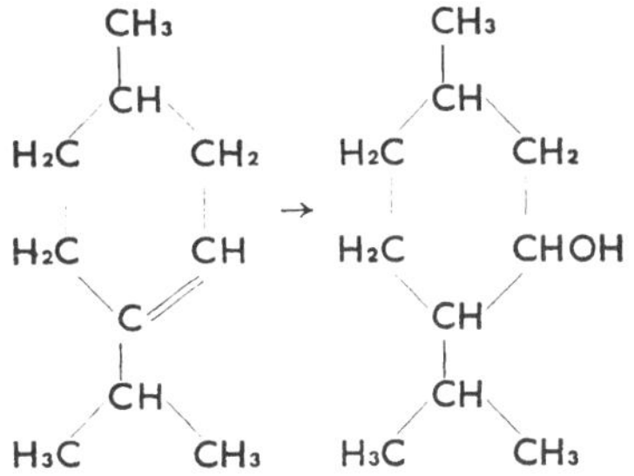

Menthen → Menthol 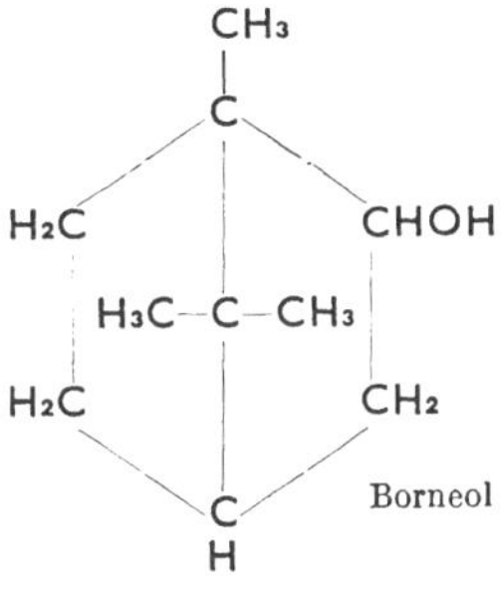 Borneol 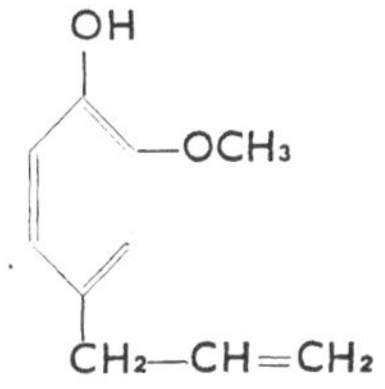 Eugenol

Allgemein gesehen haben sie mit fettsäurehaltigen Pflanzenölen nur einige physikalische Eigenschaften gemeinsam. Die meisten von ihnen enthalten vielmehr einen Benzolkern als solchen oder — hydriert als Cyclohexanring — mit angehängten Seitenketten. Im unoxydierten Zustand werden solche Stoffe als *Terpene* bezeichnet. Unter natürlichen Bedingungen sind sie leicht oxydierbar. Als erste Stufe entstehen so *Phenolabkömmlinge*, so daß gewisse Grundeigenschaften des Phenols bei ihnen zum Vorschein kommen, nämlich eine Kombination von örtlich betäubender und desinfizierender Wirkung. Besonders ausgesprochen ist das im Eugenol, dem riechenden Prinzip der Gewürznelken, dem Menthol (s. unten), weniger deutlich aber auch im Vanillin, dem Riechstoff der Vanille, dem Zimtöl, Rosmarinöl u. a.

Die nächste Stufe der Oxydation bilden die ketonhaltigen *Pflanzencampher*, zu denen besonders der Campher selber zu zählen ist. Die weitere Oxydation der Terpene führt schließlich unter Giftigkeitssteigerung zu *organischen*

Peroxyden, die durch besonders starke Desinfektionswirkung ausgezeichnet sind; zu diesen gehört z. B. das Ascaridol.

Als Beispiel sei angeführt, daß das Menthol sich herleitet aus dem cyclischen Kohlenwasserstoff Menthen, einem Terpen. Als weitere, häufig wiederkehrende Grundstruktur sei die Formel des Borneols, als Beispiel eines ungesättigten ätherischen Öls sei die des Eugenols wiedergegeben. Auf die Formeln des Camphers (s. S. 330) und des Ascaridols (s. S. 395) sei verwiesen.

Indessen finden sich unter den ätherischen Ölen auch Stoffe völlig anderer Konstitution, wie die schwefelhaltigen Öle der Zwiebelgewächse und des Senfkorns oder Bittermandelöl (Benzaldehyd) und Gaultheriaöl (Salicylsäuremethylester) sowie die große Reihe der Fruchtäther, sogar stickstoffhaltige Stoffe, wie Indol u. a. Die Gruppe der ätherischen Öle wird demnach zusammengeschlossen durch ihre Funktion als charakteristische Geruchsstoffe der Pflanze, durch die Art ihrer Gewinnung und durch einige gemeinsame physikalische Eigenschaften. Sie besitzen keinen gemeinsamen pharmakologischen Typus, obwohl einige grundsätzliche Eigenschaften weit unter ihnen verbreitet sind.

Im Tierkörper erfahren die meisten ätherischen Öle das gleiche Schicksal, sie werden nämlich durch *Koppelung an Glucuronsäure,* gewöhnlich nach vorheriger Oxydation, entgiftet. Einzelne ätherische Öle indessen verlassen als solche und nur zum Teil als Glucuronsäureabkömmlinge den Körper wieder.

Am auffälligsten ist die *Ausscheidung durch die Atemluft,* z. B. bei Oleum Eucalypti, Thymi, Pimpinellae, Anisi, Salviae. Diese mögen dabei gleichzeitig *spasmolytisch* und auf die *Bronchialsekretion* einwirken (s. S. 342). Viel verwendet wird z. B. der Liquor Ammonii anisatus, Anisammoniak oder Anistropfen (5—10 Tropfen auf Zucker zu nehmen mehrmals täglich). Andere werden zum Teil in freier Form *durch die Nieren* ausgeschieden, führen dabei entweder zur Diurese, wie die ätherischen Öle des Wacholders u. a. (s. S. 390), oder wirken nach Passieren der Niere desinfizierend auf die Harnwege (s. unten). Es gibt auch ätherische Öle, die in den *Schweiß* übergehen, wobei an die schweißhemmende Wirkung der Camphersäure und des Salbeis erinnert sei, und andere, die sich in der *Milch* wiederfinden, dieser den charakteristischen Geruch des ätherischen Öls mitteilend.

Pharmakologie. Die meisten ätherischen Öle besitzen eine mehr oder weniger starke *örtliche Reizwirkung.* Diese äußert sich in scharfem brennendem Geschmack; daher dienen viele dieser Stoffe als Gewürze. Auf der Haut wirken sie entzündungserregend, manche sogar blasenziehend, wie das Terpentinöl. Die wichtigsten, zum Zwecke der Entzündungserregung therapeutisch verwendeten ätherischen Öle sind S. 130 beschrieben.

Von dieser Regel machen einige ätherische Öle eine Ausnahme, die im Gegenteil eine entzündungswidrige Wirkung besitzen, wie das Kamillen- und Fenchelöl, oder wenigstens in genügender Verdünnung vom Gewebe gut vertragen werden, wie Thymol und Eugenol. Bei Injektion ins Gewebe führen allerdings auch die letzteren beiden Stoffe noch zu Entzündungsvorgängen.

Die meisten ätherischen Öle besitzen eine *Desinfektionswirkung.* Als *äußere* Desinfektionsmittel werden hauptsächlich *Menthol, Thymol* und *Eugenol* (aus Nelkenöl) verwendet, neben Harzen und Balsamen, die seit alter Zeit zur Wundbehandlung dienen. Doch gibt es viele andere ätherische Öle, die ebenso starke oder sogar stärkere Desinfektionswirkung besitzen, darunter in erster

Linie die *carvacrolhaltigen* ätherischen Öle (aus Origanumarten, Thymus ser-
pyllum u. a.), die *cineolhaltigen* (aus Artemisia vulgaris, Ruta graveolens u. a.),
die *borneolhaltigen* (Lavendel-, Rosmarin-, Spiköl), daneben Zimtöl, Cassiaöl,
Eucalyptusöl und besonders Senföl.

Neuerdings wird das *Bergamotteöl* infolge der günstigen Erfahrungen in der her-
stellenden Industrie in Calabrien bei Eiterungen jeder Art empfohlen. Viele derartige
„Gewürze" dienen von alters her zur Konservierung von Lebensmitteln.

Menthol, aus Pfefferminzöl (Oleum Menthae piperitae) dargestellt, ist eine
campherähnliche Verbindung, die in alkoholischer Lösung gute Desinfektionswirkung entwickelt. Seine große Beliebtheit in Mundwässern und Zahnpasten
ist indessen hauptsächlich einer eigentümlichen *Erregung der kälteempfindlichen
Nervenendigungen* zuzuschreiben. Diese merkwürdige Eigenschaft äußert sich
auch beim Behandeln der Haut und Schleimhäute mit Menthol oder menthol-
haltigen Tinkturen oder mit sog. „Migränestiften", die fast augenblicklich ein
erfrischendes Kältegefühl zur Folge haben. An Hautstellen, an denen die wärmeempfindlichen Nerven überwiegen, wie an den Augenlidern, bestimmten Gelenken,
am Abdomen, tritt dagegen ein Wärmegefühl ein. Auch erfolgt eine milde *örtliche
Betäubung,* die sich besonders in einer *jucklindernden* Wirkung äußert, z. B.
bei Prurigo und Pruritus ani et vulvae (2%ige Salbe) oder als 1—2%ige alkoholische Lösung (Mentholspiritus).

Rp. Pulvis Mentholi sternutatorius F.M.B. 10,0.
S. Schnupfpulver. — NB. Enthält Menthol, Acid. boric. und Saccharum Lactis.

Die *innere Anwendung* von Menthol erfolgt hauptsächlich in Form von Pfefferminztee, z. B. bei der Behandlung der akuten Gastritis neben der üblichen
Hungerkur. Als neue Eigenschaft tritt dabei eine *spasmolytische* Wirkung zutage,
die sich auch bei leichter Gallensteinkolik im Verschwinden der krampfhaften
Schmerzen äußern kann. Aqua Menthae piperitae dient als Geschmackskorrigens bei Magen-Darmleiden.

Menthol ist in toxikologischer Hinsicht weitgehend indifferent. Bei hohen Konzentrationen indessen oder bei Überempfindlichkeit bleibt die Mentholwirkung nicht beschränkt
auf die Nervenendigungen, sondern greift auch auf andere Gewebe über *(Entzündungserscheinungen!).* In früherer Zeit ist es grammweise bei Sommerdiarrhöe angewandt worden,
ohne besondere Nebenwirkung. Nur bei kleinen Kindern unter 3 Jahren ist nach Einführung
von Mentholsalbe in die Nase ganz vereinzelt eine akute Schwellung der Glottis mit
Erstickungserscheinungen beobachtet worden.

Corylin ist ein Abkömmling des Menthols (Mentholätbylglykolsäureester), der langsam
Menthol abgibt, infolgedessen eine mildere und länger anhaltende Wirkung besitzt.

Thymol ist ein schwerlöslicher Abkömmling des Phenols. Zuerst aus
Thymian (Thymus vulgaris) dargestellt, wird es heute synthetisch gewonnen.
Seine Desinfektionswirkung ist 25mal stärker als die des Phenols.
Es ist besonders auch gegen Wundbakterien wirksam. Es entfaltet nicht mehr die !okalbetäubende und ätzende Wirkung der
anderen Phenolabkömmlinge; im Gegenteil wird es auch von den
Schleimhäuten gut vertragen (Abschilferung des Epithels in höheren Konzentrationen). Thymol ist daher ein ausgesprochen *gewebsfreundliches Desinfiziens,* dessen blumenähnlicher Geruch gleichzeitig zur *Desodorierung* führt. Es ist daher besonders beliebt in
alkoholischen Mundwässern sowie zur Spülung von schlecht riechenden Wunden, von Hohlräumen und Empyemen in kaltgesättigter wäßriger
Lösung (1:1100). Zu dem letzteren Zwecke eignet es sich auch besonders durch

seine verhältnismäßige *Ungiftigkeit*. Bei chronischer Anwendung dagegen, z. B. in Mundwässern, sind Fälle von Thyreotoxikose beschrieben worden (EDENS); diese Schilddrüsenwirkung wurde auch im Tierexperiment nachgewiesen.

Thymol wird in hohen Dosen (4—6 g) auch als Wurmmittel gegen Ankylostoma und Bandwurm benutzt. Diese Dosis wird innerhalb von 4 Stunden, in 2—4 Portionen verteilt, verabreicht, um die etwa auftretenden Vergiftungserscheinungen frühzeitig zu erkennen und wird dann mit nachfolgendem Abführmittel im allgemeinen gut vertragen. Höhere Dosen dagegen führen vielfach — besonders bei schlechter Nachbehandlung (s. S. 391) — zu Nebenwirkungen (Rauschzustände, Exantheme, Leibschmerzen, Erbrechen, Albuminurie, Kollaps). In Fällen von Anämie und bei allgemeiner Hinfälligkeit ist besondere Vorsicht geboten. Hier sind die oben angegebenen Dosen viel zu hoch; nach 6 g wurde bei einer anämischen Person tödlicher Ausgang verzeichnet (GONZALEZ).

Aus gemeinem Thymian wird in neuerer Zeit ein *Extractum Thymi fluidum* DAB. hergestellt, das als wirksames Keuchhustenmittel gilt (3mal täglich 10—15 Tropfen). Wirksam sind offensichtlich noch unbekannte spasmolytisch wirkende Stoffe (LENDLE). Andererseits soll sich infolge vermehrter Bronchialsekretion ein trockener Husten leichter lösen. Für den gleichen Zweck dienen Sirupus Thymi (3mal täglich 1 Teelöffel) und Spezialpräparate wie Thymipin, in denen nebenher die Wirkung der konzentrierten Zuckerlösung sich äußert.

Oleum Caryophylli (Nelkenöl), mit einem Gehalt von 80—96% Eugenol, wird unverdünnt behelfsmäßig als örtlich betäubendes und desinfizierendes Mittel, z. B. bei Caries bis zur technischen Zahnbehandlung, angewendet. Das reine Eugenol dient dem gleichen Zweck, unverdünnt oder in Mischung mit Phenol oder Chloroform. Es ist in Zahnwurzelfüllmassen enthalten.

Harndesinfektionsmittel. Der Volksmedizin entstammen einige Desinfektionsmittel der Harnwege, deren Wirkung dadurch erkannt wurde, daß man nach ihrem Gebrauch fäulniswidrige Eigenschaften des Harns beobachtete.

Balsamum Copaivae aus Südamerika, eine gelbbraune, ölartige Substanz, enthält eine Reihe von Terpenabkömmlingen und von Harzsäuren. Die ersteren werden als gepaarte Glucuronsäuren, die letzteren unverändert mit dem Harn ausgeschieden. Sie wirken leicht diuretisch und entfalten dabei antiseptische Eigenschaften (0,5—1,0 g, mehrmals täglich in Kapseln nach den Mahlzeiten). Sie besitzen gleichzeitig eine *mäßige Reizwirkung* auf die Harnwege, so daß sie im akuten Stadium der Gonorrhöe nicht verordnet werden sollen. Bei hohen Dosen können Magenbeschwerden, *Nierenschmerzen* und *Albuminurie* auftreten. Bei der Salpetersäureprobe auf Eiweiß ist zu beachten, daß auch die Ausscheidungsprodukte von Copaivabalsam eine albuminähnliche Fällung verursachen. Durch Zusatz von Alkohol indessen gehen diese Stoffe in Lösung. Auch die *Haut* stellt ein Ausscheidungsorgan dar, so daß durch die örtlich reizenden Copaivastoffe mannigfaltige dermatologische Bilder entstehen können. Ein weiterer Nebenbefund ist die *Hemmung der Bronchialsekretion* wie bei anderen ätherischen Ölen, die durch die Bronchialschleimhaut ausgeschieden werden und dabei eine heilsame Entzündung setzen.

Oleum Santali, Sandelöl, wurde im Orient seit urdenklicher Zeit zu kosmetischen und medizinischen Zwecken und auch zum Einbalsamieren der Leichen angewandt. Es enthält ebenfalls als wirksame Stoffe einige Terpene, die als solche oder auch in Form der Glucuronsäuren antiseptische und fäulniswidrige Eigenschaften besitzen. Erhalten hat sich bis heute sein Gebrauch bei subakuter und chronischer Gonorrhöe, obwohl es ebenso wie Copaivabalsam nicht auf die Gonokokken einwirkt, sondern nur bestimmte Krankheitssymptome beeinflußt. Das Öl besitzt kratzenden Geschmack, verursacht aber seltener als Copaivabalsam Nieren- und Hautreizung. In höchsten Dosen hat es narkotische Giftwirkungen.

Darmdesinfektionsmittel. Neben Anis-, Juniperus- und Cajeputöl, die in der indischen Volksmedizin als Choleramittel verwandt werden, ist die Knoblauchbehandlung infektiöser Darmerkrankungen in tropischen und subtropischen Ländern allgemein verbreitet (s. S. 440).

Knoblauch, die Knolle von Allium sativum, wird in Form des Knoblauchsaftes zur Behandlung von tuberkulösen Ulcerationen u. a. verwendet. Dieser enthält ein schwefelhaltiges ätherisches Öl, das, an Kohle adsorbiert, seinen bekannten Geschmack und Geruch völlig verliert (Allisatin). Im Darmkanal wird dieses Adsorbat wieder aufgespalten, und das ätherische Öl verläßt den Körper teilweise mit der Atemluft. Der dabei in der Mundhöhle auftretende Geruchstoff kann durch verdünnte Chloraminlösung zerstört werden.

Knoblauchpräparate sind gelegentlich bei infektiösen Darmkrankheiten und bei Verdauungsstörungen unbestimmter Natur gut wirksam. Sie dienen auch zum Abtreiben von Ascariden. Damit ergibt sich ein Übergang der Darmdesinfektionsmittel zu den *Wurmmitteln* unter den ätherischen Ölen wie Oleum Chenopodii (s. S. 394) und Oleum Tanaceti aus Rainfarn (Tanacetum vulgare). Hier seien auch *Insektenmittel* wie Nelkenöl bzw. Eugenol, Eucalyptusöl, Pfefferminzöl u. a. erwähnt.

Als weitere, unter den ätherischen Ölen weit verbreitete Eigenschaft ist die **spasmolytische** Wirkung zu betrachten. Sie äußert sich bereits beim *Menthol* (s. o.), ist aber besonders stark bei *Fenchel* (Fructus Foeniculi), *Kümmel* (Fructus carvi), *Anis* (Fructus Anisi) und bei *Kamillenblüten* (Flores Chamomillae) (s. S. 126). Als *Carminativa* führen sie bei Kindern zum Abgehen von Gasen, mögen diese durch Spasmen am Mageneingang (Aufstoßen) oder durch Spasmen des Darmes angehäuft sein (Abgang von Flatus!). Sie wirken aber auch antagonistisch bei Spasmen und Koliken, die durch Abführmittel, besonders der Anthrachinonreihe, herbeigeführt werden. Anis erhielt von den Alten das schmückende Beiwort „Solamen intestinorum". Beim Erwachsenen ist die carminative und spasmolytische Wirkung von Anis (von besonderen Fällen abgesehen) zu schwach; seine Wirkung als *Expectorans* ist indessen bemerkenswert (BOYD) (s. S. 437).

Fructus Foeniculi, von Foeniculum vulgare, Fenchel, werden allgemein als Tee verabreicht (1 Teelöffel auf eine Tasse in der Kinderpraxis), der gleichzeitig appetitanregend und beruhigend wirkt. *Aqua Foeniculi* eignet sich besonders als Lösungsmittel für andere Arzneistoffe in der Kinderpraxis, z. B. in Form der *Species carminativa*.

Ihrer Konstitution sowie ihrer Lipoidlöslichkeit entsprechend besitzen die ätherischen Öle häufig eine **Gehirnwirkung.** Unter ihnen finden sich ausgesprochene *Analeptica* wie *Campher* — wenn man die Pflanzencampher zu den ätherischen Ölen rechnen will —, *Rauschgifte* wie Cannabinol, aber auch Gehirngifte, wie Absinthin aus Herba Absinthii (Wermut), das — besonders in Absinthlikören (in Deutschland durch Reichsgesetz 1923 verboten) — zu schweren Degenerationserscheinungen im Zentralnervensystem führen kann (Muskelzuckungen, epileptische Anfälle), und *andere krampferzeugende Stoffe* wie Oleum Chenopodii, Oleum Terebinthinae u. a. in hohen Dosen.

Demgegenüber gibt es gerade unter den ätherischen Ölen auch viele Stoffe mit *narkotischer Wirkung*, wozu die meisten nichtoxydierten Terpene gehören, aber auch z. B. das im Radix Valerianae enthaltene Borneol (s. S. 186).

Charakteristisch für bestimmte ätherische Öle sind auch die *Schädigung der Niere* und die *Verfettung der Leber*. In dieser Hinsicht sei besonders an die Abortiva erinnert (s. S. 107).

Ein letzter Teil der ätherischen Öle wird allein wegen ihrer **Geruchs- und Geschmackswirkung** therapeutisch angewandt. Als *Geschmackskorrigens* werden sie entweder in *Substanz* zugesetzt, wie Oleum Menthae piperitae, Oleum Cinnamomi (Zimtöl), Oleum Citri (Citronenöl), Oleum Rosae (Rosenöl), oder indem man *aromatische Wässer* herstellt, wie Aqua Rosae (Rosenwasser), Aqua Foeniculi (Fenchelwasser u. a. „Aquae aromaticae"), oder zuletzt, indem man die ätherischen Öle mit Zucker verreibt. Es entstehen *Elaeosacchara* (Ölzucker) mit einem Gehalt von 2% ätherischem Öl.

Durch ihren *Geruch* beruhigend wirken gelegentlich Lavendel (Flores Lavandulae) und Melisse (Folia Melissae) neben Baldrian (Radix Valerianae, s. S. 186).

Als *Geschmackskorrigens* dienen auch die *tropischen Gewürze* wie Zimtrinde (Cortex Cinnamomi), Gewürznelken (Caryophylli), Ingwer (Rhizoma Zingiberis), spanischer Pfeffer (Fructus Capsici), auch Paprika, Muskatnüsse (Semen Myristicae). Mischungen solcher aromatischer Stoffe finden sich in der Tinctura aromatica DAB. S. Innerlich 20—30 Tropfen mehrmals täglich als Stomachicum und Carminativum. Auch in der Kassenpraxis wird Tinctura aromatica als Corrigens zugelassen neben Tinctura amara DAB. und Sirupus simplex.

g) Farbstoffe.

Die in der Therapie verwendeten synthetischen Farbstoffe sind hauptsächlich Abkömmlinge des Anilins. Dieser Stoff, aus Steinkohlenteer gewonnen, eignet sich ganz besonders zur Synthese der mannigfaltigsten Anilinfarben, die zu Färbezwecken frühzeitig Eingang in die Histologie oder Technik gefunden haben. Unter ihnen fand EHRLICH die sog. *Vitalfarbstoffe*, die am lebenden Tier bei geringer Giftwirkung bestimmte Gewebe elektiv färben, andere ungefärbt lassen, und unter diesen wiederum Vitalfarbstoffe mit *desinfizierenden* und *chemotherapeutischen* Eigenschaften.

Farbstoffe der Anilinreihe dienen heute an Stelle des althergebrachten Safrans, auch von Cochenille und Indigo zum Anfärben von Nahrungsmitteln; in den USA. ist eine Liste der erlaubten Farben aufgestellt und in Nahrungsmittelgesetzen festgelegt worden; ähnliches ist auch bei uns in Kürze zu erwarten.

Anilin ($C_6H_5 \cdot NH_2$), eine schon bei Zimmertemperatur flüchtige ölartige Base, führt gelegentlich zu gewerblichen Vergiftungen (toxische Dosis 0,1—0,25 g). Die *akuten* Symptome entstehen durch *Methämoglobinbildung* (Blässe, Cyanose, Dyspnoe), verbunden mit zentralnervösen Störungen, manchmal mit einer eigentümlichen Fröhlichkeit und Sorglosigkeit (Anilinpips) und endigend im Kollaps des Kreislaufs und in Bewußtlosigkeit. Als Zeichen der Organschädigung kann Ikterus nachfolgen. Bei *chronischer* Anwendung bestimmter Anilinderivate über längere Zeit kann es, oft erst nach vielen Jahren, zu *Anämie, Geschwürsbildung* in den Harnwegen und in seltenen Fällen zu *Blasencarcinom* kommen (s. S. 532).

Als Blutgifte wirken auch einige therapeutisch verwendete Anilinabkömmlinge wie *Acetanilid, Anästhesin, Scharlachrot, Sulfonamide*. Gewerbehygienisch wichtig ist das *Nitrobenzol* (Mirbanöl oder wegen seines Geruchs „falsches Bittermandelöl"), von dem schon 2 Tropfen innerlich unter den Erscheinungen der lokalen Ätzung, Methämoglobinbildung und zunehmenden zentralen Lähmung beim Kinde, 8—15 Tropfen (GONZALEZ) beim Erwachsenen zur tödlichen Vergiftung geführt haben. Noch in neuester Zeit sind Todesfälle bei Kleinkindern beschrieben worden nach Berührung mit Wäsche, die mit anilinhaltiger Stempelfarbe gekennzeichnet war.

Triphenylmethanfarbstoffe besitzen das nebenstehende Grundskelet. Man kann sich diese Farbstoffe vorstellen als Abkömmlinge des Methans (CH_4), in dem 3 Wasserstoffatome durch Phenylgruppen bzw. durch basische Anilinabkömmlinge ersetzt sind. Sie sind wasser-, besser alkohollöslich.

Farbstoffe dieser Reihe sind *Krystallviolett* bzw. *Pyoktanin coeruleum, Gentianaviolett, Brillantgrün* u. a. Sie wirken im Reagensglas sehr stark desinfizierend, und zwar hauptsächlich gegen grampositive Bakterien und gewisse Pilze.

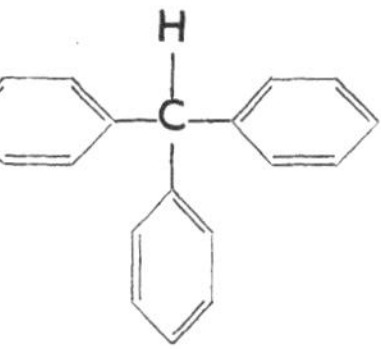

Brillantgrün z. B. ist gegen Staphylococcus aureus 40000mal stärker wirksam als Phenol; es ist z. B. in der „Greifswalder Farbstoffmischung" enthalten und wirkt auch gegen bestimmte Pilzarten. Durch Gegenwart von Serum und allgemein von organischen Stoffen werden solche Farbstoffe in ihrer Wirkung indessen erheblich abgeschwächt. Auch besitzen sie u. U. *lokale Ätzwirkung.* Vornehmlich werden sie bei bestimmten Pilzinfektionen angewandt, z. B. Gentianaviolett in 1%iger Lösung zur Pinselung von Haut- und Schleimhäuten, in 0,1 promilliger Lösung zur Spülung.

Innerlich wird Gentianaviolett bei Oxyuren- und Strongyloideninfektion angewandt. Zu diesem Zwecke muß es gemäß genauer Kurvorschrift dosiert werden und es eignen sich nur bestimmte Handelspräparate, die erst im Dünndarm zerfallen *(Atrimon).*

Die starke örtliche Reizwirkung ist eine Eigentümlichkeit aller stark basischen Farbstoffe. Gefürchtet waren früher die sog. Tintenstiftverletzungen, auf Methylviolett zurückzuführen, das heute in Tintenstiften weniger verwandt wird. Für die Behandlung der Tintenstiftverletzungen des Auges wurden Umschläge mit 5%iger Tanninlösung empfohlen, die mit allen basischen Farbstoffen unlösliche Verbindungen liefert.

Saure und neutrale Farbstoffe sind demgegenüber, am Auge geprüft, harmlos (ALFRED VOGT).

Besonders wichtige Desinfektionsmittel finden sich unter den Acridinderivaten: **Trypaflavin** (auch als Panflavin im Handel), **Rivanol** u. a. Das Grundskelet dieser Verbindungen ist der Acridinring. Als Desinfektionsmittel ist Trypaflavin in wäßriger Lösung 80mal stärker als Phenol. In Gegenwart von Serum indessen — wodurch die meisten anderen Desinfektionsmittel erheblich abgeschwächt werden — wird seine Wirkung bedeutend gesteigert, so daß es darin 800mal stärker wirkt als Phenol. Trypaflavin ist weiter ein ausgesprochener Vitalfarbstoff.

Die früher angewandte i.v. Injektion hoher Dosen, wobei eine citronengelbe Hautverfärbung entstand, ist obsolet — auch wegen der schweren Nebenwirkungen (Nierenschädigung, Nekrose des Vorderarms bei intraarterieller Injektion).

Die *gute Verträglichkeit* der beiden Acridinderivate äußert sich auf *Schleim-häuten* und *Wunden*. Sie besitzen auf gesunder Haut und Schleimhaut in 1%iger Lösung, bei kranker Haut (Staphylokokkeninfektion, Pemphigus) in $^1/_2$%iger Lösung, auf Wunden in 1$^0/_{00}$iger Lösung mit einem Zusatz von 0,9% Kochsalz eine äußerst *geringe lokale Reizwirkung* bei sehr starker Desinfektionswirkung. Bei längerer Anwendung stören sie die Regeneration der Wunde und führen zur Bildung eines Fibrinhäutchens über der Wundgranulation, das aber beim Aussetzen der Behandlung schnell verschwindet. *Rivanol* ist auch bei innerer Anwendung, z. B. bei *Amöbenruhr*, weitgehend ungiftig und fast reizlos. Hierbei wurde auch eine auffällige spasmolytische Wirkung auf den Darm beobachtet.

Trypaflavin und seine Verwandten führen zu einer *Gelbfärbung* des behandelten Gewebes, die z. B. auf der Mundschleimhaut nach Anwendung von Trypaflavetten oder Panflavinpastillen (1—2 Stück stündlich im Munde zergehen lassen) lange anhält. Man stellt sich vielfach vor, daß dies ein Zeichen einer ebenso lang anhaltenden Desinfektionswirkung wäre. Diese geht indessen sehr viel rascher vorbei, und eine dauernde Desinfektion der Mundschleimhaut ist mit solchen Verfahren nicht zu erreichen.

Die gelben Flecken lassen sich mit Seife und Wasser evtl. unter Zuhilfenahme von Natriumperborat (Persil) entfernen.

Trypaflavin besitzt bei bestimmten Piroplasmoseerkrankungen von Haustieren eine chemotherapeutische Wirkung und bot den Anlaß zu weiteren chemischen Synthesen auf diesem Gebiete, die zur Auffindung des *Acaprins* führten (SCHÖNHÖFER, KIKUTH u. a.).

Azofarbstoffe besitzen das Grundskelet ⟨ ⟩—N=N—⟨ ⟩NH₂ und sind daher ausgezeichnet durch die in Doppelbindung vereinigten Stickstoffatome. Unter ihnen fand man einige Farbstoffe, die bei Trypanosomeninfektionen der Ratte chemotherapeutisch wirksam waren, wie *Trypanrot* und *Trypanblau*. Daraus wurde dann später das *Germanin* entwickelt (s. S. 552).

Zu den Azofarbstoffen gehört auch das *Scharlachrot* mit der wirksamen reinen Substanz Amidoazotoluol und seinem durch Acetylierung entstandenen und dadurch ungiftigen Abkömmling *Pellidol*. Im Tierexperiment verursachen diese Stoffe eigentümliche *Wucherungen des Plattenepithels*. Beim Menschen entfalten sie günstige Wirkungen bei schlecht heilenden Epitheldefekten, wie bei Ulcus cruris, bei schlecht granulierenden Wunden u. a. Da das Scharlachrot bei Anwendung auf ausgedehnten Wundflächen, besonders bei Kindern, anilinartige Vergiftungen verursachen kann (Methämoglobin), so ist man immer mehr zu den Diacetylderivaten übergegangen. Man verordne *Pellidol* in 2%iger Salbe, 3—4 Tage lang aufzulegen. Auf eine häufig sich entwickelnde Überempfindlichkeit der Haut ist zu achten.

Methylcholanthren
s. Formel S. 279.

In neuerer Zeit ist eine große Reihe von *fluorescierenden* Stoffen gefunden worden (Benzpyren, Dibenzanthracen, sowie als stärkstes Methylcholanthren u. a.), die bei längerer Einwirkung auf das Epithel oder das Bindegewebe der Versuchstiere zu malignen Neubildungen führen (Carcinome, Sarkome), die ihrerseits auf weitere Tiere verimpft werden können.

Solche *carcinogenen* Stoffe finden sich auch im Steinkohlenteer und in Mineralölen. So erklärt sich z. B. der Lippenkrebs bei Fischern, die mit teergetränkten

Netzen und Nadeln hantieren, und z. B. die Nadeln während der Arbeit im Mund festhalten. Carcinogene Stoffe kommen z. B. auch in Pech, Ruß, Naphtha, Paraffin usw. vor. Chemisch stehen sie zum Teil den Sterinen und Gallensäuren nahe. So läßt sich im Reagensglase leicht eine Umwandlung der körpereigenen Desoxycholsäure in Methylcholanthren durchführen. Es ist aber in hohem Maße fraglich, ob solche Gallensäuren oder die nahe verwandten Sexualhormone im Körper in carcinogene Stoffe übergehen können (s. S. 100).

Als gefährlichster Erreger des *gewerblichen Blasenkrebses* gilt heute das *β-Naphthylamin*, neben *Anilin* und *Benzidin*. Eine $^1/_2$jährige Beschäftigung mit der ersterwähnten Substanz ohne die gebotenen Vorsichtsmaßnahmen dürfte genügen, um in 10 Jahren ein Blasencarcinom herbeizuführen. Aber auch viele verwandte Stoffe werden als verdächtig angesehen, darunter von Arzneistoffen *β*-Naphthol und Kongorot.

Schrifttum.

Desinfektion.

Bürgi, E.: Fluor, Chlor, Brom, Jod. Handbuch der experimentellen Pharmakologie, Bd. 3, 1. Hälfte, S. 276. Berlin 1927. — Bürgi, E. u. K. Laubenheimer: Desinfektions- und Sterilisationslehre. 2. chem. Teil. Handbuch der pathogenen Mikroorganismen, Bd. 3, S. 978. 1929. — Fühner, H.: Die Gruppe der organischen Farbstoffe. Handbuch der experimentellen Pharmakologie, Bd. 1, S. 1199. Berlin 1923. — Rost, E.: Konservierungsmittel usw. Handbuch der Lebensmittelchemie, Bd. 1, S. 993. 1933. — Schädliche Stoffe in Lebensmitteln. Handbuch der Lebensmittelchemie, Bd. 1, S. 1067. 1933. — Saxl, P.: Die oligodynamische Wirkung der Metalle und Metallsalze. Abh. Gesamtgeb. Med. (Wien) 1924.

II. Chemotherapie.

a) Geschichtliches und Allgemeines.

Wenn man unter *Chemotherapie* die pharmakologische Beeinflussung von lebenden Krankheitserregern im *Tierkörper* selber, und nicht nur — wie bei den Desinfektionsverfahren — an seiner Oberfläche oder in vitro versteht, so gehört diese zum ältesten Menschheitsbesitz. Das Abtreiben von Eingeweidewürmern z. B. wird seit Jahrtausenden geübt, und gerade primitive Völker haben darin eine große Kunst entwickelt. Mit größter Bewunderung aber steht die heutige naturwissenschaftliche Medizin vor drei grandiosen Entdeckungen der früheren Zeiten, nämlich vor der Auffindung der Chinarinde als Heilmittel gegen die Malaria, der Radix Ipecacuanhae gegen Amöbenruhr, und des Quecksilbers gegen die Lues. Erst eine lange Entwicklung der Naturwissenschaften hat uns dahin geführt, daß wir — als Krönung einer gemeinsamen Kraftanstrengung von Medizin und Chemie — diesen drei Arzneistoffen heute ähnlich wirksame moderne Chemotherapeutica an die Seite zu setzen haben.

Wie der Name besagt, entspringt die Chemotherapie aus zwei verschiedenen Wurzeln. Sache des Mediziners — nötigenfalls unter Mitarbeit eines Zoologen — ist die Ausarbeitung des adäquaten Tierexperiments. Das gestaltet sich am einfachsten, wenn man den Erreger der menschlichen Krankheit auf die üblichen Laboratoriumstiere übertragen kann, wie das z. B. bei vielen Bakterien und Trypanosomen möglich ist. In anderen Fällen muß man erst mühsam nach den geeigneten Laboratoriumstieren und nach besonderen Infektionsmethoden suchen. So muß z. B. die Spirochaeta pallida in den Kaninchenhoden eingeimpft werden, wenn man ein sicheres Angehen der Infektion erzielen will. In wieder anderen Fällen gelingt es trotz eifrigen Suchens nicht, den Krankheitserreger als solchen im Tierexperiment zu studieren. Man muß einen verwandten Erreger zu Hilfe

nehmen, wie z. B. an Stelle der menschlichen Plasmodien das Proteosoma cathe-
merinum, das im Kanarienvogel vorkommt, oder anstatt menschlicher Hakenwürmer das Ancylostoma caninum von Hund und Katze usw.

Zuletzt hat sich erwiesen, daß die chemotherapeutische Wirksamkeit eines bestimmten
Arzneistoffes weit hinausgeht über die spezifische Einzelinfektion. Neosalvarsan z. B. wird
gegen 14 verschiedene Infektionen des Menschen angewandt. Das dreiwertige Antimon
ist nicht nur gegen Leishmaniosen, also gegen niedere Tiere (Protozoen) wirksam, sondern
auch gegen höher organisierte Würmer, wie z. B. die Erreger der Bilharziosis. Daher gelingt
es gelegentlich, auch durch das Studium ganz heterogener tierischer Infektionen zu Heilmitteln bei Infektionskrankheiten des Menschen zu gelangen.

Um solche tierische Infektionen im Laboratorium weiterzuführen, bedarf es oft
erheblicher technischer Zurüstungen, besonders wenn gleichzeitig Zwischenwirte
wie Mücken oder Schnecken im Spiel sind. Auch können solche Versuche
durch das Auftreten von *Mutationen* beim Erreger, durch die Entwicklung
einer *Arzneifestigkeit* (arsenfeste Stämme) oder durch *Interferenzerscheinungen*
wesentlich gestört werden. Die Chemotherapie verlangt heute daher ein besonderes
Fachstudium.

Nachdem die notwendige tierexperimentelle Vorarbeit geleistet ist, besteht
die gemeinsame Aufgabe von Medizinern und Chemikern darin, nach neuen
wirksamen chemischen Stoffen zu suchen. Oft sind solche bereits unerkannt
im Handel, und die Hilfe des Chemikers wäre dann unnötig. Häufiger indessen
ist die Wirkung bekannter Stoffe nicht zufriedenstellend, und man muß danach
trachten, ihre Wirkung zu verstärken. Hierbei hat der Chemiker die Führung,
weil nämlich auf Grund pharmakologischer Kenntnisse die verbesserte oder
verschlechterte Wirksamkeit der Derivate sich *nur in den seltensten Fällen
voraussagen* läßt. So sind z. B. 6000 verschiedene Arsenderivate im chemotherapeutischen Experiment untersucht worden, ohne daß sich feinere Beziehungen zwischen chemischer Konstitution und pharmakologischer Wirkung ergeben
hätten.

Einige Chemotherapeutica wirken hauptsächlich *direkt* durch unmittelbare Abtötung
der Krankheitserreger (z. B. Arsenikalien) oder durch bactericide bzw. bakteriostatische
Wirkung (z. B. Sulfonamide); andere wirken hauptsächlich *indirekt* durch Anregung der
Abwehrkräfte (z. B. Antimon); jedoch entfaltet auch die erstere Gruppe nebenher solche
indirekten Wirkungen.

b) Metalle und Metalloide.

Salvarsan. Die moderne Chemotherapie beginnt 1910 mit der Einführung
des Salvarsans durch PAUL EHRLICH.

Die Vorgeschichte ist verknüpft mit dem *Atoxyl*, das bei experimentellen
Trypanosomen- und Spirochäteninfektionen eine Heilwirkung entfaltete (UHLEN-
HUTH u. a.). Der Wert solcher Arzneistoffe wird bezeichnet durch den *chemotherapeutischen Index*, d. h. durch das Verhältnis der Heildosis (Dosis curativa minima) zur Giftdosis (Dosis letalis minima bzw. Dosis tolerata). Bei der Kaninchenlues wurde für Salvarsan ein Index von 1:20—1:30, für Wismutpräparate von
1:50, für Quecksilber von 1:1—1:2 bestimmt. Aus diesen Zahlen ergibt sich
der gewaltige Fortschritt von Salvarsan und Wismut gegenüber dem herkömm-
lichen, aus der arabischen Medizin stammenden Quecksilber (s. S. 513), das im
Experiment erst bei nahezu tödlicher Dosis eine Heilwirkung entfaltet. Auch
Penicillin besitzt eine günstige therapeutische Breite (Abb. 123). Heute wird
bei dem Suchen nach neuen derartigen Arzneistoffen nicht nur der chemo-

therapeutische Index, sondern auch der Wirkungscharakter als richtunggebend angesehen. *Jodkalium* besitzt entgegen diesen Stoffen keine chemotherapeutische Wirkung, ebensowenig andere früher viel gebrauchte Luesmittel, wie Guajakholz und Sarsaparillawurzel. Jodkalium wirkt vielmehr resorptionsfördernd auf die luischen Gummen. Die pflanzlichen Drogen mögen durch ihre Stoffwechsel-wirkung die Heilung unterstützen.

Chemie des Salvarsans. Mit dem *Atoxyl* erfolgte der erste Stoß der natur-wissenschaftlichen Medizin gegen die Schlafkrankheit, die bis dahin jederTherapie getrotzt hatte. Seine Heilwirkung war unbestritten. Leider erblindete ein großer Teil der so Behandelten infolge *Opticusatrophie*. Diese findet sich nicht mehr beim Acetylatoxyl *(Arsacetin)*, das in intramuskulären Dosen von 0,05 g chemo-therapeutisch hochwirksam ist. Verglichen mit Atoxyl ist es 3—10 mal weniger giftig.

Durch Aufklärung der bis dahin falsch gedeuteten Konstitution des Ato-xyls gelangte EHRLICH zum *Salvarsan* (Dioxydiaminoarsenobenzol) und von dort durch Einführung der Methan-sulfosäure zum *Neosalvarsan*, das in Form seines wasserlöslichen Natrium-salzes technisch einfacher anzuwenden ist, obwohl gelegentlich das Altsal-varsan besser wirksam ist, und zwar vornehmlich gegen Protozoeninfektio-nen, besonders gegen Trypanosomen, Spirochäten, Spirillen. Die weitere Entwicklung führte dann zum Spirocid.

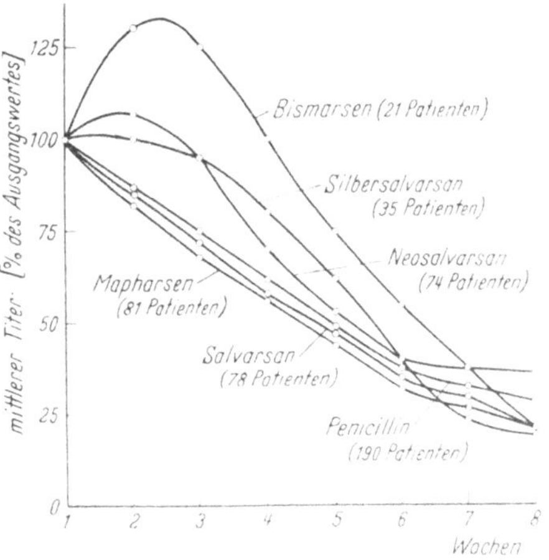

Abb. 123. Vergleich der serologischen Veränderungen bei Frühsyphilis nach Behandlung mit Arsenikalien und Penicillin. (Nach CLARK, MAXWELL und SCOTT 1946.)

Spirocid (Stovarsol) ist im Gegensatz zu Salvarsan ein Derivat des 5wertigen Arsens bzw. der Phenylarsinsäure. Spirocid hat für die Luesbehandlung des Kindes eine gewisse

Bedeutung, da es auch peroral in ziemlich ungefährlicher Dosis Spirochäten, wenn auch wenig sicher abtötet. Weiterhin werden Gärungs- und Fäulnisvorgänge im Darm beeinflußt. In seiner Wirkung gegen Darmamöben ist Spirocid durch neuere Präparate weit überholt.

Dagegen ist es ein wichtiges Mittel bei Trichomonas-Vaginitis; für die letztere Indikation sind besondere Vaginaltabletten (Devegan) im Handel.

Spirocid hat die üblichen Nebenwirkungen des Salvarsans. Nach hohen Dosen zeigt sich indessen, wie schon EHRLICH vermutete, eine neurotoxische Wirkung (schlaffe und spastische Lähmung der unteren Extremität, Sehstörungen, cerebrale Erscheinungen). Die örtliche Anwendung ist ungefährlich.

Eine weitere Bereicherung für bestimmte Fälle bildet das intramuskulär verträgliche *Myosalvarsan.* — Die optimale Substanz dieser Reihe stellt das *Arsinoxyd* (s. S. 537) dar. Dieses ist in Form des Hydrochlorids als Mapharsen im Handel. Verglichen mit Neosalvarsan hat es etwa die gleichen therapeutischen Wirkungen und beträchtlich verminderte Toxicität. Es dient u. a. auch zu Abortivkuren (s. S. 538). — Die Affektionen des Zentralnervensystems wurden der Therapie zugängig mit dem *Tryparsamid.*

Dieser wertvolle Arzneistoff besitzt eine besonders hohe Fähigkeit, unter Durchbrechen der Blutliquorschranke in das Zentralnervensystem einzudringen. Aus diesem Grunde entfaltet er in einem hohen Prozentsatz der Fälle eine günstige Wirkung bei der *Spätlues* sowie in späteren Stadien der *Schlafkrankheit.* Er ist dabei weitgehend ungiftig, wird auch schnell ausgeschieden. Mit einer vorübergehenden Albuminurie sowie gelegentlicher Opticusschädigung (Kontrolle des Gesichtsfeldes) ist zu rechnen.

Carbarsone (LEAKE) ist ein naher Verwandter von Spirocid, diesem als *Amöbenmittel* weit überlegen, auch wegen seiner geringen Giftigkeit. Die Dosis beträgt 0,2 g peroral, 2—3mal täglich, 7—10 Tage lang; u. U. wird die Kur nach einem Intervall von 7 Tagen wiederholt; in akuten Fällen kann Carbarsone auch rectal gegeben werden (2,0 g in 200 ccm einer 2%igen $NaHCO_3$-Lösung). Das Klysma wird über Nacht gehalten und 5—6mal wiederholt.

Carbarsone wird langsam durch die Nieren ausgeschieden; es darf bei Leber- und Nierenkrankheiten nicht verordnet werden, da bei hohen Dosen diese Organe geschädigt werden. Die Nebenwirkungen sind sehr gering.

Die Handhabung von Salvarsanlösungen. Salvarsan und Neosalvarsan sind echnisch sehr schwer als gleichmäßige Präparate herzustellen. Ihre Zusammensetzung wechselt etwas, so daß ihre Eignung für die Therapie nicht allein durch chemische Reaktionen, sondern durch den *biologischen Testversuch* festgestellt wird. Die *kanariengelben* Pulver sind *luftempfindlich* und werden in Ampullen unter Stickstoff, Kohlensäure oder Ätherdämpfen aufbewahrt. Bei *Gegenwart von Sauerstoff* aber auch unter dem *Einfluß des Lichtes* (am besten dunkel im Eisschrank aufbewahren!) verfärben sie sich bräunlich und sind dann *hochtoxisch.* Das Altsalvarsan löst sich nur unter Zusatz von 5% Natronlauge. Die Lösungsvorschriften, die den Packungen mitgegeben werden, sind genau zu beachten! Das Neosalvarsan wird am besten in 8—10 ccm sterilem, doppelt destilliertem Wasser gelöst, indem man es auf die Oberfläche aufstreut und durch Rotieren des Gefäßes in Lösung bringt. Solche Lösungen werden an der Luft rasch oxydiert und können nur wenige Minuten aufbewahrt werden. Aus dem gleichen Grund darf der Apotheker Salvarsanlösungen nicht anfertigen, sondern nur der Arzt unmittelbar vor der Anwendung.

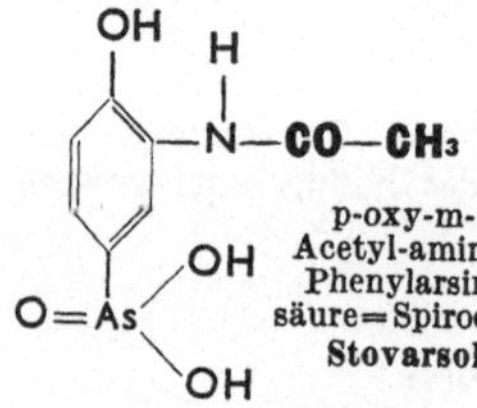

p-oxy-m-Acetyl-amino-Phenylarsinsäure=Spirocid Stovarsol

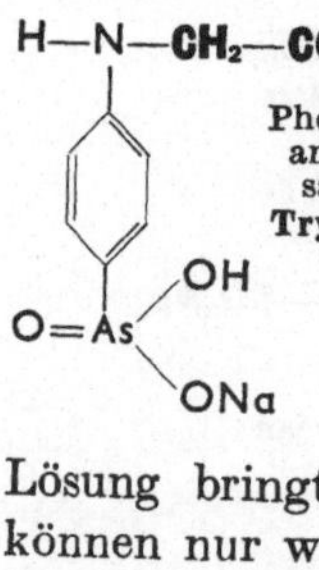

Phenylglycinamid-arsinsaures Na Tryparsamid

Die Verwendung doppelt destillierten Wassers hat sich als nötig erwiesen, da einfach destilliertes Wasser noch einen ausreichenden Nährboden für viele Lebewesen darstellt.

Diese werden zwar durch die Sterilisierung abgetötet, indessen können auch die Bakterienleiber und möglicherweise die Bakterientoxine noch einen Fieberanfall auslösen, wenn größere Flüssigkeitsmengen infundiert werden (s. S. 36).

Die intravenöse Injektion von Salvarsan (E.D. 0,3 g) und Neosalvarsan (E.D. 0,45 g) soll langsam in Minuten erfolgen. Sie muß sofort unterbrochen werden, wenn Nebenwirkungen eintreten.

Schicksal im Organismus. Ein kleiner Teil des Salvarsans geht unzersetzt rasch in den Urin über, der 6 Stunden lang die Diazoreaktion gibt. Der Rest wird sehr langsam, erst innerhalb von Wochen, ausgeschieden, und zwar auch durch die Darmschleimhaut und die Galle. Im Körper entsteht dabei durch Oxydation *Arsinoxyd* (s. S. 568). Man stellt sich vor, daß die chemotherapeutische Wirkung des Salvarsans über ein solches Zwischenprodukt verläuft. Andererseits findet eine Reaktion der Arsenikalien mit den SH-Gruppen des Gewebes und der Parasiten statt, so mit Cystein und Glutathion (VOEGTLIN). Auch die schwefelhaltigen Keratinabkömmlinge der Arsinsäuren sind zum Teil chemotherapeutisch hoch wirksam. Nach einer weiteren Theorie soll Salvarsan die Abwehrkräfte des Organismus mobilisieren: es tritt erhöhte Antikörperbildung ein.

Ein Teil des Salvarsans geht allmählich in *anorganisches* Arsen über. Es können sich daher gleichzeitig die *typischen Blut- und Stoffwechselwirkungen,* sowie die *chronischen Vergiftungssymptome* des Arseniks entwickeln. Der Abbau der an sich unwirksamen *5wertigen Arsenderivate* verläuft ebenfalls über wirksame 3wertige Arsinoxyde.

Allgemeines über Therapie. Die Anwendung der einzelnen Salvarsanpräparate verlangt technische Spezialkenntnisse, die Sache des Dermatologen sind. Doch sollte der Arzt über die Grundsätze dieser Behandlungsmethoden orientiert sein.

Mit dem Salvarsan ist der Traum einer Therapia magna sterilisans, d. h. mit einer einzigen Injektion eine Infektionskrankheit zu heilen, nahezu in Erfüllung gegangen. Eine solche radikale Heilung sieht man gelegentlich bei *Frambösie* und beim *Recurrensfieber* des Menschen. Bei der Lues dagegen sind die ersten Erwartungen enttäuscht worden. Auch eine unrationelle Therapie kann zwar gewisse Symptome der Krankheit rasch beseitigen. Die Spirochäten z. B. verschwinden dann häufig schon nach 1—2 Tagen aus dem Primäraffekt, so daß die örtliche Heilung sich überraschend schnell vollzieht. Die völlige Sterilisation der Gewebe indessen ist ungleich schwieriger.

Die Gefahr einer ungenügenden Lueskur besteht im häufigen Auftreten von *Rückfällen* und von *Nachkrankheiten.* Auch können sich *arsen- und wismutresistente Fälle* entwickeln, bei denen trotz nachfolgender sachgemäßer Kur die WASSERMANNsche Reaktion überhaupt nicht mehr verschwindet. Oder es kann sich eine *latente Lues* bilden, die infektionsfähig ist. Über die zweckmäßigste Form der Luesbehandlung ist noch keine einheitliche Meinung erzielt worden; die sog. *Abortivkur* steht indessen heute in Wettbewerb mit der *regelrechten Luesbehandlung;* bei der letzteren sind die folgenden vier wesentlichen Punkte zu berücksichtigen.

1. Die jetzt gebräuchliche Lueskur erfordert in jedem Falle ungefähr 30, in bestimmter Weise zeitlich verteilte Salvarsaninjektionen, in Form des Neosalvarsans, die sich über 1 Jahr hinziehen. Betr. Penicillinkur s. S. 568.

2. Arsenikalien allein führen zu keiner Luesheilung. Vielmehr bedarf Salvarsan der Ergänzung durch Wismut- und Quecksilber-, neuerdings besser durch Penicillintherapie. Um die Giftwirkung der einzelnen Stoffe zu vermindern, ist es besser, nicht zu kombinieren, sondern zwischen Salvarsan- und Wismutperioden abzuwechseln (10 Wochen Neosalvarsan, 6 Wochen Wismut, 10 Wochen Neosalvarsan usw.). Eine solche Kur ist z. B. nach folgendem Schema durchzuführen (ALMQUIST): 1. *Neosalvarsanzyklus:* 1. Tag 0,3— 0,45 g, 5. Tag 0,45—0,6 g, 10. Tag 0,45—0,6 g. Dann wöchentlich 0,6 g, 10 Wochen lang. 2. *Wismutzyklus:* 0,2 g eines unlöslichen Wismutsalzes einmal wöchentlich, 6 Wochen lang. Die erste Wismutspritze soll zusammenfallen mit der letzten Salvarsangabe, um den Spirochäten nicht Gelegenheit zu geben, sich zu erholen. Statt der Wismutinjektion können auch 40—60 Quecksilbereinreibungen gemacht werden (s. S. 513).

3. Die Lueskur bedarf der fortwährenden Kontrolle durch die WASSERMANN*sche Reaktion.* Diese entwickelt sich bekanntlich in unbehandelten Fällen in der 6.—8. Woche nach der Infektion. Im Frühstadium der Lues verschwindet sie nach Salvarsan schneller als nach Wismut. Im Sekundärstadium sind Salvarsan und Wismut gleichwertig. Bei tertiärer Lues ist Wismut in Kombination mit Jodkalium besser als Salvarsan. Insgesamt darf man bei gut durchgeführter Kur bei $^4/_5$ der Fälle damit rechnen, daß sie wassermann-negativ werden. Die metaluischen Erkrankungen (Tabes und Paralyse) bedürfen außerdem der *Penicillin-* oder *Malariakur.* In neuerer Zeit ist für solche Fälle auch das *Tryparsamid* eingeführt worden.

4. Da hohe, oft toxische Dosen von Salvarsan und Wismut zur Heilung der Lues nötig sind, so hat der Arzt sich genau zu informieren über die *chemischen Eigenschaften* des Salvarsans, die *gebräuchlichen Dosen,* das *Schicksal der Arsenikalien* im Organismus, die frühzeitige *Erkennung* und *Behandlung der toxischen Nebenwirkungen.* Salvarsanrichtlinien des Reichsgesundheitsamtes 1935.

Die bei der Lueskur gewonnenen Erfahrungen sind sinngemäß auch bei anderen Protozoenerkrankungen anwendbar, die auf Salvarsan reagieren, wie bei Frambösie; hier wird heute die volle Lueskur empfohlen. Gegen Salvarsan hochempfindlich ist dagegen die *Recurrensinfektion,* bei der häufig eine einzige Injektion zur Heilung genügt. Bei *Rattenbißkrankheit* (Sodoku) kommt man oft mit 6—10 Injektionen aus. Bei *Angina Plaut-Vincenti* wird Salvarsanpulver örtlich aufgestäubt und nur bei Allgemeininfektion ist i.v. Therapie am Platze; Ähnliches trifft für gewisse Formen von *Balanitis* zu. Gelegentlich ist Salvarsan bei *Lungengangrän, Bronchiektasien* und z.B. bei Kokken- und anderen *bakteriellen Infektionen des Nierenbeckens,* sowie bei *Noma, Ulcus tropicum, Herpes zoster* mit Erfolg angewandt worden. Gelegentlich genügt die einmalige Injektion. Bei *Anthrax* wird es von den Sulfonamiden übertroffen.

Die *Abortivkur* wird heute vornehmlich mit Arsinoxyd (Mapharsen) durchgeführt. Dieses wird in einer Gesamtdosis von 300—360 mg, geteilt in intravenösen Einzeldosen von 40—60 mg gegeben, entweder innerhalb von 8 Tagen (Mortalität 1:14000) oder von 28 Tagen (Mortalität 1:130000). Durch alleinige 5 Tage-Dauer-Tropfbehandlung wurde bei Frühsyphilis eine Heilungsziffer von 79% erzielt.

Die **Nebenwirkungen** des Salvarsans können schon während der Injektion einsetzen. *(Angioneurotischer Symptomenkomplex.)* Dieses Krankheitsbild, insbesondere die gefährliche Kreislaufwirkung, ist zum Teil bedingt durch Nebenprodukte, besonders Oxydationprodukte des Salvarsans (s. o.). Ursache des Kreislaufkollapses ist dann u. a. eine Lähmung des Herzmuskels, während frische Lösungen einwandfreier Präparate den Kreislauf nicht beeinflussen. Bei Beachtung der notwendigen Vorsichtsmaßregeln und bei sonst gesunden Patienten sind diese Erscheinungen verhältnismäßig harmlos, wenn man sofort bei den ersten Symptomen mit der weiteren Injektion aufhört. Sie reagieren schon auf *Traubenzuckerlösung* (10—25%ig), die zweckmäßigerweise von vornherein zur Lösung des Salvarsans dienen kann. Es kann indessen — ebenso wie beim

Auftreten einer Urticaria oder eines allergischen Fiebers nach Salvarsan — auch eine *Calciuminjektion* nötig werden. Treten als Giftsymptome Erbrechen, Diarrhöe, Kopfschmerzen auf, so ist die Dosis auf die Hälfte zu vermindern.

Später hat man mit den gewöhnlich gutartigen *Neurorezidiven* zu rechnen, die durch Mobilisierung der örtlich angehäuften Spirochäten entstehen; sie können bei spezifischer Neuritis des N. opticus oder acusticus sowie bei Aortenlues gefährlich werden. Auch die luischen Herde in der Haut flammen neu auf (HERXHEIMERsche Reaktion).

Für den Ausgang der Salvarsanbehandlung sind indessen andere gefährliche Zwischenfälle entscheidend, deren *Frühsymptome* gewöhnlich nicht nach der ersten, sondern frühestens nach der zweiten oder dritten Injektion auftreten. Diese bestehen meistens in *Hautjucken* und *Hauterythemen*, gewöhnlich am 9. Tage auftretend, als Vorboten der *Dermatitis exfoliativa generalisata*, einer lebensgefährlichen Erkrankung, die in gleicher Weise durch Salvarsan und andere Arsenikalien, durch Wismut, Quecksilber, Gold und andere Schwermetalle ausgelöst werden kann.

Frühsymptome der Salvarsanvergiftung sind weiter *Magen-Darmstörungen* und *Gelbsucht* als Vorboten der schweren Leberschädigung, die unter dem Bild der akuten gelben Leberatrophie zum Tode führen kann. Der „*Salvarsanikterus*" soll sich unter Umständen erst Monate nach der spezifischen Kur entwickeln. Beim Auftreten solcher Vorboten muß die Luestherapie sofort unterbrochen werden. Statt dessen ist für Leberschutz zu sorgen (s. S. 64); zur chemischen Entgiftung des Salvarsans wird Natriumthiosulfat in 10%iger Lösung (5 bis 10 ccm intravenös), nur in schwersten Fällen aber das stark wirksame BAL (s. S. 464) verabfolgt. Nach anderer Ansicht liegt indessen oft ein homologer Serumikterus vor, der durch ungenügend sterilisierte Injektionsspritzen übertragen wurde (s. S. 368). Die lokale Behandlung der Dermatitis erfolgt durch Umschläge und Bäder unter Zusatz von Kaliumpermanganat.

Auch die im Krieg wieder häufig gewordene *hämorrhagische Encephalitis* mit Symptomen, wie Erbrechen, Bewußtlosigkeit, Krämpfen u. a., tritt frühestens nach der 2.—3. Injektion ein. Als Frühsymptom zeigt sich eine hämorrhagische Neigung des Salvarsanexanthems. Sie ist gelegentlich auch verbunden mit anderen hämorrhagischen Erscheinungen und verlangt eine besonders aktive Therapie unter Zuhilfenahme von Aderlaß und Lumbalpunktion. Auch mit einer Schädigung der *Nieren*, mit Auftreten von Harneiweiß, des *Knochenmarks* unter den Symptomen der Agranulocytose und mit Polyneuritiden muß in seltenen Fällen gerechnet werden. Nach einer Statistik von HARRISON ereigneten sich unter 40000 Salvarsanfällen 370 Dermatitiden, 221 Fälle von Gelbsucht und 24 Todesfälle. Während des letzten Krieges sind Purpura cerebri und Panmyelophthise als häufigste Todesursache bei Salvarsananwendung in den Vordergrund getreten. — Gemäß amerikanischen Statistiken wurde nach Neosalvarsan ein Todesfall bei etwa 28000 Injektionen, nach Mapharsen bei etwa 167000 Injektionen beobachtet. — Treten die oben erwähnten Reaktionen auf, so muß man zu Penicillin oder zu Wismutverbindungen übergehen.

Antimon gehört mit Arsen und Wismut zur fünften Gruppe des periodischen Systems der Elemente, die zugleich die stärksten chemotherapeutisch wirksamen Verbindungen umfaßt.

Antimon wurde ursprünglich durch *Paracelsus* in die Therapie eingeführt. Jahrhundertelang wogte der Kampf zwischen den Anhängern des Antimons und seinen Gegnern hin und her. Ohne Zweifel ist infolge Unkenntnis vieler Antimonwirkungen viel Unheil angerichtet worden und an einzelnen Universitäten enthielt der Doktoreid eine Verpflichtung, niemals Antimon anwenden zu wollen. Es ist bis heute unentschieden, ob den phantastischen Berichten der Antimonanhänger irgendein sachlicher Kern innewohnte. Die *heutige Antimontherapie* leitet sich her aus den Tierversuchen von PLIMMER und THOMSON (1908). Im Gegensatz zur alten Medizin kennt sie nur parenteral, nicht peroral wirksame Verbindungen.

Antimon erwies sich als wirksam gegen eine südamerikanische Leishmaniosis (VIANNA 1912), dann auch gegen andere Leishmaniosen. CHRISTOPHERSON wies 1918 die Wirkung gegen Bilharziosis nach.

Brechweinstein, die wichtigste Verbindung mit dreiwertigem Antimon, besitzt eine lokale *Ätzwirkung* und infolgedessen eine starke *Brechwirkung.* Wie alle brechenerregende Stoffe führt er in kleinen Dosen zu einer Mehrsekretion der bronchialen Schleimdrüsen und wirkt dadurch *expektorierend.* Daraus hat sich die heute obsolete Therapie der chronischen Bronchitis mit Hilfe von Brechweinstein hergeleitet. Die letale Dosis bei oraler Aufnahme wird mit 1—2 g angegeben.

$$
\begin{array}{c}
COOK \\
| \\
H—C—OH \\
| \\
HO—C—H \\
| \\
CO—O—Sb=O
\end{array}
$$

Kaliumantimonyltartrat,
Brechweinstein,
Tartarus stibiatus

Zu chemotherapeutischen Zwecken kann Brechweinstein wegen seiner Ätzwirkung nur intravenös gegeben werden; die mittlere therapeutische Einzeldosis beträgt 30 mg in 1%iger Lösung alle 2 Tage, jedesmal gesteigert um 20 mg bis zur maximalen E.D. von 0,14 g, zusammen 18 Injektionen.

Fuadin bzw. Antimosan. In diesem Präparat ist Sb^{III} komplex an Brenzcatechin-disulfosäure gebunden (Sb-Gehalt 13,5%); die örtliche Ätzwirkung tritt damit in den Hintergrund. Bei subcutaner Injektion an der weißen Maus besitzt es etwa $^1/_4$ der Giftwirkung von Brechweinstein, jedoch sind die Giftwirkungen beim Menschen im Prinzip — wenn auch milder — doch die gleichen.

Die 3-wertigen Antimonpräparate gehören zu den *wichtigsten Heilmitteln der Tropenmedizin.* Sie besitzen bei vielen Infektionen eine große therapeutische Breite. Bei anderen muß man hart an die toxische Grenze herangehen, um eine Wirkung zu erzielen. Bei experimentellen Trypanosomeninfektionen und bei tierischen Wurminfektionen, wie Opisthorchiasis, wirken sie prompt bei einmaliger Injektion (Abb. 124). Beim Menschen werden sie in Form einer Kur angewandt, sind unersetzlich bei *Bilharziosis* und bei anderen Wurmerkrankungen, sowie bei der amerikanischen *Haut-Leishmaniosis.* Sie werden gelegentlich auch bei der *Schlafkrankheit* des Menschen und bei vielen Trypanosomeninfektionen des Viehs angewandt. Sie leisten

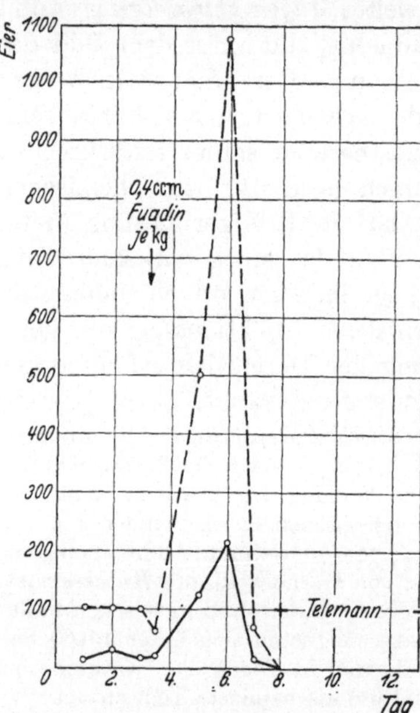

Abb. 124. Wirkung des Fuadins auf die Eiablage des Katzenleberegels (Opisthorchis felineus). Nach der therapeutischen Dosis kommt es in den nächsten Tagen zu einer starken Mehrausschwemmung von Eiern, dann sinkt die Kurve schnell ab. Ab 8. Tage sind keine Eier im Katzenkot quantitativ mehr nachweisbar. Die Sektion ergibt Abtötung sämtlicher Leberegel. (Nach ERHARDT.)

gute Dienste bei der Behandlung des *Rhinoskleroms* und nach einigen Forschern auch bei der multiplen *Sklerose.* Sie besitzen eine gewisse Wirkung bei *Granuloma inguinalis* sowie bei *Lymphogranuloma inguinalis.*

Nebenwirkungen der 3-wertigen Antimonpräparate. Das 3-wertige Antimon ist durch starke *Giftwirkungen* ausgezeichnet, so daß man sich streng an die Vorschriften zu halten hat, die den Spezialpräparaten mitgegeben werden. Oft zeigt sich auch bei chemotherapeutischer, d. h. intravenöser Anwendung die *Brechwirkung* der Präparate, besonders stark in etwa 40% der Fälle bei Brechweinstein, weniger häufig bei Antimosan. Fast regelmäßig zeigt sich ein *Metallgeschmack.* Gefährlich ist die *Herzwirkung* der Präparate; sie äußert sich in einer auffallenden *Bradykardie*, doch kann nach höheren Dosen akuter *Herzkollaps*, auch Herzstillstand auftreten. Histologisch zeigt sich in solchen Fällen eine trübe Schwellung der Herzmuskelzellen. Bei körperlicher Anstrengung während der Kuren haben sich Herztodesfälle ereignet. Bei Brechweinstein kann infolge des Kaliumgehalts eine weitere Herzschädigung hinzutreten. Weiterhin werden *Hustenparoxysmen* nicht selten beobachtet (in etwa 10% der Fälle); ihre Ursache ist nicht ganz geklärt (Wirkung auf die Bronchialmuskulatur, Verengung der Lungencapillaren, Embolien durch das im Blut ausgefällte Antimontrioxyd). Antimonalien sind *Capillargifte*; dieses äußert sich in hochgradiger Erweiterung der Zottengefäße des Darms, weiterhin in Conjunctivitis, Gelenk- und Muskelschmerzen, auch können Hautausschläge auftreten. Sie sind weiter *Drüsengifte*, von denen besonders *Leber* (s. S. 367) und *Niere* (s. S. 487) betroffen werden. Diese Gefahren sind besonders bei Patienten in Rechnung zu stellen, die schlecht genährt und decrepit sind.

Symptome der *chronischen Vergiftung* zeigen sich auch in Form von Verdauungsstörungen, insbesondere Diarrhöe, von Schwächezuständen mit schwachem Puls, auch in Muskelkrämpfen u. a.

Fünfwertige Antimonverbindungen wurden in chemischer Hinsicht vornehmlich durch H. SCHMIDT bearbeitet. Er zeigte zunächst gemeinsam mit UHLENHUTH, daß salvarsanähnliche Sb^V-Benzolabkömmlinge eine chemotherapeutische Wirkung entfalten (*Stibenyl* und *Stibosan*). Weit übertroffen wurden diese Stoffe durch das *Neostibosan* (H. SCHMIDT, W. ROEHL, F. EICHHOLTZ), das bei erstaunlicher Ungiftigkeit an der Kala-Azar-Infektion des Hamsters einen chemotherapeutischen Index von 1:50 besitzt. Dem Neostibosan an die Seite gestellt wurde dann das *Solustibosan* (H. SCHMIDT, H. WEESE, W. KIKUTH); dieses läßt sich mit technisch einfacheren Mitteln herstellen.

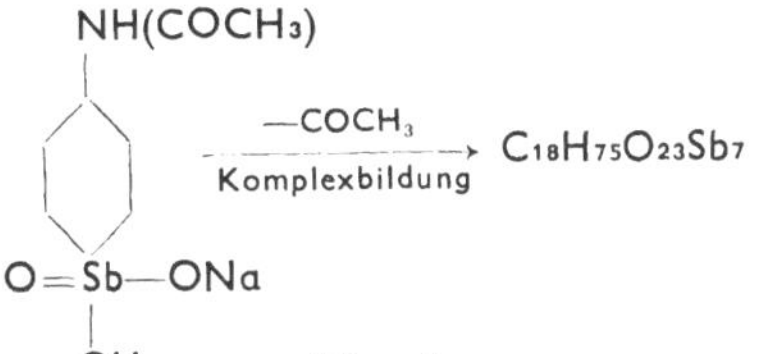

Neostibosan entsteht durch Entacetylierung und Komplexbildung von Stibenyl.

Seine Konstitutionsformel ist bei einem Molekulargewicht von 1983,8 und einem Sb^V-Gehalt von 42% sehr kompliziert; das Kernstück des Moleküls bildet die 5-wertige Antimonsäure. Seine Giftigkeit ist im Vergleich mit Brechweinstein — auf gleichen Antimongehalt bezogen — auf etwa $^1/_{100}$ vermindert. Es hat sich besonders bei der tropischen *Kala-Azar* bewährt, einer unbehandelt fast immer tödlichen Krankheit, weiterhin bei der harmloseren *Leishmaniosis* der Mittelmeerländer. Es soll zur Zeit das beste Mittel gegen *Filariainfektion* sein. Es wird in Form einer längeren Kur angewendet.

Die Auswirkungen dieser segensreichen Erfindung werden von KORNATZ anschaulich geschildert. Er beschreibt, wie aus der Umgebung von Tzingkiangpu, einer Stadt von 150000 Einwohnern, die Kranken hineinströmen in das amerikanische Missionskrankenhaus. Es ist so überfüllt, daß von unternehmenden Chinesen in der Nähe Hotels eröffnet wurden, zur Aufnahme der Kranken, die jeden Morgen in langen Reihen vor dem Hospital warten. Für diese Menschen aus dem niederen Volk gibt es kein stärker alarmierendes Symptom ihrer Krankheit als Appetitlosigkeit, die mit anderen dort heimischen, auch schweren Infektionskrankheiten nicht verbunden ist, und daher den Kala-Azarkranken viel schlimmer dünkt als Fieber, Milzvergrößerung oder das Auftreten der schwarzen Hautflecken. Schon nach wenigen Injektionen pflegt der Appetit wiederzukommen, ein tiefes Erlebnis für diese Kranken, und es wird berichtet, wie sogar kleine Kinder mit fieberglänzenden Augen furchtlos in das Sprechzimmer eintreten, oft schon mit ausgestrecktem Arm, um die heilende Spritze zu erhalten.

Solustibosan (Natriumsalz der $Antimon^V$-Gluconsäure) besitzt die Ungiftigkeit und chemotherapeutische Wirkung von Neostibosan. Der Antimongehalt beträgt 24% ; es ist ausgezeichnet durch fast völlig fehlende örtliche Reizwirkung, auch in hypertonischer Lösung.

Nebenwirkungen der V-wertigen Antimonverbindungen. Diese gehen im Körper in Sb^{III}-Verbindungen über, so daß die Vergiftungserscheinungen ganz ähnliche sind; sie verlaufen indessen in abgemilderter Form, weil nämlich die Sb^V-Verbindungen sich gleichmäßiger über alle Gewebe verteilen. Es wird angegeben, daß Leberstörungen und anaphylaktische Reaktionen etwas häufiger vorkommen.

Wismut. Die überraschende *chemotherapeutische* Wirkung von Wismut wurde durch LEVADITI 1921 erkannt. Schon das einfache metallische Wismut besitzt bei einer Reihe von experimentellen Tierinfektionen, besonders bei der Kaninchenlues, eine erstaunliche chemotherapeutische Breite, die von den modernsten Arzneischöpfungen kaum erreicht wird. Dagegen ist es bis heute nicht gelungen, seine Heilwirkung wesentlich zu steigern.

Chemie. In saurer Reaktion gehen alle Wismutsalze spielend leicht in Lösung. Bringt man dagegen die so entstehenden Salze wie Wismutnitrat in neutrale Reaktion, so entstehen durch Eintritt von OH-Gruppen schwerlösliche Verbindungen wie Bismutum subnitricum.

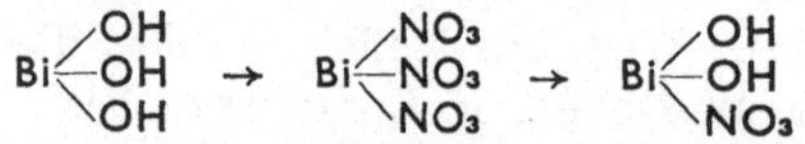

$$Bi{\Large\langle}{\overset{\textstyle OH}{\underset{\textstyle OH}{OH}}} \;\rightarrow\; Bi{\Large\langle}{\overset{\textstyle NO_3}{\underset{\textstyle NO_3}{NO_3}}} \;\rightarrow\; Bi{\Large\langle}{\overset{\textstyle OH}{\underset{\textstyle NO_3}{OH}}}$$

Wismuthydrat   Wismutnitrat   Wismutsubnitrat

In ähnlicher Weise entstehen andere schwer lösliche Wismutsalze, wie Bismutum subcarbonicum, subgallicum (Dermatol), subsalicylicum u. a. Auch für *chemotherapeutische* Zwecke ist Wismut nur in Form schwer löslicher Verbindungen (Bismut. subsalicyl. = Bismogenol, Wismuthydrat = Casbis u. a.), und zwar in öliger Suspension anwendbar. Aus den *intramuskulären* Wismutdepots wird die wirksame Substanz langsam in Tagen resorbiert, so daß gewöhnlich jede Woche eine Injektion von 0,1—0,2 g der schwer löslichen Salze nötig ist.

Wirkungen und Nebenwirkungen. Seine Wirkung beruht auf der Mobilisierung von Abwehrkräften. Verglichen mit Salvarsan und Quecksilber ist Wismut als *weitgehend ungiftig* anzusehen. Seine wichtigste gefährliche Nebenwirkung ist, wie bei anderen Schwermetallen, die *allgemeine Dermatitis.* In der Mundhöhle bildet sich der schwarzblaue Wismutsaum, der beim Fortsetzen der Therapie ohne genügende Mundpflege in *Stomatitis* und *schmutzige Geschwüre* übergehen kann.

Der Wismutsaum muß unterschieden werden vom Bleisaum, der eine ganz ähnliche Farbe hat, vom grünblauen Kupfersaum, von der Stomatitis nach Gold, Zinn, Salvarsan, Arsen, Jod, Chromsäure, Benzol — um nur die wichtigsten zu nennen — sowie von den Enanthemen nach Gold und Quecksilber.

Auch im *Dickdarm,* der als Hauptausscheidungsorgan dient (Schwarzfärbung des Kots durch Wismutsulfid, ähnlich wie durch Eisensulfid), können sich *Ulcerationen* bilden. Das häufig auftretende *Harneiweiß* ist als gutartig zu beurteilen und ist das Zeichen einer gewöhnlich rasch vorübergehenden *Epithelurie.* Wismut wirkt u. U. als *Capillargift* (s. S. 305). Wasserlösliche Verbindungen sind beim Menschen unbrauchbar, da fast regelmäßig schwere Polyneuritiden, besonders im Trigeminusgebiet, auftreten.

Örtliche Wirkungen. Wismutverbindungen dienen seit langer Zeit zur Behandlung von *Haut-* und *Schleimhauterkrankungen.* Ihre Wirkung beruht zum Teil auf einer rein physikalischen *Adsorption,* ähnlich wie bei anderen unlöslichen und schwer löslichen Pulvern. Das aufgestreute Pulver bildet einen *Oberflächenschutz* gegen Entzündungsreize und auf Wunden eine Kruste; es ist *reizlos* und ohne Tiefenwirkung; es besitzt weiterhin eine milde *adstringierende* Wirkung durch Bildung unlöslicher Wismuteiweißverbindungen. Die Wismutpulver wirken daher auch *austrocknend* und *antiseptisch.* Zweifellos ist aber auch die eigentümliche *Stoffwechselwirkung* beteiligt, die sich bei Infektionen in der chemotherapeutischen Wirkung, an pathologisch veränderten Geweben in einer *umstimmenden Wirkung* äußert.

Zur Behandlung von *Hauterkrankungen,* insbesondere von nässenden Ekzemen und Dermatitiden, eignet sich besonders das Dermatol (Bismutum subgallicum) unverdünnt oder in Mischung mit Talkum. Bei ausgedehnten frischen Wundflächen müssen Wismutpräparate vorsichtig benutzt werden, da resorptive Vergiftungen eintreten können. Dann ist besonders der etwaige Wismutsaum zu beachten. Bei gleichzeitiger Schwefeltherapie entstehen häßliche schwarze Flecken von Wismutsulfid. Wismutsalze eignen sich auch zur lokalen Behandlung von Hämorrhoiden, z. B. in Form der jodresorcinsulfonsaures Wismut enthaltenden *Anusol*zäpfchen. Die innere Anwendung von Wismut ist S. 357 beschrieben; es hat schwache Wirkung bei Amöbenruhr.

<table>
<tr><td>

Rp. Bismuti subgallici
Zinci oxydati āā 0,2
Ol. Cacao q.s. fiat suppos.
D. tal. Dos. Nr. X.
S. Abends ein Zäpfchen einführen.

</td><td>

Rp. Bismuti subgallici
Talci āā 20,0
M.D. ad scatulam
S. Streupuder.

</td></tr>
</table>

Andere Metalle. Von *chemotherapeutisch wirkenden Elementen* haben neben Arsen, Antimon, Wismut und Quecksilber noch *Gold* und *Vanadium* in beschränktem Maße therapeutische Bedeutung.

Gold. Das bekannteste *Goldpräparat* ist das Natriumaurothiosulfat *(Sanocrysin)*, das 1924 von MOELLGAARD auf Grund ausgedehnter Versuche an tuberkulösen Kälbern eingeführt wurde. Die Goldbehandlung der Tuberkulose erfreut sich indessen keiner allgemeinen Zustimmung.

Goldpräparate haben bei Spirochäteninfektionen im Tierexperiment eine erstaunlich große therapeutische Breite. Die bestwirksame Verbindung dieser Reihe ist unter dem Namen Solganal B im Handel (FELDT). Bei den Protozoeninfektionen des Menschen sind jedoch Arsen, Antimon und Wismutpräparate weitaus wirksamer; nur bei Infektion mit dem Leberegel (Clonorchis sinensis) tritt das Gold durchaus in eine Reihe mit dem Antimon (OTTO). Da die Goldwirkung sich im Tierexperiment auf die verschiedensten Infektionen erstreckt, so hat man die Goldbehandlung auch versucht, z. B. bei primärem und sekundärem Gelenkrheumatismus, bei schleichenden Infekten sowie bei lokalisiertem Lupus erythematosus; nur die letzte Indikation wird allgemeiner anerkannt.

Einer breiteren Anwendung der Goldverbindungen stehen die heftigen *Nebenwirkungen* im Wege, die eine exakte Dosierung sehr erschweren, weil sie schon bei sehr kleinen Dosen auftreten können. Gold ist ein *Capillargift,* das zu Magen-Darmsymptomen, zu Schleimhautaffektionen, Gelenkschmerzen u. a. führt. Gefürchtet ist die nach Gold besonders häufig auftretende *allgemeine Dermatitis,* oft beginnend mit Hautrötung, Hautexanthemen, Hautjucken u. a. Auch zeigen sich gelegentlich — neben harmlosen Hautpigmentierungen — *Leber-, Nieren-* und *Knochenmarks*schädigung. In letzter Zeit ist eine Häufung von Lungenabscessen nach Goldbehandlung beschrieben worden. Die gelegentlich bei der Luesinfektion angewendeten *Vanadium*verbindungen haben in der Praxis nicht den Erwartungen entsprochen.

Manganverbindungen sind nach BERTRAND lebensnotwendig und nach WALBUM chemotherapeutisch wirksam. Die klinischen Erfahrungen sind indessen nicht übersehbar. Bei der akuten Vergiftung treten abgesehen von der örtlichen Ätzwirkung (s. S. 504) Degenerationen in Herz, Leber und Niere ein. Die *gewerbliche chronische Manganvergiftung,* gewöhnlich durch manganhaltigen Gesteinsstaub entstehend, führt zu schweren Zerstörungen im Zentralnervensystem und zu Parkinson-ähnlichen Symptomen; gelegentlich kommt es zu schweren psychischen Störungen, die häufig nicht wieder zurückgehen. Auch liegen Berichte vor über die besondere Häufigkeit und hohe Sterblichkeit der Lungenentzündung bei Manganarbeitern (s. S. 346).

In *toxikologischer* Hinsicht sind neben *Mangan* noch *Thallium* und *Uran* anzuführen.

Thalliumverbindungen werden zur Ratten- und Mäusebekämpfung verwendet (Zeliogiftkörner und -giftpaste mit 2% Thallium). Sie führen beim Menschen nach relativ kleinen Dosen von 5—8 mg Thalliumacetat je Kilogramm gewöhnlich in der 2.—3. Woche zum charakteristischen *Ausfallen der Haare*. Man hat es bei Kindern als Epilationsmittel verwandt. Dem steht indessen die schwere Toxicität im Wege. Sie äußert sich in Erbrechen und Diarrhöen; etwas später entwickelt sich das Hauptsymptom, die *Polyneuritis* mit starken Schmerzen und Lähmungserscheinungen (Arthralgien, Hör- und Sehstörungen). Auch werden Degeneration der Niere mit Anurie sowie psychische und pluriglanduläre Störungen beobachtet. Bei der Entstehung bestimmter Symptome soll eine spezifische Wirkung auf den Nervus sympathicus beteiligt sein. Thallium unterliegt den strengen Giftvorschriften. Tödliche Menge etwa 0,1—0,2 g.

Uran ist, experimentell gesehen, eines der schwersten Nierengifte, das durch Degeneration der Tubuli und anschließende Urämie zum Tode führt.

Ähnlich der Quecksilbervergiftung finden sich dabei eine initiale Polyurie und Albuminurie Die tödliche Uranvergiftung des Kaninchens kann durch bestimmte Ernährung verhindert werden, z. B. durch Karotten, Weißkohl, Kartoffeln u. a., auch durch Alkalisierung des Tieres; z. B. sind intravenöse Injektionen von Magnesiumhydroxyd wirksam. Es ist aber durchaus fraglich, ob solche experimentellen Erfahrungen auch zur Vermeidung der menschlichen Nierenkrankheiten anwendbar sind.

c) Organische Stoffe.

Chinin. Bei der Eroberung Südamerikas entdeckten die Spanier die Chinarinde, die „Rinde der Rinden", in den Händen der Inkas. Dort ist sie auf den Höhen der Kordilleren in verschiedenen Cinchonaarten heimisch. Sie wird heute in großen Pflanzungen besonders in Niederländisch-Indien gewonnen.

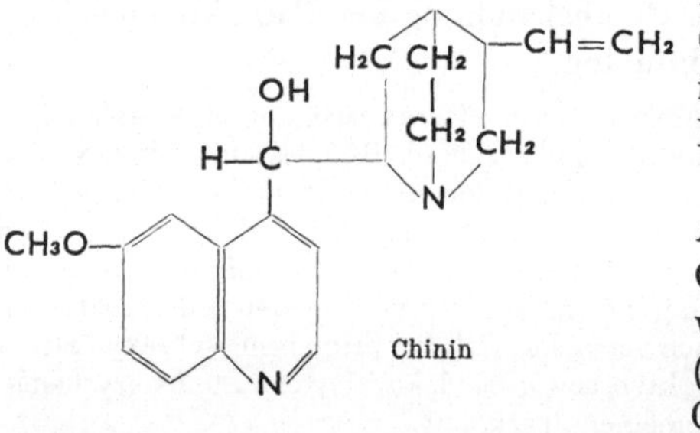

Die Frau des spanischen Vizekönigs, Anna von Cinchon, der zu Ehren die Cinchonaarten von LINNÉ so benannt wurden, und später die Jesuiten (Jesuitenrinde) haben die Kenntnis der Chinarinde und ihrer therapeutischen Wirkung verbreitet. In dem damals mit Malaria durchseuchten Europa wurde die Rinde mit Gold aufgewogen. Sie wurde bei allen Fiebern als Universalmittel verwandt.

Mit der Chinarinde wurde in Europa ein Arzneimittel bekannt, das bei der Malaria wie ein Wunder wirkte, das indessen mit der herrschenden Krankheitslehre von der Entartung der Säfte (Dyskrasien) durchaus nicht vereinbar war. Nach dieser Lehre sollten nämlich Fieber jeder Art nur durch ausleerende Verfahren geheilt werden, also z. B. durch Brech-, Abführ- und Schwitzmittel. Die Chinarinde besaß solche Eigenschaften keineswegs, weshalb sie von der damals herrschenden Medizin abgelehnt wurde, ein Beweis für die Gefährlichkeit aller dogmatischen Gedankengänge in der Heilkunde. Ihr Sieg war indessen nicht aufzuhalten, und man hat die Umwälzung, die die Chinarinde in der allgemeinen Krankheitslehre herbeiführte, mit der verglichen, die mit der Einführung des Schießpulvers in der Kriegsführung vor sich ging (KOFLER).

Da der Alkaloidgehalt der Rinde stark schwankt, die Dosierung daher unsicher ist, so war der nächste große Schritt vorwärts die Isolierung des Chinins durch PELLETIER und CAVENTOU (1820). Weitere wichtige Erfolge im Kampf gegen die Malaria waren die Entdeckung des Malariaplasmodiums durch LAVERAN (1880), sowie der Nachweis der Mücke als Krankheitsübertrager (RONALD ROSS, 1898).

Der wichtigste Inhaltsstoff der Rinde ist das *l-Chinin* neben weitaus größeren Mengen von anderen Cinchona-Alkaloiden (r-Chinidin, Cinchonin u. a.). Das *Hydrochinin* z. B. soll bei Tertiana besonders wirksam sein. In einzelnen Ländern ist der Gebrauch der Gesamtalkaloide üblich. Chinin ist ein bitterschmeckendes Alkaloid, das als Chininum hydrochloricum und sulfuricum wenig wasserlöslich ist. Es gibt auch besonders schwer lösliche Chininsalze, in denen der bittere Geschmack fast nicht mehr vorhanden ist, und die sich daher für die Kinderpraxis eignen (Chininum tannicum und der Äthylkohlensäureester des Chinins, Euchinin).

Chininsalze sind löslich in einer 25%igen Lösung von Äthylurethan (DAB.) oder auch in Form von Chininum dihydrochloricum carbamidatum (Chininharnstoffchlorhydrat als 50%ige Lösung) — in Ampullen, intramuskulär oder *sehr langsam* intravenös zu injizieren. Auch einzelne Doppelsalze des Chinins sind besser wasserlöslich (z. B. Chinin + Antipyrin = Solvochin) (s. unten).

Schicksal im Organismus. Chinin wird bei peroraler Zufuhr langsam, aber vollständig aufgenommen. Im Blute ist nach einmaliger Gabe von 1—2 g 24 Stunden lang ein allmählich abfallender Chininspiegel von 0,5—1,0 mg-% nachweisbar. Nur ein Teil des Chinins, bis zu 40%, geht in den Harn über. Der größere Teil wird langsam erst in Tagen zerstört, so daß Chinin zur *Kumulation* neigt.

Pharmakologie. Chinin ist ein allgemeines *Protoplasmagift* und besitzt eine erhebliche *örtliche Reizwirkung* (Abb. 126).

Es wird ähnlich wie hochprozentige Traubenzucker-, Kochsalz- oder Sublimatlösungen zur *Verödung von Varicen* und von Hämorrhoidalknoten angewendet. Chinin ist auch in besonderen Spezialpräparaten wie *Antiproctan* und *Antiphlebin* enthalten, die zu dem gleichen Zweck empfohlen werden. Tödliche Komplikationen sollen bisher nach Anwendung der chininhaltigen Verödungsmittel nicht beobachtet worden sein. Gegen die seltene Chininüberempfindlichkeit schützt man sich dadurch, daß bei der ersten Behandlung nur ein Tropfen injiziert wird. Chininpasten dienen auch zur Verödung von Analfisteln. In allen diesen Fällen macht sich die *örtlich betäubende Wirkung* des Chinins bemerkbar.

Chinin hat schon in kleinsten Dosen bitteren Geschmack. Wie die übrigen *Bittermittel* lähmt es die Hungerbewegungen des Magens und führt zu vermehrtem Magensaftfluß. Bei vielen akuten Infektionskrankheiten wird es daher in kleinen Dosen, z. B. als Tinktur, angewandt (Tinctura Chinae mit 0,7 % Chinaalkaloiden bzw. Tinctura Chinae composita, 20—30 Tropfen vor dem Essen).

In höheren Dosen wirkt Chinin auf die glatte Muskulatur. Betroffen wird auch der *Herzmuskel*, dessen Erregbarkeit gedämpft wird. So erklärt sich der Gebrauch des Chinins wie auch des Chinidins bei Vorhofflimmern (Arrhythmia perpetua, s. S. 291). Auch durch die starke *gefäßerweiternde Wirkung* beider Stoffe kann das Herz entlastet werden. Dagegen können leicht bei intravenöser Injektion eine gefährliche Herzschwäche und Kreislaufkollaps auftreten, so daß unbedingt auf *sehr langsame* Injektion geachtet werden muß.

Auf Chinin reagiert auch die *glatte Muskulatur des Uterus*, dessen Erregbarkeit gesteigert wird, so daß Chinin zur Auslösung von Wehen dienen kann (in Einzeldosen von 0,15—0,2 g, neuestens auch von 5mal 0,05 g in stündlichem Abstand). Wichtig ist, daß bei Chinin im Gegensatz zu den Hypophysen- und Secalepräparaten keine Neigung zu tetanischen Zuständen auftritt. Daher kann Chinin auch bei nicht eröffnetem Muttermund gegeben werden. Bei der Malariabehandlung Schwangerer kann *Abortus* eintreten; im Einzelfall wird jedoch schwer zu entscheiden sein, ob Chinin oder die Malaria selbst daran schuld war. Doch ist es besser, bei Gravidität kleine Dosen zu geben oder zu Atebrin zu greifen. Ärztlich selten begründet ist die Verordnung von Chinin während der Schwangerschaft aus anderen Gründen. Wegen der damit verbundenen Gefahren ist Chinin der jedesmaligen Rezeptpflicht unterstellt worden.

Kleine Chinindosen wirken auch erregend auf die *willkürliche Muskulatur* und erhöhen damit vorübergehend die körperliche Leistungsfähigkeit, eine Eigenschaft, die schon den Eingeborenen Südamerikas bekannt war. Eine günstige Muskelwirkung kann sich auch bei der *Myotonie* und z. B. bei *Wadenkrämpfen* äußern; hier kommt die *Curare-artige* Wirkung ins Spiel (Dosis 0,3—0,6 g per os, 2—3mal täglich). Von der Erhöhung der körperlichen Leistungsfähigkeit *(roborierende Wirkung)* durch Chinin hat man früher auch in der Rekonvaleszenz Gebrauch gemacht.

Der früher wahllose Gebrauch des Chinins bei *Infektionskrankheiten* erklärt sich durch seine *antipyretischen* und *analgetischen Eigenschaften* (Dosis 0,05—0,1 g 3mal täglich). Die analgetische Wirkung des Chinins, z. B. bei Neuralgien, äußert sich besonders in der Kombination mit Coffein, aber auch in den meisten anderen chininhaltigen Mischpulvern. Im Gegensatz zu anderen antipyretischen Stoffen wirkt Chinin nicht durch vermehrte Wärmeabgabe, sondern durch *verminderte Wärmebildung*, d. h. durch *Stoffwechselsenkung.* Es führt zu einer *inneren Sauerstoffersparnis* (s. S. 115). Es ist ein *Fermentgift*, ähnlich wie Arsen, Antimon u. a. Es wirkt kräftesparend, was um so wichtiger sein kann, als Fieberzustände gewöhnlich mit Unterernährung einhergehen. Betroffen wird besonders neben der Gewebsatmung der *Eiweißstoffwechsel.* Bei gleichförmiger Diät läßt sich daher eine *Verminderung der Harnstoffausscheidung* bis zu 25% nachweisen, als Zeichen, daß Zelleiweiß eingespart wird, sowie eine Verminderung der endogen gebildeten Harnsäure als Folge einer *Hemmung* des *Purinstoffwechsels.* Von dieser Stoffwechselsenkung macht man auch Gebrauch bei Hyperaktivität der Schilddrüse (0,2 g täglich an 4 Tagen der Woche). In seltenen Fällen tritt die bekannte paradoxe Reaktion auf, bei der statt der antipyretischen Wirkung ein Fieberanfall erfolgt. Historisch gesehen nimmt die Erfindung der Homöopathie durch HAHNEMANN ihren Ausgang von dieser paradoxen Reaktion, die wegen ungenügender Erfahrung als eine Grundeigenschaft des Chinins angesehen wurde. Auf eine zentrale Wirkung des Chinins deutet auch der *Chininrausch* hin, der gelegentlich schon bei der üblichen Dosierung beobachtet wird. Neuerdings wurde eine antikonvulsive Wirkung festgestellt (J. SEEMAN).

Chemotherapie. Zur Zeit wird das früher allgemeine Fiebermittel Chinin nur noch bei *Malaria* angewandt, der zahlenmäßig häufigsten Protozoenkrankheit der Erdkugel. Fast $^1/_3$ der Menschheit soll an Malaria leiden und 2 Millionen Menschen sollen ihr jährlich zum Opfer fallen. Die *therapeutische Breite* des Chinins ist erstaunlich groß.

Die **Malaria** tritt auf in verschiedenen Formen, deren geographische Verteilung für die Diagnose wichtig ist, und zwar als Tertiana, Quartana und als Malaria tropica. Die Übertragung erfolgt durch die weiblichen Anophelesmücken, die den Parasiten in Form des Sichelkeims ins Blut einimpfen. Diese Sporozoiten machen ein Latenzstadium im Reticuloendothel durch, befallen dann die roten Blutkörperchen und bilden in diesen Jugendformen, die ringförmig oder vielgestaltig sind und Pigment enthalten können; bei der Tropica entwickeln sich daraus die typischen LAVERANschen Halbmonde. In den roten Blutkörperchen wachsen die Parasiten heran, teilen sich ungeschlechtlich, schwärmen ins Blut aus (Schizogonie), setzen sich wieder in roten Blutkörperchen fest, wo der Zyklus von vorne beginnt. Durch das jedesmalige Ausschwärmen der Merozoiten wird der Fieberanfall ausgelöst, dessen Häufigkeit durch den Zyklus der ungeschlechtlichen Vermehrung bestimmt wird.

Neben den ungeschlechtlichen Schizonten, deren Zyklus sich im strömenden Blut abspielt, finden sich auch geschlechtliche Formen (männliche und weibliche Gameten), die in den inneren Organen, besonders in der Milz, aber auch im peripheren Blut in 8 bis

10 Tagen ausreifen, und deren spätere Geschlechtsvereinigung und Vermehrung in der Mücke vor sich geht. Diese Geschlechtsform ist allein verantwortlich für die Übertragbarkeit der Malaria durch den Mückenstich. Ungefähr 14 Tage nach der Einimpfung der Sporozoiten erfolgt der erste Fieberanfall.

Nach neueren Forschungen tritt im Entwicklungszyklus der Malariaparasiten auch eine Ruheform der Plasmodien auf, die die Endothelien der Gefäße und der inneren Organe, beim Menschen die Parenchymzellen der Leber befällt und von der aus auch Rezidive vor sich gehen (E-Formen). Diese reagieren im Tierexperiment auf bestimmte *Chinaldinabkömmlinge* (KIKUTH u. a.). Insofern ist das beifolgende Schema erweiterungsbedürftig.

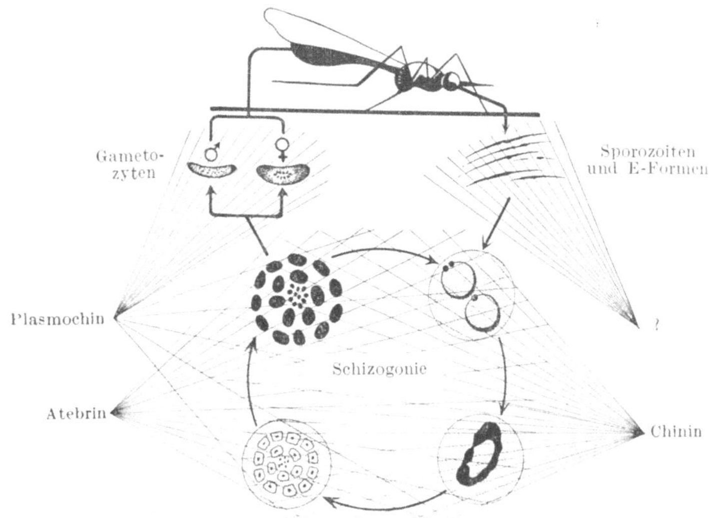

Abb. 125. Angriffspunkte der Malariamittel. (Nach SCHULEMANN.)

Überall im Körper findet sich der Malariaparasit und kann dort schwere pathologische Veränderungen herbeiführen. Das Bild der schweren Malaria ist daher außerordentlich mannigfaltig und kann alle zentralen und peripheren Funktionen in Mitleidenschaft ziehen. Eine besondere Bedeutung besitzt die Milz als Brutstätte sowohl der geschlechtlichen als auch der ungeschlechtlichen Plasmodien. Durch Auspressen der Milzpulpa mit Hilfe von Adrenalininjektionen, durch Hitzeduschen auf die Milzgegend, oder durch starke Anstrengungen, durch die die Milz zur Kontraktion gebracht wird, können bei chronischer Malaria mit dem Depotblut auch die Malariaparasiten in den Kreislauf gelangen, so daß ein Fieberanfall ausgelöst wird. Bestimmte Malariafälle lassen sich allein durch Adrenalininjektionen heilen (ASCOLI). Arsenikalien und Methylenblau sind wertlos.

In der *Chemotherapie* werden *Schizontenmittel* (Chinin u. a. Chinaalkaloide sowie Atebrin) und *Gametenmittel* (Plasmochin und Certuna) unterschieden (Abb. 125). Mittel, die auf die *Sporozoiten* einwirken, die durch den Stich der Mücke in das Blut überimpft werden, sind nicht im Handel, d. h. mit anderen Worten, daß auch bei der Malariaprophylaxe die Infektion im menschlichen Körper zunächst ihren Lauf nimmt, daß Chinin und Atebrin vielmehr erst auf die bereits ausgebildeten Schizonten einwirken.

Die Schizontenmittel wirken nur wenig auf die Malariaplasmodien, solange diese in den roten Blutkörperchen eingeschlossen sind. Im Augenblick des Ausschwärmens dagegen sind die Parasiten besser faßbar, und dann sollte die höchstmögliche Chininkonzentration im Blut vorhanden sein.

Die übliche **Behandlung der Malaria** erfolgt mit täglich 5mal 0,2 g Chinin 3—4 Wochen lang. Bei Tertiana sollen 5—7 Tage genügen. Viele Tropenärzte gehen über diese Dosis weit hinaus; z. B. werden bei Tropica-Neuerkrankungen für die ersten Tage bis zu 3 g empfohlen, sofern diese Mengen vertragen werden. Auch gibt es Ärzte, die die tägliche Gesamtdosis auf einmal geben, oder aber 3mal täglich nach den Hauptmahlzeiten verordnen, sogar stündlich in Einzelfraktionen. Die hohen Einzeldosen gibt man auch 4 bis 6 Stunden vor dem zu erwartenden Anfall. In den letzten Jahren geht man mehr dazu über, 3mal täglich nach den Hauptmahlzeiten je 1 Tablette Chinoplasmin (0,3 g Chinin + 0,01 Plasmochin) zu verordnen (21 Tage lang). Auch ist das. Chinin weitgehend verdrängt worden durch das Atebrin. (3mal täglich 1 Tablette Atebrin zu 0,1 g 5 Tage lang, dann 3mal täglich 1 Tablette Chinoplasmin 3 Tage lang.)

Intramuskuläre, nicht subcutane (Abb. 126), Chinininjektionen (Einzeldosis 0,5—1,0 g als Chininurethan) werden bei der perniziösen Form der Malaria angewandt, oder, wenn gleichzeitig schwere Diarrhöen bestehen, so daß man mit einer Resorption des Chinins im Darm nicht rechnen kann. Intravenöse Injektionen (Einzeldosis 0,5 g als Chininurethan in 20—100 ccm Kochsalzlösung) kommen nur bei der komatösen Form in Betracht und sind wegen des drohenden Herzkollapses mit größter Vorsicht durchzuführen. In allen Fällen muß nach 5—7 Tagen eine Pause eingelegt werden wegen der Kumulationsgefahr dieser Stoffe.

Die **Malariaprophylaxe** erfolgt mit etwas geringeren Chinindosen, und zwar gibt man entweder 0,3 g Chinin täglich abends nach dem Essen bzw. 0,2 g in weniger gefährdeten Gegenden, oder man gibt 0,2 g an geraden und 0,4 g an ungeraden Tagen; auch Prophylaxe an jedem 4. und

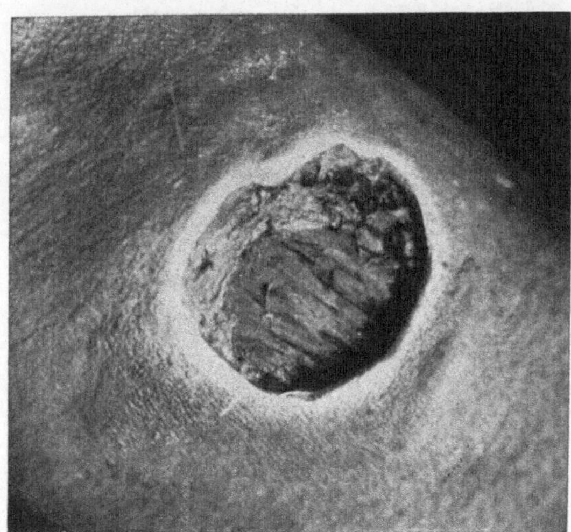

Abb. 126. Chininnekrose nach subcutaner Einspritzung. ³/₅ natürlicher Größe. H. RUGE-PIETT phot. (Aus: RUGE-MÜHLENS-ZUR VERTH, Krankheiten und Hygiene der warmen Länder. 4. Aufl.)

5. Tag (3 × 0,2 g nach den Mahlzeiten) wird empfohlen. Die Chininprophylaxe kann auch mit Chinoplasmin durchgeführt werden (1 Tablette täglich entsprechend 0,3 g Chinin + 0,01 Plasmochin). In letzter Zeit geht man wegen der *Unsicherheit* der Chinin-Prophylaxe immer mehr zum Atebrin über.

Die Chininbehandlung von Pneumonie und Grippe (0,2—0,3 g, mehrmals täglich) ist heute mehr und mehr verdrängt worden durch die Sulfonamide. Die Wirksamkeit der Chinintherapie ist indessen durch große Statistiken erhärtet worden. Eine Reihe von Spezialpräparaten sind für diesen Zweck im Handel wie *Transpulmin* (Lösung von Chinin. basic. 0,03 und Campher 0,025 in 1 ccm ätherischer Öle), 1—2 ccm täglich intramuskulär, etwa eine Woche lang; es besitzt gleichzeitig bei eitrigen Bronchitiden eine sekretionshemmende Wirkung. Stärker dosiert ist das Chinin im *Solvochin* (Chinin-Antipyrinlösung mit 25% Chinin), 1—2 ccm täglich intramuskulär. Es wird in besonderer Dosierung für Keuchhustenpneumonien der Kinder empfohlen, während von anderer Seite die chininhaltigen Injektionen bei Säuglingen und Kleinkindern ebenso scharf abgelehnt werden, und zwar wegen der nicht selten beobachteten schweren Absceß- und Narbenbildung.

Toxikologie. *Frühsymptome der Chininvergiftung,* wie *Kopfschmerz, Schwindel, Ohrensausen,* neben Herzklopfen, Erbrechen, Durchfall, müssen oft in Kauf genommen werden bei einer erfolgreichen Chinintherapie. Sie zeigen die höchsterträgliche Dosis an und gehen infolge des Abebbens des Chininspiegels im Blute ziemlich rasch vorüber. Tödliche Menge 6—15 g, bei Kindern 1—3 g.

Bei *Kumulation* kann es zu *schweren Nervensymptomen* kommen (Ohrensausen, Taubheit, vorübergehende Sehstörungen und in seltensten Fällen dauernde Blindheit), zu *schweren Herz- und Kreislaufstörungen*, die mit Kollaps endigen können, zu *Gehirnsymptomen* (Chininrausch, Delirien, nach höheren Dosen zentrale Lähmungen). Merkwürdig ist der erhöhte Bedarf an Vitaminen während der Chininkur. Es können dadurch skorbutähnliche Erscheinungen ausgelöst werden; auch die gelegentlich auftretende Hemeralopie spricht wohl in dieser Richtung. Sehr unangenehm kann die seltene Chinin-Idiosynkrasie werden, die gewöhnlich mit allergischen Symptomen einhergeht (Hautjucken und Hautausschläge, heftige Blutungen des Zahnfleisches und der Nase, Urticaria u. a.). In Chininfabriken tritt bei etwa 2% der Arbeiter die Chininkrätze auf. Bei solchen Überempfindlichkeiten können schon bei einer Dosis von 0,5—1,0 g schwere funktionelle Störungen auftreten; auch Abortus, sogar seltene Todesfälle sind beobachtet worden.

Gefürchtet bei der tropischen Malaria ist das *Schwarzwasserfieber* (fulminante Hämolyse) (s. S. 466), das gewöhnlich mit schlecht behandelten früheren Malariaanfällen zusammenhängt und das durch Chinin ausgelöst werden kann. Es ist wohl zum Teil als allergische Chininreaktion zu deuten. Daher ist das sofortige Absetzen des Chinins erforderlich unter gleichzeitiger Zufuhr von reichlichen Flüssigkeitsmengen, von Herz- und Kreislaufmitteln, heißen Packungen auf die Nierengegend sowie Alkalisierung (s. S. 405), wegen der drohenden Anurie, sowie unter sinngemäßer Behandlung der übrigen schweren Symptome. Zur Vermeidung dieser lebensgefährlichen Komplikation sowie für alle Fälle von Chininüberempfindlichkeit stehen die neuzeitlichen Malariamittel, insbesondere Atebrin zur Verfügung.

Atebrin (I.G.-Farben-Industrie) ist ein synthetisches Schizontenmittel und ist heute an die Spitze der Malariamittel zu stellen. Chemisch gesehen ist es ein Acridinderivat. Bei 18⁰ läßt sich eine 2,5%ige, bei 40⁰ eine 10%ige wässerige Lösung herstellen. Seine gute chemotherapeutische Wirkung bei verschiedenen Protozoeninfektionen wurde von Kikuth erkannt und in scharfsinniger Weise analysiert. Atebrin ist chininähnlich; es verlängert im Gegensatz zu Chinin das *Intervall* zwischen den Anfällen, ist auch sicherer hinsichtlich der *Rezidive* und gibt weniger Anlaß zu Unverträglichkeitserscheinungen. Es ist besonders wichtig für alle Fälle, in denen Chinin nicht vertragen wird, oder wenn die Nebenwirkungen des Chinins gefürchtet werden.

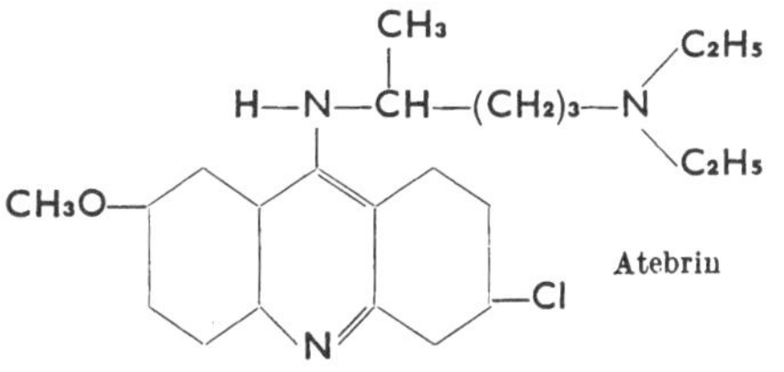

Schicksal im Organismus. Auffällig ist die leichte Resorption vom Darm her, aber verbunden mit schneller Speicherung vor allem in Lunge, Milz und Leber, so daß u. U. der wirksame Blutspiegel z. B. bei der Prophylaxe erst in Wochen erreicht wird (Abb. 127). Die Ausscheidung erfolgt sehr langsam, so daß eine einmalige Gabe sehr lange nachwirkt und z. B. die *Gelbfärbung* der Haut noch 3 Wochen nach der letzten Gabe nachweisbar bleibt. Beträchtliche Mengen unterliegen der Ausscheidung durch Galle und Darm. Durch den Harn werden nur etwa 5% ausgeschieden, der Rest im Körper zerstört.

In Hinblick auf die Dosierung ist Atebrin etwa 3mal stärker als Chinin. Die gewöhnliche *Atebrinprophylaxe* findet an 2 Wochentagen statt, z. B. mittwochs und sonnabends, morgens und abends je 1 Tablette Atebrin zu 0,06, bei Tropica zu 0,1 g. Nach der letzten deutschen Vorschrift wurden bei Tropica täglich 0,06 g verordnet. Die Prophylaxe soll auch nach Aufhören der Ansteckungsgefahr fortgesetzt werden, und zwar 6 Wochen lang. Der

Abschluß einer Prophylaxe soll, wenn ernsthafte Infektionsgefahr vorliegt, durch einen Therapiestoß erfolgen. Zur Malariabehandlung verordnet man gewöhnlich 3mal täglich nach den Hauptmahlzeiten je 1 Tablette Atebrin zu 0,1 g 7 Tage lang, dann 3mal täglich 1 Tablette Plasmochin zu 0,03 g 3 Tage lang. Die Atebrin-Plasmochin-Standardkur verlangt daher 10—12 Tage, gegenüber den 6 Wochen der früheren Chininkur. Jedoch werden in den ersten Atebrintagen auch höhere Dosen verordnet, z. B. 0,8—1,0 g in den ersten 24 Stunden, da bei der obigen Vorschrift der wirksame Atebrinspiegel im Blut erst nach etwa 5 Tagen erreicht wird.

Bei tropischer Malaria werden Fälle beobachtet, die nur unauffällige Symptome zeigen, die aber in wenigen Stunden als direkte Folge der Infektion im Koma zugrunde gehen. Die erste Atebrindosis wird daher von einzelnen Autoren routinemäßig i.v. gegeben, und zwar als *Atebrin pro injectione* (Atebrin-di-Methansulfonat) in einer Dosis von 0,3 g, in 5 ccm Wasser gelöst. Bei Störungen der enteralen Resorption wird die gleiche Dosis auch i.m. verabreicht.

Nebenwirkungen sind im allgemeinen unbedenklich. Von seiten des Magens und Darms beobachtet man eine gewisse Reizwirkung. So traten bei der Malariaprophylaxe mit 0,2 g Atebrin, 2mal wöchentlich, Erbrechen, Durchfall, auch Fieber nach der 3. und 4. Dosis auf, was nach Verkleinerung der Dosis auf 0,1 g, 2 mal wöchentlich, nicht mehr gesehen wurde. Aus dem gleichen Grunde wird Atebrin nach den Mahlzeiten in viel Flüssigkeit verordnet. Erst bei höchsten Dosen treten zentralnervöse Erregungen und akute Psychosen auf, aber auch diese haben keine Dauerschädigung zur Folge gehabt.

Nach jahrelang fortgesetzter Prophylaxe, die im allgemeinen gut vertragen wird, sind seltene Fälle von Dermatitis, aplastischer Anämie und Agranulocytose beschrieben worden. — Atebrin kann dagegen bei Schwangerschaft ohne Bedenken angewendet werden, da es keine Uteruswirkung besitzt. Schwarzwasserfieber ist im 2. Weltkrieg nicht mehr beobachtet worden, da routinenmäßig statt Chinin Atebrin gegeben wurde.

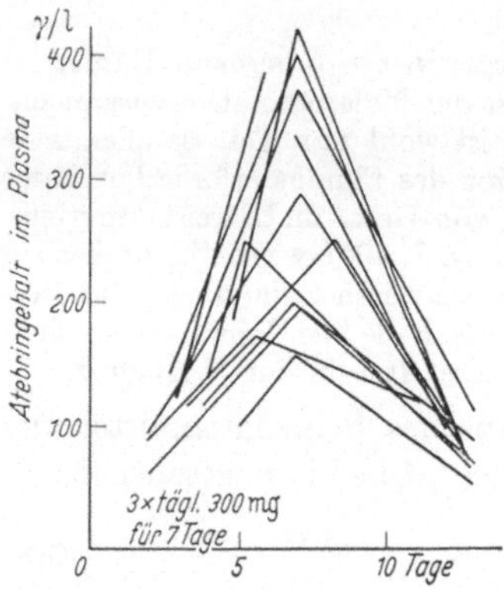

Abb. 127. Verhalten des Atebrin-Blutspiegels bei 12 Versuchspersonen bei einer Dosis von 0,3 g Atebrin, 3mal täglich, 5—7 Tage lang. Selbst bei dieser hohen Dosis erreicht der Blutspiegel das Maximum erst nach 5—7 Tagen. Man beachte weiter das langsame Abfluten und die großen individuellen Unterschiede. (Nach P. K. SMITH u. a. 1946.)

Plasmochin, ein Abkömmling des Methoxychinolins, ist im Gegensatz zu Chinin und Atebrin ein *Gametenmittel,* während die ungeschlechtlichen Schizonten weniger sicher abgetötet werden. Mit dem Plasmochin (ROEHL und SCHULEMANN) beginnt die Reihe der synthetischen Malariamittel. Mit der Zeit hat man immer mehr erkannt, daß das Plasmochin ein *Sanierungsmittel* ist und sich zur therapeutischen Verwendung bei der Malaria tropica nicht eignet; es trägt aber bei zur Ausrottung der endemischen Malaria, da eine Übertragung der Infektion durch die Mücke nur dann erfolgen kann, wenn infektionsfähige Gameten im Blute des Kranken anwesend sind und sich in der Mücke zu den Sichelkeimen entwickeln.

Man verordne 3mal täglich 0,02 g, 5 Tage lang, im Anschluß an eine Atebrin- oder Chininkur. In Kombination mit Chinin oder Atebrin wird die Rückfallrate bei tertiärer Malaria verbessert. Möglicherweise wirkt es auf die E-Formen. Zusammen mit Chinin wird Plasmochin gut vertragen; ja, die nach Plasmochin auftretenden Herzstörungen werden sogar durch Chinin günstig beeinflußt. Dagegen findet sich eine Giftigkeitssteigerung des Plasmochins in Kombination mit Atebrin. Es treten dann Magenbeschwerden auf, so daß man die beiden Mittel besser *nicht* am gleichen Tage gibt.

Nachteile des Plasmochins, das im Tierexperiment (an Kanarienvögeln) eine große therapeutische Breite besitzt, sind seine heftigen Nebenwirkungen beim Menschen bei Überschreiten der vorgeschriebenen Dosis (Cyanose durch Methämoglobinbildung, Darmspasmen, Rhythmusstörungen des Herzens und gelegentlich Ikterus, selten tödliche Lebernekrose).

Weitere chemische Verwandte von Plasmochin sind *Certuna*, ein Gametenmittel, *Sontochin* und letzthin besonders *Resochin (Chloroquine)*. Mit Hilfe des

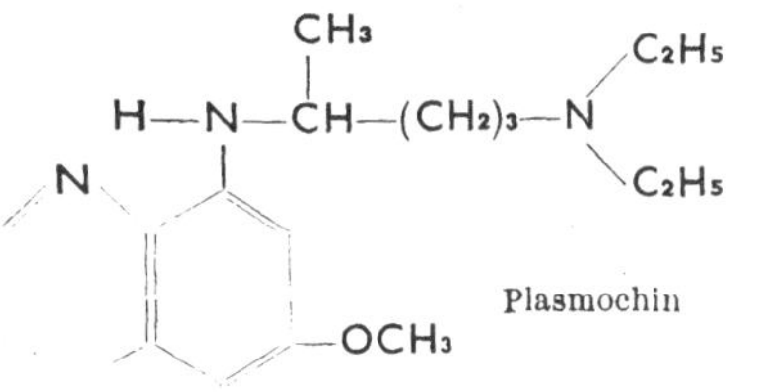

letzten Stoffes ist Malariaprophylaxe an einem Tage der Woche möglich geworden; er wirkt gleichzeitig bei *Amöbenruhr* und soll dem Emetin bei Leberabsceß überlegen, auch sehr viel weniger toxisch sein (0,5 g täglich 10 bis 14 Tage lang).

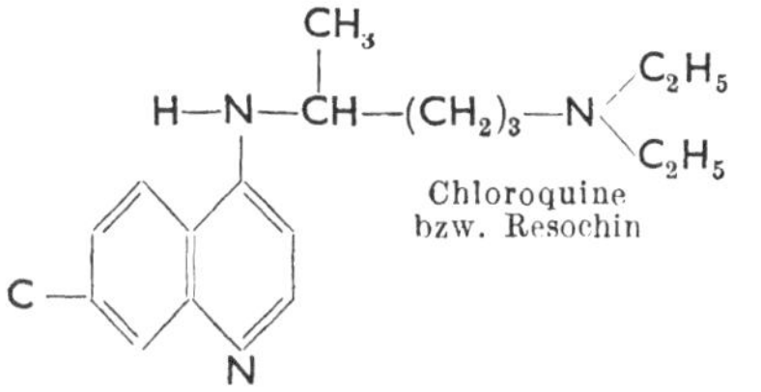

Emetin. Die Pharmakologie von *Radix Ipecacuanhae* bzw. Emetin wurde S. 341 dargestellt. Die *spezifische Wirkung des Emetins bei Amöbenruhr* ist von ROGERS beschrieben worden.

> **Rp.** Emetini hydrochlorici in Amphiolen zu 0,03
> 10 Stück.
> S. Zu Händen des Arztes. — NB. Die tägliche Dosis beträgt etwa 1 mg je Kilogramm, höchstens 65 mg pro die, 10 Tage lang; die Gesamtdosis soll 10 mg je Kilogramm entsprechend 650 mg nicht übersteigen. Wegen der Herzgiftigkeit ist strenge Bettruhe erforderlich.

Die Wirkung des Emetins beruht auf einer starken Entwicklungshemmung der Ruhramöben, und zwar durch Verhinderung der Teilung der Amöben, die im Reagensglase bereits bei einer Konzentration 1:5000000 gezeigt werden kann. Gegen experimentelle Tierinfektionen war es bisher unwirksam. Betroffen wird nur die vegetative Form der Ruhramöben, nicht die Amöbencysten (Dauerform). Die Wirkung des Emetins erfolgt auf dem Blutwege und ist daher auch bei beginnendem *Leberabsceß* zu beobachten. Oft geht die Zahl der Durchfälle schon nach 24 Stunden erheblich zurück. Gleichzeitig verschwinden die Amöben aus dem Kot. Auch besitzt es eine gewisse Wirkung bei Bilharziosis. Wegen der *Kumulationsgefahr* (s. S. 342) darf die obige Emetinkur erst nach einer Pause von 7 bis 10 Tagen wiederholt werden; die therapeutische Breite ist gering.

Andere bekannte Amöbenmittel sind *Yatren*, Rivanol, Carbarsone und Spirocid. Darunter finden sich, verglichen mit Emetin, fast völlig ungiftige Stoffe wie Yatren (s. S. 510) und Carbarsone. Diese wirken, als notwendige Ergänzung zu Emetin, eigentlich nur als Darmdesinfektionsmittel, sind aus diesem Grunde nur peroral, nicht parenteral wirksam, und es fehlt ihnen die Wirkung des Emetins und Chloroquins auf tiefgelegene Amöbenherde. Dagegen scheint in einer indischen Droge mit Namen *Kurchi* (Rinde von *Holarrhena antidysenterica*) ein emetinähnlicher Stoff (Conessin) enthalten zu sein. Auch die *Simarubarinde* (Cortex Simarubae) soll wirksame Alkaloide besitzen.

Chaulmoogra-Öl und das nahe verwandte Hydnocarpusöl sind alte indische Volksmittel zur Behandlung der Lepra. Der wirksame Stoff ist wahrscheinlich die *Chaulmoograsäure*, eine eigentümliche organische Säure der folgenden Konstitution. Ähnlich gebaut ist die Hydnocarpussäure. Wie andere organische Säuren bildet sie wasserlösliche Natriumsalze und Säureester, wie den Äthylester *(Antileprol)*. Die letzteren besitzen nicht mehr die starke Reizwirkung des Chaulmoograöls (1—5 g Antileprol in steigender Dosis in Gelatinekapseln nach dem Essen). Einzelne Forscher berichten stärkere Erfolge nach intravenöser und intramuskulärer Injektion oder kombinieren die Therapie mit hohen Jodkaliumdosen. Infolge der auffälligen natürlichen Schwankungen der Krankheitssymptome ist eine Beurteilung der Therapie sehr erschwert. Die meisten Kenner dieses Gebietes sind indessen der Ansicht, daß eine gewissenhaft durchgeführte Behandlung mit Chaulmoograöl, unterstützt durch örtliche Behandlung, bei einem erheblichen Prozentsatz Leprakranker zur klinischen Heilung führt.

Stärker als Chaulmoogra-Öl wirken voraussichtlich Streptomycin (s. S. 561) sowie einzelne Sulfone (Promin, *D.A.D.P. S.* [Diaminodiphenylsulfon] u. a.), die indessen ebenfalls über mehrere Jahre verordnet werden müssen. Die oft vorkommenden leprösen Nervenstörungen verlangen hohe Gaben von Vitamin B_1 oder von Calciumgluconat.

Germanin. Durch planmäßige Abänderung der Struktur von Azofarbstoffen (s. S. 532), die bei der Trypanosomeninfektion der Ratte wirksam waren, gelangte man zu einer aromatischen Harnstoffsulfosäure, die einen chemotherapeutischen Index von 1:80 besitzt und die unter dem Namen *Germanin* oder Bayer 205 bei der Schlafkrankheit des Menschen eine lebensrettende Wirkung entfaltet (0,5—2 g einmal in der Woche i.v. bzw. jeden 2. Tag 1,0 g, 5—6 Injektionen. Gesamtmenge 5—10 g).

Germanin hat in wässeriger Lösung eine *leimähnliche* Konsistenz. Es verändert dadurch die kolloiden Eigenschaften des Blutes, besonders des Fibrinogens. Von der *gerinnungshemmenden* Wirkung wird bei Thrombosegefahr gelegentlich Gebrauch gemacht. Roehl stellte sich vor, daß auch die leicht beweglichen Trypanosomen infolge dieser physikalischen Eigenschaft des Germanins bewegungsunfähig werden; sie werden gefangen wie die Vögel auf der Leimrute und gehen dadurch zugrunde. Andererseits dringt das Germanin auch in die Trypanosomen ein und kann darin chemisch nachgewiesen werden (Rodenwaldt). Wie das bei so vielen chemotherapeutischen Stoffen der Fall ist, führt Germanin gleichzeitig zu einer Steigerung der Abwehrfunktionen (erhöhte Bactericidie, opsoninartige Wirkung). Zu beachten ist die *toxische Nierenwirkung* des Germanins, sowie das gelegentliche Auftreten allergischer Reaktionen.

Die Schlafkrankheit des Menschen wird bekanntlich hervorgerufen durch Trypanosoma gambiense, eine Flagellatenart, die durch den Stich bestimmter Fliegen übertragen wird.

Unbehandelt verläuft die Infektion tödlich. Es ist sehr fraglich, ob es überhaupt Menschen gibt, bei denen die Krankheit von selber ausheilt. Bei Frühinfektionen ist die Therapie mit Germanin so verläßlich, daß heute ohne besondere Bedenken Selbstinfektionen zu Versuchszwecken vorgenommen werden (LINDHURST-DUKE und DENECKE). Die chemotherapeutische Nachwirkung der einzelnen Injektionen dauert etwa 3—6 Monate. Während dieser Zeit ist der Betreffende gegen Neuinfektionen geschützt.

d) Chemotherapie bakterieller Infektionen.

α) Sulfonamide. Der erste Einbruch in das Gebiet der bakteriellen Infektionen mit Hilfe von Stoffen, die nicht örtlich als Desinfektionsmittel, sondern allgemein durch Vermittlung des Blutes wirken, war die mit bewußter chemotherapeutischer Zielsetzung erfolgte Darstellung des Prontosils durch KLARER und MIETZSCH und die Auffindung seiner Wirkung an der streptokokkeninfizierten Maus durch DOMAGK (1932). Nachdem das Prontosil sich auch in der klinischen

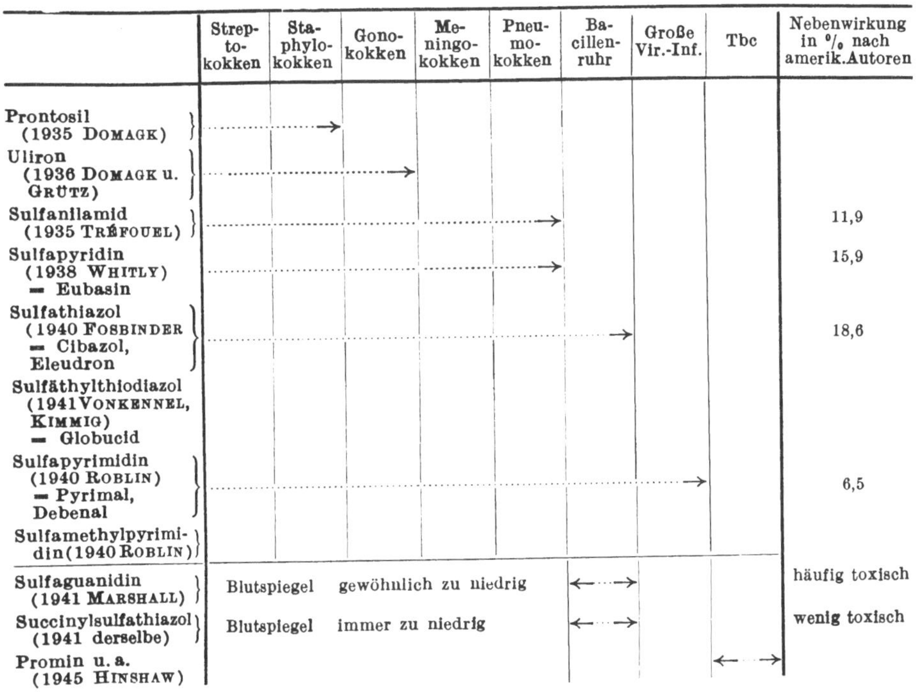

	Streptokokken	Staphylokokken	Gonokokken	Meningokokken	Pneumokokken	Bacillenruhr	Große Vir.-Inf.	Tbc	Nebenwirkung in % nach amerik. Autoren
Prontosil (1935 DOMAGK)	·······→								
Uliron (1936 DOMAGK u. GRÜTZ)	·········	→							
Sulfanilamid (1935 TRÉFOUEL)	·········				→				11,9
Sulfapyridin (1938 WHITLY) = Eubasin	·········				→				15,9
Sulfathiazol (1940 FOSBINDER = Cibazol, Eleudron)	·········					→			18,6
Sulfäthylthiodiazol (1941 VONKENNEL, KIMMIG) = Globucid									
Sulfapyrimidin (1940 ROBLIN) = Pyrimal, Debenal	·········						→		6,5
Sulfamethylpyrimidin (1940 ROBLIN)									
Sulfaguanidin (1941 MARSHALL)	Blutspiegel	gewöhnlich zu niedrig				←···→			häufig toxisch
Succinylsulfathiazol (1941 derselbe)	Blutspiegel	immer zu niedrig				←···→			wenig toxisch
Promin u. a. (1945 HINSHAW)								←→	

Abb. 128. Wirkungsspektren der Sulfonamide.

Anwendung bei Streptokokkenerkrankungen (Puerperalfieber u. a.) bewährt hatte, setzte eine stürmische chemische Weiterentwicklung ein, durch die zahlreiche chemotherapeutische Stoffe neu entstanden, so daß nahezu alljährlich mit neuen Mitteln eine *intensivere* und *breitere* therapeutische Wirkung erzielt wurde. Diese Synthesen gingen von der Erkenntnis aus, daß die Wirkung des Prontosils an das Vorhandensein der p-Aminobenzolsulfonamid-(Sulfanilamid-) gruppe im Molekül geknüpft ist, die auch als solche bereits wirksam ist (TRÉFOUEL, 1935). Eine wesentliche Verbreiterung des chemotherapeutischen Streuungskegels wurde durch die Substitution der Sulfonamidgruppe mit Hilfe aromatischer (Uliron) und besonders mit Hilfe heterocyclischer Reste (Sulfapyridin, Sulfathiazol, Sulfapyrimidin usw.) erzielt (Abb. 128). Alle wirksamen Stoffe

enthalten neben der paraständigen Aminogruppe den Sulfonamidrest, wonach
man die Verbindungsreihen unter dem Namen *Sulfonamide* zusammenfaßt.

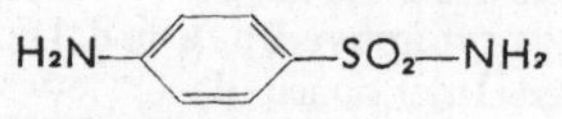

$$H_2N-\!\!\bigcirc\!\!-SO_2-NH_2$$

Sulfanilamid-Prontalbin

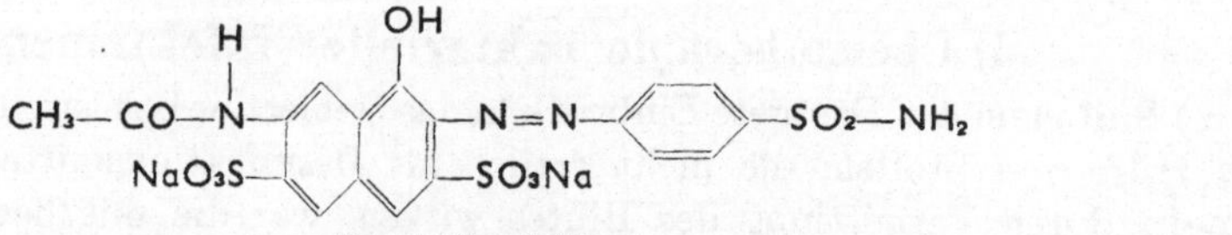

$$CH_3-CO-\overset{H}{N}-\!\!\bigcirc\!\!\overset{OH}{\underset{SO_3Na}{\bigcirc}}-N=N-\!\!\bigcirc\!\!-SO_2-NH_2$$
$$NaO_3S-$$

Prontosil solubile

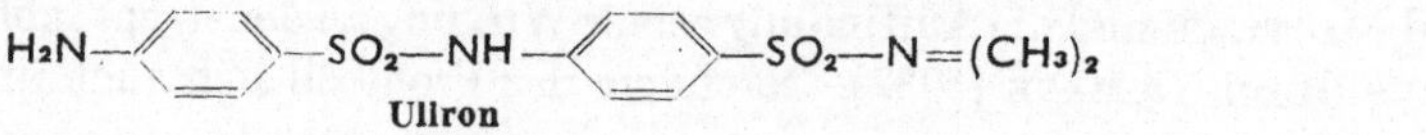

$$H_2N-\!\!\bigcirc\!\!-SO_2-NH-\!\!\bigcirc\!\!-SO_2-N=(CH_3)_2$$

Uliron

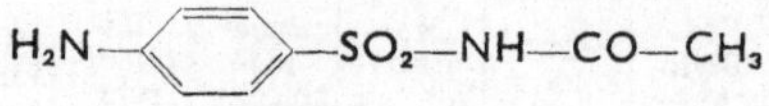

$$H_2N-\!\!\bigcirc\!\!-SO_2-NH-CO-CH_3$$

Albucid

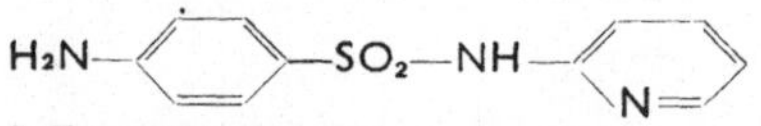

$$H_2N-\!\!\bigcirc\!\!-SO_2-NH-\!\!\bigcirc\!\!_N$$

Sulfapyridin-Eubasin

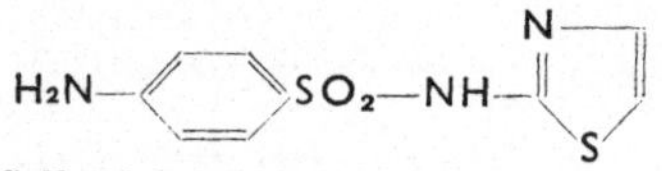

$$H_2N-\!\!\bigcirc\!\!-SO_2-NH-\!\!\bigcirc\!\!\overset{N}{\underset{S}{}}$$

Sulfathiazol-Cibazol-Eleudron

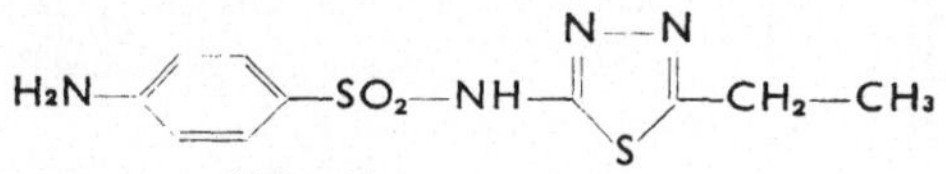

$$H_2N-\!\!\bigcirc\!\!-SO_2-NH-\!\!\overset{N-N}{\underset{S}{\bigcirc}}\!\!-CH_2-CH_3$$

Globucid

$$H_2N-\!\!\bigcirc\!\!-SO_2-NH-\!\!\overset{N}{\underset{N}{\bigcirc}}$$

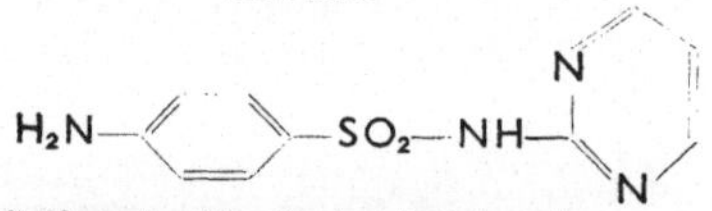

Sulfapyrimidin-Pyrimal-Debenal

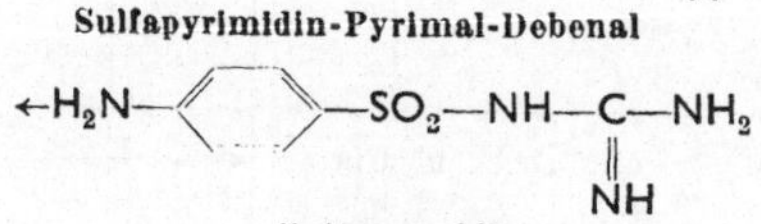

$$\leftarrow H_2N-\!\!\bigcirc\!\!-SO_2-NH-\overset{}{\underset{NH}{C}}-NH_2$$

Sulfaguanidin

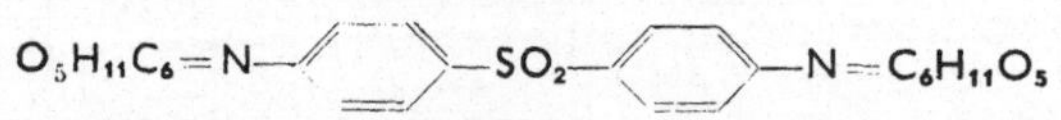

$$O_5H_{11}C_6=N-\!\!\bigcirc\!\!-SO_2-\!\!\bigcirc\!\!-N=C_6H_{11}O_5$$

Tibatin

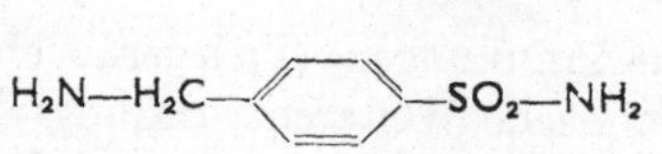

$$H_2N-H_2C-\!\!\bigcirc\!\!-SO_2-NH_2$$

Marfanil

Schicksal der Sulfonamide im Körper. Die meisten Sulfonamide treten auch
vom Magen-Darmkanal her schnell in das Blut und von hier in die Gewebe und
sonstigen Körperflüssigkeiten über; im Liquor cerebrospinalis z. B. treten Konzentrationen auf, die für die Therapie der Meningitis ausreichend sind; einer
intralumbalen oder suboccipitalen Verabreichung wird wegen der Ätzwirkung
der meisten Sulfonamide dringend widerraten. Durch schlechte Resorbierbarkeit im Darm ausgezeichnet sind Sulfaguanidin, Succinylsulfathiazol u. a.; diese

sind daher zur Behandlung infektiöser Darmerkrankungen geeignet. Im Körper erfahren die Sulfonamide eine chemische Veränderung; sie werden teilweise acetyliert. Sie werden dadurch unwirksam, aber nicht ungiftig.

$$H_2N\text{—}\langle\ \rangle\text{—}SO_2 \cdot NH_2 \xrightarrow{CH_3COOH} (CO \cdot CH_3) \cdot HN\text{—}\langle\ \rangle\text{—}SO_2 \cdot NH_2$$

Die Acetylderivate neigen dazu, sich in einzelnen Organen (Leber, Niere u. a.) vorübergehend anzureichern; die Toxizität der Sulfonamide beruht teilweise auf der Bildung dieser schwer löslichen Acetylierungsprodukte, die sich in besonders hohem Maße aus Sulfanilamid und Sulfapyridin, weniger aus Sulfathiazol und aus Sulfapyrimidin bilden. In der *Niere*, besonders in den Nierenkanälchen, können bei saurem und auch bei neutralem Harn durch *Auskrystallisieren der Sulfonamide* oder ihrer Acetylderivate schwere Schäden entstehen, auch mit Hämaturie, Azotämie bis zur tödlichen Anurie. Im Harn lassen sich innerhalb der nächsten 2—3 Tage 90—100% der Sulfonamide wiederfinden, davon bis zur Hälfte in acetylierter Form. Wegen der Anreicherung der Sulfonamide im Harn sprechen Harninfektionen bereits auf sehr kleine Dosen an (s. S. 563). Vom Succinylsulfathiazol werden nur 5% durch den Harn, das übrige durch den Darm ausgeschieden. Das Auskrystallisieren der Sulfonamide und ihrer Abkömmlinge im Harn wird *verhindert durch genügende Diurese* (mindestens 1500 ccm täglich), besser durch *Alkalisieren des Harns* (s. S. 405); bei doppelter Urinmenge werden nur doppelte Mengen von Sulfonamiden in Lösung gebracht, bei Alkalisieren des Harns ist es im Falle von Sulfapyrimidin die 25fache Menge (BECKMAN). Das Auskrystallisieren kann auch dadurch vermieden werden, daß man *Gemische von Sulfonamiden* gibt (z. B. Sulfathiazol und Sulfapyrimidin); dadurch läßt sich die Dosis des einzelnen Sulfonamids halbieren; die Löslichkeit des einzelnen Sulfonamids und dessen Acetylierungsproduktes im Harn wird nämlich durch die Gegenwart eines zweiten Sulfonamids nicht beeinflußt.

Die Sulfonamide gehen auch in Galle, Cerebrospinalflüssigkeit sowie das Augeninnere über, woraus neue Indikationen entstehen.

Wirkungsweise. Die Wirkungsweise der Sulfonamide ist — wie bei vielen anderen chemotherapeutischen Mitteln — *zweiphasisch.* Sie wirken nämlich hauptsächlich — was sich auch in vitro nachweisen läßt — *bakteriostatisch,* d. h. sie hemmen das Bakterienwachstum, erzeugen Degenerationsformen, töten die Keime aber nur in Ausnahmefällen völlig, sie sind also keine eigentlichen Desinfektionsmittel (Abb. 129). Im Gegensatz zu diesen ist aber ihre Wirkung auch vom kreisenden Blut her voll erhalten, bei weitgehender Unschädlichkeit für die Gewebe, was dazu führt, daß die primär geschädigten Bakterien sekundär den *biologischen Abwehrvorgängen,* insbesondere der *Phagocytose,* anheimfallen. Der feinere Mechanismus der Wirkung ist S. 21 dargestellt.

Man sollte meinen, daß die chemisch so verschiedenen Stoffe dieser Reihe unterschiedlich auf die verschiedenen Bakterienarten einwirken würden. Solche *Spezifitäten* sind aber bislang nicht sehr auffallend. Die folgende Beobachtung spricht vielmehr sehr eindrucksvoll dafür, daß die Sulfonamidreihe einheitlich betrachtet werden muß: Bakterienstämme können unter Umständen gegen ein bestimmtes Sulfonamid arzneifest werden; nach den bisherigen Erfahrungen aber erwerben sie damit gleichzeitig eine Festigkeit gegen alle Stoffe dieser Reihe.

Die *Testierung* des Prontosils an der Streptokokkeninfektion der weißen Maus hat ergeben, daß die bei einmaliger Injektion heilende Dosis nur 1:20—1:50 der tödlichen Dosis beträgt; bei wiederholter Injektion entsprechend kleinerer Dosen wird sogar eine therapeutische Breite von 1:100—1:500 beobachtet.

Nahezu sämtliche bekannten Bakterien und ihre Unterarten (Typen) gelten als sulfonamidempfindlich; indessen sind nur bei bestimmten bakteriellen Infektionen praktische Erfolge zu erzielen (s. unten). Auch Toxinbildner wie Diphtherie- und Tetanusbacillen sind nicht gänzlich resistent, doch muß die Therapie hier in erster Linie antitoxisch gerichtet bleiben (s. S. 153). Ähnliches gilt für die *Tuberkelbacillen*; am infizierten Tier lassen sich — mit Hilfe von Promin u. a. — sichere Effekte erzielen, jedoch sind diese Ergebnisse noch nicht auf den Menschen übertragbar. An dieser Stelle sei auf die Behandlung der experimentellen Meerschweinchentuberkulose mit p-Aminosalicylsäure hingewiesen. Neuere

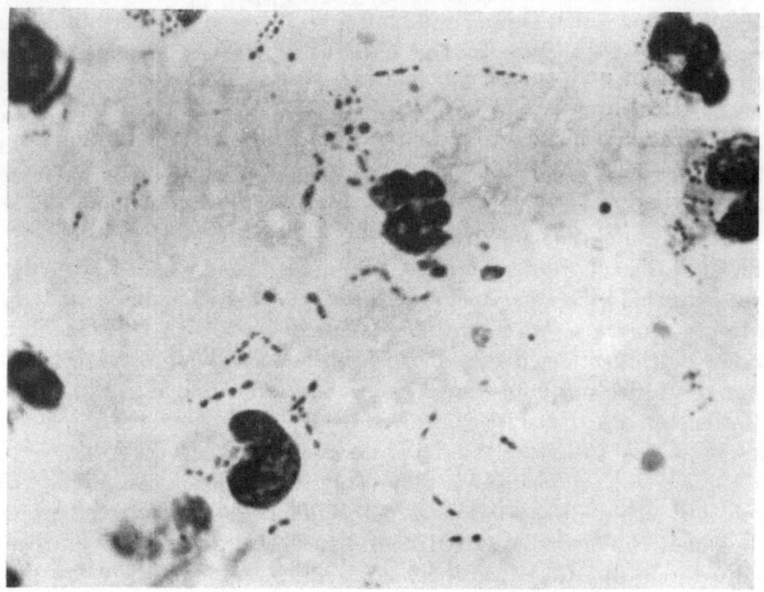

Abb. 129. Degenerationsformen verschiedenster Art an Stelle der regelmäßigen Ketten von Streptokokken im Bauchexsudat einer Maus, die mit Prontosil behandelt wurde. (Nach DOMAGK.)

Sulfonamide sind auch gegen bestimmte *Protozoenerkrankungen*, darunter gegen *Malaria*, im Tierexperiment wirksam; sie können bisher indessen nicht mit den bekannten Malariamitteln in Konkurrenz treten. Neben den bakteriellen Erkrankungen erstreckt sich die Wirkung der neueren Sulfonamide auch auf gewisse *Virusinfektionen* des Tieres und des Menschen.

Nebenwirkungen der Sulfonamide. Die überragenden therapeutischen Wirkungen der Sulfonamide werden mit nicht unbeträchtlichen, zum Teil gefährlichen Nebenwirkungen erkauft. Bei der üblichen kurzen und kräftigen 2- bis 3-Tagekur sind solche Nebenwirkungen naturgemäß seltener als bei *prolongierten* Kuren. Auch sind die Nebenwirkungen abhängig von der *Tagesdosis*; so wird für Sulfapyrimidin bei einer Tagesdosis von 6 g der Prozentsatz der Fälle mit Nebenwirkungen mit 9,2%, von 3 g täglich mit 0,87% angegeben. Bei *parenteraler Zufuhr* nehmen die Nebenwirkungen zu, das *Alter* der Patienten ist hingegen ohne besonderen Einfluß. Die Frage der *Sensibilisierung durch vorhergehende Sulfonamidbehandlung* ist bejahend zu beantworten; die schweren toxischen Erscheinungen häufen sich, wenn früher bereits Sulfonamide gegeben wurden. Toxische Nebenwirkungen, die bei einer früheren Kur auftraten, wiederholen sich bei späteren Kuren oder treten gar verstärkt auf. Die meisten

der auftretenden toxischen Erscheinungen mit Ausnahme der örtlichen Reizwirkungen und der Krystallurie sind wahrscheinlich *allergischer Natur*.

Zu den *leichten toxischen Erscheinungen* werden gerechnet Schwindel, Nausea, Erbrechen,
Darmkolik, Diarrhöe, Acidosis; tritt die Nausea auch nach parenteraler Injektion auf,
so weist dies — ähnlich wie bei der antipyretischen Wirkung, die bei Sulfapyridin besonders
stark ist — auf zentralnervöse Angriffspunkte hin; alkoholartige Rauschzustände und sehr
seltene Psychosen sind beschrieben worden. Bei solchen, z. B. bei Eisenbahnern nicht
leicht zu nehmenden Symptomen wird die Therapie meistens nicht unterbrochen; wenn
nötig, wird das Medikament nach der Mahlzeit in Schleim oder Brei verordnet, auch kommen
gleichzeitige Gaben von Natriumbicarbonat und diätetische Maßnahmen in Frage; zudem
können besser verträgliche Sulfonamide verordnet werden.

Zu den *mäßig toxischen Erscheinungen* gehören *Fieberreaktionen* („drug fever"), die
gewöhnlich am 5.—9. Tag der Behandlung — nach amerikanischen Mitteilungen etwa in
10% der Fälle — auftreten und die von den fieberhaften Grundleiden unterschieden werden
müssen. Hierzu zählt weiter die gegebenenfalls auftretende *Cyanose*; sie ist gewöhnlich auf
Methämoglobin zurückzuführen und hat daher als relativ harmlos zu gelten, reagiert auch
auf Methylenblau (s. S. 411); selten tritt *Sulfhämoglobinbildung* auf (s. S. 466). Des weiteren
rechnet man die meisten *Hauterscheinungen* hierher; sie sind in das Gebiet der Arzneiallergien
einzureihen; man sieht masern- oder scharlachartige oder urticarielle Exantheme und Erytheme; sie sollen in etwa 1,9% der Fälle auftreten. Auch leichte Formen von *Leukopenie*
gehören in diese Gruppe; bei Kindern sind nach darmdesinfizierenden Sulfonamiden (z. B.
Sulfapyrimidin) Leukopenien durch Ausschaltung der physiologischen Darmflora beobachtet
worden, die auf Folinsäure ansprachen; daneben werden *Ikterus* und *Sehstörungen* beobachtet. Nur selten besteht Veranlassung, bei solchen Symptomen mit der Sulfonamidtherapie aufzuhören.

Zu den *gefährlich toxischen Erscheinungen*, die in Rechnung gestellt werden müssen,
gehört zunächst die *Agranulocytosis*; sie soll in etwa 0,1% der Fälle vorkommen. Häufiger
ist die *akute hämolytische Anämie* mit Heinz-Körperchen in den Erythrocyten; hier wird
die Zahl von 1,8% genannt; sie kann auch unter dem Bilde einer *Purpura* auftreten.

Zuletzt gehören hierher die seltenen Fälle von *schwerem Nieren- und Leberschaden* und
von schweren *Neuritiden*. In diesen Fällen ist unter allen Umständen *sofortiges Absetzen
der Mittel* erforderlich. Gleichzeitig ist für *beschleunigte Ausscheidung* der Sulfonamide
mit Hilfe von Wasserdiurese und eiweißreicher Diät, insbesonders unter Alkalisierung des
Harnes (s. S. 405) Sorge zu tragen.

Die *Mortalitätsstatistik* ergibt, daß z. B. in New York im Jahre 1943 unter etwa
74000 Todesfällen 28 auf Sulfonamide zurückzuführen waren; andere Zahlen sprechen
dafür, daß bei einer bestimmten Zahl von Behandlungsfällen sich mehr Todesfälle ereignen
als infolge Äthernarkose (Beckman). Es ist daher geraten, eine Sulfonamidbehandlung
nicht ohne gewissenhafte ärztliche Aufsicht durchzuführen.

Therapie. Aus dem Vorstehenden ergibt sich die folgende wichtige praktische
Folgerung: Die Sulfonamidtherapie ist sofort nach der Diagnose einzuleiten;
für genügend hohen und anhaltenden Blutspiegel ist Sorge zu tragen; die Verordnung soll durchgeführt werden bis zum Einsetzen der therapeutischen Wirkung oder wie bei Pneumonie noch 2 Tage lang nach Abfall des Fiebers;
eine Kontrolle der weißen und roten Blutkörperchen ist durchzuführen; Sklera
und Haut sind zu beobachten; bei leichten toxischen Reaktionen ist die Therapie
fortzusetzen. Die Sulfonamidtherapie verträgt sich, soweit bekannt, mit allen
anderen Medikamenten.

Entsprechend den Tierexperimenten und dem wahrscheinlichen Wirkungsmechanismus
müssen die Sulfonamide einige Tage lang über Tag und Nacht in einer wirksamen, dauernd
möglichst gleichmäßigen Konzentration im Blute kreisen; ein Blutspiegel von etwa
12 mg-% ist erwünscht. Dieser Grundforderung muß der Verabreichungsmodus gewissenhaft angepaßt werden. Es ist sinnlos und als Kunstfehler zu bezeichnen, wenn man mit
kleinen oder unregelmäßigen Dosen über längere Zeit eine spezifische Therapie treiben
wollte; dieses Vorgehen würde zudem die Gefahr der Arzneifestigung der betreffenden

Bakterien mit sich bringen. Wird andererseits der angegebene Blutspiegel wesentlich überschritten, so sind vermehrt toxische Schäden zu erwarten.

Die perorale „*Stoßbehandlung*" besteht darin, daß man 2—3—8 Tage lang große Dosen (s. unten) in 4stündigem Abstand Tag und Nacht verabreicht. Führt ein solcher Behandlungsstoß nicht zum Erfolg, so darf die Medikation nicht fortgesetzt werden, vielmehr wird nach 1—2wöchentlicher Pause ein zweiter Stoß durchgeführt. Ein Abweichen von dieser Vorschrift ist nur bei besonderen Indikationen zu verantworten, z. B. bei Sepsis und Aktinomykosis, die mit höchsten Dosen auch monatelang behandelt worden sind. Unter Einhaltung der obigen Regeln kommt man in der Mehrzahl der Fälle mit oraler Behandlung aus. *Parenterale Behandlung* — vorzugsweise mit Sulfapyrimidin, Globucid oder Irgafen — hat nur Sinn zur Erzielung eines sofortigen hohen Blutspiegels, oder wenn der orale Weg nicht gangbar ist (z. B. bei Bewußtlosen, bei schwerer Nausea und Erbrechen oder bei Magen-Darmoperierten). *Rectaler Verabreichung* ist infolge mangelhafter Resorption zu widerraten mit Ausnahme von Irgafen (s. unten). Die *örtliche Anwendung* auf Wunden und Schleimhäuten hat gelegentlich gute Wirkung; sie ist z. B. bei Blennorrhöe und Ulcus corneae fast ebenso erfolgreich wie die Allgemeinbehandlung bei völligem Zurücktreten toxischer Erscheinungen.

Handelspräparate.

Prontosil zur oralen Behandlung und *Prontosil solubile* zur Injektion waren die ersten Produkte dieser Reihe und haben sich in der Therapie der Streptokokkeninfektionen bewährt. Es sind rote Farbstoffe; bisweilen kommt es zu gelblicher Verfärbung der Haut. Im Stoffwechsel werden sie durch Reduktion der Azogruppe teilweise gespalten. Die Produkte haben heute mehr historisches Interesse.

Sulfanilamid (p-Aminobenzolsulfonamid) ist unter anderem als *Prontalbin* im Handel. Es stellt den Grundkörper der Sulfonamidgruppe dar und hat sich bis heute bei bestimmten bakteriellen Infektionen gut bewährt. Die toxischen Nebenwirkungen sind nach neueren Erfahrungen nicht stärker als nach Sulfapyridin und Sulfathiazol.

Uliron (1937) und *Neo-Uliron* zeigten als erste klinische Wirksamkeit bei Gonokokkeninfektionen (GRÜTZ). Durch das Auftreten hartnäckiger Neuritiden im Peronaeusgebiet sind sie in Verruf gekommen und wurden durch besser wirksame Sulfonamide abgelöst.

Sulfapyridin (1938), auch als *Eubasinum* im Handel, hat besondere Beachtung gefunden, weil hier zuerst die Wirksamkeit bei Pneumonie gesehen wurde. Die *örtliche Reizwirkung* (Nausea, Erbrechen, Durchfall) ist stärker als die anderer Sulfonamide. Bemerkenswert ist die starke *antipyretische Wirkung*; bei Pneumonien z. B. beobachtet man einen raschen Fieberabfall, der Besserung des klinischen Befundes vorauseilend. Bemerkenswert ist die starke Unlöslichkeit des acetylierten Produktes; die dadurch entstehende Krystallisation in den Harnkanälchen führt besonders häufig zu schwerer *Nierenschädigung*.

Sulfathiazol (1940), im Handel als *Cibazol* oder *Eleudron*, bedeutete gegenüber dem Vorhergehenden einen großen Fortschritt, da es eine weniger starke örtliche Reizwirkung, auch etwas weniger toxische Nebenwirkungen besitzt. Sulfapyridin und Sulfathiazol bilden wasserlösliche, aber stark alkalische Natriumsalze, deren örtliche Verträglichkeit mangelhaft ist. Neben intravenöser Zufuhr sind sie nur tief intramuskulär anwendbar.

Sulfaäthylthiodiazol, als *Globucid* im Handel, ist ein Stoff von ebenfalls beachtlicher Wirksamkeit (VONKENNEL). Es bildet ein bei neutraler Reaktion leicht lösliches Natriumsalz, bietet somit bei der — allerdings sehr selten notwendigen — parenteralen Verabreichung Vorteile.

Dimethylbenzoylsulfanilamid, als *Irgafen* im Handel, in seiner chemotherapeutischen Wirkung dem Vorerwähnten ähnlich, zeichnet sich durch besonders gute perorale Resorption und durch langanhaltenden Blutspiegel aus; es kann in 8stündigem Abstand verordnet werden, verlangt daher auch nur die Hälfte der sonst üblichen Sulfonamid-Tagesdosis. Auch rectal wird es gut resorbiert. Das Natriumsalz besitzt in der Handelslösung einen p_H-Wert von etwa 8,6, kann daher nur intravenös und intramuskulär gegeben werden.

Sulfapyrimidin (1942), amerikanisch Sulfadiazine (im Handel als *Debenal*, *Pyrimal*), ermöglicht — bei optimaler Wirkung gegenüber den bis dahin bekannten sulfonamidempfindlichen Infektionen — die Erschließung weiterer Gebiete der bakteriellen Erkrankungen. Die wichtigste Eigenschaft des Sulfapyrimidins ist neben der geringen Reizwirkung die hohe Löslichkeit des im Körper entstehenden Acetylderivates, daher die Seltenheit von Nierenstörungen und eine stark verminderte Toxizität. Seine Resorption und Ausscheidung erfolgt langsamer als bei anderen Sulfonamiden. Hier zeigte sich zum ersten Male eine sichere Wirkung bei *großen Virusinfektionen* (Lymphogranulomatosis, Bronchopneumonien, folliruläre Conjunctivitis, Trachom). Für die Behandlung der *Bacillenruhr* liegen sichere Statistiken vor; 2 g Sulfapyrimidin genügen, um bei Meningokokkenträgern im Falle von Epidemiegefahr den Nasen-Rachenraum für mehrere Wochen meningokokkenfrei zu machen. Viele Sachverständige betrachten dieses Präparat als zur Zeit optimal, insbesondere auch wegen des verminderten Auftretens allergischer Reaktionen. In Form des Na-Salzes wird es in 1%iger Lösung parenteral gegeben.

Weitere Stoffe dieser Reihe sind *Sulfamonomethylpyrimidin*, als *Elkonal* im Handel und im *Supronal* neben Marbadal vorkommend und *Sulfadimethylpyrimidin*, ausgezeichnet durch noch bessere Wasserlöslichkeit.

Sulfaguanidin (*Ruocid*, *Resulfon*). Trotz guter Wasserlöslichkeit ist dieses Präparat im allgemeinen schlecht resorbierbar, eignet sich infolgedessen zur Behandlung infektiöser Darmerkrankungen. Es ist gut verträglich. Aus nicht übersehbaren Gründen kann Sulfaguanidin gelegentlich besser zur Resorption kommen und dann zu toxischen Erscheinungen führen. Aus diesem Grunde geht man in anderen Ländern mehr zu *Succinylsulfathiazol* (Sulfasuxidin) über, bei dem in therapeutischer Dosis ausnahmslos nur niedrige Blutwerte auftreten, da es in überwiegender Menge ohne Resorption durch den Darm wieder ausgeschieden wird. Prophylaktisch werden diese Stoffe auch vor Operationen am Magen-Darmkanal angewendet. Im Tierexperiment führen sie bei chronischer Zufuhr zur Ausschaltung der physiologischen Darmflora, damit zu bestimmten Avitaminosen. — Ein weiteres Produkt dieser Reihe ist *Formocil*, das schwerlösliche Formaldehyd-Kondensationsprodukt eines Sulfonamids; diesem wird auch eine Wirkung bei Paratyphus und Cholera nachgesagt.

Den Sulfonamiden im engeren Sinne schließen sich noch Derivate des **Diaminodiphenylsulfons** an, das im Tierversuch eine hervorragende Wirkung zeigt, die übrigens auch durch p-Aminobenzoesäure antagonistisch beeinflußt wird. Es wird gegen *Lepra* empfohlen. Ein entgiftetes Derivat ist das Digalaktosid, das als *Tibatin* in Form einer Injektionslösung vorliegt. Es dient insbesondere zur Behandlung von Streptokokkeninfektionen in Tagesdosen von 4—10 g intravenös. Besondere Erfolge sind bei otogener Meningitis beschrieben. Tibatin ist nur parenteral anwendbar, da es im Magen-Darm zu dem toxischen Diaminodiphenylsulfon gespalten wird.

Marfanil (p-Aminomethylbenzolsulfonamid) ist ein von der ganzen übrigen Reihe durchaus verschiedenes Sulfonamid; es trägt nämlich an Stelle der aromatischen eine vom Benzolkern abgerückte aliphatische Aminogruppe. Obwohl Marfanil quantitativ ähnlich wirksam ist wie die sonstigen Sulfonamide, besteht qualitativ insofern ein Unterschied, als es keinen Antagonismus zur p-Aminobenzoesäure hat. Nach den experimentellen Ergebnissen DOMAGKs besitzt das Marfanil eine besonders intensive Wirkung gegenüber verschiedenen anaeroben Wundkeimen (Gasbrand). Ähnlich gebaut ist *Marbadal*.

Dosierung für die orale Anwendung. Die maximale Tagesdosis für die ersten 2—3 Behandlungstage, verteilt auf 3—4 tägliche Einzelgaben (auch nachts), wird für Prontalbin, Prontosil, Sulfapyridin, Sulfathiazol, Sulfapyrimidin, Marfanil, denen sich wohl Albucid, Globucid u. a. anzuschließen haben, angegeben mit:

Säuglinge:	0,20 g/kg	(= 1,6 g für 8 kg)
Kinder von 1—2 Jahren	0,12—0,15 g/kg	(= 1,5—1,8 g für 12 kg)
Kinder von 3—6 Jahren:	0,12 g/kg	(= 2,4 g für 20 kg)
Ältere Kinder:	0,1 —0,12 g/kg	(= 4,5 g für 40 kg)
Erwachsene:	0,08 g/kg	(= 6 g für 70 kg)

Diese Dosen gelten für schwere Fälle, und zwar für alle sulfonamidempfindlichen Infektionen; es sind Optimaldosen, an die man sich heranwagen muß, um den maximalen Effekt zu erzielen; die obigen Dosen sind bei mittelschweren und leichten Fällen, aber auch bei schwächlichen Kranken von vornherein zu vermindern; in allen Fällen hat nach dem 3. Behandlungstage eine Herabsetzung um etwa 25% zu erfolgen, sofern überhaupt unter Berücksichtigung der allgemeinen Verträglichkeit eine Weiterbehandlung für ratsam erachtet wird. Stärkere Cyanosen werden durch intravenöse Injektion von 10 ccm einer 1%igen Methylenblaulösung bekämpft.

Die Gonorrhöebehandlung mit Sulfathiazol u. a. erfolgt üblicherweise mit etwas geringeren Dosen, was sich in hoher Rückfallziffer auswirken kann (Abb. 130). Weitverbreitet ist der 2-Tagesstoß zu insgesamt 10 g, seltener der 3-Tagesstoß zu insgesamt 15 g (je Tag 5 g: morgens 4, mittags 3, abends 3 Tabletten zu 0,5 g! bzw. 5mal 2 Tabletten im Abstand von je einer Stunde). Beim Versagen des ersten Behandlungsstoßes ist genaue örtliche Diagnose evtl. örtliche Behandlung notwendig, bevor der 2. Stoß, evtl. unter Zusatz von Pyrifer, angesetzt wird.

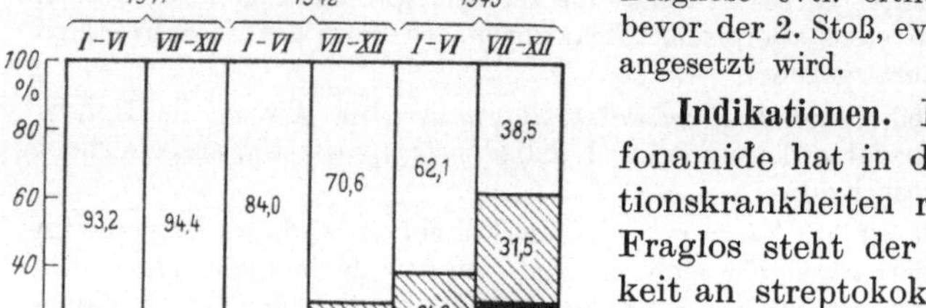

Abb. 130. Cibazolbehandlung der Gonorrhöe. Die zunehmende Resistenz der Bakterien betrifft alle Sulfonamide. Eine ähnliche Entwicklung ist nach ausländischen Erfahrungen bei der Penicillin- und Streptomycintherapie zu befürchten.

Indikationen. Die Einführung der Sulfonamide hat in der Therapie vieler Infektionskrankheiten revolutionierend gewirkt. Fraglos steht der Rückgang der Sterblichkeit an streptokokkenbedingtem Puerperalfieber damit in Zusammenhang. *Statistisch gesicherte Erfolge*, durch die jeder Zweifel entwaffnet wird, lassen sich aufweisen für die Behandlung von *Erysipel*, *Pneumonie*, *Meningokokken-Meningitis*, auch für *Otitis media*. Die Mortalität an Erysipel beim Erwachsenen fiel von 9,2% auf 1,5%, die von Kindern von 37,5% auf 12,9% (NELSON, 1939). Ein Fortschreiten des Erysipels später als 36 Stunden nach Einleitung der Therapie fand in 165 Fällen nicht mehr statt (SHANK, 1941). In der amerikanischen Armee betrug die Mortalität an Pneumonie im ersten Weltkrieg 28%, im zweiten Weltkrieg 0,7%; in den gleichen Zeiträumen fiel die Mortalität an Meningokokken-Meningitis von 39% auf 4%. Bei der intensiven Frühbehandlung von *Otitis media* beobachtete man unter anderem eine wesentliche Verkürzung der Dauer der Eiterung sowie das weniger häufige Auftreten von Mastoiditis. Sichere Erfolge sieht man häufig bei *Infektionen der Harnwege* durch Colibakterien, Kokken und seltenere Erreger; hier haben die Sulfonamide die meisten anderen Urindesinfektionsmittel verdrängt auch wegen der starken Anreicherung im Harn (Sulfanilamid 0,6 g, 3—4mal täglich, 3 Tage lang, dann kleinere Dosen). Die Wirkung der neueren Sulfonamide bei *infektiösen Darmerkrankungen*, besonders bei *Bacillenruhr*, ist überragend; viele der früheren Methoden der Dysenteriebehandlung (s. S. 388) dienen heute ausschließlich zur Bekämpfung bestimmter Symptome. Auf diesem Gebiet hat sich eine Sonderentwicklung angebahnt, da hier von den Sulfonamiden eine mehr örtliche Wirkung verlangt wird, ein höherer Sulfonamidspiegel im Blut unerwünscht ist. Weiterhin reagieren *Ulcus molle* und die *Anthraxinfektion*.

Bei der *Gonorrhöe* wurden zunächst erstaunliche Erfolge erzielt insofern, als an die Stelle monatelanger, unsicherer Lokalbehandlung eine 2—3tägige Stoßbehandlung mit oft mehr als 90 %iger Erfolgsaussicht gesetzt wurde; bei der Blennorrhöe der Neugeborenen hat das forcierte Spülen der Augen aufgehört. Infolge des schnellen Auftretens sulfonamidfester Bakterienstämme wurde die Gonorrhöe indessen mit jedem Jahre dieser Therapie unzugänglicher, so daß heute nur noch eine Erfolgsaussicht von 25%, nach anderen Autoren sogar nur von 10% vorhanden ist (Abb. 130).

Die Sulfonamide sind vielfach *zu prophylaktischen Zwecken* verwandt worden, insbesondere bei drohender Meningokokkeninfektion; hier genügte 1 g Sulfathiazol 2 Tage lang, um die Zahl der Bacillenträger in einer geschlossenen Gemeinschaft von 30% auf 0% herabzudrücken; die Zahl der Erkrankungsfälle fiel von 17 in der Kontrollgruppe auf 2 Fälle (KUHNS, 1943). Auch die Prophylaxe von Rückfällen nach akutem Gelenkrheumatismus (1 g Sulfapyrimidin täglich) wird debattiert.

Neben den bakteriellen Infektionen erstreckt sich die Wirkung der neueren Sulfonamide auch auf gewisse *Virusinfektionen* des Menschen. Praktische Bedeutung hat diese Therapie in hoher und lang anhaltender Dosierung bisher nur beim *Lymphogranuloma inguinale* und beim *Trachom* erreicht. Bei den *Erkältungskrankheiten* (Grippe, Tonsillitis u. a.), die bekanntlich durch sulfonamidresistente Viren hervorgerufen werden, sind gelegentlich Erfolge gesehen worden, sofern Mischinfektionen vorlagen. Bei anderen Viruserkrankungen wie bei *Poliomyelitis* fehlte bisher die Wirkung völlig; entsprechend neueren Nachrichten sind nunmehr auch hier Wirkungen erzielt worden.

Diesen Erfolgen gegenüber lassen sich die *Versager der Sulfonamidtherapie* etwa folgendermaßen darstellen. Als wenig empfindlich haben sich die *Staphylokokkeninfektionen* (z. B. Furunkel, Osteomyelitis) erwiesen. Auch für die echte *Sepsis* und für die *Endocarditis lenta* wird noch viel Skepsis geäußert. Bei den meisten *Kinderkrankheiten* (Masern, Scharlach, Röteln, Keuchhusten, epidemische Parotitis), weiterhin bei Diphtherie, Tetanus, Typhus, Tuberkulose, bei Rickettsieninfektionen, bei BANGscher Krankheit, beim Erysipeloid sind die Sulfonamide bis heute ohne praktische Bedeutung, sofern *Mischinfektionen* fehlen.

Strenge *Kontraindikationen* gegen die Sulfonamidanwendung sind bisher nicht bekannt geworden; auch in der Schwangerschaft bestehen keine Bedenken gegen die Therapie. Zu beachten ist, daß bei Nierenfunktionsstörungen ihre Ausscheidung verzögert sein kann, wodurch es bei gewöhnlicher Dosierung zu einem stärkeren Anstieg der Blutkonzentration auf eventuell toxische Werte kommt.

β) Tuberkulosemittel.

Aus der Fülle der Antibiotica, die erwiesenermaßen in vitro eine tuberkulostatische Wirkung besitzen, ist bisher Streptomycin allein in die Therapie übergegangen. Die wichtigsten Tuberkulosemittel sind derzeit Streptomycin, p-Amino-salicylsäure (PAS) und Conteben (Tb I 698); einige neuere Sulfonamide befinden sich noch im Versuchsstadium. Eine gewisse Wirkung besitzt auch Vitamin D (s. S. 55).

Es ist üblich, auf der Suche nach Tuberkulosemitteln zunächst die tuberkulostatische Konzentration der Substanz zu bestimmen; diese beträgt bei Streptomycin etwa 1:1000000, bei PAS 1:2000000. Ein weiterer wichtiger Gesichtspunkt läßt sich aus der Bestimmung der letalen bzw. toxischen Dosis entnehmen. Entscheidend jedoch ist die Prüfung der chemotherapeutischen Wirkung an Tier (Geflügel-, Meerschweinchen-, Kaninchentuberkulose) und Mensch sowie das etwaige Auftreten toxischer Nebenwirkungen.

Nicht alle Formen der Tuberkulose reagieren auf die heutigen Tuberkulosemittel. Besonders leicht sprechen an die sog. *hämatogenen Streuungen* (Miliartuberkulose, Meningitis tuberculosa). Angreifbar sind weiter die *Schleimhaut-tuberkulosen* (Zungen-, Larynx-, Darm-, Blasen-, weniger die Nierentuberkulose) und die *Hauttuberkulosen* sowie die frischen exsudativen Formen der Lungentuberkulose, zuletzt bestimmte Fälle von Knochen- und Gelenktuberkulose. Alle chronischen Formen sind bis heute der Therapie weniger zugänglich. Zusammengefaßt sind alle heutigen Tuberkulosemittel nur als Adjuvantien zu betrachten, die die bisherigen Methoden der Bekämpfung keineswegs ersetzen

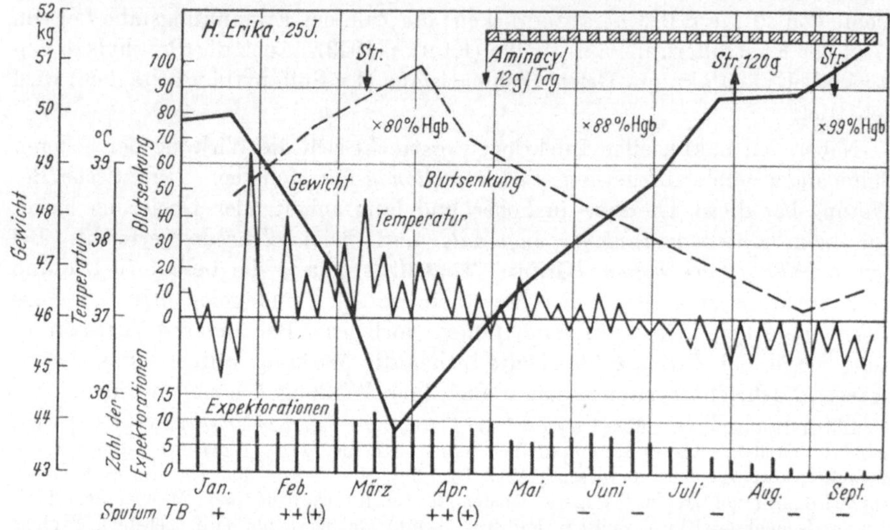

Abb. 131. Doppelseitige, kavernöse Lungentuberkulose. Trotz Pneumothorax und Thorakokaustik fortschreitende Verschlechterung des Allgemeinzustandes, 8 kg Gewichtsabnahme, zunehmende Dyspnoe, viel Auswurf mit positivem Sputum. Von Ende März 1948 an 1 g Streptomycin pro die, von Ende April 1948 an 15, später 12 g Aminacyl (PAS) pro die, in etwa 6 Monaten insgesamt 1,2 kg PAS und 150 g Streptomycin. Allgemeinzustand wesentlich gebessert, 7 kg Gewichtszunahme, kein Fieber, keine Dyspnoe, Sputum negativ, deutliche Rückbildung der Verschattung, Kavernen beiderseits kleiner. (Nach H. STEINLEIN und E. WILHELMI 1948.)

können. In leichten Fällen sollten sie — außer Vitamin D — überhaupt nicht gegeben werden. Häufig werden sie kombiniert (Abb. 131).

p-Aminosalicylsäure wurde von J. LEHMANN in seiner bakteriostatischen Wirkung auf den KOCHschen Bacillus erkannt; bei einer Grenzkonzentration von 0,15 mg-% tritt eine 50—75%ige Hemmung des Bacillenwachstums ein. In dieser Hinsicht ist die Säure dem Streptomycin an die Seite zu stellen bei wesentlich verminderter Toxicität. Sie ist auch bei tuberkulös infizierten Tieren wirksam.

p-Aminosalicylsäure stellt ein weißes, krystallinisches Pulver vom Schmelzpunkt 150° dar. Als solche ist sie wenig wasserlöslich (etwa 0,15%), während das Natriumsalz ohne weiteres die Herstellung 5—10%iger, wasserklarer Lösungen erlaubt. Unreine Präparate können m-Aminophenol, einen bekannten Methämoglobinbildner, enthalten.

Die Säure wird bei peroraler Gabe von Tier und Mensch rasch und vollständig resorbiert und findet sich größtenteils im Urin der ersten 10 Stunden wieder, und zwar zum Teil als solche, zum Teil in Bindung an Harnsäure, zum Teil in acetylierter Form; Krystallurie wird vermieden, wenn man Natriumsalz verwendet. Dieses führt auch weniger leicht zu Magenreizung und verhindert die Acidosis (s. S. 404).

Tabelle 12. Therapie der Infektionskrankheiten.
Vergleich zwischen Sulfonamiden und antibiotischen Stoffen.

Krankheiten	S.A.	P.	Str.	Chl.	Au.[1]
Amöbenruhr	—	—	—	—	+++
Spirochäteninfektion:					
Lues	—	+++	—	++	++
Weilsche Krankheit	—	+++	—[2]	?	?
Angina Vincenti	+	+++	—	?	?
Actinomycosis	+	++	+	?	—
Kokkeninfektionen:					
Staphylokokken	+	+++	+	+	+++
Streptokokken	++	+++	++	+	+++
(Erysipel)	+++	+++	—	—	+++
(Endocarditis lenta)	+	+++	(+++)[3]	(+++)[3]	+++
Pneumokokken	++	+++	+	++	+++
(Meningitis)	+++	++	—	—	—
Gonokokken	+	+++	++	+++	+++
Meningokokken	+++	++ i. l.	+	++	++
Grampositive Stäbchen:					
Toxinbildner:					
Gasbrand	+	++	—	—	—
Tetanus	—	+	—	—	—
Diphtherie	+	+	—	+	—
Sonstige:					
Milzbrand	+	++	—	—	—
Pyocyaneusinfektion	+	—	++	++	++
Gramnegative Stäbchen:					
Pest	+	—	+	?	?
Tularämie	+	—	++	+	+++
Brucellosen	+	—	++	++	++
(Bangsche Krankheit)	+	—	++	++	++
Haemophilus Influenza	+	—	++	+++	+++
Keuchhusten	+	—	+	—	++
Ulcus molle	+	—	+	—	++
Coli-Infektion	++	—	++	+++	+++[4]
Proteus-Infektion	+	—	++	+++	+++[4]
Friedländer-Infektion	+	—	+++	+++	+++
Aerobacter-Infektion	+	+	+	+++	+++
Bacillenruhr	+++	—	+	+	++
Typhus abdominalis	—	—	—	+++	++
Paratyphus	—	—	+	++	+
Cholera	+	—	+	++	?
Sonstige:					
Granuloma venereum	—	—	++	++	++
Säurefeste Stäbchen:					
Tuberkulose	—	—	++	—	—
Lepra	—	—	++	—	?
Rickettsiosen:					
Flecktyphus, Q-Fieber u. a.	—	—	—	+++	+++

[1] S.A. = Sulfonamide; P. = Penicillin; Str. = Streptomycin (Merck & Co.); Chl. = Chloromycetin (Parke, Davis & Co.); Au. = Aureomycin (Lederle Laboratories).
[2] Bei Streptobacillus moniliformis +++.
[3] Bei gramnegativen Bakterien.
[4] Nur bei empfindlichen Stämmen.

Tabelle 12. (Fortsetzung.)

Krankheiten	S.A.	P.	Str.	Chl.	Au.
Virusinfektionen:[5]					
Psittacosis (250—275)[6]	—	+	—	+ +	+ +
Mononucleosis (?)					
Herpes zoster (?)	—	—	—	+	+
Mumps (?)					
Lymphogranuloma ing. (125—175)	+ +	—	—	+ + +	+ + +
Mollusc. contag. (?)					
Viruspneumonie (125—150) . .	—	—	—	+ + +	+ + +
Influenza-Meningitis (?)	+	—	+	?	+ +
Trachom (?) Follikuläre . . .	+ +	+	—	+	+
Conjunctivitis (?)					
Scharlach (?)	+	+ +	—	—	+ +
Masern (?)	+	+ +	—	+	+ +

[5] Viele mittelgroße Viruskrankheiten (Herpes simplex (100—150), infektiöse Influenza (85—125), Variola (125—175)) sind bis heute chemotherapeutisch nicht beeinflußbar; das gleiche gilt für alle kleinen Viruskrankheiten (Gelbes Fieber (17—25), Poliomyelitis (10—15), Maul- und Klauenseuche (8—12), und für viele Virusinfektionen unbekannter Größe, wie Erkältungen u. a.

[6] Die eingeklammerten Zahlen der Viruskeime bedeuten den Durchmesser in $^1/_{1600}\,\mu$ unter Annahme von Kugelgestalt.

Die Toxicität der Säure ist sehr gering. Dem Futter in 5% der Gesamtmenge zugemischt und monatelang an Ratten verfüttert, wird sie reaktionslos vertragen; das Blut dieser Tiere enthielt 3—7 mg-% p-Aminosalicylsäure. Die Blutkonzentration beim Menschen nach der üblichen peroralen Dosis von 10—15 g täglich beträgt 2—7 mg-%, nach anderen Autoren 10 mg-%; im Harn werden dabei Konzentrationen bis 500 mg-% gefunden. Tuberkulöse Patienten reagieren rasch mit Gewichtszunahme, Vermehrung von Erythrocyten u. a.; die Erscheinungen des tuberkulösen Prozesses werden in einem hohen Prozentsatz der Fälle günstig und nachhaltend beeinflußt, insbesonders alle exsudativen Vorgänge. Auch *örtliche* Anwendung von 5—10%iger Lösung, z. B. bei tuberkulösem Empyem ist möglich. — p-Aminosalicylsäure wird bei gleichzeitiger Alkali- (Magnesia usta) oder Milchgabe auch in hohen Dosen über Monate gut vertragen.

Conteben (Tb I 698), von Domagk und Mitarbeitern eingeführt, stellt chemisch ein Derivat des Thiosemicarbazons dar.

$$CH_3 \cdot CO \cdot NH\langle\bigcirc\rangle \cdot CH{=}N{-}NH \cdot CS \cdot NH_2$$

Seine therapeutische Wirkung ist nicht allein durch Tuberkulostase zu erklären; in dieser Hinsicht ist das Präparat wenig wirksam; es spielen möglicherweise außer einer *Capillar-abdichtenden* und *antiphlogistischen* Wirkung noch unbekannte Faktoren hinein. Auffällig ist ein Effekt auf die *Sedimentation der Erythrocyten* (Heilmeyer). Seine Wirkung bei den oben angegebenen empfindlichen Formen der Tuberkulose ist unbestritten. Indessen ist häufig mit Nebenwirkungen zu rechnen. In dieser Hinsicht erinnert das Präparat an die Sulfonamide; an Warnzeichen sind Übelkeit, Mattigkeit, Erbrechen zu beachten. Besonders häufig sieht man Knochenmarks- und Leberwirkungen. An einzelnen Stellen wird Conteben heute routinemäßig unter Leberschutz mit Lävulose verordnet. Auch Neuritis kommt vor.

γ) Antibiotica.

Ein Antibioticum ist eine chemische, von Mikroorganismen erzeugte Substanz, welche die Fähigkeit hat, das Wachstum von Bakterien und anderen Mikroorganismen zu verhindern oder diese zu zerstören. Die Wirkung ist eine selektive insofern, als einige Kleinlebewesen beeinflußt werden, andere dagegen nicht oder nur in geringem Maße; jedes Antibioticum ist so durch ein spezifisches antimikrobielles Spektrum ausgezeichnet (WAKSMAN). In vielen Fällen, insbesonders bei Appendicitis, Peritonitis, Brucellosis u. a. kann es geraten sein, die Antibiotica untereinander oder mit Sulfonamiden zu kombinieren; oft müssen nebenher Antitoxine oder die üblichen chirurgischen Methoden u. a. angewandt werden.

Penicillin, ein bakteriostatisch wirkender Stoff aus bestimmten Stämmen von Penicillium notatum, wurde entdeckt auf Grund der Beobachtung, daß in der Umgebung von Penicilliumkolonien sich bestimmte Bakterienarten, auch solche pathogener Natur, nicht entwickeln können (FLEMING). Es wird heute unter Beobachtung sehr diffiziler Kulturbedingungen biologisch erzeugt und mit erprobten Methoden extrahiert. Die Testierung erfolgt durch Bestimmung der bakteriostatisch wirkenden Dosis im sog. FLOREY-Test nach Oxfordeinheiten (OE). Die verschiedenen Penicilliumrassen liefern Penicillinpräparate verschiedener Wirksamkeit, die mit Penicillin I—IV (englisch) oder Penicillin F, G, X, K (amerikanisch) bezeichnet werden. Chemisch handelt es sich um komplizierte und wenig haltbare organische Verbindungen des gleichen Grundskelets mit kleinen Unterschieden in den Seitenketten und beträchtlichen Unterschieden in der Wirkung; das trifft besonders für das schwach wirksame Penicillin K zu.

$$
\begin{array}{l}
(CH_3)_2 - C - CH \cdot COOH \\
\quad\quad | \quad\; | \\
\quad\quad S \quad\; N \\
\quad\quad \backslash CH\;CO / \\
\quad\quad\quad \backslash CH / \\
\quad\quad\quad\quad | \\
\quad\quad\quad NH - CO - R
\end{array}
$$

R = Pentenyl (I, F)
   = Benzyl (II, G)
   = p-Hydroxybenzyl (III, X)
   = n-Heptyl (IV, K)

Penicillin ist hauptsächlich als leicht wasserlösliches Natriumsalz im Handel; 1 OE entspricht 0,6 γ Penicillin. Bei der örtlichen Anwendung ist das Natriumsalz schmerzhaft; für diesen Zweck ist das reizlose Calciumsalz im Handel; Penicillin wird auch in wäßriger Lösung (250—50000 OE je Kubikzentimeter) oder in Form von Öl-Wasser-Emulsionen (mit 500—1000 OE je Gramm) zur örtlichen Wundbehandlung und z. B. bei Blennorrhöe empfohlen. Die weniger stark gereinigten Präparate von Penicillin zersetzen sich rasch sogar bei Zimmertemperatur und müssen bei niedriger Temperatur (Einfrieren vermeiden!) aufbewahrt werden. Die modernen krystallisierten Produkte vertragen einige Tage lang eine Erwärmung auf 100°; in Gegenwart von Feuchtigkeit, Säure, Wärme wird auch das krystallisierte Produkt autokatalytisch rasch unwirksam.

Penicillin wird auch durch die Magensalzsäure zersetzt; auch nach Neutralisation des Magensaftes (vorzugsweise durch kolloides Al (OH)$_3$, s. S. 357) ist eine 4—5fache Dosierung erforderlich. Nach intravenöser Injektion verläßt Penicillin innerhalb von 2 Stunden das Blut, kann daher nur als Dauerinfusion gegeben werden. Subcutane Injektionen sind äußerst schmerzhaft und sind zu vermeiden. Nach *intramuskulärer Injektion* der üblichen Dosis — der Methode der Wahl — ist der Blutspiegel nach 30 Min. auf seinem Gipfel und sinkt in etwa 3 bis 4 Stunden auf therapeutisch unwirksame Konzentrationen ab, so daß in diesem Abstand die Reinjektionen zu erfolgen haben (Abb. 132).

Man hat die verschiedensten Maßnahmen ergriffen, um *Depotpenicilline* herzustellen. Dazu gehört die Incorporierung von *Penicillin in Öl und Bienenwachs* (ROMANSKY); man erhält so eine Dauerwirkung über 12—24 Stunden (Abb. 133); ein Nachteil dieser Arzneiform besteht in örtlichen Reizerscheinungen, die hauptsächlich auf den Gehalt an Bienenwachs zurückzuführen sind. In ähnlicher Weise sind Depotpenicilline auch in wäßriger Phase, nämlich *unter Zusatz von Pektin, Dextran, Periston* u. a. hergestellt worden; sie besitzen eine bessere Verträglichkeit. — Ein zweiter ebenso wichtiger Weg war die Herstellung *wasserunlöslicher* Präparate. Da Penicillin eine starke Säure darstellt, verbindet

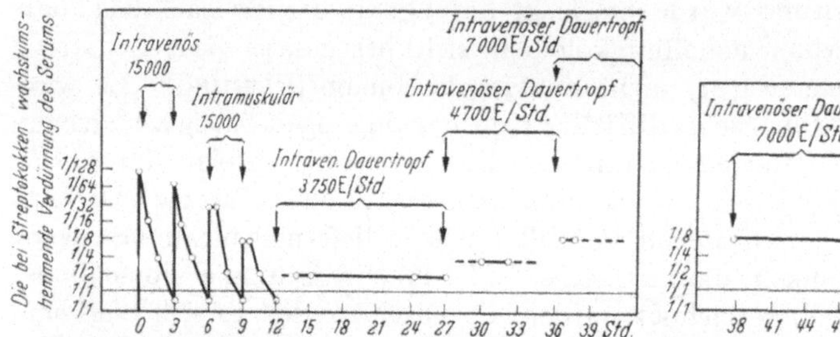
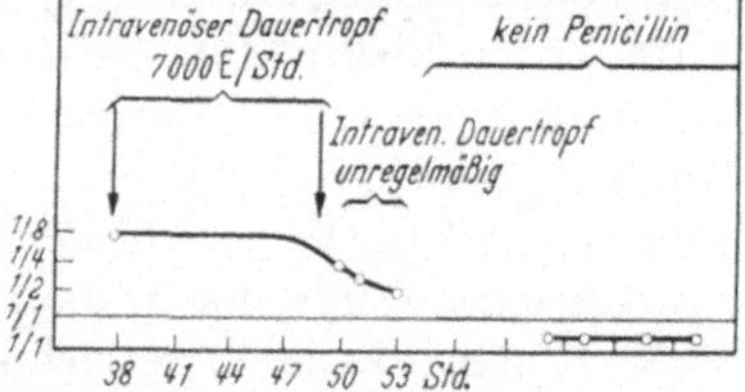

Abb. 132. Die bei Streptokokken wachstumshemmende Verdünnung des Serums. Bakteriostatisches Vermögen von Krankenserum nach intravenöser und intramuskulärer Injektion und bei intravenöser Dauertropfinfusion mit verschiedenen Infusionsgeschwindigkeiten. (Aus einer Diskussionsbemerkung von FLEMING). (Nach HERRELL 1944.)

sie sich mit basischen Produkten, z. B. als *Novocain-Penicillin*; ein solches Produkt kann entweder in öliger Suspension oder — wie man es heute vorzieht — in wäßriger Suspension unter Zusatz von Gelierungsmitteln hergestellt werden. Mit solchen Präparaten läßt sich unschwer ein wirksamer Penicillinspiegel über 24 Stunden und mehr erzielen; gewöhnlich werden bestimmte Mengen von leicht löslichem Penicillin zugesetzt, um eine Sofortwirkung zu erzielen. — Man hat zuletzt daran gedacht, die *Ausscheidung durch die Nieren* zu verzögern; es eignen sich dazu alle Stoffe, die wie Penicillin einer tubulären Ausscheidung unterliegen (z. B. Caronamid). Penicillin kann auch als *Aerosol* zur Anwendung gebracht werden, z. B. bei Pneumonie.

Nach intramuskulärer Injektion verteilt sich das Penicillin rasch im Körper; besonders hohe Konzentrationen finden sich in *Niere*, Lunge, Galle, Harn, Dünndarm- und Magenschleimhaut; es geht auch in Pleura-, Peritoneal-, Gelenkflüssigkeit, auch in den Fetalkreislauf über. Es dringt indessen nicht in die Cerebrospinalflüssigkeit oder das Gehirn ein; es wirkt daher auf diesem Wege auch nicht gegen die Meningokokkenmeningitis. Nach einmaliger Injektion erscheint Penicillin über 6—8 Stunden im Harn, etwa 50—60% der injizierten Dosis werden so ausgeschieden, und zwar durch tubuläre Exkretion. Bei Nierenkranken kann die Penicillinausscheidung verzögert sein; das Penicillin ist dann stärker wirksam. Ähnliches zeigt sich, wenn andere tubulär ausgeschiedene Stoffe (Perabrodil, p-Aminohippursäure) gleichzeitig gegeben werden. Durch die Galle werden nur kleine Mengen ausgeschieden. Ähnlich den Sulfonamiden ist ein gleichmäßiger Penicillinspiegel im Blut über längere Zeit die unerläßliche Vorbedingung seiner therapeutischen Wirkung.

Penicillin wirkt auf die meisten pathogenen Bakterien, die auch auf Sulfonamide ansprechen; noch in einer Verdünnung von 1:50000000 hemmt es völlig das Wachstum penicillinempfindlicher Keime, wie z. B. von Gonokokken. *Grampositive Bacillen* und *gramnegative Kokken* sind im allgemeinen empfindlich, gramnegative Bacillen unempfindlich, aber die einzelnen Stämme können sich ebenso unterscheiden wie die einzelnen Spezies. Über die Sulfonamide hinaus entfaltet es seine Wirkung auch bei bestimmten *Protozoeninfektionen*, wie Lues, Recurrensfieber, Sodoku, WEILsche Krankheit (Abb. 134).

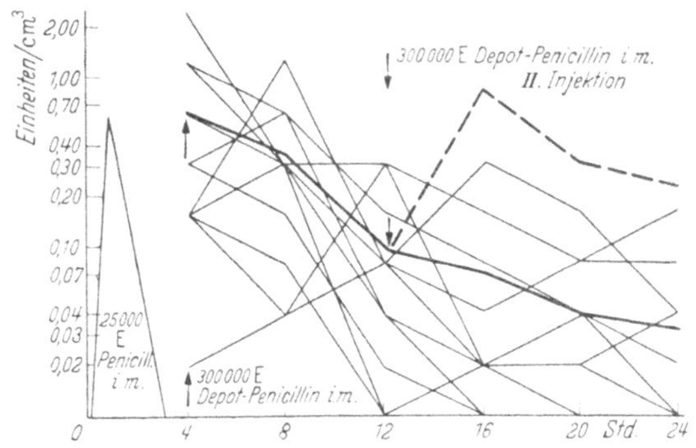

Im einzelnen wird der wirksame Penicillinspiegel im Blut (in OE je Kubikzentimeter) angegeben für Gonokokken mit 0,004, für hämolytische Streptokokken mit 0,008, für Pneumokokken 0,016, für Meningokokken, Streptococcus viridans und Staphylococcus aureus mit 0,031, für Spirochaeta pallida mit 0,078 (HUSSELS). Penicillin ist unwirksam gegen die gramnegativen Stäbchen von Typhus, Paratyphus, Dysenterie, Tuberkulose, auch gegen Infektionen mit Colibakterien und Pyocyaneusinfektionen u. a.; es ist weiterhin unwirksam gegen Pilz- und Virusinfektionen, daher auch bei den meisten Kinderkrankheiten; jedoch können die

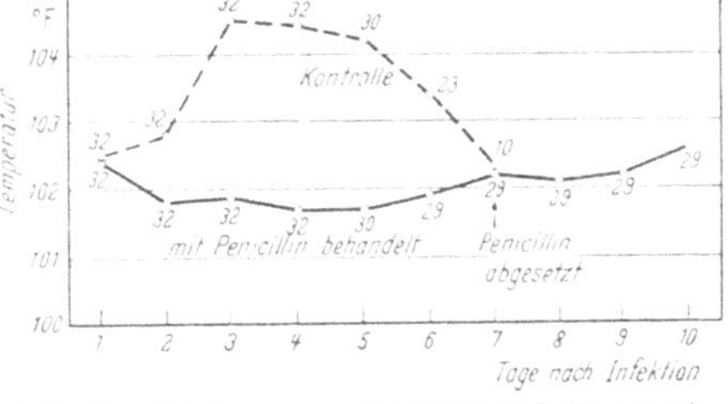

Abb. 133. Vergleich von Penicillin in wäßriger Lösung mit Depotpenicillin (Lösung in Öl und Wachs) nach Maßgabe der Serumpenicillinwerte. ——— 25 000 E Penicillin wassergelöst intramuskulär; ———— 300 000 E Depotpenicillin intramuskulär; es sind die mittleren Werte von 10 Individuen wiedergegeben (Einzelwerte in feinen Strichen); — — — Mittlere Werte nach einer zweiten Injektion von 300 000 E Depotpenicillin intramuskulär. Man beobachte das rasche Abfallen der Serumpenicillinwerte nach wäßriger Penicillinlösung. Nach Depotpenicillin ist gegen die 12. Stunde ein deutliches Absinken der Werte zu sehen und in 2 Fällen sind in dieser Zeit die Werte bereits auf Null abgesunken. Man beobachte den gleichmäßigen Penicillinspiegel bei Wiederholung der Injektion nach 12 Stunden. (Kombinierte Kurven nach Werten von H. S. NEWCOMER 1948.)

bakteriellen Mischinfektionen bei Masern, Scharlach, Pocken u. a. sowohl auf Sulfonamide wie auf Penicillin reagieren. Sein Angriffspunkt in der Bakterienzelle scheint zu liegen in den Sulfhydrilgruppen, durch die die Wirkung des Penicillins auch aufgehoben wird. Nach anderen Autoren wird der Nucleinsäurestoffwechsel der Kleinlebewesen durch Penicillin betroffen. Ähnlich wie bei den Sulfonamiden können penicillinfeste Bakterienstämme auftreten, vorzugsweise infolge ungenügender Dosierung oder durch hemmungslose Anwendung in Bagatellfällen; die Zahl der Penicillin-resistenten Infektionen sowie der Allergien hat dadurch in anderen Ländern bereits rapide zugenommen und es besteht die Gefahr, daß diese hochwirksame Waffe auch in unserem Lande dem Arzt aus den Händen geschlagen wird.

Therapie. *Beim Menschen* wirkt Penicillin bei vielen Infektionskrankheiten,

Abb. 134. Wirkung von Penicillin auf die experimentelle Leptospirosis icterohaemorrhagica (WEILsche Krankheit); mittlere Temperaturen der Kontrolltiere und der mit Penicillin behandelten Tiere. Die Zahlen geben die an dem entsprechenden Versuchstag überlebenden Tiere an. (Nach HERREL 1949.)

die auch auf Sulfonamide ansprechen, die es im allgemeinen an Sicherheit übertrifft, so bei allen Wundinfektionen, Gonorrhöe, Pneumonie, Gasgangrän, Anthrax — denen es indessen auch unterlegen sein kann wie bei Erysipel und Meningitis epidemica. Bei der heute gebräuchlichen *Gonorrhöebehandlung* (5 Einzelgaben von je 40 000 OE in 4 ccm physiologischer Kochsalzlösung intramuskulär im Abstand von je 3 Stunden, insgesamt 200 000 OE in 15 Stunden und mehr) werden Erfolgsziffern bis zu 98% beschrieben; bereits 2—3 Stunden nach Beginn der Therapie sieht man eine Veränderung der Exsudationen, die nach 5—6 Stunden gänzlich aufhören. Fälle von sulfonamidresistenter Gonorrhöe sprechen auf Penicillin an.

Erstaunliche, zum Teil dramatische Wirkungen von Penicillin sind bei *Streptokokken-* und *Staphylokokkensepsis, Gasgangrän, Pneumokokkenmeningitis, Osteomyelitis* nicht selten. Für die *Endocarditis lenta* werden Tagesdosen von 1—2 Millionen OE bei einer Dauer der Kur von 4—6 Wochen angegeben; die Behandlung ist nahezu sicher und Rezidive selten. Gelegentlich hat man die Tagesdosen bei resistenten Stämmen auf 10—40 Millionen OE erhöhen müssen. Bei der *Lues* und anderen Spirochäteninfektionen hat sich die kurze 8tägige Stoßtherapie rasch eingeführt; in 2stündigem Abstand über Tag und Nacht werden je 50000 OE, insgesamt 4800000 OE, intramuskulär injiziert entsprechend 0,1 OE je Kubikzentimeter Blut; es wird mit einer Heilungsziffer von etwa 85% gerechnet.

Novocain-Penicillin wird täglich in Dosen von 600 000 OE 10 Tage lang auch bei ambulanten Lues-Kranken injiziert. Versagt die Behandlung, so wird in derselben Weise wiederholt unter Zusatz von 2mal wöchentlich 60 mg Arsinoxydhydrochlorid (s. S. 536), insgesamt 20 i.v. Injektionen sowie 2mal wöchentlich 200 mg Bismutum subsalicylicum, insgesamt 10 i.m. Injektionen. Die Serumveränderungen gehen nicht sofort nach der Behandlung zurück; die meisten Fälle werden erst zwischen dem 2. und 4. Monat negativ (Abb. 123).

Bei der *kongenitalen Lues* der Kinder, bei denen es wegen Ungiftigkeit sehr hoch (130000 OE je Kilogramm) dosiert werden kann, wird ihm eine zauberhafte Wirkung zugeschrieben. Bei der *Dementia paralytica* sind nicht unter 10 Millionen OE erforderlich. Wichtig ist seine Anwendung bei *Agranulocytose* (1 Million OE täglich und mehr). Weitere Indikationen ergeben sich aus Tabelle 12. Penicillin wird häufig in Form von Lösungen, Salben, Zahnstäbchen, Pastillen, auch zur örtlichen Behandlung verschrieben; jedoch sollte man diese Arzneiformen so selten wie möglich anwenden.

Pharmakologisch und toxikologisch sind Penicillinpräparate — abgesehen von ihrer örtlichen Reizwirkung (Schmerz, selten Thrombophlebitis) — nahezu völlig indifferent. Die toxische Blutkonzentration ist vielhundertfach größer als die bakteriostatisch wirksame. Noch 3800000 OE/kg Maus werden ohne sichtbaren Effekt vertragen; Meerschweinchen sind 100mal empfindlicher. Es ist auch weitgehend indifferent für Gewebszellen und ohne Wirkung auf die Leukocyten. Harmlose, nur äußerst selten gefährliche *allergische Reaktionen* (Urticaria, Ekzeme, Toxikodermien, auch ,,*Serumkrankheit*'' u. a.) treten bisher in einem kleinen Prozentsatz der Fälle in Erscheinung (s. S. 567). Nach hohen Dosen, die in den Liquor eingeführt wurden, sind zentrale Krämpfe aufgetreten. Penicillin ist ein *Ureasegift* und kann zu einem harmlosen Anstieg des Reststickstoffs im Blut führen, jedoch ohne Störung der Nierenfunktion.

Bei der Luesbehandlung tritt nicht selten eine HERXHEIMERsche Reaktion auf, die gewöhnlich in 24—36 Stunden vorübergeht, indessen bei *Laryngitis* (Heiserkeit), *Affektionen der höheren Nerven* und des *Labyrinths* sowie bei *Aortenerweiterung* lebensgefährlich sein kann. In solchen Fällen ist intensive Vorbehandlung mit Wismut, Quecksilber oder Jodiden notwendig. Bei der Behandlung allergischer Reaktionen steht Adrenalin im vordersten Rang (s. S. 151).

Streptomycin ist ein von WAKSMAN 1943 aus Streptomyces griseus, einem Bodenbacterium, dargestelltes Antibioticum, das im Gegensatz und in Ergänzung zu Penicillin auch gegen gramnegative und säurefeste Bakterien wirkt, weniger gegen Kokken, Spirochäten und Anaerobier. Der Angriffspunkt wird in den SH-Gruppen vermutet; Entwicklung Streptomycin-fester Stämme ist häufig.

Streptomycin hat sich bei der *Meningitis tuberculosa* der Kinder bewährt in einer Dosierung von 20 mg intralumbal, gleichzeitig 1—2 g intramuskulär täglich bis zu einer Gesamtmenge von etwa 50 g und mehr; auch bei Miliartuberkulose und anderen Tuberkuloseformen (s. S. 561) sowie bei Lepra ist es wirksam; jedoch muß über Monate behandelt werden bei einer Tagesdosis von 1 g und einer Gesamtdosis von 90—180 g. Es gilt als Specificum bei *Tularämie* und *Granuloma inguinale*. Weitere Indikationen s. Tabelle 12.

Die *Giftigkeit* der heute weitgehend gereinigten Produkte ist gering; Nausea und Erbrechen treten zwar häufig auf, jedoch können sie leicht bekämpft werden mit Antihistaminkörpern; gefährlicher sind die nicht selten auftretenden neurologischen Wirkungen, insbesonders im Gebiet des Nervus acusticus. — Das neuere *Dihydro-Streptomycin* hat bei gleicher Wirksamkeit verminderte Toxicität; es kann in höherer Dosis (2—3 g täglich) gegeben werden, ist aber ebenfalls abzusetzen, wenn Ohrensausen auftritt.

Chloromycetin (Parke, Davis & Co.), aus einem Actinomycespilz (Streptomyces venezuelae) dargestellt, wird heute sowohl biologisch wie durch Synthese gewonnen. Chemisch ist es ein Nitrobenzolabkömmling mit chlorhaltiger Seitenkette, eine große Überraschung für den physiologischen Chemiker, da derartige merkwürdige Stoffe in der lebenden Natur bisher nicht aufgefunden wurden. Von weittragendster Bedeutung ist seine Wirkung bei bisher nicht beeinflußbaren Darminfektionen, insbesonders bei Typhus abdominalis (Fieberfreiheit nach 3—5 Tagen), bei Rickettsiosen und Viruserkrankungen. Bemerkenswert ist die rasche Resorption bei der üblichen peroralen Zufuhr; bereits nach 2 Stunden hat der Blutspiegel seinen Höhepunkt erreicht; die antibiotisch wirksame Blutkonzentration wird mit mindestens 10 γ/ccm angegeben; es wird rasch mit dem Harn ausgeschieden, und zwar unter starker Konzentrierung bis zum 50fachen.

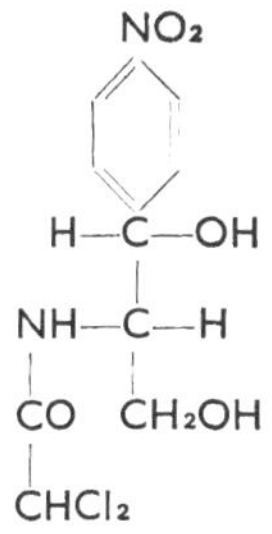

Die übliche therapeutische Dosis beträgt 3—4 g täglich in Kapseln zu 0,25 g (50 mg/kg für Erwachsene, 100 mg/kg für Kinder) über den Tag verteilt; zwischen den Einzeldosen dürfen nicht mehr als 8 Stunden vergehen. Die Gesamtdosis wird für akute Fälle mit 10—15 g angegeben, für chronische Fälle auch mehr.

In pharmakologischer Hinsicht ist die Substanz weitgehend inaktiv. Toxische Erscheinungen (Kopfschmerzen, Magen-Darm-Erscheinungen, Hautausschläge) sind unbedeutend; bei Kindern ist der bittere Geschmack störend und muß durch Honig, Gelatine u. a. verdeckt werden; auch hat man die Kapseln angestochen und rectal gegeben. Parenterale Zufuhr ist nicht vorgesehen.

Aureomycin (LEDERLE), ein goldfarbiges Antibioticum aus Streptomyces aureofaciens, durch breites Wirkungsspektrum ausgezeichnet, insbesonders auch im Gebiet der Virus- und Rickettsienerkrankungen; es ist die erste Substanz, die auch gegen alle 5 Geschlechtskrankheiten wirksam ist (CHEN). Bei peroraler Zufuhr der üblichen therapeutischen Dosis wird der wirksame Blutspiegel (2—4 γ/ccm) in wenigen Stunden erreicht; ebenso rasch setzt die Ausscheidung im Harn ein. Dort finden sich indessen nach einer wirksamen Einzeldosis wirksame Konzentrationen noch bis 55 Stunden. Zwischen den Einzelgaben sollten nicht mehr als 8 Stunden liegen.

Die Tagesdosis beträgt 2—4 g (in Kapseln zu 50 und 250 mg); sie ist z. B. bei Gonorrhöe auch als einmalige Einzeldosis wirksam. Die Gesamtdosis beträgt bis zu 20 g und mehr.

Die *Toxicität* von Aureomycin ist gering; wegen der Reizwirkung bei intramuskulärer Injektion wird es hauptsächlich oral gegeben, doch sind auch Lösungen für i. v. Injektionen im Handel. Gelegentlich wird Erbrechen und Durchfall beobachtet; der Brechreiz kann durch Aluminiumhydroxyd oder durch Aufteilen der Einzelgaben bekämpft werden. Allergische Reaktionen oder Auftreten Aureomycin-fester Stämme sind selten. Aureomycin-Borat-Lösung ist für die Conjunctiva reizlos.

Auch aus vielen anderen Kleinlebewesen sind bakteriostatisch wirkende Stoffwechselprodukte gewonnen worden, z. B. aus Penicillium notatum selbst noch das *Notatin* und *Penatin,* aus Bacterium pyocyaneum die *Pyocyanase.* Besonders viele Antibiotica wurden bei Untersuchung der Bodenbakterien aufgefunden: *Tyrothricin, Gramicidin S, Bacitracin, Subtilin* u. a. Diese sind aber nahezu ausnahmslos stärker toxisch als die oben erwähnten. Auch aus höheren Pilzen wie Clitocybe candida und gigantea sowie aus Tomatenblättern wurden Antibiotica hergestellt. Das Gebiet der Antibiotica scheint weiterhin unerschöpflich.

Schrifttum.

Chemotherapie.

DOMAGK, G. u. C. HEGLER: Chemotherapie bakterieller Infektionen, 3. Aufl. Leipzig 1944. — FISCHL, V. u. H. SCHLOSSBERGER: Handbuch der Chemotherapie, Teil 1: Metallfreie organische Verbindungen, Teil 2: Metallderivate. Leipzig 1934. — FLEMING, A.: Penicillin and its practical application. Philadelphia 1946. — FORST, A. W.: Wismut. Handbuch der experimentellen Pharmakologie, Bd. 3, S. 2249. Berlin 1935. — GRÜNINGER, W.: Penicillin. Bern 1946. — HERREL, W. E.: übersetzt von E. SCHULZE: Penicillin und andere Antibiotica. Stuttgart 1949. — HEUBNER, W.: Allgemeines zur Pharmakologie der Metalle. Handbuch der experimentellen Pharmakologie, Bd. 3, Teil 2, S. 621. Berlin 1934. — KEESER, ED.: Arsen und seine Verbindungen. Handbuch der experimentellen Pharmakologie, Erg.-Bd. 3, S. 162. Berlin 1937. — LABES, R.: Über den Wirkungsmechanismus des Arsens und verwandter Elemente. Habil.-schr. Bonn 1928. — MEIER, R. u. Mitarb.: Sulfonamide. Schweiz. med. Wschr. 74, 1091 (1944). — MUSSGNUG, G.: Über cytostatische Stoffe. Die Pharmazie 4, 207 (1949). — OELKERS, H. A.: Antimon und seine Verbindungen. Handbuch der experimentellen Pharmakologie, Erg.-Bd. 3, S. 198 Berlin 1937. — SCHLOSSBERGER, H.: Chaulmoograöl und Verwandtes. Handbuch de experimentellen Pharmakologie. Erg.-Bd. 5. 1937. — SCHMIDT, H. u. F. M. PETER: Er gebnisse und Fortschritte der Antimontherapie. Leipzig 1937. — SCHÜBEL, K.: Zinn. Hand buch der experimentellen Pharmakologie, Bd. 3, Teil 3. S. 1560. Berlin 1934. — VON DERBANK, H.: Ergebnisse der Chemotherapie der Tuberkulose. Die Pharmazie 4, 198 (1949)

In Deutschland gelten für die Anwendung von Arzneimitteln und sonstigen Heilverfahren die „Richtlinien" des ehemaligen Reichs-Gesundheitsrates „für neuartige Heilbehandlung und für die Vornahme wissenschaftlicher Versuche am Menschen" (Rundschreiben des Reichsministers des Innern vom 28. Februar 1931, abgedruckt im Reichs-Gesundheitsblatt 1931, S. 174). Für die Vornahme wissenschaftlich gebotener Versuche an lebenden Tieren ist maßgebend das Tierschutzgesetz vom 24. 11. 1933 (Reichs-Gesundheitsblatt S. 930 nebst Begründung S. 932).

Die eingehenden, den Arzt in jedem Einzelfall verpflichtenden Bestimmungen über das „Blutspenderwesen im Deutschen Reich" finden sich im Reichs-Gesundheitsblatt 1940, S. 328—336; einige Änderungen sind in neuerer Zeit notwendig geworden.

Sachverzeichnis.

Zur besonderen Beachtung: Die fett gesetzten Worte geben ein Indikationsverzeichnis.

Die kursiv gesetzten *Seitenzahlen* verweisen dagegen auf die Hauptstellen.

H-Stoffe 113.
Hühneraugen 218.
Huflattich s. Folia Farfarae.
Hundstollwut s. Lyssa.
Hunger 17, 22, 32, 36, 38, 42, 46, 63, 82, 184, 309, 485.
Hungeracidosis 38, 89.
Hungerkur 63, 64, 493.
Husten 13, 116, 211, 225, 231, 277, *339*.
Hydergin 297, 319.
Hydnocarpussäure 552.
Hydrargyrum s. Quecksilber.
Hydrastis canadensis 107.
Hydrocele 509.
Hydrochinin 291, *545*.
Hydrochinon 92, 465, *522*.
Hydrostatische Wirkung 344.
Hyoscyamin 262.
Hyperacidität 61, 89, 114, 264, *353*.
Hypercholesterinämie 38.
Hyperemesis s. Erbrechen.
Hyperglykämie 35, 80ff.
Hyperinsulinismus 88.
Hyperkeratosis 44, 50, 464.
Hyperpyretisches Syndrom 211.
Hypertonie s. Hochdruck.
Hypertrichosis 439.
Hyperventilation 79, 307, *413*.
Hypnotica s. Schlafmittel.
Hypoaktiver Kropf 29.
Hypochlorämie 25, 79, 84, 90, 351, 361, 430, 483.
Hypochlorite 507.
Hypoglykämie 23, 36, 81, 88, *91*, 92, 111, 200, 310, 368.
Hypophysenhinterlappen 26, 39, *100*, 200, 271, 273, 281, 306, 364, 372, 386, 493.
Hypophysenvorderlappen 22, 57, 69, 86, 96, *108*, 163, 296.
Hypophysin s. Hypophysen-hinterlappen.
Hypophysinwasserstoß 103.
Hypoproteinämie *32*, 63, 307, 366, 369, 485, 486.
Hypotension 304, 322.
Hypothalamusmittel 200.
Hypo- und hypertonische Lösung 407.
Hysterie 188, 327.

Ichthyol 429, *520*.
Ichthyolseife 429.
Icoral 333.
Idiosynkrasie 15.
Ignis Sacer 104.

Ikterosan 222.
Ikterus 34, 58, 64, 88, 171, 175, 246, *367*, 375, 398, 464, 466, 539, 557, 564.
— katarrhalisch 130, 367.
Ileus paralytisch 228, 252, 255, 364, 374.
— **spastisch** 360, 376.
Immunkörper 147, *153*.
Impetigo s. Bakterielle Haut-erkrankungen.
Impletol 216, *243*, 322.
Impotenz *94*, *95*, 321.
Inanition s. Hunger.
Individuelle Variation 15.
Indol 34, 62, 376, 486.
Inebrantia 162.
Infektanämie 29.
Infektiöse Gelbsucht s. Weil-sche Krankheit.
— **Hepatitis** 33, 153, *368*, 453, 539.
Infektionen der Gallenwege s. Cholangitis.
Infektionskrankheiten 32, 42, 44, 46, 50, 56, 59, *153*, 214, 277, 305, 320, 367, 487, 496, 533, *563*.
Infiltrate 13.
Infiltrationsanästhesie 240.
Influenza s. Grippe.
Influenza- Meningitis 564.
Infusionen 13, 277.
Infusum Sennae compositum 384.
Ingwer 383.
Inhalationen 336, 343.
Inhalationsnarkotica 172.
Innere Kochsalzverluste 307.
Innere Sauerstoffersparnis 23, *115*, 171, 192, 226, 294, 345, *469*, 546.
Innersekretorische Drüsen s. Hormone.
Insektenstiche 159, *507*, *524*.
Insekticide 439, 499, 529.
Insulin 10, 36, 38, 64, 66, *86*, 90, 171, 203, 207, 365, 493.
Insulin-Resistenz 90.
Intermittierendes Hinken 270, 295, 405.
Interneuronengifte 201, *259*.
Intertrigo s. Bakterielle Haut-erkrankungen.
Intocostrin 258.
Intracerebraler Druck s. Hirnschwellung.
Intramuskuläre Injektionen 13.

Intravenöse Injektionen 12.
Inulin 35, 94, 482.
Ionenwirkungen 402, 429.
Iontophorese 12.
Ipecacuanha s. Radix Ipeca-cuanhae.
Ipral 198.
Iriphan 222.
Irgafen 558.
Iritis 146, 149, 265, 301, 563.
Irländisch Moos 116.
Ischias 46, 128, 146, 214, 220, 440.
Isochinolinabkömmlinge 35, 223, 341.
Isoform 138, *510*.
Isohydrie 429.
Isoionie 429.
Isopropylalkohol 203, 209.
Isotonie 406.
Isticin 383.

Jacutin 483.
Jod und Jodsalze 15, 21, 24, *29*, 43, 69, *75*, 148, 343, 345, 350, 353, 361, 435, 440, 493, 499, 500, *508*, 512, 535, 542, 568.
Jodalkalien 75.
Jodbasedow 75, 508.
Jodfette 76.
Jodipin 78.
Jodismus *76*, 188.
Jodkachexie 76.
Jodkali s. Jod.
Jodkollodium 509.
Jodoform 8, 138, 140, 142, 148, 501, *509*.
Jodoxychinolinsulfosäure 510.
Jodtetragnost 78.
Jodthyreoglobulin 70.
Jodtinktur 75, 138, 141, 159, 205, 363, 501, *508*.
Joghurt 377.
Johanniskraut 49.
Jucklindernde Mittel 123, 152, 188, 239, *245*, 527.
Juckreiz s. Pruritus.
Jucundal 303.
Juniperusöl s. Fructus Juni-peri.

Kachexie 22, 63, 145, 182, 397.
Kältebehandlung 115, 129, *213*, 308.
Kälteschmerz 205, 220.
Kaffee 60, 291, *322*, 375.